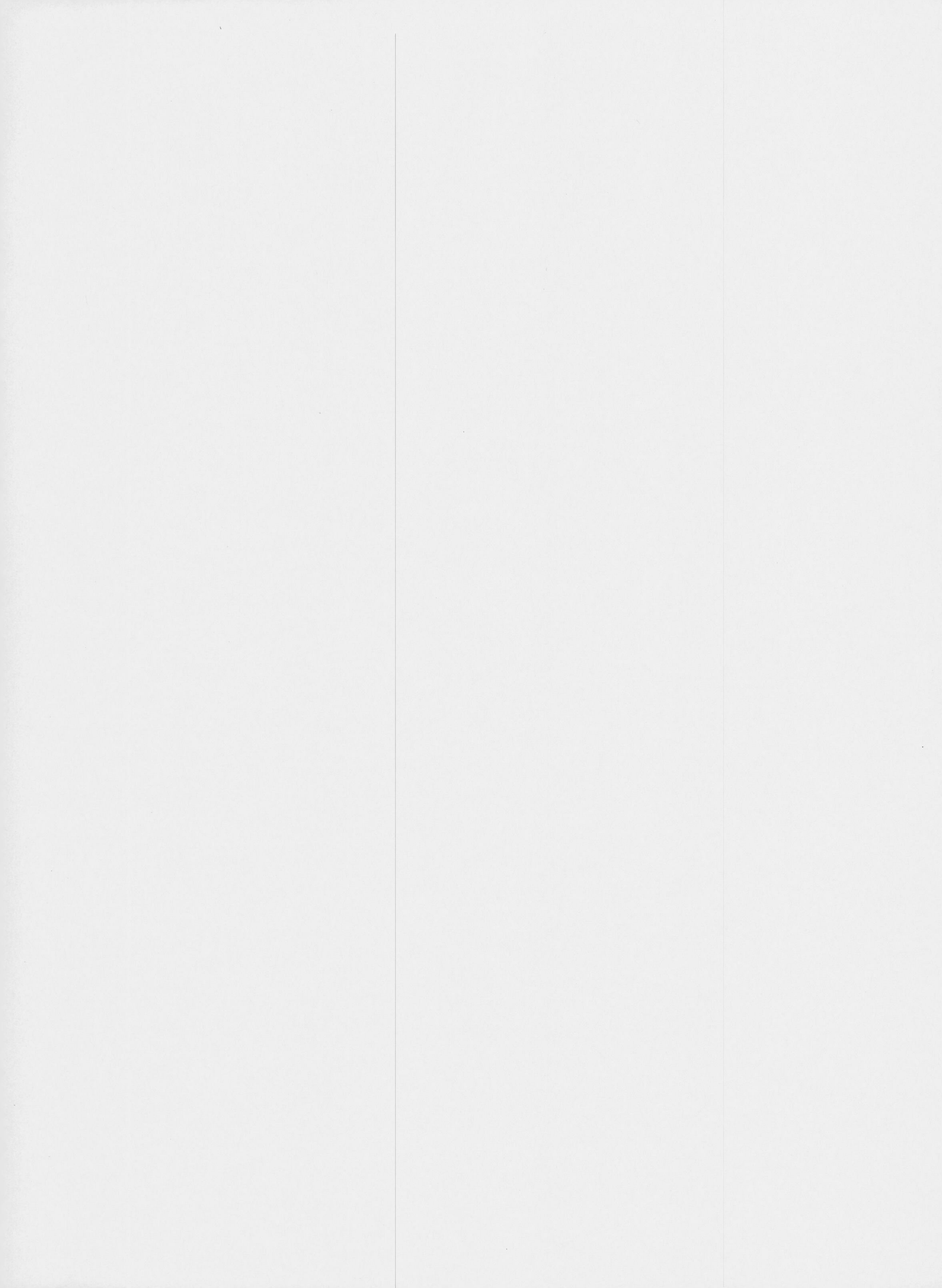

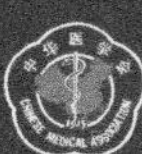
中华医学会医师培训工程（高级系列）

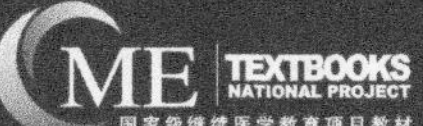

国家级继续医学教育项目教材

医院药学高级教程

主编 / 阚全程

中华医学会组织编著

中华医学电子音像出版社
CHINESE MEDICAL MULTIMEDIA PRESS
北京

图书在版编目（CIP）数据

医院药学高级教程 / 阚全程主编．—北京：中华医学电子音像出版社，2021.5
ISBN 978-7-83005-251-5

Ⅰ．①医… Ⅱ．①阚… Ⅲ．①药物学－资格考试－教材 Ⅳ．① R9
中国版本图书馆 CIP 数据核字（2019）第 273363 号

医院药学高级教程
YIYUAN YAOXUE GAOJI JIAOCHENG

主　　编：阚全程
策划编辑：裴　燕　史仲静
责任编辑：赵文羽
文字编辑：周寇扣
校　　对：朱士军
责任印刷：李振坤
出版发行：中华医学电子音像出版社
通信地址：北京市西城区东河沿街 69 号中华医学会 610 室
邮　　编：100052
E - mail：cma-cmc@cma.org.cn
购书热线：010-51322677
经　　销：新华书店
印　　刷：北京虎彩文化传播有限公司
开　　本：889 mm×1194 mm　1/16
印　　张：38.25
字　　数：1122 千字
版　　次：2021 年 5 月第 1 版　2021 年 5 月第 1 次印刷
定价（含习题卡）：300.00 元

内容提要

本书根据对高级卫生专业技术资格人员的要求，结合目前的学科发展状况，系统地介绍了医院药学的理论基础、药剂治疗实践和国内外最新的进展动态。本书共13章，分理论篇和实践篇。理论篇介绍了药理学、药剂学药物分析、药事管理与法规及常见疾病药物治疗学等部分，内容力求严谨准确。实践篇包括药品的调配、配制实践与技能、药物安全管理、药物信息管理及新药临床研究等，紧扣临床应用，尽可能做到全面覆盖、重点突出，既体现理论的完整性，又强调实践的系统性。本书具有权威性、实用性和指导性，可作为药师专业知识的培训教程，也可作为相关专业医师提高临床诊疗水平的工具书和参考书。

《医院药学高级教程》

编 委 会

主　　编　阚全程

常务副主编　刘皋林

副 主 编　熊利泽　贾继东　张抒扬　张幸国　赵　杰　刘景丰
胥　婕　张淑慧　菅凌燕　张　健　冯全服　郭瑞臣
杜　光　张　玉　袁　洪　童荣生　陈　孝　李焕德

编　　委（以姓氏笔画为序）

于爱平　新疆维吾尔自治区人民医院
马瑞莲　内蒙古医科大学附属医院
王春革　天津市第一中心医院
文友民　宁夏医科大学总医院
卢海儒　青海省人民医院
冯全服　南京先声药业
刘玉梅　吉林大学中日联谊医院
刘皈阳　解放军总医院第一附属医院
刘皋林　上海交通大学附属第一人民医院
刘景丰　福建医科大学附属第一医院
孙洲亮　厦门大学附属第一医院
杜　光　华中科技大学同济医学院附属同济医院
杜奕奇　第二军医大学附属长海医院
李焕德　中南大学湘雅二医院
李雪松　昆明医科大学第一附属医院
杨婉花　上海交通大学医学院附属瑞金医院
张　玉　华中科技大学同济医学院附属协和医院
张　健　上海交通大学医学院附属新华医院
张志仁　哈尔滨医科大学附属第二医院
张志清　河北医科大学附属第二医院
张抒扬　北京协和医院
张幸国　浙江大学医学院附属第一医院
张相林　中日友好医院
张晓坚　郑州大学第一附属医院
张淑兰　新疆生产建设兵团医院
张淑慧　河北省人民医院
陈　孝　中山大学附属第一医院
陈　英　广西壮族自治区人民医院

武新安　兰州大学第一医院
茅益民　上海交通大学医学院附属仁济医院
林勍翃　阿斯利康（中国）医学科学及医学事务部
周　斌　西藏军区总医院
周　新　上海交通大学附属第一人民医院
单爱莲　北京大学医学部临床药理研究所
郑志昌　贵阳医学院附属医院
赵　杰　郑州大学第一附属医院
赵生芳　山西医科大学第二医院
赵家军　山东省立医院
赵德伟　大连大学附属中山医院
侯连兵　南方医科大学南方医院
姜　玲　安徽省立医院
胥　婕　北京大学第三医院
秦玉花　河南省人民医院
袁　洪　中南大学湘雅三医院
贾继东　首都医科大学附属北京友谊医院
夏培元　第三军医大学附属西南医院
郭瑞臣　山东大学齐鲁医院
黄东胜　浙江大学医学院附属邵逸夫医院
黄红谦　海南医学院附属医院
曹　力　南昌大学第四附属医院
菅凌燕　中国医科大学附属盛京医院
葛卫红　南京大学医学院附属鼓楼医院
蒋玉凤　新疆维吾尔自治区人民医院
童荣生　四川省人民医院
熊利泽　第四军医大学第一附属医院
阚全程　郑州大学第一附属医院

序

我国现有的医师培养过程分为医学院校教育、毕业后医学教育和继续医学教育三个阶段。专科医师规范化培训是毕业后医学教育的重要组成部分，是在住院医师规范化培训的基础上，继续培养能够独立、规范地从事疾病专科诊疗工作临床医师的必经途径。2017 年 7 月，国务院办公厅印发《关于深化医教协同进一步推进医学教育改革与发展的意见》（国办发〔2017〕63 号），文件中提出把医学教育和人才培养摆在卫生与健康事业优先发展的战略地位，为建设健康中国提供坚实的人才保障……支持行业学（协）会参与学科专业设置、人才培养规划、标准制（修）订和考核评估等工作，相关公共服务逐步交由社会组织承担。2015 年发布的《关于开展专科医师规范化培训制度试点的指导意见》（国卫科教发〔2015〕97 号）中明确提出：探索建立有关行业协（学）会协助政府部门做好专科医师规范化培训制度试点的业务指导、组织实施与日常管理监督的工作机制。根据需要，可组建由有关专家和医疗卫生机构、高等医学院校、相关事业单位、行业组织和政府相关部门等多方面代表组成的专科医师规范化培训专家委员会，协助开展有关工作。

中华医学会成立于 1915 年，经过百年的励精图治，已经成为党和政府联系医学科技工作者的桥梁和纽带、中国科协学会的翘楚、全国医学科技工作者的家园，其宗旨是团结医务工作者，传播医学科学知识，弘扬医学道德，崇尚社会正义。由中华医学会第二十五届理事会第四次会议审议通过的《中华医学会章程》中明确将“参与开展毕业后医学教育及专科医师培训、考核等工作”作为学会的业务范围之一。鉴于我国适用于专科医师规范化培训的教材存在系统性较差、内容质量参差不齐、学科覆盖不全面等诸多不足，中华医学会所属中华医学电子音像出版社依托学会 91 个专科分会的千余名专家力量，配合出版社三十余年传统出版和数字出版相结合的出版经验，策划了《 中华医学会医师培训工程（高级系列）丛书》，旨在通过本丛书引导医学教育健康发展和卫生行业人才的规范化培养。本套丛书的内容不仅包括专科医师应该掌握的知识，更力求与时俱进，反映目前本学科发展的国际规范指南和前沿动态，巩固和提高专科医师的临床诊治、临床会诊、综合分析疑难病例及开展医疗先进技术的能力，同时还增加了测试题，作为考查专科医师对专业知识掌握情况的依据。除此之外，本丛书还充分利用新兴媒体技术，就部分内容配备了相应的多媒体视频，以加强医务人员对理论知识和实际操作技术的理解。

在2016年举办的“全国卫生与健康大会”上，习近平总书记发表重要讲话，强调“没有全民健康，就没有全面小康”；在第十八届中共中央政治局常委会同中外记者首次见面会上，习近平总书记表达出对人民健康福祉的密切关注：我们的人民热爱生活，期盼有更可靠的社会保障、更高水平的医疗卫生服务、更优美的环境……实现全民健康离不开高水平医疗卫生服务的保障，开展高水平的医疗卫生服务离不开一支高素质、高水平的医疗队伍，这也是中华医学会组织国内各学科学术带头人、知名专家编写本丛书的目的所在。

本丛书在编写过程中多次召开组稿会和定稿会，各位参编的专家、教授群策群力，在繁忙的临床和教学工作之余高效率、高质量地完成了编写工作，在此，我表示衷心的感谢和敬佩！

中华医学会副会长兼秘书长

出版说明

为引导我国医学教育的健康发展，加强卫生人才培养工作，助力健康中国战略的实施，在中华医学会及所属 91 个专科分会的支持下，我们精心策划出版了《中华医学会医师培训工程（高级系列）丛书》暨《国家级继续医学教育项目教材》。

本套丛书的内容不仅包括医学各专业高年资从业者应该掌握的基本知识，更力求与时俱进，反映本学科发展的前沿动态，侧重医务人员临床诊治技能、疑难病例处理以及开展医疗先进技术能力的培养，具有专业性、权威性和实用性，因此既可作为正在试点推动的专科医师规范化培训的工具用书，又可作为医务人员或医疗行政管理部门开展继续医学教育的必备教材。同时，本套丛书在系统梳理专业知识的基础上均配备练习题库和模拟考试情境，有助于检验专业知识的掌握情况，亦可作为拟晋升高级职称应试者的考前复习参考用书。

限于编写时间紧迫、经验不足，本套教材会有很多不足之处，真诚希望广大读者谅解并提出宝贵意见，我们将于再版时加以改正。

目 录

第一篇 药学专业知识

第二篇　专业实践

第一篇　药学专业知识

第1章

医院药学概述

第一节　医院药学的概念和研究内容

医院药学是在医院特定环境下的药学工作，与临床医学、护理学、工程技术学一样，是医院必不可少的四大系统之一。医院药学事业的健康发展，对于保障安全、有效的合理用药，及提高医疗质量都具有极其重要的意义。

一、医院药学的概念

医院药学是以药学基本理论为基础，运用现代科学管理的理论和方法，研究医院药学业务工作的实践经验和活动规律，以保证患者安全、有效、经济、适时用药，从而提高患者生命质量的综合性、应用性的边缘学科。

医院药学与工业药学、基础药学的重要区别是它直接面向患者，以患者为中心开展药学技术服务。在医院特定环境下，以供应药物、参与临床安全有效的药物治疗为职责，以临床医师、护士和患者为服务对象，以药剂学为中心开展药事管理和药学技术工作，以治疗效果为质量标准的药学科学工作。医院药学的根本目的是关注患者健康、提高生命质量。药剂科（或药学部）作为医院药学工作的承担者，既是一个管理职能部门，又是一个提高医疗质量的专业技术部门。

在多数医院中曾存在着一种重医轻药，重诊断轻治疗的错误倾向，因此医院药学没有得到应有的重视，人员匮乏，技术陈旧，设备落后，不能适应现代化医院对药学的要求。随着医药科学技术的飞速发展，医院药学的内涵不断丰富，工作模式开始由单纯凭经验逐步向科学化、标准化、规范化管理迈进，工作重点由以药物为中心转向以患者为中心，工作内容也由供应保障型的全程化药学服务型发展。

现代医院药学是一门多学科交叉的综合科学，既包括了药学、临床医学等自然科学知识，也包括管理学、药物经济学、社会药学等社会科学知识。其内容涵盖了药品供给、药物研发以及临床药学服务等多方面。因此向医院药师提出了更高的要求，要求药师走近临床，为临床医师和护士提供药学方面的科学技术服务，为患者提供用药教育和咨询服务。

二、医院药学的研究内容

医院的药学部门（药剂科或药学部）应根据国家和医院药政管理的有关法律法规和规章，充分运用现代医院药学科学的技术和现代化的管理手段，最大限度地提供医疗、教学、科研所需要的各种药品和信息技术，为患者提供优质服务。随着医院药学科学技术的发展，新药、新设备、新技术在医院中的广泛应用，医院药学的任务除药物管理、调剂、制剂和药检等工作外，还包括新剂型研制，提供药物信息服务、监测药物疗效及不良反应等药学服务。所以，现代医院药学的研究内容非常广泛，主要研究内容如下。

1. 医院药品供应保障　医院药品的调剂、采购、储存及养护、制剂及药品检验业务，长期以来在治疗患者疾病、保证人民健康方面发挥了积极的作用。

（1）药品的采购、储存及养护：研究药品的消耗规律、使用趋势、库存比例及特殊药品的管理方法。结合临床药物使用动态，提出计划，采购疗效好、质量优、价格廉的医药产品，并合理储存、使用及管理，维护药品所处环境，发挥药品的最大作用。

（2）药品调配：主要包括处方调配、处方审核、药学咨询服务，为医院评价药物利用状况，提高调剂工作质量；研究药物调配规律、服务特点，提出药物调配模式及实施方法，进行静脉药物集中配置，预防职业暴露，提高静脉用药质量，保证药物合理应用。

（3）医院制剂：医院制剂业务是医疗机构根据临床需要经批准而配制、自用的固定处方制剂。其特点是自配、自用、市场没有供应而本院特有的创新制剂，制剂配方来源于临床并经过长期的临床检验。同时，也要研究新剂型、新制剂、复方制剂和药物配伍及配伍禁忌、医药辅料及包装材料等。研制特色制剂以补充医药市场不足，满足疑难杂证的特殊治疗需求。

（4）医院中药的临床应用：包括中药炮制、中药调剂、中药药理、中药剂型和质量的研究；中西药结合制剂以及中药组方配伍等研究。按标准要求加工中药药材、煎煮中药方剂。

（5）药物质量控制：主要通过药品检验，对生产药品的质量检查和购进药品的质量抽检、质量跟踪，保证患者用药安全有效；新技术、新装备在药物质量分析上的应用；新制剂质控分析方法的建立及质量标准制定等。

2. 药学服务　是在临床药学（见本章第二节）的基础上发展起来的，它的服务对象不仅包括医院的患者、医师、护士，还面向整个社会，为社区居民提供全面的、全方位的药学服务，关心全体公众的身心健康。

3. 临床药理　既关注现有药物的合理应用及安全性，也关注药物在人体内吸收、分布、代谢及排泄规律，包括药物代谢动力学研究、药物生物等效性研究、新药评价和新药临床研究等。

4. 医院药事管理　药品的特殊性决定了采取严格管理措施的必要性，世界各国普遍实现了药品立法，依法管药。《中华人民共和国药品管理法》于1987年7月1日开始施行，2001年2月28日由全国人民代表大会常务委员会修订，2001年12月1日施行。之后又相继颁布了更多与医院药学相关的法律法规，使我国进入依法管药的法制化的阶段。

（1）药事管理：医院药事管理是对医院药学事业的综合管理，对药物管理和使用的合法性、安全性、有效性和经济性进行监测、分析、评估和干预；实施处方和用药医嘱点评和超常预警；制定管理制度和相关规定并检查实施效果；组织药学教育和培训。

（2）医院药学资源管理：研究医院药学工作规律、药学学科绩效考核办法；优化组合人员队伍，搭建人才梯队；有效利用、合理分配卫生资源，最大限度降低成本。做好成本核算及经费预算，提高工作效率，维护医疗秩序正常运转。

（3）药学信息管理：侧重于药物合理使用、新药开发、药物不良反应等信息的收集、传播、存档和查阅，涵盖药学信息系统开发、计算机网络化管理以及药品名称和药学术语的规范化等重要内容。

第二节　医院药学的发展动态

古代医药不分，师徒相传，行医兼售药，医学和药学是一个学科。直到19世纪末，随着工业革命及科学技术的发展，药物的来源不仅仅依赖天然药物资源，还可以通过化学合成、生物合成等更多方法筛选得到安全有效的药物制剂。20世纪30年代，由于磺胺和青霉素等抗菌药物的发明和广泛使用，控制并治愈了大量细菌性传染病，开创了人们用药物治疗疾病的新时期。从此，药学逐渐从医学中分离出来，成为一门独立的学科。

一、医院药学的发展历程

医院药学是一门综合性应用科学，它的发展，离不开医学和药学发展模式的影响。长期以来医院药学以药剂学为核心开展技术工作，随着药学工作范围的扩大及其内部各项技术工作的深化和发展，逐渐成为独特的技术领域。近年来，医院药学的发展则出现了质的飞跃，逐渐从以前的单一供应型的模式向“以患者为中心”的药学服务型模式转变。我国政府非常重视医院药学事业的发展，为跟上世界医院药学的步伐，制定了一系列的法律法规，来规范和保证医院药学工作的顺利开展。大多数医院在药剂科的基础上建立并健全了药学组织，积极开展医院药学研究工作，加强了医院药学管理工作，为我国医院药学事业的发展打下了良好的基础，取得了宝贵的经验。总体来说，医院药学发展可分为传统药学阶段和临床药学阶段。

1. 传统药学阶段　在传统药学阶段，药师的工作是以保障药品供应为中心任务，是以药剂学为核心的医院药学。这一阶段，国外在20世纪20～60年代，支持这一阶段工作的基础学科主要是化学。其工作特点是：处方调剂的工作量大，手工操作多；复方制剂的处方多以经验方为依据；以原生药或脏器为原料制成的粗制剂比例较大；药物的含量测定是质量控制的唯一标准。我国20世纪80年代之前的医院药学大致处于此阶段。20世纪60年代之前，以调剂业务为主，主要是按照处方进行调配。20世纪70年代以后，以制剂业务为主。因制剂工业处于停顿状态，医院被迫扩大制剂生产。在这一特殊时期，医院制剂在满足临床医疗需求、保障及时供货方面发挥了积极的不可替代的作用。医院制剂大发展的势态持续到20世纪70年代末，即中国改革开放前期。

在传统药学阶段，医院药学工作的主要对象和内容都是物(药品)，而不是人(患者)。虽然优质的药品有利于疾病的治疗，但是提供药品仅仅是一项后勤工作。20世纪60年代后陆续出现的药物不良反应和药物灾害事件，使人们认识到，必须转变对医院药学认识的旧观念，医院药学要由后勤保障型向技术服务型的转变。

2. 临床药学阶段　改变了医院药学以药品供应为主要任务的传统观念，而代之以患者为主要服务对象的新观念。该阶段的医院药学是以生物药剂学为核心。西方发达国家在20世纪50年代中后期提出“临床药学概念”，60年代初在高等学校设置了“临床药学专业”，在医院建立了“临床药师制”，药师直接参与临床用药，提高临床药物治疗水平，保护患者用药安全。支持技术工作的基础学科为化学、药理学、药物动力学及计算机技术。其工作特点：处方调剂工作中更强调药品的合理应用；制剂组方注重科学性研究；用符合药品标准的原料生产的制剂增加；药物质量控制标准中除了含量测定外，注意了药物稳定性、药物溶出度及生物利用度的测定；开展了体内药物浓度监测；计算机技术应用于医院药学工作；药品与器材供应分开，药品供应工作走向专一化。药师工作要走近临床，运用现代药学知识，结合临床治疗，研究药物在患者体内的作用及代谢等方面的规律，使药物发挥最大的疗效。药师提供包括运用药物代谢动力学规律的合理用药、治疗药物监测和药品信息等服务。国外实践证明临床药师在防止用药错误、防范和减少药物不良事件、促进合理用药等方面发挥了重要作用。

我国的临床药学开展较晚，约在20世纪80年代，开始有少数医院开展临床药学工作，各种药学杂志开始登载临床药学的研究论文和实验技术文章，还出版了一些专著。但是从总体上看，我国的临床药学发展仍然比较缓慢，且发展不平衡，走了许多弯路。主要原因包括：

(1)我国传统药学教育以化学为主，即重视实验室工作，忽视参与临床药物治疗的临床药师工作。药学教育滞后使得当时医院药师的知识结构适应不了临床药学的要求。

(2)传统观念对药师参与临床治疗不易接受。认为医师看病开方，药师配方发药，各司“其职”。

(3)仪器设备的落后等各种因素阻碍了临床药学的发展。

20世纪80、90年代我国开展临床药学的医院实际上把业务集中在两方面：一是有选择地开展血药浓度监测的实验工作，并将测得的数据提供给临床医师，帮助制订个体给药方案；二是开展药物的信息服务。由于我国临床药学的发展存在明显不足，卫生部在20世纪90年代末组织专家对医院药事管理工作和临床用药进行调研，提出医院要发展临床药学，药师应参与临床用药，发挥其专业技术作用，药学部门一切工作都应围绕“以患者为中心”开展。临床药学的研究方向必须突出临床实践性和应用性，围绕药物的合理应用，结合临床开展药动学、生物利用度、生物等效性、用药安全性、个体化药物治疗和药物临床应用监管、监测、评价、干预等研究，促进合理用药。经过十几年的发展，目前我国临床药师制建设和临床药师岗位培训工作模式已趋于常态化，药师参与临床用药，干预、纠正不适宜用药，对患者进行用药教育，收集、分析、上报药品不良反应已逐步成为临床药师日常工作内容。

3. 药学监护阶段　20世纪90年代初，Hepler及Strand明确提出了药学监护（Pharmaceutical care，PC，也可翻译成：药学服务或药学保健）概念，即以患者为中心进行药学治疗监护，目的是改善患者的生活质量。据此有的文献提出了医院药学发展的药学监护阶段。但根据现状分析，药学监护还不能称之为"阶段"，称之为医院药学的发展方向更合适。药学监护以药物治疗学、临床药学、计算机网络化管理技术为基础，以临床疗效作为工作质量标准；培养药师参与临床药物治疗工作、实施全方位的药学服务；药学管理逐步实现机械化、信息化、自动化、科学化、规范化。

二、医院药学的发展动态

我国2011年《医疗机构药事管理规定》明确指出，医院药学部门和药师的工作要以"服务患者为中心，以临床药学为基础，合理用药为核心"。为我国医院药学的发展指明方向，即实现从保障供给型向技术服务型转变是医院药学工作的中心。医院药学发展动态主要包括以下几个领域。

1. 医院药学信息化建设　随着医院的药学信息量及复杂程度的增加，依靠传统技术手段进行处理，已无法适应医院药学的学科发展，只有运用计算机网络和信息技术，实现医院药学管理和知识服务的信息化，建设新的药学信息自动化系统，从而逐步建立能为医院药学管理决策提供服务的人机系统，才能满足医院药学服务日益增加的需求。同时，医院药学信息自动化建设也能适当减轻药师当前繁重的工作和管理任务，提高药事管理、药学服务、科研相关及日常工作的水平，促进学科发展，从而完成医院药学功能的转型，提升医院药学地位。目前，我国很多医院都建立了自己的信息化网络体系。药品管理信息化可以使流程规范化、标准化、数据化，还可以减少人为因素的影响，降低差错率。建立药学信息系统能帮助药师更好地进行药学服务、开展药学咨询等工作，更能促进临床合理用药，确保患者用药的安全、有效和经济。

2. 药师参与临床合理用药　进行药物疗效观察、药物不良事件的监测与报告，为临床提供药物应用信息服务及咨询，进行处方和医嘱点评，干预、纠正不适宜用药已逐步成为医疗常规。计算机网络和信息化平台的应用正在使以上工作在广度和深度方面进一步发展。

卫生部2012年4月公布的《抗菌药物临床应用管理办法》规定：医疗机构要配备专职抗感染治疗的临床药师，参与临床抗感染用药和管理。所以，我国临床药师积极参与抗感染药物治疗与专项整治活动，提供专业技术支撑；在抗菌药物分级管理与遴选、控制合理用药指标、处方及用药医嘱点评与应用评价、指导患者合理用药、研究分析抗菌药物临床应用评价等工作中都发挥了重要作用。

3. 个体化用药治疗　是最理想的药物治疗新模式之一，所谓个体化用药，就是因人而异，在充分考虑每位患者的遗传因素（药物代谢基因类型）、性别、年龄、体重、生理、病理特征以及联合服用的其他药物等基础上，综合制订全面、安全、合理、有效、经济的药物治疗方案，从而最大限度地发挥药物疗效、降低药物的毒副作用。

（1）药物基因组和个体化用药：药物效应、毒性的个体差异与药物代谢酶和药物靶点的遗传变异密切相关。随着药物基因组学的发展和基因检测技术的提高，为实现个体化用药提供了有效的技术手段。通过测定患者的基因型，选用个体化的用药方案，达到安全、有效的用药目的。目前我国一些医院已逐渐开展癫痫、免疫抑制、肿瘤、糖尿病、消化系统疾病、心血管疾病、中枢神经系统疾病等药物治疗的基因检测，为患者选择合适的药物、给药量提供了巨大帮助。

（2）治疗药物监测及群体药物动力学与个体化用药：新的检测技术如液-质联用使TDM在深度和广度进一步发展，群体药物动力学把统计学和药物动力结合起来，利用常规的TDM稀疏数据，可以估算药物动力学参数的群体典型值及固定效应和随机效应，通过贝叶斯反馈法进一步计算个体的参数值，从而制定个体化给药方案。我国的药学工作者已分别建立了他克莫司、丙戊酸、拉莫三嗪、苯妥英、万古霉素的药物的群体药物动力学模型。为个体化用药提供了科学支持。

4. 药物经济学研究　药物经济学是以经济学的理论为基础，系统、科学地比较分析药物经济成本和综合收益，旨在使有限的医药资源得到最合理的分配。开展药物经济学评价不仅为临床合理用药提供参考，减轻患者个人经济负担，同时也有助于社会卫生资源的宏观调配，更为今后新药的研发、生产、经营以及定价提供指导。虽然药物经济学在我国仍处于起步阶段，但是随着各高校相继开设药物经济学课程以及药师的努力，越来越多的药学工作者及卫生经济学研究者关注到这一领域，今后药物经济学将在卫生资源合理配置中发挥更大的作用。

5. 实行静脉药物集中配制　静脉药物配置中心(pharmacy intravenous admixture services,PIVAS)是在符合 GMP 标准,依据药物特性设计的操作环境下,由受过培训的专业技术人员严格按照操作程序进行包括全静脉营养液、细胞毒性药物和抗生素等在内的静脉滴注药物配置系统,是集临床应用与科研为一体,并最大限度地保证患者用药安全,合理和开展临床药学服务的重要场所。与传统的静脉配置相比,PIVAS 构建了药师与临床密切联系的有效平台,为充分发挥药师作用及临床药学工作的开展提供了很好的切入点。PIVAS 药师作为临床医师和患者之间沟通的桥梁,可以使患者得到最好的个体化治疗方案。目前,我国药师在 PIVAS 的工作虽已取得一定成效,但仍有许多工作尚未展开。药师必须首先加强药学专业知识的学习,优化并完善自己的知识结构,掌握国内外药物的最新动态,及时将最新专业知识运用到临床用药指导中。同时也要加强病理生理学、诊断学及内外科学等临床医学知识的学习,拓宽自己专业知识的深度和广度,以充分发挥职业潜能,丰富药学服务的内涵。

6. 实施药学监护　药学监护核心是以改善患者生存质量为目的的与用药有关的具体实践,是临床药师的根本职责。随着我国医药卫生事业改革的深入发展,人民保健意识的不断增强,对药学监护的社会需求将日益增加。这就要求医院药学的重点应由“药”转向“人”,必须从传统的药品供应管理转化为临床药学监护管理。为患者提供有效、务实的与药物有关的药学服务,以保障患者的身体健康并提高其生存质量。药学监护可以促进药物的合理使用,提高药物的治疗效果,减少药物的不良反应,节约药物资源,降低医疗费用。其根本目的是改善患者生活质量和延长患者寿命。

目前,我国药学界提倡全程化药学服务,即通过药学服务改善公众的生活质量,而不仅仅是解决药物相关性问题。全程化药学服务包括用药前的宣传、教育;用药过程中的顾问、监测及用药后的监测与评价。其特点包括:①广泛性,即任何药物治疗过程(预防性、治疗性、恢复性)、任何时间、任何地方;②服务内容,由单纯的治疗发展到预防、保健、康复、治疗;③服务模式,不再等患者上门,而是走出医院的围墙,走到社区,走进家庭;④服务对象,由患者扩大到公众与患者。

未来医院药师的任务就是实施药学监护,医院药师应该既懂得药,又了解临床,通过发挥药师的专业特长,保证理想的用药结果,降低与药物有关的医疗费用,尽可能使每一位患者在接受药物治疗后能够保持正常的机体功能和精神状态,生活得更加健康幸福。虽然我国医院药学这方面的工作开展较晚,但在已有大量药学监护方面的文章被报道,说明我国药师正在加强学习,更新观念,宣传和实践药学监护,为赶上发达国家医院药学的步伐而努力。

三、医院药学未来的发展

未来我国医院药学要得到长远发展,应围绕提升工作质量展开,必须走人才发展和技术发展之路。

一方面,医院药学的发展要进一步重视处方药品调剂工作建设,提高对调剂工作重要性的认识,提升调剂工作的技术含量,认真做好处方适宜性审核和用药交待与安全用药指导。

另一方面,药学专业技术服务要向法制化、标准化、规范化方向发展。首先须进一步完善法律法规建设,建立临床药师相关制度,从法律高度确立临床药学和医院药师的法律地位,规范药师执业行为,发挥药师作用,提升药学服务质量。建立临床药师激励机制和解决临床药学有偿服务问题,调动其工作积极性。其次,需要进一步规范药师的教育和岗位培训,提升药师专业服务水平。建立人才梯队,培养具有真才实学的临床药学学科带头人和技术骨干。

(阚全程　熊利泽　张晓坚　朱振峰)

参考文献

[1] 张明淑. 医院药学概要[M]. 北京:人民卫生出版社,2009:1-4.

[2] 中国药学会医院药学专业委员会. 医院药学 60 年回顾与展望[J]. 中国药学杂志,2009,44(19):1463.

[3] 胡晋红. 医院药学[M]. 第 3 版. 上海:第二军医大学出版社,2010:1-2.

[4] 张一,王临润,李盈. 我院药学信息化建设的实践及展望[J]. 药品评价,2012,9(14):6.

[5] 刘宪军,赵志刚. 北京市社区医疗卫生机构实施集中处方点评效果分析

[J]. 中国医院用药评价与分析, 2012,12(4):370.

[6] 吕慧怡,范青,马辉,等. CYP3A5 基因多态性分析指导肾移植术后他克莫司的个体化用药[J]. 中国医院药学杂志,2010,30(4):280.

[7] 芮建中. 王莉,蔡明虹,等. NONMEM 法优化苯妥英个体用药方案[J]. 中国临床药理学杂志,2000,16(4):277.

[8] 姜德春,王丽,卢炜. 用 NONMEM 法建立中国癫痫儿童丙戊酸钠的群体药动学模型[J]. 中国药学杂志,2007,42(4):291.

[9] 赵雪梅,赵洋,高 天. 2007-2011 年国内药物经济学文献评价及现状分析[J]. 卫生经济研究,2013,1(总第 309 期):39.

[10] 倪美鑫,徐艳艳,陆勤美,等. 药师借助静脉配置中心平台开展肿瘤专科药学服务[J]. 药学与临床研究, 2012,20(6):535.

[11] 林颖,曾文谊,吴雪玲,等. 药学监护工作实施效果分析[J]. 中国现代应用药学,2010,27 (3):274.

[12] 张倩,朱君荣,朱余兵. 糖尿病合并高血压患者的药学监护[J]. 中国药师, 2012,15(6):876.

[13] 吴永佩. 我国临床药学建设与发展趋势:(下篇)[J]. 中国职业药师,2012, 9(11):3.

第2章

药理学

第一节　药理学总论

一、药理学概论

（一）药理学的性质与任务

药理学的英文 pharmacology 一词，由希腊文字 pharmakon（药物、毒物）和 logos（道理）缩合演变而成。顾名思义，药理学就是研究药物与机体相互作用及其作用规律的学科，其研究的主体是药物。

药物指能改变或查明机体生理功能和病理状态，用于预防、诊断、治疗疾病的物质。

药品与药物的区别：药品是指经过国家药品监督部门审批，允许其生产销售的药物，即已获得商品属性的药物，不包括正在上市前临床试验中的药物。而药物不一定经过审批，也不一定市面上有售。《中华人民共和国药品管理法》第 102 条关于药品的定义：药品是指用于预防、治疗、诊断人的疾病，有目的地调节人的生理功能并规定有适应证或者功能主治、用法和用量的物质，包括中药材、中药饮片、中成药、化学原料药及其制剂、抗生素、生化药品、放射性药品、血清、疫苗、血液制品和诊断药品等。

药物与毒物：在一定条件下，较小剂量就能够对生物体产生毒性作用或使生物体出现异常反应的化学物质称为毒物（toxicant）。毒物的概念是相对的，药物与毒物难以严格区分，任何药物剂量过大或用药时间过长都可能产生毒性反应。毒理学（toxicology）是研究外源性化学物质及物理和生物因素对机体的有害作用及作用机制的应用学科，也属于药理学范畴。

药理学的学科任务是为阐明药物作用机制、改善药物质量、提高药物疗效、开发新药、发现药物新用途并为探索细胞生理生化及病理过程提供实验和理论依据；在正确用药、提高药物防病治病效果、促进医药学发展及协同其他生物学科阐明生命活动基本规律等方面，具有重要的作用；在药理学科学的理论指导下进行临床实践，在实验研究的基础上丰富药理学理论。药理学既是基础医学与临床医学的桥梁学科，也是医学与药学之间的桥梁学科。

药理学与临床药理学：近年来逐渐发展而设立的临床药理学是以临床患者为研究和服务对象的应用科学，其任务是将药理学基本理论转化为临床用药技术，即将药理效应转化为实际疗效，是基础药理学的后继部分。

（二）药理学的研究方法与内容

药理学的研究方法是实验性的，即在严格控制的条件下观察药物对机体或病原体的作用规律并分析其客观作用原理。药物的研究和应用除了要尊重科学规律，还要依照法律、法规和相关指导原则的规定，以保障人们的生命健康。

药理学研究内容：不仅要阐明药物对人体与病原体的作用和作用机制；而且要研究人体与病原体对药物的反作用（药物的体内过程），前者属于药物效应动力学（pharmacodynamics）的范畴，后者属于药物代谢动力学（pharmacokinetics）的范畴。

二、药物效应动力学

药物效应动力学（pharmacodynamics），简称药效学，是研究药物对机体作用及作用机制的科学。即研究药物对机体的影响，包括药物给机体带来的治疗效应(疗效)或者非预期甚至不好的作用(副作用、毒性作用等)。

药效学的研究内容包括药物与作用靶位之间相互作用所引起的生物化学、生理学和形态学变化,药物作用的全过程和分子机制(药物作用、药理效应和药物作用机制);药物作用的二重性(治疗作用和不良反应);药物的效应关系(量效关系、构效关系和时效关系);以及对药物的安全性评价。药效学的研究为临床合理用药、避免药物不良反应和新药研究提供依据,在促进生命科学发展中发挥着重要作用。

(一)药物作用和药理效应

药物作用(drug action)是指药物与机体生物大分子相互作用所引起的初始作用,是动因,有其特异性(specificity)。特异性指药物能与人体内相应的作用靶位(如受体)结合,从而产生特定的生理效应。

药理效应(pharmacological effect)是药物引起机体生理、生化功能的继发性改变,是药物作用的具体表现,对不同脏器有其选择性(selectivity)。选择性指药物对某组织、器官产生明显的作用,而对其他组织、器官作用很弱或几无作用。

通常药理效应与药物作用互相通用,但当两者并用时,应体现先后顺序,即两者的因果关系,药物作用是因,药理效应是药物作用的结果。以肾上腺素升高血压为例,说明药物作用与药理效应的关系,如图 2-1 所示。

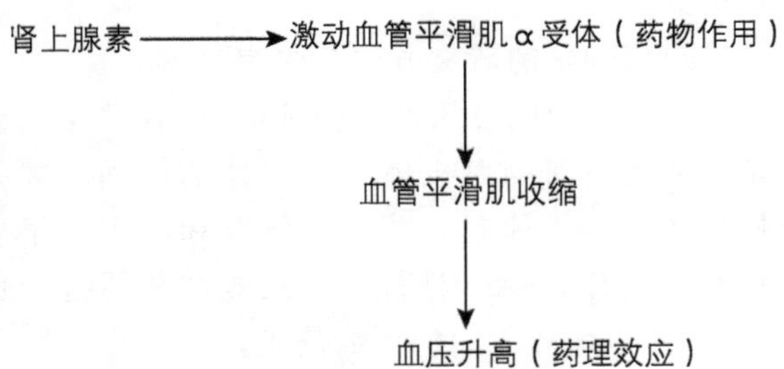

图 2-1 药物作用与药理效应关系

药理效应的基本类型:机体功能的提高称为兴奋(excitation)、亢进(hyperfunction),功能的降低称为抑制(inhibition)、麻痹(paralysis)。过度兴奋转入衰竭(failure),是另外一种性质的抑制。近年来随着生命科学的迅速发展,能使细胞形态与功能发生质变的药物引起注意,例如某些物质可以诱发细胞癌变。

药物作用特异性强的药物不一定产生选择性高的药理效应,两者不一定平行。例如阿托品特异性阻断 M 胆碱受体,但其药理效应选择性并不高,由于 M 胆碱受体的广泛分布,阿托品对心脏、血管、平滑肌、腺体及中枢神经功能都有影响,而且有的表现为兴奋效应,有的表现为抑制效应。作用特异性强及(或)效应选择性高的药物应用时较有针对性,副作用较少。反之,效应广泛的药物不良反应较多。但广谱药物在多种病因共存或诊断未明时选用也有其方便之处,例如广谱抗生素、广谱抗心律失常药等。

药物作用的方式①局部作用和吸收作用:局部作用指在给药部位发生作用,几无药物吸收,如乙醇、碘酒对皮肤黏膜表面的消毒作用;吸收作用又称全身作用,指药物经吸收入血,分布到机体有关部位后再发挥作用。②直接作用和间接作用:直接作用指药物与器官组织直接接触后所产生的效应;间接作用又称继发作用,指由药物的某一作用而引起的另一作用,常常通过神经反射或体液调节引起。洋地黄的直接作用是兴奋心肌,加强心肌收缩力,改善心力衰竭症状,而随之产生的利尿、消肿等则属继发作用。

药理效应与治疗效果(简称疗效,therapeutic effect),两者并非同义词,例如具有扩张冠脉效应的药物不一定都是抗冠心病药,抗冠心病药也不一定都会取得缓解心绞痛临床疗效,有时还会产生不良反应(adverse reaction),这就是药物效应的二重性:药物既能治病也能致病。

(二)药物作用的二重性

1. *药物的治疗作用* 指患者用药后所引起的符合用药目的的作用,有利于改善患者的生理、生化功能或病理过程,使机体恢复正常。根据药物所达到的治疗效果分为对因治疗、对症治疗和补充治疗或替代治疗。

对因治疗(etiological treatment)用药目的在于消除原发致病因子,彻底治愈疾病称为对因治疗,或称治本,例如抗菌药物清除体内致病菌。

对症治疗(symptomatic treatment)用药目的在于改善症状称为对症治疗,或称治标。对症治疗未能根除病因,但在诊断或病因未明时,对暂时无法根治的疾病却是必不可少的。在某些重危急症如休克、惊厥、心力衰竭、高热、剧痛时,对症治疗可能比对因治疗更为迫切。

补充治疗(supplement therapy)用药目的在于

补充营养物质或内源性活性物质的不足,可部分起到对因治疗的作用,急则治其表,缓则治其本,但需注意病因。或者作为替代治疗(replacement therapy),如肾衰竭患者的透析治疗。

2. 药物的不良反应 凡是不符合用药目的并给患者带来不适或痛苦的反应统称为药物的不良反应(adverse drug reaction,ADR)。多数ADR是药物固有效应的延伸,在一般情况下是可以预知的,但不一定可以避免。少数较严重的ADR较难恢复,称为药源性疾病(drug induced disease),例如庆大霉素引起神经性耳聋。根据治疗目的,用药剂量大小或不良反应严重程度,分为以下方面。

副作用(side reaction):指药物在治疗剂量时,出现的与治疗目的无关的不适反应。这与药理效应选择性低有关,当某一效应用作治疗目的时,其他效应就成为副作用。例如阿托品用于解除胃肠痉挛时,将会引起口干、心悸、便秘等副作用。副作用是在常用剂量下发生的,一般不太严重,但是难以避免。

毒性反应(toxic reaction):指在剂量过大或蓄积过多时发生的危害性反应,一般比较严重,但是可以预知也是应该避免发生的ADR。企图增加剂量或延长疗程以达到治疗目的是有限度的,过量用药会增加临床治疗风险。急性毒性反应多损害循环、呼吸及神经系统功能,慢性毒性反应多损害肝、肾、骨髓、内分泌等功能。致癌(carcinogenesis)、致畸胎(teratogenesis)、致突变(mutagenesis)的三致反应也属于慢性毒性范畴。

后遗效应(residual effect):是指停药后血药浓度已降至阈浓度以下时仍残存的药理效应。例如长期应用肾上腺皮质激素,停药后肾上腺皮质功能低下,数月内难以恢复。

停药或撤药反应(withdrawal reaction):指长期服用某些药物,突然停药后原有疾病的加剧,又称反跳现象(rebound phenomenon)。例如长期服用可乐定降血压,停药次日血压将回升。

继发反应(secondary reaction):指由于药物的治疗作用引起的不良后果。如长期应用广谱抗菌药物导致的二重感染。

变态反应(allergic reaction):指机体受药物刺激所发生的异常免疫反应,可引起机体生理功能障碍或组织损伤,也称过敏反应(hypersensitive reaction)。常见于过敏体质患者。临床表现各药不同,各人也不同。反应性质与药物原有效应无关,用药理拮抗药解救无效。反应严重度差异很大,与剂量无关,从轻微的皮疹、发热至造血系统抑制、肝肾功能损害、休克等。可能只有一种症状,也可能多种症状同时出现。停药后反应逐渐消失,再用时可能再发。致敏物质可能是药物本身,可能是其代谢物,也可能是药剂中杂质。青霉素类抗生素临床用药前常做皮肤过敏试验,但仍有少数假阳性或假阴性反应。可见这是一类非常复杂的药物反应。

特异质反应(idiosyncratic reaction):指某些药物可使少数患者出现特异质的不良反应,与遗传有关,属于遗传性生化缺陷。反应性质也可能与常人不同,但与药物固有药理作用基本一致,反应严重度与剂量成比例,药理拮抗药救治可能有效。这种反应不是免疫反应,故不需预先敏化过程。现在知道这是一类药理遗传异常所致的反应,例如葡萄糖-6-磷酸脱氢酶(glucose-6-phosphate dehydrogenase,G-6-PD)缺乏的患者,服用磺胺类药物会引起溶血反应。

药物耐受(drug tolerance):指机体对药物反应的一种适应性状态和结果。当反复使用某种药物时,机体对该药物的反应性减弱,效价降低;为达到与原来相等的反应性和药效,就必须逐步增加用药剂量,这种叠加和递增剂量以维持药效作用的现象,称药物耐受。对于化疗药物,则存在病原体产生耐受的问题,称为耐药性(drug resistance)或抗药性。

药物依赖(drug dependence):又称药瘾(drug addiction),是指对药物强烈的渴求。患者为了谋求服药后的精神效应以及避免断药而产生的痛苦,强制性地长期连续或周期性地服用。

WHO对药物不良反应的定义是:正常剂量的药物用于预防、诊断、治疗疾病或调节生理功能时出现有害的或与用药目的无关的反应。药物不良反应按与其正常药理作用有无关联而分为A、B两类。

A型又称剂量相关的不良反应。该反应为药理作用增强所致,常和剂量有关,可以预测,发生率高而病死率低。临床上出现药物副作用、毒性反应、过度效应、撤药反应、继发反应等皆属A型ADR。

B型又称剂量不相关的不良反应。是和药理作用无关的异常反应。一般与剂量无关,难以预测,发生率低而病死率高,如药物变态反应和特异质反应,属B型ADR。

1998年以后,WHO又细划了药物不良反应,除A、B型外,又增加了C型(迟发不良反应)、D型(时间不良反应)、E型(停药型)、F型(治疗意外失败型)。

(三)药物的效应关系

药物的效应取决于三种关系:量效关系、构效关系和时效关系。

1. 量效关系(dose-effect relationship)　在一定范围内,药理效应的强弱与单位时间内药物剂量大小或浓度高低呈一定的关系,即剂量-效应关系,简称量效关系。

2. 量效曲线(dose-effect curve)　以药理效应为纵坐标,药物剂量或浓度为横坐标做图得量效曲线,如以药物的效应(E)为纵坐标,药物的剂量或浓度(C)为横坐标作图,则得到直方双曲线;如将药物浓度或剂量改用对数值($\lg C$)作图,则呈典型的S形曲线,见图2-2A。

定量阐明药物的剂量(浓度)与效应之间的关系,有助于了解药物作用的性质,为临床用药提供参考。药理效应是连续增减的量变,可用具体数量或最大反应的百分数表示的,称为量反应(quantitative response),如血压、心率、血糖浓度等,其研究对象为单一的生物单位。如果药理效应表现为反应性质的变化,而不是随着药物剂量或浓度的增减呈连续性量的变化,则称为质反应(qualitative response),其反应只能用全或无、阳性或阴性表示,如存活与死亡、惊厥与不惊厥等,其研究对象为一个群体。量效曲线以累加阳性率与剂量(或浓度)作图,也呈S形曲线,如图2-2B。

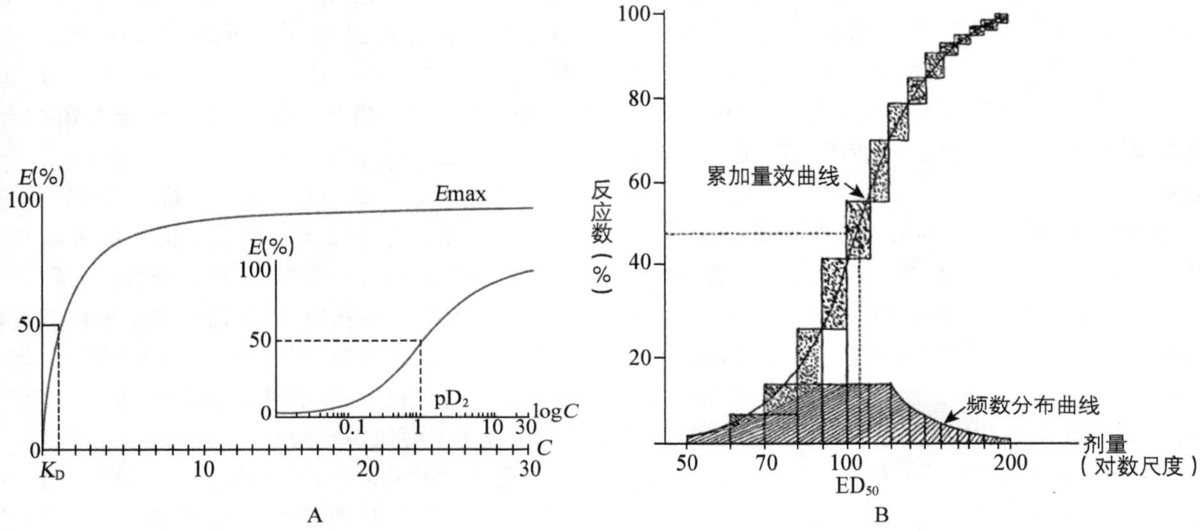

图2-2　药物作用的量效关系曲线

A. 药物作用量反应的量效关系曲线;(E 效能;C 浓度;E_{max} 最大效应;K_D 药物与受体的结合能力;亲和力指数 $pD_2=-\log K_D$)。B. 药物作用质反应的累加量效关系曲线 ED_{50} 半数有效剂量

量效曲线在药理学上有重要意义,分析S形量效曲线,可解释如下概念。

(1)最小有效量(minimum effective dose):药物产生效应的最小剂量,亦称阈剂量(threshold dose)。

(2)最小有效浓度(minimum effective concentration):药物产生效应的最小浓度,亦称阈浓度(threshold concentration)。

(3)半数有效量(median effective dose, ED_{50}):在量反应中是指能引起50%最大反应强度的药物剂量;在质反应中是指引起50%实验动物出现阳性反应的药物剂量。量效曲线在50%效应处的斜率最大,故常用半数有效量计算药物的效应强度。半数有效量常以效应指标命名,如果效应指标为死亡,则称为半数致死量(median lethal dose, LD_{50})。

(4)半数有效浓度(median effective concentration, EC_{50}):在量反应中指能引起50%最大反应强度的药物浓度,在质反应中指引起50%实验对象出现阳性反应时的药物浓度。

(5)中毒量(toxic dose, TD)和最小中毒量(minimum toxic dose):分别为引起中毒的剂量和引起中毒的最小剂量。

(6)极量(maximum dose)和致死量(lethal

dose):分别为最大治疗剂量和引起死亡的剂量。

(7)治疗指数(therapeutic index,TI)和安全范围(margin of safety,MOS):表示药物安全性的两个指标。治疗指数一般常以药物的 LD_{50}(临床用 TD_{50})与 ED_{50} 的比值称为治疗指数用以表示药物的安全性,药物的 ED_{50} 越小,LD_{50}(或 TD_{50})越大说明药物越安全。当药物的量效曲线与其剂量毒性曲线不平行,则 TI 值不能完全反映药物的安全性,此时,需要采用安全范围来表示药物的安全性。安全范围以 LD_5(临床用 TD_5)与 ED_{95} 值或 LD_1(临床用 TD_1)与 ED_{99} 之间的距离表示药物的安全性。药物安全范围越窄,用药越不安全,有的药物安全范围为负值(ED_{95} 与 LD_5 或 TD_5 相互重叠),说明该药极易中毒。

(8)治疗窗(therapeutic window):一般来说,药物剂量在安全范围内不会发生严重毒性反应。近年来提出"治疗窗"的概念,指疗效最佳而毒性最小的剂量范围,比安全范围更窄。下列情况须确定治疗窗:①药理效应不易定量;②用于重症治疗,不允许无效;③安全范围小且毒性大的药物。

上述见图 2-3。

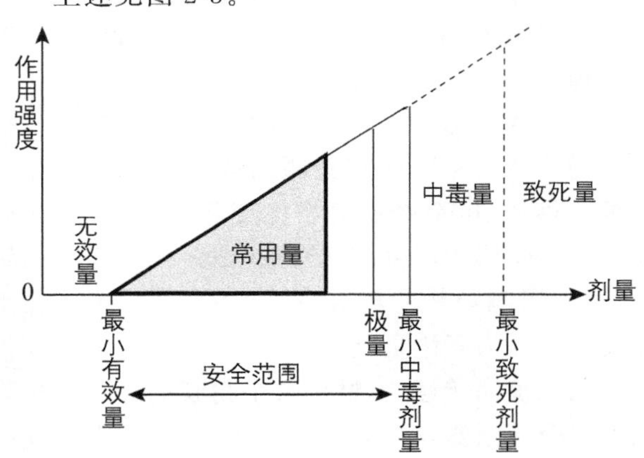

图 2-3 剂量与药物作用关系

(9)效能(efficacy):也称最大效应(maximum effect,E_{max}),指药物随着剂量或浓度的增加,效应也相应增加,当剂量增加到一定程度时再增加剂量或浓度其效应不再继续增强时的药理效应,即药物产生最大效应的能力。具有高效能的完全激动药(full agonist)占领很少部分受体可产生很大效应;具有低效能的部分激动药(partial agonist)或拮抗药(antagonist),即使占领极大部分受体,仅能产生较小或不产生效应。

(10)效价强度(potency):能引起等效反应的药物相对浓度或剂量,其值越小则效价强度越大。药效性质相同的两个药物的效价强度进行比较称为效价比,如 10mg 吗啡的镇痛作用与 100mg 哌替啶的镇痛作用强度相当,则吗啡的效价强度为哌替啶的 10 倍。

效能与效价强度,是比较同类药物作用强弱的两个指标,评价一个药物需从效能与效价强度两个方面分析。药物的效能取决于药物本身的内在活性和药理作用特点。以利尿药呋塞米和环戊噻嗪为例,呋塞米的效能为每日能排出钠 250mmol/L,而环戊噻嗪的效能为每日能排出钠 160mmol/L,按效能呋塞米大于环戊噻嗪,约为环戊噻嗪的 1.5 倍;呋塞米每日排出钠 100mmol/L 时需要 35mg,而环戊噻嗪只需用 0.4mg,呋塞米和环戊噻嗪产生等效效应的剂量比为 88(35/0.4),因此,按效价强度环戊噻嗪是呋塞米的 88 倍。临床上选用产生同种药理效应的药物时,当然希望选用高效能的药物。高效能药物产生的疗效是低效能药物无论多大剂量也不能产生的。就呋塞米和环戊噻嗪的利尿作用而言,虽然环戊噻嗪的效价强度大于呋塞米,但其利尿效能却比呋塞米弱。当然高效能药物与低效能药物的适用范围和适应证也不同。如环戊噻嗪用于轻度水肿,而呋塞米用于严重水肿、急性肺水肿、脑水肿和急性肾衰竭。

3. 量效关系也与下述因素相关

(1)量效关系与个体差异(individual variability),药物效应的各种数据带有群体均值的性质,但人体对药物的反应存在着个体差异,有的差异甚至很大。例如,有的人对小剂量某种药物即产生强烈反应,称为高敏性,而有的人则需很大剂量才能产生反应,称为高耐受性,还有人对药物的反应与常人有质的不同,称为特异质。对个体差异大而且安全范围窄的药物应实行剂量(或用药方案)个体化。个体差异表现为两种情况:一是达到同样效应时不同患者需药剂量不同;二是用同等剂量时不同患者的效应不同。

(2)量效关系与连续用药,就同一个体而言,有些药物连续使用可产生耐受性,药量需不断加大,有的药物则形成依赖性。仅仅是心理或精神上的依赖性称习惯性;有的药物如麻醉性镇痛药、某些中枢兴奋药,能形成生理或功能上的依赖,即有成瘾性,停用则出现戒断症状。后一种情况已成为严重的社会问题,故对这些药品应严格控制,避免滥用。

(3)量效关系与药物剂型和给药途径,不同剂型可影响量效关系,这是因为个体使用不同剂型,药物实际吸收进入血液循环的药量不同，即人体对药物的生物利用度不同。同种药物的同一剂型，由于生产工艺、配方、原料质量的差别，不同厂家的产品即使所含药物的标示量相同，其效应也可能不同，称之为相对生物利用度不同，这是当前较普遍的问题，应引起注意。此外，随着药学的发展，出现了一些新的剂型，如缓释制剂和控释制剂等，影响药物的起效、达峰和维持时间，当然也影响量效关系。不同的给药途径也可影响量效关系，因为不同的给药途径，药物的生物利用度不同。

4. 构效关系（structure activity relationship, SAR）　是指药物或其他生理活性物质的化学结构与其生理活性之间的关系，是药物化学的主要研究内容之一。最早期的构效关系研究以直观的方式定性推测生理活性物质的结构与活性的关系，进而推测靶酶活性位点的结构和设计新的活性物质结构。随着信息技术的发展，以计算机为辅助工具的定量构效关系（quantitative structure-activity relationship, QSAR）成为构效关系研究的主要方向，QSAR也成为药物设计的重要方法之一。

非特异性结构药物和特异性结构药物：根据药物的化学结构对生物活性的影响程度，宏观上将药物分为非特异性结构药物和特异性结构药物。前者的生物活性与结构的关系主要是由这些药物特定的理化性质决定的。而多数药物，其化学结构与活性相互关联，药物一般通过与机体细胞上的受体结合然后发挥药效，这类药物的化学反应性、官能团分布、分子的外形和大小及立体排列等都必须与受体相适应。即药物对受体的亲和力及其内在活性是由药物的化学结构决定的。如拟胆碱药物的化学结构与乙酰胆碱相似，都有季铵或叔胺基团。

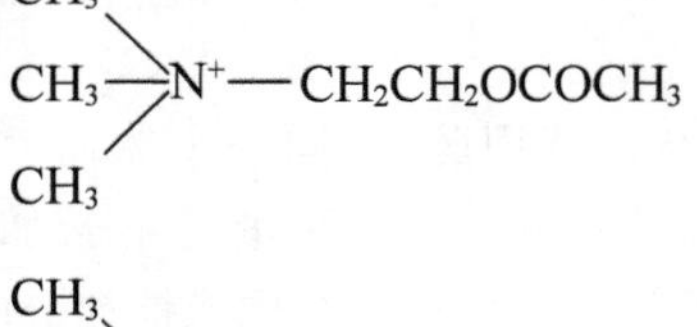

$(CH_3)_3N^+—CH_2CH_2OCOCH_3$　乙酰胆碱

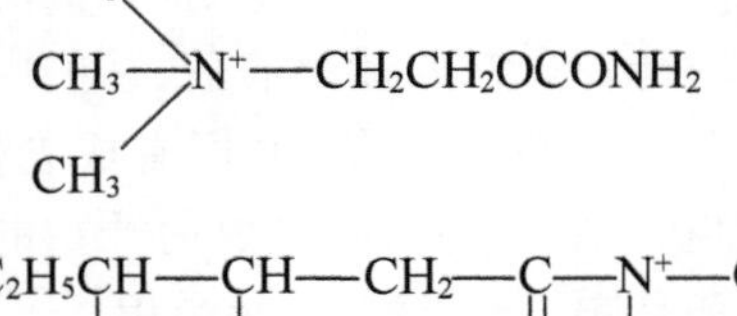

$(CH_3)_3N^+—CH_2CH_2OCONH_2$　氨甲酰胆碱

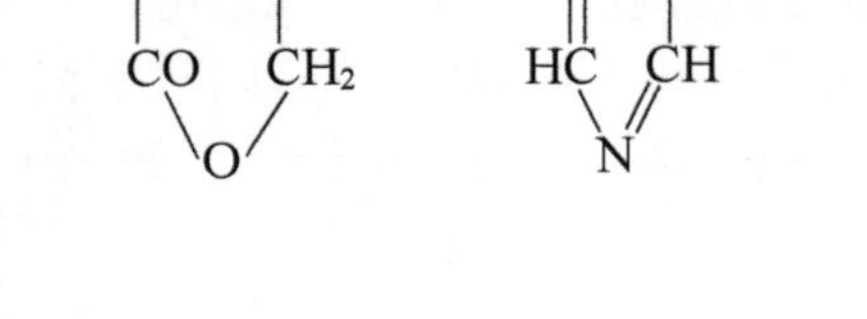

$C_2H_5CH—CH—CH_2—C—N^+—CH_3$ 毛果芸香碱（CO、CH_2 经 O 成环；HC、CH 经 N 成环）

构效关系没有普遍规律，自从Hansch提出用回归方程表示构效关系以来，定量构效关系的研究发展迅速，而将化合物的量子化学指数和分子连接性指数等引入到Hansch方程中，使药物的定量构效关系研究更趋成熟。1990年以后，随着计算机计算能力的提高和众多生物大分子三维结构的准确测定，基于结构的药物设计逐渐取代了定量构效关系在药物设计领域的主导地位。

在另一些情况下，相似的化合物也可具有相反或拮抗作用。这是由于这些药物虽然能与受体结合，但没有内在活性，同时还阻碍了激动药与受体的结合，因此具有对抗作用。如，在去甲肾上腺素的同系物中，如果氮原子上的取代基逐渐增大，虽然与受体仍有亲和力，但其内在活力随碳原子数目的增加而逐渐降低，其作用也就由激动变为拮抗。

光学异构体（optical isomerism）：指分子结构完全相同，物理化学性质相近，但旋光性不同的物质。凡含有不对称碳原子的化合物就有光学异构体，在其两个对映体中，只有一个能与特定受体的分子相吻合。有的药物，其左旋体与右旋体的药理作用可完全不同，如奎尼丁为奎宁的右旋体，但奎尼丁为抗心律失常药而奎宁则为抗疟药。

药物的理化性质对药物的吸收与分布影响很大。药物结构中不同官能团的改变可使整个分子的理化性质、电荷密度等发生变化，进而影响或改变药物与受体的结合，影响药物在体内的吸收和转运，最终影响药物的药效，有时甚至会产生药物不良反应。因为不论是吸收还是分布，药物都必须借助主动或被动转运，越过重重生物膜的障碍。药物的油水分配系数与电离度等理化性质是决定其能否被动扩散通过生物膜的关键。离子化的物质亲水性很强，极易溶于水而难以溶于脂，因此不易透过生物膜。反之非离子化的物质亲脂性强，易溶于脂而难溶于水，易于通过生物膜。

5. 时效关系（time-effect relationship）　指药物进入人体后在不同时间内，其呈现的效应亦不同，这种时间与效应的关系称为时效关系。以横坐标为给药后时间，纵坐标为药物效应，根据给药后产生的药效随时间的变化（时效关系）绘制出的曲线，称时效曲线（time-effect curve）（图2-4）。

（四）药物作用的机制

药物效应多种多样，是不同药物分子与机体不同靶细胞间相互作用的结果。药理效应是机体细

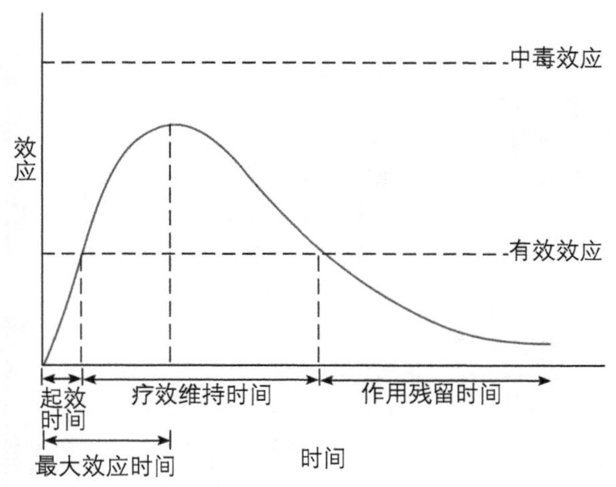

图 2-4 时效关系曲线示意图

胞原有功能水平的改变，从药理学角度来说，药物作用机制要从细胞功能方面去探索。

(1)理化反应：抗酸药中和胃酸以治疗溃疡病，甘露醇在肾小管内提升渗透压而利尿等，分别是通过简单的化学反应及物理作用而产生的药理效应。

(2)参与或干扰细胞代谢：补充生命代谢物质以治疗相应缺乏症的药物很多，如铁盐补血、胰岛素治疗糖尿病等。有些药物化学结构与正常代谢物非常相似，掺入代谢过程却往往不能引起正常代谢的生理效果，实际上导致代谢抑制或阻断，称为伪品掺入也称抗代谢药。例如氟尿嘧啶结构与尿嘧啶相似，掺入肿瘤细胞 DNA 及 RNA 中可干扰蛋白合成而发挥抗肿瘤作用。

(3)影响生理物质转运：很多无机离子、代谢物、神经递质、激素在体内主动转运需要载体参与。干扰这一环节可以产生明显药理效应。例如利尿药抑制肾小管 Na^+-K^+、Na^+-H^+ 交换而发挥排钠利尿作用。

(4)对酶的影响：酶的品种很多，在体内分布极广，参与所有细胞生命活动，而且极易受各种因素的影响，是药物作用的一类主要对象。多数药物能抑制酶的活性，如新斯的明竞争性抑制胆碱酯酶，奥美拉唑不可逆性抑制胃黏膜 H^+-K^+-ATP 酶(抑制胃酸分泌)。尿激酶激活血浆纤溶酶原，苯巴比妥诱导肝微粒体酶，解磷定能使被有机磷酸酯抑制的胆碱酯酶复活，而有些药本身就是酶，如胃蛋白酶。

(5)作用于细胞膜的离子通道：细胞膜上无机离子通道控制 Na^+、Ca^{2+}、K^+ 等离子跨膜转运，药物可以直接对其产生作用，而影响细胞功能。

(6)影响核酸代谢：核酸(DNA 及 RNA)是控制蛋白质合成及细胞分裂的生命物质。许多抗肿瘤药是通过干扰肿瘤细胞 DNA 或 RNA 代谢过程而发挥疗效的。许多抗菌药物，如喹诺酮类也是作用于细菌核酸代谢而发挥抑菌或杀菌效应的。

(7)影响免疫机制：除免疫血清及疫苗外，免疫增强药(如左旋咪唑)及免疫抑制药(如环孢霉素)通过影响免疫机制发挥疗效。某些免疫成分也可直接入药。

根据药物作用的性质，可以把它们分为非特异性(nonspecific action)和特异性(specific action)两大类。

非特异性作用一般与药物的理化性质如离子化程度、溶解度、表面张力等有关，而与药物的化学结构关系不大。它们的作用可能是由于药物累积在一些对细胞功能有重要作用的部位上，导致一系列代谢过程发生紊乱，影响细胞功能。例如许多烃、烯、醇、醚等化合物由于具有较高的油水分配系数，亲脂性大，对神经细胞膜的脂相有高度的亲和力，因而可能抑制神经细胞的功能，如乙醚、氟烷具有麻醉作用，用于手术麻醉。又如消毒防腐药对蛋白质的变性作用，因此只能用于体外杀菌或防腐。还有一些药物的作用在于改变细胞膜兴奋性，但不影响其静息电位。膜稳定药可阻止动作电位的产生及传导，如局部麻醉药，某些抗心律失常药等，反之，称为膜易变药，如藜芦碱等，都是作用特异性低的药物。

特异性作用则不然，和药物的分子整体结构有密切关系，包括基本骨架、活性基团、侧链长短及立体构形等因素。凡是有相同有效基团的药物，一般都有类似的药理作用。有效基团的改变或消失，往往能使药物的作用强度或作用性质发生很大的变化。绝大多数药物的作用都属于这一类，引起的效应是药物与机体大分子组分(作用靶点)相互作用的结果。

药物作用靶点类型多样，研究表明蛋白质、核酸、酶、受体等生物大分子不仅是生命的基础物质，有些也是药物的作用靶点。现有药物中，以受体为作用靶点的药物超过 50%，是最主要和最重要的作用靶点；以酶为作用靶点的药物占 20%之多，特别是酶抑制药，在临床用药中具有特殊地位；以离子通道为作用靶点的药物约占 6%；以核酸为作用靶点的药物仅占 3%；其余近 20%药物的作用靶点尚待研究中(表 2-1)。

表 2-1　药物作用的靶点类型

靶点类型		主要靶点及药物	作用
受体	G蛋白偶联受体	鸟苷酸结合调节蛋白的简称，大多数受体属于此种类型。神经递质和激素受体需要G蛋白介导细胞作用，例如M胆碱、肾上腺素、多巴胺、5-羟色胺、嘌呤类、阿片类、前列腺素、多肽激素受体等属于此类	分子激动药或拮抗药。激动药按其活性大小可分为完全激动药和部分激动药，例如吗啡为阿片受体 μ 完全激动药，而丁丙诺啡则为阿片受体 μ 部分激动药。拮抗药分为竞争性拮抗药和非竞争性拮抗药，竞争性拮抗药与激动药同时应用时，能与激动药竞争与受体的结合，降低激动药与受体的亲和力，但不降低内在活性；非竞争性拮抗药与激动药同时应用时，既降低激动药与受体的亲和力，又降低内在活性
	门控离子通道型受体	存在于快速反应细胞膜上，受体激动时导致离子通道开放，细胞膜去极化或超极化，引起兴奋或抑制。N胆碱、γ-氨基丁酸(GABA)、天门冬氨酸受体等属于此类	
	酪氨酸激酶活性受体	上皮生长因子、血小板生长因子和一些淋巴因子受体等属于此类	
	细胞内受体	甾体激素、甲状腺素受体等属于此类	
核酸	DNA	喹诺酮类抗菌药，阻断DNA的合成；抗病毒药阿昔洛韦、阿糖腺苷、齐多夫定等，干扰DNA的合成；抗肿瘤药氮芥、环磷酰胺、甲氨蝶呤、羟基脲、丝裂霉素、博来霉素、白消安、顺铂、喜树碱等，破坏DNA的结构和功能	通过干扰或阻断细菌、病毒和肿瘤细胞增殖的基础物质核酸的合成，杀灭或抑制细菌、病菌和肿瘤细胞。以核酸为作用靶点的药物主要包括一些抗生素、抗病毒药、喹诺酮类抗菌药、抗肿瘤药等
	RNA	利福霉素类抗生素，影响RNA的合成；抗肿瘤药阿糖胞苷、氟尿嘧啶、放线菌素D、柔红霉素、多柔比星、普卡霉素等，抑制RNA的合成	
离子通道	K^+ 通道	主要为 K^+-ATP通道激活药和拮抗药。激活药亦称 K^+ 通道开放药，如血管扩张药尼可地尔等；拮抗药亦称 K^+ 通道阻滞药，如抗心律失常药胺碘酮、索他洛尔、N-乙酰普鲁卡因胺等，磺酰脲类降糖药如甲苯磺丁脲和格列本脲等	离子通道是细胞膜上的蛋白质小孔，属于跨膜的生物大分子，具有离子泵的作用，可选择性地允许某种离子出入。离子经过通道内流或外流跨膜转运，产生和传输信息，成为生命活动的重要过程，以此调节多种生理功能
	Na^+ 通道	主要为Ⅰ类抗心律失常药。按阻滞 Na^+ 通道程度的不同，Na^+ 通道阻滞药分为A、B、C三个亚类。A类中度阻滞 Na^+，代表药有奎尼丁、普鲁卡因胺；B类轻度阻滞 Na^+，代表药有利多卡因、苯妥英钠；C类重度阻滞 Na^+，对 Na^+ 通道的活性重度抑制(50%)，代表药有氟卡尼、普罗帕酮	
	Ca^{2+} 通道	选择性 Ca^{2+} 通道阻滞药包括：Ⅰ类苯烷胺类，例如维拉帕米等；Ⅱ类二氢吡啶类，例如硝苯地平、尼莫地平、非洛地平、拉西地平、尼卡地平、尼群地平、氨氯地平等；Ⅲ类苯硫䓬类，例如地尔硫䓬等。非选择性 Ca^{2+} 通道阻滞药包括：Ⅳ类二苯哌嗪类，例如桂利嗪、氟桂利嗪等；Ⅴ类普尼拉明类，例如普尼拉明；Ⅵ类其他类，例如哌克昔林	Ca^{2+} 通道阻滞药或钙拮抗药。根据世界卫生组织(WHO)的建议，将此药分为选择性 Ca^{2+} 通道阻滞药和非选择性 Ca^{2+} 通道阻滞药
	Cl^- 通道	γ-氨基丁酸(GABA)调控的 Cl^- 通道。苯二氮䓬类药物，如地西泮、硝西泮、氟西泮、氯氮䓬、奥沙西泮、三唑仑、咪达唑仑、艾司唑仑、溴替唑仑、夸西泮、度氟西泮、氟硝西泮等	当GABA受体被GABA激活时，Cl^- 通道开放，Cl^- 内流，细胞内 Cl^- 增加，产生超极化而引起抑制效应，导致镇静、催眠等药理作用

（续 表）

靶点类型		主要靶点及药物	作用
酶	酶抑制药	酶抑制药：如胃黏膜的 H^+-K^+-ATP 酶抑制剂奥美拉唑；α 糖苷酶抑制药阿卡波糖、伏格列波糖等；卡托普利抑制血管紧张素Ⅰ转换酶；解磷定使被有机磷酸酯类所抑制的胆碱酯酶复活等	药物以酶为作用靶点，对酶产生抑制、诱导、激活或复活作用。此类药物多为酶抑制药
	酶	有些药物本身就是，例如胃蛋白酶、胰蛋白酶	
	酶的底物	药物是酶的底物，需经转化后发挥作用。如左旋多巴在纹状体中被多巴脱羧酶所代谢，产生多巴胺；磺胺类药物与对氨苯甲酸竞争二氢叶酸合成酶	

药物的作用靶点不仅为揭示药物的作用机制提供了重要信息和入门途径，而且对新药的开发研制、建立筛选模型、发现先导化合物，也具有特别意义。例如，第一个上市的 H_2 受体拮抗药西咪替丁，在极短的时间内就成为治疗胃肠溃疡的首选药物；第一个用于临床的 3-羟基-3-甲基戊二酰辅酶 A（HMG-CoA）还原酶抑制药洛伐他汀，对杂合子家族性高胆固醇血症、多基因性高胆固醇血症、糖尿病或肾病综合征等各种原因引起的高胆固醇均有良好的作用，促进了此类药物的发展。上述实例表明，药物的作用靶点一旦被人们认识和掌握，就能获取新药研发的着眼点和切入点，药物的作用靶点已成为药物设计的重要依托。

（五）受体学说（receptor theory）

早在 19 世纪末与 20 世纪初，Langley 曾设想在肾上腺素作用的神经肌肉之间有“接受物质”（receptive substance）存在的可能。1910 年 Ehrlich 又用“钥与匙”的比喻首先提出“受体”（receptor）假说，以解释药物的作用。以后，随着神经递质传递研究的进展，进一步为受体下了定义，认为受体是“细胞膜上可以与药物相互作用的特殊部位”。通过药理学实验方法，采用核素标记技术，发现并证实了多种神经递质的受体、多肽类和甾体激素类的受体。现在发展到采用分子生物学方法寻找新型受体，受体家族将被不断地鉴定和扩充。

1. 受体（receptor）　是一类介导细胞信号转导的功能蛋白质，能识别周围环境中的某些微量化学物质，首先与之结合，并通过中介的信息放大系统，如细胞内第二信使的放大、分化、整合，触发后续的药理效应或生理反应。一个真正的受体具有以下特性：①饱和性（saturability）；②特异性（specificity）；③可逆性（reversibility）；④高亲和力（high affinity）；⑤多样性（multiple-variation）；⑥灵敏性（sensitivity）。

2. 配体（ligand）　是指能与受体特异性结合的生物活性物质（如神经递质、激素、自体活性物质或药物）。

3. 受体类型和调节

（1）受体类型：根据受体蛋白结构、信息转导过程、效应性质、受体位置等特点，可分为：①配体门控离子通道受体（ligand-gated ion channel receptor），这一家族是直接连接有离子通道的膜受体，存在于快反应细胞膜上，由数个亚基组成，起着快速的神经传导作用，GABA 受体等属配体门控离子通道型受体；②G 蛋白偶联受体（G protein coupled receptor），这一家族是通过 G 蛋白连接细胞内效应系统的膜受体，α 肾上腺素、β 肾上腺素、多巴胺、5-HT、M 胆碱、阿片、嘌呤受体等属 G 蛋白偶联受体，见图 2-5B；③具有酪氨酸激酶活性的受体（tyrosine kinase receptor），这类受体可激活细胞内蛋白激酶，一般为酪氨酸激酶的膜受体。胰岛素（insulin）、表皮生长因子（epidermal growth factor，EGF）、血小板衍生的生长因子（platelet-derived growth factor，PDGF）、转化生长因子 β（transforming growth factor-β，TGF-β）、胰岛素样生长因子（insulin-like growth factor）受体等属具有酪氨酸激酶活性的受体；④细胞内受体（cellular receptor），甾体激素、维生素 A、维生素 D、甲状腺激素受体等属细胞内受体；⑤细胞因子受体（cytokin receptor），白细胞介素（interleukin）、红细胞生成素（erythropoietin）、粒细胞巨噬细胞集落刺激因子（granulocyte macrophage colony stimulating factor）、粒细胞集落刺激因子（granulocyte colony stimulating factor）、催乳素（prolactin）、淋巴因子

(lymphokine)受体等属细胞因子受体。如图 2-5A。

G 蛋白偶联受体(图 2-5B),一种与三聚体 G 蛋白偶联的细胞表面受体。含有 7 个穿膜区,是迄今发现的最大的受体超家族,其成员有 1000 多个。与配体结合后通过激活所偶联的 G 蛋白,启动不同的信号转导通路并导致各种生物效应。分 α、β、γ 三种亚型,其中 Gα 又分为 Gs(兴奋性 G 蛋白)、Gi(抑制性 G 蛋白)、Gp(磷脂酶 C 型 G 蛋白)、Gt(转导素 G 蛋白)、Go(在脑内含量最多,参与钙、钾通道的调节)。

图 2-5 显示内源性物质通过细胞表面或细胞内受体来控制细胞功能的各种机制以及 G 蛋白偶联模式。

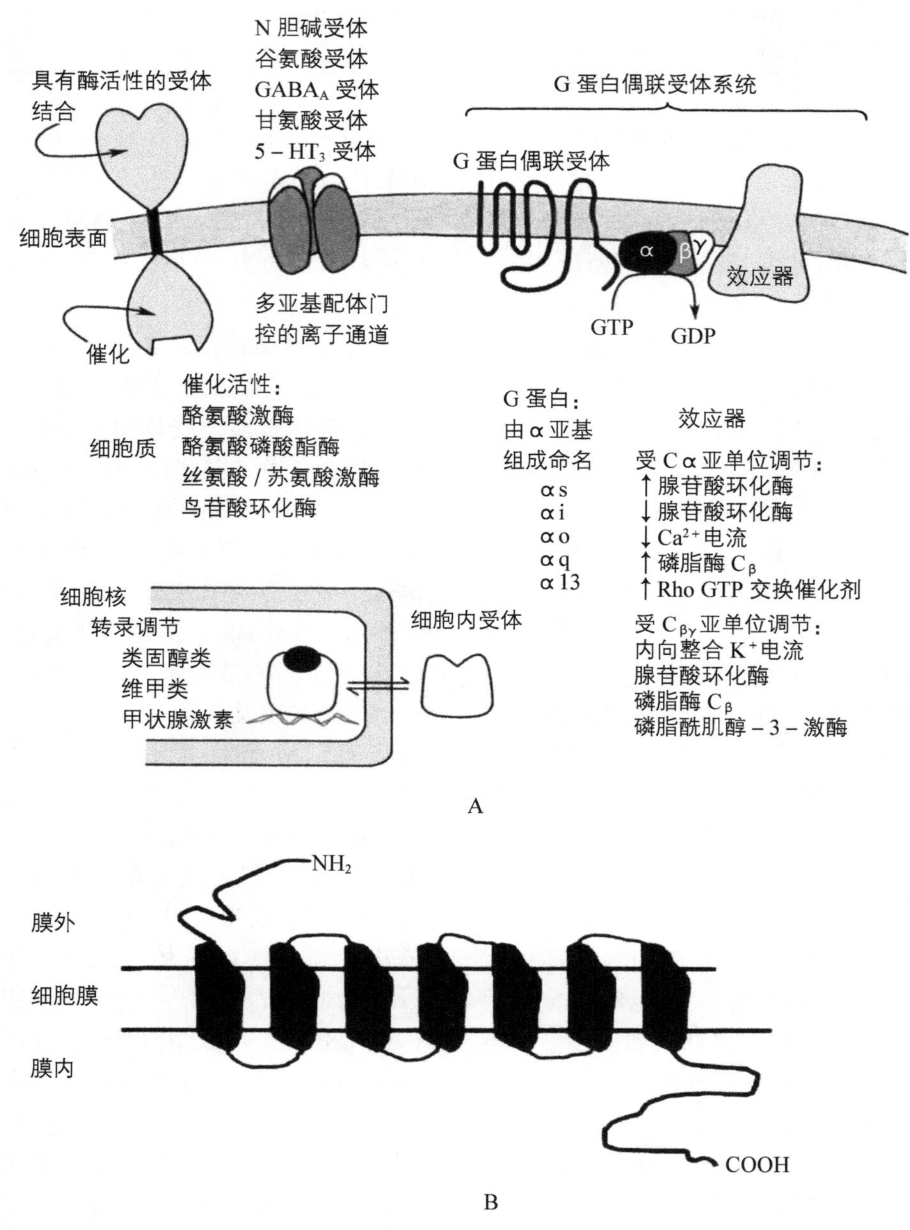

图 2-5　生理性受体及其信号转导途径与 G 蛋白偶联受体模式

A. 生理性受体及其信号转导途径;B. G 蛋白偶联受体模式

(2)受体的调节(regulation of receptor):①向下调节(down-regulation):受体脱敏(receptor desensitization),受体长期反复与激动药接触产生的受体数目减少或对激动药的敏感性降低。如异丙肾上腺素治疗哮喘产生的耐受性;②向上调节(up-regulation):受体增敏(receptor hypersitization),受体长期反复与拮抗药接触产生的受体数目增加或对药物的敏感性升高。如长期应用普萘洛尔突然停药的反跳现象(rebound phenomenon)。

4. 占领学说(occupation theory) 1933年Clark提出,药物对受体有亲和力。药物作用强度与药物占领受体的数量成正比,药物与受体的相互作用是可逆的;药物浓度与效应服从质量作用定律;药物占领受体的数量取决于受体周围的药物浓度、单位面积或单位容积内受体总数;被占领的受体数目增多时,药物效应增强,当全部受体被占领时,药物效应达 E_{max}。

药物A与受体R结合形成复合物AR,由此发出的信号经细胞处理后产生效应 E。

$$[A]+[R]=[AR]\rightarrow\rightarrow E$$

$K_D=[A][R]/[AR]$;K_D(单位 mol/L):平衡解离常数;

由于 $[R_T]=[R]+[AR]$ (R_T:代表受体总数)

$[AR]/[R_T]=[A]/K_D+[A]$;因为只有AR是有效的

$$\therefore\quad E/E_{max}=[AR]/[R_T]=[A]/K_D+[A]$$

K_D代表药物与受体的亲和力,即药物与受体结合的能力。占领的受体[AR]与 K_D的倒数成正比,K_D越大,药物与受体的亲和力越低。

当 $[A]=0, E=0$

当 $[A]>>K_D$, $[AR]/[R_T]=100\%$, $E=E_{max}$, $[AR]_{max}=[R_T]$

当 $[AR]/[R_T]=50\%$, $[A]=EC_{50}$, $K_D=[A]$

亲和力指数:$pD_2=-\log K_D$,即平衡解离常数 K_D的负对数。

5. 内在活性(intrinsic activity,α) 指药物激动受体的能力,是同系药物的效应大小之比,一般用0-1表示。1954年Ariens和1956年Stephenson对占领学说进行了修正,认为为了产生药理效应,药物至少具备两个条件,首先是与特殊受体之间必须有亲和力,才能形成药物-受体复合物;其次,这种复合物必须具有刺激组织代谢的生物化学和生物物理过程的性质,即内在活性。而且只要受体的临界部分被占领就可发生作用,这说明有空闲受体(spare receptor)或储备受体(reserve receptor)存在。根据他们的学说,内在活性低或缺乏内在活性的药物虽然也能与受体结合,但是不论剂量如何大都不能引起最大反应,或者甚至拮抗另一激动剂的药理效应。

α值在0～1, $E/E_{max}=\alpha[AR]/[R_T]$,即α越大,效能越大。

倘若有两种药物作用于同一受体部位,则所起的效应与两药的内在活性有极大的关系。若其中的A为很活泼的激动药,其内在活性为α,能引起最大的效应;而另一药物B虽然也作用于同一受体,但其内在活性 $\beta=0$,则B为A的竞争性拮抗药。

(1)激动药(agonist)指与受体有亲和力又有内在活性的药物。完全激动药(full agonist):$\alpha=1$。

(2)部分激动药(partial agonist,mixed agonist)指与受体有亲和力,但内在活性较弱的药物($0<\alpha<1$)。

(3)拮抗药(antagonist)指与受体有亲和力,而无内在活性的药物($\alpha=0$)。

(4)竞争性拮抗药(competitive antagonist)与激动药竞争同一受体的拮抗药,呈可逆性结合。激动药的量效反应曲线可以被竞争性拮抗药平行右移。如果增加竞争性激动药浓度,仍可达到 E_{max}。如图2-6A。

拮抗参数(antagonism parameter):指当有一定浓度的拮抗药存在时,激动药需增加1倍才能达到原效应,此时拮抗药浓度 A_2的负对数即拮抗参数。用 pA_2表示,$pA_2=-\log[A_2]$。

(5)非竞争性拮抗药(noncompetitive antagonist):与激动药作用于同一受体,但结合牢固,分解慢或是不可逆的,或作用于相互关联的不同受体的拮抗药。激动药的量效反应曲线不能被拮抗药平行移动,且 E_{max}降低。如图2-6B。

6. 速率学说(rate theory) 指药物分子与受体碰撞的频率。药物效应的强弱,与药物占领受体的速率成正比,与药物所占领受体的数量无关。

7. 二态学说(two-model theory) 认为受体的构象有两种状态,Ri(静息状态)和Ra(活动状态)。两者处于动态平衡,可发生转变。按此学说认为激动药为与受体Ra结合的药物;部分激动药为与受体Ra具有结合优势的药物;而拮抗药则是与Ri结合的。

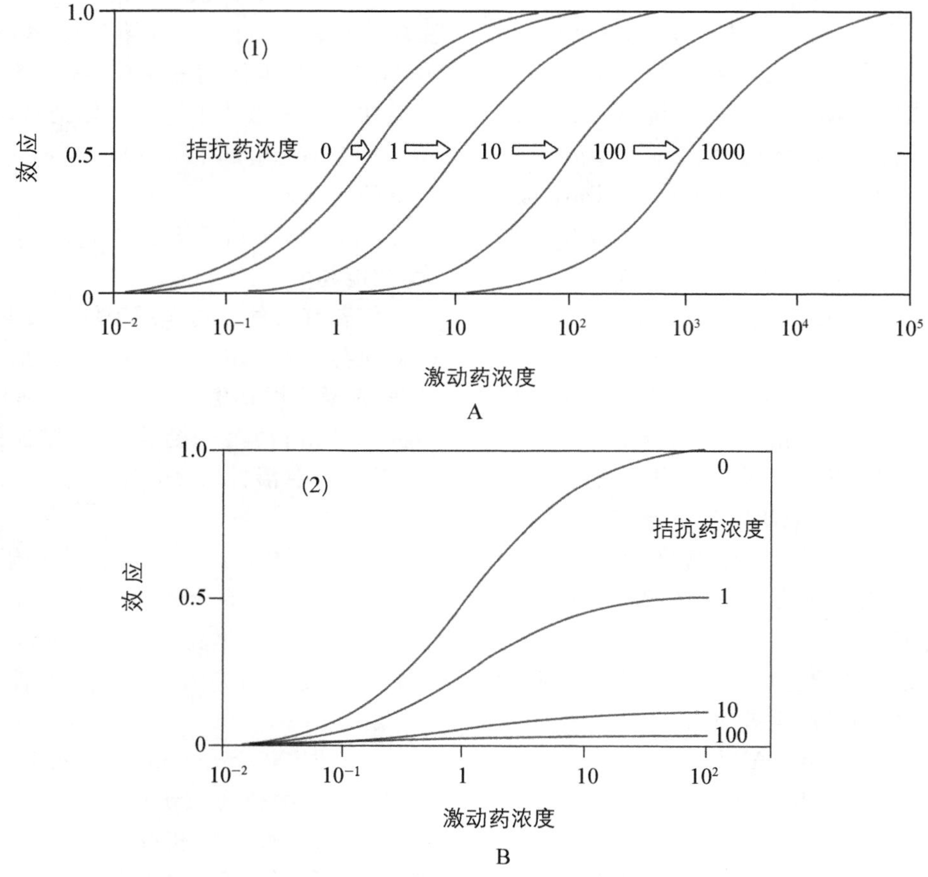

图 2-6　竞争性拮抗与非竞争性拮抗

A. 竞争性拮抗（激动药在拮抗药的作用下，量效曲线平行右移，但最大效应不变）；B. 非竞争性拮抗（随着拮抗药浓度增加，激动药的量效曲线不平行移动，而最大效应降低）

（六）联合用药及药物相互作用

同时使用两种或两种以上药物时，由于一种药物在体内对另一种药物药动学或药效学的影响，从而使药效减弱，失效，增强或引起不良反应。

在药效学上，药物以直接或间接的方式改变另一药物作用称为药效学的相互作用。如中枢抑制药（镇静催眠药、镇痛药）与另一种中枢抑制药（氯丙嗪）合用，会增强上述药物的中枢抑制作用，反之中枢抑制药与中枢兴奋药（如咖啡因）合用，则出现中枢作用的相互拮抗。故药物相互作用的效果可表现为协同作用和拮抗作用。

1. 协同作用

相加：合用时效应是各药分别作用的代数和，如复方磺胺甲噁唑片。

增强：合用时效应大于各药分别效应的代数和，如普鲁卡因中加入微量肾上腺素，使普鲁卡因毒性下降，局麻时间延长。

增敏：一药可使组织或受体对另一药敏感性增加，如可卡因使去甲肾上腺素或肾上腺素作用增强。

2. 拮抗作用

（1）药理性：药物与特异性受体结合后，阻止激动药与受体结合，如普萘洛尔拮抗异丙肾上腺素的β受体激动作用。

（2）生理性：两激动药分别作用于生理作用相反的特异性受体，如组胺和肾上腺素对支气管血压的效应。组胺可作用于 H_1 组胺受体，引起支气管平滑肌收缩，使小动脉、小静脉和毛细血管扩张，毛细血管通透性增加，引起血压下降，甚至休克；肾上腺素作用于β肾上腺素受体，使支气管平滑肌松弛，小动脉、小静脉和毛细血管前括约肌收缩，可迅速缓解休克，用于治疗过敏性休克。

（3）生化性：苯巴比妥诱导肝药酶，使苯妥英钠的代谢加速。

(4)化学性：鱼精蛋白对抗肝素的效应。硫酸鱼精蛋白具有一个强碱性基因，能与强酸性肝素钠或肝素钙形成稳定的盐而使肝素失去抗凝作用。

(七)药物安全性评价

药效学的研究有助于药物安全性评价。药物安全评价又称非临床药物安全性评价，是指通过实验室研究和动物体外系统研究，对治疗药物的安全性进行评估，是新药品进入最终临床试验和获得最终批准前的必要程序和重要步骤。药物安全性评价是整个新药发现和开发的一部分。研究内容包括：一般急性慢性毒性研究，病理组织学研究，生殖毒性试验，遗传毒性研究，安全药理学研究，调查研究，毒性和安全性生物标志物的研究。药物安全性研究必须先起草方案和协议，从而帮助制药科学家，毒理学家，生物化学家和分子生物学家以及其他所有相关学科的科学家了解相关药品的毒性信息。

药物的安全性与药物剂量(或浓度)有关。药物安全性评价指标有

(1)治疗指数：$TI = LD_{50}/ED_{50}$。当药物的量效曲线与其剂量毒性曲线不平行，则TI值不能完全反映药物的安全性。此时，需要采用安全范围来表示。

(2)安全范围：指$ED_{95} \sim LD_{5}$之间的距离，其值越大越安全。

(3)安全指数：为LD_{5}/ED_{95}的比值。

(4)安全界限：$(LD_{1}-ED_{99})/ED_{99}$的比值。

(八)临床药效学

药物和机体间可产生影响。临床使用的药物对机体所产生的作用，属临床药效学范畴。研究的对象是使用药物的患者，目的是对已供临床使用的药物进行再评价，为临床筛选疗效高、毒性小的药物，避免药物不良反应，达到安全、合理用药的目的。临床药效学的研究内容如下。

(1)兴奋作用与抑制作用：使机体功能增强的作用称为兴奋作用；使机体功能减弱的作用称为抑制作用。

(2)局部作用与吸收作用：药物未吸收入血流之前在用药部位出现的作用称为局部作用；当药物吸收入血流后所出现的作用称为吸收作用。

(3)直接作用与间接作用：药物对所接触的组织器官直接产生的作用称为直接作用；由直接作用所引起其他组织器官的效应称为间接作用。

(4)药物作用的选择性：药物吸收后对某组织器官产生明显的作用，而对其他组织器官作用很弱或几无作用，这种作用称为选择性作用。

(5)防治作用与不良反应：与防治疾病目的有关的作用称为防治作用。与防治目的无关甚至有害的的作用称为不良反应，其中包括副作用、毒性反应、过敏反应、继发反应等。

(6)药物作用的机制：改变理化环境；酶促或酶抑作用；对代谢影响；影响细胞膜的通透性；影响活性物质释放；作用于受体。

三、影响药物作用的因素

药物应用后在体内产生的作用常常受到多种因素的影响，例如药物的剂量、剂型、给药途径、联合应用、患者的生理因素、病理状态等，都可影响到药物的作用，不仅影响药物作用的强度，有时还可改变药物作用的性质。临床应用药物时，除应了解各种药物的作用、用途外，还有必要了解影响药物作用的一些因素，以便更好地掌握药物使用的规律，充分发挥药物的治疗作用，避免引起不良反应。

(一)药物方面的因素

1. *剂量*　药物剂量可以决定药物和机体组织相互作用的浓度，因而在一定范围内，剂量越大，药物的浓度越高，作用也越强；相反，剂量越小，作用就越小。

2. *药物剂型和制剂*　同一药物可有不同剂型适用于不同给药途径。同一药物的不同制剂和不同给药途径，对药物的吸收、分布、代谢、排泄有很大的影响，从而会引起不同的药物效应。一般地说，注射药物比口服吸收快，作用往往较为显著。在注射剂中，水溶性制剂比油溶液或混悬液吸收快；在口服制剂中，溶液剂比片剂、胶囊容易吸收。同一药物，即使剂量相等、剂型也相同，但由于各个制剂的处方或工艺不同，甚至同一药厂不同批号的产品其疗效及毒性也会有所差别。采用生物利用度(bioavailability，F)评价制剂之间的效价。

生物利用度是指药物被机体吸收进入体循环的相对量和速率，用F表示，$F=(D/A)\times 100\%$。A为药物直接进入体循环所能达到的浓度，D为口服相同剂量药物后体循环所能达到的浓度。影响生物利用度的因素较多，包括药物颗粒的大小、晶型、填充剂的紧密度、赋型剂及生产工艺等，生物利用度是用于评价制剂吸收程度的指标。

3. *联合用药*　在临床上，将两种或两种以上药

物联合使用，称为联合用药。其目的不外乎增强疗效或对抗不良反应。一般来说，联合用药的结果，表现为药理作用或毒性相加，或大于相加，统称协同作用，前者称为相加作用，后者称为增强作用。反之，作用或毒性减弱，称为拮抗作用。

4. 配伍禁忌　两种或两种以上药物配伍在一起，引起药理或物理化学上的变化，影响治疗效果甚至影响患者用药安全，这种情况称为配伍禁忌。无论药物相互作用或配伍禁忌，都会影响药物的疗效及其安全性，必须注意分析，加以妥善处理。

5. 影响药动学的相互作用　两种或两种以上药物联合使用，可能使药物的吸收、分布、代谢和排泄等体内过程发生改变，凡影响这些过程的因素，必将影响药物的作用。如消化道 pH 的改变影响药物吸收；促胃动力药（甲氧氯普胺、多潘立酮等）可使地高辛和核黄素加速通过十二指和小肠而减少吸收，而抗胆碱药则相反；金属离子药物（钙、镁、铝、铋、铁、锌等盐）可与某些药物（四环素类、青霉胺等）形成螯合物，使药物不能吸收等。又如某些药物可竞争结合血浆蛋白，从而阻碍其他药物结合或使其他药物自结合物中置换出来，致使后者的游离百分数升高而显示较强效应。再如代谢过程的药物相互作用分为酶促作用和酶抑作用，具有酶诱导作用的药物有氨鲁米特、巴比妥类、卡马西平、苯妥英、扑米酮、利福平等，以及吸烟；具有酶抑作用的药物有别嘌醇、氯霉素、西咪替丁、环丙沙星、依诺沙星、红霉素、氟康唑、氟西汀、异烟肼、酮康唑、甲硝唑、保泰松、维拉帕米、胺碘酮、氯丙嗪、地尔硫䓬、丙米嗪、美托洛尔、奋乃静、普萘洛尔、伯氨喹、奎尼丁、丙戊酸钠、甲氧苄啶等，以及乙醇。排泄过程中的药物相互作用，具有同样排泌机制的药物间可存在排泌竞争。肾血流对药物的经肾排泄有重要影响，如非甾体消炎药可通过抑制前列腺素减慢肾血流而影响一些药物经肾的排泄，使其作用加强并延长。

（二）患者的生理因素

（1）年龄：不同年龄的人在代谢和整体反应功能方面有差异，从而影响药物的效应。因为老年人的主要器官功能减退和对药物敏感性的改变，药典规定 60 岁以上患者用药量为成年人的 3/4。儿童用药量首先考虑体重的差异，通常可按比例折算，也要注意儿童对药物的敏感性与成年人不同。婴儿，特别是早产儿、新生儿，由于肝药酶系统尚未发育完善，药物的消除及持续时间延长。

（2）性别：不同性别对药物的反应也有明显的差别。如妇女的月经、妊娠、分娩和哺乳期用药应特别注意其特殊性。

（3）营养状态和精神因素：在营养不足、体重减轻的情况下，由于血浆蛋白不足，结合药物能力较小，肝药酶活性较低，甘氨酸、半胱氨酸与药物结合能力低下，故对药物作用较为敏感。患者的精神状态与药物的治疗效果有密切关系。乐观的情绪对疾病的痊愈产生有利的影响。相反，如果患者对疾病有很重的思想包袱，悲观失望，往往就会降低治疗效果。

（4）个体差异和种族差异：不同种族的人甚至是同种族的不同个体，对某一药物所需的治疗剂量可相差很多倍，这种种属或种族间的不同称为种属或种族差异，而个体间的差异称为个体差异。有的人对小剂量某种药物即产生强烈反应，称为高敏性，而有的人则需很大剂量才能反应，称为高耐受性，还有人对药物的反应与常人有质的不同，称为特异质。对个体差异大而且安全范围窄的药物应实行剂量（或用药方案）个体化。

（三）患者的病理状态

病理状态可以影响中枢神经系统、内分泌系统，以及其他效应器官的反应性，因而能改变药物的作用。例如，正常人服用利尿药后血压下降并不明显，高血压患者的血压则明显降低；退热药只对发热患者有降温作用；甲状腺功能亢进症患者对小剂量肾上腺素即有强烈的升压反应。肝功能不全时，将会增强经肝灭活的药物的毒性。肾功能不全时，药物在体内蓄积，以致达到中毒浓度，引起不良反应，甚至发生严重后果。在循环功能不足、休克和脱水情况下，药物的吸收、转运会发生障碍，在临床用药时应加以考虑。

（四）其他因素

（1）昼夜节律（circadian rhythm）：生物活动表现出昼夜节律，这是指某一生物指标在为时约 24h 的周期内的有规律波动。如体温、肾上腺皮质激素的分泌及尿钾排泄等，与外界环境的昼夜变化直接相关。药物作用也常常呈现这种昼夜节律：如用皮质激素治疗时，在上午 8-10 时一次给予，可以最大限度地避免抑制肾上腺皮质功能。

（2）遗传因素：特异质反应，是指个体对某些药物特有的异常敏感性。该反应和遗传有关，与药理作用无关，大多是由于机体缺乏某种酶，使药物在体内代谢受阻所致。如 G-6-PD 缺乏者，服用伯氨喹、磺胺、呋喃妥因等药物时可发生正铁血红蛋白血症，引起发绀、溶血性贫血等；乙酰化酶缺乏者，服用异烟肼后易出现多发性神经炎，服用肼屈嗪后易出现全身性红斑狼疮样综合征；假胆碱酯酶缺乏者，使用琥珀酰胆碱后，由于延长了肌肉松弛作用常出现呼吸暂停反应。

（3）在连续用药一段时间后机体对药物的反应可能发生改变，例如病原体的抗药性（耐药性）、机体的耐受性等，对药物作用有一定的影响，都应给予足够的重视。

（张抒扬　史亦丽　闫雪莲）

第二节　作用于外周神经系统的药物

一、传出神经系统药理概论

（一）概述

传出神经系统包括自主神经系统和运动神经系统（somatic motor nervous system，SMNS）。自主神经系统包括交感神经系统（sympathetic nervous system，SNS）和副交感神经系统（parasympathetic nervous system，PNS）；主要支配内脏器官、心肌、平滑肌和腺体等效应器。运动神经系统主要支配骨骼肌运动，通常为随意活动，如肌肉运动和呼吸活动等。上述神经系统通过其末梢释放神经递质进入突触间隙，进行信息传递。该传递过程可发生于神经细胞之间，神经细胞与其所支配的效应器细胞之间，即通过神经递质与特异性的受体分子结合来调节突触后细胞的功能，从而完成细胞间的信息传递。药物可模拟或拮抗神经递质的作用，从而发挥拟似或拮抗传出神经系统的功能。

根据末梢释放递质的不同，可分为胆碱能神经和去甲肾上腺素能神经。胆碱能神经合成并释放乙酰胆碱，包括全部副交感神经节后纤维、全部交感神经和副交感神经节前纤维、运动神经以及极少数交感神经节后纤维；去甲肾上腺素能神经合成并释放去甲肾上腺素，包括几乎全部交感神经节后纤维。

（二）传出神经系统的递质和受体

1. 传出神经系统的递质

（1）传出神经递质的生物合成和储存：①乙酰胆碱，主要在胆碱能神经末梢合成，以胆碱和乙酰辅酶A为原料。参与合成的酶为胆碱乙酰转移酶，又称为胆碱乙酰化酶。②去甲肾上腺素，生物合成的主要部位在神经末梢，酪氨酸羟化酶为其合成限速酶。囊泡是其储存和最后合成的场所。

（2）递质释放：主要经量子化释放和胞裂外排两种机制。

（3）递质的灭活：①乙酰胆碱，主要被乙酰胆碱酯酶水解。②去甲肾上腺素，主要依赖于神经末梢的摄取。包括摄取-1，即神经摄取，为储存型摄取；摄取-2，即非神经摄取，为代谢型摄取。

2. 传出神经系统的受体

（1）受体命名：能与乙酰胆碱结合的受体，称为乙酰胆碱受体。位于副交感神经节后纤维所支配的效应器细胞膜的胆碱受体对以毒蕈碱（muscarine）为代表的拟胆碱药较为敏感，称为毒蕈碱型胆碱受体，即M胆碱受体。位于神经节和神经肌肉接头的胆碱受体对烟碱（nicotine）较为敏感，称为烟碱型胆碱受体，即为N胆碱受体。能与去甲肾上腺素或肾上腺素结合的受体称为肾上腺素受体。肾上腺素受体又分为α肾上腺素受体（α受体）和β肾上腺素受体（β受体）。

（2）受体亚型：①M胆碱受体亚型，M根据不同组织M受体对配体的相对亲和力不同，将分子克隆技术发现的五种不同基因编码的M受体亚型分为M_1、M_2、M_3、M_4、M_5受体。②N胆碱受体亚型，根据分布部位不同可分为骨骼肌N受体，即为N_M受体；神经节N受体和中枢N受体，即为N_N受体。③肾上腺素受体，α受体亚型主要为α_1和α_2两种亚型，每种亚型均已被克隆出3种亚型基因，即α_{1A}、α_{1B}、α_{1D}、α_{2A}、α_{2B}、α_{2c}；β受体分为β_1、β_2、β_3三种亚型。

（3）受体结构：根据结构及其功能将受体分为配体门控受体和G蛋白偶联受体。前者包括N胆碱受体，其特点是本身即是受体，又是离子通道。M胆碱受体、α肾上腺素受体、β肾上腺素受体属于G蛋白偶联受体。

（三）传出神经系统的生理功能

传出神经系统效应器及其生理功能，见表2-2。

表 2-2　传出神经系统效应器及其生理功能

器官	效应			
	交感作用		副交感作用	
	效应	受体	效应	受体
眼				
虹膜				
辐射肌				
环状肌	收缩	α_1	收缩	M_3
睫状肌	[舒张]	β	收缩	M_3
心脏				
窦房结	加速	β_1、β_2	减慢	M_2
异位起搏点	加速	β_1、β_2		
收缩	增强	β_1、β_2	减弱[心房]	M_2
血管				
皮肤、内脏血管	收缩	α		
骨骼肌血管	舒张	β_2		
	[收缩]	α		
	舒张	M^2		
内皮			释放 EDRF	M_3
支气管平滑肌	舒张	β_2	收缩	M_3
胃肠道平滑肌				
胃肠壁	舒张	$\alpha_2{}^4$、β_2	收缩	M_3
括约肌	收缩	α_1	舒张	M_3
分泌			分泌增加	M_3
肠肌丛			激活	M_1
泌尿生殖道平滑肌				
膀胱壁	舒张	β_2	收缩	M_3
括约肌	收缩	α_1	舒张	M_3
子宫(妊娠)	舒张	β_2		
	收缩	α	收缩	M_3
阴茎、精囊	射精	α	勃起	M
皮肤				
竖毛肌	收缩	α		
汗腺				
体温调节	增加	M		
大汗腺分泌(紧张)	增加	α		
代谢活动				
肝	糖异生	β_2、α_1		
	糖原分解	β_2、α_1		
脂肪细胞	脂肪分解	β_3		
	抑制脂肪分解	α_2		
肾	肾素释放	β_1		
胰腺泡	抑制分泌	α	促进分泌	M_3、M_2
胰岛(B 细胞)	促进分泌	β_2		
	抑制分泌	α_2		

（续 表）

器官	效应			
	交感作用		副交感作用	
	效应	受体	效应	受体
自主神经末梢 交感 副交感	减少 Ach 释放	α	减少 NA 释放	M^5

1. 中括号内为弱势反应；2. 骨骼肌的血管平滑肌上存在交感胆碱能舒张纤维；3. 大多数血管内皮分泌 EDRF（内皮源性舒张因子），在毒蕈碱作用下，能导致明显的血管舒张。然而，与分布于骨骼肌血管胆碱能交感神经纤维上受体不同，这些受体无胆碱能交感神经支配，且只受循环中毒蕈碱样物质影响；4. 可能通过副交感神经突触前抑制发挥作用；5. 可能是 M_1，而 M_2 仅在某些情况下参与

二、胆碱受体激动药和阻断药

（一）胆碱受体激动药

胆碱受体激动药是一类选择性的与胆碱受体结合，激动胆碱受体，产生与递质乙酰胆碱相似作用的药物。按其对胆碱受体亚型选择性的不同可分为M胆碱受体激动药和N胆碱受体激动药。

1. M胆碱受体激动药　M胆碱受体激动药可分为两类，即胆碱酯类和天然形成的拟胆碱生物碱。胆碱酯类包括乙酰胆碱和合成的胆碱酯类。拟胆碱生物碱主要包括三种天然生物碱，如毛果芸香碱、槟榔碱和毒蕈碱及合成同类物震颤素。

毛果芸香碱（pilocarpine）

【药理】　激动M胆碱受体，发挥M样作用。其特点是对眼及腺体的作用最强，表现为缩瞳、降低眼压和调节痉挛。对心血管系统也有作用，但强度弱。滴眼时，易透过角膜，作用迅速，30min 时达高峰，缩瞳及降低眼压作用维持 4～8 h，调节痉挛作用短暂，仅 2 h。

【临床应用】　临床上主要用于青光眼及虹膜炎的治疗。口服可用于颈部放射后的口腔干燥，还可用作抗胆碱药阿托品中毒的解救。

【不良反应】　眼部用药时，治疗初期常见不良反应有眼刺痛，烧灼感，结膜充血引起睫状体痉挛，浅表角膜炎，颞侧或眼周头痛等。罕见视网膜脱离。长期使用可出现晶状体浑浊。

【药物相互作用】　与β受体阻滞药、碳酸酐酶抑制药、α和β肾上腺素受体激动药或高渗脱水药合用时，有协同作用。与局部抗胆碱药合用，干扰其降眼压作用。

【注意事项】　滴眼时应压迫内眦，避免药液流入鼻腔后吸收。哮喘、急性角膜炎患者慎用。

醋甲胆碱（methacholine）　对M胆碱受体具有相对选择性，尤其对心血管系统作用较明显。临床上主要用于口腔黏膜干燥症。支气管哮喘、溃疡及冠脉缺血患者禁用。

贝胆碱（bethanechol）不易被胆碱酯酶水解，口服和注射均有效。可兴奋胃肠道和泌尿道平滑肌，对心血管作用弱。临床可用于术后腹气胀、胃张力缺乏及胃滞留等治疗。

2. N胆碱受体激动药　N胆碱受体激动药有烟碱、洛贝林、合成化合物四甲铵和二甲基苯哌嗪等。

烟碱（nicotine）烟碱对 N_N 和 N_M 受体及中枢神经系统均有作用。小剂量激动神经节，大剂量阻断。烟碱能够通过血-脑脊液屏障进入中枢，在中枢神经系统内产生激动作用。烟碱的作用广泛而复杂，仅有毒理学意义，无临床应用价值。

（二）胆碱受体阻断药

胆碱受体阻断药对胆碱受体亲和力强，能与乙酰胆碱或其拟似药竞争与受体的结合，但无内在活性，从而阻碍拟胆碱药对胆碱受体的激动，发挥抗胆碱作用。根据阻断M及N胆碱受体的选择性，可分为M胆碱受体阻断药和N胆碱受体阻断药。

1. M胆碱受体阻断药　M胆碱受体阻断药又称平滑肌解痉药，可分为 M_1、M_2、M_3 胆碱受体阻断药。

阿托品（atropine）

【药理】　阿托品能够阻断乙酰胆碱或拟胆碱药与M受体结合，发挥拮抗作用，但对不同M受体亚型的选择性低。

（1）腺体：抑制腺体分泌，其中唾液腺和汗腺对

阿托品最敏感，也抑制泪腺及呼吸道腺体的分泌，但对胃酸分泌的影响较小。阿托品对胰液、肠液分泌基本无作用。

(2)平滑肌：可松弛多种内脏平滑肌，尤其是当平滑肌处于过度活动或痉挛状态时，松弛作用更为明显。可以显著抑制胃肠道平滑肌的强烈痉挛，降低蠕动的幅度和频率，迅速解除胃肠平滑肌痉挛性绞痛。对膀胱逼尿肌与痉挛的输尿管有一定松弛作用，对胆管、子宫平滑肌和支气管的影响较小。

(3)眼：阿托品对眼的作用与毛果芸香碱相反，作用时间长，主要表现为扩瞳、升高眼压和调节麻痹。

(4)心血管系统：①心脏，治疗剂量(0.4～0.6 mg)阿托品可使部分患者心率轻度短暂减慢，较大剂量(1～2 mg)阿托品引起心率加快，其加快心率的程度取决于迷走神经张力的高低，迷走神经张力高的青壮年心率增加作用明显。②血管与血压，治疗量阿托品对血管与血压无明显影响，大剂量阿托品可以扩张皮肤血管，表现为皮肤潮红、温热，面颈部尤为明显。

(5)中枢神经系统：可兴奋延髓和高位大脑中枢。治疗量对中枢神经系统的作用不明显，较大剂量(1～2 mg)可兴奋延髓呼吸中枢；更大剂量(2～5 mg)能兴奋大脑，引起烦躁不安等反应；中毒剂量(10 mg 以上)常产生幻觉、定向障碍、运动失调和惊厥等；严重中毒时，由兴奋转入抑制，出现昏迷、呼吸衰竭而死亡。

【临床应用】

(1)解除平滑肌痉挛：用于各种内脏绞痛，迅速缓解胃肠道绞痛，对幽门梗阻疗效差，对胆绞痛及肾绞痛常与镇痛药合用。其松弛膀胱逼尿肌作用可用于治疗遗尿症。

(2)抑制腺体分泌：用于全身麻醉前给药，防止分泌物阻塞呼吸道而引起吸入性肺炎。阿托品还可用于治疗盗汗和流涎症。

(3)眼科：在眼科可用于虹膜睫状体炎，也可用于验光和检查眼底。①虹膜睫状体炎。可用0.5%～1%阿托品溶液滴眼，松弛瞳孔括约肌和睫状肌，使之充分休息，利于消炎镇痛。也可与缩瞳药毛果芸香碱交替使用防止虹膜与晶状体粘连。②验光配镜，检查眼底。阿托品的调节麻痹作用使睫状肌松弛，减少神经对晶状体的影响，有利于准确测定晶状体的屈光度，可用于验光。局部滴眼后瞳孔散大，用于检查眼底。但因作用维持2～3d，视力恢复较慢，临床少用。

(4)抗心律失常：阿托品能阻断迷走神经对心脏的作用，用于治疗迷走神经兴奋过度引起的窦房阻滞、房室阻滞等缓慢型心律失常，也可用于窦房结功能低下而出现的室性异位节律。

(5)抗休克：阿托品能解除血管痉挛，改善微循环障碍，提高心脏功能，保护细胞，有利于缓解休克的病理变化。对休克早期疗效较好，对休克伴有心动过速或高热者，不宜应用。临床主要用于感染中毒性休克，可显著降低病死率，也可用于出血性休克的治疗。

(6)解救有机磷酸酯类中毒：主要用于对抗有机磷酸酯类中毒时的 M 样症状。

【不良反应】 本药物作用广泛，不良反应较多。常见有口干、视力模糊、心悸、皮肤干燥潮红、排尿困难、便秘等，一般在停药后消失，不需特殊处理。阿托品中毒时中枢兴奋现象严重，表现为呼吸加快加深、烦躁不安、谵妄、幻觉及惊厥等。严重中毒时可由兴奋转入抑制导致昏迷，后因呼吸衰竭而死亡。

【药物相互作用】 与尿碱化药物合用时，阿托品排泄延迟，作用时间和(或)毒性增加。与单胺氧化酶抑制药合用时，可加强抗 M 胆碱作用的副作用。

【注意事项】 青光眼及前列腺肥大者、高热者禁用。孕妇静脉注射阿托品可使胎儿心动过速。老年患者易发生抗 M 胆碱样副作用。

东莨菪碱(scopolamine) 东莨菪碱能通过血-脑屏障，小剂量镇静，大剂量催眠，剂量更大甚至引起意识消失，进入浅麻醉状态。临床主要用于麻醉前给药、晕动症、妊娠呕吐、放射病呕吐及治疗帕金森病等。常见不良反应为口干，偶见视力模糊。不良反应及禁忌证与阿托品相似。

山莨菪碱(anisodamine) 山莨菪碱的药理作用与阿托品相似，胃肠道平滑肌解痉作用的选择性相对较高，不易通过血-脑脊液屏障，极少引起中枢兴奋。临床主要用于治疗各种感染中毒性休克，可用于治疗内脏平滑肌绞痛等。不良反应较阿托品少，禁忌证与阿托品相似。

后马托品(homatropine) 后马托品扩瞳作用与调节麻痹作用的持续时间比阿托品明显缩短，调节麻痹作用不及阿托品完全。临床用于扩瞳，也用于虹膜睫状体炎。

托吡卡胺(tropicamide) 托吡卡胺起效较快，

扩瞳作用与调节麻痹作用持续时间最短。

丙胺太林(propantheline) 丙胺太林含季铵结构,极性大,口服吸收差,不易透过血-脑屏障,无中枢作用。对胃肠道平滑肌M受体选择性相对较高,故解痉作用较强,能减少胃酸分泌。临床用于胃及十二指肠溃疡、胃肠道痉挛及妊娠呕吐。不良反应有口干、视物模糊、尿潴留及便秘等阿托品样反应。中毒量可导致神经肌肉传递阻滞,引起呼吸麻痹。

哌仑西平(pirenzepine) 哌仑西平可选择性阻断胃壁细胞上的M_1受体,抑制胃酸及胃蛋白酶的分泌。临床主要用于胃、十二指肠溃疡的治疗。青光眼及前列腺肥大患者慎用,妊娠期内禁用。

2. N胆碱受体阻断药 N胆碱受体阻断药可分为N_N和N_M胆碱受体阻断药。

(1)N_N受体阻断药:N_N受体阻断药能阻断神经节的N_N受体,又称为神经节阻滞药。代表药物有六甲双胺(hexamethonium)、美卡拉明(mecamylamine)和樟磺咪芬(trimethaphan)等。因本类药物可以同时阻断交感神经节和副交感神经节,故作用广泛而复杂,不良反应多,临床几乎不再使用。

(2)N_M受体阻断药:N_M受体阻断药能阻断运动终板上的N_M受体,具有肌肉松弛作用,故又称为骨骼肌松弛药;分为除极化型肌松药和非除极化型肌松药。

除极化型肌松药 目前临床应用的除极化型肌松药只有琥珀胆碱。

琥珀胆碱(Suxamethonium)

【药理】 琥珀胆碱与N_M受体结合,能持续兴奋受体,产生乙酰胆碱样作用,随后受体失去兴奋性产生肌松作用。琥珀胆碱起效快,维持时间短,剂量易于控制。治疗量没有神经节阻断作用,也不释放组胺,血压稳定。大剂量琥珀胆碱能兴奋迷走神经,引起心搏迟缓,心律失常,甚至突然停搏,血压下降等,可用阿托品对抗。给药后绝大部分琥珀胆碱可迅速被血浆和肝中的假性胆碱酯酶水解成琥珀酰单胆碱,后者肌松作用明显减弱,并进一步被水解成琥珀酸和胆碱,肌松作用完全消失。仅有不足2%的药物以原型从尿液中排出。新斯的明能抑制假性胆碱酯酶活性,可加强和延长琥珀胆碱的作用,甚至有中毒的危险,因此,琥珀胆碱过量中毒时,禁用新斯的明抢救。

【临床应用】 作用快而短暂,适用于气管内插管、气管镜及食管镜等短时操作。也可静滴用作全麻时的辅助药,减少全麻用量。

【不良反应】 过量可引起呼吸肌麻痹,遗传性胆碱酯酶活性低下者可出现严重窒息。静脉连续滴注或剂量较大时可兴奋迷走神经及副交感神经节,引起心率减慢,甚至血压下降和心脏停搏。本药持久引起骨骼肌去极化,释放出大量钾离子,可引起高血钾。本药还能引起眼压升高、恶性高热、腺体分泌增加、促进组胺释放等反应。

【药物相互作用】 在碱性溶液中可分解,不宜与硫喷妥钠混合使用。胆碱酯酶抑制药、环磷酰胺、氮芥等抗肿瘤药、普鲁卡因、可卡因等局麻药,可使其作用增加。琥珀胆碱与氨基糖苷类抗生素合用时可增强肌松作用,易引起肌肉麻痹,应予注意。

【注意事项】 青光眼、有眼压升高倾向及血钾较高的患者禁用。

非除极化型肌松药

本类药物多为天然生物碱及其类似物,化学上属于苄基异喹啉类主要有筒箭毒碱、阿曲库铵、多库氯胺和米库氯铵等;类固醇铵类主要包括泮库溴铵、哌库溴铵、罗库溴铵和维库溴铵等。

筒箭毒碱(d-tubocurarine)

【药理】 小剂量时能竞争性阻断乙酰胆碱对N_M胆碱受体的兴奋,减少离子通道开放频率。大剂量时,药物也可以进入突触前膜钠离子通道内,直接妨碍通道内离子转运,干扰神经末梢乙酰胆碱的流动性,干扰乙酰胆碱释放,有助于进一步释放神经肌肉兴奋传递。

本品对中枢神经系统几乎无影响,剂量加大对神经节有一定的阻断作用,导致血压下降和心率加快,还可以促进组胺释放,引起风团、低血压、支气管和唾液及腺体分泌增加等。

【临床应用】 作为全身麻醉的辅助用药,适用于胸腹部手术及气管插管等。由于药源有限和剂量不易控制,不良反应较多,已被其他不良反应较小的非去极化型肌松药取代。

【不良反应】 常用来有心率加快、血压下降、支气管痉挛和唾液分泌过多,过量可致呼吸肌麻痹。

【药物相互作用】 乙醚及氟烷能增加其肌松效能,乙醚尤其明显,故与乙醚合用时,要适当减少剂量,以免引起中毒。中毒时可用新斯的明解救。

【注意事项】 重症肌无力、呼吸肌功能不良或肺部疾病患者禁用。

泮库溴铵(pancuronium bromide)肌松作用较筒箭毒碱快而强,促组胺释放和抑制胆碱酯酶的作用甚弱,不引起血压下降和支气管收缩,哮喘患者也可使用。具有M受体阻断作用及阻滞去甲肾上腺素能神经末梢对去甲肾上腺素的再摄取,故较大剂量可引起心动过速与不同程度的血压上升,能纠正氟烷的低血压。不易透过胎盘屏障,尤适用于产科患者。不良反应较筒箭毒碱少,用药后可出现血压升高、脉率加快,高血压患者慎用,此外,还能引起唾液分泌增加。敏感患者有烧灼感。

三、抗胆碱酯酶药和胆碱酯酶复活药

抗胆碱酯酶药(anticholinesterase agents)与ACh一样也能与AChE结合,但结合较牢固,水解较慢,使AChE活性受抑制,从而导致胆碱能神经末梢释放ACh堆积,产生拟胆碱作用(M和N样作用)。抗AChE药分为易逆性抗AChE药和难逆性抗AChE药,其中难逆性抗AChE药主要为有机磷酯类,本类药物对人畜都有毒性,临床治疗价值不大,主要为毒理学意义。

(一)易逆性抗AChE药

多数易逆性抗AChE药分子结构中含有带正电荷的季铵基团和酯结构,使乙酰胆碱酯酶的活性暂时消失。

新斯的明(neostigmine)

【药理作用】　通过抑制AChE活性而发挥完全拟胆碱作用,兴奋M、N胆碱受体。还可直接激动骨骼肌运动终板上的N_M受体,对骨骼肌兴奋作用较强;对腺体、眼、心血管及支气管平滑肌兴奋作用较弱,可促进胃平滑肌收缩及增加胃酸分泌,拮抗阿托品所致胃张力下降及增强吗啡对胃的兴奋作用。口服后吸收少而不规则,生物利用度为1%～2%,达峰时间为1～2 h;在体内快速消除,平均半衰期约为0.87 h。

【临床应用】　治疗重症肌无力,可口服给药,也可皮下或肌内注射给药。常用于减轻由手术或其他原因引起的腹气胀和尿潴留。此外,可用于阵发性室上性心动过速和对抗竞争性神经肌肉阻滞药过量时的毒性反应。

【不良反应】　不良反应主要与胆碱能神经过度兴奋有关,常见反应包括进行性流涎、恶心、呕吐、腹痛、腹泻。过量时出现胆碱能危象,表现为大量出汗、大小便失禁、瞳孔缩小、睫状肌痉挛、心动过缓和心律失常等,亦可见低血压、肌痉挛、肌无力等。大剂量时亦可见中枢症状,主要为共济失调、惊厥、昏迷等。

【药物相互作用】　不宜与除极化型肌松药合用。某些能干扰神经肌肉传递的药物能使新斯的明作用减弱,不宜合用。

【注意事项】　机械性肠或泌尿道梗阻患者禁用。过量时,可常规给予阿托品对抗。

吡斯的明(pyridostigmine)　作用类似于新斯的明,起效缓慢,作用时间较长。口服吸收较差,生物利用度为11.5%～18.9%。主要用于重症肌无力,用法与新斯的明类似。

安贝氯铵(ambenonium chloride)　作用类似新斯的明,但作用较持久,主要用于肠胀气及重症肌无力等,可用于对溴离子过敏、不能耐受溴新斯的明或溴吡斯的明的病人。

依酚氯铵(edrophonium chloride)　对骨骼肌N胆碱受体有直接作用。基本作用与新斯的明相似,但作用较弱,作用快而短暂,仅维持数分钟。用于某些骨骼肌松弛药(筒箭毒碱、汉肌松、三碘季胺酚)中毒时的解救及重症肌无力的诊断、治疗室上性心律失常。不良反应与新斯的明类似。

毒扁豆碱(physostigmine)　可以抑制体内胆碱酯酶的活力,其作用与新斯的明相似,但作用较强,无直接兴奋M、N胆碱受体作用,是一种副交感神经兴奋药。因其选择性较差,临床上主要局部使用于治疗青光眼(常用0.5%溶液滴眼)。目前在中国还用作中药麻醉的催醒药。

其他的还有加兰他敏、二氢加兰他敏、地美溴铵、溴地斯明、依斯的明、依舍立定等。

(二)难逆性抗AChE药-有机磷酸酯类

难逆性抗AChE药可与AChE牢固结合,形成难以水解的磷酰化AChE,使AChE丧失水解ACh的能力,造成体内ACh大量积聚而引起一系列中毒症状,主要为M样症状、N样症状及中枢症状。阿托品为治疗急性有机磷酸酯类中毒的特异性、高效能解毒药物,能迅速对抗体内ACh的M样作用等。较大剂量阿托品也可引起中枢作用。由于阿托品对中枢的烟碱受体无明显作用,故对有机磷酸酯类中毒引起的中枢症状作用较差。阿托品应尽量早期给药,并根据中毒情况采用较大剂量以促进药物进入血-脑屏障。开始时可用阿托品2～4 mg静脉注射(亦可肌内注射),如无效,可每隔5～10 min肌内注射2 mg本品,直至M胆碱受体兴奋症状消失或出现阿托品轻度中毒症状(阿托品化)。

阿托品第一天用量常超过200 mg，即达到阿托品化，并维持48 h。对中度或重度中毒病人，必须采用阿托品与AChE复活药合并应用的治疗措施。

(三)AChE复活药

AChE复活药是一类能使被有机磷酸酯类抑制的AChE恢复活性的药物。这些药物都是肟类化合物，它不但能使单用阿托品所不能控制的严重中毒病例得到解救，而且也可显著缩短一般中毒的病程。常用药物有碘解磷定、氯解磷定。

碘解磷定(pralidoxime iodide)

【药理】 碘解磷定进入有机磷酸酯类中毒者体内使胆碱酯酶游离出来，恢复其水解乙酰胆碱的活性。此外，碘解磷定也能与体内游离的有机磷酸酯类直接结合，成为无毒的磷酰化碘解磷定，由尿排出，从而阻止游离的有机磷酸酯类继续抑制胆碱酯酶。本药对不同有机磷酯类中毒疗效存在差异，如对内吸磷、马拉硫磷和对硫磷中毒疗效较好，对美曲膦酯(敌百虫)、敌敌畏中毒疗效稍差，而对乐果中毒则无效。

【临床应用】 治疗有机磷毒物中毒，但单独应用疗效差，应与抗胆碱药联合应用。

【不良反应】 一般治疗量时，毒性不大，但如静脉注射过快和剂量超过2g时或静注速度过快(每分钟超过500mg)时，可产生轻度乏力、视物模糊、眩晕、头痛等，有时出现恶心、呕吐和心动过速等。偶有咽痛和其他碘反应。剂量过大，碘解磷定本身也可抑制胆碱酯酶，加重有机磷酸酯类的中毒程度。

【药物相互作用】 胆碱酯酶复能药可恢复磷酰化酶水解乙酰胆碱的能力，直接减少乙酰胆碱的积聚，且对 N_M-受体(骨骼肌神经肌肉接头)有拮抗作用，可治疗肌颤、肌无力，而抗胆碱药(如阿托品)直接拮抗积聚的乙酰胆碱对M-受体的作用。故两者联合应用有明显的协同作用，联合应用时要适当减少。

【注意事项】 轻度急性有机磷中毒可单独使用阿托品或碘解磷定。碘解磷定注射速度过快出现的某些不良反应，应特别注意与急性有机磷中毒的临床表现相鉴别。对碘过敏者禁用。本品在碱性溶液中易水解生成氰化物，禁与碱性药物配伍。由于本药不良反应较多，药理作用较弱，且只能静脉注射，目前已较少使用。

氯解磷定(pralidoxime chloride) 药理作用和用途与碘解磷定相似，但水溶性好，溶液较稳定，可肌内注射或静脉给药。副作用较碘解磷定小，偶见轻度头痛、头晕、恶心、呕吐等。由于其使用方便，故临床上较为常用。

四、肾上腺素受体激动药和阻断药

(一)肾上腺素受体激动药

肾上腺素受体激动药(adrenoceptor agonists)能与肾上腺素受体结合并激动受体，产生与肾上腺素相似的作用，又称为拟肾上腺素药。依据对肾上腺素受体亚型的选择性可分为α受体激动药，α、β受体激动药和β受体激动药。

1. α受体激动药

去甲肾上腺素(noradrenaline，NA)

【药理】 非选择性激动α受体，对心脏 $β_1$ 受体作用较弱，对 $β_2$ 受体几乎无作用。使血管收缩，心脏兴奋，血压升高，仅对冠状血管扩张，这是由于心肌代谢产物(如腺苷)增加所致。在整体由于血压升高反射性兴奋迷走神经使心率减慢，心脏收缩力减弱。心排血量不变或稍下降。主要在肝内代谢，一部分在各组织内依靠儿茶酚氧位甲基转移酶(atechol-o-methyltransferase，COMT)和单胺氧化酶作用，转为无活性的代谢产物。经肾排泄，极大部分为代谢产物，仅微量以原型排泄。

【临床应用】 仅用于早期神经源性休克以及嗜铬细胞瘤切除后或药物中毒引起的低血压。稀释后口服可引起食管和胃内血管收缩产生局部止血作用。

【不良反应】 静脉滴注时间过长、浓度过高或药液外漏，可引起局部缺血坏死。静脉滴注时间过长或剂量过大，可使肾脏血管剧烈收缩，产生少尿、无尿和肾实质损伤。

【药物相互作用】 与全麻药合用增加心肌对药物的敏感性，容易发生室性心律失常，不宜同用，必须合用时需减量。与β受体阻断药合用药理作用相互减弱。与洋地黄类同用，易致心律失常，需严密注意心电监测。与碱性药物配伍禁忌。

【注意事项】 高血压、动脉硬化、器质性心脏病、无尿、少尿、严重微循环障碍的患者及孕妇禁用。

间羟胺(metaraminol) 通过直接作用于α受体和间接促使神经末梢释放NA而发挥作用，其作用与NA相似，其特点是：①升压作用弱而持久；②对肾血管的收缩作用也弱，较少引起心悸，少尿等不良反应；③可肌内注射；④短时期内连续应用，能产生快速耐受性，使作用逐渐减弱。临床上作为NA代用品，用于各种休克早期和低血压。

去氧肾上腺素(phenylephrine)　主要激动α_1受体，其收缩血管、升高血压作用较NA弱而持久，但减少肾血流作用比NA明显，现已少用。此外，本品尚能兴奋眼睛虹膜辐射肌的α受体，使瞳孔扩大，作用比阿托品弱而短暂，且不引起眼压升高和调节麻痹。为快速短效扩瞳药用于眼底检查。

甲氧明(methoxamine)　为α_1受体激动药，作用与去氧肾上腺素相似，由于血压升高，反射性地减慢心率，并能直接抑制窦房结，延长心肌不应期，减慢房室传导。用于阵发性室上性心动过速。

美托咪啶(medetomidine)　为高选择性α_2受体激动药，极低浓度即产生效应，其有效成分为右旋体，术前用药可减轻拟交感胺类药引起的血流动力学紊乱。

2. α、β受体激动药

肾上腺素(adrenaline，epinephrine)

【药理】　兼有α受体和β受体激动作用。α受体激动引起皮肤、黏膜、内脏血管收缩。β受体激动引起冠状血管扩张、骨骼肌、心肌兴奋、心率增快、支气管平滑肌、胃肠道平滑肌松弛。对血压的影响与剂量有关，常用剂量使收缩压上升而舒张压不升或略降，大剂量使收缩压、舒张压均升高。肾上腺素在体内的代谢途径与异丙肾上腺素相同。口服后有明显的首关效应，在血中被肾上腺素神经末梢摄取，另一部分迅速在肠黏膜及肝中被COMT和单胺氧化酶灭活，转化为无活性代谢物。仅少量原型药物由尿排出。本药可通过胎盘，不易透过血-脑脊液屏障。

【临床应用】　①心搏骤停：用于溺水、麻醉和手术过程中的意外、药物中毒、传染病和心脏传导阻滞等所致的心搏骤停；②过敏性疾病：包括过敏性休克、支气管哮喘、血管神经性水肿及血清病；③与局麻药配伍及局部止血；④治疗青光眼。

【不良反应】　主要不良反应为 心悸、头痛、血压升高、烦躁、震颤、无力、眩晕、呕吐、四肢发凉，停药后症状消失。剂量过大或注射过快，可引起心律失常、血压骤升、搏动性头痛。

【药物相互作用】　与全麻药合用，易产生严重的心律失常。三环类抗抑郁药可抑制肾上腺素的神经再摄取，作用增强。与β受体阻断药合用，可拮抗其支气管扩张作用和增强其缩血管作用。与碱性药物配伍禁忌。

【注意事项】　高血压、器质性心脏病、冠状动脉疾病、缺血性心脏病、糖尿病、甲状腺功能亢进患者禁用，老年患者慎用。

麻黄碱 (ephedrine)通过直接激动α、β受体和间接促进去甲肾上腺素释放而发挥作用，其作用与肾上腺素相似，特点是：①性质稳定，口服有效；②拟肾上腺素作用弱而持久；③中枢兴奋作用较强；④易产生快速耐受性，停药后可以恢复。临床上常用于预防支气管哮喘发作和轻症治疗；各种原因引起的充血性鼻塞；防止硬膜外麻醉和腰麻引起低血压；缓解荨麻疹和血管神经性水肿的皮肤黏膜症状。主要不良反应为中枢兴奋。

美芬丁胺(mephentermine)　药理作用与麻黄碱相似，其心脏兴奋作用比异丙肾上腺素弱而持久，加快心率作用不明显，较少引起心律失常，具有中枢兴奋作用。主要用于腰麻时预防血压下降，可用于心源性休克或其他低血压，失血性休克慎用。

3. β受体激动药

异丙肾上腺素 (isoprenaline，ISO)

【药理】　主要激动β受体，对β_1和β_2受体选择性很低，对α受体几乎无作用。①心脏：对心脏β_1受体具有强大的激动作用，表现为正性肌力和正性频率作用，缩短收缩期和舒张期。②舒张血管，尤其使骨骼肌血管明显，使收缩压升高，而舒张压下降。③激动β_2受体，使支气管松弛，且能抑制过敏介质释放。④促进肝糖原和肌糖原分解，增加组织耗氧量。吸收后主要在肝及其他组织中被COMT所代谢，较少被MAO代谢，也较少被去甲肾上腺素能神经所摄取。

【临床应用】　①用于控制支气管哮喘急性发作；②房室传导阻滞；③心搏骤停：用于治疗各种原因引起的心搏骤停；④休克：适用于在补足血容量的基础上，中心静脉压高、心排血量低、外周阻力高的休克。

【不良反应】　常见不良反应有心悸、头晕、皮肤潮红等，少有心绞痛、恶心、头晕、震颤、出汗等。过量可致心律失常甚至室颤。

【药物相互作用】　与卤代烃麻醉药合用容易引起严重心律失常，避免与肾上腺素及其他拟交感神经药物联用，因容易引起严重心律失常。

【注意事项】　长期使用可产生耐受性，停药7～10d后，耐受性消失。禁用于冠心病、心肌炎、甲状腺功能亢进患者。

多巴酚丁胺(dobutamine)　选择性的激动 β_1 受体,能增加心肌收缩力和心排血量,而对心率、耗氧量影响不大,主要用于心肌梗死伴有心力衰竭的患者。心房纤颤、梗阻型肥厚性心肌病患者禁用。

(二)肾上腺素受体阻断药

可分为 α 受体阻断药和 β 受体阻断药。

1. α 受体阻断药

酚妥拉明(phentolamine)

【药理】　能竞争性地阻断 α 受体,对 α_1、α_2 受体具有相似的亲和力。药理作用表现为①血管:静脉注射能使血管舒张,血压下降,机制为对血管平滑肌 α_1 受体的阻断作用和直接舒张血管作用。对静脉和小静脉的作用比对小动脉强,使肺动脉压和外周血管阻力降低。②心脏:具有心脏兴奋作用,使心肌收缩力增强,心率加快,心排血量增加。兴奋心脏作用的机制部分由血管舒张、血压下降,反射性兴奋交感神经引起;部分是因为阻断神经末梢突触前膜 α_2 受体,从而促进去甲肾上腺素释放,激动心脏 β_1 受体的结果。③其他还具有拟胆碱作用,使胃肠平滑肌兴奋;有组胺样作用,使胃酸分泌增加。生物利用度低,口服后 30 min 血药浓度达峰值,作用维持 3～6 h,肌内注射作用维持 30～45 min,大多以无活性的代谢物从尿中排泄。

【临床应用】　①治疗外周血管痉挛性疾病,如肢端动脉痉挛性疾病等。②在静脉滴注去甲肾上腺素发生外漏时,可用酚妥拉明 10 mg 溶于 10～20 ml 生理盐水中,做皮下浸润注射。③肾上腺嗜铬细胞瘤的鉴别诊断和此病骤发高血压危象以及手术前的准备,能使嗜铬细胞瘤所致的高血压下降。④抗休克:能使心排血量增加;使血管舒张,外周阻力降低,解除微循环障碍,并能降低肺循环阻力,防止肺水肿的发生。从而改善休克状态时的内脏血液灌注;适用于感染性、心源性和神经源性休克。尤其对休克症状改善不佳而左室充盈压增高者疗效好。但给药前必需补足血容量。⑤治疗急性心肌梗死及顽固性充血性心力衰竭。⑥肾上腺素等拟交感胺药物过量所致的高血压。

【不良反应】　常见为低血压、恶心、呕吐、腹痛、腹泻,可诱发或加剧消化道溃疡。静脉注射过快可引起心动过速、心律失常。

【药物相互作用】　与铁剂配伍禁忌;与拟交感胺类药同用,使后者的周围血管收缩作用抵消或减弱。

【注意事项】　发生直立性低血压时,禁用肾上腺素升压(易出现升压作用的翻转),可用去甲肾上腺素。胃炎、胃十二指肠溃疡及冠心病患者慎用。

妥拉唑林(tolazoline)　为短效 α 受体阻断药,作用与酚妥拉明相似,但较弱;还具有拟胆碱、促进组胺释放和 5-HT 受体阻断作用。降压作用不稳定。不良反应发生率较酚妥拉明高。

酚苄明(phenoxybenzamine)　为长效非竞争性 α 受体阻断药,具有起效慢、作用强而持久。

坦洛新(tamsulosin)　为选择性 α_1 受体阻断药,生物利用度高,主要用于高血压、顽固性心功能不全、良性前列腺肥大,改善排尿困难。临床上常用的同类药物还有哌唑嗪、特拉唑嗪及多沙唑嗪等。

2. β 受体阻断药

【药理】　①β 受体阻断作用:心脏交感神经张力增高时,抑制作用明显,主要为心率减慢,心肌收缩力减弱,心排血量减少,心肌耗氧量下降,血压略降。此外还可延缓心房和房室结的传导,延长心电图的 PR 间期。收缩支气管平滑肌,增加呼吸道阻力。可减少交感神经兴奋引起的肾素释放。部分药物可降低眼内压。②膜稳定作用:部分药物可降低细胞膜对离子的通透性,具有局部麻醉作用。③内在拟交感活性:部分药物与 β 受体结合时,还可产生部分激动效应;此类药物对心脏抑制作用和对支气管平滑肌收缩作用较弱,药物剂量增加或体内儿茶酚胺水平较低时,心率加快、心排血量增加。β 受体阻断药的体内过程与其脂溶性有关。脂溶性高的药物生物利用度低,水溶性高的药物生物利用度较高。一般能分布到全身各组织,高脂溶性和低血浆蛋白结合率的药物,分布容积较大。脂溶性高的药物主要在肝代谢,少量经尿排泄;脂溶性低的药物主要以原型经肾排泄。

【临床应用】　①心律失常:对多种原因引起的室上性和室性心律失常均有效。②高血压:为治疗高血压的基础药物。③心绞痛和心肌梗死:减少心绞痛发作,改善运动耐量。早起应用可降低心肌梗死患者的复发和猝死率。④充血性心力衰竭:对扩张型心肌病的心衰治疗作用明显。⑤其他:用于辅助治疗甲状腺功能亢进及甲状腺中毒危象,对控制激动不安,心动过速和心律失常等症状有效,并能降低基础代谢率。亦适用于偏头痛、肌震颤、肝硬化的上消化道出血等。

【药物相互作用】　非选择性 β 受体阻滞药与

口服降糖药连用，能够延长低血糖发作、抑制心动过速和战栗。与拟交感胺类和肾上腺素联用，可引起高血压。肝药酶诱导剂加速其在肝的代谢。

【注意事项】 禁用于严重左室心功能不全、窦性心动过缓、重度房室传导阻滞和支气管哮喘的患者。心肌梗死患者及肝功能不良者应慎用。

(1)非选择性β受体阻断药

普萘洛尔(propranolol)：无内在拟交感活性，为消旋体，仅左旋体具有阻断β受体作用。脂溶性与血浆蛋白结合率高。

纳多洛尔(nadolol)：无膜稳定性和内在拟交感活性，作用强度约为普萘洛尔的6倍。在体内代谢不完全，主要以原形经肾排泄，半衰期较长可每日用药1次。

噻吗洛尔(timolol)：目前作用最强的β受体阻断药，无膜稳定性和内在拟交感活性，具有中等程度的首关效应，主要用于青光眼的治疗。

此类药物还有吲哚洛尔、布拉洛尔、阿普洛尔、氧烯洛尔、硝苯洛尔、托利洛尔等。

(2)选择性β受体阻断药

阿替洛尔(atenolol)：对β_1受体有选择性阻断作用，对β_2受体作用较弱，无内在拟交感活性。降压效果优于普萘洛尔，半衰期较长，每日用药1次。

此类药物还有美托洛尔、倍他洛尔、普拉托尔、醋丁洛尔等。

(3)α、β受体阻断药：对α、β受体的阻断作用选择性不强，但对β受体的阻断作用强于α受体。

拉贝洛尔(labetalol)：主要在肝代谢，仅少量以原型经肾排泄。对β受体的阻断作用强于对α受体阻断作用的5～10倍。多用于中度和重度高血压、心绞痛，静脉注射可用于高血压危象。一般不降低心排血量，可引起直立性低血压。

此类药物还有卡维地洛、阿罗洛尔及布新洛尔等。

五、局部麻醉药

局部麻醉药(local anaesthetics)是一类能在用药局部可逆性阻断神经冲动的发生与传导，在保持意识清醒的状态下使局部痛觉等感觉短暂丧失的药物，简称局麻药。常用局麻药在结构上由芳香基团、中间链和胺基团三部分构成，因此，具有亲脂疏水性和亲水疏脂性的双重性。根据中间链的不同，可将局麻药分为酯类和酰胺类。普鲁卡因、丁卡因、氯普鲁卡因等是常用酯类局麻药。常用酰胺类局麻药有利多卡因、布比卡因、罗哌卡因、甲哌卡因、丙胺卡因等。

【药理】

1. *作用机制*　有关局麻药作用机制的学说较多，目前公认的是Na^+通道阻断说。神经受刺激会引起膜通透性改变，导致Na^+内流和K^+外流，产生动作电位。局麻药从膜内侧阻断Na^+通道，抑制Na^+内流，从而抑制动作电位的发生和传导，产生局麻作用。局麻药必须做跨膜运动进入膜内侧发挥药效，目前认为局麻药具有亲酯性、非解离性是进入膜的必要条件，而透入膜后则须转变为解离型带电的阳离子才能发挥作用，所以局麻作用受药物解离速率、解离常数及体液pH的影响。局麻药对Na^+通道的阻滞作用具有使用依赖性，即与Na^+通道的开放程度成正比。因此，处于兴奋状态的神经较静息状态的神经对局麻药敏感，因前者开放的通道更多。

2. *药效学*　局麻药对几乎所有神经元都有阻断作用，它提高神经纤维兴奋阈，减慢传导速度，最终使神经细胞失去兴奋性和传导性。神经纤维对局麻药的敏感性与其纤维的直径大小成反比；有髓神经比相同直径的无髓神经易被阻断。对混合神经产生作用时，依次消失的是持续性钝痛、短暂性锐痛、冷觉、温觉、触觉、压觉。神经冲动的恢复则相反。

局麻药的剂量或浓度过高，或误将药物注射入血管使血药浓度达到一定程度后，即可对全身神经、肌肉等产生影响，产生毒性反应。

3. *药动学*　局麻药的吸收速度与给药部位的供血成正比，加入肾上腺素等收缩血管的药可以延缓局麻药的吸收，降低毒性作用。局麻药的分布取决于各器官的吸收，受组织灌流、组织/血分配系数、体液pH等因素影响。局麻药的消除为一级动力学过程。酯类局麻药被丁酰胆碱酯酶(假性胆碱酯酶)迅速水解成对氨苯甲酸和二乙氨基乙醇，血浆$t_{1/2}$短。酰胺类局麻药主要在肝细胞内质网上经过N-脱氢、脱氨等步骤代谢成2,6-二甲基苯胺，大部分经尿排出，少量进入胆汁和肝肠循环。

【临床应用】

1. *表面麻醉*　将穿透力强的局麻药根据需要喷或涂在黏膜表面，使黏膜下神经末梢麻醉。常用于鼻、咽、眼、口腔、食管、呼吸道与尿道手术等。

2. *浸润麻醉*　将药物注射入手术视野皮下或

组织，使局部神经末梢受药物浸润而麻醉。常用于浅表手术。

3. 传导麻醉(阻滞麻醉) 将药物注入神经干或神经丛周围，麻醉该神经支配的区域。常用于四肢及口腔手术。

4. 蛛网膜下腔麻醉(脊麻，腰麻) 将药物注入蛛网膜下腔，麻醉脊神经支配的区域。常用于下腹部及下肢手术。

5. 硬膜外麻醉 将药物注入硬膜外腔，麻醉通过椎间孔的神经根。由于硬膜外腔与颅腔不通，不易引起中枢神经的麻痹。可用于颈部到下肢的手术，特别适用于上腹部手术。

6. 区域镇痛 常与阿片类药物合用来减少阿片类药物的用量。左旋布比卡因、罗哌卡因应用较为广泛。尤其是具有感觉和运动阻滞分离特点的罗哌卡因已成为区域镇痛的首选。

【不良反应】

1. 中枢神经系统毒性 局麻药对中枢神经系统的作用是先兴奋后抑制，中毒初期表现为眩晕、多言、震颤、焦虑，甚至精神错乱和惊厥，过度兴奋后则转入昏迷、呼吸麻痹等中枢抑制状态。

2. 心血管系统毒性 局麻药可降低心肌兴奋性，使心收缩性、传导性和自律性减低，不应期延长。多数局麻药可使小动脉扩张，血压下降，浓度过高时甚至引发休克。

3. 过敏反应 常见于酯类局麻药，表现为荨麻疹、支气管痉挛、喉头水肿、血压下降和心律失常等。局麻药本身非抗原，但与血浆蛋白结合后可引起变态反应，还能直接刺激肥大细胞等引起过敏样反应。

【注意事项】

1. 普鲁卡因在血浆中被酯酶水解成对氨苯甲酸(PABA)和二乙氨基乙醇，前者能对抗磺胺类药物的抗菌作用，故应避免与磺胺类药物合用。

2. 在手指、足趾及阴茎等末梢部位用药时，禁止加入肾上腺素，以免引起局部组织坏死。

3. 罗哌卡因本身有明显的收缩血管作用，无需和肾上腺素合用来延长作用时间。

普鲁卡因(procaine)：属短效局麻药，黏膜穿透力差，毒性小，是最早合成的局麻药。主要用于腰麻、浸润、硬膜外和传导麻醉。过量可引起中枢神经及心血管反应。有时有过敏反应，即使皮试呈阴性者亦屡见过敏，过敏者可改用利多卡因。

利多卡因(lidocaine)：本品比普鲁卡因起效快、穿透力强、作用持久。本品安全范围大，无扩张血管和组织刺激性，有全能局麻药之称。主要用于传导和硬膜外麻醉，还用于治疗心律失常。罕见过敏反应。

布比卡因(bupivacaine)：长效局麻药，局麻作用比利多卡因强，持续时间也更长，无快速耐受性，可用于浸润、硬膜外和传导麻醉。大剂量时严重心脏毒性发生率高，且难于治疗。

罗哌卡因(ropivacaine)：本品镇痛作用比布比卡因强且时效长，对运动神经的阻滞小、恢复快。中枢神经和心肌的毒性比布比卡因小。适用于硬膜外和浸润麻醉，常用于产科手术。

(张　玉　师少军　刘亚妮)

第三节　作用于中枢神经系统的药物

一、中枢神经系统药理学概述

中枢神经系统药物对机体的影响有两个方面，兴奋作用和抑制作用。兴奋时，药物使机体自弱到强表现为欣快、失眠、不安、幻觉、妄想、躁狂和惊厥等；中枢抑制则表现为镇静、催眠、抑郁、麻醉、昏迷等。药物通过递质、受体、受体后的信号转导发挥调控作用。镇静催眠药通过激活中枢神经系统(CNS)中 γ-氨基丁酸(GABA)能神经传递功能和突触抑制效应，促进 GABA 与 $GABA_A$ 受体相结合，增加氯离子(Cl^-)通道开放的频率或开放时间，促进 Cl^- 内流，引起神经元膜超极化，导致突触后抑制，使神经细胞兴奋性降低。抗精神病药通过阻断中脑—皮质系统和中脑—边缘系统 DA 受体而发挥抑制作用。阿片类镇痛药通过激动 CNS 阿片受体(opiate receptor)，激活了内源性镇痛系统。抗抑症药则通过抑制单胺类递质[NA 和(或)5-HT、DA 等]的再摄取、增加突触间隙 NA、5-HT 递质浓度而发挥抗抑郁作用。

本章介绍的中枢神经系统药物包括镇静催眠药物、中枢兴奋药、抗癫痫药与抗惊厥药、抗帕金森病与治疗阿尔茨海默病药、抗精神失常药、镇痛药、全身麻醉药。为了学习的方便，解热镇痛消炎药并入镇痛药一节。

二、镇静催眠药

能缓和激动、消除躁动、恢复安静情绪的药物称镇静药(sedatives)，能促进和维持近似生理睡眠的药物称催眠药(hypnotics)。镇静催眠药对机体的抑制程度不同，同一药物，在较小剂量时发挥镇静作用，在较大剂量时则发挥催眠作用。镇静药和催眠药之间没有明显的量变和质变的关系，因此统称镇静催眠药。按照化学结构，本类药物分为苯二氮䓬类(benzodiazepines)，巴比妥类(barbiturates)和其他类。

(一)苯二氮䓬类

苯二氮䓬类是临床应用最多和最广的镇静催眠药物。

【药理】　本类药可增强GABA的功能，GABA受体激活导致氯通道开放，使大量离子进入细胞内引起膜超极化，引起突触后神经元的超极化，抑制神经元的放电，从而降低神经元兴奋性。根据其作用时间长短不一(表2-3)，分为长效、中效和短效的镇静催眠药物。

表2-3　常见的苯二氮䓬类药物

分类	药名	口服后达峰时间(h)	生物利用度(%)	与血浆蛋白结合率(%)	分布容积(L/kg)	$t_{1/2}$	清除率(ml/min)
长效	地西泮	0.5～1.5	80～100	97	1.1	25～50	26
	硝西泮	1～3	60～90	86	2.5	25～40	65
	氟硝西泮	1～2	80～90	80	5	20～30	250
	氯硝西泮	2～4	80～100	50	3.2	24～36	75
中效	劳拉西泮	1～2	80～100	94	0.9	10～16	55
短效	咪达唑仑	0.5～1	30～40	98	0.8～1.6	2～3	400

【临床应用】　镇静催眠作用：药物通过激活上行性网状激活系统内的GABA受体，增强脑干网状结构受刺激后的皮质抑制和阻断边缘性觉醒反应。苯二氮䓬类缩短睡眠诱导时间，延长睡眠持续时间。药物的剂量根据病情决定，一般地西泮镇静：一次2.5～5mg，3d；催眠：5～10mg睡前服；硝西泮：睡前5～10mg。咪达唑仑，睡前7.5～15mg。

抗焦虑作用：苯二氮䓬类抗焦虑作用是药物作用于边缘系统的结果，小剂量即有良好的抗焦虑作用，显著改善紧张、忧虑、激动和失眠等症状。对持续性焦虑状态则宜选用长效类药物，如地西泮，对间断性严重焦虑患者则宜选用中、短效类药物。地西泮一次2.5～10mg，2～4/d。

抗惊厥作用：苯二氮䓬类药物都有抗惊厥作用，其中地西泮和三唑仑的作用尤为明显，临床用于辅助治疗破伤风、子痫、小儿高热惊厥和药物中毒性惊厥。起始缓慢静注地西泮10mg，以后每分钟2～5mg。

中枢性肌肉松弛作用：本类药物对去大脑僵直的动物有明显肌肉松弛作用，对人类大脑损伤所致肌肉僵直也有缓解作用。

癫痫的持续状态：本类药物还可增强突触前抑制，抑制皮质-背侧丘脑和边缘系统的病灶引起放电的扩散。地西泮是目前用作癫痫持续状态的首选药，起始静注10mg，每隔10～15min按需增加。

【不良反应】　连续用药可出现头昏、嗜睡、乏力等反应，长效类尤为明显，大剂量可致共济失调，过量可呼吸抑制。同时合用其他中枢抑制药(如吗啡和乙醇等)可显著增强镇静作用。本类药物可透过胎盘屏障和随乳汁分泌，孕妇和哺乳妇女忌用。本类药物虽无明显酶诱导作用，但长期用药仍可产生一定耐受性，需增加剂量，久服可对药物依赖和成瘾，停药时出现反跳和戒断症状(失眠、焦虑、激动、震颤等)。与巴比妥类药物相比，本类药物的安全范围较大，戒断症状发生较迟、较轻，因此临床应用也最广。

【药物相互作用】　①本类药物可增强中枢抑制药、乙醇、全麻药、可乐定、镇痛药的镇静作用。②与抗高血压药和利尿降压药合用，可增强降压作用。③本药可降低左旋多巴的疗效。④利福平会加速本类药物的消除，降低药物疗效。⑤异烟肼抑制本类药物的消除，致血药浓度增高。⑥与地高辛合用，可增加地高辛血药浓度而致中毒。

【注意事项】　①癫痫患者突然停药可引起癫痫

持续状态；②避免长期大量使用，长期使用应逐渐减量，不宜骤停；③本类药物可加重重症肌无力、急性闭角型青光眼的病情，不宜使用；④孕妇、妊娠期妇女、新生儿不推荐使用。

常用药物

(1)地西泮(diazepam)：本药可口服也可静脉给药，口服用于①抗焦虑：一次2.5～10mg，一日2～4次；②镇静：一次2.5～5mg，一日3次；③催眠：5～10mg睡前服；静脉用于癫痫持续状态和抗惊厥及麻醉，剂量10～30mg。孕妇、妊娠期妇女、新生儿不宜使用本药。

(2)硝西泮(nitrazepam)：口服快速吸收，2h血药浓度可达峰值，主要经肝代谢，本药可通过胎盘。主要用于治疗失眠症与抗惊厥和抗癫痫。治疗失眠：睡前5～10mg。抗癫痫，一次5～10mg，一日3次。白细胞减少者、重症肌无力者不宜使用本药。

(3)劳拉西泮(lorazepam)：本药吸收迅速且完全，蛋白结合率高(85%)。其代谢物从尿液中排泄。临床用于焦虑障碍的治疗，常用剂量每天2～6mg，分次服用，急性闭角型青光眼患者禁用本药。

(4)咪达唑仑(midazolam)：本药口服后吸收迅速而完全，首关效应明显，血浆蛋白结合率高(96～98%)。主要在肝脏代谢，主要活性代谢产物经肾排出。本药半衰期短，用于各种失眠、麻醉前及ICU患者镇静。诱导麻醉，剂量为0.05～0.075mg/kg肌内注射；失眠，每晚睡前7.5～15mg。不宜推荐给儿童。

(二)巴比妥类药物

巴比妥类(barbiturates)为巴比妥酸在C5位上进行取代而得到的一类中枢抑制药。巴比妥类药物进入脑组织的速度与其脂溶性有关。脂溶性高的药物，进入脑组织的速度快，但它容易分布到其他组织(如脂肪组织)，因而维持时间短(表2-4)。

【药理】 巴比妥类药物主要使神经细胞的氯离子通道开放，细胞过极化，治疗浓度的苯巴比妥可降低谷氨酸的兴奋作用、加强GABA的抑制作用，抑制中枢神经系统单突触和多突触传递，抑制病灶的高频放电及其向周围扩散。按照其发挥作用的长短，可分为长效、中效类、短效类和超短效。

表2-4 常见的巴比妥类药物

分类	药物	消除方式	维持时间	显效时间	脂/水分配系数	主要用途
长效	苯巴比妥	肝、肾	6～8h	0.5～1h	3	抗惊厥、镇静催眠
中效	异戊巴比妥	肝	3～6h	15～30min	42	抗惊厥、镇静催眠
短效	司可巴比妥	肝	2～3h	10～15min	52	抗惊厥、镇静催眠
超短效	硫喷妥钠	肝	15min	静注速效	580	静脉麻醉

【临床应用】 巴比妥类是使用最早的镇静催眠药物，随剂量由小到大，相继出现镇静、催眠、抗惊厥和麻醉作用。大剂量可麻痹延脑呼吸中枢，抑制呼吸导致患者死亡。因此，除苯巴比妥外，临床中已很少使用此类药物。成年人催眠，肌内注射苯巴比妥一次50～100mg。治疗癫痫持续状态，静脉缓慢注射一次200～300mg，必要时6h重复一次。小儿常用量：镇静或麻醉前应用，一次按体重2mg/kg；抗惊厥或催眠每次按体重3～5mg/kg。

【不良反应】 巴比妥类不良反应较多，主要服药后次晨有头晕，困倦；过量可致昏迷，呼吸抑制，血压下降。

【药物相互作用】 巴比妥类药物是肝药酶诱导剂，长期用药不但加速自身代谢，还可加速其他药物代谢。本药可降低抗凝药，避孕药或雌激素，洋地黄类的疗效。与钙离子拮抗药合用，可增强其降压作用。

【注意事项】 严重肺功能不全、肝硬化、血卟啉病史、贫血、哮喘史及未控制的糖尿病不宜使用本药。药物过量可引起昏迷、呼吸抑制和严重低血压。解救措施包括维持呼吸和循环功能，口服中毒者，在3～5h内可用高锰酸钾(1∶2000)溶液洗胃，用10～15g硫酸钠溶液导泄(禁用硫酸镁)，也可用碳酸氢钠、乳酸钠碱化尿液加速排泄，严重者可透析。

(三)其他类

佐匹克隆、唑吡坦、扎来普隆和水合氯醛为其他类镇静催眠药物。本类药物催眠作用强而可靠，醒后无后遗效应，适用于顽固性失眠，也用于抗惊厥。

常用药物

1. 唑吡坦(zolpidem)

【药理】 本药可选择性地与中枢神经系统的

ω1-受体亚基的结合，发挥镇静作用，同时具有轻微的抗焦虑、肌肉松弛和抗惊厥作用。本药在肝代谢，经尿（约60%）和粪便（约40%）中排泄。

【临床应用】　本药小剂量时，能缩短入睡时间，延长睡眠时间。本药半衰期短，作用可维持6h。65岁以下患者：每日10mg。65岁以上或肝功能不全的患者：每日5mg，极少数的患者可增加至每日10mg，临睡前服药。

【不良反应】　本药的不良反应有意识模糊，精神病样反应、头晕、眩晕、共济失调、头痛、嗜睡、警觉度降低、肌力减弱、复视等。

【药物相互作用】　乙醇、阿片类药物（镇痛药、镇咳药）、H_1抗组胺药、抗焦虑药、抗精神病药、可乐定及沙利度胺可增加本药呼吸抑制的危险。与氯氟平联用增加循环衰竭的危险。

【注意事项】　本药不适用于梗阻性睡眠呼吸暂停综合征、重症肌力、严重肝功能不全、急性呼吸功能不全伴呼吸抑制和抑郁型精神病患者。

2. 佐匹克隆（zopiclone）　本药口服吸收迅速，为速效催眠药，能延长睡眠时间，提高睡眠质量，减少夜间觉醒和早醒次数。成年人临睡前口服7.5mg；老年人最初临睡时服3.75mg，必要时服7.5mg；肝功能不全者，服3.75mg为宜。本药的特点为次晨残余作用低。本药不良反应偶见嗜睡、口苦、口干、肌无力、遗忘、醉态，有些人出现异常的易恐、好斗、易受刺激或精神错乱、头痛、乏力。失代偿的呼吸功能不全患者，重症肌无力、重症睡眠呼吸暂停综合征患者不宜使用。

3. 扎来普隆（zaleplon）　本药能缩短入睡时间，但不能增加睡眠时间和减少唤醒次数，适用于入眠困难的失眠症的短期治疗，每次睡前5～10mg。本药不良反应较轻，主要为头痛、嗜睡、眩晕、口干、出汗及厌食、腹痛、恶心、呕吐、乏力、记忆困难、多梦、情绪低落、震颤、站立不稳、复视、精神错乱。严重肝、肾功能不全者、睡眠呼吸暂停综合征患者、重症肌无力患者、严重的呼吸困难或胸部疾病者不宜使用本药。

4. 水合氯醛（chloral hydrate）　口服易吸收，起效快，但对胃肠道刺激，需稀释后使用，久用可引起耐受性，成瘾性和依赖性，本药醒后无后遗效应，常用于用于幼儿医学检查（CT、MRI）前镇静。

三、中枢兴奋药

中枢兴奋药（central nervous system stimulants）是能提高中枢神经系统活动的药物。根据作用部位不同，分为兴奋大脑皮质的药物；主要兴奋延脑呼吸中枢的药物；主要兴奋脊髓的药物（如士的宁）。这种分类具有相对性，随着剂量增加，其作用部位也随之扩大。过量可引起中枢各部位广泛兴奋而导致惊厥。脊髓兴奋药因毒性较大，无临床应用价值。

（一）主要兴奋大脑皮质的药物

大脑皮质是人体意识活动的物质基础。兴奋大脑皮质，可使精神振奋，思维敏捷，疲劳减轻。

常用药物

1. 哌甲酯（methylphenidate）

【药理】　本药治疗注意缺陷的多动障碍可能与阻断突触前神经元对去甲肾上腺素和多巴胺的再摄取，增加神经元间隙中单胺递质有关，其中枢兴奋作用较温和，能改善精神活动，解除疲劳。口服易吸收，一次给药作用可维持4h左右，在体内代谢，经肾排泄。

【临床应用】　临床用于轻度抑郁、小儿遗尿症、儿童多动症。控释片每日1次，每次18～54mg，从低剂量开始。

【不良反应】　本药在治疗量时不良反应较少，偶有失眠、心悸、焦虑、厌食、口干，大剂量可致眩晕、头痛、惊厥和癫痫。

【药物相互作用】　①本药不应用于正在使用或在2周内使用过单胺氧化酶抑制药的患者。②本药可能抑制香豆素类抗凝剂、抗惊厥药的代谢。③哌甲酯与可乐定合用可发生严重不良事件。

【注意事项】　本药久用可产生耐受性，并可抑制儿童生长发育，因此不推荐6岁以下小孩，本药不适用于高血压患者。

2. 咖啡因（caffeine）　本药小剂量对大脑皮质有兴奋作用，使睡意消失，疲劳减轻，精神振奋，思维敏捷。较大剂量时则要直接兴奋延脑呼吸中枢和血管运动中枢，使呼吸加深加快，血压升高；中毒剂量兴奋脊髓，发生阵挛性惊厥。临床咖啡因很少单用，与麦角胺配伍治疗偏头痛；与解热镇痛药配伍治疗一般性头痛。本药不良反应少见，较大剂量时可致激动、不安、失眠、心悸、头痛和惊厥，不推荐婴幼儿的高热。

（二）主要兴奋延脑呼吸中枢的药物

本类药物直接兴奋延脑呼吸中枢，能提高呼吸中枢对CO_2的敏感性，使呼吸加深加快，临床常用于各种原因所致中枢性呼吸抑制。

常用药物

1. 尼可刹米(nikethamide)

【药理】 本药直接兴奋延脑呼吸中枢,也可刺激颈动脉体化学感受器而反射性兴奋呼吸中枢,能提高呼吸中枢对 CO_2 的敏感性,使呼吸加深加快。本品起效快,作用时间短暂,一次静脉注射只能维持作用 5～10min,进入体内后迅速分布至全身,体内代谢为烟酰胺,然后再被甲基化成为 N-甲基烟酰胺经尿排出。

【临床应用】 临床常用于各种原因所致中枢性呼吸抑制。本药可皮下注射、肌内注射、静脉注射,成年人常用量一次 0.25～0.5g,必要时 1～2h 重复用药;极量一次 1.25g。小儿常用量:6 个月以下一次 75mg;1 岁一次 0.125g;4～7 岁,一次 0.175g。

【不良反应】 常见面部刺激征、烦躁不安、抽搐、恶心呕吐等。大剂量时可出现血压升高、心悸、出汗、面部潮红、呕吐、震颤、心律失常、惊厥、甚至昏迷。

【药物相互作用】 与其他中枢兴奋药合用,有协同作用,可引起惊厥。

【注意事项】 本药作用时间短暂,应视病情间隔给药。抽搐及惊厥患者不宜使用。

2. 二甲弗林(dimefline) 本药可直接兴奋呼吸中枢,作用强于尼可刹米,使肺通气量及动脉 PO_2 提高,PCO_2 降低,临床用于中枢性呼吸抑制,可肌内、静脉给药,每次 8～16mg。本药过量可致惊厥。

3. 山梗菜碱(lobeline) 又名洛贝林,不直接兴奋呼吸中枢,它通过刺激颈动脉体和主动脉体的化学感受器,反射性地兴奋延脑呼吸中枢。其作用短暂,安全范围大,不易致惊厥。临床常用于治疗新生儿窒息、疾病引起的呼吸衰竭以及一氧化碳中毒。本药可皮下、肌内和静脉给药,成年人一次 3mg。极量一日 20mg。小儿一次 0.3～3mg,必要时每隔 30min 可重复使用;本药大剂量可兴奋迷走中枢而致心动过缓、传导阻滞,过量可兴奋交感神经节及肾上腺髓质而致心动过速。

四、抗癫痫药与抗惊厥药

(一)抗癫痫药

癫痫(epilepsy)是一类慢性、反复性、突然发作性大脑功能失调的疾病,其特征为脑神经元突发异常高频率放电并向周围扩散。异常放电神经元所在部位和扩散范围不同,表现出不同的症状,临床上将癫痫分为全身性发作和部分性发作。临床中的抗癫痫药物很多,如丙戊酸钠,卡马西平,托吡酯、拉莫三嗪、奥卡西平等。

【药理】 现有抗癫痫药物的作用机制有两种:①抑制病灶神经元过度放电;②作用于病灶周围神经组织,遏制异常放电的扩散。将来抗癫痫药物可能更专注于神经的保护和修复。

【临床应用】 对于新诊断的特发性全面性癫痫,丙戊酸是首选药物(同时也是失神发作和肌阵挛发作均可选用的药物)。对于全身强直-阵挛发作除丙戊酸外,还有托吡酯和拉莫三嗪。部分性发作的癫痫:初始药物首选均为卡马西平与奥卡西平。一线药物为卡马西平、奥卡西平、拉莫三嗪、托吡酯和左乙拉西坦。拉莫三嗪是卡马西平或奥卡西平治疗失败后的首选药物。对于癫痫的持续状态,地西泮为首选用药,开始静注 10mg,每隔 10～15min 根据需要增加剂量。

【不良反应】 丙戊酸常见的不良反应包括恶心、上腹痛和腹泻,严重者出现肝功能损伤,有条件的医院宜进行血药浓度监测。卡马西平和拉莫三嗪易出现皮疹,严重者出现 Stevens Johnson 综合征(SJS)和中毒性表皮坏死溶解征(TEN)又称(Lyell 综合征)应予高度重视。

【药物相互作用】 本类药物可以影响很多药物的代谢,也可受其他药物影响,氨曲南、亚胺培南、美罗培南、卡马西平可降低丙戊酸血药浓度导,可使卡马西平的活性代谢物的血药浓度增加,导致药物过量的反应出现。卡马西平可使丙戊酸的血药浓度降低。丙戊酸可增加苯二氮䓬类药物、巴比妥类药物和安定药和抗抑郁药的中枢抑制作用。丙戊酸增加托吡酯高氨血症或脑病的风险。卡马西平经 CYP3A4 代谢,同时对 CYP3A4 和肝其他Ⅰ相、Ⅱ相酶有强效诱导作用,因此卡马西平潜在的药物相互作用非常广泛,药物合用时宜谨慎。

【注意事项】 癫痫的治疗个体差异较多,临床中要根据患者的病情及个体差异选择药物。单药治疗不理想者,可联合用药。丙戊酸是与其他药物联合是治疗特发性全面性癫痫最常见的组合,临床中其他常见的联合包括卡马西平(奥卡西平)+托吡酯、卡马西平(奥卡西平)+左乙拉西坦、卡马西平(奥卡西平)+丙戊酸、丙戊酸+拉莫三嗪、拉莫三嗪+卡马西平(奥卡西平)及苯妥英+托吡酯。

常用药物

1. 丙戊酸钠(sodium valproate) 本药抗癫痫

作用与抑制电压敏感性 Na^+ 通道有关，也有认为抑制 GABA 代谢酶，使脑内 GABA 积聚。临床上用于各种类型的癫痫。丙戊酸钠口服吸收完全，在体内通过葡萄糖醛酸化和 β-氧化等转化后通过尿液排泄。通常起始剂量每日 10～15mg/kg，随后递增至疗效满意为止，一般剂量为每日 20～30mg/kg。儿童服用本药时，常规剂量为每日 30mg/kg，普通片需分 2～3 次服。常见的不良反应包括恶心、上腹痛和腹泻，通常为一过性，通常在继续服药几天后消失。当患者突觉无力、厌食、虚弱感和嗜睡，并出现黄疸的情况时应考虑致命的肝功能损伤。过量服药，通常出现的伴有肌张力低下的昏迷、反射低下、瞳孔缩小、呼吸功能障碍和代谢性酸中毒。急、慢性肝炎、严重肝炎病史或家族史者、尿素循环障碍疾病的患者不宜使用本药。

2. *托吡酯*(topiramate)　本药可以阻断 Na^+ 通道，阻断神经元持续去极化导致的反复电位发放，同时可以增加 GABA 激活 $GABA_A$ 受体的频率，加强氯离子内流，还可降低谷氨酸 AMPA 受体的活性。本药用于初诊为癫痫的患者或曾经合并用药现转为单药治疗的癫痫患者。本药口服吸收迅速而完全，主要经肾清除，半衰期长，蛋白结合率低，无活性代谢物。对成人和儿童皆推荐从低剂量开始治疗，然后逐渐增加剂量，一般日剂量不大于 400mg。

3. *拉莫三嗪*(lamotrigine)　本药是一种电压门控式 Na^+ 通道的阻滞药，能抑制病理性谷氨酸的释放，从而抑制动作电位的暴发。本药可单用，也可与其他药物合用，用于部分性发作和全身强直-阵挛性发作。本药单初始剂量每日 25mg，每 1～2 周增加剂量，直至达到最佳疗效，通常最佳疗效的维持剂量为 100～200mg/d，一次或分两次服用。本药常见不良反应为皮疹(高达 10%)，罕见 SJS 和 Lyell 综合征。

4. *卡马西平*(carbamazepine)　本药能阻滞 Na^+ 通道，抑制癫痫灶及其周围神经元放电，对复杂部分发作有良好疗效。对癫痫并发的精神症状，以及锂盐无效的躁狂、抑郁症也有效。临床还可用于中枢性疼痛(三叉神经痛和舌咽神经痛)，其疗效优于苯妥英钠。本药体内吸收缓慢但完全，主要在肝通过环氧化代谢。本药初始剂量每次 100～200mg，每天 1～2 次；逐渐增加剂量直至最佳疗效(通常为每次 400mg，每天 2～3 次)。本药不良反应较多，如头昏、眩晕、恶心、呕吐和共济失调等，亦可有皮疹和心血管反应，严重者可见 SJS 和 Lyell 综合征和骨髓抑制(再生障碍性贫血、粒细胞减少和血小板减少)、肝损害和心血管虚脱。卡马西平经 CYP3A4 代谢，在合用其他药物时需谨慎，避免与大环内酯类抗生素，唑类(如伊曲康唑、酮康唑、氟康唑、伏立康唑)抗真菌药物，钙拮抗药(维拉帕米)等药物合用。房室传导阻滞者、血清铁严重异常、有骨髓抑制史的患者、肝卟啉病病史的患者、严重肝功能不全等病史者不宜使用本药。

5. *奥卡西平*(oxcarbazepine)　本药吸收后在肝迅速降解为活性代谢产物，其代谢物可通过阻断电压敏感的 Na^+ 通道，从而稳定了过度兴奋的神经元细胞膜，抑制了神经元的重复放电，减少突触冲动的传播。此外，通过增加钾的传导性和调节高电压激活钙通道同样起到了抗惊厥的效果。适用于治疗原发性全面性强直-阵挛发作和部分性发作，伴有或不伴有继发性全面性发作。本药适用于 5 岁以上人群。本药起始剂量为 600mg，分两次给药，维持剂量范围在 600～2400mg。不良反应包括嗜睡、头痛、头晕、复视、恶心、呕吐和疲劳，多为一过性。房室传导阻滞者不宜使用本药。

6. *左乙拉西坦*(levetiracetam)　本药能抑制海马癫痫样突发放电，而对正常的神经元兴奋性无影响，可能与选择性地抑制癫痫样突发放电超同步性和癫痫发作的传播有关。本药易于溶解和具有高度渗透性，在体内呈线性代谢，个体内和个体间差异小。本药作为 4 岁以上癫痫患者部分性发作的加用治疗。本药常见的不良反应有嗜睡，乏力和头晕，常发生在治疗的开始阶段。

(二)抗惊厥药

惊厥是各种原因诱发使中枢神经兴奋过度的一种症状，表现为全身骨骼肌不自主的强烈收缩，常见于婴幼儿的高热、破伤风、癫痫大发作、子痫和中枢兴奋药过量。

常用抗惊厥药(anticonvulsants)有巴比妥类、水合氯醛和地西泮(见镇静催眠药物)，本节主要介绍硫酸镁。

硫酸镁(magnesium sulfate)

【药理】　Mg^{2+} 与 Ca^{2+} 化学性质相似，可以特异地竞争 Ca^{2+} 受点，拮抗 Ca^{2+} 的作用，抑制神经化学传递和骨骼肌收缩，从而使肌肉松弛，也可作用于中枢神经系统，引起感觉和意识消失。

【临床应用】　用于各种原因所致的惊厥，尤其对子痫有良好的作用。本药口服不易吸收，仅有致泻作用及利胆作用。治疗中重度妊娠高血压、先兆子痫和子痫首次剂量为2.5～4g，用25%葡萄糖注射液20ml稀释后，5min内缓慢静脉注射，以后每小时1～2g静脉滴注维持。24h总量为30g，早产与治疗妊娠高血压用药剂量和方法相似。

【不良反应】 过量可引起呼吸抑制、血压骤降以致死亡。

【药物相互作用】 本药不宜与硫酸多黏菌素B、链霉素、葡萄糖酸钙、多巴酚丁胺、普鲁卡因、四环素、青霉素和萘夫西林同时使用。

【注意事项】 静脉缓慢注射氯化钙，可立即消除Mg^{2+}的作用。

五、抗帕金森病与治疗阿尔茨海默病药

(一)抗帕金森病药

帕金森病(Parkinson's disease，PD)又称震颤麻痹(paralysis agitans)，是一种主要表现为进行性锥体外系功能障碍的中枢神经系统退行性疾病，表现为肌肉强直(rigidity)、静止震颤(resting tremor)、运动迟缓(bradykinesia)和共济失调。病理上显示黑质部位为主的多巴胺能神经元进行性丢失及残存神经元内路易包涵体形成。帕金森病发病机制的病因尚不完全清楚，遗传因素、环境因素、年龄老化、氧化应激等可能与之有关。

帕金森病早期采用物理治疗及功能锻炼，尽量推迟药物的使用，新的治疗手段如干细胞治疗、基因转移手段目前尚探索中。抗帕金森病药主要包括拟多巴胺类和胆碱受体阻断药两类。复方左旋多巴仍是治疗帕金森病的金标准。在功能失代偿的初期首选非左旋多巴类药物(抗胆碱能药物，金刚烷胺，非麦角类DR受体激动药，MAO-B抑制药等)，疗效不佳可加用或换用左旋多巴类药物治疗，但70岁以上患者可首选左旋多巴类药物治疗。抗帕金森病药物均以达到有效改善症状，提高生活质量为目标，坚持"以最小剂量达到满意效果"。治疗应遵循一般原则强调个体化特点，不同患者的用药选择不仅要考虑病情特点，还要考虑患者的年龄、就业状况、经济承受能力等因素。药物治疗时特别是使用左旋多巴不能突然停药，以免发生左旋多巴撤药恶性综合征。经规范化药物治疗无效或者疗效减退明显者，尤其是有运动波动或异动症的患者才考虑立体定向外科手术治疗。

1. 拟多巴胺类药 本类药物通过直接或间接增加脑内多巴胺的浓度或者激动多巴胺受体发挥抗帕金森作用。

常用药物

(1)左旋多巴(levodopa，L-DOPA)

【药理】 本药为酪氨酸的羟化物，在体内是左旋酪氨酸合成儿茶酚胺的中间产物。口服在肝中大部分脱羧，转变成多巴胺，即DA的前药。多巴胺不易透过血脑屏障(不到用量的1%)，常同时服用卡比多巴(外周脱羧酶抑制剂)可减少不良反应。本品口服后经小肠吸收。空腹服药后1～2h血药浓度达峰值，广泛分布于体内各组织，其$t_{1/2}$为1～3h，其降解产物由肾排泄，原型药物可通过乳汁分泌。

【临床应用】 本药用于帕金森病及帕金森综合征。口服，开始一次250mg，一日2～4次，饭后服用，后逐步加量，直至最理想的疗效为止，每日最大量6 g。

【不良反应】 左旋多巴的不良反应较多，外周组织大量多巴胺是造成不良反应的原因。治疗初期约80%患者出现恶心、呕吐、食欲减退等，30%患者出现轻度体位性低血压，头晕。同时多巴胺对β受体有激动作用，可引起心动过速或心律失常。此外左旋多巴可导致不自主异常运动，如张口、咬牙、伸舌、皱眉、头颈部扭动等。

【药物相互作用】 ①维生素B_6是多巴脱羧酶的辅基，可增加左旋多巴外周不良反应，单独使用左旋多巴时，禁止与维生素B_6合用；使用多巴丝肼或左旋多巴-卡比多巴时可合用维生素B_6。②罂粟碱可降低本药的药效。③本药与抗精神病药物合用，因为两者互相拮抗，应避免合用。

【注意事项】 左旋多巴作用较慢，2～3周后症状才能改善，1～6个月以上才能获得最大疗效，作用持久。左旋多巴治疗初期效果明显，对轻症、年轻患者疗效较好，而重症、年老患者疗效差；对肌肉僵直、运动困难患者疗效较好，而对肌肉震颤症状患者疗效差。严重精神疾患、严重心律失常、心力衰竭、青光眼、消化性溃疡和有惊厥史者不宜使用本药。

(2)卡比多巴(carbidopa)：又称α-甲基多巴肼，本药为L-芳香氨基酸脱羧酶强效抑制剂，本药不能通过血-脑屏障，与L-DOPA合用时，能减少多巴胺在外周组织的生成，同时提高脑内多巴胺的浓度，是L-DOPA的重要辅助药。卡比多巴与苄丝肼常与左旋多巴合用或制成复方制剂用于帕金森病的

治疗。

(3)金刚烷胺(amantadine):抗病毒药金刚烷胺也有抗帕金森病的作用,其机制可能为促使纹状体中残存的完整多巴胺能神经元释放多巴胺,并能抑制多巴胺的再摄取,且有直接激动多巴胺受体的作用及较弱的抗胆碱作用。本药疗效优于胆碱受体阻断药,不及左旋多巴,见效快但持续时间短,用药数天即可获最大疗效,连用6～8周后疗效逐渐减弱。本药可致失眠、精神不安及运动失调等,偶致惊厥。

(4)溴隐亭(bromocriptine):溴隐亭对黑质-纹状体通路的多巴胺受体有较强的激动作用,其疗效与左旋多巴相似。小剂量激动结节漏斗部的多巴胺受体,因此可减少催乳素和生长激素的释放。本药除用于帕金森外,还可用于治疗催乳素分泌过多症和肢端肥大症等。

2. *胆碱受体阻滞药*　胆碱受体阻滞药可阻断中枢胆碱受体,减弱纹状体中乙酰胆碱的作用。其疗效不如左旋多巴,在抗帕金森病的使用上已退居次要地位。适用于以下情况:①轻症患者;②不能耐受左旋多巴或禁用左旋多巴的患者;③与左旋多巴的联合治疗;④治疗药物所致帕金森病有效。

常用药物

苯海索(trihexyphenidyl):又称安坦,其外周抗胆碱作用为阿托品的1/10～1/2,抗震颤疗效好,但改善僵直及动作迟缓较差,对某些继发性症状如(过度流涎)有改善作用。不良反应包括口干、散瞳、尿潴留、便秘等副作用。闭角型青光眼、前列腺肥大者慎用。

(二)治疗阿尔茨海默病药

阿尔茨海默病(Alzheimer disease,AD),又称老年性痴呆,起病隐袭,病程呈慢性进行性,是老年期痴呆最常见的一种类型。临床特征为渐进性记忆障碍、认知功能障碍、人格改变及语言障碍以至于严重影响社交、职业与生活功能。

AD的病因及发病机制尚未阐明,可能与遗传和环境因素有关。β-淀粉样蛋白(Amyloid beta protein,Aβ)的沉积是AD的共同途径。微管相关蛋白的tau蛋白异常磷酸化导致神经元纤维缠结(NFT)是AD的另一主要损伤。

阿尔茨海默病现并无特效药,临床治疗策略包括改善认知功能,防止或延缓病程发展。临床使用或有望成为治疗的药物包括抑制Aβ形成和沉积的药物,抑制tau蛋白异常磷酸化的药物,胆碱能增强药、神经保护剂和脑代谢激活药。由于上述机制的很多药物尚在临床试验阶段,本节只介绍石杉碱甲和美金刚。

常用药物

1. *石杉碱甲*(huperzine)

【药理】　本药为胆碱酯酶抑制药,对真性ChE具有选择性抑制作用,易通过血-脑屏障。本品具有促进记忆再现和增强记忆保持的作用。本药口服吸收迅速而完全,分布亦快,主要通过尿液以原型及代谢产物形式排出体外。

【临床应用】　本药适用于良性记忆障碍,提高患者指向记忆、联想学习、图像回忆、无意义图形再认及人像回忆等能力。对痴呆患者和脑器质性病变引起的记忆障碍亦有改善作用。口服。一次100～200μg,一日2次,一日量最多不超过450μg。

【不良反应】　一般不明显,剂量过大时可引起头晕、恶心、胃肠道不适、乏力等反应,一般可自行消失,反应明显时减量或停药后缓解、消失。

【药物相互作用】　尚不明确。

【注意事项】　癫痫、肾功能不全、机械性肠梗阻、心绞痛等患者不宜使用。心动过缓、支气管哮喘者慎用。本药个体差异大,一般应从小剂量开始。

2. *美金刚*(memantine)　本药为NMDA受体拮抗药,可以抑制兴奋性氨基酸的神经毒性,而不干扰记忆所需的短暂的谷氨酸生理性释放。适用用于中、重度Aβ的治疗。

六、抗精神失常药

精神失常是指在各种原因造成大脑功能失调,出现感知、思维、情感、意志行为、智力的异常,其严重程度达到需要用医学方法进行干预的一类疾病。临床常见的精神失常包括精神分裂症、心境障碍、神经症、癔症及器质性精神障碍等。本节主要介绍抗精神病药、抗抑郁药物和心境稳定药。

(一)抗精神病药

抗精神病药(antipsychotic drugs)主要用于治疗精神分裂症和其他精神障碍。这类药物能有效地控制精神病患者兴奋、幻觉、妄想、敌对情绪、思维障碍和异常行为等精神症状。抗精神病药可分为典型抗精神病药和新型抗精神病药。

【药理】　典型抗精神病药物为D_2受体阻断药,对α_1、α_2肾上腺素受体、毒草碱M受体、组胺H-受体等有阻断作用。新型抗精神病药其对5-羟色胺(5-HT)受体有阻断作用，对中脑边缘系统的作用比对纹状体系统作用更具有选择性，这类药物作用谱广，引发锥体外系反应(EPS)比率较小，患者依从性好。

【临床应用】　抗精神病药物可用于精神分裂症及分裂情感性障碍的急性发作和维持治疗；伴有精神病性症状的抑郁；妄想与痴呆，临床中强调个体化原则及逐步加量原则。

【不良反应】　抗精神病药物不良反应较多，常见的有镇静作用，直立性低血压，抗胆碱作用(口干、便秘)和锥体外系反应(表2-5)。

表2-5　常见抗精神病药物的不良反应

分类及药名	镇静作用	直立性低血压	抗胆碱作用	锥体外系反应
第一代抗精神病药				
吩噻嗪类				
脂肪胺类				
氯丙嗪	+++	+++	++	++
哌啶类				
硫利达嗪	+++	+++	+++	+
哌嗪类				
奋乃静	+	+	+	++
三氟拉嗪	+	+	+	+++
氟奋乃静	+	+	+	+++
氟奋乃静癸酸酯	+	+	+	+++
硫杂蒽类				
氯丙噻吨	+++	+++	++	++
氟哌噻吨	+	+	+	+++
珠氯噻醇	++	++	++	+++
丁酰苯类				
氟哌啶醇	+	+	+	+++
癸氟哌啶酯	+	+	+	+++
五氟利多	+	+	+	+++
苯甲酰胺类				
舒必利	+	+	+	++
第二代抗精神病药				
苯丙异噁唑类				
利培酮	+	++	+	++
齐拉西酮	+	+	+	+
苯二氮䓬类				
氯氮平	+++	+++	+++	+
奥氮平	++	++	++	+
喹硫平	+++	+++	++	+

【药物相互作用】

(1)与乙醇的相互作用：几乎所有抗精神病药与中枢镇静药物与乙醇合用均会使中枢抑制作用增强，导致注意力，定向力，判断力损害以及可致昏昏欲睡和懒散，低血压，呼吸抑制及肝毒性。

(2)与锂盐的相互作用：抗精神病药常与锂盐合用治疗躁狂症，锂盐可显著降低氯丙嗪和氯氮平的血药浓度，并增加氯氮平发生恶性综合征的危险，与氟奋乃静、硫利达嗪等合用时可能增加锥体外系反应。

(3)与卡马西平的相互作用：①抗精神病药物可降低痉挛阈值，影响卡马西平的抗痉挛效果；②卡马西平明显降低氟哌啶醇的血浓度而使精神病症状恶化；还可降低氯氮平的血浓度，使其疗效降低。

(4)与抗抑郁药的相互作用：①抗精神病药与

MAOIs合用可增加药源性恶性综合征发生的危险，增加抗胆碱能样和锥体外系的不良反应；②抗精神病药与TCAs合用，由于这两类药物均由CYP450酶代谢，合用时由于酶的竞争性可能相互抑制也可能一种药物诱导另一种药物的代谢，其作用可能很复杂，应尽量避免合用，如有必要合用应监测血药浓度以调整剂量；③与SSRIs，与该类药物相互作用同样在于CYP450酶系，目前研究较多，应特别注意复杂的相互作用，值得注意的典型药物是氟伏沙明，对CYP450 2D6、3A4、2C9、2C19多个亚酶均有抑制作用，相互作用的可能性较大。

(5)与苯二氮䓬类的相互作用：在急性精神病患者中抗精神病药物常与该类药物联合使用，一般是安全的，但也有报道两类药物合用可加重镇静作用并损害精神运动功能。

(6)与β受体阻断药及钙通阻滞药的相互作用：可导血压降低，有报道疏利达嗪或氯丙嗪与β受体阻断药合用，两者的血药浓度可增加100%～300%。

(7)与抗胆碱能药物的相互作用：两者合用可降低阳性症状的改善程度，还可能增加恶性症候群的危险。

(8)其他：抗精神病药还可逆转肾上腺素的升压作用，减弱抗高血压药的降压作用，可增强利尿药的作用，此外，抗酸药可以影响抗精神病药的吸收，吸烟可减少某些药物如氯氮平的吸收。

【注意事项】　以下情况禁用：①严重心血管疾病、肝、肾疾病以及严重的全身感染者。②甲状腺功能减退、肾上腺皮质功能减退，重症肌无力和闭角型青光眼者。③白细胞过低、老年人、孕妇和哺乳期妇女应慎用。

常用药物

1. 氯氮平(clozapine)　本品不仅对精神病阳性症状有效，对阴性症状也有一定效果。口服吸收快而完全，有肝脏首关效应，经肝代谢，80%以代谢物形式出现在尿和粪中。临床应用从小剂量开始，首次剂量为一次25mg，一日2～3次，逐渐缓慢增加至常用治疗量一日200～400mg/d，高量可达一日600mg。维持量为一日100～200mg。粒细胞减少是其最常见的不良反应，使用过程中宜定期检查。

2. 利培酮(risperidone)　本药为新型抗精神病药，口服后可被完全吸收，血浆蛋白结合率为88%，其代谢产物9-羟基利培酮有活性，大部分药物经尿液排泄，少量经粪便排出，推荐起始剂量为每次0.5mg，每日2次，逐步加量，直至一次1～2mg，每日2次。

(二)抗抑郁症药

抗抑郁药(antidepressant drugs)是指治疗各种抑郁障碍和能够预防抑郁症复发的一类药物，但抗抑郁药不是中枢神经兴奋剂，不会提高正常人的情绪。临床上包括三环类、选择性5-HT再摄取抑制药、NE与5-HT再摄取抑制药和其他类。

1. 三环类　三环类抗抑郁药(TCAs)为经典的抗抑郁药，其主要药理作用为抑制突触前膜神经元对NE和5-HT的再摄取，以增加2种神经递质在突触间隙中的浓度而发挥抗抑郁作用。由于本类药物不良反应较多，已很少使用

氯米帕明(Clomipramine)

【药理】　本品为三环类抗抑郁药，主要阻断中枢神经系统去甲肾上腺素和5-羟色胺的再摄取从而发挥抗抑郁及抗焦虑作用，亦有镇静和抗胆碱能作用。本品口服吸收快而完全，母药经肝脏的首过代谢而生成活性代谢物N-去甲氯米帕明，氯米帕明在血液中清除的半衰期平均为21小时，去甲氯米帕明的平均半衰期为36小时。

【临床应用】　用于治疗各种抑郁状态，也常用于治疗强迫性神经症、恐怖性神经症。口服给药：①治疗抑郁症与强迫性神经症，初始剂量一次25mg，一日2～3次，1～2周内缓慢增加至治疗量一日150～250mg，高量一日不超过300mg。②治疗恐怖性神经症，剂量为一日75～150mg，分2～3次口服。

【不良反应】　治疗初期可能出现抗胆碱能反应，如多汗、口干、视物模糊、排尿困难、便秘等。中枢神经系统不良反应可出现嗜睡，震颤、眩晕。可发生体位性低血压。偶见癫痫发作、心电图异常、骨髓抑制或中毒性肝损害等。

【药物相互作用】　①本品与舒必利合用，有增加室性心律失常的危险，严重者可至尖端扭转心律失常。②本品与乙醇或其他中枢神经系统抑制药合用，中枢神经抑制作用增强。③本品与肾上腺素、去甲肾上腺素合用，易致阵发性高血压及心律失常。④本品与可乐定合用，后者抗高血压作用减弱。⑤本品与抗惊厥药合用，可降低抗惊厥药的作用。⑥本品与氟西汀或氟伏沙明合用，可增加两者的血浆浓度，出现惊厥，不良反应增加。⑦本品与

阿托品类合用，不良反应增加。

【注意事项】 肝、肾功能严重不全、前列腺肥大、老年或心血管疾患者慎用，严重心脏病、癫痫、青光眼、尿潴留者禁用。不得与单胺氧化酶抑制剂合用，停用单胺氧化酶抑制剂需14天后方能使用本品。患者有转向躁狂倾向应立即停药。用药期间不宜驾驶车辆、操作机械或高空作业。

2. 选择性5-HT再摄取抑制剂(SSRIs) SSRIs是临床中广泛应用的抗抑郁药，具有疗效好，不良反应小，耐受性好，服用方便等特点。主要药理作用是选择性抑制5-HT再摄取，使突触间隙5-HT含量升高而达到治疗目的。

(1)氟西汀(fluoxetine)

【药理】 氟西汀是一种选择性5-羟色胺再摄取抑制药，对其他受体，如α_1、α_2、和β-肾上腺素能；5-羟色胺能；多巴胺能；组胺能；毒蕈碱能；GABA受体几乎没有结合力。口服吸收良好，本药主要经肾排泄，氟西汀可分泌至母乳。

【临床应用】 抑郁症、强迫症和神经性贪食症。起始剂量为每日20mg，推荐的日剂量20～60mg。

【不良反应】 不良反应与中枢神经系统及消化道5-HT能兴奋有关，如头晕、焦虑、紧张、失眠、乏力、困倦、口干、多汗、震颤、兴奋、恶心、呕吐、厌食、腹泻、便秘，而抗胆碱能和心血管不良反应比TCAs轻。

【药物相互作用】 本药经CYP2D6代谢，因此与氟卡尼、恩卡尼、卡马西平及三环类抗抑郁药合用时，其起始剂量应降低至最低有效剂量。

【注意事项】 本药易发生自杀相关行为，敌对行为，青少年长期用药安全性资料很有限。

(2)帕罗西汀(paroxetine)

口服后吸收完全，主要由尿液排泄，少部分由粪便排泄。临床上用于各种类型的抑郁症，包括伴有焦虑的抑郁症及反应性抑郁症。一般剂量为每日20mg。根据病人需要加量，最大量可达50mg。本药不能与单胺氧化酶抑制剂和甲硫哒嗪合用。

3. NA与5-HT再摄取抑制药(SNRIs) SNRIs具有对NA与5-HT双重再摄取有较强的抑制作用，对DA再摄取有较弱抑制作用，但对3种神经递质的作用与剂量有关，低剂量时以DA为主，兼有轻度5-HT作用，中剂量以5-HT和NA作用为主，高剂量时NA作用最强。对M_1、H_1等作用轻微，相对不良反应亦较少。主要适用于重性抑郁、焦虑障碍及难治性抑郁障碍。

常用药物

文拉法辛(venlafaxine)

【药理】 本药及其活性代谢物是5-HT、NA再摄取的强抑制药，是多巴胺的弱抑制剂。对M胆碱受体、H_1组胺受体、α-肾上腺素能受体有明显的亲和力，而对MAO无抑制活性。本药易吸收，主要在肝内代谢，蛋白结合率低，主要通过肾排泄。

【临床应用】 本药适用于治疗各种类型抑郁症及广泛性焦虑症。推荐剂量为每天75mg，可逐步增加剂量达最佳疗效。

【不良反应】 本药的不良反应有轻躁狂、焦虑、意识模糊、感觉异常、头晕、惊厥、眩晕、震颤、出汗、口干、恶心或呕吐。

【药物相互作用】 ①与选择性5-羟色胺再摄取抑制剂或与单胺氧化酶抑制剂合用时，可引起高血压、僵硬、肌阵挛、不自主运动、焦虑不安、意识障碍，严重者可至昏迷和死亡。②β-受体阻滞药、三环类抗抑郁药可抑制本药的代谢。

【注意事项】 抗抑郁药物增加了儿童、青少年和青年自杀倾向，不宜推荐儿童患者。眼压增高或者急性闭角型青光眼的患者宜慎用。

4. 四环类 四环类抗抑郁的代表药物为米氮平，为肾上腺素α_2受体和5-HT_2和5-HT_3受体阻断药，本药起效较快。

米氮平(mirtazapine)

【药理】 本药作用于中枢的突触前α_2受体拮抗药，可以增强肾上腺素能的神经传导。与中枢的5-羟色胺受体(5-HT_2，5-HT_3)相互作用起调节5-羟色胺的功能。本药吸收迅速，在肝代谢，代谢物与母药一样有活性。

【临床应用】 用于抑郁症发作，治疗起始剂量应为15mg，有效剂量通常为每日15～45mg。

【不良反应】 常见的不良反应包括嗜睡、镇静、口干，体重增加，食欲增加，眩晕和疲乏。

【药物相互作用】 ①本药会加重乙醇和苯二氮䓬类的镇静作用。②避免与单胺氧化酶同时使用。

【注意事项】 目前尚缺乏儿童和青少年服用此药安全性资料，不推荐儿童和18岁以下青少年患者。

5. 其他

曲唑酮(trazodone)

【药理】　本药抑制了5-羟色胺(5-HT)的再吸收,并可有微弱的阻止去甲肾上腺素重吸收的作用。本药口服吸收良好,血浆蛋白结合率为85%～95%,在肝代谢,经肾排出。

【临床应用】　主要用于治疗各种类型的抑郁症和伴有抑郁症状的焦虑症以及药物依赖者戒断后的情绪障碍。初始剂量每日50～100mg,分次服用,逐步加量至理想疗效,最高剂量不超过每天400mg,分次服用。

【不良反应】　常见不良反应为嗜睡、疲乏、头昏、失眠、紧张和震颤等;以及视物模糊、口干、便秘。少见体位性低血压、心动过速、恶心、呕吐和腹部不适。

【药物相互作用】　本药可使地高辛或苯妥英的血浆浓度水平升高,会增强乙醇、巴比妥类药和其他中枢神经抑制药的作用,本药还可增强降压药的效果。

【注意事项】　本药抗抑郁作用相似于三环类和单胺氧化酶抑制药(MAO1),但对心血管系统毒性小,较适用于老年或伴有心血管疾病的病人。本药还具有中枢镇静作用和轻微的肌肉松作用,能引起血压下降,作用与剂量有关。肝功能严重受损、严重的心脏疾病或心律失常者禁用,意识障碍者不宜使用。

(三)心境稳定药

心境稳定药(mood stabilizers)又称情感稳定药(mood/affective stabilizing drugs/agents),躁狂和双相情感障碍均有治疗和预防作用。目前心境稳定药通常分成经典的和候选的。其中经典的心境稳定药包含2类:锂盐(碳酸锂、枸橼酸锂、醋酸锂、溴化锂)和抗痉挛药(丙戊酸钠、丙戊酸镁、卡马西平)。

常用药物

碳酸锂片(lithium carbonate)

【药理】　本药能抑制神经末梢Ca^{2+}依赖性的去甲肾上腺素和多巴胺释放,促进神经细胞对突触间隙中去甲肾上腺素的再摄取,增加其转化和灭活,从而使去甲肾上腺素浓度降低,还可促进5-羟色胺合成和释放,而有助于情绪稳定。口服吸收快而完全,本药大部分经肾排出。

【临床应用】　主要治疗躁狂症,对躁狂和抑郁交替发作的双相情感性精神障碍有很好的治疗和预防复发作用,对反复发作的抑郁症也有预防发作作用。也用于治疗分裂-情感性精神病。成年人用量按体重20～25mg/kg,躁狂症治疗剂量为一日600～2000mg,分2～3次饭后服用,维持剂量500～1000mg/d。

【不良反应】　常见不良反应口干、烦渴、多饮、多尿、便秘、腹泻、恶心、呕吐、上腹痛。神经系统不良反应有双手细震颤、萎靡、无力、嗜睡、视物模糊、腱反射亢进,本品可引起白细胞升高。

【药物相互作用】　①本药与吡罗昔康合用,可导致血锂浓度过高而中毒。②氨茶碱、咖啡因或碳酸氢钠可增加本药的尿排出量,降低药效。③本药可使氯丙嗪的血药浓度降低。④本药与碘化物合用,可促发甲状腺功能低下。

【注意事项】　由于锂盐治疗量和中毒量较接近,应对血锂浓度进行监测,肾功能不全者、严重心脏疾病患者不宜使用。脑器质性疾病、严重躯体疾病和低钠血症患者慎用本药。服本药期间不可用低盐饮食。长期服药者应定期检查肾功能和甲状腺功能。晚期肾病患者半衰期延长,肾衰时需调整给药剂量。

七、镇痛药与解热镇痛消炎药

疼痛是一种令人不快的感觉和情绪上的主观感受,伴有实质或潜在的组织损伤,是继体温、脉搏、呼吸、血压之后的第五生命体征。

临床中按药理作用及作用强度将镇痛药物分为两大类:一类主要作用于中枢神经系统、多用于剧烈疼痛,为中枢镇痛药;另一类作用部位不在中枢神经系统,除了镇痛作用外,还具有解热、抗炎的作用,对各种钝痛(如头痛、牙痛等)有效,临床上常用的为非甾体类消炎药(nonsteroidal antiinflammatory drugs,NSAIDS)。

(一)中枢镇痛药

中枢镇痛药(analgesics)镇痛作用强大,多用于各类剧痛,反复应用易致成瘾,又称为麻醉性镇痛药(narcotic analgesics)。典型的镇痛药为阿片生物碱类(吗啡、可待因)与人工合成品(哌替啶、芬太尼、美沙酮、二氢埃托啡等)。

1. 阿片生物碱类　常用药物吗啡和可待因。

(1)吗啡(morphine)

【药理】　本药为罂粟科植物罂粟未成熟蒴果浆汁的非类生物碱,作用于阿片受体(μ、κ、δ、σ),引起膜电位超极化,从而阻断神经冲动的传递而产生镇痛效应。

【临床应用】　用于镇痛、心源性哮喘和止泻。本品为强效镇痛药，适用于其他镇痛无效的急性锐痛，如严重创伤、战伤、烧伤、晚期癌症等疼痛。心肌梗死而血压尚正常者，应用本品可使病人镇静，并减轻心脏负担。应用于心源性哮喘可使肺水肿症状暂时有所缓解。麻醉和手术前给药可保持病人宁静进入嗜睡。因本品对平滑肌的兴奋作用较强，故不能单独用于内脏绞痛（如胆绞痛等），而应与阿托品等有效的解痉药合用。本药可口服、皮下和静脉注射，注射常用量：一次5～15mg，一日 15～40mg；极量：一次 20mg，一日 60mg。口服，一次 5～15mg，一日 15～60mg。极量：一次 30mg，一日 100mg。

【不良反应】　吗啡还有明显镇静作用；并能消除由疼痛所引起的焦虑、紧张、恐惧等情绪反应。连用 3～5d 即产生耐药性，1 周以上可成瘾，需慎用。但对于晚期中、重度癌痛病人，如果治疗适当，少见依赖及成瘾现象。吗啡能抑制咳嗽中枢，有镇咳作用，治疗量吗啡即可抑制呼吸，使呼吸频率减慢、潮气量降低。吗啡还可引起体位性低血压，其降压作用是由于它使中枢交感张力降低，外周小动脉扩张所致。此外，吗啡可抑制腺体分泌，可导致便秘。吗啡能提高膀胱括约肌张力，导致尿潴留。用量过大可致昏迷，瞳孔极度缩小，呼吸抑制，血压下降，尿少，体温低下，甚至死亡。

【药物相互作用】　①吩噻嗪类、镇静催眠药、单胺氧化酶抑制药、三环抗抑郁药、抗组胺等药可加剧吗啡的抑制作用。②本药可增强香豆素类药物的抗凝血作用。③与西咪替丁合用，可能引起呼吸暂停、精神错乱、肌肉抽搐等。

【注意事项】　①具有强大镇痛作用，对各种疼痛都有效，而对持续性慢性钝痛的效力大于间断性锐痛。②临床上吗啡治疗量吗啡引起胆道奥狄括约肌痉挛性收缩，使胆道排空受阻，胆囊内压力明显提高，可导致上腹不适甚至胆绞痛，因此不适合于胆绞痛患者。③吗啡过量可致急性中毒，成年人中毒量为 60mg，致死量为 250mg。对于重度癌痛病人，吗啡使用量可超过上述剂量（即不受药典中关于吗啡极量的限制）。中毒解救：可采用人工呼吸、给氧、给予升压药提高血压，β-肾上腺素受体阻滞药减慢心率、补充液体维持循环功能。静脉注射拮抗药纳洛酮 0.005～0.01mg/kg，成年人 0.4mg。亦可用烯丙吗啡作为拮抗药。

（2）可待因（codeine）：可待因的镇痛作用仅为吗啡的 1/12。镇咳作用为其 1/4。持续时间则与吗啡相似。镇静作用不明显。欣快症及成瘾性也弱于吗啡。在镇咳剂量时，对呼吸中枢抑制轻微，又无明显便秘、尿潴留及体位性低血压的副作用。临床上，可待因用于中等程度疼痛，与解热镇痛药合用有协同作用，可待因也是典型的中枢性镇咳药。

2. 人工合成镇痛药　哌替啶、阿法罗定（安那度）、芬太尼、美沙酮、喷他佐辛、二氢埃托啡等药是人工合成的镇痛药，它们的成瘾性均较吗啡轻。

（1）哌替啶（pethidine）

【药理】　作用于中枢神经系统的阿片受体而发挥作用，镇痛效力弱于吗啡，本药作用时间短，不引起便秘，也无止泻作用。能引起胆道括约肌痉挛，提高胆道内压力，但比吗啡弱。皮下或肌内注射后 10min 可产生镇静、镇痛作用，但持续时间比吗啡短，仅 2～4h。

【临床应用】　本品为强效镇痛药，适用于各种剧痛，如创伤性疼痛、手术后疼痛、麻醉前用药。对内脏绞痛应与阿托品配伍应用。用于分娩镇痛时，须监护本品对新生儿的抑制呼吸作用。麻醉前给药、人工冬眠时，常与氯丙嗪、异丙嗪组成人工冬眠合剂应用。用于心源性哮喘，有利于肺水肿的消除。慢性重度疼痛的晚期癌症患者不宜长期使用本品。①镇痛：注射，成年人一次 25～100mg，一日 100～400mg；极量：一次 150mg；一日 600mg。静脉注射成年人一次按体重以 0.3mg/kg 为限。②分娩镇痛：阵痛开始时肌内注射，常用量：25～50mg；每 4～6h 按需重复；极量：一次量以 50～100mg 为限。

【不良反应】　治疗剂量时可出现轻度的眩晕、出汗、口干、恶心、呕吐、心动过速及体位性低血压等。

【药物相互作用】　本药能促进双香豆素等抗凝血药物的效果。

【注意事项】　治疗量对支气管平滑肌无影响，大剂量则引起收缩。对妊娠末期子宫，不拮抗缩宫素兴奋子宫的作用，不延缓产程。由于其产生毒性代谢物去甲哌替啶可在体内蓄积，因此不推荐癌性疼痛的长期治疗。同样可抑制呼吸，也能使体内 CO_2 蓄积，脑血管扩张，而致脑脊液压力升高。室上性心动过速、颅脑损伤、颅内占位性病变、慢性阻塞性肺疾患、支气管哮喘、严重肺功能不全等不宜使用。室上性心动过速、颅脑损伤、颅内占位性病变、慢性阻塞性肺疾患、支气管哮喘、严重肺功能不全等禁用。严禁与单胺氧化酶抑制药同用。

(2)芬太尼(fentanyl):芬太尼镇痛作用较吗啡强100倍,可用于各种剧痛。本药成瘾性小,与全身麻醉药或局部麻醉药合用,可减少麻醉药用量。不良反应有眩晕、恶心、呕吐及胆道括约肌痉挛。大剂量产生明显肌肉僵直,纳洛酮能对抗之。静脉注射过速易抑制呼吸,应加注意。禁用于支气管哮喘、颅脑肿瘤或颅脑外伤引起昏迷患者以及2岁以下小儿。

(3)二氢埃托啡(dihydroetorphine):二氢埃托啡为吗啡受体激动药,是强效镇痛药,但时间短暂,仅2h左右。小剂量间断用药不易产生耐受性,大剂量持续用药易出现耐受性。它也可成瘾,但较吗啡轻。常用于镇痛或吗啡类毒品成瘾者的戒毒。

(二)解热镇痛消炎药

解热镇痛消炎药(antipyretic-analgesic and anti-inflammatory drugs,NSAIDs)是一类具有解热镇痛、且大多数还有消炎、抗风湿作用的药物,由于化学结构与甾体激素不同,故又称非甾体消炎药。常按化学结构可分为水杨酸类、苯胺类、吡唑酮类和有机酸类四类。根据对环加氧酶(COX)的选择性不同,分为非选择和选择性COX-2非甾体消炎药。

【药理】　解热镇痛药作用非常广泛,具有以下药理作用:①解热作用:通过抑制COX减少前列腺素(prostaglandin,PG)合成发挥解热作用。②镇痛作用:非甾体消炎药可防止炎症时PG的合成,具有中等程度的镇痛作用,对慢性钝痛特别是炎性疼痛效果较好,临床常用于头痛、牙痛、神经痛、肌肉关节痛及月经痛等,久用不易成瘾,对严重创伤性剧痛及内脏平滑肌绞痛无效。③消炎、抗风湿作用:本类药物除对乙酰氨基酚外,均能通过抑制PG合成,显著地抑制炎性渗出,减少红、肿、热、痛的的作用,临床用于风湿性及类风湿关节炎的治疗,但不能根治。

【临床应用】　用于普通感冒或流行感冒引起的发热,也用于缓解轻中度疼痛如头痛、关节痛、偏头痛、牙痛、肌肉痛、神经痛、痛经及用于缓解骨关节炎、类风湿关节炎的症状和体征。本类药物口服吸收良好,布洛芬、对乙酰氨基酚半衰期短,宜选择缓释剂型。

【不良反应】　①胃肠道反应:损伤胃黏膜而致药物性胃炎、胃出血及加重溃疡,服用肠溶片或饭后使用或同服抗酸药、质子泵抑制药或选择COX_2抑制药可减轻上述反应。②凝血障碍:由于本药抑制血小板聚集使出血时间延长,大剂量(5g/d)或者长期服用还可抑制凝血酶原形成,造成出血倾向。可采用维生素K预防。严重肝损害、低凝血酶原血症,维生素K缺乏患者禁用,术前一周宜停用,以防出血。③过敏反应:有些患者可发生"阿司匹林哮喘",用肾上腺素治疗无效,少数患者可出现荨麻疹,血管神经性水肿,过敏性休克,其机制可能是PG合成受阻后,使花生四烯酸代谢的另一条途径白三烯(LTs)生成增加,LTs有较强的收缩支气管作用,因此,哮喘患者禁用。④水杨酸反应:大剂量(5g/d)时可出现头痛、眩晕、恶心、呕吐、耳鸣,甚至精神错乱等,需立即停药并静滴碳酸氢钠碱化尿液,加速其排泄。

【药物相互作用】　本类药物会减弱血管紧张素转化酶(ACE)抑制药和血管紧张素Ⅱ拮抗药的抗高血压作用,增强华法林的抗凝血效果。

【注意事项】　本类药物可引起严重心血管血栓性不良事件、心肌梗死和卒中的风险增加。本类药物可导致高血压或使其加重。冠状动脉搭桥手术、消化道溃疡/出血、重度心力衰竭患者不宜使用本类药物。

常用药物

1. 布洛芬(ibuprofen)　本药口服易吸收,血浆蛋白结合率为99%,半衰期短,主要在肝内代谢,主要经肾排出,是临床中最常用的解热、镇痛和消炎药物。

2. 乙酰氨基酚(paracetamol)　本药能抑制前列腺素的合成,具有解热、镇痛作用。成年人口服一次0.5g,若持续发热或疼痛,可间隔4～6h重复用药一次,24h内不得超过4次。

3. 塞来昔布(celebrex)　本药为选择性COX-2抑制药,对胃肠道的刺激小,口服吸收缓慢,主要在肝通过CYP2C9代谢。本药推荐剂量为200mg,分1次或2次口服。磺胺过敏者禁用,冠状动脉搭桥手术、活动性消化道溃疡/出血、重度心力衰竭患者不宜使用。

八、全身麻醉药

全身麻醉药(general anaesthetics)是一类作用于中枢神经系统、能可逆性引起意识、感觉(特别是痛觉)和反射消失的药物。是外科手术前麻醉最重要的药物。临床常用的全身麻醉药包括吸入性麻

醉药和静脉麻醉药

(一)吸入性麻醉药

吸入性麻醉药(inhalation anaesthetics)是具有挥发性液态或气态药物,吸入性麻醉药通过肺泡经动脉入血到达脑组织,进入脑组织后,阻断突触传递功能,发挥全身麻醉作用。其具体机制尚未完全阐明,脂溶性学说认为吸入性麻醉药溶入细胞膜的脂质层,使脂质分子排列紊乱,膜蛋白质及钠、钾通道发生结构与功能上的改变,从而抑制神经细胞除极,进而抑制神经冲动的传递,导致全身麻醉。因此,吸入性麻醉药的作用与其脂溶性之间有明确的相关性,即脂溶性越高,麻醉作用越强。也有研究表明,麻醉药还可与 $GABA_A$受体的特殊位点结合,提高 $GABA_A$受体对 GABA 的敏感性,使 Cl^- 通道开放,引起神经细胞膜超极化,产生中枢抑制作用。麻醉药物的作用时间受脑/血和血/气分布系数的影响,脑/血比值大,易进入脑组织,其麻醉作用较强。呼入性麻醉药主要经肺以原型排出,肺通气量大及脑/血和血/气分布系数低的药物较易排出。

常用药物

1. 七氟烷(sevoflurane)

【药理】 阻断突触传递功能,发挥全身麻醉作用,人体中只有不到5%的七氟烷吸收后会被代谢,本药血/气分配系数低,停止吸入经肺快速并广泛的清除,少量代谢产物随尿液排泄。

【临床应用】 适用于成年人和儿科患者的院内手术及门诊手术的全身麻醉的诱导和维持。诱导:以七氟烷和氧气混合诱导,浓度为 0.5%~5.0%。维持:采用最小的有效浓度维持麻醉状态,通常浓度为 4.0%以下。

【不良反应】 与所有的吸入痳醉剂一样,七氟烷可导致药量相关性心肺功能低下,不良反应大多轻度到中度,而且是暂时的,恶心和呕吐在术后最常见的。

【药物相互作用】 本药与肾上腺素制剂合用可诱发心律失常,可增强肌松药、降压药物的效果,与地尔硫䓬合用可致心动过缓,房室传导阻滞和心搏骤停。

【注意事项】 本药血/气分配系数低,对呼吸系统影响小,不刺激儿茶酚胺的释放,对心率几乎无影响,诱发心律失常的比例小。七氟烷能保持冠状动脉的功能,临床无异氟烷的“冠状动脉盗血现象”,对高龄及心肌缺血的手术患者更具安全性。本药禁用于对本药过敏和已知或怀疑有恶性高热遗传史的患者。

2. 麻醉乙醚(anesthetic ether) 为无色澄明易挥发的液体,有特异臭味,易燃易爆,易氧化生成过氧化物及乙醛,使毒性增加。麻醉浓度的乙醚对呼吸功能和血压几乎无影响,对心、肝、肾的毒性也小。乙醚尚有箭毒样作用,故肌肉松弛作用较强。但此药的诱导期和苏醒期较长,易发生意外,现已少用。

3. 氟烷(halothane) 为无色透明液体,不燃不爆,但化学性质不稳定。氟烷的最小肺泡浓度(minimal alveolar concentration, MAC)仅为0.75%,麻醉作用强,血/气分布系数也较小,故诱导期短,苏醒快,但氟烷的肌肉松弛和镇痛作用较弱;本品使脑血管扩张,升高颅内压;本药增加心肌对儿茶酚胺的敏感性,可诱发心律失常等。反复应用可致肝炎或肝坏死,应予警惕。本药使子宫肌松弛常致产后出血,禁用于难产或剖宫产病人。

4. 恩氟烷(enflurane)及异氟烷(isoflurane) 两者为同分异构物,和氟烷比较,MAC 稍大,麻醉诱导平稳、迅速和舒适,苏醒也快,肌肉松弛良好,不增加心肌对儿茶酚胺的敏感性。反复使用无明显副作用,偶有恶心呕吐。是目前较为常用的吸入性麻醉药。

5. 地氟烷(desflurane) 本药麻醉性能较弱,MAC 高达 6%,血/气分配系数低(0.45),使用地氟烷维持麻醉后,患者苏醒最快,苏醒后恶心和呕吐发生率较低,适用于短小手术和门诊手术的病人。本药不增加心肌对外源性儿茶酚胺的敏感性,对心肌收缩力无明显抑制,对心率和血压影响轻,对肝肾无毒性作用。本药有较强的呼吸道刺激作用,不宜用于全身麻醉的诱导。

6. 氧化亚氮(nitrous oxide) 又名笑气,为无色、味甜、无刺激的液态气体,性质稳定,不燃不爆。用于麻醉时,患者感觉舒适愉快,镇痛作用强,停药后苏醒较快,对呼吸和肝、肾功能无不良影响。但对心肌略有抑制作用。氧化亚氮的 MAC 值超过100,麻醉效能很低,需与其他麻醉药配伍方可达满意的麻醉效果;血/气分布系数低,诱导期短,主要用于诱导麻醉或与其他全身麻醉药配伍使用。

(二)静脉麻醉药

静脉麻醉药使用简便易行,麻醉速度快,药物经静脉注射后到达脑内即可产生麻醉,诱导期不明显。因麻醉较浅,主要用于诱导麻醉。若单独应用只适用于小手术及某些外科处理。

1. 丙泊酚(propofol)

【药理】　本药是一种起效迅速的短效全身静脉麻醉药，起效时间为30～40s。作用时间短，苏醒迅速，对呼吸道无刺激，可降低脑代谢率和颅内压。

【临床应用】　用于全麻诱导、维持麻醉及镇静催眠辅助用药。给药剂量和速度必须个体化，麻醉诱导，每10s为20～40mg，麻醉维持，常规剂量按体重计每小时4～12mg/kg。

【不良反应】　主要不良反应为对心血管和呼吸系统有抑制作用，注射过快可出现呼吸和(或)心搏骤停，血压下降等。

【药物相互作用】　本药与苯二氮䓬类药物、副交感神经阻滞药或吸入麻醉药合用可延长麻醉时间并降低呼吸频率。阿片类药物作为术前用药后，使用本药时可能发生呼吸暂停，与琥珀胆碱或新斯的明合用后，可能出现心动过缓或心搏骤停。

【注意事项】　衰弱及老年患者，心、肺、肾或肝受损患者，有低血容量或癫痫病史的患者，应减慢给药，心血管或呼吸功能不全及低血容量患者应予以纠正后再使用本药。对本药及大豆或花生过敏者慎用。

2. 硫喷妥钠(thiopental sodium)　脂溶性高，麻醉作用很快，但作用维持时间短暂，加之镇痛效果差，肌肉松弛不完全，临床上主要用于诱导麻醉，基础麻醉和短时小手术的麻醉。支气管哮喘者禁用。

3. 氯胺酮(ketamine)　为中枢兴奋性氨基酸递质NMDA受体的特异性阻断药，可阻断痛觉传导，同时又兴奋脑干及边缘系统。引起痛觉消失而仍有部分意识存在，称为分离麻醉，氯胺酮麻醉可致视觉异常，包括视物变形、幻视，对心血管具有明显兴奋作用。临床主要用于体表小手术。

4. 依托咪酯(etomidate)　生效快，持续时间短，强度约为硫喷妥钠的12倍。对心血管影响小，可用于诱导麻醉。大剂量注射本药可有呼吸抑制。应用本药后可出现阵挛性肌收缩，恢复期出现恶心、呕吐症状。

5. 羟丁酸钠(hydroxybutyrate)　对心血管影响小，适用于老年人、儿童及神经外科手术、外伤、烧伤患者的麻醉。肌肉松弛不好，常需与肌松药、地西泮合用。另外还用于诱导麻醉。严重高血压、心脏房室传导阻滞及癫痫患者禁用。

(李焕德　刘艺平)

第四节　作用于内分泌系统的药物

一、肾上腺皮质激素类药物

(一)糖皮质激素

糖皮质激素主要由肾上腺皮质的束状带合成，作用广泛而复杂。生理剂量的糖皮质激素主要影响物质代谢，缺乏会造成代谢失调甚至死亡；药理剂量还具有抗炎、免疫抑制和抗休克等多种作用，使用不当或长期大剂量使用可引起多种不良反应，甚至危及生命。根据作用持续时间可分为短效(如氢化可的松、可的松)、中效(如泼尼松、泼尼松龙、甲泼尼龙、曲安西龙)和长效(如地塞米松、倍他米松)糖皮质激素。

1. 氢化可的松(hydrocortisone)

【药理】　氢化可的松是天然的短效糖皮质激素，通过弥散作用进入靶细胞，与其受体结合并激活类固醇-受体复合物作为基因转录的激活因子，以二聚体的形式与DNA上特异性序列结合，调控基因转录，合成相应的蛋白质以实现其生理和药理作用。生理剂量时，影响物质代谢，如增加糖原含量并升高血糖、加速蛋白质分解并增加尿中氮的排泄(大剂量时抑制蛋白质合成)、促使皮下脂肪分解并重新分布等，也具有较弱的盐皮质激素样作用；药理剂量还具有抗炎、免疫抑制、抗毒素、抗休克、刺激骨髓造血功能等作用，并可减轻结缔组织病理性增生、提高中枢神经系统兴奋性和促进胃酸及胃蛋白酶分泌等。本药口服吸收迅速，服药后约1h血药浓度达峰值，90%以上与血浆蛋白结合，主要在肝代谢，大多数代谢产物与葡萄糖醛酸结合，极少量以原型经尿液排泄。

【临床应用】　用于原发性或继发性肾上腺皮质功能减退症及合成糖皮质激素所需酶系缺陷导致的各型肾上腺皮质增生症的替代治疗，也用于自身免疫性、过敏性、炎症性、器官移植后排斥反应、休克、血液系统等疾病的治疗。替代治疗时，通常每天口服20～30mg；治疗其他疾病时，通常每天口服60～120mg，维持剂量为每天20～40mg。静脉滴注每次100～200mg，特殊危重患者每天可用至1000～2000mg。

【不良反应】 替代治疗未见明显不良反应。大剂量或长期使用可引起医源性肾上腺皮质功能亢进、诱发或加重感染及消化道溃疡、高血压、动脉粥样硬化、骨质疏松、肌肉萎缩、伤口愈合迟缓、糖尿病等。少数患者可诱发胰腺炎或脂肪肝。

【药物相互作用】 与非甾体类消炎药合用，增强本药的消炎作用，但可能加剧致溃疡作用；雌激素或孕激素增强其治疗作用和不良反应；与抗胆碱药物长期合用可致眼压升高；三环类抗抑郁药加重本药引起的精神症状；与单胺氧化酶抑制药合用可诱发高血压危象；与免疫抑制药合用增加感染的危险性；与两性霉素B和碳酸酐酶抑制药合用可致严重低血钾，长期与碳酸酐酶抑制药合用易致低血钙和骨质疏松；苯妥英钠和苯巴比妥加速本药的代谢；可抑制生长激素的促生长作用、降低奎宁的抗疟作用；考来烯胺和考来替泊减少本药的吸收；甲状腺激素、麻黄碱、利福平等药物增加其代谢；与拟胆碱药合用增强后者的疗效；可使氨茶碱血药浓度升高；与强心苷合用，增加洋地黄毒性和心律失常的发生；增强异丙肾上腺素的心脏毒性；降低抗凝血药、神经肌肉阻滞药的作用；促进异烟肼、美西律在体内的代谢。

【注意事项】

(1)禁用于严重精神病(过去或现在)和癫痫、活动性消化溃疡、新近胃肠吻合手术、骨折、创伤修复期、角膜溃疡、肾上腺皮质功能亢进、严重高血压及糖尿病、孕妇、感染未控制等患者。

(2)长期服药需停药时，建议逐量递减，不可突然停药。

(3)用药前后及用药过程中应注意监测：①血糖、尿糖或糖耐量试验；②小儿生长发育情况；③定期检查白内障、青光眼或眼部感染的发生；④血电解质和大便隐血；⑤血压和骨密度，尤其是老年患者。

2. 泼尼松(prednisone) 为人工合成的中效糖皮质激素，在肝脏内转化为泼尼松龙才具有药理活性，其水钠潴留及排钾作用弱于可的松，消炎、抗过敏作用较强，对下丘脑-垂体-肾上腺轴抑制作用较强。

3. 甲泼尼龙(methylprednisolone) 为人工合成的中效糖皮质激素，消炎作用强于氢化可的松，对水盐代谢影响弱于氢化可的松。本药口服、水溶性制剂静脉注射起效较快，醋酸酯作用较持久，主要在肝代谢，也可经肾等组织代谢，代谢产物随尿液排出，大剂量给药时可致心律失常。

4. 地塞米松(dexamethasone) 为人工合成的长效糖皮质激素，水钠潴留和促进排钾作用较弱。本药口服吸收良好，易通过胎盘屏障，对下丘脑-垂体-肾上腺轴抑制作用较强，较大剂量时易致糖尿、类库欣综合征和精神症状等。

(二)盐皮质激素

盐皮质激素主要在肾上腺皮质的球状带合成，对维持机体正常的水、电解质代谢起重要作用，包括醛固酮(aldosterone)和去氧皮质酮(desoxycorticosterone)。去氧皮质酮与肾远曲小管上皮细胞内受体结合后进入细胞核，作用于染色质DNA，生成醛固酮诱导蛋白质(aldosterone induced protein，AIP)，使上皮钠通道(epithelial sodium channel，ENaC)活性增加，表现为开放频率及数目的增加，使肾小管细胞膜对Na^+重吸收增加。去氧皮质酮在肠道内易被破坏，肌内注射吸收良好，在体内代谢为孕二醇，经尿液排出，常与氢化可的松合用作为慢性肾上腺皮质功能减退症的替代治疗药物。

二、甲状腺激素及抗甲状腺药物

(一)甲状腺激素

甲状腺激素包括四碘甲状腺原氨酸(即甲状腺素，thyroxine，T_4)和三碘甲状腺原氨酸(triiodothyronine，T_3)。在外周组织，T_4经脱碘反应生成活性更强的T_3。甲状腺功能减退症通常使用左甲状腺素替代治疗，T_3因起效快、作用强、作用维持时间短，一般仅在黏液水肿性昏迷时使用。

左甲状腺素(levothyroxine)

【药理】 血液中T_4与血浆蛋白解离，进入细胞核内与甲状腺激素受体(thyroid hormone receptor，TR)结合，启动靶基因的转录，促进mRNA的生成，加速相关蛋白质和酶的生成而产生生理效应，还可通过"非基因作用"，影响转录后的过程、能量代谢和膜转运功能等。本药对人体正常代谢和生长发育有重要影响，特别是婴幼儿中枢神经系统发育，并可通过诱导新生蛋白质合成，调节蛋白质、糖、脂肪及水、盐和维生素的代谢。本药口服后经胃肠道吸收，约99%与血浆蛋白结合，主要在肝脏代谢，肾脏排泄，部分与葡萄糖醛酸、硫酸结合后经胆汁排泄。

【临床应用】　主要用于甲状腺功能减退症的长期替代治疗，也用于单纯性甲状腺肿、甲状腺肿切除术后预防甲状腺肿复发、慢性淋巴细胞性甲状腺炎和甲状腺癌术后抑制及替代治疗。口服给药，成年人通常起始剂量为每天25～100μg，每隔2～4周增加25～50μg，一般维持剂量为50～200μg。老年人及伴有心脑血管疾病患者起始剂量宜小，增加剂量宜慢。

【不良反应】　本药过量可出现心动过速、心悸、心绞痛、心律失常、头痛、震颤、坐立不安、失眠、骨骼肌痉挛、肌无力、多汗、潮红、发热、呕吐、腹泻、体质量减轻和月经紊乱等，减量或停药数日后可逐渐消失。部分超敏患者可出现过敏反应。

【药物相互作用】　抗惊厥药可加快本药代谢，本药亦可增加苯妥英钠的血药浓度；胆汁酸多价螯合剂及含多价离子的药物可减少其吸收；可增强拟交感神经、三环类抗抑郁药的作用；与氯胺酮合用可引起血压升高和心动过速；可增强抗凝血药物（如双香豆素）的抗凝作用。

【注意事项】

（1）禁用于肾上腺功能不全、冠心病、心绞痛、动脉硬化和高血压等疾病的患者，或上述疾病未经治疗者。急性心肌梗死、急性心肌炎、急性全心炎、非甲状腺功能减退性心衰、快速性心律失常患者禁用。

（2）妊娠期间无需停药。高剂量使用时，乳汁中本药含量不会导致婴儿发生甲状腺功能亢进或促甲状腺激素分泌被抑制。

（3）本药应于早餐前30min，空腹将一日剂量一次性服用。通常从小剂量开始，逐渐增加至适宜的替代剂量。

（4）治疗期间应密切监测甲状腺功能。

（二）抗甲状腺药物

抗甲状腺药物是治疗甲状腺功能亢进症的方法之一，常用硫脲类药物，其他药物包括碘及碘化物、放射性碘和β受体阻断剂等。硫脲类药物根据化学结构分为：①硫氧嘧啶类，包括甲硫氧嘧啶（methylthiouracil，MTU）和丙硫氧嘧啶（propylthiouracil，PTU）；②咪唑类，包括甲巯咪唑（thiamazole，又称他巴唑）和卡比马唑（carbimazole，又称甲亢平），它们的作用机制基本相似。

1. *甲巯咪唑*（thiamazole）

【药理】　甲巯咪唑通过抑制甲状腺内过氧化物酶的作用，进而抑制T_4的合成，不能抑制或对抗已合成激素的作用，只有当体内已合成激素耗竭后，才能显示其效应。本药口服后经胃肠道迅速吸收，主要浓集于甲状腺，不与血浆蛋白结合，可通过胎盘屏障，也可经乳汁分泌，原药及其代谢产物主要经尿液排泄。

【临床应用】　主要用于甲状腺功能亢进症的治疗，成年人口服给药，通常每天15～40mg，单次或分次服用，维持剂量为每天5～10mg。

【不良反应】　常见皮疹、皮肤瘙痒和白细胞减少等，可见味觉异常、恶心、呕吐、上腹不适、关节痛、脉管炎、红斑狼疮样综合征和肝功能异常等，较少见严重的粒细胞缺乏。

【药物相互作用】　可降低抗凝血药物的疗效，合用时应密切监测；对氨基水杨酸、保泰松、巴比妥类、酚妥拉明、妥拉唑林、维生素B_{12}、磺胺及磺酰脲类药物可能抑制甲状腺功能，引起甲状腺肿大，合用时需注意。

【注意事项】

（1）结节性甲状腺肿合并甲状腺功能亢进、甲状腺癌患者禁用。

（2）孕妇用药应谨慎，必要时可使用最小有效量。可经乳汁分泌，服药时应暂停哺乳。

（3）用药过程中如出现咽痛、发热等不适，需根据白细胞计数等指标做相应处理。

（4）治疗过程中应定期监测血常规、肝功能和甲状腺功能等。

2. *丙硫氧嘧啶*（propylthiouracil）　除抑制T_4在甲状腺的合成，还可抑制T_4在外周组织脱碘生成T_3，可用于甲状腺危象的治疗。本药可通过胎盘屏障，但较甲巯咪唑少，主要在肝代谢后由尿液排出，也可经乳汁排出。

三、治疗糖尿病药物

（一）胰岛素

胰岛素由两条多肽链组成，A链含有21个氨基酸残基，B链含有30个氨基酸残基，通过两个二硫键以共价键相连。胰岛素是控制高血糖的重要手段，1型糖尿病患者依靠胰岛素维持生命，2型糖尿病患者在口服降糖药物失效或存在使用禁忌时，也需使用胰岛素控制血糖。

胰岛素（insulin）

【药理】　胰岛素属于多肽类激素，通过与其受体结合，引起细胞内蛋白质的连续磷酸化而产生生物学效应，促进脂肪、糖原、核酸和蛋白质的合成，促进糖原的储存和氨基酸的转运，抑制蛋白质分解，并可加快心率、增强心肌收缩力和减少肾血流量等。本药口服无效，必须注射给药，皮下注射吸收快，主要在肝、肾灭活，经谷胱甘肽转氨酶还原二硫键，再由蛋白水解酶水解成短肽或氨基酸，也可经肾胰岛素酶水解，10％以原型由尿液排出。

【临床应用】 主要用于1型糖尿病、2型糖尿病经饮食或口服降糖药未控制、2型糖尿病初始治疗需迅速控制血糖、糖尿病急性和严重并发症的患者。常用的胰岛素制剂根据作用特点，可分为超短效胰岛素类似物、短效胰岛素、中效胰岛素、长效胰岛素及类似物、预混胰岛素及类似物，详见表2-6。

表2-6 常用胰岛素制剂的作用特点

胰岛素制剂	起效时间	峰值时间	作用持续时间
超短效胰岛素类似物			
门冬胰岛素	10～15min	1～2h	4～6h
赖脯胰岛素	10～15min	1.0～1.5h	4～5h
短效胰岛素			
正规人胰岛素	15～60min	2～4h	5～8h
中效胰岛素			
低精蛋白锌胰岛素	2.5～3.0h	5～7h	13～16h
长效胰岛素			
精蛋白锌胰岛素	3～4h	8～10h	长达20h
长效胰岛素类似物			
甘精胰岛素	2～3h	无峰值	长达30h
地特胰岛素	3～4h	3～14h	长达24h
预混胰岛素			
预混人胰岛素30R	0.5h	2～12h	14～24h
预混人胰岛素50R	0.5h	2～3h	10～24h
预混胰岛素类似物			
预混门冬胰岛素30	10～20min	1～4h	14～24h
预混赖脯胰岛素25	15min	30～70min	16～24h
预混赖脯胰岛素50	15min	30～70min	16～24h

临床上常用的胰岛素治疗方案有每天1～2次基础胰岛素联合口服药物、每天2～3次预混胰岛素(仅预混门冬胰岛素30注射液可每天注射3次)、基础-餐时胰岛素方案。基础胰岛素每天固定时间点注射，以提供一个维持全天的、低的胰岛素基础浓度，主要用于控制空腹血糖，包括中效胰岛素、长效胰岛素及类似物，其中精蛋白锌胰岛素因作用维持时间不稳定，临床上已不再使用；预混胰岛素通常每天早餐前、晚餐前注射2次，以控制全天血糖水平，但是预混门冬胰岛素30注射液可每天注射3次；餐时胰岛素需在餐前特定时间内注射，因起效快、作用维持时间短，主要用于餐后血糖的控制，包括超短效胰岛素类似物和短效胰岛素。胰岛素制剂起始剂量通常为每天0.2～0.4U/kg，根据患者血糖情况调整剂量，每天平均剂量为0.5～1.0U/kg。

【不良反应】 低血糖是最常见的不良反应，严重者可出现昏迷、休克、脑损伤，甚至死亡。过敏反应较多见，一般反应轻微，偶可引起过敏性休克。胰岛素还可引起注射部位脂肪萎缩，女性常见。

【药物相互作用】 与口服降糖药物有协同作用；雄激素、单胺氧化酶抑制剂、非甾体类消炎药可增强其降血糖作用；抗凝血药、水杨酸盐、磺胺类药物、甲氨蝶呤与胰岛素竞争性结合血浆蛋白，使游离胰岛素水平升高；氯喹、奎尼丁、奎宁可延缓胰岛素的降解，使血液中胰岛素浓度升高；奥曲肽与胰岛素初始合用时，注意减少胰岛素剂量。

【注意事项】

(1)禁用于对胰岛素及制剂中任何成分过敏者和低血糖症患者。

(2)妊娠期妇女首选人胰岛素控制血糖，初步研究显示赖脯胰岛素、门冬胰岛素也是安全有效的。哺乳期妇女使用胰岛素对婴儿无影响，但可能需要减少胰岛素用量。

(3)用药期间应定期监测血糖、尿糖、糖化血红蛋白、尿常规、肾功能、眼底、血压和心电图等。

(二)双胍类

临床上使用的双胍类药物仅有二甲双胍。二甲双胍降血糖的作用机制较复杂，尚未完全清楚，是2型糖尿病患者控制血糖的一线药物和联合用药中的基础药物。此外，二甲双胍还可减少肥胖型2型糖尿病患者心血管事件和死亡。

二甲双胍(metformin)

【药理】 二甲双胍降低血糖水平主要是由于减少肝脏葡萄糖的生成和增加肌肉、脂肪中胰岛素的作用，还可减少小肠对葡萄糖的吸收。口服后由小肠吸收，生物利用度为50%～60%，很少与血浆蛋白结合，主要以原型经尿液排泄，肾功能不全时可导致药物蓄积。

【临床应用】 用于单纯饮食治疗效果不佳的2型糖尿病患者。成年人口服给药，初始每次0.25g，每天2～3次，根据疗效逐渐增加剂量，一般每天1～1.5g，最大剂量不超过2.0g。

【不良反应】 常见食欲下降、恶心、腹部不适和腹泻等胃肠道反应，单用不引起低血糖，罕见乳酸性酸中毒。

【药物相互作用】 西咪替丁可增加其生物利用度，减少肾清除率；与呋塞米合用时，增加其AUC，呋塞米的峰浓度和AUC均下降，终末半衰期缩短；树脂可减少其在胃肠道吸收；经肾小管排泄的阳离子药物，如地高辛、吗啡、雷尼替丁、甲氧苄啶和万古霉素等，理论上可与本药在肾小管竞争转运，合用时建议密切监测；可增强抗凝血药(如华法林)的抗凝血作用；与磺脲类药物、胰岛素合用，有协同作用。

【注意事项】

(1)禁用于肝肾功能不全、严重感染、缺氧或接受大手术等疾病的患者。

(2)10岁以下儿童不推荐使用；老年患者肾功能可能减退，易出现乳酸性酸中毒，用量宜酌减，65岁以上患者用药时应谨慎，80岁以上者只有在肌酐清除率正常时方可使用；妊娠和哺乳期妇女禁用。

(3)患者需要静脉注射碘化造影剂时，应暂停使用本药。

(4)用药期间定期监测空腹血糖、尿糖、尿酮体和肝肾功能等。对有维生素B_{12}摄入或吸收不足倾向的患者，每年监测血常规，每2～3年监测血清维生素B_{12}水平。

(三)磺脲类药物

磺脲类药物属于促胰岛素分泌剂，通过刺激胰岛β细胞分泌胰岛素，增加体内胰岛素水平而降低血糖。磺脲类药物是控制2型糖尿病患者高血糖的主要药物，常用药物有格列本脲、格列喹酮、格列齐特、格列吡嗪、格列本脲等。

1. 格列本脲(glibenclamide)

【药理】 本药与胰岛β细胞膜上的磺酰脲受体结合，使K^+通道关闭，引起膜电位改变，引起Ca^{2+}通道开放，细胞内Ca^{2+}浓度升高，促进胰岛素分泌，发挥降血糖作用，还具有改善外周组织对胰岛素抵抗的“胰外效应”。本药可降低大多数2型糖尿病患者的空腹血糖、餐后血糖及糖化血红蛋白。口服吸收快，血浆蛋白结合率为95%，主要在肝代谢，主要代谢产物也具有刺激胰岛素分泌的作用，以原形和代谢产物经肝、肾排泄各约50%。

【临床应用】 用于饮食控制效果不佳且胰岛功能尚存的2型糖尿病患者。成年人口服给药，初始剂量为每天1.25～5mg，根据患者血糖水平调整剂量，可每周增加2.5mg，通常每天使用5～10mg，最大用量不超过15mg。

【不良反应】 主要不良反应为低血糖和体重增加，常见皮肤过敏、胃肠道不适、嗜睡等，少见黄疸、肝功能异常、贫血、血小板减少、白细胞减少甚至粒细胞缺乏等，偶见剥脱性皮炎。

【药物相互作用】 本药血浆蛋白结合率高，与保泰松、水杨酸钠、吲哚美辛、青霉素和双香豆素等药物合用使游离药物浓度升高易致低血糖；氯丙嗪、糖皮质激素、噻嗪类利尿药、口服避孕药可降低本药的降血糖作用。

【注意事项】

(1)禁用于对本药或其他磺酰脲类药物或磺胺类药物过敏、确诊的1型糖尿病、严重肝肾疾病和伴有酮症酸中毒、昏迷、严重烧伤、感染、外伤和重大手术等应激情况的患者。

(2)不推荐儿童和哺乳期妇女使用，孕妇禁用。

(3)如漏服应尽快补服，若接近下次服药时间，则不需要补服或加倍服药。

(4)本药餐前服用效果较好，但为减少胃肠道反应，也可于进餐时服用。

(5)用药期间定期监测血糖、尿糖、糖化血红蛋白、血常规和肝肾功能等，并进行眼科检查。

2. 格列喹酮(gliquidone) 口服吸收快，主要经肝代谢，代谢产物几乎无降血糖活性，由胆汁分泌进入肠道，随粪便排出，仅5%经肾排泄。适用于病程短、病情较轻的2型糖尿病患者，也适用于轻、中度肾功能不全者。成年人口服给药，起始剂量为每天15～30mg，根据血糖水平逐渐加量，日最大剂量不超过180mg。哺乳期妇女禁用。

3. 格列齐特(gliclazide) 降糖作用略弱于格列本脲，作用时间较短，低血糖发生率低且轻，尚可减少血小板黏附和聚集、降低血栓素水平、增加内皮细胞纤维蛋白溶解酶原活性，从而增强纤维蛋白降解能力。本药口服吸收较快，主要经过肝代谢失活，肾排泄率低于格列本脲，可用于轻、中度肾功能不全患者。成年人口服给药，起始剂量为每次80mg，每天2次；也可每次40mg，三餐前服用，每天使用不超过320mg。

4. 格列苯嗪(glipizide) 胃肠道吸收快，主要在肝代谢，代谢产物无活性，主要经尿液排泄。成年人口服初始剂量为每天5mg，日最大剂量为40mg，单次或分次服用。本药可引起泌尿道结石，特别是有形成尿酸结石倾向的患者，另外有低钠血症的报道。

5. 格列美脲(glimepiride) 除可降低血糖外，还具有改善组织对胰岛素敏感性的作用，较少引起严重的低血糖。本药口服吸收迅速而完全，进食对药物吸收影响不显著，经肝代谢，代谢产物无降血糖作用，主要经尿液和粪便以代谢产物的形式排泄。成年人口服给药，通常起始剂量为每天1～2mg，维持剂量为每天1～4mg，推荐最大维持剂量为每天6mg。

(四)格列奈类药物

格列奈类药物又称为餐时血糖调节药，为促胰岛素分泌药，最大特点是促进糖尿病患者胰岛素生理性分泌曲线的恢复，并具有葡萄糖敏感性，其作用机制与磺脲类药物相似，口服吸收迅速、起效快、作用维持时间短，主要降低餐后血糖水平。临床上使用的药物有瑞格列奈和那格列奈。

1. 瑞格列奈(repaglinide)

【药理】 与胰岛β细胞膜上ATP依赖的钾离子通道的36kDa蛋白特异性结合，使钾离子通道关闭，β细胞去极化，钙离子通道开放，引起钙离子内流，从而促进胰岛素分泌，降低血糖，其作用的前提是必须有葡萄糖存在，仅在进餐时刺激胰岛素分泌，改善餐后血糖水平。本药空腹或进食时服用均吸收良好，食物能延长血药浓度达峰时间和半衰期。2型糖尿病患者口服起效时间为30min，作用持续时间小于4h，经肝CYP3A4快速代谢为非活性产物，大部分经胆汁随粪便排泄，小部分随尿液排泄，肝功能损害者血药浓度升高。本药促进胰岛素分泌及降低餐后血糖作用较磺酰脲类药物快。

【临床应用】 用于2型糖尿病患者，对轻度肾功能不全患者也可谨慎使用。成年人口服给药，推荐起始剂量为每次0.5mg，三餐前服用，单次最大剂量为4mg，推荐最大日剂量为16mg。

【不良反应】 可导致低血糖，一般较轻微。偶见恶心、呕吐、腹痛、腹泻、便秘、皮肤过敏反应等，个别患者可有轻度和暂时性肝酶学指标升高，极少发生视觉异常。

【药物相互作用】 与单胺氧化酶抑制药、非选择性β-肾上腺受体阻断药、血管紧张素转化酶抑制药、非甾体类消炎药、奥曲肽以及促进合成代谢的激素等合用，可增强其降血糖作用；与口服避孕药、噻嗪类利尿药、达那唑、肾上腺皮质激素、甲状腺激素和拟交感神经药等合用，可减弱其降糖作用；酮康唑、伊曲康唑、氟康唑、红霉素等CYP3A4抑制药能抑制其代谢；利福平、苯妥英钠等CYP3A4诱导剂能增加其代谢。

【注意事项】

(1)禁用于对本药过敏、1型糖尿病、糖尿病酮症酸中毒、严重肝肾功能不全等患者，12岁以下儿童、妊娠及哺乳期妇女禁用，75岁以上患者不宜使用。

(2)对磺脲类药物过敏者仍可使用本药。

(3)本药用于胰岛β细胞有分泌胰岛素功能的患者，C-肽阴性者使用无效。

(4)用药期间应密切监测患者三餐前后的血糖水平。

2. 那格列奈(nateglinide) 可产生较快而不持久的促胰岛素分泌作用，主要降低2型糖尿病患者餐后血糖水平。那格列奈主要在肝代谢，肝功能不全患者慎用，给药量的16%左右经肾以原型排出。早期研究显示，使用那格列奈治疗时，低血糖的发生率低于其他常用的促胰岛素分泌药。

(五)α-糖苷酶抑制药

α-糖苷酶抑制药通过与糖类竞争水解糖类的

糖苷水解酶，延缓葡萄糖的产生和吸收，降低正常人和糖尿病患者餐后血糖，代表药物为阿卡波糖，还有伏格列波糖和米格列醇。

1. 阿卡波糖(acarbose)

【药理】　本药在小肠上皮刷状缘与糖类竞争水解糖类的糖苷水解酶，从而减慢糖类水解及产生葡萄糖的速度，并延缓葡萄糖的吸收，降低餐后血糖水平，长期使用还可降低空腹血糖和糖化血红蛋白。口服很少被吸收，血浆蛋白结合率低，主要在肠道降解或以原形随粪便排出，长期服用未见蓄积。严重肾功能不全患者血药浓度峰值及曲线下面积升高。尚不清楚能否经乳汁排泄。

【临床应用】　用于饮食控制和运动治疗效果不佳的2型糖尿病患者，也可用于糖耐量减低患者。成年人口服给药，推荐起始剂量为每次50mg，可逐渐增加至100mg，必要时可增至200mg，三餐时服用。

【不良反应】　常见胃肠道不良反应，如胃胀、腹胀、腹泻、胃肠痉挛性疼痛、顽固便秘、肠鸣音亢进、排气增加等，多数症状可随服药时间延长而减轻或消失。少见乏力、头痛、眩晕、低血糖、皮肤瘙痒、红斑、荨麻疹等不适。有氨基转移酶升高的报道，但停药后可恢复正常。

【药物相互作用】　抗酸药、考来烯胺、肠道吸附剂和消化酶可减弱本药的降糖作用；可影响地高辛的生物利用度，合用时应调整地高辛的剂量；与其他降糖药物有协同作用。

【注意事项】

(1)禁用于有明显消化和吸收障碍的慢性胃肠功能紊乱、Roemheld综合征、严重的疝、肠梗阻、肠溃疡、肌酐清除率＜25ml/min和糖尿病酮症酸中毒的患者。

(2)缺乏18岁以下患者足够的疗效和耐受性资料，该类患者不得使用。妊娠及哺乳期妇女禁用。

(3)如服用本药发生低血糖，应给予葡萄糖纠正，进食或服用糖水效果较差。

(4)本药应在进餐时与第一口主食同时嚼服，服药与进餐间隔过长，效果较差或无效。

(5)用药期间需密切监测肝功能，特别是初始服药的6～12个月。

2. 伏格列波糖(voglibose)　是放线菌培养液中发现的氨基糖类似物，其特性类似于阿卡波糖，通过延缓糖类的消化和吸收，改善2型糖尿病患者餐后高血糖水平。本药导致的排气增加、腹胀等胃肠道不良反应的发生程度比阿卡波糖相应的减轻。

(六)胰岛素增敏药

噻唑烷二酮类药物具有2,4-二酮噻唑烷结构，可改善胰岛β细胞功能，显著改善胰岛素抵抗和相关代谢紊乱。环格列酮和曲格列酮因肝毒性已不再使用，现临床上在用的药物有罗格列酮和吡格列酮，其中以罗格列酮常用。

1. 罗格列酮(rosiglitazone)

【药理】　本药可激活过氧化物酶体增殖激活受体γ(peroxisome proliferator actinated receptor，PPAR-γ)，对参与葡萄糖生成、转运和利用的胰岛素反应基因的转录进行调控，可改善血糖控制情况，同时伴有胰岛素和C肽水平的降低。口服给药后，绝对生物利用度为99%，约99.8%与血浆蛋白结合，在肝被完全代谢，主要经尿液排出。

【临床应用】　用于2型糖尿病和胰岛素抵抗的治疗，单药治疗通常起始剂量为每天4mg，效果不佳时可加量至8mg或与二甲双胍联用。

【不良反应】　主要为嗜睡、肌肉和骨骼肌痛、头痛及消化道症状等，低血糖发生率低。本药因潜在的导致心血管事件的作用，已被限制使用，罕见单用或与其他降糖药物联用出现充血性心力衰竭或肺水肿的报道。罕见皮疹、瘙痒、荨麻疹、血管神经性水肿、水肿和Stevens-Johnson综合征的报道。

【药物相互作用】　本药主要经过CYP2C8代谢，与CYP2C8抑制药(如吉非贝齐)合用可升高其血药浓度，与CYP2C8诱导药(如利福平)合用可降低其血药浓度。

【注意事项】

(1)禁用于纽约心脏病学会心功能分级为Ⅲ级或Ⅳ级的心力衰竭、1型糖尿病或糖尿病酮症酸中毒、血清丙氨基转移酶高于正常上限2.5倍、骨质疏松症及发生过非外伤性骨折病史等患者。

(2)儿童、妊娠及哺乳期妇女不宜使用本品。

(3)使用含有本药制剂的患者，应评估心血管疾病风险，权衡利弊后方可用药。

(4)用药前建议检查肝功能，用药后应定期监测肝功能、血糖、糖化血红蛋白等。有心力衰竭危险的患者，尤其是合用胰岛素的患者应严密监测。定期进行常规眼科检查。

2. 吡格列酮(pioglitazone)　作用机制与罗格列酮相似，主要用于2型糖尿病和胰岛素抵抗的治疗。开始使用和增加剂量时，需密切监测心力衰竭的症状和体征。用药前建议检查肝功能，用药后应定期复查。本药可促使排卵，绝经前不排卵的女性使用时，应注意采取避孕措施。

（七）其他降血糖药物

随着研究的深入，某些新型降血糖药物已经上市，其一是以胰高血糖素样肽-1（glucagons like peptide-1，GLP-1）为靶点的药物，此类药物包括二肽基肽酶Ⅳ（dipeptidyl peptidase Ⅳ，DPP-Ⅳ）抑制剂（如西格列汀等）和GLP-1受体激动药（如艾塞那肽等）；其二是胰淀粉样多肽类似物，如普兰林肽。新药的研发为糖尿病的药物治疗提供了更多的选择。

四、性激素类药物与避孕药物

（一）雌激素类药物

对于绝经前妇女，雌激素主要来自卵巢分泌的雌二醇；绝经后妇女，雌激素主要在脂肪组织间质中以肾上腺皮质分泌的去氧表雄酮合成的雌酮；在男性，雌激素由睾丸合成。天然雌激素活性较低，以雌二醇为母体合成的高效衍生物常用，如炔雌醇、炔雌醚和戊酸雌二醇等。

1. 雌二醇（estradiol）

【药理】 雌二醇是天然雌激素，与其受体结合后合成相应的蛋白质，发挥其药理作用，如维持女性第二性征、增加骨骼钙盐沉积、加速骨骺闭合、预防围绝经期妇女骨质丢失、增加凝血因子活性等，较大剂量时抑制排卵和乳汁分泌。本药口服易被破坏，主要采用肌内注射或经皮给药，主要经肝代谢，皮肤给药可避免肝脏首关效应，代谢产物与葡萄糖醛酸或硫酸结合后经肾排泄。

【临床应用】 主要用于绝经期综合征、卵巢功能不全和闭经、功能性子宫出血、乳房胀痛和退乳、晚期乳腺癌、前列腺癌和痤疮的治疗，与孕激素合用可避孕。苯甲酸雌二醇肌内注射给药，每次1～2mg，每周2～3次。

【不良反应】 恶心、食欲减退、腹部绞痛或腹胀、踝部及足背部水肿、乳房胀痛或肿胀、体质量改变较常见，常在连续用药后好转，还可见注射部位红肿、疼痛。长期使用可刺激子宫内膜增生，增加子宫内膜癌发病率。不常见或罕见乳房肿块、月经紊乱、念珠菌病、困倦、抑郁、头痛等。

【药物相互作用】 可增加钙剂的吸收；大剂量增加三环类抗抑郁药的不良反应并降低疗效；肝药酶诱导剂可加快其代谢；可降低抗凝血药物、降糖药物、抗高血压药物和他莫昔芬的疗效。

【注意事项】

（1）禁用于除前列腺癌、绝经后乳腺癌外的其他肿瘤、原因不明的阴道出血、中、重度子宫内膜异位症、活动性血栓性静脉炎或血栓栓塞史、严重肝肾疾病、伴有血管病变的严重糖尿病等患者。

（2）儿童、妊娠及哺乳期妇女禁用，退乳使用时需停止哺乳。

（3）用药前应详细询问病史，并进行内科及妇科检查，包括血压、乳腺、腹腔、盆腔及宫颈细胞学检查等。用药期间需重点监测血压、肝功能、阴道脱落细胞及宫颈细胞学检查。

2. 炔雌醇（ethinylestradiol） 是口服有效的强效雌激素，小剂量可刺激促性腺激素分泌，大剂量则抑制排卵，达到抗生育作用。本药口服后经胃肠道迅速吸收，主要在肝代谢，主要代谢产物炔雌醇硫酸盐经过肠肝循环可被再吸收，乳汁中含量甚低，大部分以原型排泄。

（二）雌激素拮抗药

雌激素受体拮抗药可与天然雌激素共同竞争靶器官上受体，进而抑制或减弱雌激素的作用。常用药物包括氯米芬、他莫昔芬等。

氯米芬（clomifene）

【药理】 通过竞争性占据下丘脑雌激素受体，干扰内源性雌激素的负反馈，增加黄体生成素与卵泡刺激素的分泌，刺激卵泡生长，卵泡成熟后雌激素的释放量增加，再通过正反馈激发排卵前促性腺激素释放，使其达到峰值而引起排卵。在男性有促进精子生成的作用。本药口服后经肠道吸收，在肝内代谢后随胆汁进入肠道，部分可经肠肝循环再吸收。

【临床应用】 主要用于功能性子宫出血、功能性不孕症、月经不调、晚期乳腺癌和长期应用避孕药后闭经的治疗。成年人口服给药，用于促排卵时，每天口服50mg，连服5d。

【不良反应】 规定剂量范围内不良反应少见，长期或过量用药，不良反应常有发生，停药后逐渐消失。腹胀、胃痛、盆腔或下腹部痛较常见，潮热、乳房不适、月经量不规则、恶心、毛发脱落等反应在用药期间可能持续存在。长期或较高剂量用药时，有发生卵巢过度刺激综合征的危险。有发生乳腺癌或睾丸癌的个案报道。增加女性患子宫癌的风险。

【药物相互作用】 与戈舍瑞林合用可导致卵

巢过度刺激。

【注意事项】

(1)禁用于甲状腺或肾上腺功能异常、血栓性静脉炎、肝肾功能不全、原因不明的阴道出血、子宫内膜异位症、精神抑郁和妇科肿瘤等患者。

(2)妊娠期妇女禁用,哺乳期妇女使用安全性尚不明确,应权衡利弊后用药。

(3)治疗前需测定肝功能、估计卵巢大小,用药期间监测每天基础体温,以监测患者的排卵和受孕,可能需要监测雌激素、孕激素、甲状腺及其激素、眼底等。男性不育症患者用药前必须进行精液、内分泌和睾丸检查,用药期间定期检测精液常规、FSH 和睾酮水平。

(三)孕激素类药物

天然孕激素为黄体酮,又称孕酮,主要由卵巢分泌,在月经周期的黄体期由黄体分泌,含量很低,且口服无效。临床上常用的孕激素均为人工合成或其衍生物,如甲羟孕酮(又称安宫黄体酮)、炔诺酮和炔诺孕酮等。

1. 黄体酮(progesterone)

【药理】　黄体酮与受体结合后使其磷酸化,征集辅助激活因子,或直接与通用转录因子相互作用,引起蛋白构象发生改变而发挥作用。药理作用包括月经后半周期使子宫内膜的腺体生长,有利于受精卵着床和胚胎发育;与雌激素共同作用为泌乳做好准备;使子宫口闭合、黏液减少并变稠,使精子不易穿透等。大剂量时通过负反馈作用抑制排卵。口服或肌内注射给药均可,主要在肝代谢,代谢产物与葡萄糖醛酸结合后经尿液排出。

【临床应用】　主要用于月经失调、黄体功能不足、先兆流产、习惯性流产和经前紧张综合征的治疗,也作为宫内节育器的缓释孕激素药物。成年人口服给药,每天 200～300mg,分 1～2 次给药,服药与进餐应间隔较长时间。肌内注射给药,用于先兆流产或习惯性流产者每天 10～20mg;用于检查闭经原因时每天 10mg,连用 3～5d,停药 2～3d 后如子宫出血,则为闭经而非妊娠。

【不良反应】　常见不良反应为子宫出血、经量改变,甚至停经,偶见恶心、呕吐、头痛、乳房胀痛和腹痛,也可见性欲改变、多毛或脱发、痤疮等。

【药物相互作用】　酮康唑可减慢其代谢,苯巴比妥可加速其代谢。

【注意事项】

(1)禁用于心血管疾病、高血压、糖尿病患者;血栓性疾病和有血栓性疾病史者;严重肝肾功能不全者;胆囊疾病患者;哮喘、癫痫和偏头痛患者;未明确诊断的阴道出血患者;已知或可疑的乳房或生殖器官恶性肿瘤患者;稽留流产者。

(2)妊娠期妇女慎用本药,哺乳期妇女仅在必要时使用。

(3)用药前应进行乳房、盆腔等检查,长期用药需监测肝功能和乳房检查。

2. 甲羟孕酮(medroxyprogesterone)　是作用较强的孕激素,也有抗雌激素作用,但无明显雄激素效应。口服或注射均有效。可用于不能手术及复发性或转移性激素依赖性肿瘤的姑息治疗或辅助治疗等。妊娠期妇女禁用,不建议产后 6 周内的哺乳妇女使用。

(四)雄激素类药物

睾酮是天然雄激素,主要由睾丸间质细胞合成,卵巢和肾上腺皮质也可少量合成。临床上多用人工合成的睾酮衍生物,如甲睾酮、丙酸睾酮和苯乙酸睾酮等。

甲睾酮(methyltestosterone)

【药理】　甲睾酮可调节垂体前叶细胞 LH/ICSH 的产生,并通过与细胞内受体发生相互作用,对基因转录产生修饰而发挥作用。本药能促进男性性器官的发育,维持第二性征,促进蛋白质和骨质的合成,使蛋白质分解降低,促进红细胞刺激因子生成,刺激骨髓的造血功能。本药能对抗雌激素作用,抑制子宫内膜增生,抑制卵巢和垂体的功能。大剂量应用可反馈性抑制卵泡刺激素使精子合成受限。本药经胃肠道和口腔黏膜吸收,肝脏代谢失活,舌下含服疗效更高,在体内代谢较睾酮慢。

【临床应用】　对于男性,主要用于男性性腺功能减退症、无睾症和隐睾症。对于女性,主要用于与雌激素升高有关的疾病,如子宫肌瘤和月经过多等,亦可用于子宫内膜异位症、绝经后 1～5 年有骨转移的晚期乳腺癌的姑息治疗,以及绝经期前雌激素、孕激素受体阳性的乳癌患者,还可用于产后乳房胀痛或充血、老年性骨质疏松症和儿童再生障碍性贫血。成年人舌下或口服给药,每次 5～10mg,每天 1～2 次。

【不良反应】　女性患者可见痤疮、多毛、声音变粗、闭经和月经紊乱等,男性患者可见睾丸萎缩、精子生成减少和精液减少等,长期大量服用易导致胆汁淤积性肝炎,出现黄疸、肝功能异常等。

【药物相互作用】　与抗凝血药物合用,使后者疗效增强；与环孢素合用，加重后者的不良反应；与肾上腺皮质激素合用，可加重水肿；与氨苄西林、卡马西平、苯巴比妥、苯妥英钠、扑米酮和利福平等合用，可降低本药的疗效。

【注意事项】

(1)禁用于前列腺癌患者，肾炎、肾病综合征、肝功能损害、高血压和心力衰竭患者应慎用。

(2)儿童长期使用可严重影响生长发育，妊娠及哺乳期妇女禁用。

(3)用药期间应定期检测肝功能，女性患者用药期间需注意可能出现的男性化征象。

(五)同化激素类药物

雄激素有较强的同化作用，但是用于女性或非性腺功能不全的男性不良反应较多。雄性激素经过结构修饰后，可增加蛋白质合成和肌肉发育，成为同化激素类药物。常用的药物有苯丙酸诺龙、司坦唑醇和美雄酮等。

苯丙酸诺龙(nandrolone phenylpropionate)

【药理】 可促进蛋白质的合成，抑制氨基酸的分解，促进肌肉、骨骼的生长发育，还可抑制蛋白质异生等作用。本药的蛋白同化作用比甲睾酮强且持久，主要通过雄激素受体发挥作用。肌内注射后，1～2d达血药浓度峰值，药效可维持1～2周。

【临床应用】 用于伴有大量蛋白分解的慢性消耗性疾病、不易愈合的骨折、骨质疏松、早产儿和儿童发育不良等，也可用于女性晚期乳腺癌的姑息治疗、功能性子宫出血和子宫肌瘤等。成年人通常深部肌内注射给药，每次25mg，每周1～2次。

【不良反应】 可出现女性男性化、男性女性化等表现，可见水钠潴留、恶心、呕吐、消化不良、精神状态改变、排尿困难、皮疹、颜面潮红，长期大剂量使用可见血脂异常、黄疸、肝功能异常、精子及精液减少等，个别患者可出现葡萄糖耐量异常。

【药物相互作用】 与香豆素类或茚满二酮衍生物合用，可增强抗凝血作用；与肾上腺皮质激素合用，水肿和痤疮的发生率增加；与具有肝毒性的药物合用，可加重肝毒性。

【注意事项】

(1)禁用于高血压、前列腺癌、男性乳腺癌患者。

(2)儿童长期用药可严重影响生长发育，应慎用。老年人易引起水钠潴留、高钾血症，也应慎用。妊娠及哺乳期妇女禁用。

(3)用药期间密切监测患者肝功能，如出现女性男性化、黄疸时需立即停药。

(六)避孕药

口服避孕药分为雌孕激素复合型和仅含孕激素型，大多数复合型避孕药中雌激素为炔雌醇，孕激素为炔诺酮、左炔诺酮、炔诺醇、去氧孕烯或孕二烯酮等；仅含孕激素的避孕药含有炔诺酮、左炔诺酮或炔诺醇等。此外，还有事后紧急避孕药，如左炔诺酮或与雌激素配伍，还可皮下植入含有左炔诺孕酮的非生物降解胶囊避孕，缓慢释放孕激素成分达5年。

1. *左炔诺酮*(levonorgestrel)

【药理】 通过作用于下丘脑和垂体，使月经中期卵泡刺激素和黄体生成激素显著下降或消失，进而抑制排卵。本药可使子宫内膜变薄，分泌功能减弱，阻止受精卵着床。口服后吸收迅速且完全，主要分布在肝、肾、卵巢和子宫，经肝代谢，代谢产物大多与葡萄糖醛酸和硫酸结合后经尿液和粪便排出。

【临床应用】 主要以单一成分或与雌激素合用，抑制排卵，作为避孕药使用，还可用于痛经、月经不调、功能性子宫出血和子宫内膜异位症等。成人口服给药，紧急避孕时，在性生活后72h内服用0.75mg，间隔12h后再服用0.75mg即可。

【不良反应】 常见月经不规则、闭经、点滴出血和子宫内膜突破出血等，少见头痛、胸痛、四肢无力、麻木、精神抑郁、视力改变、溢乳等不良反应，偶见恶心、呕吐。

【药物相互作用】 维生素C可增强其避孕效果；可减少茶碱、环孢素、肾上腺皮质激素的代谢；与巴比妥类、抗惊厥药、灰黄霉素和利福平合用，可出现突破出血；氨苄西林、四环素可减弱其避孕效果；可加快对乙酰氨基酚的清除；可减弱香豆素类抗凝血药物的作用。

【注意事项】

(1)禁忌证主要参见“黄体酮”的禁忌证。

(2)可致胎儿畸形，妊娠期妇女禁用；可减少乳汁分泌并可随乳汁分泌，哺乳期妇女不宜使用。

(3)长期用药应监测肝功能和阴道脱落细胞涂片，每6～12个月做一次全面体检，尤其是乳房和盆腔的检查。

2. *去氧孕烯-炔雌醇*(desogestrel-ethinyl estradiol) 为合成雌激素和孕激素组成的复方制剂，主要应于避孕，也可用于功能性子宫出血、多囊卵巢综合征的治疗。高三酰甘油症或有家族病史者，用药后胰腺炎的风险增加。用药期间应密切监测血压、近期月经次数和特征。

五、影响自体活性物质的药物

(一)膜磷脂代谢产物类药物及拮抗药

膜磷脂可衍生为两大类自体活性物质：一类是二十碳烯酸类(eicosanoids)，主要是花生四烯酸，包括前列腺素类、前列环素、血栓素 A_2 和白三烯类；另一类是修饰后的磷脂，主要以血小板活化因子类(platelet activating factor，PAF)为代表。它们参与炎症反应、平滑肌张力、止血、血栓形成、分娩和胃肠道分泌等生理和病理过程。临床上常用的此类药物有：前列腺素及血栓素类药物及其拮抗剂(如前列地尔、米索前列醇、地诺前列酮和非甾体类消炎药物等)、白三烯及其拮抗剂类药物(如孟鲁司特、齐留通等)、血小板活化因子类药物(如银杏叶内酯 B 等)等。

前列地尔(alprostadil)

【药理】　本药具有舒张血管、抑制血小板聚集和胃肠道分泌、刺激肠道和子宫平滑肌等作用；可通过改善红细胞变形性、抑制血小板聚集和白细胞激活、溶解血栓等，提高血液流动性，改善微循环；可抑制阴茎组织中 α_1-肾上腺素的活性，舒张海绵体平滑肌和加速阴茎动脉血流，用于治疗勃起功能障碍。本药静脉注射后 30min 起效，主要与白蛋白结合，静脉滴注后经肺循环迅速被代谢，经肾排泄。

【临床应用】　主要用于慢性动脉闭塞症、血管外科手术及体外循环时预防血栓形成、预防静脉血栓形成、局部用药治疗勃起功能障碍和先天性心脏病患者暂时性维持动脉血管开放等。成年人静脉滴注给药，通常每天 100～200μg，静脉注射时 10μg 直接静脉注射，阴茎海绵体内注射治疗勃起功能障碍时每次 10～20μg。

【不良反应】　可见面红、胸闷、心动过速、室上性期前收缩、血压下降、头痛、头晕、食欲减退、腹胀。少见肺水肿、心力衰竭，偶见白细胞总数减少、嗜酸性粒细胞增多、肝功能异常、荨麻疹、呕吐、便秘等，注射部位偶见发红、瘙痒、硬结等。

【药物相互作用】　与磷酸二酯酶抑制药，如双嘧达莫等药物合用时，可互相增强疗效；可增强抗高血压药物、血管扩张药、和抗冠心病药物的疗效；与抗凝血药物、血小板凝集抑制药等合用，可增加患者的出血倾向；非甾体消炎药物与本药药理性拮抗，不宜合用。

【注意事项】

(1)禁用于妊娠或计划妊娠的妇女、严重心力衰竭患者、有静脉血栓倾向或高血液黏滞者，是否经乳汁排泄尚不明确，应慎用。

(2)用药期间注意监测肝功能、体温和白细胞变化。

(二)5-羟色胺类药物及其拮抗药

5-羟色胺(5-HT，又称血清素)既是中枢神经系统的神经递质，也参与调节血小板、心血管平滑肌和胃肠道平滑肌的功能。5-HT 选择性激动药可用于偏头痛、焦虑症等疾病的治疗，如舒马普坦、丁螺环酮、伊沙匹隆等；5-HT 选择性受体拮抗药可用于胃肠功能紊乱的治疗，如昂丹司琼等。本类药物的介绍参见其他相关章节。

(三)组胺和抗组胺药物

组胺在体内分布广泛，具有多种生理活性，但本身无治疗用途，其阻断药广泛应用于临床。目前已经发现的组胺受体有 H_1、H_2、H_3 三种亚型，H_1 受体阻断药主要用于皮肤黏膜变态反应性疾病、晕动病等引起的呕吐的治疗，常用药物有苯海拉明、异丙嗪、氯苯那敏等第一代 H_1 受体阻断药和西替利嗪、氯雷他定、咪唑斯汀等第二代 H_1 受体阻断药，第二代药物与第一代相比，困倦、耐药、作用时间短和口鼻眼干等作用较轻；H_2 受体阻断药主要用于消化道溃疡的治疗，常用药物有西咪替丁、雷尼替丁和法莫替丁等；H_3 受体阻断药可改善大鼠学习和记忆能力，目前正在进行临床研究。本节主要介绍 H_1 受体阻断药。

1. 氯苯那敏(cholphenamine)

【药理】　本药能阻断组胺与变态反应靶细胞上的 H_1 受体结合，有较好的抗过敏作用。其中枢抑制和抗胆碱作用较轻，用药后困倦感、口干等症状较轻。口服生物利用度 25%～50%，血浆蛋白结合率为 72%，可通过胎盘屏障，也可经乳汁分泌，主要在肝代谢，中间代谢产物无活性，24h 内经尿液、粪便和汗液排泄。

【临床应用】　主要用于皮肤过敏症的治疗，也可用于药物及食物过敏的治疗。成年人口服给药，通常每次 4～8mg，每天 3 次，对于轻症或疾病症状晚间发作者，白天应减少用药，可于临睡前顿服。成年人肌内注射、静脉注射和皮下注射每次 5～20mg，每天 1～2 次。

【不良反应】　少见胸闷、心悸、疲劳、咽喉痛、嗜睡、鼻腔黏膜干燥和药物过敏反应(如瘙痒、皮疹和胃肠道过敏等),个别患者出现失眠、烦躁等,甚至出现诱发癫痫的可能。

【药物相互作用】 同服镇静催眠药可增强其抗组胺和中枢抑制作用;与奎尼丁合用,可增强其抗胆碱作用;可增加氯喹的吸收和药效,可用于对氯喹耐药的患者;可增强金刚烷胺、氟哌啶醇、抗胆碱药、抗抑郁药、吩噻嗪类药物和拟交感神经药物的药效;可抑制肝药酶,可引起苯妥英钠蓄积中毒;与普萘洛尔合用可产生拮抗作用。

【注意事项】

(1)对本药过敏者及癫痫患者禁用。

(2)妊娠及哺乳期妇女慎用。

2. 西替利嗪(cetirizine) 可特异性的阻断 H_1 受体,不易通过血脑屏障,对中枢 H_1 受体亲和力低,服药后无困倦和嗜睡等不良反应。口服后药效可维持 24h 以上,大部分药物以原形经尿液、粪便、汗液和乳汁等排泄。适用于各种皮肤黏膜变态反应性疾病的治疗。

(四)多肽类

本类物质包括激肽类、内皮素、利尿钠肽、P 物质和血管紧张素等。

激肽包括缓激肽和胰激肽,均有扩张血管、收缩平滑肌和提高毛细血管通透性的作用,可促进白细胞的游走和聚集。影响激肽系统的药物主要有抑肽酶和艾替班特,前者主要用于急性胰腺炎、中毒性休克的治疗;后者主要用于治疗支气管哮喘。

内皮素是至今发现的最强的缩血管物质,在体内外均可产生强而持久的血管收缩作用,其生物学作用还包括促进平滑肌细胞分裂、收缩内脏平滑肌和正性肌力作用。目前,内皮素受体阻断药和内皮素转化酶抑制药正处在研究中。

利尿钠肽分为心房利尿钠肽、脑利尿钠肽、C 型利尿钠肽,有排钠利尿、舒张血管的作用。其中心房利尿钠肽可使肾小球滤过率增加、近曲小管 Na^+ 重吸收减少,具有降低血压、利尿排钠和舒张血管的作用。

P 物质是 11 个氨基酸组成的多肽,具有血管舒张、兴奋内脏平滑肌、刺激唾液分泌、排钠利尿、刺激肥大细胞脱颗粒、促进巨噬细胞合成、释放溶酶及花生四烯酸代谢产物等,暂无此类药物应用于临床。

肾素-血管紧张素系统在心血管系统具有重要作用,血管紧张素转化酶抑制药和血管紧张素受体拮抗药已广泛应用于临床,此类药物参见相关章节。

(五)一氧化氮及其供体与抑制药

一氧化氮结构简单、半衰期短、化学性质活泼,是新近发现的细胞信使,其可舒张血管平滑肌、抑制血小板黏附和聚集、保护血管内皮细胞、抗氧化、降低肺动脉压、扩张支气管平滑肌等。

(六)腺苷与药理性预适应

短暂缺血后组织细胞、血管内皮细胞会释放腺苷,激动腺苷受体调节细胞代谢,对缺血后损伤产生保护。腺苷-腺苷受体被认为在缺血预适应中具有重要作用,研究也最为深入。双嘧达莫(dipyridamolum)是近年发现的腺苷转运蛋白抑制药,通过抑制腺苷转运,增加心脏内源性腺苷浓度,进而缩小心肌梗死面积、维持心肌舒缩功能,发挥心脏保护作用,可预防心肌梗死。

(姜 玲 朱鹏里)

第五节 作用于循环系统的药物

一、抗高血压药

(一)概述

抗高血压药(antihypertensive agents)又称降压药,临床上主要用于治疗高血压和防止心脑血管系统并发症的发生和发展。个体化给药方案是高血压药物治疗的新进展,对于抗高血压的药物选择应该既做到以循证医学和指南为基础,同时又强调实施"量体裁衣,因人施药"的个体化治疗。流行病学调查表明,血压水平与心、脑、肾并发症发生率正相关。循证医学证实,合理应用抗高血压药,使血压持续地维持于正常血压状态,可降低脑卒中、心肌梗死、心力衰竭和肾衰竭的发生率及病死率。抗高血压药物根据其作用部位及作用机制,临床上常用药物分类如下:

1. 肾素-血管紧张素系统抑制药 ①血管紧张素转化酶抑制药:卡托普利、依那普利、雷米普利、培哚普利片、福辛普利、贝那普利等。②血管紧张素Ⅱ受体阻断药：氯沙坦、缬沙坦、伊贝沙坦、坎地沙坦、替米沙坦等。

2. 钙通道阻滞药　硝苯地平、氨氯地平、尼群地平、非洛地平、拉西地平等。

3. 肾上腺素受体阻断药　①β受体阻断药：普萘洛尔、美托洛尔。②α_1受体阻断药：哌唑嗪、特拉唑嗪、多沙唑嗪等。③α和β受体阻断药：拉贝洛尔、卡维地洛。

4. 血管舒张药　①钾通道开放药：吡那地尔、米诺地尔。②直接舒张血管药：肼屈嗪、硝普钠。

5. 利尿药　氢氯噻嗪、吲达帕胺、呋塞米、螺内酯等。

(二)常用抗高血压药

1. 血管紧张素转化酶抑制药　血管紧张素转化酶抑制药(angiotensin converting enzyme inhibitor，ACEI)通过抑制无活性血管紧张素Ⅰ转化为有活性的血管紧张素Ⅱ，从而阻断肾素-血管紧张素系统的作用。ACEI也抑制包括缓激肽在内的血管扩张剂激肽类的代谢降解，导致这些物质在组织中浓度增高而扩张血管。ACEI降低血压而不引起心率增加，还能逆转血管和心脏的重塑，恢复其结构和功能。对糖、脂代谢无不良作用，能改善胰岛素抵抗，预防或逆转肾小球基底膜的糖化，有效延缓胰岛素依赖型糖尿病患者、特别是有蛋白尿患者的肾病进程，改善预后。

卡托普利 (captopril)

【药理】　卡托普利可竞争性地抑制血管紧张素转化酶活性，使血管紧张素Ⅰ生成血管紧张素Ⅱ减少；因为ACE与激肽酶Ⅱ为同一酶，故它也能减少缓激肽失活；它可能使前列腺素E或前列素E_2的代谢产物PGE-M增加。本品通过以上机制舒张小动脉而产生降压作用。口服易吸收，空腹服用生物利用度为70%，餐后服用其生物利用度减至30%～40%。服用15min即可进入血液循环。T_{max}为1h，血浆蛋白结合率为30%，$t_{1/2}$约为2h。本品部分在肝代谢，主要从尿排出，为40%～50%为原型药，其余为代谢产物。肾病患者会发生药物蓄积，但能被透析，乳汁中有少量分泌，不透过血脑屏障。

【临床应用】　除低肾素型高血压及原发性醛固酮增多症外，对其他类型或病因的高血压都有效。成年人口服，起始量12.5～25mg，每日2～3次，饭前1h服用。如降压不理想，1～2周后可逐渐增加至50mg，每日2～3次。如不能满意地控制血压，可加服其他降压药。与其他降压药合用时应减量，一般为每次6.25mg，每日3次或更少。

【不良反应】　每日总量小于37.5mg，很少发生严重不良反应。本类药最突出的不良反应是使缓激肽降解受阻而造成缓激肽含量升高并作用于呼吸道引起咳嗽。常见皮疹，呈斑丘疹样。亦见味觉异常或丧失、眩晕、头痛、血压过低和胃肠道功能紊乱，停药后即可恢复。蛋白尿及肾功能损害等较少见。偶见低血压(在治疗充血性心力衰竭时常见)、严重血管性水肿及高血钾。罕见肝损害。

【药物相互作用】

(1)保钾利尿药或补钾药物与卡托普利合用可以引起高钾血症。

(2)抗酸药可降低本药吸收，降低降压疗效。

(3)非固醇类抗炎药包括阿司匹林干扰体内前列腺素合成，合用可降低其抗高血压效应。

(4)本药可提高血浆地高辛和锂盐的水平。

(5)影响胰岛素介导的葡萄糖摄取，增强其降糖作用。

(6)提高机体对别嘌醇敏感性。

【注意事项】

(1)ACEI有致畸性，因此妊娠高血压或患有慢性高血压的孕妇禁用、哺乳期妇女慎用。

(2)肾功能损害者血肌酐升高和少尿者发生高钾血症时，需注意调整剂量。双侧肾动脉狭窄的患者禁用。

(3)少数高肾素型高血压者(特别是已使用利尿药者)，严格限制钠盐或行血液透析者，可能致血压骤降。

(4)老年人对其降压作用敏感，应加强观察。

依那普利(enalapril)

本品为不含巯基的强效血管紧张素转化酶抑制药。依那普利为前药，其活性代谢产物依那普利拉(enalaprilat)发挥抑制血管紧张素转化酶作用，比卡托普利强10倍，且更持久。适用于各期原发性高血压、肾性高血压、肾血管性高血压、恶性高血压及充血性心力衰竭。疗效与卡托普利相似，但降压作用强而持久。因不含巯基，副作用小于卡托普利。

2. 血管紧张素Ⅱ受体阻断药　血管紧张素Ⅱ(angiotensionⅡ，AngⅡ)受体阻断药通过干扰血管紧张素Ⅱ与其在心血管系统中受体的偶联而降低血压。AngⅡ受体有AT_1和AT_2等亚型。此类药物具有明显的肾脏保护效应，特别是对糖尿病性肾病的恶化有逆转作用。此外还具有逆转左心室肥厚和血管重塑的效应，能改善心脏舒张功能，是治疗心血管疾病中一类重要的药物。

氯沙坦(losartan)

【药理】　该品为AT_1受体拮抗药。AngⅡ与细胞膜上的AngⅡ受体结合后，增加胞质内Ca^{2+}可用度，引起血管收缩。与ACEI相比，此类药直接作用于AT_1受体，拮抗AngⅡ的升压作用。AngⅡ受体阻断药可松弛血管平滑肌、扩张血管、增加肾盐和水的排泄、减少血浆容量。AngⅡ受体阻断药具备ACEI的阻滞AngⅠ转换成AngⅡ及抑制ACE所介导的降解缓激肽和P物质的作用，没有ACEI产生的血管神经性水肿及咳嗽等副作用。AngⅡ受体AT_1亚型主要位于血管和心肌组织。口服后1h起效，作用时程为24h。生物利用度为33%，食物可延迟其吸收，在肝损伤患者中生物利用度升高。T_{max}为1h，血浆蛋白结合率为98%，$t_{1/2}$约为2h。本品在肝代谢，经胆汁和肾排出，约4%为原型药。

【临床应用】　适用于1～2级高血压，尤对高血压合并左室肥厚、糖尿病肾病者有益。成年人口服，起始剂量与维持剂量为50mg/次，每天1次。治疗3～6周可达到最大降压效果。在部分患者中，剂量增加到每天一次100mg可产生进一步的降压作用。

【不良反应】　可产生ACEI抑制AngⅡ所致的副作用，如低血压、高血钾及单或双侧肾动脉狭窄所致的肾功能降低。但其副作用和AngⅡ作用的降低呈非相关依赖性，原因不明。妊娠期及哺乳期妇女应停用该药。与ACEI不同之处在于，本品不引起干咳，引发血管神经性水肿的发生率较低。

【药物相互作用】

(1)非甾体消炎药可降低其促尿钠排泄作用，降低降压效果。

(2)利福平对氯沙坦及其代谢产物的代谢有明显诱导作用，使其AUC、血药浓度及疗效下降。

【注意事项】

(1)妊娠、高血钾者禁用。血容量减少和肝功能损害患者，应减少用量。老年人、肾衰竭或血液透析患者均应调整给药剂量。

(2)与利尿药合用、肝功能不良的患者初始剂量为25mg/d。

替米沙坦(telmisartan)

替米沙坦属于非联苯四氮唑类，以羧酸取代了氯沙坦上四氮唑，以苯并咪唑代替咪唑，并以另外一个苯并咪唑取代了2位上的正丁基。尽管存在吸收差异，但替米沙坦吸收迅速，绝对生物利用度平均值约为50%。口服给药后0.5～1h达到峰浓度。替米沙坦呈双指数衰减的动力学，终末清除$t_{1/2}$约为24h。口服替米沙坦后几乎完全以原形药物经粪便排泄。老年人药物代谢动力学与小于65岁人群无差异。轻、中度肾功能不全患者无需调整剂量。轻或中度肝功能受损患者每日剂量不超过40mg。常用初始剂量40mg/次，每日一次。在20～80mg剂量范围内，降压疗效与剂量相关。与噻嗪类利尿药合用有协同降压作用。

3. 钙通道阻滞药　可选择性阻滞细胞膜上钙通道，干扰钙内流；也可作用于肌浆网上的钙通道，使钙储存减少，从而使心肌或血管平滑肌钙离子浓度降低，兴奋性减弱，导致心肌收缩力降低、血管扩张。按化学结构不同钙通道阻滞药分为二氢吡啶类和非二氢吡啶类两大类。抗高血压药常选用前者。可单药或与其他多类抗高血压药物联合使用。对于伴有心力衰竭或心动过速者慎用，注意部分病人的踝部水肿现象。

硝苯地平(nifedipine)

【药理作用】　作用于血管平滑肌细胞膜L型钙通道，使周围血管扩张、血压下降。由于周围血管扩张，可引起交感神经反射增强，使心率加快、传导加速。扩张冠状动脉，增加冠脉流量，并可解除冠状动脉痉挛。本品分为速释剂、缓释片、控释片，控释片口服后约6h达平台，波动小，作用可持续24h。口服和舌下含服有90%以上被吸收，生物利用度达65%以上，蛋白结合率为98%。$t_{1/2}$为4～5h。口服20min产生降压作用；而舌下给药后5～10min内开始降压。口服后1～2h血药浓度达高峰，作用持续6～8h。主要经肾排泄，有70%～80%从尿中排出，10%～15%由粪便排出。

【临床应用】　本品用于原发性或肾性高血压，对重症、恶性高血压或高血压脑病亦有效。尚可用于治疗冠心病，尤以冠状动脉痉挛引起的心绞痛更佳。常用于口服或舌下含服，每次10～20mg，每日3次。缓释或控释制剂，可每日1～2次，作用可持续24h。

【不良反应】　颜面潮红、心悸、口干、头痛、眩晕，也可能出现低血压、踝部水肿、水钠潴留。

【药物相互作用】

(1)凡抑制肝脏细胞色素P_{450}的药物，如环孢素、H_2受体拮抗药、红霉素、伊曲康唑等，均能抑制硝苯地平代谢酶CYP_{450}，使其血药浓度升高，降压作用增强。

(2)苯妥英钠、苯巴比妥、利福平可诱导硝苯地平代谢酶CYP3A4酶，增加其代谢及减弱疗效。

(3)本品与β受体阻断药合用，可加强疗效，并能减轻面红、心悸、头痛等不良反应。

(4)与利尿药合用，能加强降压作用，且能消除本品引起的踝部水肿。

【注意事项】　严重主动脉瓣狭窄、低血压、肝肾功能不全者禁用。孕妇头3个月慎用或禁用。

氨氯地平(amlodipine)

抑制钙诱导的动脉收缩作用是硝苯地平的2倍。其特点为与受体结合和解离速度较慢，因此药物作用出现迟而维持时间长。对血管平滑肌的选择性作用大于硝苯地平。轻中度高血压患者每日服药一次，可以24h降低卧位和立位血压，长期使用不引起心率或血浆儿茶酚胺显著改变。降压效果平稳。降压效果和剂量相关，降压幅度与治疗前血压相关，中度高血压者(舒张压105～114mmHg)的疗效比轻度高血压者(舒张压90～104mmHg)高，血压正常者服药后没有明显作用。

4.β受体阻断药　β受体阻断药的种类很多，降压机制、临床应用及不良反应均相似。根据受体结合特性，该类药物可分为三类。第一类受体选择性差，以普萘洛尔(propranolol)为代表。第二类具选择性β_1受体阻断作用，以阿替洛尔、美托洛尔为代表。第三类兼有α_1受体阻断、β_2受体兴奋和钙拮抗作用，如拉贝洛尔(labetalol)、地来洛尔(dilevalol)、塞利洛尔(celiprolol)、卡维地洛(carvedilol)。临床治疗高血压通常使用β_1受体阻断药美托洛尔、比索洛尔或兼有α受体阻断作用的β受体阻断药卡维地洛。这些药物降压作用起效快而强，主要用于交感神经活性增强、静息心率较快的中、青年高血压患者或合并心绞痛的患者。该药不仅降低静息血压，而且能抑制应激和运动状态下血压的急剧升高。另外，还有新药阿罗洛尔(arottnolol)，选择性更高，可阻断α及β受体，但阻断α受体的作用较弱，阻断α受体与β受体的比为1∶8。β受体阻断剂在高血压治疗中的强适应证为高血压合并心绞痛、心肌梗死后、冠脉高危险患者，心力衰竭、伴有窦性心动过速或心房颤动等快速性室上性心律失常患者，也适用于交感神经兴奋性高的年轻患者。

普萘洛尔(propranolol)

【药理】　阻断突触前膜β受体：通过阻断外周去甲肾上腺素能神经末梢突触前膜β_1受体，抑制正反馈作用，使交感神经末梢释放去甲肾上腺素减少。抑制肾素释放：通过抑制肾小球入球动脉上β受体，减少肾素释放，降低肾素-血管紧张素-醛固酮系统对血压的影响，发挥降压作用。降低心排血量：通过抑制心肌收缩性，减慢心率，使心排血量减少而降低血压。口服吸收迅速而完全，但首关效应强，有40%～70%被肝破坏，故生物利用度不高。$t_{1/2}$为6h，但患者服药每天2次亦能有效地控制高血压。不同个体口服同等剂量普萘洛尔，血浆中药物浓度差异较大(50～100ng/ml)，因此须个体化用药。

【临床应用】　适用于心律失常、心绞痛、高血压。亦可用于甲状腺功能亢进症，在甲亢合并快速房性心律失常的患者是首选药物。常用剂量5mg/次，每天4次。用量应根据患者心律、心率及血压变化及时调整，最大剂量可达100mg。

【不良反应】　诱发或加重充血性心力衰竭是本药最常见的不良反应，较常见轻度心动过速，少见心动过缓、高血压，可见眩晕、头痛、意识模糊，少见支气管痉挛、呼吸困难及消化道症状。

【药物相互作用】

(1)普罗帕酮、环丙沙星、呋塞米等增加普萘洛尔的血药浓度，可引起低血压和心动过缓。

(2)普萘洛尔可增加地西泮、丙米嗪的血药浓度，使后者毒性增加。

(3)可减少华法林的清除，增加出血危险性。

【注意事项】　哮喘、过敏性鼻炎、窦性心动过缓、重度房室传导阻滞、心源性休克、低血压患者，已洋地黄化而心脏高度扩大的患者忌用。

5.α_1受体阻断药　用于抗高血压的α受体阻断剂主要为具有α_1受体阻断作用而不影响α_2受体的药物。

哌唑嗪(prazosin)

【药理】　本品选择性作用于突触后α_1受体，使容量血管和阻力血管扩张，从而降低心脏的前、后负荷，使血压下降。对心率、心排血量、肾血流量和肾小球滤过率都无明显影响。口服吸收良好，生物利用度为50%～70%，30min起效。T_{max}为1～3h。Vd为1.5L/kg，蛋白结合率为92%，主要与α酸性糖蛋白结合，不能穿过血-脑脊液屏障。$t_{1/2}$为3～6h，作用可持续6～10h，主要经肝代谢，约10%经尿排泄。

【临床应用】 常用于高血压伴前列腺增生、嗜铬细胞瘤引起的高血压患者，以及难治性高血压的联合用药。长期口服不损害肾血流量及肾小球滤过率，因此，在肾功能不全时亦可使用。口服，治疗开始应用剂量为每次 0.5～1mg，每日 2～3 次（首剂为 0.5mg，睡前服），根据血压变化调整剂量。一般治疗剂量为每日 2～20mg（分 2～3 次服用），大多数患者超过 20mg，并不相应增加疗效。对重度高血压者，该药常与利尿药、β 受体阻断药合用，以增强疗效。

【不良反应】 可发生严重直立性低血压，尤其在治疗开始（首剂效应）或加大剂量时。另外单独长期服用易导致水钠潴留而降低疗效，因此在临床上较少单独使用。长期应用可产生快速耐药性，有必要增加剂量。

【药物相互作用】 非甾体消炎药可使哌唑嗪疗效减弱。与 β 肾上腺素受体阻滞药或利尿药合用具有协同降压作用，使降压作用增强，水钠潴留减轻。

【注意事项】

（1）初始可有恶心、眩晕、头痛、嗜睡、心悸、直立性低血压（即称为首剂现象），可于睡前服用或自小剂量（5mg）开始服用以避免之。

（2）心绞痛患者慎用。严重心脏病、精神病患者慎用。有活动性肝疾病、过敏患者禁用。孕妇及 12 岁以下儿童慎用。

6. *利尿药* 利尿药是治疗高血压的常用药，可单独治疗轻度高血压，也常与其他降压药合用以治疗中、重度高血压。噻嗪类作为基础降压药应用最广。所有噻嗪类利尿药的疗效及副作用相似，但药物效价及体内半衰期各不相同。利尿作用强的利尿药，并不表明其降压作用更强，如呋塞米的利尿作用强于噻嗪类，但降压作用强度并无显著增加，因其降压作用并非单纯利尿的结果。

（1）噻嗪类（thiazides）

氢氯噻嗪（dihydrochlorothiazide）

【药理作用】 噻嗪类早期降压的作用机制是通过利尿排钠而导致血浆容量及心排血量减少。但长期服药后，因排钠降低动脉壁细胞内 Na^+ 的含量，经 Na^+-Ca^{2+} 交换，细胞内 Ca^{2+} 减少；降低血管平滑肌对收缩血管物质反应性；诱导动脉壁产生扩血管物质。口服生物利用度为 60%～90%，T_{max} 1～3h。口服 1h 产生效应。血浆蛋白结合率 99%。可透过胎盘。$t_{1/2}$ 为 13h。大多数噻嗪类作用持续时间为 12h，以原型自尿排泄。

【临床应用】 降压作用明确，小剂量氢氯噻嗪（6.25～12.5mg/d）适用于 1～2 级高血压，尤对老年高血压、心力衰竭者有益，临床上根据降压效应调整剂量，注意每天最大剂量通常不超过 100mg，以免引起严重的不良反应（＜25mg/d 时，对糖耐量与血脂代谢影响较小）。长期单独应用，应与保钾剂合用。如降压不够理想，常与其他抗高血压药物联合使用。

【不良反应】 电解质紊乱：如低血氯性碱中毒、低血钾、低血镁、低血钠。潴留现象：高尿酸血症、高钙血症。代谢性变化：高血糖、高脂血症。高敏反应：皮疹、光敏性、发热等。其他：可增高血尿素氮，加重肾功能不良。偶可致弛缓性麻痹性痴呆或低血钾性肾病。

【药物相互作用】

①与强心苷类、胺碘酮合用时可因氢氯噻嗪的低血钾效应增加前者的心脏毒性。

②利尿后机体血浆容量下降，血中凝血因子水平增高，使抗凝药效果减弱。

③因其有一定升血糖作用，可降低降糖药作用。

【注意事项】

①服用期间，应定期检查血液电解质含量，如发现紊乱的早期症状如口干、衰弱、嗜睡、肌痛、腱反射消失，应即停药或减量。

②长期服用可致低钠血症、低氯血症和低钾血症性碱血症。故宜隔日服药或服药 3～4d 停药3～4d 的间歇疗法，同时不应过分限制食盐的摄入量。多食用含钾食物或钾盐，以防血钾过低。

③肝病和正在接受洋地黄治疗的患者慎用。用药期间最好补钾 40mmol/d。糖尿病、痛风、肾功能低下患者禁用。严重肾衰竭（肾小球滤过率＜30ml/min）时，噻嗪类无效。

吲达帕胺（indapamide）

吲达帕胺是一种非噻嗪类利尿药，但与噻嗪类一样具有磺酰胺基结构。其作用机制为增加尿钠排出，减少血容量和心排血量，降低血管阻力和血管反应性而降低血压，此外，尚有钙离子拮抗作用。吲达帕胺是目前应用比较广泛的降压药之一。老年人同时伴有痛风、高脂血症及糖尿病的高血压患者应在专科医生指导下使用。为减少电解质平衡失调出现的可能，宜用较小的有效剂量，并应定期监测血钾、血钠及尿酸等，注意维持水与电解质平

衡，注意及时补钾

(2)襻利尿药：代表药是呋塞米(furosemide)。为高效利尿药，但其抗高血压作用并不比噻嗪类利尿药强，可能由于其作用时间较短，一次给药不足以使体内钠负平衡保持24h，但即使一日2次给药，抗高血压作用仍较弱，且产生强效利尿作用而致不良反应增加。因此襻利尿药主要用于高血压危象时，通过注射呋塞米以发挥快速降压效应；亦可用于具氮质血症的肾功能不全高血压患者。

(3)潴钾利尿药：常用的潴钾利尿药为螺内酯(spironolactone)、氨苯蝶啶(triamterene)，其降压作用强度与噻嗪类相似。优点是降压时不引起低血钾、高血糖与高尿酸血症，亦不影响血脂水平。但有可能致高钾血症，故肾功能受损者不宜应用，常用于对抗其他利尿药的失钾作用及发挥协同利尿作用。

二、抗心肌缺血药

(一)概述

心肌缺血是指冠脉病变引起氧供需平衡失调、心脏的血液灌注减少，导致心脏的供氧减少，心肌能量代谢不正常，不能支持心脏正常工作的一种病理状态，典型症状是心绞痛。冠状动脉粥样硬化导致的冠脉狭窄或闭塞是引起心肌缺血最主要、最常见的病因。心肌缺血严重危害中老年人的健康，近年来随着生活水平的提高，冠状动脉粥样硬化呈现年轻化的趋势，一些20～30岁的年轻人也出现心肌缺血的表现。此外冠脉痉挛也可引起心肌缺血。心肌缺血的治疗原则是改善冠状动脉血供、减轻心肌的耗氧。目前临床上用于治疗心肌缺血的药物主要有三类：硝酸酯类，β肾上腺素受体阻断药和钙拮抗药。其中硝酸酯类及钙拮抗药还能缓解冠脉痉挛。

(二)常用抗心肌缺血药

1. *硝酸酯类*　临床用于心绞痛治疗的硝酸酯类药物有硝酸甘油(nitroglycerin)、硝酸异山梨酯(消心痛，isosorbide dinitrate)、单硝酸异山梨酯(异乐定，isosorbide mononitrate)、戊四硝酯(硝酸戊四醇酯，pentaerythrityl tetranitrate)。本类药物作用相似，只是显效快慢和维持时间有所不同。

【药理作用】　硝酸酯类药物作用的分子机制涉及NO的形成和释放，硝酸酯类也被称为NO的供体。NO激活平滑肌内鸟苷酸环化酶，引起肌球蛋白轻链脱磷酸化，使鸟苷酸增多，平滑肌舒张，静脉、动脉和冠脉血管的平滑肌被扩张后具有不同机体效应。低浓度的硝酸甘油主要扩张容量静脉，减少静脉血回流，从而减轻心室舒张末期容量和心室壁张力，减低心脏做功前负荷。随着剂量的增加，心脏大、中传输动脉扩张。大剂量硝酸酯类还可降低外周小动脉阻力，减少心脏后负荷。在常用的临床剂量范围内，该类药物选择性舒张心外膜的大传输动脉和侧支动脉，使到达缺血区特别是严重缺血的心内膜下区的血流量增加。硝酸酯类对正常非缺血区的小血管没有扩张作用，从而保证血液能更多地分流到缺血区。对冠脉痉挛引起的心绞痛，硝酸酯类扩张心外膜冠状动脉，尤其是痉挛部分的冠状动脉，是解除这类心绞痛的主要机制。

硝酸酯类在体内经有机硝酸酯还原酶代谢。此代谢酶在人体肝内活性很高，因此口服的硝酸甘油和硝酸异山梨酯的生物利用度低于10%～20%，舌下给药可避免首关效应，能较快产生有效血浆药物浓度，能在数分钟内达到有效浓度。但为了避免产生过高的血浆药物浓度，不能使用较大的剂量，因此作用时间也很短，只有15～30min。吸收后未经代谢的硝酸酯化合物半衰期仅2～8min，部分经脱硝酸的代谢产物具有较长的半衰期，可达3h。硝酸甘油舌下给药生物利用度可达80%，1～2min起效，5min达最大效果，主要经肝代谢、肾清除。硝酸异山梨酯的5′-硝酸酯代谢物单硝酸异山梨酯作为抗心绞痛药在临床使用，生物利用度达100%，1h达最大效果，主要以去硝酸代谢产物的葡萄糖醛酸结合物的形式经肾排泄。

【临床应用】　临床上，硝酸酯类主要用于缓解急性心绞痛症状(包括典型心绞痛和变异性心绞痛)和预防心绞痛发生。每2～3h(或必要时)舌下含服硝酸甘油0.3～0.6mg或硝酸异山梨酯5～10mg可有效缓解心绞痛症状，也作为可能发生心绞痛前的预防用药。个体对硝酸酯类的敏感性变异较大。开始应用硝酸酯类的病人应在无心绞痛发作时试服1～2片，以确定对药物的敏感性和可能引起的血压降低与头痛。需要不断舌下含服硝酸酯类的病人可考虑口服制剂。硝酸异山梨酯的剂量为3～4/d，5～10mg/次，或单硝酸异山梨酯缓释片，每日1次，每次60mg，如必需，可增加至每日2次。也可使用硝酸甘油的透皮制剂(油膏或贴膜)。静脉注射的硝酸甘油虽然作用很快，数分钟即可有效，但其血流动力学作用在停药后即中止，故静脉给药只适用于严重的、反复发生的静息性心绞痛的治疗。

【不良反应】 硝酸酯类药物治疗时的不良反应几乎都是继发于心血管系统的作用。常见头痛，并可能很严重。若继续用药数天后可能减轻，并可以通过减少剂量得以控制。偶尔可出现暂时性头晕、软弱和与直立位低血压有关的其他症状。

【药物相互作用】

(1)乙醇扩张皮肤血管，减少容量血管血流，中、过量饮用可增硝酸酯类降压效果。因硝酸酯类耐受性的产生与巯基消耗有关，而乙酰半胱氨酸为巯基供体，故可减少硝酸酯类的耐受性而提高其疗效。

(2)乙酰胆碱、组胺、去甲肾上腺素的受体兴奋后均可使血管平滑肌收缩，拮抗硝酸酯类药物的舒张作用，使血管扩张及降压效果减弱。

(3)硝酸酯类药物可通过NO激活鸟苷酸环化酶而具有抗血小板作用，与阿司匹林合用可抑制其血小板激活作用。

【注意事项】

(1)从小剂量开始应用此类药物，以避免和减轻不良反应。硝酸酯类可引起眼内压和颅内血管扩张，导致眼内压和颅内压升高，故青光眼和颅内高压患者禁用。

(2)长期用药突然停止可能诱发心绞痛、心肌梗死，应逐步停药。频繁重复应用或不间断使用大剂量硝酸酯则可引起耐受。

(3)对于血容量不足或低收缩压；主动脉和左心房室瓣狭窄；直立位低血压；肾功能不全；心肌梗死伴高血压、心动过速或心力衰竭；甲状腺功能亢进；胃肠高动力或吸收不良综合征患者慎用。

硝酸甘油

为快速起效型有机硝酸酯类。舌下含服1～3min即可发生作用，但因其作用时间很短，不超过30min，故不能用于维持治疗。静脉注射的硝酸甘油虽然作用很快，但其血流动力学作用在停药后即停止，故静脉给药只适用于严重的、反复发生的静息性心绞痛治疗。

硝酸异山梨酯

为速效硝酸酯类，作用时间长于硝酸甘油，代谢成有活性的2-单硝基异山梨酯和5-单硝基异山梨酯。可用于心绞痛缓解期治疗。

2. 钙通道阻滞药 常用于心绞痛治疗的钙通道阻滞药有二氢吡啶类(硝苯地平类)，包括硝苯地平(硝苯吡啶，心痛定，nifedipine)、非洛地平(二氯苯吡啶，felodipine)、尼卡地平(硝苯苄胺啶，nicardipine)、尼群地平(硝苯甲乙吡啶，nitrendipine)和非二氢吡啶类，包括维拉帕米类，如维拉帕米(异搏定，verapamil)，地尔硫䓬类如地尔硫䓬(硫氮䓬酮，diltiazem)，苄普地尔(双苯吡乙胺，bepridil)等。

这两类钙通道阻滞药与Ca^{2+}通道的特异性受体或位点结合，阻滞Ca^{2+}的内流，减弱血管和心脏平滑肌的收缩力。

【药理】 钙通道阻滞药作用于心肌细胞，阻滞Ca^{2+}内流，使心肌收缩力减弱，自律性降低，心率减慢，从而降低心肌的耗氧量。此外，钙通道阻滞药也阻滞血管平滑肌细胞Ca^{2+}内流，使外周血管扩张，减轻心脏后负荷，从而降低心肌耗氧量。钙通道阻滞药是目前作用最强的冠脉扩张药，对较大的冠状血管包括输送血管和侧支循环以及小阻力血管均有扩张作用，能改善缺血区血液供应。钙通道阻滞药还可通过阻滞缺血心肌细胞的Ca^{2+}内流而减轻钙超载及线粒体损伤。

钙通道阻滞药口服吸收完全，但因首关效应高，生物利用度低。除吸收缓慢和较长效的制剂氨氯地平、非洛地平外，钙通道阻滞药口服后一般30～60min即有明显效应。维拉帕米静脉注射后15min即可产生最大效应。钙通道阻滞药的血浆蛋白结合率很高，在70%～98%。消除半衰期差异很大，在1.3～64h。在多次口服给药时，半衰期可因肝代谢被饱和而延长。地尔硫䓬的主要代谢产物为去乙酰基地尔硫䓬，在扩张血管作用方面，其作用为地尔硫䓬的一半。维拉帕米的去甲基代谢产物去甲维拉帕米虽有生物学活性，但作用明显不如维拉帕米，去甲维拉帕米的半衰期大约10h。二氢吡啶类钙通道阻滞药(硝苯地平、非洛地平、尼卡地平、氨氯地平、尼群地平)的代谢产物无药理活性或很低药理活性。通过肝代谢，多通过肾和胆汁清除。

【临床应用】 钙通道阻滞药对冠状动脉痉挛所致的变异性心绞痛者最为有效，也可用于稳定性心绞痛以及心肌梗死。维拉帕米80～120mg，3/d，缓释剂240～480mg，每日1次。硝苯地平10～20mg，3/d，也可舌下含服；缓释剂30～80mg，1/d。地尔硫䓬30～90mg，3/d，缓释剂90～360mg，1/d。尼卡地平10～20mg，3/d。尼索地平20mg，2/d。氨氯地平5～10mg，1/d。非洛地平5～20mg，1/d。苄普地尔200～400mg，1/d。尼群地平20mg，1～

2/d。

【不良反应】　中效硝苯地平一些较轻的不良反应发生率较高(大约40%),而严重的不良反应并不常见。硝苯地平和其他二氢吡啶类药物被报道较多的不良反应包括:头痛、下肢水肿、面色潮红、感觉异常、牙龈增生、头晕。最严重的不良反应有心绞痛加重(可以有10%的患者出现)和突然的血压降低。应用长效硝苯地平,这些不良反应的发生率会降低,而一些新型的二氢吡啶类药物当与ACEI合用时,下肢水肿的发生率会降低。

地尔硫䓬和维拉帕米能够加重窦房结功能不全,影响房室传导,特别是对于存在传导系统的病变时。维拉帕米最常见的副作用是便秘。该药也可能会加重充血性心力衰竭,尤其是与β受体阻断药或丙吡胺合用时。

【药物相互作用】

(1)利福平会通过增强肝代谢的首关效应很大程度地降低口服维拉帕米的生物利用度。

(2)二氢吡啶类钙拮抗药与β受体阻滞药合用可协同降压,增加负性肌力作用,可导致血压过低,加重心力衰竭和心绞痛。

(3)与硝酸酯类药物协同扩冠,使抗心绞痛作用增强。可抑制洋地黄类药物的清除,增加此类药物浓度。

(4)硝苯地平和维拉帕米会增加血浆地高辛水平。维拉帕米通过减少地高辛经肾途径或非肾途径的排泄及容量分布,增加血浆地高辛水平约70%。

【注意事项】

(1)钙拮抗药在肝代谢,肝功能受损者应慎用。绝大多数患者服用钙拮抗药后仅有轻度低血压反应,个别患者出现严重的低血压症状。这种反应常发生在剂量调整期或加量时,特别是合用β受体阻滞药时。在此期间需监测血压,尤其合用其他降压药时。

(2)与β阻滞药合用时,因两者对心肌收缩力和传导系统都有抑制作用,故应特别注意观察心脏反应。维拉帕米在伴有心力衰竭、窦房结功能低下、房室传导阻滞的心绞痛患者中禁用。

硝苯地平

扩张冠脉和外周血管作用强,可解除冠脉痉挛,对变异性心绞痛的效果好,对伴有高血压的患者尤为适用;对稳定性心绞痛也有效。由于不阻断房室传导,该药能安全用于房室传导障碍的患者。但因其降压作用很强,可反射性加快心率,增加心肌耗氧量,若与β受体阻断药合用则会提高疗效,减少不良反应。

维拉帕米

扩张冠脉血管作用弱于二氢吡啶类,对变异性心绞痛多不单用本药;该药抗心律失常作用明显,因此特别适用于伴有心律失常的心绞痛患者。

地尔硫䓬

其作用强度介于硝苯地平和维拉帕米之间,对变异性、稳定性和不稳定性心绞痛均可使用。该药选择性扩张冠脉,对外周血管扩张作用较弱,应用时较少引起低血压;具有减慢心率、抑制传导作用和非特异性抗交感作用。

3.β受体阻断药　可用于心绞痛治疗的β受体阻断药有:普萘洛尔(propranolol)、氧烯洛尔(oxprenolol)、阿普洛尔(alprenolol)、吲哚洛尔(pindolol)、索他洛尔(sotalol)、美托洛尔(metoprolol)、阿替洛尔(atenolol)、醋丁洛尔(acebutolol)、纳多洛尔(nadolol)、比索洛尔(bisoprolol)。

【药理】　β受体阻断药对心绞痛的治疗作用主要是因为阻断β受体后可减慢心率、降低血压和收缩力,从而降低静息和运动时的心肌耗氧。β受体阻断药对缺血和非缺血心肌冠脉段的作用不同,故可使到达缺血心肌的冠脉流量重新分布。但是,心率减慢和血压降低所引起的心肌耗氧量减少是β受体阻断药缓解心绞痛和提高运动耐受量的最重要的机制。以普萘洛尔为例,普萘洛尔因其脂溶性高而能有90%以上被吸收,吸收后在肝内的首关代谢率高,故生物利用度低于30%。普萘洛尔经肝代谢,在肝内氧化后生成活性代谢产物4-羟普萘洛尔,其半衰期较母药普萘洛尔短。普萘洛尔血浆蛋白结合率93%。$t_{1/2}$为4～6h,但因活性代谢产物的作用,普萘洛尔的作用维持时间比血浆消除半衰期长

【临床应用】　本药可用于稳定性及不稳定性心绞痛,但不宜应用于变异型心绞痛。

普萘洛尔,每次10mg,每日3～4次,逐步增加剂量,用到每日100～200mg;氧烯洛尔,每日3次,每次20～40mg;阿普洛尔,每日3次,每次25～50mg;吲哚洛尔,3/d,每次5mg,逐步增至每日60mg;索他洛尔,每日3次,每次20mg,逐步增至每日240mg;美托洛尔50～100mg,每日2次;阿替洛尔25～75mg,每日2次;醋丁洛尔,每日200～400mg;纳多洛尔40～80mg,每日1次;比索洛尔

2.5～5mg，每日1次，根据个体情况进行调整，应特别注意脉搏和治疗效果。

【注意事项】

(1)用量必须个体化。首次服用小剂量，逐渐增加剂量并密切观察反应以免发生意外。

(2)注意血药浓度不能完全预示药理效应，还应根据心率及血压等临床征象指导临床用药，心动过缓时，剂量不能再增加。

(3)使用该类药不宜骤停，应逐步递减，并尽可能限制体力活动。心绞痛患者突然撤药可引起心绞痛加重，甚至出现心肌梗死；高血压患者可引起高血压反跳。如有心绞痛发作等撤药症状，则暂时再给药，待稳定后渐停用。

(4)用药期间应注意检查血常规、血压、心、肝、肾功能；糖尿病患者还应定期检查血糖。

(5)下列情况慎用普萘洛尔、阿替洛尔：过敏史、充血性心力衰竭、糖尿病、肺气肿或非过敏性支气管哮喘、肝功能不全、甲状腺功能低下、雷诺综合征或其他周围血管疾病、肾功能衰退等。

比索洛尔(bisoprolol)：本品是选择性β_1-肾上腺素能受体阻滞药。无内在拟交感活性和膜稳定作用，对β_1受体的选择性是同类药物阿替洛尔的4倍。本品作用时间长，连续服用控制症状好且无耐受现象，对呼吸系统副作用极小，未见对脂肪分解代谢的影响。

阿替洛尔(atenolol)：为选择性β_1肾上腺素受体阻滞药，不具有膜稳定作用和内源性拟交感活性。但不抑制异丙肾上腺素的支气管扩张作用。其降血压与减少心肌耗氧量的机制与普萘洛尔相同。大规模临床试验证实，阿替洛尔可减少急性心肌梗死0～7d的病死率。治疗剂量对心肌收缩力无明显抑制。

三、治疗慢性心功能不全药

(一)概述

慢性心功能不全简称慢性心衰，是由多种病因(如高血压，心肌梗死，心肌病等)的心肌损害引起的心室充盈和射血能力受损，最后导致心室泵血功能低下，主要表现为呼吸困难、疲乏和液体潴留。慢性心力衰竭是心血管疾病的严重阶段，病死率高，预后不良。临床上不同类型的心血管药物针对阻断神经内分泌过度激活、扩张血管、降低心脏负荷、消除水钠潴留、增强心肌收缩功能方面进行干预，以消除心力衰竭的临床症状和发展。现临床常用于此疾病的药物有以下几类：

1. 肾素-血管紧张素-醛固酮(RAAS)抑制药
①血管紧张素转化酶抑制药；②血管紧张素Ⅱ受体阻断药；③醛固酮受体拮抗药。

2. 利尿药

3. β肾上腺受体阻断药

4. 强心苷

5. 血管扩张药

6. 其他

(二)临床重要抗心功能不全药物

1. 肾素-血管紧张素转化酶抑制药(angiotensin-converting enzyme inhibitors，ACEI)

【药理】 抑制血浆肾素—血管紧张素系统(RAS)，使血管紧张素Ⅱ(AngⅡ)和醛固酮的产生减少，扩张血管，外周血管阻力降低，水钠潴留减轻，增加心排血量，同时扩张冠状血管，增加缺血心肌血液灌注；抑制激肽酶Ⅱ，使缓激肽的降解作用受抑制而延长并增强了缓激肽的活性，进一步降低外周血管阻力，减轻心脏后负荷；ACEI通过抑制AngII从而阻断其信号转导系统诱导的相关促心肌肥厚、重构基因的转录表达。ACEI能降低全身血管阻力、平均动脉压。许多ACEI是含酯键的前体药物，其活性是其活性代谢物的1‰～1%，但是它们的口服生物利用度比活性代谢物要高得多。除卡托普利为短效剂外，其余均为中、长效作用药。排泄途径主要经单通道排泄或经肾、肝胆双通道排泄，如贝那普利和福辛普利。经双通道排泄的药物可用于肾功能不良的老年人。部分药物的代谢产物仍有药理活性，如依那普利拉、西拉普利拉、福辛普利拉，使药效维持时间长，峰浓度较低等。

【临床应用】 ACEI用于治疗各类慢性心力衰竭，包括无症状左心室功能不全及重度慢性心力衰竭患者。ACEI可改善慢性心力衰竭患者的预后。ACEI应用的基本原则是小剂量开始，逐渐递增。如卡托普利开始口服6.25mg，每日3次，目标剂量为50mg，每日2～3次；依那普利口服初始量2.5mg，每日2次，目标剂量10～20mg，每日2次；培哚普利口服初始量2mg，每日1次，目标剂量4～8mg，每日1次。

【不良反应】 常见不良反应为低血压反应，其他常见的有咳嗽、血管神经性水肿、皮疹、消化道症状。

培哚普利(perindopril)

本品是一种强效和长效的血管紧张素转换酶抑制药，以其活性成分培哚普利拉发生作用，其他代谢产物无活性。对慢性心力衰竭的研究显示，和其他同类药物比较，培哚普利降低血压更为缓和，极少发生突然性血压下降。

2. 血管紧张素Ⅱ受体拮抗药(ATII Receptor Antagonist ARB)

【药理】 AngⅡ受体拮抗药可直接阻断AngⅡ与其受体结合，对于AngⅡ有拮抗作用，具有预防及逆转心血管重构的作用。

【临床应用】 由于本类药物不易引起咳嗽、血管神经性水肿等不良反应，对于不能耐受ACEI的患者，可替代ACEI作为慢性心力衰竭的治疗药物。从小剂量开始，逐步增至可耐受最大剂量。如氯沙坦口服起始剂量25～50mg，每日1次，目标剂量50～100mg，每日1次。

【不良反应】 与ACEI相比，干咳、血管神经性水肿发生率更低。ARB可导致症状性低血压，包括头晕等，偶见高钾血症、疲乏等。

【药物相互作用】 与保钾利尿药如螺内酯、阿米洛利或其他能增加血清钾水平的药物合用可增加钾潴留，引起高钾血症。

【注意事项】 从小剂量开始，逐渐增加剂量，直到达到可耐受最大剂量或推荐剂量。

缬沙坦(valsartan)

缬沙坦是一种口服有效的特异性的血管紧张素Ⅱ(AT_1)受体拮抗药，它选择性地作用于AT_1受体亚型。对大多数患者，口服吸收快，单剂口服2h内起效，4～6h达作用高峰，治疗效果维持至服药后24h以上。药代动力学不受年龄的影响。

3. 利尿药

【药理】 利尿药通过促进钠离子和水排泄，减少机体体液容量，降低心脏负荷，消除水肿。以呋塞米为例，呋塞米为高效利尿药，生物利用度50%～70%，口服1～2h达峰，静脉注射0.3～1h达峰，正常人$t_{1/2}$为0.5～1h，通过肝代谢，肾、肝清除。

【临床应用】 轻度慢性心衰可用噻嗪类利尿药，中度者可口服襻利尿药。对严重心力衰竭、慢性心力衰竭急性发作、肺水肿者，宜静脉注射呋塞米。通常从小剂量开始，如呋塞米每日20mg，氢氯噻嗪每日25mg并逐渐增加剂量值尿量增加、体重每日减轻0.5～1kg。

【不良反应】 利尿药最常见的不良反应为水、电解质紊乱(低钾血症、低钠血症、低氯血症)，及血糖、血脂改变。还可引起心血管系统、消化系统、血液循环系统、中枢神经系统等不良反应。襻利尿药可产生耳毒性，噻嗪类利尿药比其他利尿药更容易引起性功能障碍。

【药物相互作用】 与乙酰唑胺、两性霉素B、皮质激素合用可产生相加作用，增加发生低钾血症的危险。胺碘酮、强心苷可因利尿剂引起的低钾血症而增加其心脏毒性作用。

【注意事项】 服用襻利尿药和噻嗪类利尿药要注意补钾。保钾利尿药可引起高钾血症，使用时应注意监测。给药应个体化，从小剂量开始服用。如每日服药一次，应于早晨服药，以免夜间排尿次数增多。

呋塞米(furosemide)

本品利尿作用迅速、强大，多用于其他利尿药无效的严重病例。与噻嗪类利尿药不同，呋塞米等袢利尿药存在明显的剂量一效应关系。随着剂量加大，利尿效果明显增强，且药物剂量范围较大。本类药物主要通过抑制肾小管髓襻厚壁段对NaCl的主动重吸收，结果管腔液Na^+、Cl^-浓度升高，而髓质间液Na^+、Cl^-浓度降低，使渗透压梯度差降低，肾小管浓缩功能下降，从而导致水、Na^+、Cl^-排泄增多。该品是高效能利尿药，可用于其他利尿药疗效不好而急需利尿的临床情况。在成年人、儿童和婴儿均可应用。

4. β受体阻断药

【药理】 β受体阻断药通过多环节改善慢性心力衰竭的病理生理过程：①通过阻断心脏β受体，减慢心率，降低心肌氧耗，有利于改善心脏功能，防止并发室性、室上性心律失常，遏制慢性心力衰竭过程中高儿茶酚胺对β受体的持续兴奋进而抑制心肌细胞凋亡和心肌重构。②抑制RAAS系统的过度兴奋降低体内肾素、血管紧张素、醛固酮水平，从而降低心脏前后负荷。

【临床应用】 β受体阻滞药主要适用于伴有以下疾病的慢性心力衰竭：扩张型心肌病、冠心病心绞痛、风湿性心脏病并交感神经亢进者。治疗初期，β受体阻断药应从小剂量开始以判断患者耐受性，在此基础上逐步加量。如美托洛尔开始剂量6.25mg/d，经2～3d，达到100mg/d，目标剂量为50mg，每日2～3次。

【不良反应】 由β受体阻断药引起的不良反

应主要有哮喘、心力衰竭、低血糖、心动过缓、传导阻滞、雷诺现象、恶心、呕吐等。

美托洛尔(metoprolol):其阻断β受体的作用约与普萘洛尔相等,对β_1受体的选择性稍逊于阿替洛尔。美托洛尔对心脏的作用如减慢心率、抑制心收缩力、降低自律性和延缓房室传导时间等与普萘洛尔、阿替洛尔相似,其降低运动试验时升高的血压和心率的作用也与PP、AT相似。其对血管和支气管平滑肌的收缩作用较PP为弱,因此对呼吸道的影响也较小,但仍强于AT。美托洛尔也能降低血浆肾素活性。

5. 强心苷　强心苷为特异苷元和糖相结合而成的苷类药物,具有选择性加强心肌收缩性和影响心肌电生理特性的作用。长期以来,普遍认为强心苷对心力衰竭的治疗主要基于正性肌力作用,即强心苷通过抑制衰竭心肌细胞膜Na^+-K^+-ATP酶,促进Na^+-Ca^{2+}交换,提高胞内Ca^{2+}水平,从而发挥正性肌力作用。我国临床常用的有地高辛(digoxin)、洋地黄毒苷(digitoxin)、去乙酰毛花苷(deslanoside)和毒毛花苷K(strophanthin K)

【药理】　强心苷类通过抑制心肌膜上Na^+-K^+-ATP酶增加细胞内Na^+浓度,再经Na^+-Ca^{2+}交换促进Ca^{2+}内流,使细胞内Ca^{2+}浓度增加,心肌兴奋收缩偶联增强,从而表现出正性肌力效应。除此之外,强心苷类对多系统发挥重要作用,包括:加速心房传导,抑制房室结传导;提高压力感受器的敏感性,抑制交感神经活性和增加副交感神经活性,降低窦房结活性,使心率减慢,控制室上性心律失常;在心力衰竭状态下降低动脉血管阻力,而在正常循环主要作用为动脉血管收缩;肾血流量增加,抑制肾素释放,抗利尿激素释放减少;抑制去甲肾上腺素释放和降低β受体的反应。不同种类的强心苷具有不同的药动力学差异。去乙酰毛花苷为速效强心苷,静脉注射后10~30min显效,1~2h达峰效应,蛋白结合律25%左右,$t_{1/2}$为35h,在体内转化为地高辛,最后50%左右经肾清除。地高辛为中效强心苷,口服后1~2h起效,4~6h达峰,片剂生物利用度为70%,$t_{1/2}$为32~48h,体内代谢少。洋地黄毒苷为慢性强心苷,口服后4h显效,6~12h达峰效应。

【临床应用】　强心苷对不同病因所致的慢性心力衰竭效果不同。疗效较好的类型有:高血压病、心脏瓣膜病、先天性心脏病等导致的心脏长期负荷过重、心肌收缩性能受损的低心排血量型。对于甲状腺功能亢进、严重贫血所致的高心排血量型效果差。对于使左心室舒张期血液充盈度严重受损导致心力衰竭的病因,如心脏压塞、缩窄性心包炎、严重二尖瓣狭窄、肥厚性心肌病伴左心室流出道狭窄等则不宜使用强心苷。强心苷使用时应先使用足量以控制心衰症状,即"洋地黄化",继而维持量使血药浓度稳定于有效治疗浓度范围。地高辛口服制剂初始为1.25~1.5mg已达到洋地黄化,维持量为0.125~0.25mg;去乙酰毛花苷注射剂和毒毛花苷K注射剂仅用于慢性心力衰竭病情紧急患者。去乙酰毛花苷首剂0.4~0.8mg或毒毛花苷K0.125~0.25mg,以葡萄糖注射液稀释后缓慢静脉注射,经2h后再次静脉给药,以实现洋地黄化,可迅速消除心力衰竭的急性严重症状。

【不良反应】　强心苷类安全范围小,易发生洋地黄中毒的不良反应,其中最重要的表现为心律失常,最常见者室性期前收缩,其次是房室传导阻滞、交界性心动过速、阵发性房性心动过速伴房室传导阻滞、室性心动过速、窦性停搏等。此外还可有恶心、呕吐、厌食、头痛、眩晕、血小板减少、低钾血症。

【药物相互作用】　血清地高辛水平受许多药物影响。考来烯胺(消胆胺)、白陶土与果胶、新霉素和糠麸可减低地高辛的吸收,红霉素、奥美拉唑、四环素增加地高辛的吸收,可导致洋地黄中毒。甲状腺素可增加地高辛的分布容积,增加肾清除率。奎尼丁增加血清地高辛水平,在大多数患者应用1~2d后可达到双倍水平,如果地高辛的吸收无降低,则可发生中毒。与维拉帕米同用一段时间后,减少肾排泄,可以提高本品的血药浓度达50%,胺碘酮和普罗帕酮似有相似效应,如同时应用维拉帕米、胺碘酮和普罗帕酮,地高辛应减半。螺内酯可抑制醛固酮分泌,有保钾作用,但减低地高辛从肾的排泄,从而增加血清地高辛水平。噻嗪类利尿药和襻利尿药可导致血钾丢失,使心肌对洋地黄苷的敏感性增加,导致心律失常,常需口服补钾或应用非排钾利尿药如阿米洛利。毒毛花苷K、毛花苷C与其他药物的相互作用同地高辛。

【注意事项】

(1)排泄缓慢,易于蓄积中毒,故用药前应详细询问服药史,原则上两周内未用过慢效洋地黄苷者,才能按常规给予,否则应按具体情况调整用量。

(2)强心苷治疗量和中毒量之间相差很小,每个患者对其耐受性和消除速度又有很大差异，而所列各种剂量大都是平均剂量，故需根据病情、制剂、疗效及其他因素来摸索不同患者的最佳剂量。

(3)阵发性室性心动过速、房室传导阻滞、主动脉瘤及小儿急性风湿热所引起的心力衰竭，忌用或慎用强心苷。心肌炎及肺心病患者对强心苷敏感，应注意用量。

(4)用药期间禁忌钙注射剂；不可与酸、碱类配伍。

(5)不推荐将本药与其他药物混合在同一容器中或在同一静脉通道内同时给药。使用本药可以不稀释，也可以稀释4～6倍或更高。如果本药稀释使用，重要的是要稀释适度，防止沉淀析出，并且配好的溶液要立即使用。

(6)本药通常口服。肠道外给药只能在紧急需要快速洋地黄化或患者不能口服时使用。国内多将其口服制剂用于病情较轻者，或由速效洋地黄制剂控制严重病情后再用本药口服维持治疗。

(7)注射给药时最好选用静脉给药，因为肌内注射有明显局部反应，且作用慢、生物利用度差。肌内注射只用于口服或静脉途径不能有效使用时，且应深部肌内注射，一次注射不应超过2ml，注射部位应充分按摩以减少局部疼痛反应。

(8)心律失常者在用电复律前应暂停本药，洋地黄化患者常对电复律更为敏感，电复律开始使用时的电压宜小。

(9)有严重或完全性房室传导阻滞且伴正常血钾的洋地黄化患者不应同时应用钾盐，但噻嗪类利尿药与本药同用时常需给予钾盐，以防止低钾血症。

地高辛

为异羟基洋地黄毒苷，从毛花洋地黄中提取。为中效强心苷，清除率在新生儿和儿童中升高，体内代谢少。

去乙酰毛花苷

体内转化为地高辛，体内过程与地高辛基本相同。

6. 血管扩张药

【药理】　硝酸酯类药物，如硝酸异山梨酯(isosorbide dinitrate)及硝酸甘油(nitroglycerin)通过扩张容量血管降低心脏前负荷，降低外周血管阻力降低心脏后负荷，从而使心排血量增加，心脏耗氧量减少，患者耐受力提高。肼屈嗪主要扩张小动脉降低心脏后负荷，增加心排血量。

【临床应用】　硝酸酯类药物对扩张容量血管耐受性产生较慢，但长期应用可能产生耐受性，不宜单独用于慢性心力衰竭治疗。肼屈嗪主要短期用于肾功能不全或不能耐受ACEI的慢性心力衰竭患者。硝酸甘油注射剂静脉输入初始速度5μg/min，在血流动力学监护下，可每5～10min提高速度5μg/min，直到症状缓解。维持速度一般为10～100μg/min。

7. 磷酸二酯酶抑制药

【药理作用】　磷酸二酯酶抑制药对心肌和平滑肌细胞内磷酸二酯酶有特异性抑制作用，从而增加细胞内cAMP浓度，进而使Ca^{2+}进入心肌细胞产生正性肌力作用。以米力农为例，其口服后0.5h起效，1～3h达峰，作用时间4～6h，生物利用度约80%，$t_{1/2}$ 2～3h，心力衰竭和肾损伤者延长，经肝代谢，肾清除。

【临床应用】　本类药物用于慢性心力衰竭治疗，仅限于严重病患的短期应用。米力农负荷剂量为50μg/kg，维持量为0.25～1μg/(kg·min)。

【不良反应】　可发生严重不良反应如低血压及晕厥，心律失常亦可发生。

【药物相互作用】　与ACEI、血管扩张药、儿茶酚胺类药物合用有协同作用，疗效增强。

【注意事项】

(1)在其他药物疗效不明显时方可考虑使用本药。

(2)口服药可引起患者病死率升高，目前已不再使用口服制剂。

(3)本药可轻度缩短房室结的传导时间，使房颤、房扑患者的心室率增快，故房颤、房扑患者用药之前宜先用洋地黄制剂控制心室率。

(4)若怀疑因使用强效利尿药而导致心脏充盈压显著降低，此时应在监测血压、心律和临床症状的条件下谨慎应用本药。

氨力农

本品属双吡啶类衍生物，口服吸收良好，作用持续30～120min，作用持续时间与所给剂量有关。无快速耐药性。大部分以原型从肾脏排出，小部分以N-乙酰代谢产物从肾排出。

米力农

为氨力农的同类药物，作用机制与氨力农相同。口服和静注均有效，兼有正性肌力作用和血管扩张作用。但其作用较氨力农强10～30倍。耐受性较好。

四、抗心律失常药

(一)Ⅰ类——钠通道阻滞药

本类药物能阻断心肌和心脏传导系统的钠通道,具有膜稳定作用,降低动作电位0相除极上升速率和幅度,减慢传导速度,延长动作电位时程(action potential duration,APD)和有效不应期(effective refractory period,ERP)。对静息膜电位无影响。根据药物对钠通道阻滞作用的不同,可分为ⅠA、ⅠB、ⅠC三个亚类。

ⅠA类

1. 奎尼丁(quinidine)

【药理】 主要抑制 Na^+ 的跨膜运动,影响动作电位0相。其次抑制 Ca^{2+} 内流,降低心肌收缩力。通过抗胆碱能作用间接对心脏产生影响。大剂量可阻断α受体,产生扩血管作用及低血压。口服吸收快而完全,30min起效,生物利用度为44%~98%,蛋白结合率为80%~88%,组织中药物浓度较血药浓度高10~20倍,心肌中浓度尤高。$t_{1/2}$ 为6~8h,小儿为2.5~6.7h,肝功能不全者延长。主要经肝代谢,以原形随尿排出的量约占用量18.4%,粪便约5%,乳汁及唾液也有少量排出。有效血药浓度是3~6μg/ml,8μg/ml以上可发生严重不良反应。血液透析可清除原型药及代谢物。

【临床应用】 主要用于阵发性心动过速、心房颤动、期前收缩和心房扑动经电转复后的维持治疗。成年人应先试服0.2g,每次0.2~0.3g,3~4/d;用于转复心房颤动或心房扑动应逐渐加量,每日总量不宜超过2.4g,恢复窦性心律后改为维持量,每次0.2~0.3g,3~4/d。成年人极量每日3g,分次给予。

【不良反应】 本品治疗指数低,约1/3的患者发生不良反应。常见不良反应包括恶心、呕吐、痛性痉挛、腹泻、食欲下降、小叶性肝炎及食管炎等胃肠道反应;少见"金鸡纳反应",表现为头痛、头晕、耳鸣、腹泻、恶心、视物模糊等症状;奎尼丁晕厥或猝死是偶见的严重不良反应;促心律失常是本品最严重的不良反应,产生心脏停搏及传导阻滞,较多见于原有心脏病患者,也可发生室性期前收缩、室性心动过速及室颤。另外,可引起低血压。

【药物相互作用】 维拉帕米、胺碘酮、异丙肾上腺素、碱化尿液的药物等可加强本品作用;可增加抗胆碱药、抗高血压药、扩血管药、β受体阻断药、双香豆素、华法林、筒箭毒碱、琥珀胆碱、泮库溴铵效应,减少拟胆碱药效应;苯巴比妥、苯妥英钠、利福平等可以增加其肝内代谢,而西咪替丁、钙通道阻滞药可减少其肝内代谢;可减少三环类抗抑郁药、可待因、地高辛、洋地黄毒苷的肝内代谢。

【注意事项】

(1)每次服药前应检查心率、血压和心率变化,尤其是一日口服量超过1.5g或有不良反应的高危病人。

(2)长期用药需监测肝、肾功能。

(3)可通过胎盘屏障和进入乳汁。

(4)转复心房扑动或心房颤动时,应先用洋地黄制剂或β受体阻断药。

(5)对本品过敏及曾引起血小板减少性紫癜,没有起搏器保护的Ⅱ度或Ⅲ度房室传导阻滞、病态窦房结综合征,QT间期延长,低血压和严重的肝肾功能损害者禁用。

2. 普鲁卡因胺(procainamide) 吸收较快而完全,蛋白结合率较低,$t_{1/2}$ 为2~3h。经肾排出。仅推荐用于危及生命的室性心律失常。成年人口服给药每次0.25~0.5g,每4h 1次。对本品过敏者、病态窦房结综合征(除非已有起搏器)、Ⅱ度或Ⅲ度房室阻滞(除非已有起搏器)、红斑狼疮(包括有既往史者)、低钾血症、重症肌无力者、地高辛中毒者禁用。

3. 丙吡胺(disopyramide) 其电生理及血流动力学类似奎尼丁,口服吸收约90%,蛋白结合率为35%~95%,$t_{1/2}$ 为4~10h,可通过胎盘屏障和进入乳汁分泌。临床上用于其他药物无效的危及生命的室性心律失常。口服成年人首次0.2g,以后0.1~0.15g,每6h 1次。应根据需要及耐受程度调整用量。主要不良反应为低血压和心脏抑制。二、三度房室阻滞(除非已有起搏器)、病态窦房结综合征、心源性休克、青光眼、尿潴留、重症肌无力者禁用。房颤或房扑时应先使用强心苷,避免心室率增加。

ⅠB类

1. 利多卡因(lidocaine)

【药理作用】 抑制浦肯野纤维和心室肌细胞的 Na^+ 内流,促进 K^+ 外流;降低心肌自律性;缩短APD,相对延长ERP;减慢传导速度。注射后,组织分布快而广,能透过血脑屏障和胎盘。血浆蛋白结合率约70%,$t_{1/2}$ 约2h,大部分经肝代谢,约用量的10%以原型由肾排泄,少量出现在胆汁中。

【临床应用】　可用于急性心肌梗死后室性期前收缩和室性心动过速，亦可用于洋地黄类中毒、心脏外科手术及心导管引起的室性心律失常。对室上性心律失常通常无效。成年人静脉注射按1～1.5mg/kg体重作首次负荷量静注2～3min，必要时每5min后重复静脉注射1～2次，但1h之内的总量不得超过300mg；静脉滴注则一般以5%葡萄糖注射液配成1～4mg/ml药液滴注或用输液泵给药。在用负荷量后可继续以每分钟1～4mg速度静滴维持，或以每分钟0.015～0.03mg/kg体重速度静脉滴注。

【不良反应】　常见不良反应有头昏、眩晕、恶心、呕吐、倦怠、言语不清、感觉异常、肌肉震颤、惊厥、神志不清、呼吸抑制等。可引起低血压及心动过缓。

【药物相互作用】　与奎尼丁、普鲁卡因胺、普萘洛尔等其他抗心律失常药并用时，疗效及毒性均增加；苯妥英钠、苯巴比妥、异丙肾上腺素可增加本品的总清除率，而β受体阻断药、西咪替丁、去甲肾上腺素可减低本品的总清除率；与抗惊厥药合用，可产生心脏停搏；与氯化琥珀胆碱合用，加强并延长肌松作用。

【注意事项】

(1)用药期间应监测血压、监测心电图，并备有抢救设备。

(2)老年人用药应根据需要及耐受程度调整剂量，大于70岁患者剂量应减半。

(3)肝功能不全及肝血流降低、肾功能不全、充血性心力衰竭、严重心肌受损、低血容量、休克、孕妇慎用。

(4)阿-斯综合征、预激综合征、严重传导阻滞者禁用。

2. 苯妥英钠(phenytoin sodium)　适用于洋地黄中毒所致的室性及室上性心律失常，对其他各种原因引起的心律失常疗效较差。口服成年人每日0.1～0.3g，单次或分2～3次。副作用小，常见齿龈增生、眩晕、头痛、巨幼红细胞性贫血、皮疹等。对乙内酰脲类药有过敏史或阿斯综合征、二、三度房室阻滞、窦房结阻滞、窦性心动过缓等心功能损害者禁用。

3. 美西律(mexiletine)　对心肌的抑制作用较小。口服吸收良好，生物利用度为80%～90%，血浆蛋白结合率为50%～60%，$t_{1/2}$为10～12h，中毒血药浓度与有效血药浓度相近。肝代谢灭活，约10%经肾排出。主要用于急性室性心律失常，如持续性室性心动过速。成年人口服首次0.2～0.3g，必要时2h后再服0.1～0.2g。维持量每日约0.4～0.8g，分2～3次服。极量每日1.2g，分次口服。应避免用于无症状的室性期前收缩。有20%～30%患者口服发生不良反应。

ⅠC类

1. 普罗帕酮(propafenone)

【药理】　直接作用于细胞膜，降低心肌收缩期去极化作用，延长传导，动作电位持续时间及ERP也稍有延长，并可提高心肌细胞阈电位，明显减少心肌自发兴奋性，作用持久，PQ及QRS均增加，延长心房及房室结ERP。有局部麻醉作用。口服吸收良好，生物利用度低且呈剂量依赖性，血浆蛋白结合率高，$t_{1/2}$为3.5～4h。经肾排泄，不能经透析排出。

【临床应用】　用于阵发性室性及室上性心动过速、预激综合征伴室上性心动过速、预防心房扑动或心房颤动。也可用于各种期前收缩。成年人口服每次0.1～0.2g，3～4/d。由于其局部麻醉作用，宜在饭后与饮料或食物同时吞服，不得嚼碎。

【不良反应】　不良反应较少，主要为口干、舌唇麻木，可能是由于其局部麻醉作用所致。此外，早期的不良反应还有头痛、头晕、闪耀，其后可出现胃肠道障碍如恶心、呕吐、便秘等。也有出现房室阻断症状，QT间期延长，PR间期轻度延长，QRS时间延长等。偶发抽搐或严重室性心律失常。

【药物相互作用】　维拉帕米、胺碘酮、奎尼丁等可能增加本品不良反应；可增加局麻药中枢神经系统副作用的发生；西咪替丁可使本品血药稳态水平提高；可增加地高辛、普萘洛尔、美托洛尔、华法林等血药浓度。

【注意事项】

(1)老年人有效剂量较低，可能出现血压下降，易发生肝、肾功能损害。

(2)静注乳酸钠、阿托品、异丙肾上腺素等可解救其引起的窦房性或房室高度阻滞。

(3)心肌严重损害、严重的心动过缓、肝肾功能不全、明显低血压患者慎用。

(4)无起搏器保护的窦房结功能障碍、严重房室传导阻滞、双束支传导阻滞者，严重充血性心力衰竭，心源性休克，严重低血压及对本品过敏者禁用。

2. 莫雷西嗪(moracizine)　口服吸收较差，蛋白结合率高，$t_{1/2}$为1.5～3.5h，抗心律失常作用与血药浓度高低和时程无关，56%从粪便排出。主要适用于室性期前收缩及室性心动过速。剂量应个体化，在应用本品前，应停用其他抗心律失常药物1～2个半衰期。成年人口服每次150～300mg，每8h一次，极量为每日900mg。致心律失常作用的发生率约3.7%。

（二）Ⅱ类——β肾上腺素受体阻断药

此类药物具有心脏直接电生理作用，可减慢心率，抑制异位起搏点自律性，减慢传导和增加房室结不应期。还通过下调交感活性和抗心肌缺血，提高心室颤动阈值，改善压力反射，以及防止儿茶酚胺诱导的低钾血症等发挥作用。常用普萘洛尔(propranolol)、阿替洛尔(atenolol)、美托洛尔(metoprolol)等。

普萘洛尔(propranolol)

【药理】 普萘洛尔为非选择性竞争抑制β肾上腺素受体阻断药。阻断心脏上的β_1、β_2受体，拮抗交感神经兴奋和儿茶酚胺作用，降低心脏的收缩力与收缩速度，同时抑制血管平滑肌收缩，降低心肌耗氧量，使缺血心肌的氧供需关系在低水平上恢复平衡，可用于治疗心绞痛。抑制心脏起搏点电位的肾上腺素能兴奋，用于治疗心律失常。亦可通过中枢、肾上腺素能神经元阻滞，抑制肾素释放以及心排血量降低等作用，用于治疗高血压。竞争性拮抗异丙肾上腺素和去甲肾上腺素的作用，阻断β_2受体，降低血浆肾素活性。可致支气管痉挛。抑制胰岛素分泌，使血糖升高。有明显的抗血小板聚集作用。有胚胎毒性。口服吸收较完全，生物利用度约30%，$t_{1/2}$为2～3h，血浆蛋白结合率高，血药浓度存在明显个体差异。肝内代谢，经肾排泄，主要为代谢产物，小部分(＜1%)为母药。不能经透析排出。

【临床应用】 主要用于心肌梗死二级预防、高血压、劳力型心绞痛、室上性快速心律失常及室性心律失常、配合α受体阻滞药用于嗜铬细胞瘤患者控制心动过速、甲状腺功能亢进症致心率过快。也可用于治疗甲状腺危象。用于心律失常成年人每日10～30mg，分3～4次饭前、睡前服用。

【不良反应】 常见眩晕、神志模糊、精神抑郁、反应迟钝、头昏、心率过慢(＜50次/min)；偶见支气管痉挛及呼吸困难、充血性心力衰竭；罕见发热、咽痛、皮疹、出血倾向。当不良反应持续存在时，须格外警惕雷诺征样。

【药物相互作用】 可增加利血平、氟哌啶醇、单胺氧化酶抑制药降压作用；与洋地黄、钙拮抗剂合用，可发生促心律失常作用；与肾上腺素、苯肾上腺素合用，可引起显著高血压、心率过慢，也可出现房室传导阻滞；与异丙肾上腺素或黄嘌呤合用，可使后者疗效减弱；与氯丙嗪合用可增加两者的血药浓度；氢氧化铝凝胶、乙醇可降低本品的吸收；苯妥英钠、苯巴比妥、利福平可加速本品清除；安替比林、茶碱类、利多卡因、西咪替丁可降低本品清除率；与甲状腺素合用导致T_3浓度的降低；与降糖药同用时，需增加后者剂量。

【注意事项】

(1)耐受量个体差异大，用量必须个体化。

(2)老年患者对药物代谢与排泄能力低，应适当调整剂量。

(3)长期应用少数病人出现心力衰竭，可用洋地黄苷类和(或)利尿剂纠正，并逐渐递减剂量，最后停用。尤其冠心病、甲状腺功能亢进患者不宜骤停。

(4)用药期间应定期检查血常规、血压、心功能、肝肾功能等。糖尿病患者应定期检查血糖。

(5)对本品过敏、充血性心力衰竭、糖尿病、肺气肿或非过敏性支气管哮喘、肝功能不全、甲状腺功能低下、雷诺综合征或其他周围血管疾病、肾衰退、妊娠、哺乳期妇女等慎用。

(6)支气管哮喘、心源性休克、二度或三度房室阻滞、重度或急性心力衰竭、窦性心动过缓者禁用。

（三）Ⅲ类——延长动作电位时程药

又称钾通道阻滞药，可减少K^+外流，选择性延长APD，对动作电位幅度和去极化速率影响很小。

1. 胺碘酮(amiodarone)

【药理】 延长各部心肌组织的APD及ERP，有利于消除折返激动。同时具有轻度非竞争性的α及β肾上腺素受体阻滞和轻度Ⅰ类及Ⅳ类抗心律失常药性质。减低窦房结自律性。对静息膜电位及动作电位高度无影响。对房室旁路前向传导的抑制大于逆向。对冠状动脉及周围血管有直接扩张作用。可影响甲状腺素代谢。口服吸收迟缓且不规则，生物利用度约为50%，血浆蛋白结合率约62.1%，主要在肝内代谢消除，$t_{1/2}$为22～100d。注射后，血药浓度迅速下降而发生组织渗透，原药在尿中未能测到，尿中排碘量占总含碘量的5%，其余的碘经肝肠循环从粪便中排出。血液透析不能清除本品。

【临床应用】 口服适用于危及生命的阵发室

性心动过速及室颤的预防，也可用于其他药物无效的阵发性室上性心动过速、阵发性心房扑动、心房颤动，包括合并预激综合征者及持续心房颤动、心房扑动电转复后的维持治疗。可用于持续房颤、房扑时室率的控制。除有明确指征外，一般不宜用于治疗房性、室性期前收缩。口服治疗室上性心律失常成年人每日0.4g～0.6g，分2～3次服，1～2周后根据需要改为每日0.2～0.4g维持，部分病人可减至0.2g，每周5d或更小剂量维持。治疗严重室性心律失常，每日0.6～1.2g，分3次服，1～2周后根据需要逐渐改为每日0.2～0.4g维持。静脉滴注负荷量按体重3mg/kg，然后以1～1.5mg/min维持，6h后减至0.5～1mg/min，每日总量1.2g。以后逐渐减量，最好不超过3～4d。

【不良反应】　十分常见角膜微沉淀、光敏反应、转氨酶升高、恶心、呕吐、味觉障碍等；常见色素沉着、甲状腺功能减退或亢进等；偶见尖端扭转型心动过速、肌病、传导紊乱（窦房传导阻滞、房室传导阻滞）；非常罕见支气管痉挛、急性呼吸窘迫综合征、共济失调、颅内高压、慢性肝损害、血管炎、血小板减少。

【药物相互作用】　增加华法林、奎尼丁、普鲁卡因胺、氟卡尼、苯妥英钠、排钾利尿药、日光敏感性药物的作用；与β受体阻滞药或钙通道阻滞药合用可加重窦性心动过缓、窦性停搏及房室传导阻滞（如果发生则本品或前两类药应减量）；可增加地高辛血清浓度，加强对窦房结及房室结的抑制作用；可抑制甲状腺摄取^{123}I、^{133}I及^{99}mTc。

【注意事项】

(1)对碘过敏者对本品可能过敏。

(2)用药期间需监测血压及心电图；随访检查肝功能、甲状腺功能、肺功能和胸部X线片及眼科检查。

(3)窦性心动过缓、QT间期延长综合征、低血压、肝功能不全、肺功能不全、严重充血性心力衰竭者应慎用。

2. 索他洛尔(sotalol)　口服吸收近100%，无肝首关效应，生物利用度达95%，$t_{1/2}$为15～20h，肾功能受损则明显延长。主要由肾排泄。临床上主要用于转复及预防室上性心动过速、心房扑动、心房颤动、各种室性心律失常、急性心肌梗死并发严重心律失常。口服成年人80～160mg/d，分2次服用，从小剂量开始，逐渐加量。室性心动过速可160～480mg/d。肾功能不全者应减少剂量。严重不良反应为致心律失常作用。心动过缓、病态窦房结综合征、二、三度房室阻滞、室内传导阻滞、低血压、休克、QT间期延长、未控制心力衰竭及过敏者禁用。

（四）Ⅳ类——钙通道阻滞药

本类药物主要用于抗高血压，由于能降低窦房结、房室结细胞的自律性，减慢房室传导速度，延长房室结细胞膜钙通道复活时间，延长其不应期，也常用于抗心律失常。

1. 维拉帕米(verapamil)

【药理】　能减少钙离子内流，延长房室结的有效不应期，减慢传导，可降低慢性心房颤动和心房扑动病人的心室率；减少阵发性室上性心动过速发作的频率。降低体循环的血管阻力产生降血压作用，减轻后负荷，抑制心肌收缩，可改善左心室舒张功能。有局部麻醉作用。经门静脉有首关效应，生物利用度低，血浆蛋白结合率约为90%，$t_{1/2}$为2.8～7.4h，长期口服（间隔6h给药至少10次）、肝功能不全、老年病人则延长。大部分在肝代谢，约70%以代谢物由尿中排泄，16%或更多由粪便清除，有3%～4%以原型由尿排出。

【临床应用】　与地高辛合用控制慢性心房颤动和（或）心房扑动时的心室率；预防阵发性室上性心动过速的反复发作。慢性心房颤动服用洋地黄治疗的病人每日总量240～320mg，分3～4次口服。预防阵发性室上性心动过速（未服用洋地黄的病人）成年人每日总量240～480mg，分3～4次口服。儿童减量。

【不良反应】　常见不良反应有便秘、头痛、眩晕、乏力、心悸、恶心、皮疹、转氨酶升高等；偶见低血压、心动过速、心力衰竭、牙龈增生、耳鸣、阳萎、非梗阻性麻痹性肠梗阻等。罕见肌肉无力、肌肉关节疼痛。

【药物相互作用】　吸入性麻醉药、肌肉松弛药、葡萄柚汁能增加本品作用；可加强β受体阻滞药、血管扩张药、血管紧张素转换酶抑制药、利尿药、神经肌肉阻滞药、地高辛、胺碘酮、氟卡尼、卡马西平、环孢素、茶碱、咪达唑仑、卡马西平（酰胺咪嗪）等药物的药理作用；利福平、苯妥英钠、苯巴比妥可增加本品的清除，而环磷酰胺、长春新碱、丙卡巴肼（甲基苄肼）、泼尼松、长春碱酰胺、阿霉素、顺铂等则减少本品吸收；异烟肼会降低本品生物利用度，西咪替丁则提高；能抑制乙醇的消除，增加病人对锂的敏感性（神经毒性）。

【注意事项】

(1)必须剂量个体化及与食物同服。

(2)必须使用本品的轻度心功能不全病人应使用洋地黄类或利尿药控制临床症状。

(3)严重肝功能不全时应定期监测肝功能。

(4)肾功能损害的病人慎用,孕妇使用应权衡利弊,服药期间应中断哺乳,老年人应用较低的起始剂量,高钙血症可能影响本品疗效,传导阻滞、神经肌肉传导减弱病人需减量。

(5)心源性休克,急性心肌梗死并发心动过缓、低血压、左心衰竭,严重心脏传导功能障碍,病窦综合征,充血性心力衰竭,房颤或房扑与预激综合征并存者禁用。

2. 地尔硫䓬(diltiazem) 口服吸收达80%,有较强首关效应,生物利用度较低,血浆蛋白结合率70%～80%,$t_{1/2}$ 3.5h,仅2%～4%原药由尿液排出。常用于治疗室上性快速心律失常。成年人口服起始剂量30mg/次,每日4次,餐前及睡前服药,每1～2d增加一次剂量,直至获得最佳疗效。平均剂量范围为每日90～360mg。对本品过敏者、未安装起搏器的病态窦房结综合征和二度或三度房室阻滞者、收缩压低于12kPa且心率低于50/min者、急性心肌梗死或肺充血者禁用。

(五)其他抗心律失常药

1. 腺苷(adenosine)

【药理】 腺苷为内源性核苷酸,与特异性G蛋白结合后作用于腺苷受体,缩短心房肌的APD,使膜电位超极化;抑制窦房结传导,降低正常自律性;抑制房室传导,延长房室结不应期;扩血管作用。在体内代谢迅速,起效快,作用时间短,一般仅10～20s,$t_{1/2}$<10s。

【临床应用】 临床上主要用于治疗阵发性室上性心动过速,宽波形和窄波形室上性心动过速及冠心病的辅助诊断。配制为腺苷制剂使用。

【不良反应】 常见不良反应有短暂的心动过缓、低血压、面部潮红、头痛、出汗、心悸、胸痛、呼吸困难、恶心等。

【药物相互作用】 双嘧达莫可减少代谢,增强药效;茶碱、咖啡因等可拮抗腺苷的作用;卡马西平可加重心脏传导阻滞。

【注意事项】

(1)只能静脉滴注。

(2)高血压、低血压、心肌梗死、不稳定性心绞痛患者慎用。

(3)未安装起搏器的二度或三度房室传导阻滞者和窦房结疾病患者、已知或估计有支气管狭窄或支气管痉挛的肺部疾病的患者、已知对腺苷有超敏反应的患者禁用。

2. 地高辛(digoxin) 可用于伴有快速心室率的心房颤动、心房扑动。成年人口服每次0.125～0.5mg,1/d,7d可达稳态血药浓度。常见促心律失常作用。

五、调血脂药与抗动脉粥样硬化药

抗动脉粥样硬化主要通过他汀类药物、贝特类药物、胆汁酸结合树脂、烟酸、胆固醇吸收抑制药和多烯脂肪酸等调血脂来达到治疗目的。

(一)羟甲基戊二酸单酰辅酶A还原酶抑制剂(HMG-CoA)(他汀类)

他汀类(statins)竞争性抑制细胞内胆固醇合成早期过程中限速酶的活性,继而上调细胞表面低密度脂蛋白(LDL)受体,加速血浆LDL的分解代谢;可抑制极低密度脂蛋白(VLDL)的合成。因此,能显著降低血清总胆固醇(total cholesterol,TC)、低密度脂蛋白胆固醇(low density lipoproten-cholesterol,LDL-C)和载脂蛋白B(Apo B),也降低三酰甘油(TG)水平和轻度升高高密度脂蛋白胆固醇(high density lipoprotein-cholesterol,HDL-C)。此外,还可能具有抗炎、保护血管内皮功能等作用,这些作用可能与冠心病事件减少有关。近二十年来临床研究显示他汀类是当前防治高胆固醇血症和动脉粥样硬化性疾病非常重要的药物。

1. 辛伐他汀(simvastatin)

【药理】 通过降低VLDL-C浓度,诱导LDL受体的生成而降低LDL,从而导致LDL-C的产生减少和(或)分解代谢增加,能降低正常的和升高的LDL-C水平,且Apo B也明显下降。还可降低VLDL和TG,并升高HDL-C。对脂蛋白原和冠心病的其他生化指标的影响尚不明确。口服后对肝有高度的选择性,血浆蛋白结合率约95%,在肝中的浓度明显高于其他非靶性组织,大部分经肝组织吸收,主要作用在肝发挥,随后从胆汁中排泄。

【临床应用】 临床上用于原发性高胆固醇血症、杂合子及纯合子家族性高胆固醇血症或混合性高胆固醇血症患者;也可用于冠心病。应剂量个体化给药。成年人高胆固醇血症口服初始剂量一次10～20mg,心血管事件高危人群初始剂量20～40mg,纯合子家族性高胆固醇血症40mg,杂合子家族性高胆固醇血症的儿童（10～17岁）初始剂量10mg，晚间顿服。最大剂量为40mg。

【不良反应】　常见腹痛、便秘、胃肠胀气；偶见疲乏无力、头痛；罕见恶心、呕吐、腹泻、消化不良、皮疹、瘙痒、脱发、眩晕、胰腺炎、感觉异常、外周神经病变、贫血、横纹肌溶解、肝炎、黄疸；非常罕见肌病。

【药物相互作用】　与环孢素、米贝地尔、伊曲康唑、酮康唑、红霉素、克拉霉素、奈法唑酮、纤维酸类衍生物、胺碘酮等合用，将导致横纹肌溶解的危险性增高；与他汀类、贝特类、烟酸合用，会增加肌病的发生率和严重程度；铝镁复方制酸剂能减少他汀类药物吸收，降低血药浓度；能中度提高香豆素类抗凝剂的抗凝血效果，升高国际标准化比率（INR）；可升高口服避孕药的血药浓度。

【注意事项】

（1）应接受标准胆固醇饮食。

（2）应慎用在大量饮酒和（或）有既往肝病史病人。有活动性肝病或无法解释的转氨酶升高者应禁用。转氨酶升高超过正常值3倍以上并保持持续，则应予停药。

（3）若发现肌酸激酶（CK）显著上升或怀疑肌痛，应立即停药。

（4）纯合子型家族性高胆固醇血症的LDL受体的完全缺乏患者治疗效果不大理想；不适合治疗以三酰甘油升高为主的异常情况。

2. 洛伐他汀（lovastatin）、普伐他汀（pravastatin）、氟伐他汀（fluvastatin）、阿托伐他汀（atorvastatin）、瑞舒伐他汀（rosuvastatin）等，其药理作用、临床应用、不良反应、药物相互作用、注意事项等均类似。

（二）胆酸结合树脂

主要阻碍胆酸的肠肝循环，促进胆酸随大便排出，阻断胆汁酸中胆固醇的重吸收。通过反馈机制刺激肝细胞膜表面的LDL受体，加速血液中LDL清除，结果使血清LDL-C水平降低。此类药物的绝对禁忌证为异常β脂蛋白血症和TG＞4.52mmol/L；相对禁忌证为TG＞2.26mmol/L。

考来烯胺（chloestyramine）

【药理】　本品与胆汁酸在小肠中结合后导致胆汁酸在肝内合成增加，降低肝内胆固醇使肝LDL受体活性增加而去除血浆中LDL。还能增加肝VLDL的合成而增加血浆中三酰甘油μ的浓度，特别是高三酰甘油血症者。可降低血清中的胆酸，缓解胆酸过多而致的瘙痒。本品不从胃肠道吸收。

【临床应用】　可用于Ⅱa型高脂血症，高胆固醇血症。对单纯三酰甘油升高者无效。还可用于胆管不完全阻塞所致的瘙痒。成年人口服维持量，2～24g/d，用于止痒为16g，分3次于饭前服或与饮料拌匀服用。小儿剂量酌减。

【不良反应】　多发生于服用大剂量及超过60岁的病人。常见便秘、烧灼感、消化不良、恶心、呕吐、胃痛；偶见胆石症、胰腺炎、胃肠出血或胃溃疡、眩晕、头痛；罕见骨质疏松。

【药物相互作用】　可延缓或降低噻嗪类利尿药、普萘洛尔、地高辛、洛哌丁胺、保泰松、巴比妥酸盐、雄激素、孕激素、甲状腺激素、华法林及某些抗生素药物的吸收，特别是酸性药物，减少肝肠循环。可在本品服用前1h或服用后4～6h再服用其他药物。

【注意事项】

（1）便秘患者慎用。

（2）合并甲状腺功能减退症、糖尿病、肾病、血蛋白异常或阻塞性肝病者应同步治疗。

（3）长期使用应肠道外补充脂溶性维生素，并注意出血倾向。

（三）胆固醇吸收抑制药

代表药物为依折麦布。

本品可选择性抑制小肠黏膜刷状缘特殊转运蛋白NPC1L1的活性，有效减少肠道内胆固醇的吸收，降低血浆胆固醇水平以及肝胆固醇储量，进一步增加血液中胆固醇的清除。对内源性胆固醇无抑制作用，可与他汀类药物联用。口服吸收迅速，血浆蛋白结合率高，$t_{1/2}$约为22h，经肠肝循环。主要经肝代谢，随胆汁和尿液排出。常单独用于原发性高胆固醇血症、纯合子家族性胆固醇血症、或与他汀类合用治疗原发性高胆固醇血症和纯合子家族性高胆固醇血症。不良反应较少，常见头痛、腹痛、腹泻、乏力等；非常罕见肌病、横纹肌溶解。怀孕或哺乳期妇女、中至重度肝功能损伤患者以及10岁以下儿童禁用。

（四）贝特类

此类药物主要降低血浆TG和提高HDL-C水平，促进胆固醇的逆向转运，并使LDL亚型由小而密颗粒向大而疏松颗粒转变。常用药物包括氯贝丁酯（clofibrate）、苯扎贝特（bezafibrate）、非诺贝特（fenofibrate）、环丙贝特（ciprofibrate）、吉非贝齐（gemfibrozil）等。为非一线治疗药物。

1. 非诺贝特(fenofibrate)

【药理】 抑制 VLDL 和三酰甘油的生成并同时使其分解代谢增多,降低 LDL、胆固醇和三酰甘油;还使载脂蛋白 A1 和 A11 生成增加,从而增高 HDL。本品尚有降低正常人及高尿酸血症患者的血尿酸作用。动物实验表明非诺贝特有致畸性和致癌性。口服吸收良好,食物可增加吸收,血浆蛋白结合率约为 99%,$t_{1/2}$约 20h,肝、肾代谢,约 60%的代谢产物经肾排泄,25%的代谢产物经大便排出。严重肾功能不全者长期用药易蓄积。

【临床应用】 用于成年人饮食控制疗法效果不理想的高脂血症的辅助治疗。成年人口服每次 0.1g,每日 3 次,维持量每次 0.1g,1～2/d。为减少胃部不适,可与饮食同服。

【不良反应】 发生率有 2%～15%。常见不良反应为胃肠道不适、嗳气、一过性转氨酶及血尿素氮升高;偶见口干、胃纳减退、大便次数增加、皮疹、头痛、眩晕、疲乏;罕见肌炎、肌痛、横纹肌溶解综合征。

【药物相互作用】 与他汀类合用,可引起肌病,严重时应停药;与环孢素等肾毒性的药物合用时,应减量或停药;可增强磺脲类降糖药、苯妥英钠、呋塞米、香豆素等高蛋白结合率药物作用;考来烯胺影响本品的吸收。

【注意事项】

(1)应定期检查全血象及血小板计数、肝功能、血胆固醇、三酰甘油或 LDL、血肌酸磷酸激酶,并关注和治疗可引起高血脂的各种原发病。

(2)老年人肾功能不良时,须适当减少本品用药剂量。

(3)药物过量时,应采取系统性支持疗法,不宜血液透析。

(4)对本品过敏、有胆囊疾病史、胆石症、严重肾功能不全、肝功能不全、原发性胆汁性肝硬化或不明原因的肝功能持续异常、儿童、孕妇、哺乳期妇女禁用。

2. 吉非贝齐(gemfibrozil) 口服吸收完全,$t_{1/2}$为 1.5h,血浆蛋白结合率约为 98%,肝内代谢,约 70%的药物经肾排泄,以原型为主,6%由粪便排出。适用于Ⅱb 型、严重Ⅳ型或Ⅴ型高脂蛋白血症及冠心病危险性大而饮食控制、减轻体重等治疗无效者。成年人口服每次 0.3～0.6g,2/d,早餐及晚餐前 30min 服用。动物实验证实有潜在致癌性。胆囊疾病、胆石症、肝功能不全或原发性胆汁性肝硬化、严重肾功能不全者禁用。用药期间应定期检查血象、肝功等。

(五)烟酸类

包括烟酸、阿昔莫司等。

1. 烟酸(nicotinic acid)

【药理】 烟酸为水溶性维生素,在体内转化为烟酰胺,可减低辅酶 A 的利用;抑制 VLDL 合成而影响血中胆固醇的运载,大剂量可降低血清胆固醇及三酰甘油浓度。有周围血管扩张作用。胃肠道吸收,$t_{1/2}$约 45min,肝内代谢,仅小量以原型及代谢物由尿排出。

【临床应用】 用于高脂血症的辅助治疗(除Ⅰ型外),烟酸缺乏病(糙皮病等)及扩张小血管(注射剂)。高脂血症成人口服普通片初始剂量为一次 0.1g,3/d,4～7d 后可增至一次 1～2g,3/d。需根据疗效和耐受性调整维持剂量。

【不良反应】 常见潮红、腹痛、腹泻、恶心、呕吐、瘙痒、皮疹;偶见眩晕、头痛、心跳加速、心悸、呼吸急促等;罕见葡萄糖耐量下降、失眠、精神紧张、昏厥、感觉异常、低血压、鼻炎、肌肉异常、胸痛等;非常罕见痛风、偏头痛、心房纤颤、虚脱、胃溃疡、黄疸、黑棘皮病。

【药物相互作用】 异烟肼可阻止烟酸与辅酶Ⅰ结合,而致烟酸缺少;与胍乙啶等合用,有协同作用,可产生直立性低血压。

【注意事项】

(1)原发高胆固醇血症(Ⅰ型或Ⅱ型)孕妇、乳母应停药或暂停哺乳。

(2)应定期监测肝功能和肌酸激酶,尤其是黄疸性肝炎、肝胆疾病、糖尿病或消化道溃疡者。

(3)肝病史、不稳定性心绞痛、心肌梗死急性期、痛风或有痛风倾向者慎用,避免与他汀类联用。

2. 阿昔莫司(acipimox) 阿昔莫司为烟酸异构体,口服吸收快而完全,$t_{1/2}$约 2h。不与血浆蛋白结合,不被代谢,从尿中排出。用于按照 Fredrickson 分类法诊断的原发性和继发性高脂血症、高胆固醇血症、高三酰甘油和高胆固醇血症。成年人口服每次 0.25g,每日 2～3 次,进餐时服或餐后服用。较低剂量用于Ⅳ型高三酰甘油血症,较高剂量用于Ⅱa 及Ⅱb 型高胆固醇血症。通常在服药治疗 1 个月内,血脂状况即有改善。国外文献报道,长期服用的每日安全剂量可达 1.2g。消化道溃疡患者禁用。长期使用者,应定期检查脂质、脂蛋白、肝功能及肾功能。

(六)抗氧化药

普罗布考(probucol)

【药理】 本品为血脂调节药并具有抗动脉粥样硬化作用。其降脂作用是通过降低胆固醇合成、促进胆固醇分解使胆固醇和 LDL 降低,还改变 HDL 亚型的性质和功能,使 HDL-C 减低。其降 HDL-C 的临床意义未明。本品对三酰甘油的影响小。有显著的抗氧化作用,能抑制泡沫细胞的形成,延缓动脉粥样硬化斑块的形成,消退已形成的动脉粥样硬化斑块。未发现致癌、致突变作用。经胃肠道吸收有限且不规则,食物可增加吸收,$t_{1/2}$为 52～60h,约 84%以原型从粪便排出,1%～2%以代谢产物从尿中排出。

【临床应用】 用于治疗高胆固醇血症。成年人口服每次 0.5g,每日 2 次,早、晚餐时服用。

【不良反应】 十分常见腹泻;常见胀气,腹痛,恶心,呕吐;偶见头痛,头晕,感觉异常,失眠,耳鸣,皮疹,皮肤瘙痒等;罕见心电图 QT 间期延长,室性心动过速,血小板减少;有发生血管神经性水肿的报道。

【药物相互作用】 与三环类抗抑郁药、Ⅰ类及Ⅲ类抗心律失常药、吩噻嗪类药合用可导致心律失常危险性增加;能增加香豆素类、降糖药的作用;可明显降低环孢素的血药浓度。

【注意事项】

(1)肾功能不全时需减量,儿童不宜服用,孕妇哺乳期妇女慎用。

(2)可使转氨酶,胆红素,肌酸磷酸激酶,尿酸,尿素氮短暂升高,干扰诊断。

(3)应定期检查心电图 QT 间期。

(4)对本品过敏、近期心肌损害(如心肌梗死)、严重室性心律失常、心源性晕厥或不明原因晕厥、QT 间期延长或正在使用延长 QT 间期的药物、血钾或血镁过低者禁用。

(七)多烯脂肪酸类

多烯脂肪酸类(poyenoic fatty acids)亦称为多不饱和脂肪酸(polyunsaturated fatty acids,PUFAs),可分为 n-3(ω-3)型和 n-6(ω-6)型。n-3 型多烯脂肪酸包括 α-阿麻油酸(α-linolenic acid,α-LNA)、二十碳五烯酸(Eicosapentaenoic Acid,EPA)以及二十二碳六烯酸(Docosahexaenoic acid,DHA)等长链 PUFAs,主要来源于海洋生物油脂。EPA 和 DHA 是目前最受关注的 n-3 型 PUFAs。用于防治高 TG 型高脂血症。对心肌梗死患者的预后有明显改善作用。也适用于糖尿病并发高脂血症等。n-3 型 PUFAs 是人体所必需的脂肪酸,通常无不良反应。但长期或大量使用,可见出血时间延长、免疫力下降的反应。

n-6 型多烯脂肪酸主要来源于植物油,如亚麻油(Linoleic acid,LA)、γ-亚麻酸(γ-linolenic,γ-LNA)等。n-6 型多烯脂肪酸能适度降低 TG、LDL 以及升高 HDL。多与其他调血脂药配成复方制剂。

六、利尿药与脱水药

(一)高效能利尿药

主要作用于肾髓襻升支粗段,干扰 Na^{+}-Cl^{-} 同向转运系统,利尿作用强大,也称髓襻利尿药。常用药物按利尿强度排序主要有布美他尼、托拉塞米、呋塞米等。临床上常用呋塞米和布美他尼。

1. 呋塞米(furosemide)

【药理】

(1)对水和电解质排泄的作用。能增加水、钠、氯、钾、钙、镁、磷等的排泄。有明显的量效关系。主要抑制肾小管髓袢厚壁段基底膜外侧存在与 Na^{+}-K^{+} ATP 酶有关的 Na^{+}-Cl^{-} 配对转运系统,减少 Na^{+}-Cl^{-} 的重吸收;可能尚能抑制近端小管和远端小管对 Na^{+}、Cl^{-} 的重吸收,促进远端小管分泌 K^{+};抑制亨襻对 Ca^{2+}、Mg^{2+} 的重吸收而增加 Ca^{2+}、Mg^{2+} 排泄。短期用药能增加尿酸排泄,而长期用药则可引起高尿酸血症。

(2)对血流动力学的影响。能抑制前列腺素分解酶的活性,使前列腺素 E_2 含量升高,从而具有扩张血管作用,用于预防急性肾衰竭。在肾小管液流量增加的同时肾小球滤过率不下降。还能扩张肺部容量静脉,降低肺毛细血管通透性,加上其利尿作用,使回心血量减少,左心室舒张末期压力降低,有助于急性左心衰竭和成年人呼吸窘迫综合征的治疗。口服吸收率为 60%～70%,进食能减慢吸收,但不影响吸收率及其疗效。主要分布于细胞外液,血浆蛋白结合率为 91%～97%,能通过胎盘屏障,并可泌入乳汁中。口服 30～60min,静脉用药 5min 起效,$t_{1/2}$存在较大的个体差异。88%以原型经肾排泄,12%经肝代谢由胆汁排泄。肾功能受损者经肝代谢增多。本品不被透析清除。

【临床应用】 主要用于水肿性疾病、高血压、预防急性肾衰竭、高钾血症、高钙血症、稀释性低钠血症(尤其是当血钠浓度低于 120mmol/L 时)、抗利尿激素分泌过多症(SIADH)、急性药物毒物中毒等。通常静脉注射或静脉滴注,每日总剂量不超过 1g。

【不良反应】 常见水、电解质紊乱尤其是大剂量或长期应用时;偶见过敏反应、视觉模糊、黄视症、光敏感、头晕、头痛、纳差、恶心、呕吐、腹痛、腹泻、胰腺炎、肌肉强直、骨髓抑制、肝功能损害、指(趾)感觉异常、高糖血症、高尿酸血症。耳鸣、听力障碍多见于大剂量静脉快速注射时(每分钟剂量>4～15mg),多为暂时性,少数为不可逆性,尤其当与其他有耳毒性的药物同时应用时。在高钙血症时,可引起肾结石。尚有报道本品可加重特发性水肿。

【药物相互作用】 乙醇、多巴胺、抗高血压药、巴比妥类、麻醉药能增强本品作用;肾上腺糖、盐皮质激素、促肾上腺皮质激素、雌激素、非甾体类消炎镇痛药、拟交感神经药物、抗惊厥药物能降低本品的利尿作用;可加强非去极化肌松药、氯贝丁酯、两性霉素 B、头孢霉素、氨基糖苷类、抗组胺药、锂制剂、碳酸氢钠药理作用;可降低降血糖药、抗凝血药物、抗纤溶药物、抗痛风药药理作用。

【注意事项】

(1)应监测血电解质、血压、肝肾功能、血糖、血尿酸、酸碱平衡、听力。

(2)应从最小有效剂量开始,然后根据利尿反应调整剂量。

(3)少尿或无尿患者应用最大剂量后 24h 仍无效时应停药。

(4)本品可通过胎盘屏障,孕妇尤其是妊娠前 3 个月应尽量避免应用。对妊娠高血压综合征无预防作用。

(5)本品可经乳汁分泌,哺乳期妇女应慎用,新生儿用药间隔应延长。

(6)无尿或严重肾功能损害者、糖尿病、高尿酸血症或有痛风病史者、严重肝功能损害者、急性心肌梗死、胰腺炎、有低钾血症倾向者(尤其是应用洋地黄类药物或有室性心律失常者)、红斑狼疮、前列腺肥大者慎用。

2. 布美他尼(bumetanide) 口服吸收较呋塞米完全,血浆蛋白结合率为 94%～96%,$t_{1/2}$ 为60～90min,肝肾功能受损时延长。77%～85%经尿排泄。本品不被透析清除。临床应用与呋塞米相同,且对某些呋塞米无效的病例仍可能有效。治疗水肿性疾病或高血压成年人口服起始每日 0.5～2mg,必要时每隔 4～5h 重复,最大剂量每日可达 10～20mg。也可间隔用药,即隔 1～2d 用药 1d。无尿或严重肾功能损害者、糖尿病、高尿酸血症或有痛风病史者、严重肝功能损害者、胰腺炎、有低钾血症倾向者、前列腺肥大者慎用。

3. 托拉塞米(torasemide) 药理作用同呋塞米。生物利用度约为 80%,血浆蛋白结合率>99%,$t_{1/2}$ 约为 3.5h。主要用于充血性心力衰竭引起的水肿和原发性高血压。前者成年人口服起始剂量为每次 10mg,每日 1 次,根据病情需要可增至 20mg。后者起始剂量每次 5mg,每日 1 次,增至 10mg/d 仍未取得足够的降压作用,可考虑合用其他降压药。已知对本品或磺酰脲类药物过敏、肾衰竭无尿、肝昏迷、低血压、低血容量、低钾或低钠血症、前列腺肥大者禁用。

4. 依他尼酸(etacrynic acid) 药理作用同呋塞米。不良反应亦类似,但有较强的耳毒性,目前临床上较少用。

(二)中效能利尿药

主要作用于远曲小管近端,影响 Na^+-Cl^- 同向转运系统,产生中等强度的利尿作用,主要有噻嗪类、吲达帕胺。

1. 氢氯噻嗪(hydrochlorothiazide)

【药理】 主要抑制远端小管前段和近端小管(作用较轻)对 NaCl 的重吸收,从而增加远端小管和集合管的 Na^+-K^+ 交换,K^+ 分泌增多;还不同程度地抑制碳酸酐酶和磷酸二酯酶活性,从而影响水、电解质排泄产生利尿排钠作用。可能增加胃肠道对 Na^+ 的排泄参与降压。还可使肾内肾素、血管紧张素分泌增加,引起肾血管收缩,肾血流量下降,肾小球入球和出球小动脉收缩,肾小球滤过率下降。口服吸收迅速但不完全,进食能增加吸收量,部分与血浆蛋白结合,部分进入红细胞内,2h 起效,达峰时间为 4h,$t_{1/2}$ 为 15h,肾功能受损者延长。主要以原型由尿排泄。

【临床应用】 临床上主要用于水肿性疾病、高血压(可单独或与其他降压药联合应用治疗原发性高血压)、中枢性或肾性尿崩症、肾石症。成年人口服 25～100mg,分 1～2 次服用,并按效果调整剂量。

【不良反应】 常见水、电解质紊乱;偶见过敏反应(皮疹、荨麻疹)、白细胞减少或缺乏症、血小板减少性紫癜；罕见胆囊炎、胰腺炎、性功能减退、光敏感、色觉障碍。

【药物相互作用】 多巴胺、抗高血压药可使本品利尿作用加强；肾上腺皮质激素、促肾上腺皮质激素、雌激素、两性霉素B(静脉用药)、非甾体类消炎镇痛药尤其是吲哚美辛、拟交感胺类药物、考来烯胺等能降低本品的利尿作用；可增强非去极化肌松药、洋地黄类药物、胺碘酮、锂制剂、碳酸氢钠的作用；可降低乌洛托品、抗凝血药作用。

【注意事项】

(1)应定期检查血电解质、血糖、血尿酸、血肌酶、尿素氮和血压。

(2)应从最小有效剂量开始用药，以减少不良反应的发生。

(3)无尿或严重肾功能减退者大剂量可致药物蓄积。

(4)严重肝功能损害者，水、电解质紊乱可诱发肝昏迷。

(5)老年人易发生低血压、电解质紊乱和肾功能损害。

(6)糖尿病、高尿酸血症或痛风、高钙血症、低钠血症、红斑狼疮、胰腺炎、交感神经切除者、婴儿黄疸、哺乳期和妊娠期妇女慎用。

2. 吲达帕胺(Indapamide) 本品是一种磺胺类利尿药，口服吸收快而完全，$t_{1/2}$为14～24h，肝内代谢，约60%～80%经肾排泄，约23%经胃肠道排出。肾衰竭者的药代动力学参数没有改变。用于治疗轻中度原发性高血压。成年人口服每次2.5mg，每日1次。不良反应比较轻而短暂，呈剂量相关。对磺胺过敏者、严重肾功能不全、肝性脑病或严重肝功能不全、低钾血症者禁用。

(三)低效能利尿药

主要作用于远曲小管远端和集合管，利尿作用较弱。包括保钾利尿药氨苯蝶啶、阿米洛利等；醛固酮受体拮抗药螺内酯；碳酸酐酶抑制药乙酰唑胺等。

1. 螺内酯(spironolactone)

【药理】 本品是醛固酮的竞争拮抗药，仅作用于远曲小管和集合管，阻断Na^+-K^+和Na^+-H^+交换，结果Na^+、Cl^-和水排泄增多，K^+、Mg^{2+}和H^+排泄减少，对Ca^{2+}和PO_4^{3-}的作用不定，对肾小管其他各段无作用，故利尿作用较弱。对肾小管以外的醛固酮靶器官也有作用。口服吸收较好，生物利用度大于90%，血浆蛋白结合率在90%以上，80%由肝迅速代谢为有活性的坎利酮(Canrenone)，服药方式不同$t_{1/2}$不同，每日1～2次时约为19h，每日4次时缩短为12.5h。约有10%以原形从肾排泄。

【临床应用】 主要用于水肿性疾病、高血压(辅助药物)、原发性醛固酮增多症的诊断和治疗、低钾血症的预防(与噻嗪类利尿药合用，增强利尿效应和预防低钾血症)。成年人口服每日40～120mg，分2～4次服用，应根据病情酌情调整剂量。

【不良反应】 十分常见高钾血症；常见胃肠道反应(恶心、呕吐、胃痉挛和腹泻)；偶见低钠血症、抗雄激素样作用、中枢神经系统症状等；罕见皮疹、呼吸困难、暂时性血浆肌酐及尿素氮升高、轻度高氯性酸中毒、肿瘤。

【药物相互作用】 多巴胺、抗高血压药可加强本品作用；雌激素、甘珀酸钠、甘草类制剂、吲哚美辛、拟交感神经药物、肾上腺皮质激素等可降低本品作用；与含钾药物、库存血、血管紧张素转换酶抑制药、血管紧张素Ⅱ受体拮抗药和环孢素A等合用时，发生高钾血症的机会增加；与葡萄糖胰岛素液、碱剂、钠型降钾交换树脂合用，发生高钾血症的机会则减少；与肾毒性药物合用，肾毒性增加；可使地高辛半衰期延长；与氯化铵合用易发生代谢性酸中毒。

【注意事项】

(1)无尿、肾功能不全、肝功能不全、低钠血症、酸中毒、乳房增大或月经失调者慎用。

(2)给药应个体化，从最小有效剂量开始使用。

(3)应于进食时或餐后服药，减少胃肠道反应，提高生物利用度。

(4)本品可通过胎盘，孕妇应在医师或药师指导下用药，且用药时间应尽量短。

(5)老年人用药较易发生高钾血症和利尿过度。

2. 氨苯蝶啶(triamterene) 有保钾利尿作用。主要治疗水肿性疾病(充血性心力衰竭、肝硬化腹水、肾病综合征等)、肾上腺糖皮质激素治疗过程中发生的水钠潴留、特发性水肿。不良反应常见主要是高钾血症。无尿、肾功能不全、肝功能不全、糖尿病、低钠血症、酸中毒、高尿酸血症或有痛风病史者、肾结石或有此病史者慎用。高钾血症禁用。

3. 乙酰唑胺(acetazolamide) 为碳酸酐酶抑制药，能抑制房水生成，降低眼压。适用于治疗各种类型的青光眼、急性高山病、碱化尿液、纠正代谢性碱中毒、癫痫辅助用药、伴有低血钾症的周期性麻痹、严重高磷酸盐血症等。成年人口服每次0.25g,每日1～3次,维持量应根据患者对药物的反应决定。肝、肾功能不全致低钠血症、低钾血症、高氯性酸中毒者,肾上腺衰竭及肾上腺皮质功能减退者,肝昏迷者禁用。

(四)脱水药

脱水药是指在体内不被代谢或代谢较慢,静脉给药后能迅速升高血浆渗透压,引起组织脱水的药物,又称渗透性利尿药。这些药物在相同浓度时,分子量愈小,所产生的渗透压愈高,脱水能力也愈强。常用药物有甘露醇、山梨醇、高渗葡萄糖、甘油果糖等。

1. 甘露醇(mannitol)

【药理】 甘露醇为单糖,在体内不被代谢,经肾小球滤过后在肾小管内甚少被重吸收,起到渗透利尿作用。甘露醇口服吸收很少。静脉注射后迅速进入细胞外液,经肝代谢的量很少。肾功能正常时,3h内80%经肾排出。

【临床应用】 用于各种原因引起的脑水肿,降低颅内压,防止脑疝,预防各种原因引起的急性肾衰竭,某些药物或毒物中毒,术前肠道准备等。用量根据病情确定。

【不良反应】 十分常见水和电解质紊乱;常见寒战、发热、排尿困难、血尿、血栓性静脉炎、皮疹、荨麻疹、呼吸困难、过敏性休克、头晕、视物模糊、口渴、渗透性肾病。

【药物相互作用】 可增加洋地黄毒性作用,与低钾血症有关;增加利尿药及碳酸酐酶抑制药的利尿和降眼内压作用,合用时应调整剂量;与卡那霉素合用,可增加对第Ⅷ对脑神经的损伤而引起耳聋。

【注意事项】

(1)根据病情选择合适的浓度,避免不必要地使用高浓度和大剂量。

(2)用于治疗水杨酸盐或巴比妥类药物中毒时,应合用碳酸氢钠以碱化尿液。

(3)随访检查血压、肾功能、血电解质浓度(尤其是Na^+和K^+)、尿量。

(4)明显心肺功能损害者、高钾血症或低钠血症、低血容量、严重肾衰竭、对甘露醇不能耐受者慎用。

2. 甘油果糖(Glycerol and Fructose) 为高渗制剂,能使脑水分含量减少,降低颅内压,起效较缓,持续时间较长。大部分代谢为CO_2及水排出。主要用于脑血管病、脑外伤、脑肿瘤、颅内炎症及其他原因引起的急慢性颅内压增高,脑水肿等。本品一般无不良反应,偶见瘙痒、皮疹、头痛、恶心、口渴、溶血。严重循环系统功能障碍、尿崩症、糖尿病、溶血性贫血者慎用。对本品过敏、遗传性果糖不耐症、高钠血症、严重脱水者禁用。

3. 山梨醇(sorbitol) 为甘露醇的异构体,作用与甘露醇相似但较弱,有组织脱水作用和渗透利尿作用。静脉注射后迅速进入细胞外液,$t_{1/2}$为100min,当存在急性肾衰竭时可延长至6h,迅速经肾脏排泄,少量由肝生成糖原,3h内80%经肾排出。主要用于治疗脑水肿、青光眼和心肾功能正常的水肿少尿。

(袁 洪 周 斌 缪汝佳)

第六节 作用于血液系统的药物

一、抗贫血药和造血细胞生长因子

(一)抗贫血药

1. 铁制剂(iron preparation) 铁缺乏是人类营养性贫血最常见的原因。引起铁缺乏的因素有铁摄入不足、吸收不良、失血或铁需要量增加(如怀孕)等。对缺铁患者积极补充铁剂,除血红蛋白合成加速外,与组织缺铁、含铁酶活性降低有关的症状也能得以纠正。常用的铁制剂包括硫酸亚铁、富马酸亚铁和枸橼酸铁铵等。

(1)硫酸亚铁

【药理】 铁盐以Fe^{2+}形式在十二指肠和空肠上段吸收,进入血液循环后,Fe^{2+}被氧化为Fe^{3+},再与转铁蛋白结合成血浆铁,转运到肝、脾、骨髓等储铁组织,与这些组织中的去铁蛋白结合成铁蛋白而储存。缺铁性贫血时,铁的吸收和转运降低。铁的排泄是以肠道、皮肤等含铁细胞的脱落为主要途径,少量经尿、胆汁、汗、乳汁排泄。

【临床应用】 治疗缺铁性贫血,如慢性失血性贫血(月经过多、痔出血、钩虫病失血等)、营养不良、妊娠、儿童生长发育期引起的缺铁性贫血,疗效甚佳。含铁元素20%。口服铁剂一周,血液中网织红细胞即可上升,7～14d达高峰,但达正常值常需1～3个月。为使体内铁储存恢复正常,待血红蛋白含量恢复正常后尚需减半量继续服药2～3个月。

【不良反应】　口服铁剂对胃肠有刺激性，可引起恶心、腹痛、腹泻，饭后服用或小剂量开始递增可以减轻反应。也可引起便秘、黑粪，前者系因铁与肠腔中硫化氢结合，减少了硫化氢对肠壁的刺激作用所致，后者则与铁剂自身颜色有关，但要注意与上消化道出血鉴别。长期大剂量服用可致慢性铁中毒（血色病）。小儿误服1g以上可引起急性中毒，表现为坏死性胃肠炎症状，可有呕吐、腹痛、血性腹泻，甚至休克、呼吸困难、死亡。急救措施以磷酸盐或碳酸盐溶液洗胃，并特殊解毒剂去铁胺（deferoxamine）灌胃，以结合残存的铁。

【药物相互作用】　与维生素C、稀盐酸合用，可促进本药的吸收；与西咪替丁、去铁胺、二巯丙醇、胰酶、脂酶、制酸药（如碳酸氢钠）、磷酸盐类及含鞣酸等合用，影响铁的吸收；与多巴类，如左旋多巴、卡比多巴、甲基多巴等，氟喹诺酮类、四环素类药及青霉胺、锌铁剂合用，可使这些药物的吸收减少。

【注意事项】　①禁用于对铁剂过敏者，以及以下疾病患者：非缺铁性贫血（如地中海性贫血）、肝肾功能严重损害、胃或十二指肠溃疡、溃疡性结肠炎、含铁血黄素沉着症、血友病；②以下疾病慎用：酒精中毒、肝炎、急性感染、肠道炎症（如肠炎、结肠炎、憩室炎等）、胰腺炎；③宜在饭后服用，以减轻胃部刺激；不应与浓茶同服；④用药期间应监测血红蛋白、网织红细胞计数、血清铁蛋白及血清铁。

（2）葡萄糖酸亚铁（ferrous gluconate）：口服后经十二指肠吸收，对胃肠道刺激性小，作用温和，含铁率为11.8%～12.5%。用于各种原因引起的缺铁性贫血，如营养不良、慢性失血、月经过多、妊娠、儿童生长期等所致的缺铁性贫血。

（3）富马酸亚铁（ferrous fumarate）：含铁量较高，达33%，奏效快，恶心、呕吐、便秘等不良反应较少。

（4）琥珀酸亚铁（ferrous succinate）：含铁量高达35%。口服给药吸收迅速，生物利用度高。对胃肠道黏膜刺激明显轻于硫酸亚铁。

（5）多糖铁复合物（iron polysaccharide complex）：含铁量高达46%。为铁和多糖形成的复合物，以完整的分子形式存在，在消化道以分子形式被吸收。吸收率高于硫酸亚铁，且不受胃酸减少、食物成分影响。

（6）右旋糖酐铁（iron dextran）：为可溶性铁，能供注射，适用于不能耐受口服铁剂的缺铁性贫血患者或需要迅速纠正缺铁者。

（7）蔗糖铁（iron sucrose）：多核氢氧化铁核心表面被大量非共价结合的蔗糖分子所包围，从而形成一个平均分子量为43kDa的复合物。这种大分子结构可以避免被肾消除。多核核心的铁被环绕的结构与生理状态下的铁蛋白结构相似。适用于口服铁剂效果不好而需要静脉铁剂治疗的病人。

2. 叶酸（folic acid）

【药理】　由蝶啶核、对氨基苯甲酸及谷氨酸残基组成的水溶性B族维生素。经肠道吸收后，由门静脉进入肝，在肝内二氢叶酸还原酶的作用下，转变为具有活性的四氢叶酸。四氢叶酸是体内转移"一碳基团"的载体。"一碳基团"可以连接在四氢叶酸5位或10位碳原子上，主要参与嘌呤核苷酸和嘧啶核苷酸的合成与转化。尿嘧啶脱氧核苷酸转化为胸腺嘧啶脱氧核苷酸所需的甲基是来自携有"一碳基团"的四氢叶酸所提供的甲稀基。因此，叶酸缺乏可致"一碳基团"转移障碍，胸腺嘧啶脱氧核苷酸合成困难，DNA合成受到影响，从而使细胞分裂速度减慢，仅停留在G1期，而S期及G2期相对延长。上述改变不仅会影响造血细胞（引起巨幼细胞性贫血），也会累及其他细胞（尤其是消化道黏膜细胞）。正常红细胞中叶酸盐浓度为0.175～0.316μg/ml。

口服后主要以还原型在空肠近端被吸收，5～20min即可出现于血中，1h后达血药浓度峰值。分布半衰期为0.7h。贫血患者吸收速度较正常人快。叶酸由门静脉进入肝，以N5-甲基四氢叶酸的形式储存于肝，或分布于其他组织器官，肝储存量占全身总量的1/2～1/3。约90%治疗量的叶酸随尿液排泄，少量经胆汁、乳汁排泄。大剂量注射后2h，给药量的20%～30%可从尿液测到。

【临床应用】　用于各种巨幼红细胞性贫血，与维生素B_{12}合用效果更好。特别是妊娠期、婴儿期营养性巨幼红细胞性贫血，用叶酸治疗效果良好。对维生素B_{12}缺乏所致恶性贫血，大剂量叶酸治疗可纠正血象，但不能改善神经症状。由于叶酸治疗会增加维生素B_{12}的需要量，加剧维生素B_{12}缺乏，所以治疗恶性贫血不能单用叶酸。

【不良反应】　偶有过敏反应。长期服药可出现胃肠道反应，如畏食、恶心、腹胀等。大量服用叶酸时，可使尿呈黄色。

【药物相互作用】　大剂量叶酸能拮抗苯巴比

妥、苯妥英钠和扑米酮的抗癫痫作用，可使癫痫发作的临界值明显降低，并使敏感患者的发作次数增多；口服大剂量叶酸，可以影响微量元素锌的吸收。

【注意事项】　禁用于对叶酸及其代谢产物过敏者；疑有叶酸盐依赖性肿瘤的育龄妇女慎用

3. *维生素* B_{12}（vitamin B_{12}，*钴胺素*）　维生素 B_{12} 为细胞分裂和维持神经组织髓鞘完整性所必须。维生素 B_{12} 必须与胃壁细胞分泌的糖蛋白即内因子结合才能免受胃液消化而进入空肠吸收。主要用于恶性贫血及巨幼红细胞性贫血。临床也作为神经系统疾病、肝病等辅助治疗。偶见过敏反应，严重患者可致过敏性休克，故不可滥用。片剂：口服，一日 25～100μg 或隔日 50～200μg，分次服用。注射剂：肌注，一日 25～100μg，或隔日 50～200μg。

（二）造血细胞生长因子

1. *红细胞生成素*（erythropoietin）　红细胞生成素（EPO）是由肾皮质近曲小管管周细胞分泌的由 166 个氨基酸组成的糖蛋白，分子量为 34kDa，现用 DNA 重组技术合成。EPO 能与红系干细胞表面的受体结合，导致细胞内磷酸化及钙离子浓度增加，刺激红系干细胞，促使红系干细胞增殖、分化和成熟，并促使网织红细胞释放入血，进而转化为成熟红细胞。贫血、缺氧时肾合成和分泌 EPO 迅速增加达百倍以上，以促使红细胞生成。但肾疾病、骨髓损伤、铁供应不足等均可干扰这一反馈机制。

EPO 主要用于慢性肾衰性贫血，也用于多发性骨髓瘤相关的贫血和骨髓增生异常及骨癌引起的贫血，对结缔组织病（类风湿关节炎和红斑狼疮）所致的贫血也有效，对出血性贫血、红细胞减少症及铅中毒贫血无效。EPO 不良反应少，其主要不良反应为与红细胞快速增加，血黏滞度增高有关的高血压、血凝增强等。使用时应经常进行血细胞比容测定。用于临床的制剂有注射用重组人红细胞生成素，静脉或皮下注射，每周分 2～3 次给药，给药剂量需依据病人贫血程度、年龄及其他相关因素调整。

2. *粒细胞集落刺激因子*（granulocyte colony stimulating factor，G-CSF）　G-CSF 是血管内皮细胞、单核细胞和成纤维细胞合成的糖蛋白。重组人 G-CSF 是由 175 个氨基酸组成的糖蛋白，能刺激粒细胞集落形成单位，促进中性粒细胞成熟，刺激成熟的粒细胞从骨髓释出，增强中性粒细胞趋化和吞噬功能。对巨噬细胞和巨核细胞影响很小。临床用于防治骨髓抑制引起的中性粒细胞减少症及骨髓衰竭病人的中性粒细胞缺乏。用于临床的制剂有重组人粒细胞集落刺激因子注射液，皮下或静脉给药。

3. *粒细胞-巨噬细胞集落刺激因子*（granulocyte macrophage colony stimulating factor，GM-CSF）　GM-CSF 在 T 淋巴细胞、单核细胞、成纤维细胞、血管内皮细胞均有合成。可刺激粒细胞、单核细胞、巨噬细胞和巨核细胞等多种细胞的集落形成和增生，对红细胞增生也有间接影响，可增加成熟中性粒细胞的吞噬功能和细胞毒性作用。用于临床的制剂有注射用重组人粒细胞-巨噬细胞集落刺激因子，皮下或静脉给药。

4. *血小板生成素*（thrombopoietin，TPO）　TPO 是刺激巨核细胞生长及分化的内源性细胞因子，对巨核细胞生成的各阶段均有刺激作用，包括前体细胞的增殖和多倍体巨核细胞的发育及成熟，从而升高血小板数目。用于临床的制剂有重组人血小板生成素注射液，皮下给药。

二、作用于凝血系统药

（一）抗凝血药

在生理情况下，机体内血液凝固、抗凝血物质作用和纤维蛋白溶解过程常保持动态平衡状态，从而保证循环中血液不断流动，实现血液的各项功能。一旦这种平衡遭破坏就会发生血栓性或出血性疾病。

血浆和组织中很多凝血因子直接参与血液凝固过程。凝血因子在血浆中以非活性的前体形式存在，启动后经瀑布式激活过程最后形成纤维蛋白凝块。血液通过两条通路发生凝固：①内源性激活通路，是指完全靠血浆内的凝血因子逐步使因子Ⅹ激活，从而发生凝血的通路，称为内源性激活通路；②外源性激活通路，即被损伤的血管外组织释放因子Ⅲ所启动的凝血通路，称为外源性激活通路。从受内源性或外源性通路激活的因子Ⅹ开始到纤维蛋白多聚体形成，称为共同通路。

抗凝血药可通过影响凝血过程的不同环节阻止血液凝固，临床主要用于防治静脉血栓形成和肺栓塞。现常用的抗凝血药主要包括阻止纤维蛋白形成的药物（如肝素、香豆素类）和促进纤维蛋白溶解而溶血栓的药物（如链激酶、尿激酶等）。抗凝血药如使用不当可能引起严重出血反应。

1. 华法林(warfarin)

【药理】 属双香豆素类药物，体外无抗凝血作用，体内抗凝血作用缓慢而持久。其抗凝血作用机制主要是竞争性抑制维生素K环氧化还原酶，阻断维生素K的环氧化型向氢醌型转变，从而阻断维生素K的再循环利用，抑制维生素K依赖的凝血因子Ⅱ、Ⅶ、Ⅸ、Ⅹ的活性。华法林可显著延长凝血酶原时间，对静脉血栓形成有明显抑制作用。华法林口服吸收迅速而完全，生物利用度达100%，蓄积于肝。血浆浓度大约于90min达峰值。97%与血浆蛋白结合，能透过胎盘屏障。

【临床应用】 华法林常规应用于心房颤动和心脏瓣膜病所致血栓栓塞、心脏瓣膜修复术、髋关节手术患者，可降低静脉血栓形成的发生率。预防复发性血栓栓塞性疾病，肝素或溶栓药后常规华法林维持3～6个月。一般用法为口服给药，避免冲击治疗。第1～3日，每日3～4mg(年老体弱及糖尿病患者半量即可)，3d后可给维持量每日2.5～5mg。因华法林起效缓慢，治疗初3d内，由于血浆抗凝蛋白细胞被抑制可以存在短暂高凝状态，如须立即产生抗凝血作用，可在开始华法林治疗同时应用肝素，待华法林充分发挥抗凝血作用后再停用肝素。

【不良反应】 主要是出血。皮肤坏死是一种罕见的不良反应，常于抗凝血治疗后3～8d发生。也可引起胆汁淤滞性肝损伤，停药后可消失。可致畸胎，孕妇禁用。

【药物相互作用】 食物中维生素K缺乏，或应用广谱抗菌药抑制肠道细菌，致使体内维生素K含量降低，华法林抗凝血作用增强；阿司匹林等血小板抑制药，水合氯醛、羟基保泰松、甲苯磺丁脲、水杨酸盐、丙米嗪、甲硝唑、西咪替丁使本药作用增强。利福平、苯妥英、螺内酯等诱导肝药酶，减弱本药作用。

【注意事项】

(1)禁用于近期手术及手术后3d内的脑、脊髓及眼科手术者；凝血障碍疾病(如血友病、血小板减少及血小板功能病等)；严重肝、肾疾病，肝或泌尿生殖系统出血；活动性消化溃疡、脑血管出血及动脉瘤；开放性损伤；心包炎、心包积液、亚急性细菌性心内膜炎、血管炎、多发性关节炎；内脏肉瘤、出血性肉芽肿；严重过敏；维生素C或维生素K缺乏；先兆流产、孕妇。

(2)以下患者慎用：恶病质、衰弱或发热；慢性酒精中毒(如嗜酒)；活动性肺结核；充血性心力衰竭；未控制的恶性高血压；月经过多；精神病。

(3)用药监测：用药期间应定期测定国际标准化比值(INR)、凝血酶原时间(prothrombin time，PT)应保持25～30s，凝血酶原活性至少应为正常值的25%～40%(不能用凝血时间或出血时间代替上述二指标)，并严密观察是否有口腔黏膜、鼻腔黏膜或皮下出血。治疗中应定期检查血常规及肝肾功能，应随访检查大便隐血及尿隐血等。

2. 肝素(heparin)

【药理】 肝素在体内和体外均有强大的抗凝血作用。静脉滴注，可迅速灭活多种凝血因子，使血液的活化部分凝血活酶时间(activated partial thromboplastin time，APTT)轻度延长，对PT影响较弱，对抗因子Ⅹa的活性较强。目前认为APTT与出血倾向有关，抗因子Ⅹa活性则反映药物的抗血栓能力。高浓度肝素与肝素辅助因子Ⅱ(HCⅡ)结合，可明显增加HCⅡ的抗凝血作用。

肝素口服不被吸收，肌内注射因吸收速率不易预测，易引起局部出血和刺激症状，不宜采用。常静脉注射给药。静脉注射后大部分与血浆蛋白结合(80%)，不能透过胸膜、腹膜和胎盘，不进入乳汁，主要于肝经肝药酶分解代谢。低剂量肝素受单核-吞噬细胞系统清除和降解，降解产物或原型(高剂量时)经肾排泄。$t_{1/2}$因剂量而异，个体差异较大。肺气肿、肺栓塞患者$t_{1/2}$缩短，肝、肾功能严重不全患者则$t_{1/2}$明显延长，对肝素敏感性提高。

【临床应用】 主要用于血栓栓塞性疾病，如深静脉血栓、肺栓塞和周围动脉血栓栓塞等，可防止血栓形成和栓塞；弥散性血管内凝血(DIC)，早期应用可防止纤维蛋白原及其他凝血因子耗竭而发生继发性出血；心血管手术、心导管检查、血液透析及体外循环等抗凝血。

静脉注射：每次5000～10 000U，每4～6h 1次，或每4h给药100U/kg，用氯化钠注射液稀释。

静脉滴注：每日2万～4万U，加入1000ml氯化钠注射液中维持滴注，但滴注前应先静脉注射5000U作为首次剂量。

【不良反应】 出血是肝素的主要不良反应，表现为各种黏膜出血、关节腔积血和伤口出血等；血小板减少症发生率高达5%～6%；其他如妊娠妇女长期用肝素可引起骨质疏松，自发性骨折。

【药物相互作用】 肝素与口服抗凝血药或抗

血小板药阿司匹林和双嘧达莫合用应谨慎。与NSAIDs、促肾上腺皮质激素合用，可增加出血危险。其他影响凝血过程的药物，如右旋糖酐、阿替普酶、尿激酶、链激酶等，也会增加出血的危险性。肝素可通过影响凝血因子抑制口服抗凝血药物的作用。

【注意事项】

（1）禁用于下列患者：对本药过敏；有自发出血倾向，或不能控制的活性出血；有出血性疾病及凝血机制障碍，包括血友病、血小板减少性或血管性紫癜；外伤或术后渗血、先兆流产或产后出血；胃、十二指肠溃疡；溃疡性结肠炎；严重肝、肾功能不全；胆囊疾病或黄疸；恶性高血压；活动性结核；内脏肿瘤；脑内出血或有脑内出血史；胃肠持续导管引流者；腰椎留置导管。

（2）以下患者慎用：有过敏性疾病及哮喘病史者；要进行易致出血的操作，如口腔手术等患者；已口服足量的抗凝血药物；或月经量过多者。

（3）用药监测：治疗前宜测定凝血时间（试管法），凝血酶原时间；治疗期间应测定凝血时间（试管法）、血细胞比容、大便隐血实验、尿隐血试验及血小板计数等。

3. 低分子量肝素（low molecular weight heparin，LMWH）　从普通肝素分离或由普通肝素降解后再分离而得到的相对分子质量小于7kDa的肝素。与普通肝素相比，LMWH具有以下特点：①抗凝血活性较弱，但抗血栓作用增强；②作用时间长，生物利用度高，$t_{1/2}$较长，体内不易被清除；③不易引起血小板减少。LMWH将逐渐取代普通肝素用于临床。常用制剂有低分子肝素钠、低分子肝素钙、依诺肝素钠（Enoxaparin Sodium）和磺达肝癸钠（Fondaparinux Sodium），各制剂选用时应注意出血风险。

4. 基因重组水蛭素（rDNA-hirudin，lepirudin）　基因重组水蛭素是由水蛭的有效成分水蛭素，经基因重组技术制成的抗凝血药物。水蛭素对凝血酶具有高度亲和力，是目前最强的直接特异性凝血酶抑制药。

与肝素比较，水蛭素具有以下优点：①抗凝血作用不需要抗凝酶Ⅲ（ATIII）存在，远比肝素弱，故较少引起出血；②仅抑制凝血酶介导的血小板聚集，不影响血小板的数量和功能；③对与纤维蛋白结合的凝血酶也有抑制作用，故抗血栓作用强而持久，对溶栓治疗后血管再栓塞有良好的预防作用。

（二）抗血小板药

抗血小板药又称血小板抑制药，即抑制血小板黏附、聚集以及释放等功能的药物。根据作用机制可分为：①抑制血小板代谢酶的药物，如环氧酶抑制药阿司匹林、TXA2合成酶抑制药和TXA2受体阻断药利多格雷、磷酸二酯酶抑制药双嘧达莫等；②阻碍二磷酸腺苷（adenosine diphosphate，ADP）介导的血小板活化的药物，如氯吡格雷、噻氯匹定；③凝血酶抑制药，如阿加曲班和水蛭素；④血小板膜糖蛋白GPⅡb/Ⅲa受体阻断药，如阿昔单抗、替罗非班。

1. 阿司匹林（aspirin）

【药理】　阿司匹林是花生四烯酸代谢中环氧化酶抑制药，可使血小板中环氧化酶活性部位丝氨酸残基乙酰化而灭活，从而抑制TXA2的生成。服药一次，对血小板中环氧化酶活性抑制达90%，且呈不可逆性。由于血小板为无核细胞，不能再生成环氧化酶，需待7d后新生的血小板进入外周血液，方能恢复环氧化酶活性。

【临床应用】　阿司匹林常用于心肌梗死、脑梗死、深静脉血栓形成和肺梗死。为溶栓治疗中必不可少的辅助治疗药物。口服，100～300mg/d。

【注意事项】　消化道溃疡，特别是合并活动性出血者禁用；血小板减少、血小板功能障碍、有出血倾向者禁用；用药期间应定期检测血小板计数和功能。

2. 利多格雷（ridogrel）　抑制TXA2合成酶，减少TXA2生成并阻断TXA2受体。对降低急性心肌梗死再栓塞、反复心绞痛及缺血性卒中的发生率作用较强，但对急性心肌梗死的血管梗死率、复灌率及增强链激酶的纤溶作用等与阿司匹林相当。

3. 双嘧达莫（dipyzidamole）　抑制血小板聚集，高浓度（50μg/ml）可抑制胶原、肾上腺素和凝血酶所致的血小板释放。主要用于抗血小板聚集和预防血栓形成。口服，一次25～50mg，一日3次，饭前服。

4. 氯吡格雷（clopidogrel）　为血小板聚集抑制剂，可选择性抑制ADP与受体结合以及ADP介导的糖蛋白GPⅡb/Ⅲa复合物活化；不可逆地阻断其他激动药释放ADP引起的血小板聚集。因此可抑制血小板聚集。用于预防动脉粥样硬化血栓形成事件。推荐剂量为每天75mg。

5. 噻氯匹定（ticlopidine）　对ADP诱导的血小板聚集（包括Ⅰ期及Ⅱ期聚集）有强抑制作用，且作用持久。此外，可降低纤维蛋白原浓度与血液黏滞性，并提高全血及红细胞滤过率。口服，一次0.25g，一日1次，就餐时服用可以提高生物利用度，并减少轻微的胃肠道反应。

6. 阿加曲班(argatroban)　为精氨酸衍生物，与凝血酶催化部位结合，抑制凝血酶的蛋白水解作用，阻碍纤维蛋白原裂解和纤维蛋白凝块形成，使某些凝血因子不活化，抑制凝血酶诱导的血小板聚集及分泌作用，最终抑制纤维蛋白的交联，并促使纤维蛋白溶解。适用于改善慢性动脉闭塞症(血栓闭塞性脉管炎、闭塞性动脉硬化症)患者的四肢溃疡、静息痛及冷感等症状。一次10mg，一日2次，疗程在4周以内。

7. 西洛他唑(cilostazol)　具抗血小板、抗血栓和血管扩张作用，用于改善由于慢性动脉闭塞症引起的慢性溃疡、疼痛、发冷及间歇性跛行等缺血性症状。预防脑梗死复发(心源性脑梗死除外)。口服，一次0.1g，一日2次。

8. 阿昔单抗(abciximab)　可选择性阻断血小板GPⅡb/Ⅲa受体，从而防止纤维蛋白原、血小板凝集因子、玻璃体结合蛋白及纤维蛋白结合素与激活的血小板结合，具有抗血小板聚集作用。适用于经皮穿刺冠状血管成形术或动脉粥样硬化切除术，为防止突发性冠状血管堵塞引起的心肌急性缺血的辅助治疗。于血管成形术前10～60min静脉弹丸式注射250μg/kg，继以0.125μg/(kg·min)持续静脉滴注，最大可至10μg/min，维持12h。

9. 替罗非班(tirofiban)　是一种非肽类血小板GPⅡb/Ⅲa受体拮抗药，可阻止纤维蛋白原与糖蛋白Ⅱb/Ⅲa结合，因而阻断血小板交联及聚集。适用于预防不稳定性心绞痛或非Q波心肌梗死病人心脏缺血事件，也适用于预防冠脉缺血综合征病人进行冠脉血管成形术或冠脉内斑块切除术、与经治冠脉突然闭塞有关的心脏缺血并发症。

(三)纤维蛋白溶解药

纤维蛋白溶解药是内源性或外源性纤溶酶原激活物。体内纤溶系统的作用是防止过度纤维蛋白形成。纤溶系统最基本和核心成分包括纤维蛋白溶解酶原、纤维蛋白溶解酶以及纤溶酶原激活物(t-PA)和抑制物(PAI)。通常在循环中PAI-1过量存在，能灭活过多t-PA，不使外溢于全身循环。激活的纤溶酶除参与纤维蛋白降解外，有少量可脱离纤维蛋白进入血流，并很快被血浆中α_2抗纤溶酶(α_2-AP)灭活。

1. 链激酶(streptokinase，SK)

【药理】　链激酶为外源性纤溶酶原激活药。但对纤溶酶原无直接激活作用，需经过以下步骤而发挥纤溶酶原激活作用。

(1)链激酶首先与纤溶酶原以1∶1形成SK-纤溶酶原复合物，引起构象变化，暴露出酶的活性位点。

(2)所暴露的活性部位自身催化，使SK-纤溶酶原复合物激活为SK-纤溶酶复合物。

(3)SK-纤溶酶复合物激活纤维蛋白表面的纤溶酶原，使纤维蛋白降解为纤维蛋白降解产物，发挥溶栓作用。链激酶可影响循环中纤维蛋白原和其他凝血因子，介导低纤维蛋白原血症和加重出血倾向。应避免与抗凝血药和抗血小板药合用。

【临床应用】　主要用于血栓栓塞性疾病，如急性心肌梗死、静脉血栓形成、肺栓塞、动脉血栓栓塞、透析通道栓塞、人工瓣膜栓塞等。在血栓形成不超过6h内用药疗效最佳。

【不良反应】　出血是常见的不良反应，严重者应立即停药。大出血时可给予氨基己酸，输新鲜血浆或全血。链激酶具有抗原性，可引起过敏反应，轻度过敏反应不必中断治疗，重度过敏反应需立即停止静滴。

2. 尿激酶(urokinase)　由人尿或肾细胞组织培养液提取的天然溶栓药，可直接作用于内源性纤维蛋白溶解系统，能催化裂解纤溶酶原转化为纤溶酶。纤溶酶不仅能降解纤维蛋白凝块，亦能降解血循环中的纤维蛋白原、凝血因子Ⅴ和凝血因子Ⅷ等，从而发挥溶栓作用。尿激酶无抗原性，不易发生过敏反应。最常见的不良反应是出血倾向。

3. 阿替普酶(alteplase)　一种糖蛋白，可直接激活纤溶酶原转化为纤溶酶，导致纤维蛋白和血块溶解。不造成过敏反应。最常见的不良反应是出血倾向。

4. 降纤酶(defibrase)　又名去纤酶，自东北的白眉蝮蛇或尖吻蝮蛇蛇毒中提取的蛋白水解酶。能溶解血栓，抑制血栓形成，改善微循环。此外，还能降低血液黏度，延长凝血酶原时间和凝血时间，但不影响其他凝血因子及血小板数量。

5. 东菱精纯抗栓酶(defibrin)　由巴西矛头蛇亚种的蛇毒中分离、精制的一种巴曲酶，主要为丝氨酸蛋白酶。可分解纤维蛋白原，抑制血栓形成；降低组织型纤维蛋白溶解酶原激活剂抑制因子的活性，促进纤维蛋白溶酶原转变成纤维蛋白溶解酶，促使纤维蛋白溶解。用于急性缺血性脑血管疾病、突发性耳聋、慢性动脉闭塞症。

（四）促凝血药

促凝血药是指能加速血液凝固或降低毛细血管通透性，促使出血停止的药物。血液系统中存在着凝血和抗凝血两种对立统一的机制，从而保证了血液的正常流动。促凝血药可影响某些凝血因子，促进或恢复凝血过程而止血，也可通过抑制纤维蛋白溶解系统而止血。后者亦称抗纤溶药。

1. 维生素K（vitamine K）

【药理】 维生素K是肝合成凝血因子Ⅱ、Ⅶ、Ⅸ、Ⅹ所必需的物质，维生素K缺乏可引起这些凝血因子合成障碍或异常，临床可见出血倾向和凝血酶原时间（PT）延长，通常称这些因子为维生素K依赖性凝血因子。一旦维生素K缺乏，即可引起维生素K依赖性凝血因子异常。

【临床应用】 用于维生素K缺乏引起的出血：①继发于吸收或利用障碍所致的低凝血酶原血症；②长期服用广谱抗生素以及新生儿出血；③口服过量华法林等香豆素类抗凝血药、水杨酸类等所致出血。

【不良反应】 维生素K_1静脉注射过快可出现局部潮红、出汗、呼吸困难、胸闷、支气管痉挛、血压剧降。一般以肌内注射为宜，或严格控制静脉注射速度。新生儿、早产儿或葡萄糖-6-磷酸脱氢酶缺乏患者，注射较大剂量维生素K，可发生溶血和高铁血红蛋白血症。

2. 氨甲环酸（tranexamic acid） 抗纤维蛋白溶解药，可抑制纤维蛋白凝块分解。临床用于治疗及预防纤维蛋白溶解过度引起的出血，或用于预防遗传性血管水肿，但不可用于弥散性血管内凝血患者，因为具有形成血栓的风险。接受抗纤维蛋白溶解治疗的血栓易感患者也具有风险。因此，对于由播散性血管内凝血引起的出血，不可应用具有抗纤维蛋白溶解作用的药物治疗，除非症状主要由溶解纤维蛋白机制发生紊乱引起。但应用时需要密切监护，并酌情给予抗凝血药。

3. 氨甲苯酸（aminomethylbenzoic acid） 具有抗纤维蛋白溶解作用，其作用机制与氨基己酸相同，但较之强4～5倍。口服易吸收，毒性较低，不易生成血栓。适用于纤维蛋白溶解过程亢进所致的出血，如肺、肝、胰、前列腺、甲状腺、肾上腺等手术时的异常出血，妇产科和产后出血以及肺结核咯血或痰中带血、血尿、前列腺肥大出血、上消化道出血等。对一般慢性渗血效果较显著，但对癌症出血以及创伤出血无止血作用。此外，尚可用于链激酶或尿激酶过量引起的出血。

4. 氨基己酸（aminocaproic acid） 抗纤维蛋白溶解药。化学结构与赖氨酸相似，能阻抑纤溶酶原与纤维蛋白结合，防止其激活，从而抑制纤维蛋白溶解，高浓度（100mg/L）则直接抑制纤溶酶活力，达到止血效果。适用于预防及治疗血纤维蛋白溶解亢进引起的各种出血。

5. 凝血酶（thrombin） 促使纤维蛋白原转化为纤维蛋白，可直接用于创口，使血液凝固而止血，也可用于手术中不易结扎的小血管止血、消化道出血及外伤出血等。偶可致过敏反应，应及时停药。局部止血或口服，禁止血管内注射。

6. 凝血酶原复合物（prothrombin complex） 凝血酶原复合物为来自健康人新鲜血浆、含有凝血因子Ⅱ、Ⅶ、Ⅸ、Ⅹ及少量其他血浆蛋白的混合制剂。上述凝血因子均依赖维生素K而激活，产生凝血作用。主要用于乙型血友病、肝疾病、香豆素类抗凝药过量及维生素K依赖凝血因子Ⅱ、Ⅶ、Ⅸ、Ⅹ缺乏所致的出血。不良反应有发热、畏寒等过敏反应，有传播乙型肝炎及其他血源性疾病的可能。可产生血栓，肝病患者易引起DIC，应慎用。

7. 蛇毒血凝酶（hemocoagulase） 血凝酶是从巴西矛头蛇的毒液中分离、精制所得的一种含巴曲酶的制剂。仅具有止血功能，并不影响血液的凝血酶原数目。可用于需减少流血或止血的各种医疗状况。

8. 鱼精蛋白（protamine） 为碱性蛋白，可与肝素结合形成稳定的无活性复合物。可用于中和肝素的抗凝作用，治疗由大分子肝素或低分子量肝素引起的出血。

9. 人凝血因子Ⅷ（human coagulation factor Ⅷ） 对缺乏人凝血因子Ⅷ所致的凝血功能障碍具有纠正作用，主要用于防治甲型血友病和获得性凝血因子Ⅷ缺乏而致的出血症状及这类病人的手术出血治疗。

10. 酚磺乙胺（etamsylate） 能使血管收缩，降低毛细血管通透性，也能增强血小板聚集性和黏附性，促进血小板释放凝血活性物质，缩短凝血时间，达到止血效果。用于防治各种手术前后的出血，也可用于血小板功能不良、血管脆性增加而引起的出血。

11. 卡巴克络（carbazochrome） 能增强毛细

血管对损伤的抵抗力，降低毛细血管的通透性，促进受损毛细血管端回缩而止血。主要用于毛细血管通透性增强所致的出血。对大量出血和动脉出血疗效差。

(五)促血小板增生药

重组人白细胞介素Ⅱ(recombinant human interleukin-Ⅱ)

是应用基因重组技术生产的一种促血小板生长因子，可直接刺激骨髓造血干细胞和巨核细胞增殖，诱导巨核细胞成熟分化，增加体内血小板的生成，从而提高血液血小板计数，而血小板功能无明显改变。适用于实体瘤和白血病放、化疗后血小板减少症的预防和治疗及其他原因引起的血小板减少症。

三、血容量扩张药

血容量扩张药包括血浆及血浆代用品，主要用于大量失血、失血浆及大面积烧伤等所致的血容量降低、休克等应急情况，以扩充血容量，改善微循环。

1. *羟乙基淀粉*(hydroxyethyl starch)

【药理】 羟乙基淀粉的容量扩充效应及血液稀释效果取决于其分子量大小、取代度、取代方式和药物浓度，以及给药剂量和输注速度。中分子羟乙基淀粉有较强的容量扩充效应和较长的维持时间，至少在3～4h内，血容量、血流动力学及组织氧供将得到改善。同时，由于血液稀释，红细胞聚集减少，血细胞比容和血液黏度下降，血液流变学指标得到改善。

本药被血清淀粉酶持续降解，随后通过肾排泄。给药24h后，尿中的排泄量为给药量的54%，血清中药量为给药量的10%。其余残存在组织中被组织葡萄糖苷酶代谢，再经肾、胆汁、粪便排泄。$t_{1/2\alpha}$为3.35h，$t_{1/2\beta}$>12h。

【临床应用】 治疗和预防循环血容量不足或休克；用于治疗性血液稀释；用于减少手术中对供血的需要，如急性等容血液稀释。

【注意事项】

(1)严重凝血功能异常、充血性心力衰竭、脑出血、肾衰竭合并无尿或少尿，对羟乙基淀粉过敏者、明显高血容量者禁用。

(2)大剂量输注后能够抑制凝血因子，特别是Ⅷ因子的活性，可出现一过性凝血时间延长。

(3)对肝、肾功能异常者应监测肝功能和血清肌酸酐水平，大剂量使用时，应监测血细胞比容和血浆蛋白浓度。必须避免由于滴注过快和用量过大导致的循环超负荷。

(4)少数患者可出现过敏反应，表现为眼睑水肿、荨麻疹及哮喘等。

2. *人血白蛋白*(human albumin)　在补充血容量的同时可补充蛋白质，用于失血性休克、脑水肿、流产等引起的白蛋白缺乏、肾病等。

3. *右旋糖酐-40*(dextran-40)　静脉注射能提高血浆胶体渗透压，吸收血管外水分而增加血容量，升高和维持血压；可使已经聚集的红细胞和血小板解聚，降低血液黏滞性，改善微循环，防止血栓形成；还具有渗透性利尿作用。

4. *琥珀酰明胶*(succinylated gelatin)　静脉输入能增加血浆容量，使静脉回流量、心排血量、动脉血压和外周灌注增加，所产生的渗透性利尿作用有助于维持休克病人的肾功能；还可改善组织的氧供。

5. 聚明胶肽(polygeline)　为明胶多肽溶液，平均分子量应为27 500～39 500，其渗透压与血浆相等，具有维持血容量和提升血压作用；同时可降低血液黏度，改善微循环。对高钙血症、正在使用洋地黄治疗的患者禁用。

(张志仁　左笑丛)

第七节　作用于内脏系统的药物

一、镇咳、祛痰及平喘药

(一)镇咳药

咳嗽是一种保护性反射，能促进呼吸道痰液、异物排出。因此，呼吸道细菌感染不应抑制咳嗽，而应首先给予抗菌药物控制感染，并寻找引起咳嗽的原因，针对病因治疗。对剧烈无痰的咳嗽，为使患者更好的休息，防止原发疾病的发展，或避免剧烈咳嗽引起的并发症如气胸、腹直肌撕裂、尿失禁等，都应采用镇咳药物治疗。对咳嗽伴有咳痰困难者应使用祛痰药，以避免痰液淤积、阻塞呼吸道引起窒息。临床常用的镇咳药有可待因、右美沙芬、福尔可定、喷托维林等。

1. 可待因(codeine)

【药理】 对延髓呼吸中枢有选择性抑制作用，镇咳作用为吗啡的1/4，镇痛作用为吗啡的1/7～1/10。镇咳剂量不抑制呼吸，成瘾性弱于吗啡。口服或注射均可吸收，口服后30～45min起效，约1h血药浓度达峰值，生物利用度为40%～70%，血浆蛋白结合率为25%左右，$t_{1/2}$为3～4h。在肝代谢，主要经尿排泄。

【临床应用】 用于各种原因引起的剧烈干咳，也可用于中等强度的疼痛。成年人口服每次15～30mg，每日2～3次，儿童口服0.2～0.5mg/kg，每日2～3次。

【不良反应】 偶见恶心、呕吐、便秘及眩晕等。大剂量可致烦躁等中枢兴奋症状。长期应用可引起耐受性及依赖性。

【药物相互作用】 与抗胆碱药合用，可加重便秘或尿潴留的不良反应；与美沙酮或其他吗啡类中枢抑制药合用，可加重中枢性抑制作用；与肌肉松弛药合用时，呼吸抑制更为显著；可增强解热镇痛药的镇痛作用；与巴比妥类药物合用可加重中枢抑制作用；与西咪替丁合用可诱发精神错乱、定向力障碍及呼吸急促。

【注意事项】 黏痰量多的患者不宜使用。可透过胎盘屏障，妊娠期应用使胎儿成瘾，引起新生儿戒断症状，如腹泻、呕吐、打哈欠、过度啼哭等；分娩期应用可致新生儿呼吸抑制。缓释片必须整片吞服，不可嚼碎或掰开。

2. 右美沙芬(dextromethorphan)

【药理】 通过抑制延髓呼吸中枢而发挥中枢性镇咳作用。其镇咳强度与可待因相等或略强，无镇痛作用，长期应用未见耐受性和成瘾性，治疗剂量不抑制呼吸。口服吸收好，15～30min起效，作用可维持3～6h。血浆原型浓度很低，其主要活性代谢产物3-甲基吗啡烷血浆浓度高，$t_{1/2}$为5h。

【临床应用】 用于干咳，适用于感冒、急性或慢性支气管炎、支气管哮喘、咽喉炎、肺结核以及其他上呼吸道感染时的咳嗽。口服，成年人每次10～30mg，一日3～4次。一日最大剂量120mg。

【不良反应】 偶有头晕、轻度嗜睡、口干、便秘等不良反应。

【药物相互作用】 与奎尼丁、胺碘酮合用，可增高本品的血浓度，出现中毒反应；与氟西汀、帕罗西汀合用，可加重本品的不良反应；与单胺氧化酶抑制药并用，可致高热、昏迷等症状；与其他中枢抑制药合用可增强本品的中枢抑制作用；乙醇可增强本品的中枢抑制作用。

【注意事项】 妊娠期妇女及痰多患者慎用。

3. 福尔可定(pholcodine) 具有中枢性镇咳作用及镇静和镇痛作用，但成瘾性较可待因弱。用于剧烈干咳和中等程度疼痛。新生儿和儿童耐受性好，不易引起便秘和消化紊乱。

4. 喷托维林(pentoxyverine) 适用于上呼吸道炎症引起的无痰干咳。青光眼、心力衰竭、孕妇及哺乳期妇女、驾车及操作机器者不宜使用。

(二)祛痰药

祛痰药是一类能使痰液变稀、黏滞度降低，或能加速呼吸道黏膜纤毛运动，使痰液易于咳出的药物。祛痰药可促进呼吸道内积痰排出，减少痰液对呼吸道黏膜的刺激，间接起到镇咳和平喘的作用。常用的有氯化铵、溴己新、氨溴索、复方甘草片、乙酰半胱胺酸等。

1. 氯化铵(ammonium chloride)

【药理】 口服后刺激胃黏膜的迷走神经末梢，引起轻度的恶心，反射性地引起气管、支气管腺体分泌增加。部分氯化铵吸收入血后经呼吸道排出，由于盐类的渗透压作用而带出水分，使痰液稀释，易于咳出。

【临床应用】 用于急性呼吸道炎症时痰黏稠不易咳出患者，常与其他止咳祛痰药配成复方制剂应用。也可增强汞剂的利尿作用以及四环素和青霉素的抗菌作用，可促进碱性药物如哌替啶、苯丙胺、普鲁卡因排泄。祛痰：口服，成年人每次0.3～0.6g，3/d。

【不良反应】 片剂吞服或剂量过大可引起恶心、呕吐、胃痛等胃刺激症状，宜溶于水中或餐后服用。可增加血氨浓度，肝功能不全患者服用可能诱发肝昏迷。

【药物相互作用】 可减慢阿司匹林排泄，增强其疗效；可增强磺丙脲的降血糖作用；可促进美沙酮的体内清除，降低其疗效；增加氟卡尼排泄，降低其疗效。

【注意事项】 静脉点滴速度过快，可致惊厥或呼吸抑制。溃疡病患者慎用。不宜与排钾利尿药、磺胺嘧啶、呋喃妥因等合用。

2. 氨溴索(ambroxol) 为溴己新体内活性代谢产物。能促进肺表面活性物质的分泌及气道液体分泌，使痰中黏多糖蛋白纤维断裂，促进黏痰溶解，显著降低痰黏度，增强支气管黏膜纤毛运动，促进痰液排出。用于急、慢性支气管炎及支气管哮喘、支气管扩张、肺气肿、肺结核、肺尘埃沉着病、手术后的咳痰困难等。注射给药可用于术后肺部并发症的预防及早产儿、新生儿呼吸窘迫综合征的治疗。口服：成年人及12岁以上儿童每次30mg，每日3次。长期使用(14d后)剂量可减半。注射：成年人每次15mg，每日2次。

3. 溴己新(bromhexine)　具有较强的黏痰溶解作用。抑制痰液中酸性黏多糖蛋白的合成，并可使痰中黏蛋白纤维断裂，而使黏痰减少、痰液稀释而易于咳出。口服后约1h起效，4～5h作用达高峰，疗效维持6～8h。能增加阿莫西林、四环素类抗菌药物在肺内或支气管的分布浓度，合用能增强抗菌疗效。

4. 乙酰半胱胺酸(acetylcysteine)　具有较强的黏痰溶解作用。用于手术后、急性和慢性支气管炎、支气管扩张、肺结核、肺炎、肺气肿等引起的黏稠分泌物过多所致的咳痰困难。可口服、喷雾吸入、气管滴入及直接气管腔内注入。直接滴入呼吸道可产生大量痰液，需用吸痰器吸引排痰。

(三)平喘药

哮喘是一种以呼吸道炎症和呼吸道高反应性为特征的疾病，表现为炎症细胞浸润、黏膜下组织水肿、血管通透性增加、平滑肌增生、上皮脱落、气道反应性亢进等。控制气道炎症和炎症介质是治疗哮喘的根本。平喘药主要用于支气管哮喘或喘息性支气管炎。

1. 肾上腺素受体激动药　呼吸道以β_2肾上腺素受体分布为主。β_2受体激动时，呼吸道平滑肌松弛，抑制肥大细胞和中性粒细胞释放炎症介质和过敏介质，增强呼吸道纤毛运动，促进呼吸道腺体分泌，降低血管通透性，减轻呼吸道黏膜下水肿，缓解或消除喘息。临床常用的有沙丁胺醇、特布他林、沙美特罗、班布特罗等。

(1)沙丁胺醇(salbutamol)

【药理】　选择性激动支气管平滑肌的β_2受体，有较强支气管扩张作用。用于哮喘患者，其支气管扩张作用与异丙肾上腺素相等。抑制肥大细胞等致敏细胞释放过敏介质与其支气管平滑肌解痉作用有关。对心脏β_1受体激动作用较弱。因不易被消化道硫酸酯酶和组织中儿茶酚氧位甲基转移酶破坏，而口服有效，作用持续时间较长。口服生物利用度为30%，服后15～30min生效，2～4h作用达高峰，持续6h以上。气雾吸入的生物利用度为10%，吸入后1～5min生效，1h作用达高峰，可持续4～6h，维持时间为同等剂量异丙肾上腺素的3倍。大部分在肠壁和肝代谢，进入循环的原形药物少于20%。主要经肾排泄。

【临床应用】　用于防治支气管哮喘、哮喘型支气管炎和肺气肿患者的支气管痉挛。制止发作多用气雾吸入，预防发作则可口服。口服：成年人每次2～4mg，一日3次。气雾吸入：每次0.1～0.2mg(即喷吸1～2次)，必要时每4h重复1次，但24h内不宜超过8次；粉雾吸入，成年人每次吸入0.4mg，一日3～4次。静脉注射：一日0.4mg，用5%葡萄糖注射液20ml或氯化钠注射液20ml稀释后缓慢注射。静脉滴注：1次0.4mg，用5%葡萄糖注射液100ml稀释后滴注。肌内注射：一次0.4mg，必要时4h可重复注射。

【不良反应】　偶见恶心、头痛、头晕、心悸、手指震颤等不良反应。剂量过大时，可见心动过速和血压波动。一般减量即恢复，严重时应停药。罕见肌肉痉挛和过敏反应。

【药物相互作用】　①与其他肾上腺素受体激动剂或茶碱类药物合用，支气管扩张作用增强，但不良反应也可能加重；②β受体拮抗药能拮抗本品的支气管扩张作用；③单胺氧化酶抑制药、三环抗抑郁药、抗组胺药、左甲状腺素等可增加本品的不良反应；④与甲基多巴合用时可致严重急性低血压反应；⑤与洋地黄类药物合用，可增加洋地黄诱发心动过速的危险性；⑥在产科手术中与氟烷合用，可加重宫缩无力，引起大出血。

【注意事项】　①心血管功能不全、高血压、糖尿病、甲状腺功能亢进患者及妊娠期妇女慎用；②对氟利昂过敏者禁用本品气雾剂；③长期应用亦可形成耐受性，不仅疗效降低，且可能使哮喘加重；④缓释片不能咀嚼，应整片吞服。

(2)特布他林(terbutaline)：为选择性β_2受体激动剂，气管扩张作用与沙丁胺醇相近。对心脏β_1受体的作用极小，对心脏的兴奋作用比沙丁胺醇小7～10倍，仅为异丙肾上腺素的1/100。口服约30min出现平喘作用，2～4h作用达高峰，可持续4～7h。皮下注射后5～15min生效，0.5～1h作用达高峰。

(3)沙美特罗(salmeterol)：选择性长效β_2受体激动剂，有较强的抑制肺肥大细胞释放组胺、白三烯、前列腺素等过敏反应介质作用。用药后10～

20min 出现支气管扩张作用，可持续 12h。不适用于急性哮喘发作患者，如果使用，应先给予短效 β_2 受体激动药。临床上常与氟替卡松制成复方粉剂使用。

(4)班布特罗(bambuterol)：为长效口服制剂，一般一日口服 1 次即可。

2. 黄嘌呤药物　也称茶碱类支气管扩张药。临床常用的有氨茶碱、多索茶碱等。

(1)茶碱(theophylline)

【药理】　有直接松弛支气管平滑肌作用，对痉挛的呼吸道平滑肌作用更为显著。可抑制白介素-5(IL-5)释放，减少嗜酸性粒细胞聚集，降低抗原和丝裂原刺激的 T 细胞增殖，减少炎性细胞浸润，具有免疫调节与消炎作用。此外，茶碱还能增加膈肌收缩力，减轻膈肌疲劳。

【临床应用】　用于急、慢性哮喘、喘息性支气管炎。常用茶碱与不同盐或碱基形成的复盐或衍生物，如氨茶碱、多索茶碱等。

【不良反应】　茶碱的安全范围较小。可出现胃肠道反应、心血管系统症状、神经系统症状。大剂量静脉滴注不良反应多且严重，甚至可致死亡。

【药物相互作用】　与沙丁胺醇合用有协同作用，不良反应亦相应增加；与大环内酯类抗生素、环丙沙星、雷尼替丁等合用可减少茶碱代谢，导致血药浓度升高，增加疗效和毒性；与地尔硫䓬、咖啡因、氟康唑等合用可增加本药作用和毒性。

【注意事项】　癫痫患者、活动性消化性溃疡患者、急性心肌梗死伴血压下降者、茶碱及衍生物过敏者禁用。

(2)多索茶碱(doxofylline)：口服吸收迅速，可口服和注射给药，用于支气管哮喘、喘息性慢性支气管炎及其他支气管痉挛引起的呼吸困难。较氨茶碱不良反应少，相对安全。

3. M 胆碱受体阻断药　各种刺激引起内源性乙酰胆碱释放可诱发哮喘发作，M 胆碱受体阻断药可阻断乙酰胆碱作用，缓解哮喘发作。常用的有异丙托溴铵、噻托溴铵。

(1)异丙托溴铵(ipratropium bromide)

【药理】　对支气管平滑肌 M 受体有较高选择性的强效抗胆碱药，松弛支气管平滑肌作用较强，对呼吸道腺体和心血管系统作用较弱。此外，可促进支气管黏膜的纤毛运动，利于痰液排出。本品为季铵盐，口服不易吸收。气雾吸入后 5min 左右起效，约 30～60min 作用达峰值，维持 4～6h。

【临床作用】　①用于缓解慢性阻塞性肺病(COPD)引起的支气管痉挛和喘息症状。②防止哮喘，尤适用于因 β 受体激动药产生肌肉震颤、心动过速而不能耐受的患者。气雾吸入：成年人一次 100～500μg(14 岁以下儿童 50～250μg)，用生理盐水稀释到 3～4ml，置雾化器中吸入。

【不良反应】　常见于口干、头痛、鼻黏膜干燥、咳嗽、震颤。偶见心悸、支气管痉挛、眼干、眼调节障碍、尿潴留。极少见过敏反应。

【药物相互作用】　①与 β 受体激动药(沙丁胺醇、非诺特罗)、茶碱、色甘酸钠合用可相互增强疗效。②金刚烷胺、吩噻嗪类抗精神病药、三环类抗抑郁药、单胺氧化酶抑制药及抗组胺药可增强本品的作用。

【注意事项】　①青光眼、前列腺增生患者慎用。②雾化吸入应避免误入眼内。③窄角青光眼患者，合用本药与 β 受体激动药可增加青光眼急性发作的危险性。④与 β 受体激动药组成的复方制剂，须注意两者的禁忌证。

(2)噻托溴铵(tiotropium bromide)：适用于慢性阻塞性肺病(COPD)的维持治疗，包括慢性支气管炎和肺气肿、伴随性呼吸困难的维持治疗及急性发作的预防。吸入剂一般每天只需给药 1 次。

4. 肾上腺皮质激素

布地奈德 budesonide

【药理】　为局部应用、不含卤素的肾上腺糖皮质激素类药物。与糖皮质激素受体亲和力较强，故局部消炎作用强，约为丙酸倍氯米松的 2 倍；氢化可的松的 600 倍。其肝代谢清除率亦高，成年人消除 $t_{1/2}$ 约为 2h，儿童约为 1.5h，因而几无全身肾上腺皮质激素作用。

【临床作用】　①用于肾上腺皮质激素依赖性或非依赖性支气管哮喘及喘息性支气管炎患者，可有效减少口服肾上腺素皮质激素的用量，减轻肾上腺皮质激素的不良反应。②用于慢性阻塞性肺病。气雾吸入：成年人，开始剂量每次 200～800μg，一日 2 次，维持量因人而异，通常为每次 200～400μg，一日 2 次；儿童，开始剂量每次 100～200μg，一日 2 次，维持量亦应个体化，以减至最低剂量又能控制症状为准。

【不良反应】　①吸入后偶见咳嗽、声音嘶哑和口腔咽喉部念珠菌感染。每次用药后必须漱口。②偶有皮疹、荨麻疹、血管神经性水肿等过敏反应。③极少数患者喷鼻后，有鼻黏膜溃疡和鼻中隔穿孔表现。

【药物相互作用】　酮康唑可使本药血药浓度升高。

【注意事项】　活动性肺结核及呼吸道真菌、病毒感染者慎用。

5. 过敏介质阻释药

色甘酸钠(sodium cromoglicate)

【药理】　预防速发型和迟发型过敏性哮喘，亦可预防运动和其他刺激诱发的哮喘。其平喘作用机制可能为：①稳定肥大细胞膜，阻止肥大细胞释放过敏介质：可抑制肺组织肥大细胞中磷酸二酯酶活性，使肥大细胞中cAMP水平增高，Ca^{2+}向细胞内转运减少，从而稳定肥大细胞膜，抑制肥大细胞裂解、脱颗粒，阻止组胺、白三烯、5-羟色胺、缓激肽和慢反应物质等过敏介质释放，从而预防过敏反应的发生；②直接抑制由于兴奋刺激感受器而引起的神经反射，抑制反射性支气管痉挛；③抑制非特异性支气管高反应性(BHR)；④抑制血小板活化因子(PAF)引起的支气管哮喘。

口服极少吸收。干粉喷雾吸入生物利用度约10%。吸入剂量的80%以上沉着于口腔和咽部，仅约8%经肺以及胃肠道进入血液。吸入后10～20min即达峰血浆浓度(正常人为14～91ng/ml，哮喘患者为1～36 ng/ml)。血浆蛋白结合律为60%～75%。迅速分布到组织中，特别是肝和肾。血浆$t_{1/2}$为1～1.5h。经胆汁和尿排泄。

【临床作用】　①支气管哮喘：可用于预防各型哮喘发作。对外源性哮喘疗效显著，特别是对已知抗原的年轻患者疗效更佳。对内源性哮喘和慢性哮喘亦有一定疗效，约半数患者的症状改善或完全控制。与β肾上腺素受体激动剂合用可提高疗效。②过敏性鼻炎、季节性花粉症、春季角膜、结膜炎、过敏性湿疹及某些皮肤瘙痒症。用法：①支气管哮喘：粉雾吸入，每次20mg，一日4次；症状减轻后，一日40～60mg；维持量，一日20mg。气雾吸入，每次3.5～7mg，一日3～4次，每日最大剂量32mg。②季节性花粉症和春季角膜、结膜炎：滴眼，2%溶液，每侧一次2滴，一日4次。

【不良反应】　少数患者因吸入干粉刺激，出现口干、咽喉干痒、呛咳、胸部紧迫感，甚至诱发哮喘，预先吸入β肾上腺素受体激动剂可避免其发生。

【药物相互作用】　与异丙肾上腺素合用可增加疗效。

【注意事项】　①肾上腺素皮质激素或其他平喘药治疗者，如使用本品，应继续用原药至少1周或者症状明显改善后，才能逐渐减量或停用。②获明显疗效后，可减少给药次数。如需停药，亦应逐步减量再停药，以防哮喘复发。③用药过程中如遇哮喘急性发作，应立即改用其他常规治疗如吸入β肾上腺素受体激动药等，并停用本品。④肝肾功能不全者和妊娠期妇女慎用。

6. 抗白三烯类药物

孟鲁司特钠(montelukast sodium)

【药理学】　高选择性半胱氨酰白三烯(Cys-LTs)受体拮抗药，通过抑制LTC_4、LTE_4与Cys-LTs受体的结合，缓解白三烯介导的支气管炎症和痉挛状态，减轻白三烯所致的激惹症状，改善肺功能。口服吸收迅速而完全。成年人空腹服用10mg薄膜包衣片后，于3h达到峰浓度。平均口服生物利用度为64%，血浆蛋白结合率99%，$t_{1/2}$为2.7～5.5h，主要由胆汁排泄。

【临床应用】　用于预防支气管哮喘和支气管哮喘的长期治疗，也用于治疗阿司匹林敏感的哮喘，预防运动性哮喘。对激素耐药患者亦有效。口服：成年人10mg，一日1次，每晚睡前服。6～14岁儿童5mg，一日1次。2～6岁儿童4mg，一日1次。

【不良反应】　轻度头痛、头晕、嗜睡、兴奋，激惹、烦躁不安、失眠、感觉异常/触觉障碍及较罕见的癫痫发作、恶心、呕吐、腹痛、转氨酶升高等。

【药物相互作用】　①孟鲁司特钠主要经肝CYP3A代谢，可使特非那定、阿司咪唑、西沙必利、咪达唑仑或三唑仑血浓度升高，毒性增加。②克拉霉素、红霉素、酮康唑、齐多夫定、沙奎那韦可抑制CYP3A活性，合用时可升高本品血浓度和毒性。

【注意事项】　①对哮喘急性发作无效，故不可骤然以本品取代吸入型或口服糖皮质激素。②支气管扩张药及肾上腺皮质激素与本品合用应减少剂量。③妊娠、哺乳期妇女及幼儿慎用。

二、抗消化性溃疡药及消化功能调节药

(一)抗消化性溃疡药

消化性溃疡属消化系统的常见病，发病率约10%，是由于“攻击因子”(如胃酸、幽门螺杆菌感染等)作用过强，而“防御因子”(如胃黏液、HCO_3^-的分泌和胃黏膜等)受损引起。药物治疗主要是减少胃酸、幽门螺杆菌感染等“攻击因子”的作用，或增强胃黏膜的保护功能，修复胃黏膜或增强胃“防御

因子”作用以达到止痛、促进溃疡愈合、防止复发及并发症发生的目的。

1. 中和胃酸及抑制胃酸分泌的药物

(1)抗酸药:一般为弱碱性物质,口服可中和或吸附胃酸,减少胃酸对胃及十二指肠黏膜的刺激,减轻疼痛,有利于溃疡面的愈合。临床常用氢氧化铝、铝碳酸镁等。

氢氧化铝(aluminum hydroxide)

【药理】 有抗酸、吸附、局部止血、保护溃疡面等作用,效力缓慢而持久。可中和或缓冲胃酸,使胃内 pH 升高,从而缓解胃酸过多引起的消化溃疡症状,但对胃酸分泌无直接影响。氢氧化铝与胃酸混合生成凝胶,覆盖在溃疡表面,形成一层保护膜,产生机械性保护作用,有利于溃疡的愈合。起效缓慢,胃内作用时间的长短与胃排空的快慢有关。空腹服药作用时间可维持 20～30min,餐后 1～2h 服药疗效可延长至 3h。大部分以磷酸铝、碳酸铝及脂肪酸盐类的形式自粪便排出。

【临床应用】 主要用于胃酸过多、胃及十二指肠溃疡、反流性食管炎及上消化道出血等。口服,1次 0.6～0.9g,一日 1.8～2.7g。现多用氢氧化铝凝胶,每次 4～8ml,一日 12～24ml,饭前 1h 和睡前服。病情严重时剂量可加倍服用。

【不良反应】 长期应用可引起便秘。

【药物相互作用】 ①服药 1～2h 内应避免摄入其他药物,因可能与氢氧化铝结合而降低吸收率,影响疗效。②与西咪替丁、雷尼替丁同用,可使后者吸收减少,一般不主张两药在 1h 内同用。③本品含多价铝离子,可与四环素类形成络合物而影响其吸收,故不宜合用。④可通过多种机制干扰地高辛、华法林、双香豆素、奎宁、奎尼丁、氯丙嗪、普萘洛尔、吲哚美辛、异烟肼、维生素及巴比妥类药物的吸收或消除,应尽量避免同时使用。⑤与肠溶片同用,可使肠溶衣加快溶解,故不宜合用。

【注意事项】 ①氢氧化铝妨碍磷的吸收,导致低磷血症及骨质琉松和骨软化症,故不宜长期大剂量使用。②长期便秘者慎用。③治疗胃出血时宜用凝胶剂。④有极少量可在胃内转变为可溶性氯化铝被吸收,并从尿中排泄,肾功能不全者可能导致血中铝离子浓度升高,引起痴呆等中枢神经系统病变,故肾功能不全者慎用。

铝碳酸镁(hydrotalcite)

适用于急慢性胃炎、胃及十二指肠溃疡,一般用片剂,在两餐间或睡前嚼服。高镁血症、高钙血症者慎用;低磷血症、不明原因胃肠出血、阑尾炎、溃疡性结肠炎、慢性腹泻、肠梗阻者禁用。

(2)抑制胃酸分泌的药物:胃壁细胞 H_2受体、胃泌素受体和 M_1受体激动,产生一系列的生化过程,最终激活 H^+-K^+-ATP 酶,使胃壁细胞分泌 H^+,再由质子泵泵入胃腔内形成胃酸。抑制胃酸分泌的药物包括 H_2受体、胃泌素受体和 M_1受体拮抗药及质子泵抑制药。

法莫替丁(famotidine)

【药理学】 H_2受体拮抗药。健康人及消化性溃疡患者口服 20mg 可抑制基础分泌及各种刺激而引起的过量胃酸及胃蛋白酶分泌。静脉注射 20mg 能抑制基础分泌和因五肽胃泌素等刺激引起的分泌。体内分布广泛,消化道、肾、肝、额下腺及胰腺有高浓度分布。主要自肾排泄,胆汁排泄量少,也可自乳汁中排出。口服生物利用度约为 50%,T_{max}为 2～3h,$t_{1/2}$约为 3h。

【临床应用】 口服用于胃及十二指肠溃疡、吻合口溃疡、反流性食管炎;口服或静脉注射用于消化性溃疡、急性应激性溃疡,出血性胃炎所致的上消化道出血、卓-艾综合征。口服,每次 20mg,一日 2 次(早餐后、晚餐后或临睡前),4～6 周为一个疗程。溃疡愈合后维持量减半,睡前服用。

【不良反应】 皮疹、荨麻疹;头痛、头晕、乏力、幻觉;口干、恶心、呕吐、便秘。

【药物相互作用】 ①丙磺舒可降低法莫替丁清除,导致其血药浓度升高;②可降低茶碱的代谢和清除,增加茶碱毒性;③与抗酸药合用可减少法莫替丁吸收。

【注意事项】 肾功能不全者应调整剂量。严重肾功能不全、妊娠及哺乳期妇女禁用。

奥美拉唑(omeprazole)

【药理学】 为质子泵抑制药,呈脂溶性弱碱性,易浓集于酸性环境,特异性地作用于胃壁细胞质子泵 H^+,K^+-ATP 酶,与质子泵巯基发生不可逆性的结合,从而抑制 H^+-K^+-ATP 酶的活性,使胃壁细胞内 H^+不能转运到胃腔中,从而降低胃液中的酸含量。对基础胃酸和刺激引起的胃酸分泌都有很强的抑制作用。口服后,2h 内排泄约 42%,96h 从尿中排出总量的 83%,尿中无原形。餐后给药吸收延迟,但不影响吸收总量。健康人口服 10mg,平均 T_{max}为 0.21h,$t_{1/2}$为 0.4h,相对生物利用度约为 60%;血浆蛋白结合率为 95%。

【临床应用】 主要用于十二指肠溃疡和卓-艾

综合征，也可用于胃溃疡和反流性食管炎；静脉注射可用于消化性溃疡急性出血的治疗。与阿莫西林＋克拉霉素或与甲硝唑＋克拉霉素合用，可杀灭幽门螺杆菌。口服用于十二指肠溃疡，每日1次，每次20mg，疗程2～4周；卓-艾综合征初始剂量为每日1次，每次60mg。如剂量大于每日80mg，则应分2次给药；反流性食管炎剂量为每日20～60mg；消化性溃疡出血，静脉注射，1次40mg，每12h 1次，连用3d。

【不良反应】 不良反应较少。主要有恶心、胀气、腹泻、便秘、上腹痛等。神经系统可有感觉异常、头晕、头痛、嗜睡、失眠及外周神经炎等。

【药物相互作用】 可延缓其他经肝代谢药物，如地西泮、苯妥英钠、华法林、硝苯地平等的体内消除，如合用，应减少后者用量。

【注意事项】 长期使用可引起胃泌素血症、维生素B_{12}缺乏，或发生胃部类癌。严重肝功能不全者慎用，必要时剂量减半。

2. 胃黏膜保护药 包括传统的硫糖铝、铋剂以及前列腺素类似物。

(1)硫糖铝（sucralfate）

【药理学】 酸性条件下可解离为带负电荷的八硫酸蔗糖，并聚合成不溶性胶体，保护胃黏膜。与胃蛋白酶络合，抑制其分解蛋白质；可与溃疡或炎症部位带正电荷的渗出蛋白质（主要为白蛋白及纤维蛋白）络合，形成保护膜，覆盖溃疡面，阻止胃酸、胃蛋白酶和胆汁酸渗透、侵蚀，从而利于黏膜再生和溃疡愈合。治疗剂量，胃蛋白酶活性下降约30%。于溃疡区沉积能诱导表皮生长因子积聚，促进溃疡愈合。还能刺激胃黏膜合成前列腺素，改善黏液质量，加速组织修复。口服仅2%～5%的硫酸二糖被吸收，并由尿排出。作用持续时间约5h，慢性肾功能不全患者血清铝和尿铝浓度明显高于肾功能正常者。

【临床应用】 用于胃及十二指肠溃疡，也用于胃炎。口服：每次1g，一日3～4次，餐前1h及睡前服用。

【不良反应】 便秘，少见口干、恶心、胃痛等，可与抗胆碱能药合用缓解不良反应。

【药物相互作用】 ①可减少西咪替丁吸收；②干扰脂溶性维生素A、维生素D、维生素E、维生素K的吸收；③可与多酶片中胃蛋白酶络合，降低多酶片疗效，两药不宜合用。

【注意事项】 ①不宜与H_2受体拮抗药合用。连续服用不宜超过8周。②肝肾功能不全者慎用。③甲状腺功能亢进、营养不良性佝偻病、磷酸盐过少患者不宜长期服用。

(2)胶体果胶铋（colloidal bismuth pectin）：于三餐前1h和睡前各服一次，可用于胃、十二指肠溃疡及Hp感染的根除治疗。严重肾功能不全患者、妊娠期妇女禁用。

(3)米索前列醇（misoprostol）：除抑制胃酸分泌外，尚具有较强的细胞保护作用。口服吸收良好。服用本品1周内，避免服用阿司匹林和其他非甾体类消炎药。女性患者使用可能出现月经过多和阴道出血。

3. 抗幽门螺杆菌药 幽门螺杆菌系革兰阴性厌氧菌，是引起慢性胃窦炎的主要原因。能产生有害物质，分解黏液，引起组织炎症。消除幽门螺杆菌可明显降低十二指肠溃疡的复发率。幽门螺杆菌体外对多种抗菌药非常敏感，临床上尤以甲硝唑、四环素、氨苄西林、羟氨苄西林及罗红霉素最为常用，但体内单用一种可引起耐药性，临床上常以2～3种药物联合应用，如阿莫西林加甲硝唑和质子泵抑制药奥美拉唑为经典三联用药。

(二)消化功能调节药

1. 助消化药 助消化药多为消化液中成分，或促进消化液分泌的药物，能促进食物消化，用于消化道分泌功能减弱和消化不良。常用的有胃蛋白酶、干酵母、乳酶生以及活菌制剂。

2. 止吐药 恶性肿瘤化疗、胃肠疾病、内耳眩晕症、晕动病及外科手术等可引起恶心、呕吐。呕吐是一种复杂的反射性活动，皮质、小脑、催吐化学感受区（CTZ）、孤束核均有传入纤维与呕吐中枢相连。有多种药物具有止吐作用。

昂丹司琼（ondansetron）

【药理】 为5-HT_3受体拮抗药，能抑制由化疗和放疗引起的恶心、呕吐，具有高度选择性，对5-HT_3受体的作用强度是其他受体的1000倍，体外对抗5-HT_3作用是甲氧氯普胺的70倍，但无明显的抗多巴胺作用，故不引起锥体外系反应，也无镇静作用。口服吸收迅速，单剂量8mg，T_{max}为1.5h，$t_{1/2}$约3h，血浆蛋白结合率为70%～76%。

【临床应用】 用于治疗由化疗和放疗引起的恶心、呕吐，也可用于预防和治疗手术后引起的恶心、呕吐。

化疗和放疗引起的恶心、呕吐，成年人：化疗前静脉注射8～32mg，化疗后12h开始口服，每次

8mg,每日2次,连服5d。儿童:化疗前按体表面积计算,$5mg/m^2$ 静脉注射,12h后再口服4mg,化疗后应持续口服4mg,每日2次,连服5d。

预防或治疗手术后呕吐:成年人一般可于麻醉诱导同时静脉滴注4mg,或于麻醉前1h口服8mg,之后每隔8h口服8mg,共2次。已出现术后恶心呕吐时,可缓慢静脉滴注4mg。

【不良反应】 常见不良反应有头痛、头部和上腹部热感、静坐不能、腹泻、皮疹、急性张力障碍性反应、便秘等;部分患者可有短暂性转氨酶升高。罕见不良反应有支气管痉挛、心动过速、胸痛、低钾血症、心电图改变和癫痫大发作。

【药物相互作用】 与地塞米松合用可加强止吐效果。

【注意事项】 哺乳期妇女服用时应停止哺乳。中度或严重肝衰竭患者每日剂量不应超过8mg。

3. *胃肠动力药* 指能恢复胃肠道动力、提高食管下括约肌张力、改善胃排空及加强肠蠕动的药物。有甲氧氯普胺、多潘立酮及伊托必利等。

(1)多潘立酮(domperidone)

【药理学】 为作用较强的多巴胺受体拮抗药,可直接拮抗胃肠道的多巴胺 D_2 受体而起到促胃肠运动的作用。口服或直肠给药吸收迅速,T_{max} 分别为15~30min和1h,口服生物利用度较低;直肠给药生物利用度与等剂量口服给药相当。除中枢神经系统外,在体内分布广泛,以胃肠局部浓度最高,蛋白结合率为92%~93%,$t_{1/2}$ 为7~8h,多次服药无累积。

【临床应用】 ①由胃排空延缓、反流性胃炎、慢性胃炎、反流性食管炎引起的消化不良;其他消化系统疾病,如胃炎、肝炎、胰腺炎等引起的呕吐。②胃轻瘫,尤其是糖尿病性胃轻瘫。③各种原因引起的恶心、呕吐。④可作为消化性溃疡(主要是胃溃疡)的辅助治疗药物,用于消除胃窦部潴留。肌内注射:每次10mg,必要时可重复给药。口服:每次10~20mg,3/d,餐前服。直肠给药:每次60mg,每日2~3次。

【不良反应】 ①偶见头痛、头晕、嗜睡、倦怠、神经过敏等。②较大剂量可引起非哺乳期泌乳,或引起更年期后妇女及男性患者乳房胀痛。

【药物相互作用】 ①不宜与酮康唑、伊曲康唑,红霉素等合用。②与对乙酰氨基酚、氨苄西林、左旋多巴、四环素等合用,可增加合用药物的吸收速度。③抗胆碱能药如溴丙胺太林、山莨菪碱、颠茄片等可减弱多潘立酮作用。④与抑制胃酸分泌的药物和抗酸药合用,因胃内pH发生改变,可减少多潘立酮的吸收。⑤可促进主要于胃吸收药物的胃排空而降低疗效。⑥与锂剂和地西泮类药合用,可引起锥体外系症状。

【注意事项】 ①1岁以下婴幼儿由于其代谢和血脑屏障功能发育尚不完全,有发生中枢神经系统不良反应的可能。②哺乳期妇女应慎用。③用药期间,血清催乳素水平升高,但停药后可恢复正常。

(2)伊托必利(itopride):具多巴胺 D_2 受体阻滞和乙酰胆碱酯酶抑制的双重作用,口服吸收迅速,半衰期约为6h,体内无蓄积。与抗胆碱药,具有肌肉松弛作用的药物联合应用,可相互抵消作用。可增强乙酰胆碱作用,尤其老年患者易出现不良反应。

4. *泻药* 是能增加肠内容积、促进蠕动、软化粪便或润滑肠道、促进排便的药物。分为容积性、接触性和润滑性泻药。主要用于功能性便秘。临床常用硫酸镁、乳果糖、多库酯钠以及中成药番泻叶片、麻仁胶囊等。

(1)硫酸镁(magnesium sulfate)

【药理学】 硫酸镁不同制剂、不同给药途径表现不同的药理作用。①导泻作用:内服不被吸收,于肠内形成一定的渗透压,使肠内保有大量水分,刺激肠道蠕动而排便,产生导泻作用;②利胆作用:高浓度(33%)硫酸镁溶液口服,或导管直接灌入十二指肠,可刺激十二指肠,反射性地引起胆总管括约肌松弛、胆囊收缩,促进胆囊排空,产生利胆作用;③中枢神经系统的作用:注射用药可提高细胞外液中镁离子浓度,抑制中枢神经系统,也可减少运动神经末梢乙酰胆碱的释放量,阻断外周神经肌肉接头,产生镇静、解痉、松弛骨骼肌及降低颅内压作用;④心血管系统的作用:注射给药,过量镁离子可直接舒张周围血管平滑肌,引起交感神经节冲动传递障碍,从而使血管扩张,血压下降;⑤消炎去肿作用:50%水溶液外用热敷患处,有消炎去肿作用。

口服约20%被吸收,并随尿液排出,约1h发挥作用,疗效维持1~4h。

【临床应用】 ①导泻,肠内异常发酵,亦可与驱虫剂并用;与药用炭合用,可治疗食物或药物中毒。②阻塞性黄疸及慢性胆囊炎。③惊厥、子痫、尿毒症、破伤风、高血压脑病及急性肾性高血压危象等。④发作频繁而其他治疗效果不佳的心绞痛,对伴有高血压的心绞痛效果较好。⑤外用热敷消炎去肿。

①导泻：每次口服5～20g，清晨空腹服用，同时饮水100～400ml，也可用水溶解后服用。②利胆：每次2～5g，一日3次，餐前或两餐间服用，或服用33%溶液，每次10ml。③抗惊厥、降血压等：肌内注射，一次1g，10%溶液，每次10ml；静脉滴注，一次1～2.5g，将25%溶液10ml用5%葡萄糖注射液稀释成1%浓度缓慢静脉滴注。

【不良反应】　由于泻下剧烈，可引起反射性盆腔充血和失水。

【药物相互作用】　不宜与硫酸多黏菌素B、硫酸链霉素、葡萄糖酸钙、盐酸多巴酚丁胺、盐酸普鲁卡因、四环素、青霉素和萘夫西林同时服用。

【注意事项】　①导泻时如服用大量浓度过高的溶液，可能自组织中吸取大量水分而导致脱水。②静脉注射较危险，应由有经验医师掌握使用，注射须缓慢，并注意患者的呼吸与血压。如有中毒现象，如呼吸肌麻痹等，可用10%葡萄糖酸钙注射液10ml静脉注射，以行解救。静脉滴注过快可引起血压降低及呼吸暂停。③中枢抑制药，如苯巴比妥，中毒患者不宜使用本品导泻排出毒物，以防加重中枢抑制。

(2)乳果糖(lactulose)：用于慢性或习惯性便秘，并预防和治疗各种肝病引起的高血氮症及肝性脑病。对乳糖或半乳糖不耐受者、乳酸血症、胃肠道梗阻、尿毒血症和糖尿病酸中毒者禁用。

(3)多库酯钠(docusate Sodium)：为表面活性剂，口服后在肠道内促使水和脂肪类物质浸入粪便，从而发挥软化粪便的作用。用于慢性便秘。多库酯钠可能增强其他药物的肝毒性，不宜与其他具有肝毒性的药物同时使用。

5. 止泻药　急性腹泻分对症治疗和病因治疗。单纯胃肠炎致急性腹泻首先是纠正水和电解质平衡。用于腹泻的药物有吸附和收敛剂如蒙脱石、药用炭，抗动力药如洛哌丁胺，抗分泌药如消旋卡多曲等。

(1)洛哌丁胺(loperamide)

【药理】　对肠道平滑肌的作用与阿片类相似。可抑制肠道平滑肌的收缩，减少肠蠕动。还可减少肠壁神经末梢释放乙酰胆碱，通过胆碱能和非胆碱能神经元局部的相互作用直接抑制蠕动反射。与肠壁的高亲和力和明显的首关代谢，使洛哌丁胺几乎不进入全身血液循环。

【临床应用】　用于急性腹泻以及各种病因引起的慢性腹泻，对胃、肠部分切除术后和甲亢引起的腹泻也有效，尤其适用于其他止泻药效果不显著的慢性功能性腹泻。成年人首次口服4mg，以后每腹泻一次再服2mg，直至腹泻停止或用量达每日16～20mg，连续5d，若无效则停服。儿童首次服2mg，以后每腹泻一次服2mg，至腹泻停止，最大用量为每日8～12mg。空腹或餐前30min服药可提高疗效。慢性腹泻待显效后每日给予4～8mg，长期维持。

【不良反应】　不良反应轻微，主要有皮疹、瘙痒、口干及腹胀、恶心、食欲下降，偶见呕吐，也可有头晕、头痛、乏力。

【注意事项】　①发生胃肠胀气或严重脱水的小儿或因使用抗菌药物而导致假膜性大肠炎患者不宜使用。②妊娠期妇女和哺乳期妇女慎用。③不能单独用于伴有发热和便血的细菌性痢疾患者。

(2)蒙脱石(smectite)：对消化道内的病毒、病菌及其产生的毒素有固定、抑制作用；对消化道黏膜有覆盖能力，并通过与黏液糖蛋白相互结合而修复、提高黏膜屏障对攻击因子的防御功能。蒙脱石不吸收入血，会连同所固定的攻击因子随消化道自身蠕动排出体外。

三、作用于子宫平滑肌的药物

(一)子宫平滑肌兴奋药

子宫平滑肌兴奋药是一类能选择性直接兴奋子宫平滑肌的药物。其作用可因子宫生理状态及药物剂量不同产生子宫节律性收缩或强直性收缩。子宫平滑肌兴奋药引起的子宫节律性收缩可用于催产和引产；引起的强直性收缩可用于产后止血或产后子宫复原，禁用于催产和引产。

缩宫素(oxytocin)

【药理】　缩宫素与子宫平滑肌的相应受体结合，引起妊娠子宫节律性收缩，并使频率和强度增加，对非妊娠子宫则无作用；可刺激兴奋乳腺平滑肌，促使乳汁排出，但不增加乳汁分泌量。

缩宫素为多肽类激素，口服易被胰蛋白酶破坏而失效。肌内注射吸收良好，3～5min起效，可维持20～30min。静脉注射起效快，但维持时间短，必要时可采用静脉滴注给药。吸收后主要经肝、肾代谢，经肾排泄，$t_{1/2}$为3～10min。

【临床应用】　用于引产、催产、产后出血和子宫复原不全；滴鼻用于促排乳。①引产或催产：静脉滴注，一次2.5～5U，滴速通常为每分钟0.002～0.005U。如静脉滴注太快，可使子宫收缩强直，而致胎死宫内、胎盘早期剥离或子宫破裂。②防治产后出血或促进子宫复原：静脉滴注，一次5～10U，每分钟滴注0.02～0.04U，胎盘排出后可肌内注射5～10U。③子宫出血：肌内注射，一次5～10U。肌内注射极量，1次20U。④催乳：在哺乳前2～3min，用滴鼻液，每次3滴或少量喷于一侧或两侧鼻孔内。

【药物相互作用】 ①与麦角新碱合用时，有增加子宫收缩作用。②环丙烷等吸入全麻时，使用缩宫素可导致产妇出现低血压、窦性心动过缓或(和)房室节律失常。恩氟烷浓度＞1.5%，氟烷浓度＞1%吸入全麻时，缩宫素对子宫的效应减弱。恩氟烷浓度＞3%，可使其效应消失，并可致子宫出血。③其他缩宫药与缩宫素同时使用，可增强子宫张力，产生子宫破裂和(或)宫颈撕裂。

【不良反应】 偶见恶心、呕吐、血压下降等。

【注意事项】 大剂量时，可导致子宫强直性收缩，压迫子宫肌层血管，阻断胎盘的血流量，使胎儿窒息而死或子宫破裂，应严格掌握用量和静脉滴注速度。

(二)子宫平滑肌抑制药

用于治疗痛经和防治早产。主要有β_2肾上腺素受体激动药、硫酸镁、钙通道阻滞药、前列腺素合成酶抑制药、催产素拮抗药。

利托君(ritodrine)

【药理】 本品为β_2肾上腺素受体激动药，可激动子宫平滑肌中的β_2受体，抑制子宫平滑肌的收缩频率和强度，减少子宫的活动而延长妊娠期。同时由于本品可使腺苷酸环化酶的活性增强(cAMP增多)而产生保胎作用。临床用于延长孕期，防止早产。单次口服本品10mg，T_{max}为30～60min，C_{max}为5～15ng/ml，生物利用度约为30%。静脉滴注盐酸利托君0.15mg/min，T_{max}为1h。无论何种途径给药，90%的利托君在24h内由尿液排出，能透过胎盘到达胎儿血液循环。

【临床应用】 预防妊娠20周以后的早产。诊断为早产并适用本品者，最初用静脉滴注，随后口服维持治疗，密切监测子宫收缩和不良反应，以确定最佳剂量。静脉滴注：开始时应控制滴速0.05mg/min(5滴/min，20滴/ml)，每10分钟增加0.05mg/min，直至达到预期效果，通常保持在0.15～0.35mg/min(15～35滴/min)，待宫缩停止后持续输注12～18h。静脉滴注结束前30min，可以开始口服维持剂量10mg。最初24h内为每2h 10mg，此后每4～6h 10～20mg，每日总剂量不超过120mg。

【不良反应】 ①心悸、心动过速、胸闷、胸痛、面红、发汗及心律失常等反应，严重者应中断治疗。②震颤、恶心、呕吐、头痛、神经过敏、心烦意乱、焦虑不适及红斑、皮疹等。③有升高血糖和降低血钾的作用。④罕见的严重不良反应包括肺水肿、肺水肿合并心功能不全、白细胞减少、粒细胞缺乏、横纹肌溶解症、过敏性休克、呼吸困难、溶血性黄疸、肝功能损害等。

【药物相互作用】 ①与糖皮质激素合用可引起肺水肿。②不宜与排钾利尿剂合用，以防血钾降低过多。③与硫酸镁、哌替啶、强效麻醉剂等药物同时使用可加重对心血管的影响，特别是心律失常或低血压。

【注意事项】 ①糖尿病患者和使用排钾利尿剂患者慎用。②静脉滴注时，应密切监测母体及胎儿心率、血压等，以便及时调整剂量或停用。如母亲心率持久超过140次/min，为肺水肿先兆，应停止用药。一旦发生肺水肿，应积极常规处理。③如胎膜已破，在推迟分娩和可能发生绒毛膜羊膜炎之间，要权衡利弊后再用药。④避免与β受体激动药或拮抗药同时使用。

（袁　洪　张毕奎）

第八节　抗病原微生物与抗寄生虫药

一、抗微生物药物概论

抗微生物药是指对所有病原微生物，包括微生物、寄生虫等所致感染性疾病有治疗作用的药物，可选择性的抑制或杀灭病原体，主要包括抗菌药物、抗真菌药、抗病毒药、抗结核药、抗麻风病药和抗寄生虫药。抗菌药物所指范围较大，凡对细菌和其他微生物具有抑制或杀灭作用的物质统称为抗菌药物，主要包括各种抗生素及喹诺酮类、磺胺类、硝基咪唑类、硝基呋喃类等化学合成药物。通常不包括抗寄生虫药物、抗病毒药物、抗结核药物和局部使用抗菌药物等。抗菌药物主要通过特异性干扰细菌的生化代谢过程，改变其结构和功能，使其不能正常生长繁殖而被抑制或杀灭。

二、β-内酰胺类抗菌药

β-内酰胺类抗菌药是指化学结构中含有β-内酰胺环的一类抗菌药，包括青霉素类、头孢菌素类和非典型β-内酰胺类等。β-内酰胺类药物通过抑制细菌细胞壁黏肽合成酶阻止细胞壁黏肽的合成，使细菌细胞壁缺损，菌体膨胀裂解。哺乳动物无细胞壁，而对机体毒性较小。β-内酰胺类药物品种多，抗菌谱宽，抗菌活性强，适应证广，毒性相对低，因此在临床应用非常广泛。

(一)β-内酰胺类抗菌药分类

(1)青霉素类

①天然青霉素：以注射用青霉素G和口服用青霉素V为代表。

②耐酶青霉素：以注射用甲氧西林和口服、注射用氯唑西林、氟氯西林为代表。

③广谱青霉素：以注射、口服用氨苄西林和口服用阿莫西林为代表。

④抗铜绿假单胞菌广谱青霉素：以注射用羧苄西林、替卡西林、哌拉西林为代表。

(2)头孢菌素类

①第一代头孢菌素：以注射用头孢噻吩、头孢唑林和口服用头孢氨苄为代表。

②第二代头孢菌素：以口服、注射用头孢呋辛和口服用头孢克洛为代表。

③第三代头孢菌素：以注射用头孢哌酮、头孢噻肟、头孢曲松、头孢他啶为代表。

④第四代头孢菌素：以注射用头孢吡肟和头孢匹罗为代表。

⑤抗耐甲氧西林的金黄色葡萄球菌的头孢菌素：以注射用头孢洛林酯为代表。

(3)其他β-内酰胺类

①单环β-内酰胺类：以注射用氨曲南为代表。

②碳青霉烯类：以注射用美罗培南、亚胺培南、比阿培南、厄他培南、多利培南为代表。

③β-内酰胺类/β-内酰酶抑制剂复方制剂：酶抑制剂舒巴坦、他唑巴坦、克拉维酸分别与某些β-内酰胺类组成复方制剂。目前国际认可的复方制剂主流产品有五种：氨苄西林/舒巴坦钠、头孢哌酮/舒巴坦钠、哌拉西林/他唑巴坦钠、阿莫西林/克拉维酸钾和替卡西林/克拉维酸钾。

④头霉素类：以注射用头孢西丁为代表。

⑤氧头孢烯类：以注射用拉氧头孢为代表。

(二)青霉素类

青霉素类除青霉素G为天然青霉素外，其余均为半合成青霉素。本类基本结构均含有母核6-氨基青霉烷酸和侧链。母核由噻唑环和β-内酰胺环骈合而成，为抗菌活性重要部分，β-内酰胺环破坏后抗菌活性即消失。侧链则主要与抗菌谱、耐酸、耐酶等药理特性有关。

1. 天然青霉素

青霉素G(penicillin G)

【药理】　青霉素G对G^+球菌和杆菌、G^-球菌及螺旋体有很强的抗菌作用，但对G^-杆菌作用较弱。在细菌繁殖期低浓度抑菌，较高浓度杀菌。目前对金黄色葡萄球菌耐药率日趋上升，对化脓性链球菌等链球菌等敏感性仍较高，仍然是化脓性链球菌所致感染的首选药。青霉素G口服易被胃酸及消化酶破坏，吸收少且不规则，故不宜口服。通常作肌内注射，吸收迅速且完全。注射后T_{max}为1.5～2h。该药因脂溶性低而难以进入细胞内，主要分布于细胞外液。能广泛分布于全身各部位，房水和脑脊液中含量较低，但炎症时较易进入，可达有效浓度。几乎全部以原型迅速经尿排泄，$t_{1/2}$为0.5～1h。

【临床应用】　临床主要用于溶血性链球菌引起的蜂窝织炎、丹毒、猩红热、咽炎、扁桃体炎、心内膜炎等；肺炎球菌引起的大叶性肺炎、脓胸、支气管肺炎等；草绿色链球菌引起的心内膜炎；淋病奈瑟菌所致的生殖道淋病；敏感的金黄色葡萄球菌引起的疖、痈、败血症等；脑膜炎奈瑟菌引起的流行性脊髓膜炎。也可用于放线杆菌病、钩端螺旋体病、梅毒、回归热的治疗。还可用于白喉、破伤风、气性坏疽和流产后产气荚膜梭菌所致的败血症的治疗。

【不良反应】　青霉素毒性低，化疗指数大，但过敏反应发生率高，达10%。以皮肤过敏和血清病样反应为多见，最严重的是过敏性休克。

【药物相互作用】　不可与同类抗菌药物及抑菌剂磺胺类和四环素类联用；不可与氨基糖苷类及维生素C、去甲肾上腺素、间羟胺、苯妥英钠等同瓶滴注。丙磺舒、阿司匹林、吲哚美辛、保泰松、磺胺类可减少青霉素在肾小管的排泄，使青霉素血药浓度增高且持续较久，半衰期延长。青霉素可增强华法林的作用。

【注意事项】 青霉素引起的过敏性休克严重且可致命，应引起注意，而表现为脑病及周围神经损害的神经毒性易被忽略，因此不能大剂量滥用，尤其肾功能不全患者、老年人和儿童应每日剂量分多次给药。

2. *耐酶青霉素类* 抗菌谱同青霉素G，但抗菌活性较低，不及青霉素G。

甲氧西林(methicillin)是第一个耐酶青霉素，但不耐酸，只能肌内或静脉注射给药，临床主要用于耐药菌株感染的治疗。

供注射和口服的苯唑西林(oxacillin)、双氯西林(dicloxacillin)、氯唑西林(cloxacillin)和氟氯西林(flucloxacillin)等，共同点是耐酸、耐酶，抗菌作用稍逊于青霉素G，主要用于耐青霉素G的金黄色葡萄球菌感染，其中以双氯西林和氟氯西林作用较强。主要以原型从肾排泄，排泄速度较青霉素G慢，有效血药浓度维持时间较长。不良反应较少，除与青霉素有交叉过敏反应外，还可引起嗳气、恶心、腹胀等胃肠道反应。

3. *广谱青霉素* 化学结构特点为青霉素酰胺基的苄基上的一个氢被极性大的亲水基团如氨基所取代，增大了对G^-杆菌细胞壁外脂多糖的穿透力，影响G^-菌细胞肽聚糖合成，作用比青霉素强，除对G^+菌有杀灭作用外，对G^-菌如流感杆菌、沙门菌、志贺菌属、大肠杆菌以及其他肠杆菌科细菌也有杀灭作用，扩大了青霉素的抗菌谱和临床应用，但对β-内酰胺酶不稳定和对耐药金黄色葡萄球菌无效。耐酸、可口服，对G^+菌、G^-菌都有杀菌作用，疗效与青霉素G相当，但因不耐酶而对耐药金黄色葡萄球菌感染无效。与青霉素有交叉过敏反应。

氨苄西林(ampicillin)

氨苄西林对青霉素敏感的金黄色葡萄球菌等的效力不及青霉素，但对肠球菌作用优于青霉素。对G^-菌作用较强，与氯霉素、四环素等相似或略强，但不如庆大霉素与多黏菌素，对铜绿假单胞菌无效。口服吸收不完全，T_{max}约2h，经肾排泄，丙磺舒可延缓其排泄。体液中可达有效抗菌浓度，脑膜炎时脑脊液浓度较高。临床用于治疗敏感菌所致的呼吸道感染、伤寒、副伤寒、尿路感染、胃肠道感染、软组织感染、脑膜炎、败血症、心内膜炎等，严重病例应与氨基糖苷类合用。

阿莫西林(amoxicillin)

若广谱青霉素苄基上的氨基被羧基、脲基(酰脲基)所取代，则增强了抗铜绿假单胞菌活性，对包括铜绿假单胞菌及不动杆菌等院内感染常见菌株在内的G^-菌有强大的抗菌作用，但对G^+菌作用不及青霉素、氨苄西林和阿莫西林等。

羧苄西林(carbenicillin)

羧苄西林抗菌谱与氨苄西林相似，特点是对G^-菌作用强，尤其是对铜绿假单胞菌有特效，且不受病灶脓液的影响，对耐氨苄西林的大肠埃希菌仍有效。对G^+菌作用与氨苄西林相似，但抗菌活性稍弱。不耐酶，对产酶金黄色葡萄球菌无效。口服吸收差，需注射给药，肾功能损害时作用延长。主要用于铜绿假单胞菌、大肠埃希菌和变形杆菌所引起的各种感染。单用时易产生耐药性，常与庆大霉素合用，但不能混合静脉注射。毒性低，偶也引起粒细胞缺乏及出血。

替卡西林(ticacillin)

抗菌谱与羧苄西林相似，抗铜绿假单胞菌活性较其强2～4倍。对G^+球菌活性不及青霉素，口服不吸收，肌内注射T_{max}为0.5～1.0h。分布广泛，胆汁中浓度高，大部分经肾排泄。主要用于铜绿假单胞菌所致各种感染。

哌拉西林(piperacillin)

哌拉西林抗菌谱广，与羧苄西林相似，抗菌作用较强，对各种厌氧菌均有作用。对G^+菌作用与氨苄西林相似，不耐酶，对产青霉素酶的金黄色葡萄球菌不敏感。可供肌内注射和静脉注射给药，血浆蛋白结合率低(17%～22%)，脑中浓度高，大部分经肾排泄，$t_{1/2}$为1h。主要用于治疗铜绿假单胞菌、大肠埃希菌、变形杆菌、流感杆菌等所致的呼吸道、泌尿道、胆道感染和败血症，与氨基糖苷类合用对铜绿假单胞菌和肠杆菌科细菌及某些脆弱拟杆菌有协同作用。可出现皮疹、皮肤瘙痒等反应，约3%的病人可发生以腹泻为主的胃肠道反应。

(三)头孢菌素类

头孢菌素类是从头孢菌素的母核7-氨基头孢烷酸(7-ACA)连接不同侧链而制成的半合成抗菌药。本类抗菌药抗菌谱广，杀菌力强，对胃酸及对β-内酰胺酶稳定，过敏反应少(与青霉素仅有部分交叉过敏现象)。根据抗菌谱、抗菌活性、对β内酰胺酶的稳定性以及肾毒性的不同，头孢菌素类可分为五代。

1. *第一代头孢菌素* 第一代头孢菌素对G^+菌(包括对青霉素敏感或耐药的金黄色葡萄球菌)的抗菌作用较二、三代强，仅对极少数G^-菌有较弱的抗菌活性；对青霉素酶稳定，但仍可被 G^- 菌的 β-内酰胺酶所破坏；有一定肾毒性。主要用于敏感菌所致呼吸道和尿路感染、皮肤及软组织感染。

头孢噻吩(cephalothin)

【药理】 头孢噻吩对肺炎链球菌、溶血性链球菌、产或不产青霉素酶金黄色葡萄球菌及奈瑟菌属有较好抗菌作用，对部分大肠埃希菌、奇异变形杆菌等有一定抗菌作用，但对流感嗜血杆菌敏感性较差。肌内注射或静脉给药，$t_{1/2}$ 为 0.5～0.8h。20%～30%在肝内代谢，给药量的 60%～70%于6h 内随尿液排泄。分布广泛，除肾中浓度接近血药浓度外，其余组织中浓度仅为血药浓度的 1/3 左右，脑膜炎患者脑脊液中浓度为血药浓度的 1%～10%。可透过胎盘屏障，蛋白结合率为 50%～65%。

【临床应用】 主要用于耐青霉素的金黄色葡萄球菌、链球菌和敏感 G^- 菌所致的呼吸道、软组织、尿路感染和败血症等。

【不良反应】 较常见的不良反应为注射部位局部疼痛、硬结及过敏反应；偶可发生粒细胞减少和溶血性贫血；高剂量时可发生惊厥和其他中枢神经系统症状，肾功能减退者尤易发生；胃肠道反应少见；可发生由艰难梭菌所致的腹泻和假膜性肠炎；大剂量应用可发生脑病。

【药物相互作用】 与氨基糖苷类、四环素类、抗组胺药、红霉素、林可霉素、巴比妥类、葡萄糖酸钙、利多卡因、去甲肾上腺素、间羟胺等有配伍禁忌；与呋塞米、依他尼酸等强利尿药和氮芥等抗肿瘤药合用增加肾毒性。

【注意事项】 与青霉素类和其他头孢菌素类有交叉过敏；不可与氨基糖苷类同瓶滴注；与强利尿药、氨基糖苷类和其他具有肾毒性药物联合应用可增加肾毒性；肝肾功能减退者应慎用。

头孢唑林(cephazolin)

头孢唑林对大肠杆菌和肺炎克雷伯杆菌的抗菌活性高于头孢噻吩，但对产青霉素酶的金黄色葡萄球菌的作用弱于头孢噻吩。对 G^- 菌的作用在第一代头孢菌素中居首位，但不及第二代头孢菌素，对 G^- 菌产生的β-内酰胺酶不稳定，故已有不少 G^- 菌对其耐药。肌内注射或静脉注射给药，血药峰浓度高，$t_{1/2}$ 为 1.4～1.8h，较其他第一代头孢菌素长。体内不代谢，以原形自尿中排出。组织与体液内通透性好，体内分布广泛，能较好地通透至胸腹腔与滑膜腔内及各种组织包括炎症肌肉与骨组织内，胆汁与尿中浓度较高，能透过胎盘，但难透过血脑屏障，蛋白结合率高达 80%。主要用于治疗敏感细菌所致的呼吸道、泌尿生殖道、胆道、皮肤软组织等感染及外科术后感染、创伤感染、眼耳鼻喉科感染和外科围术期预防用药。

头孢硫咪(cefathiamidine)对肠球菌(如粪肠球菌、屎肠球菌等)有良好活性，这是一个例外。头孢氨苄(cephalexin)和头孢拉定(cefradine)耐酸，可口服，主要用于轻、中度呼吸道和尿路感染。

2. *第二代头孢菌素* 对 G^+ 菌作用与第一代头孢菌素相仿或略差，对多数 G^- 菌作用明显增强，部分对厌氧菌有效，但对铜绿假单胞菌无效；对多种 β-内酰胺酶比较稳定；肾毒性较第一代有所降低。可用于敏感菌所致呼吸道、胆道、尿路感染和其他组织器官感染及菌血症等。与其他二代头孢菌素不同的是，头孢呋辛(cefuroxime)可以通过血脑屏障。头孢克洛(cefaclor)为口服二代头孢，可用于敏感菌感染的序贯治疗。

3. *第三代头孢菌素* 对 G^+ 菌作用较第一、二代弱，对 G^- 菌包括肠杆菌属和铜绿假单胞菌作用较强，对厌氧菌有一定作用。治疗腹腔、盆腔感染需与抗厌氧菌药如甲硝唑合用；对β-内酰胺酶稳定性强。血浆 $t_{1/2}$ 较长，体内分布广，组织穿透力强，有一定量渗入脑脊液；肾毒性较小。适用于危及生命的败血症、脑膜炎、骨髓炎及尿路严重感染的治疗，能有效控制严重的铜绿假单胞菌感染。

头孢噻肟(cefotaxime)

对大肠埃希菌、克雷伯菌属等肠杆菌科细菌等 G^- 菌有强大活性，但对铜绿假单胞菌和产碱杆菌无抗菌活性；对流感杆菌、淋病奈瑟菌、脑膜炎奈瑟菌和卡他莫拉菌均有强大作用；对金黄色葡萄球菌抗菌活性较差，对溶血性链球菌、肺炎链球菌活性较强；肠球菌属对其耐药。注射给药后 $t_{1/2}$ 约 1.5h，80%经肾排泄，其中 50%～60%为原形，其余少量经胆汁排泄。适用于敏感菌所致的呼吸道、腹腔、泌尿生殖系统感染、脑膜炎、败血症等。

头孢哌酮(cefoperzone)

抗菌作用与头孢噻肟相似，对 G^+ 菌作用较弱，仅溶血性链球菌和肺炎链球菌较为敏感；对多数 G^- 菌作用不及头孢噻肟，但对铜绿假单胞菌作用较强。对β-内酰胺酶稳定性较其他第三代头孢菌素差。属双通道排泄，给药后 25%经肾排泄，余下大部分由胆汁排泄，$t_{1/2}$ 约 1.7h，在胆汁中有良好分布。适用于敏感菌所致的呼吸道、泌尿道感染、腹膜炎，尤其胆囊炎、胆管炎等其他腹腔内感染等。

头孢曲松(ceftriaxone)

安全性和有效性上与头孢噻肟相同，对肠杆菌科细菌与头孢曲松和头孢噻肟相同；但对不动杆菌属和铜绿假单胞菌敏感性较差；对流感嗜血杆菌、淋病奈瑟菌和脑膜炎奈瑟菌及链球菌有较强抗菌作用。$t_{1/2}$为 5.8～8.7h，是所有头孢菌素中最长的，可一日一次给药。双通道排泄，35%～45%经胆道排泄，其余经肾排泄，胆汁亦有良好分布。临床主要用于敏感菌所致的脑膜炎、肺炎、腹膜炎、泌尿系统感染、淋病、胆道感染等。

头孢他啶(ceftazidime)

对 G^- 菌分泌的 β-内酰胺酶有特别的稳定性，因而抗 G^- 菌活性增强，尤其对铜绿假单胞菌活性是头孢菌素类中最强者，超过其他 β-内酰胺类和氨基糖苷类，但其对 G^+ 菌作用较其他三代头孢弱。口服不吸收，注射给药后广泛分布于体内组织和体液中，可透过受损脑膜进入脑脊液。$t_{1/2}$ 为 1.6～2h。主要以呈高度活性的原形经肾排泄。适用于敏感 G^- 菌所致的败血症、下呼吸道感染、腹腔胆系感染、复杂性尿路感染等。

4. 第四代头孢菌素　与第三代头孢菌素相比，抗 G^+ 菌、G^- 菌作用均增强，对肠杆菌属等 G^- 菌产生的 C 类头孢菌素酶(AmpC)酶稳定，对铜绿假单胞菌有良好活性，对肺炎球菌、化脓性链球菌、金黄色葡萄球菌等作用明显强于第三代头孢菌素，与第二代头孢菌素类似。对细胞膜的通透性增强，几乎全部经肾排泄，但肾毒性极低。常用于对第三代头孢菌素耐药的敏感细菌所致感染。

头孢吡肟(cefepime)

对葡萄球菌属和肠杆菌属(尤其阴沟肠杆菌和产气肠杆菌)作用比第三代头孢菌素作用更强，对铜绿假单胞菌的作用比头孢他啶略差。肌内注射给药后 T_{max} 约 1.5h，$t_{1/2}$ 为 2～3h，广泛分布于各组织和体液中，并可通过炎性血脑屏障。主要经肾分泌排泄。适用于敏感菌所致的中、重度感染。

本类另有代表品种头孢匹罗(cefpirome)、头孢噻利(cefoselis)等。

5. 抗耐甲氧西林的金黄色葡萄球菌的头孢菌素　属于最新一代对甲氧西林耐药葡萄球菌有活性的头孢菌素类药物，抗菌谱比其他头孢菌素类更广泛，尤其对甲氧西林耐药金黄色葡萄球菌(MRSA)、万古霉素耐药肠球菌(VRE)具有良好杀菌作用，对 G^- 菌和厌氧菌的抗菌谱与其他广谱头孢菌素类药物相似。对酶稳定性良好，不易耐药。对 MRSA，头孢洛林酯(ceftaroline fosamil)与万古霉素和氨曲南合用效果没有显著的差异。对社区获得性肺炎，头孢洛林酯与头孢曲松疗效相当，也没有显示更多的副作用。已于 2010 年被美国 FDA 批准用于治疗成年人社区获得性细菌性肺炎(CABP)和急性细菌性皮肤和软组织感染(ABSSSI)，包括 MRSA 所致感染。

(四)其他 β-内酰胺类

1. 单环 β-内酰胺类　氨曲南(aztreonam)是第一个成功用于临床的单环 β-内酰胺类，对需氧 G^- 菌具有强大杀菌作用，对 G^+ 菌无活性，并具有耐酶、低毒、对青霉素等无交叉过敏等优点，可用于青霉素过敏患者，并常作为氨基糖苷类的替代品使用。

2.(碳)青霉烯类　抗菌谱广，抗菌活性强，已经成为治疗严重细菌感染最主要的抗菌药物之一。对各种需氧 G^+ 菌(链球菌属、MSSA 等)、肠杆菌科细菌、除嗜麦芽窄食单胞菌之外的非发酵菌及厌氧菌等均有强大抗菌活性，对绝大多数 β-内酰胺酶高度稳定，对超广谱 β-内酰胺酶(ESBLs)和 AmpC 稳定。临床上主要用于重症感染、多重耐药菌感染及第三、四代头孢菌素及复合制剂疗效不理想的细菌性感染等。

亚胺培南(imipenem)

【药理】　亚胺培南是第一个获准用于临床的碳青霉烯类，抗 G^+ 菌(特别是金黄色葡萄球菌和肠球菌)效力比美罗培南强 2～4 倍，对肠杆菌科细菌活性不及美罗培南，对非发酵菌鲍曼不动杆菌及厌氧菌的活性与美罗培南相当或略强。不经外排泵机制外排，故不易耐药，而美罗培南易被泵出细胞外。

【临床应用】　亚胺培南易被人肾上皮细胞的脱氢肽酶 I(DHP-I)水解失活，中枢神经系统及肾毒性大，故须与 DHP-I 抑制药西司他丁联用，不适用于中枢神经系统(CNS)感染。亚胺培南的清除率低于美罗培南，因此给药 3h 后体内存留更多，用药时间较美罗培南短，显效时间明显快于美罗培南。临床推荐剂量为每次 0.5～1.0g，每 6～8h 给药一次。主要用于包括非发酵菌在内的医院获得性感染的治疗。

【不良反应】　不良反应少见，但可出现恶心、呕吐、伪膜性肠炎等胃肠道反应及皮肤过敏反应，可出现嗜酸性粒细胞升高。偶见白细胞减少、血小板减少或增多、血红蛋白下降及 Coomb's 试验阳性。也可致肝、肾功能损害。

【药物相互作用】 与更昔洛韦联用有引起癫痫发作的报道，除非其益处大于危险，否则不应联合应用。

【注意事项】 与其他 β-内酰胺类抗菌药物有部分交叉过敏反应，因此使用前应仔细询问过敏史。中枢神经系统疾病患者（如脑损害或有癫痫病史）和（或）肾功能损害者更容易产生中枢神经系统毒性。

美罗培南（meropenem）

【药理】 美罗培南对 β-内酰胺酶更稳定，对肠杆菌科细菌和铜绿假单胞菌等 G^- 菌作用是亚胺培南的 2～16 倍，但对 G^+ 菌、鲍曼不动杆菌及部分厌氧菌的抗菌活性不及亚胺培南。

【临床应用】 美罗培南在 C-1 位有一甲基，对 DHP-I 高度稳定，肾毒性低；在 C-2 位有吡咯烷基团取代，既增强了对 G^- 杆菌抗菌活性，又降低了其对肾及中枢的毒性。易于透过血脑屏障，且对 γ-氨基丁酸（GABA）受体没有亲和性，中枢神经系统安全性优于亚胺培南，更适用于老年人、儿童和中枢神经系统感染或重症感染伴有中枢神经精神症状患者及其他医院获得性感染患者。临床推荐剂量为每次 1.0～2.0g，每 8h 给药一次。

【不良反应】 严重不良反应少见。临床可见皮疹、药物热等过敏反应；腹泻、恶心、呕吐等胃肠道症状；肝、肾功能异常。偶见中枢神经系统症状及胃肠道出血、鼻出血和腹腔出血等。

【药物相互作用】 与丙磺舒合用可竞争性激活肾小管分泌，抑制肾排泄，导致美罗培南清除半衰期延长，血药浓度增加，因此不推荐美罗培南与丙磺舒联用。与伤寒活疫苗同用，可能会干扰伤寒活疫苗的免疫反应。与抗癫痫药合用可使抗癫痫药的血浆浓度降低。禁与齐多夫定、昂丹司琼、多种维生素、多西环素、地西泮、葡萄糖酸钙和阿昔洛韦等配伍应用。

【注意事项】 对其他 β-内酰胺类抗菌药物过敏者慎用。与其他广谱抗菌药物一样，可引起伪膜性肠炎。可引起进食不良或非经口营养及全身状况不良患者维生素 K 缺乏症状。有癫痫史或中枢神经系统功能障碍患者，发生痉挛、意识障碍等中枢神经系统症状的可能性增加。

比阿培南（biapenem）

与亚胺培南相比，比阿培南无特殊临床和药理学特点，对 MRSA、屎肠球菌及嗜麦芽窄食单胞菌无效，抗 G^- 菌活性比亚胺培南强，抗鲍曼不动杆菌活性是亚胺培南的 2 倍，抗铜绿假单胞菌活性比美罗培南强；对需氧 G^+ 菌的抗菌活性稍低于亚胺培南；抗厌氧菌的活性与亚胺培南相同。对 DHP-I 比美罗培南更稳定，不需合用酶抑制药。在炎性脑脊液能达到治疗浓度，可用于 CNS 感染。临床多用于下呼吸道感染、复杂泌尿系统感染和重症复杂腹腔感染。

厄他培南（ertapenem）

厄他培南对非发酵菌（假单胞菌属和不动杆菌属）几乎无抗菌活性，对肠球菌、尤其葡萄球菌等 G^+ 菌活性强于亚胺培南和美罗培南，对产 ESBLs 的 G^- 菌有效，对肠杆菌科细菌及厌氧菌活性与亚胺培南相当。不增加细菌对碳青霉烯类的耐药性，对正常菌群几乎无影响。对 DHP-I 稳定，不需合用酶抑制剂。蛋白结合率高，1g 给药峰浓度达 192mg/L。$t_{1/2}$ 为 4.3～4.6h，可一天一次给药。临床适用于复杂性或产 ESBLs 的 G^- 菌所致的社区获得性感染及轻、中度腹腔、盆腔及泌尿系统感染等。

多利培南（doripenem）

多利培南属于新型碳青霉烯类，对 G^+ 菌、G^- 菌和厌氧菌都有较强抗菌活性，对美罗培南耐药的铜绿假单胞菌亦有活性。总体抗菌活性与亚胺培南、美罗培南相当，但对 G^+ 菌如金黄色葡萄球菌、耐青霉素的肺炎链球菌的抗菌活性明显强于美罗培南而与亚胺培南相当，对多种 G^- 菌如大肠埃希菌、肺炎克雷伯菌等的抗菌活性是亚胺培南的 2～8 倍，略逊于美罗培南；对铜绿假单胞菌的抗菌活性是亚胺培南的 4 倍，为美罗培南的 2 倍。对 DHP-I 稳定，不需合用酶抑制药。主要用于院内获得性肺炎和严重腹腔内感染等。其对 GABA 受体亲和性低，较少引起惊厥，可用于 CNS 感染的治疗。

3. β-内酰胺类/β-内酰酶抑制药复方制剂　常见 β-内酰酶抑制药克拉维酸（clavulanic acid）、舒巴坦（sulbactam）和他唑巴坦（tazobactam）等，通常仅具微弱的抗菌作用，但舒巴坦对不动杆菌属具良好抗菌活性。他唑巴坦的抑酶谱较广，抑酶强度及对酶的稳定性最强，不诱导产酶，为最优秀的 β-内酰胺酶抑制药。目前国内已上市多个含他唑巴坦的复方制剂品种，但国际公认的主流产品仅有五种。复方制剂旨在实现抗菌药物耐药性减低、药代动力学特性优化、抗菌活性增强，但抗菌作用主要取决于β-内酰胺类药物本身的抗菌谱及抗菌活性，不增强对β-内酰胺类药物敏感的细菌的抗菌活性。

4. 头霉素类 化学结构与头孢菌素相似，对β-内酰胺酶稳定性较头孢菌素强，对厌氧菌更敏感。代表药物头孢西丁（cefoxitin），抗菌作用相当于第二代头孢菌素，但对厌氧菌活性更强。由于对β-内酰胺酶高度稳定，故对耐青霉素的金黄色葡萄球菌及对头孢菌素耐药菌亦有较强活性。组织分布广泛，脑脊液浓度高，以原型自肾排泄，$t_{1/2}$ 约0.7h。主要用于由需氧和厌氧菌引起的腹腔、盆腔和妇科的混合感染。不良反应以皮疹多见。

5. 氧头孢烯类 代表药物拉氧头孢（latamoxef），抗菌作用类似于第三代头孢，对β-内酰胺酶更稳定。脑脊液和痰液中浓度高，血药浓度维持较久，$t_{1/2}$ 为2.3～2.9h。临床主要用于尿路、呼吸道、胆道感染及脑膜炎等。不良反应常见皮疹，偶见凝血功能异常。

三、氨基糖苷类抗菌药

氨基糖苷类药物是由氨基糖分子和非糖部分的苷元结合而成，包括天然来源的链霉素、庆大霉素、妥布霉素、大观霉素等以及人工半合成的阿米卡星、奈替米星、依替米星等。氨基糖苷类抗菌药的化学结构基本相似，因此具有共同特点，抗菌谱、抗菌机制、血清蛋白结合率、胃肠吸收、经肾排泄及不良反应等相似。

【药理】 氨基糖苷类对各种需氧 G^- 杆菌均有一定抗菌作用，对淋球菌、脑膜炎球菌等 G^- 球菌作用较差，对金黄色葡萄球菌包括耐青霉素菌株也有较好抗菌活性，对各型链球菌作用微弱，对肠球菌和厌氧菌不敏感。氨基糖苷类药物的抗菌谱基本相同，铜绿假单胞菌只对庆大霉素、阿米卡星、妥布霉素敏感，其中以妥布霉素为最强；链霉素、卡那霉素对结核分枝杆菌有效。脂溶性小，口服不易吸收，多采用肌内注射，吸收迅速而完全，T_{max} 为0.5～2h。为避免血药浓度过高导致不良反应，通常不静脉注射给药。主要分布于细胞外液，肾皮质内浓度为血药浓度的10～50倍，耳外淋巴液浓度下降很慢。可通过胎盘屏障，但不能渗入机体细胞内，也不能透过血脑屏障，甚至脑膜炎时也难在脑脊液达到有效浓度。体内不代谢，主要以原型经肾小球滤过排泄，$t_{1/2}$ 为2～3h。

【临床应用】 氨基糖苷类主要用于敏感需氧 G^- 杆菌所致的全身感染，如呼吸道、泌尿道、胃肠道感染，也可用于金黄色葡萄球菌所致的皮肤软组织和骨关节感染等。重症感染时需联合其他药物，如广谱半合成青霉素类、头孢菌素类等。利用其口服不吸收的特点，可以治疗消化道感染、肠道术前准备、肝性脑病等。此外，链霉素和卡那霉素可作为抗结核药物。氨基糖苷类药物属静止期杀菌剂，具有明显的抗菌药物后效应，因此其有效抗菌时程达24h，一天给药1次即可。

【不良反应】 氨基糖苷类药物的主要不良反应是耳毒性和肾毒性，尤其在儿童和老人中更易引起。毒性产生与剂量和疗程有关，也与药物本身有关（新霉素的耳毒性和肾毒性最大），甚至在停药以后，也可出现不可逆的毒性反应。

（1）耳毒性：可引起前庭功能与耳蜗神经的损害，前者表现为眩晕、恶心、呕吐、眼球震颤和平衡障碍，后者表现为听力减退或耳聋，与内耳淋巴液浓度较高有关，药物蓄积可损害内耳柯蒂器毛细胞功能。为防止和减少耳毒性的发生，应避免与增加其耳毒性的药物合用，如万古霉素、镇吐药、呋塞米、依他尼酸及甘露醇等，也应避免与能掩盖其耳毒性的镇静催眠药合用。

（2）肾毒性：表现为尿浓缩困难、蛋白尿、管型尿、氮质血症及无尿等。年老、剂量过高以及合用两性霉素B、头孢噻吩、多黏菌素B、万古霉素等可增加肾毒性的发生，可根据患者具体情况调整用药剂量。

（3）神经肌肉麻痹：与给药剂量和给药途径有关，最常见于大剂量腹膜内或胸膜内给药或静脉滴注速度过快，也偶见于肌内注射。可引起心肌抑制、血压下降、肢体瘫痪和呼吸衰竭。这是由于药物与突触前膜钙结合部位结合、阻止钙离子参与乙酰胆碱的释放所致，可用新斯的明治疗。应避免与肌肉松弛药、全麻药等合用。血钙过低、重症肌无力患者禁用。

（4）过敏反应：皮疹、发热、血管神经性水肿、口周发麻等常见。链霉素引起过敏性休克的发生率仅次于青霉素。

【药物相互作用】 与β-内酰胺类联合具有协同抗菌作用，但存在配伍禁忌，不可同瓶滴注；与两性霉素B、杆菌肽、头孢噻吩、多黏菌素或万古霉素合用能增加肾毒性；呋塞米、利尿酸及甘露醇等能增加耳毒性；苯海拉明等抗组胺药可掩盖其耳毒性；能增强骨骼肌松弛药及全身麻醉药引起的肌肉松弛作用，可导致呼吸抑制。

【注意事项】 对氨基糖苷类过敏者禁用。用药期间应监测肾功能和听力及前庭功能，注意观察神经肌肉阻滞症状。一旦出现上述不良反应先兆时，须及时停药。局部用药亦有可能发生上述不良反应。肾功能减退者应根据其肾功能减退程度减量给药，并进行血药浓度监测。新生儿、婴幼儿、老年患者、妊娠期和哺乳期患者应尽量避免使用。避免与其他肾毒性药物、耳毒性药物、神经肌肉阻滞药或强利尿药同用。与第一代头孢菌素联用可能增加肾毒性。不可眼内或结膜下给药，因为可能引起黄斑坏死。不可与大剂量肌肉松弛药和全身麻醉药合用。避免与酸性药物配伍。

1. 链霉素(streptomycin)　链霉素对铜绿假单胞菌和其他 G^- 杆菌的抗菌活性最低，对土拉菌病和鼠疫有特效，常为首选。口服吸收少，肌内注射吸收快，容易渗入胸腔、腹腔、结合性脓腔和干酪化脓腔，并达有效浓度。临床多用于治疗多重耐药的结核病；与青霉素合用治疗溶血性链球菌、草绿色链球菌等引起的心内膜炎。最严重的不良反应是耳毒性，甚至可致永久性耳聋。其肾毒性较其他氨基苷类少见且轻。

2. 庆大霉素(gentamycin)　庆大霉素是治疗各种 G^- 杆菌感染的主要抗菌药，尤其对沙雷菌属作用更强，为氨基糖苷类中的首选药；对许多 G^+ 菌如金黄色葡萄球菌也很敏感。可与青霉素或其他抗菌药合用，协同治疗严重的肺炎球菌、铜绿假单胞菌、葡萄球菌或草绿色链球菌感染。亦可口服作为肠道术前准备或治疗肠道感染。不良反应主要有耳毒性、肾毒性和神经肌肉阻滞，偶可发生过敏反应。

3. 妥布霉素(tobramycin)　妥布霉素抗菌作用与庆大霉素相似，对铜绿假单胞菌的作用比庆大霉素强 2～5 倍，对耐庆大霉素菌株仍有效；对肺炎克雷伯菌、肠杆菌属、变形杆菌的抑菌或杀菌作用分别比庆大霉素强 2～4 倍，对其他 G^- 杆菌的抗菌活性不如庆大霉素。在 G^+ 菌中仅对葡萄球菌有效。适用于治疗铜绿假单胞菌所致的各种感染，通常与抗铜绿假单胞菌青霉素类或头孢菌素类合用。不良反应比庆大霉素轻。

4. 大观霉素(spectinomycin)　大观霉素对淋球菌有高度抗菌活性，临床唯一适应证是无并发症的淋病，但限用于青霉素、四环素等的耐药菌株引起的淋病或青霉素过敏的淋病患者。不良反应极少。

5. 阿米卡星(amikacin)　阿米卡星是抗菌谱最广的氨基糖苷类，对 G^- 杆菌和金黄色葡萄球菌有较强的抗菌活性，但作用较庆大霉素弱。其突出优点是对肠道 G^- 杆菌和铜绿假单胞菌所产生的钝化酶稳定，故对一些氨基糖苷类耐药菌株感染仍有效，常作为首选。与 β-内酰胺类联合应用可获协同作用。不良反应中耳毒性强于庆大霉素，肾毒性低于庆大霉素。

6. 奈替米星(netilmicin)　奈替米星具有广谱抗菌作用，对沙雷菌属的作用不如庆大霉素，对铜绿假单胞菌的作用不如妥布霉素，但对葡萄球菌属和其他 G^+ 菌的作用则优于其他氨基糖苷类，对部分甲氧西林耐药菌有抗菌作用，对脑膜炎球菌及流感杆菌敏感，对某些氨基糖苷类钝化酶稳定，因此对部分庆大霉素耐药菌仍有效。临床适用于敏感菌所致的呼吸道、消化道、泌尿生殖系统、皮肤软组织、骨和关节及创伤感染。其耳毒性、肾毒性是氨基糖苷类中最低的。

7. 依替米星(etimicin)　依替米星为新一代半合成水溶性抗菌药，抗菌作用与奈替米星相当，对各种需氧 G^+ 菌、G^- 杆菌均有高度抗菌活性，对 G^- 球菌作用较差。对氨基糖苷类钝化酶高度稳定，不易产生耐药，对某些庆大霉素耐药菌也有效。常用于敏感菌所致的下呼吸道感染和泌尿道感染。其耳毒性、肾毒性与奈替米星相似。

四、大环内酯类、林可霉素类及多肽类抗菌药

(一)大环内酯类

大环内酯类是一类含有 14、15 和 16 元大环内酯环的抗菌药。20 世纪 50 年代发现以红霉素为代表的第一代大环内酯类药物，20 世纪 70 年代起陆续发现以阿奇霉素、罗红霉素和克拉霉素为代表的第二代半合成大环内酯类。由于具有良好的抗菌药后效应及免疫调节作用，被广泛用于呼吸系统疾病。现已开发第三代大环内酯类。

大环内酯类药物共同特点为：①抗菌谱较窄，比青霉素略广，常用做需氧 G^+ 菌、G^- 球菌和厌氧菌及军团菌、衣原体和支原体等不典型致病菌等感染的治疗，以及对 β-内酰胺类过敏患者的替代品；②各药间有不完全交叉耐药性；③碱性环境中抗菌活性较强，治疗尿路感染时常需碱化尿液；④口服不耐酸，酯化衍生物可增加口服吸收；⑤血中浓度低，组织浓度相对较高，痰、皮下组织及胆汁中明显

超过血中浓度；⑥不易透过血脑屏障；⑦主要经胆汁排泄，存在肝肠循环；⑧毒性低。口服主要副作用为胃肠道反应，静脉注射易引起血栓性静脉炎。

1. 红霉素(erythromycin)

【药理】 红霉素对 G^+ 菌的金黄色葡萄球菌(包括耐药菌)、表皮葡萄球菌和链球菌等抗菌作用强，对部分 G^- 菌如脑膜炎奈瑟菌、淋病奈瑟菌、流感嗜血杆菌、军团菌等高度敏感；对某些螺旋体、肺炎支原体、立克次体和螺杆菌也有抗菌作用。红霉素的抗菌效力不及青霉素。红霉素口服不耐酸，体内分布广泛，可透过胎盘，但难进入脑脊液；主要在肝代谢，胆汁排泄。

【临床应用】 常用于耐青霉素的金黄色葡萄球菌感染和青霉素过敏者，还用于肺炎支原体、肺炎衣原体、军团菌等非典型病原体所致的呼吸系统、泌尿生殖系统感染。

【不良反应】 主要为胃肠道反应，少数病人可发生肝损害，一般停药后自愈。静脉注射偶可发生血栓性静脉炎。

【药物相互作用】 红霉素可阻挠性激素类药物的肠肝循环，与口服避孕药合用可使之降效，与氯霉素和林可霉素类存在相互拮抗作用，不宜同时应用。红霉素为肝药酶抑制剂，可降低茶碱清除率，升高其血药浓度。红霉素在酸性输液中易被破坏降效，一般不与低 pH 的葡萄糖输液配伍。在含维生素 C 注射液(抗坏血酸 1g)的 5%～10%葡萄糖输液 500ml 中加入 5%碳酸氢钠注射液 0.5ml 使 pH 升到 6 左右，再加入红霉素乳糖盐，则有助其稳定。

【注意事项】 红霉素为抑菌药，给药应按一定时间间隔进行，以保持体内浓度，利于作用发挥。与β-内酰胺类药物联用时，宜先用杀菌药后用抑菌药，并间隔 30min 以上。红霉素片应整片吞服，否则易受胃酸破坏而发生降效。幼儿可服用对酸稳定的酯化红霉素。金黄色葡萄球菌对红霉素易耐药。

2. 克拉霉素(clarithromycin) 克拉霉素为半合成的 14 元大环内酯类。主要特点是抗菌活性强于红霉素，对酸稳定，口服吸收迅速完全，且不受进食影响，分布广泛且组织中的浓度明显高于血中浓度。不良反应发生率和对细胞色素 P_{450} 影响均较红霉素低。但此药首关消除明显，生物利用度仅有 55%。

3. 阿奇霉素(azithromycin) 阿奇霉素是唯一半合成的 15 元大环内酯类。主要特点是抗菌谱较红霉素广，对 G^- 菌亦有抗菌作用，对红霉素敏感菌有相同抗菌活性，而对 G^- 菌明显强于红霉素。对某些细菌表现为快速杀菌作用，而其他大环内酯类为抑菌药。口服吸收快，组织分布广，血浆蛋白结合率低，细胞内游离浓度较同期血浓度高 10～100 倍，$t_{1/2}$长达 35～48h，为大环内酯类中最长者，每日仅需给药一次。大部分以原形由粪便排出体外，少部分经尿排泄。不良反应轻，绝大多数患者能耐受，轻、中度肝、肾功能不良者的药代动力学特征无明显改变，可以应用。

(二)酮内酯类

将第 3 个碳原子上的糖替换为羰基得到的一类新的抗菌药物，被称为酮内酯类，代表药有泰利霉素和喹红霉素。

1. 泰利霉素(telithromycin) 泰利霉素对肺炎球菌、流感、黏膜炎莫拉菌等有较强力活性。对副流感、酿脓链球菌、衣原体、支原体、军团菌等也具有较高的活性。口服 T_{max} 约 1h，进食不影响吸收。泰利霉素有较好的组织渗透性，特别是在白细胞、呼吸道组织及上皮细胞中有较高的浓度。口服剂量的 70%在肝被 CYP3A4 代谢，代谢产物有 37%从肝排泄，13%以原形从尿中排泄，3%以原形从粪便排泄。$t_{1/2}$为 7.2～10.6h。主要用于治疗呼吸道感染。不良反应较少且多为轻、中度，最常见的是腹泻、恶心、头晕和呕吐。

2. 喹红霉素(cethromycin) 喹红霉素抗菌谱同泰利霉素，但抗菌活性更强。口服后生物利用度不受进食影响，血药浓度随剂量成比例增减。体内分布广泛，在肺中浓度最高，在大多数组织(除大脑外)中的浓度高于血药浓度，主要在肝、肺代谢。$t_{1/2}$为 3.6～6.7h。

(三)林可霉素类

克林霉素(clindamycin)

【药理】 克林霉素对金黄色葡萄球菌(包括耐青霉素者)、溶血性链球菌、草绿色链球菌、肺炎球菌及大多数厌氧菌都有良好抗菌作用。对 G^- 菌大都无效。对部分需氧 G^- 球菌、人型支原体和沙眼衣原体也有抑制作用，但肠球菌、G^- 杆菌、MRSA、肺炎支原体对其不敏感。口服生物利用度为 87%，受食物影响小。T_{max}为 1h，$t_{1/2}$约 2.5h，血浆蛋白结合率高达 90%以上。能广泛分布到全身组织和体液并达到有效治疗水平，骨组织可达到更高浓度，能透过胎盘屏障，乳汁中的浓度约与血中浓度相当。不能透过正常血脑屏障，但炎症时脑组织可达有效治疗浓度。在肝经氧化代谢成无活性的产物或经胆汁排入肠道或经肾小球滤过。仅有10%原形排入尿中，难达有效治疗浓度。停药后，克林霉素肠道中抑菌作用一般可持续5d，对敏感菌可持续2周。

【临床应用】　主要用于厌氧菌，包括脆弱类杆菌、产气荚膜梭菌、放线杆菌等引起的口腔、腹腔和妇科感染。治疗需氧G^+球菌引起的呼吸道、骨及软组织、胆道感染及败血症、心内膜炎等。对金黄色葡萄糖球菌引起的骨髓炎为首选药。

【不良反应】　以胃肠道反应为主，偶见轻微过敏反应。主要表现为恶心、呕吐、腹泻，口服给药比注射给药多见。腹泻发生率为4%。长期用药也可引起二重感染、伪膜性肠炎。

【药物相互作用】　与红霉素、氯霉素之间有拮抗作用；与氨苄西林、苯妥英钠、巴比妥盐酸盐、氨茶碱、葡萄糖酸钙及硫酸镁可产生配伍禁忌；与阿片类镇痛药合用可能使呼吸中枢抑制现象加重。应用神经肌肉阻滞药的患者应慎用克林霉素。

【注意事项】　与青霉素、头孢菌素类药物无交叉过敏反应，可用于对青霉素过敏者。肝、肾功能损害者、胃肠疾病如溃疡性结肠炎、局限性肠炎、抗生素相关肠炎的患者慎用。用药期间应注意可能发生伪膜性肠炎，如出现，先进行补充水、电解质、蛋白质，然后甲硝唑口服0.25～0.5g，3/d，无效时再选用万古霉素口服0.125～0.5g，4/d。

林可霉素(lincomycin)与克林霉素抗菌谱相似，但克林霉素的抗菌活性比林可霉素强4～8倍。林可霉素口服吸收差，生物利用度为20%～35%，且易受食物影响。T_{max}为2～4h，$t_{1/2}$为4～4.5h。腹泻发生率高于克林霉素，为10%～15%。

(四)多肽类

1. *糖肽类*　万古霉素(vancomycin)是从链霉菌培养液中分离获得，化学性质稳定，对MRSA和耐甲氧西林表皮葡萄糖球菌(MRSE)有强杀菌作用。去甲万古霉素(norvancomycin)是我国从诺卡菌属培养液中分离获得，化学性质及抗菌活性同万古霉素。替考拉宁(teicoplanin)是从辐动菌属培养液中分离获得，脂溶性较万古霉素高50～100倍。

糖肽类药物对G^+菌尤其是MRSA和MRSE有强杀菌作用。口服难吸收，绝大部分经粪便排泄，肌内注射可致剧痛和组织坏死，只能静脉给药。可分布到各组织和体液，可透过胎盘，但难透过血脑屏障和血眼屏障。炎症时透入增多，可达有效水平。90%以上由肾排泄。万古霉素和去甲万古霉素的$t_{1/2}$约为6h，替考拉宁长达47h。仅用于严重G^+菌感染，特别是MRSA、MRSE和肠球菌属所致感染。可用于对β-内酰胺类过敏的患者。口服给药用于治疗伪膜性结肠炎和消化道感染。万古霉素和去甲万古霉素毒性较大，以耳毒性、肾毒性和过敏反应最常见；替考拉宁毒性较小。

2. *多黏菌素类*　代表药物为多黏菌素B及多黏菌素E。

【药理】　多黏菌素系窄谱慢效杀菌药，对多种G^-杆菌尤其是铜绿假单胞菌有强抗菌作用，对繁殖期和静止期细菌均有杀菌作用。多黏菌素B的抗菌活性稍高于多黏菌素E，不易耐药，一旦出现则有交叉耐药。口服不吸收，肌内注射后T_{max}约2h。穿透力差，在脑脊液、胸腔、关节腔和感染灶内浓度低。多黏菌素E在肺、肾、肝及脑组织中的浓度比多黏菌素B高。体内代谢较慢，主要经肾排泄，给药后12h内仅有0.1%经尿排出，随后才逐渐增加，故连续给药会导致在体内蓄积。$t_{1/2}$约为6h，儿童较短，约1.6～2.7h。

【临床应用】　主要用于治疗铜绿假单胞菌引起的败血症、泌尿道和烧伤创面感染。还可用于大肠埃希菌、肺炎杆菌等G-杆菌引起的全身感染，如脑膜炎、败血症。口服用于肠道术前准备和消化道感染。

【不良反应】　常用剂量即可出现明显不良反应，常见肾毒性、神经毒性、过敏反应和局部刺激症状等，总发生率可高达25%，多黏菌素B较多黏菌素E更明显。

【注意事项】　肾损害较多见，肾功能不全者应减量。不应与其他有肾毒性或神经肌肉阻滞作用的药物合用，以免发生意外。

【药物相互作用】　磺胺药、利福平和半合成青霉素会增强多黏菌素对大肠杆菌、肠杆菌属、肺炎杆菌、铜绿假单胞菌等的抗菌作用。

3. *环酯肽类*　环酯肽类是一类结构新颖的环状肽类化合物，具有抗菌、抗肿瘤、消炎等广泛的生物活性。其代表药物达托霉素(daptomycin)于2003年9月获FDA批准在美国上市。作用机制与其他抗菌药不同，通过扰乱细胞膜对氨基酸的转运，从而阻碍细菌细胞壁肽聚糖的生物合成，改变细胞质膜的性质。另外，还能通过破坏细菌的细胞膜，使其内容物外泄而达到杀菌目的，因此细菌对达托霉素产生耐药性可能会比较困难。

达托霉素是获准上市的首个环酯肽类抗菌药，除作用于大多数临床相关 G^+ 菌外，体外对已呈甲氧西林、万古霉素和利奈唑胺等耐药的分离菌株仍具较强活性。静脉滴注给药，$t_{1/2}$ 为 7.7～8.1h，可每日给药 1 次。达托霉素与血清蛋白结合率达 92%，主要分布于血浆。肺表面活性物质可使达托霉素失活，导致其治疗肺炎时疗效不佳。2010 年美国 FDA 发布信息指出达托霉素可能引起嗜酸细胞性肺炎。因此达托霉素不宜用于肺炎的治疗。临床主要用于治疗 G^+ 菌敏感菌株引起的并发性皮肤和皮肤结构感染及由金黄色葡萄球菌引起的右侧感染性心膜炎、菌血症等。不良反应包括便秘、注射局部反应及胃肠道的反应，中止用药后自行消失或部分逆转。与糖肽类不同的是，在任何剂量下，达托霉素均与神经毒性无关。

五、四环素类及氯霉素抗菌药

(一)四环素类

四环素类的基本结构为氢化并四苯，因 5、6、7 位取代基不同生成不同的药物。为两性化合物，酸性水溶液中较稳定。抗菌谱广，属于快速抑菌药，对 G^+ 菌的活性优于 G^- 菌。临床可用于肺炎链球菌或流感嗜血杆菌引起的呼吸系统感染、敏感的肠杆菌科细菌引起的消化系统、泌尿生殖系统感染；对支原体、衣原体、溶脲脲原体、立克次体等非典型病原体具良好活性，常被首选治疗上述非典型病原体感染。

四环素(tetracycline)

口服吸收不完全，易受食物和含多价阳离子的药物影响，分布广泛，易沉淀于骨和牙组织，影响骨骼和牙齿生长，长期应用或大剂量可致肝毒性甚至死亡。新一代品种如米诺环素、多西环素等口服生物利用度明显提高，吸收不受食物影响；肝肾毒性也较天然品种有明显下降；半衰期延长，一天 2 次用药即可；抗菌效力明显增强，尤其是对 G^+ 菌(如金黄色葡萄球菌、肺炎球菌、肺炎链球菌、淋球菌及流感杆菌等)的活性增强，且对耐青霉素、耐四环素菌株亦有一定疗效。

多西环素(doxycycline)

多西环素属长效半合成四环素类，抗菌活性比四环素强 2～10 倍，具有强效、速效、长效的特点，是四环素类药物的首选药。$t_{1/2}$ 长达 12～22h，每日用药 1 次。口服吸收迅速且完全，不受食物影响。少量经肾排泄，肾功能减退时粪便中排泄增多，故肾衰竭时也可使用。临床适应证同传统四环素，此外适用于肾外感染伴肾衰竭者及胆道、呼吸道感染等。可引起胃肠道反应，应饭后以大量水送服并保持直立体位 30min 以上，以避免引起食管炎。其他不良反应少于四环素。

米诺环素(minocycline)

米诺环素口服吸收率接近 100%，脂溶性高于多西环素，组织穿透力强，分布广泛，脑脊液浓度高于其他四环素类。临床主要用于治疗酒糟鼻、痤疮和沙眼衣原体所致的性传播疾病，以及对四环素或青霉素耐药的链球菌和葡萄球菌引起的感染。用于痤疮治疗的机制是不仅有效抑制痤疮致病菌的生长，还抑制细菌内脂肪酶的合成及其活性、防止三酰甘油水解成游离脂肪酸，从而抑制痤疮生成。

替加环素(tigecycline)

替加环素属于甘氨酰四环素类，广谱高效，对需氧 G^+ 菌、G^- 菌和厌氧菌均较敏感，特别是对耐药致病菌(如耐甲氧西林金黄色葡萄球菌、耐青霉素肺炎链球菌、耐万古霉素肠球菌和对糖肽类敏感性降低的葡萄球菌)均具有非常高的活性。对铜绿假单胞菌、洋葱伯克霍尔德菌等效果差。能有效克服引起细菌对四环素耐药的核糖体保护及外排泵作用，对四环素无交叉耐药性。$t_{1/2}$ 长达 20 余小时。静脉滴注给药，首剂加倍，以后每次 50mg，每 12h 一次。替加环素被批准用于 18 岁及 18 岁以上复杂皮肤和皮肤结构感染或者复杂腹腔内感染患者的治疗，包括复杂阑尾炎、烧伤感染、腹腔内脓肿、深部软组织感染及溃疡感染。最常见不良反应为恶心和呕吐，还有一定的光毒性。

(二)氯霉素类

氯霉素(chloramphenicol)抗菌谱广，属抑菌药，对 G^- 菌作用强于 G^+ 菌，对 G^+ 菌作用不及青霉素类和四环素类。因其抑制骨髓造血功能而使临床应用受到极大限制。

六、人工合成抗菌药

(一)喹诺酮类

喹诺酮类是人工合成的含 4-喹诺酮基本结构、对细菌 DNA 螺旋酶具有选择性抑制作用的抗菌药物。发展迅速，临床广为使用。萘啶酸是用于临床的第一个喹诺酮类药，抗菌谱窄，口服吸收差，副作用多。吡哌酸抗菌活性强于萘啶酸，口服少量吸收，不良反应较萘啶酸少，可用于敏感菌的尿路感染与肠道感染。1979 年合成诺氟沙星，随之又合成一系列含氟的新喹诺酮类药，统称为氟喹诺酮类。临床常用诺氟沙星、环丙沙星、左氧氟沙星、莫西沙星和吉米沙星等，主要用于呼吸道和泌尿系统感染，后三种在呼吸系统各组织的浓度高于血药浓度而被称为“呼吸喹诺酮类”。

【药理】 抗菌谱广，尤其对 G^- 菌包括铜绿假单胞菌在内有强杀菌作用，对于铜绿假单胞菌以环丙沙星的杀灭作用最强；对金黄色葡萄球菌、肺炎链球菌及其产酶菌等 G^+ 菌也有良好抗菌作用，以口服吉米沙星活性最强；某些品种对结核分枝杆菌、支原体、衣原体、军团菌及厌氧菌也有作用。与其他抗菌药间无交叉耐药。口服吸收良好，一般不受食物影响，但富含 Fe^{2+}、Ca^{2+}、Mg^{2+} 的食物可降低其生物利用度。部分品种可静脉给药；体内分布广，组织体液浓度高；血浆 $t_{1/2}$ 相对较长，大多为3～7h 以上。血浆蛋白结合率低很少超过 40%。部分以原型经尿排泄，尿中浓度高；大多数有肝、肾两种消除方式。

【临床应用】 常用于敏感病原菌所致的呼吸系统感染、泌尿生殖系感染、肠道感染与伤寒。氟喹诺酮类对脑膜炎奈瑟菌具有强大杀菌作用。

【不良反应】 常见胃肠道反应，偶见中枢神经系统毒性、光毒性，罕见心脏毒性，也可使人体骨骺线提前骨化，阻止儿童骨骼增长，亦可与金属离子形成络合物导致钙质流失。

【药物相互作用】 避免与抗酸药、含金属离子的药物同服；慎与茶碱类、非甾体消炎药合用。不宜与Ⅰa 类及Ⅲ类抗心律失常药和延长心脏 QT 间期的药物如西沙必利、红霉素、三环类抗抑郁药合用。

【注意事项】 不宜用于青春期前儿童及有精神病或癫痫病史者。禁用于喹诺酮过敏者、孕妇和哺乳妇女。糖尿病患者慎用。

1. *诺氟沙星*(norfloxacin) 诺氟沙星是第一个用于临床的氟喹诺酮类药物，口服生物利用度偏低，消除 $t_{1/2}$ 为 3.5～5h，约 30%以原型经肾排泄。主要用于 G^- 菌如大肠埃希菌、肠杆菌科细菌、志贺菌和奈瑟菌所致的胃肠道、泌尿道感染。但应注意，目前国内尿路感染的主要病原菌大肠埃希菌中，耐药株已达半数以上。对厌氧菌和非典型致病菌不敏感。

2. *环丙沙星*(ciprofloxacin) 环丙沙星对铜绿假单胞菌、流感嗜血杆菌、大肠埃希菌等 G^- 菌的抗菌活性高于多数氟喹诺酮类药物，多数厌氧菌对其不敏感。口服生物利用度约为 70%，消除 $t_{1/2}$ 为3～5h，有 30%～60%以原型经尿中排泄。主要适用于 G^- 菌所致的泌尿生殖系、呼吸道和消化道感染。

3. *左氧氟沙星*(levofloxacin) 左氧氟沙星是消旋氧氟沙星的左旋体，抗菌活性是氧氟沙星的 2 倍。对表皮葡萄球菌、链球菌、肠球菌、厌氧菌、支原体、衣原体的体外抗菌活性明显强于环丙沙星。对铜绿假单胞菌的抗菌活性低于环丙沙星。口服生物利用度接近 100%，消除 $t_{1/2}$ 为 5～7h，85%以原型经尿液排泄。主要用于敏感菌所致的各种急慢性感染、难治性感染。不良反应发生率相对较少且轻微。

4. *莫西沙星*(moxifloxacin) 莫西沙星对大多数 G^+ 菌、厌氧菌、结核分枝杆菌、支原体、衣原体具有很强的抗菌活性，强于环丙沙星、左氧氟沙星。对大多数 G^- 菌的作用与诺氟沙星相近。口服生物利用度约 90%，粪便和尿液中原型的排泄量分别为 25%和 20%，消除 $t_{1/2}$ 为 12～15h。临床可用于敏感菌所致的呼吸系统、泌尿生殖系统和皮肤软组织感染。不良反应发生率低，常见一过性呕吐和腹泻，光毒性和心脏毒性罕见。

5. *吉米沙星*(gemifioxacin) 吉米沙星是新一代广谱氟喹诺酮类药物，对包括耐药性肺炎链球菌在内的 G^+ 菌活性增强；对流感嗜血杆菌、黏膜炎莫拉菌及环丙沙星敏感肠杆菌科细菌活性优于环丙沙星和左氧氟沙星，对铜绿假单胞菌活性略逊于环丙沙星，对嗜麦芽窄食单胞菌作用优于环丙沙星，对不动杆菌属抗菌作用差；对非典型致病菌的活性与莫西沙星相仿；对产气荚膜杆菌、消化链球菌属、梭杆菌属作用强于左氧氟沙星。目前仅有口服品种。另外，吉米沙星组织渗透性极强，呼吸系统组织浓度明显高于血药浓度，也高于左氧氟沙星和莫西沙星。不良反应较少。

(二)磺胺类

磺胺药有外用、肠道用和全身用三类。

【药理】 磺胺类药物属广谱抑菌药，对 G^+ 菌、G^- 菌都有良好的抗菌作用，其中最敏感的是 A 群链球菌、肺炎链球菌、脑膜炎奈瑟菌、淋病奈瑟菌、鼠疫耶氏菌和诺卡菌属。对衣原体、疟原虫、卡氏肺孢子虫和弓形虫滋养体也有效，但对支原体、立克次体和螺旋体无效。磺胺米隆和磺胺嘧啶银对铜绿假单胞菌有效。肠道吸收类药物口服吸收完全，血浓度高，体内分布广泛（磺胺嘧啶可进入脑脊液），主要在肝内乙酰化灭活。主要以原型经肾排泄。

【临床应用】 磺胺类药物因其不良反应问题突出，临床应用受限，但是，全身应用磺胺类如磺胺嘧啶和磺胺甲噁唑对流行性脑脊髓膜炎及诺卡菌引起的肺部感染、脑膜炎等感染性疾病疗效显著。用于肠道的磺胺药不易吸收，在肠道对位氨基游离发挥作用，如柳氮磺吡啶有消炎、抗菌作用，适于治疗溃疡性结肠炎。外用磺胺类有磺胺米隆、磺胺嘧啶银、磺胺醋酰钠，分别用于皮肤黏膜铜绿假单胞菌、大肠埃希菌感染，烧伤创面感染和眼科感染性疾病。

【不良反应】 乙酰化产物在碱性尿液溶解度高，而在酸性尿液中溶解度低，更易析出结晶导致泌尿系统损伤，加服碳酸氢钠可预防结晶尿。长期应用可能抑制骨髓造血功能。其他不良反应有恶心、呕吐、皮疹、药物热、粒细胞减少及肝损害等。

【药物相互作用】 与磺酰脲类降糖药、香豆素类抗凝剂或抗肿瘤药甲氨蝶呤合用，易发生血浆蛋白竞争作用，使游离血药浓度升高，严重者出现低血糖、出血倾向或甲氨蝶呤中毒。

【注意事项】 过敏反应多见，表现为严重的渗出性多形红斑、中毒性表皮坏死松懈型药疹，因此禁用于对任何一种磺胺类药物过敏及对呋塞米、砜类、噻嗪类利尿药、磺脲类、碳酸酐酶抑制药过敏者。本类药物有肝毒性、肾毒性，用药期间需定期测定肝、肾功能，肝、肾功能减退者、失水、休克及老年患者应避免使用。禁用于2个月以下婴儿，因为可能引起脑性核黄疸。妊娠期、哺乳期患者也应避免应用。用药期间应多饮水，保持充分尿量，以防结晶尿的发生，必要时可碱化尿液。

（三）其他化学合成抗菌药

1. 甲氧苄啶（trimethoprim，TMP） 甲氧苄啶抑制二氢叶酸还原酶，使四氢叶酸不能生成而阻止核酸合成。TMP本身有很强的抗菌作用，抗菌谱与磺胺药相似，但单用细菌易耐药，与磺胺药合用双重阻断叶酸代谢，抗菌作用增强几倍至数十倍，甚至可杀菌并减少耐药菌株的发生。也可和其他抗菌药合用。TMP毒性低，但长期用可致四氢叶酸缺乏，需注意补充四氢叶酸。

2. 呋喃妥因与呋喃唑酮 属硝基呋喃类，抗菌谱广，抗菌作用强，与其他类别抗菌药之间无交叉耐药。毒性大，可致周围神经炎。呋喃妥因（nitrofurantoin）口服吸收快而完全，在血液中被快速破坏，不能用于全身性感染。半数由肾排泄，主要用于大肠埃希菌、肠球菌和葡萄球菌引起的泌尿系统感染。呋喃唑酮（furazolidone）口服不易吸收，主要在肠道发挥作用。抗菌谱同呋喃妥因，主要用于治疗肠炎、痢疾、霍乱等肠道感染性疾病。

3. 硝基咪唑类 对体内外G^+、G^-厌氧菌，肠内外阿米巴、阴道滴虫都有效。代表药物有甲硝唑、替硝唑、奥硝唑等。

4. 噁唑烷酮类 20世纪80年代逐步发展起来的一类新型抗菌药，代表药物有利奈唑胺、艾培唑烷、利奈唑酮等。该类药物在化学结构上均有一噁唑烷二酮母核，具有全新的抗菌机制，对G^+球菌，特别是多重耐药的G^+球菌有较强的抗菌活性，与其他药物不存在交叉耐药现象。

利奈唑胺（linezolid）

【药理】 利奈唑胺是第一个应用于临床的噁唑烷酮类化学合成抗菌药。可作用于核糖体50S亚基，抑制蛋白质合成，为葡萄球菌和肠球菌的抑菌药，链球菌的杀菌药。体外实验显示，可抑制粪肠球菌、屎肠球菌、MRSA和表皮葡萄球菌；对耐青霉素的肺炎球菌和金黄色葡萄球菌有效。临床较少出现耐药性。利奈唑胺有强体液和组织穿透性，从而足量到达感染部位，可有效治疗肺炎、皮肤和皮肤软组织感染、耐万古霉素屎肠球菌感染。

【临床应用】 用于治疗G^+球菌引起的感染，包括MRSA引起的院内获得性肺炎（HAP）、社区获得性肺炎（CAP）、复杂性皮肤或皮肤软组织感染（SSTI）及耐万古霉素肠球菌感染（VRE）。

【不良反应】 常见不良反应为腹泻、头痛、恶心。其他不良反应有呕吐、失眠、便秘、皮疹、头晕、发热、念珠菌等真菌感染、味觉改变、舌变色、瘙痒等。可发生骨髓抑制、周围神经病和视神经病、乳酸性酸中毒，主要发生于用药时间超过28d的患者。

【药物相互作用】 利奈唑胺为可逆、非选择性单胺氧化酶抑制药，与肾上腺素能（拟交感神经）或5-羟色胺类制剂有潜在的相互作用。接受利奈唑胺治疗患者应避免食用酪胺含量高的食物和饮料。利奈唑胺能可逆性增加伪麻黄碱、盐酸苯丙醇胺的加压作用。合用5-羟色胺类药物（包括抗抑郁药物如选择性5-羟色胺再摄取抑制药）的患者，有发生5-羟色胺综合征的报道。

【注意事项】　利奈唑胺仅用于确诊或高度怀疑敏感菌所致感染的治疗或预防，不包括对 G^- 菌的治疗。用药期间应每周进行全血细胞计数检查，尤其用药超过 2 周者，或曾有骨髓抑制病史，或合用能诱导骨髓抑制的其他药物患者；发生骨髓抑制或骨髓抑制恶化的患者应停用利奈唑胺，一般停用后血象指标可恢复至治疗前水平。如患者出现视觉异常，应及时进行眼科检查；对于长期服用利奈唑胺患者及有新视觉症状患者，应进行视觉功能监测。利奈唑胺过敏者、严重肝、肾功能不全者、孕妇及哺乳期妇女禁用。与其他抗菌药物一样，利奈唑胺也可导致伪膜性肠炎。

七、抗真菌药

抗真菌药分为抗浅表真菌药、抗深部真菌药和广谱抗真菌药。

（一）多烯类

常见制霉菌素、两性霉素 B 及两性霉素 B 含脂复合制剂。属深部抗真菌药，抗真菌谱广，疗效确切。能选择性地与真菌细胞膜上的固醇部分结合，在细胞膜上形成孔膜且增加细胞膜的通透性，导致细胞内小分子物质外漏，引起细胞死亡而发挥抗真菌作用。对细胞膜不含固醇的细菌则无效，对浅表真菌无效。多烯类是治疗全身性深部真菌感染的首选药。主要用于各种真菌性肺炎、心内膜炎、脑膜炎、尿路感染及败血症等。

两性霉素 B(amphotericin B)：口服、肌内注射难吸收，需静脉滴注，真菌性脑膜炎需鞘内注射。两性霉素排泄慢，不良反应多，滴注时可致寒战、高热、恶心、呕吐，有明显心肝肾毒性，但又是某些致命性全身真菌感染的有效治疗药物，因此必须充分权衡其利弊。制霉菌素（nystatin）毒性更大，口服可用于治疗消化道真菌感染，局部用于口腔、皮肤、阴道念珠菌感染。

（二）咪唑类

选择性抑制真菌细胞色素 P_{450} 依赖性的 14-α 脱甲基酶，使 14-α 甲基固醇蓄积，细胞麦角固醇不能合成，细胞膜通透性改变，引起细胞内重要物质丢失，导致真菌死亡。本类药均可作为治疗浅表部真菌感染的首选药，除酮康唑外，其他品种口服均难以吸收。较强的肝毒性限制了其临床应用，故多为外用药。本类药物主要有酮康唑、克霉唑、益康唑、咪康唑等。

（三）三唑类

在咪唑环引入一个氮原子，即为三唑类，其抗真菌作用机制与咪唑类类似，但肝毒性明显低于咪唑类，口服多易吸收，可作为治疗黏膜及侵袭性念珠菌深部真菌感染的首选药。本类药物主要有氟康唑、伊曲康唑、伏立康唑、泊沙康唑等。

氟康唑（fluconazole）口服生物利用度为90％～99％，具有口服吸收好、抗真菌谱广、不良反应低等特点，临床上最为常用。

普通伊曲康唑（itraconazole）口服制剂吸收差，血药浓度不稳定，容易在感染局部蓄积，可用于治疗无需持续高血浓度的浅表真菌感染，但却限制了其在需要持续高血浓度的、较严重系统性真菌感染中的应用。伊曲康唑口服液和静脉注射液是亲脂性羟丙基-β-环糊精化合物，生物利用度和血浓度明显提高，从而使之适用人群范围扩大，可用于高危患者系统性真菌感染的治疗，如口咽部及食管念珠菌病、粒细胞减少发热患者的经验治疗，但因环糊精主要经肾排泄，故当肌酐清除率低于 20ml/min 时应慎用。

伏立康唑（voriconazole）和泊沙康唑（posaconazole）主要抑制真菌甾醇合成。抗真菌谱更广，对念珠菌（包括氟康唑和伊曲康唑耐药株）、新型隐球菌、毛孢子菌、曲霉菌属、皮炎芽生菌、镰刀菌属等均有良好活性，对某些真菌还有杀菌作用。其抗真菌作用优于氟康唑和伊曲康唑，但较多烯类抗真菌药起效缓慢、杀菌力稍弱。

（四）棘白菌素类

本类药为葡聚糖（为一种真菌细胞壁多糖，哺乳动物细胞无细胞壁）合成酶抑制剂，与其他类抗真菌药无交叉耐药性。适用于治疗念珠菌食管炎或口咽炎，以及对其他抗真菌药治疗无效或耐药的侵袭性曲霉菌感染。本类品种主要有卡泊芬净（caspofungin）、米卡芬净（micafungin）及安多芬净（anidulafungi）等。

（五）烯丙胺类

通过抑制角鲨烯环化酶，造成麦角固醇的缺乏和角鲨烯的蓄积，从而起到杀菌作用。本品在毛囊、毛发、皮肤和甲板等处可长时间维持较高浓度，临床上主要是外用或口服治疗甲癣和其他一些浅部真菌感染。代表药物有特比萘芬（terbinafine）等。

（六）其他抗真菌药

氟胞嘧啶（flucytosine）主要影响真菌核酸合

成，为抗深部真菌药。临床用于白色念珠菌（如念珠菌心内膜炎或脑膜炎）及新生隐球菌等的感染，单用效果差，与两性霉素B合用，有协同作用，可增加疗效。

灰黄霉素(griseofulvin)能抑制真菌有丝分裂，使有丝分裂的纺锤结构断裂，终止中期细胞分裂。其结构似鸟嘌呤，能竞争性抑制鸟嘌呤进入DNA发挥抗真菌作用。适用于由表皮癣菌属、小孢子菌属和毛癣菌属引起的皮肤真菌感染。口服治疗头癣、体癣、股癣、手足癣、甲癣等浅表真菌病，油脂食物和超微粒制剂增加其吸收，局部用药无效。

八、抗病毒药

病毒包括DNA和RNA病毒，根据抗病毒药物的主要用途不同可分为治疗艾滋病(AIDS)的抗HIV药和治疗疱疹病毒、流感病毒和肝炎病毒的药物。

(一)抗HIV药物

1. 齐多夫定(zidovudine) 齐多夫定为脱氧胸苷衍生物。是第一个上市的抗HIV药，也是治疗艾滋病(AIDS)的首选药。抑制HIV反转录过程阻止其复制，减轻艾滋病症状，降低HIV感染患者的发病率并延长其存活期。常与拉米夫定或去羟肌苷合用，但不能与司坦夫定合用，因为两者互相拮抗。治疗无效者可改用去羟肌苷。吸收迅速，生物利用度为52%～75%，血浆蛋白结合率为35%，可分布到大多数组织和体液，在脑脊液可达血清浓度的60%～65%。主要经肾排泄。$t_{1/2}$为1h。最常见的不良反应及骨髓抑制、贫血或中性粒细胞减少症；也可引起胃肠道不适、头痛等；剂量过大可出现焦、精神错乱和震颤。肝功能不全患者服用后更易发生毒性反应。拉米夫定(lamivudine)为胞嘧啶衍生物，抗病毒作用特点与齐多夫定相同。

2. 扎西他滨(zalcitabine) 扎西他滨为脱氧胞苷衍生物，与多种其他抗HIV感染药物有协同作用，单用时疗效不如齐多夫定，更低于与其他药物联合使用，常被推荐与齐多夫定和一种蛋白酶抑制剂三药合用。生物利用度大于80%，与食物或抗酸药同服可降低至一半以下，血浆蛋白结合率低于4%，脑脊液浓度约为血清浓度的20%。主要经肾排泄。血浆$t_{1/2}$约2h，但细胞内$t_{1/2}$可长达10h。主要不良反应是剂量依赖性外周神经炎，停药后能逐渐恢复。应避免与其他引起神经炎的药物同时服用，如司他夫定、去羟肌苷等。

3. 司他夫定(stavudine) 司他夫定为脱氧胸苷衍生物，常用于不能耐受齐多夫定或齐多夫定治疗无效的患者。但不能与齐多夫定合用，因为齐多夫定能减少司他夫定的磷酸化。与去羟肌苷或拉米夫定合用可产生协同效应。口服生物利用度为80%，且不受食物影响。血浆蛋白结合率低，脑脊液浓度约为血清浓度的55%。主要经肾消除，$t_{1/2}$约1.2h。主要不良反应为外周神经炎。

去羟肌苷(didanosine)为脱氧腺苷衍生物，可作为严重HIV感染的首选药，特别适合于不能耐受齐多夫定或齐多夫定治疗无效者。

非核苷反转录酶抑制剂，包括地拉韦定(delavirdine)、奈韦拉平(nevirapine)和依法韦伦(efavirenz)，因易产生耐药而不单独用于抗HIV感染，一般与蛋白酶抑制药合用。蛋白酶抑制药包括利托那韦(ritonavir)、奈非那韦(nelfinavir)、沙奎那韦(saquinavir)、英地那韦(indinavir)和安普那韦(amprenavir)。

(二)抗疱疹病毒药物

阿昔洛韦(aciclovir)

阿昔洛韦为人工合成的嘌呤核苷类衍生物，为广谱高效抗病毒药。是目前最有效的抗单纯疱疹病毒(HSV)药物之一，对水痘、带状疱疹病毒(VZV)和EB病毒等疱疹病毒有效。口服生物利用度仅15%～20%，可分布到全身各组织。血浆蛋白结合率低，主要经肾排泄，$t_{1/2}$为2～4h。临床作为抗HSV感染的首选药。常见不良反应为胃肠道功能紊乱、头痛和斑疹。静脉输注可引起静脉炎、可逆性肾功能紊乱和神经毒性等。

伐昔洛韦(valaciclovir)抗病毒作用特点同阿昔洛韦，血药浓度可达口服阿昔洛韦后的5倍，因此与阿昔洛韦相比，可减少服药次数。

更昔洛韦(ganciclovir)

更昔洛韦对HSV和VZV的抑制作用与阿昔洛韦相似，但对巨细胞病毒(CMV)抑制作用约为阿昔洛韦的100倍。骨髓抑制等不良反应发生率较高，只用于艾滋病、器官移植、恶性肿瘤时严重CMV感染性肺炎、肠炎及视网膜炎等。

膦甲酸(foscarnet)

焦磷酸衍生物膦甲酸，可有效对抗CMV、VZV和HSV，也可与更昔洛韦合用治疗对两者单用耐药的患者，或与齐多夫定联合抑制HIV复制，治疗其合并病毒感染。口服吸收差，必须静脉给药。不良反应常见肾损伤和心脏毒性。

曲氟尿苷(trifluridine)和碘苷(idoxuridine)，仅局部用于单纯疱疹病毒、牛痘病毒感染。

(三)抗流感病毒药物

金刚乙胺和金刚烷胺

金刚乙胺(rimantadine)是金刚烷胺(amantadine)的α-甲基衍生物，均可特异性抑制A型流感病毒，大剂量也可抑制B型流感病毒、风疹和其他病毒。金刚乙胺抗A型流感病毒作用优于金刚烷胺，抗病毒谱也较广，主要用于预防A型流感病毒的感染。金刚烷胺尚具有抗震颤麻痹作用。两者口服生物利用度较高。90%以原型经肾排泄。金刚烷胺在肾功能正常者 $t_{1/2}$ 为11～15h，肾功能衰竭者为24h。金刚乙胺 $t_{1/2}$ 约(25.4 ± 6.3)h。中枢神经系统不良反应常见，但金刚乙胺脂溶性较低，不能透过血脑屏障，CNS副作用较少。

利巴韦林(ribavirin)

利巴韦林是人工合成的鸟苷类衍生物，为广谱抗病毒药，对多种RNA和DNA病毒有效，包括甲型肝炎病毒和丙型肝炎病毒，也有抗腺病毒、疱疹病毒和呼吸道合胞病毒的作用。

奥塞米韦(oseltamivir)和扎那米韦(zanamivir)

奥塞米韦和扎那米韦为神经氨酸酶抑制药，具有较强的流感病毒神经氨酸酶抑制作用，从而改变病毒在感染细胞内的聚集和释放。常用于流感病毒所致的流行性感冒。奥塞米韦常见不良反应是一过性恶心和呕吐；而扎那米韦对哮喘和慢性阻塞性肺疾病患者治疗无效，可能引起危险。

(四)抗肝炎病毒药物

目前无特效药针对肝炎病毒，只能达到抑制病毒的目的，绝大多数无根治作用。临床多以干扰素和利巴韦林联合治疗急、慢性病毒性感染。

干扰素(interferon)

干扰素是机体细胞在病毒感染或受其他刺激后，体内产生的一类抗病毒的糖蛋白物质。目前，已通过基因工程制得干扰素作为治疗药物。干扰素具有广谱抗病毒活性，除用于病毒性肝炎外，还用于其他急性病毒感染性疾病如乙型脑炎、流行性腮腺炎等。全身用药可出现一过性发热、恶心、呕吐、肢端麻木感等。

拉米夫定除用于HIV治疗外，也是目前治疗乙型肝炎病毒感染最有效的药物之一。

九、抗结核病药及抗麻风病药

(一)抗结核病药

1. 异烟肼(isonicotinic acid hydrazide)　可抑制结核杆菌特有的分支菌酸的合成，从而抑制或杀灭该菌，口服吸收快而完全，分布广，穿透力强，可进入脑脊液和细胞内。在肝内乙酰化有快慢两种代谢类型代谢，代谢物和少量原型药由肾排泄。适用于各型结核病。不良反应发生率与剂量有关，可发生周围神经炎和中枢神经中毒症状、肝毒性、胃肠症状和过敏反应。VitB_6可防治神经毒性，用药期间要定期检查肝功能。

2. 利福平(rifampicin)　抑制细菌依赖DNA的RNA多聚酶，阻碍mRNA合成，抗多种病原体。口服吸收快而完全，但受食物影响，个体差异大；穿透力强，可进入细胞、结核空洞、痰液及胎儿内，脑膜炎时脑脊液浓度达血浓度的20%。在肝内脱乙酰基后仍有活性，由胆汁排泄，存在肝肠循环。抗结核作用强，但单用易耐药，故需与他药联合应用，也用于其他细菌引起的感染。可有胃肠道症状、过敏反应和肝损害。本品系肝药酶诱导剂，对动物有致畸作用。利福平的衍生物利福喷汀、利福定抗菌谱同利福平，抗菌活性更强。

3. 乙胺丁醇(ethambutol)　对结核杆菌有较强的抑制作用，对耐链霉素、异烟肼的结核菌也有效，单用易耐药但较慢，与其他抗结核药无交叉耐药性。口服吸收好，不受食物影响分布广泛，不良反应少，但大剂量可致视神经炎。

4. 吡嗪酰胺(pyrazinamide)　吸收快，分布广，抑制或杀灭结核菌，酸性环境下抗菌作用强。与异烟肼、利福平有协同作用，单用易耐药，与他药无交叉耐药。有肝毒性、抑制尿酸排泄。

5. 链霉素(streptomycin)　可抑制结核菌，穿透能力弱，易耐药，有耳毒性，与其他药合用于重症结核。应用渐少。

6. 对氨基水杨酸(para-aminosalicylic acid)　二线抗结核药，抗菌作用弱，但细菌不易耐药，常见胃肠反应、过敏反应。

7. 氨硫脲(thioacetazone)　二线抗结核药，抗菌作用弱，不良反应有皮疹、肝肾损害、白细胞减少等。抗结核药应早期联合用药，规律用药，剂量适宜。

(二)抗麻风病药

1. 氨苯砜(dapsone)　口服吸收慢，分布于全身，病变部位浓度高，抑制麻风杆菌作用强，机制同磺胺类药物。易耐药，故需联合用药。常见溶血，大剂量可致肝损害，早期或增量过快可发生“砜综合征”。

2. 氯法齐明（clofazimine） 抑制麻风杆菌作用慢，组织浓度高，排泄慢，可与氨苯砜、利福平合用。可使皮肤、角膜、分泌物染棕红色。

十、抗寄生虫药

凡能驱除或杀灭畜禽体内、外寄生虫的药物称为抗寄生虫药。

（一）抗疟药

1. 氯喹（chloroquine） ①对各种疟原虫的红细胞内期裂殖体有杀灭作用，可迅速控制症状。也可用于症状抑制性预防。其特点是疗效高，起效快。对红细胞外期无效。因其影响 DNA 复制和 RNA 转录并致氨基酸缺乏而抑制疟原虫的分裂繁殖。②抗肠道外阿米巴病。③抑制免疫反应，用于类风湿关节炎，蝶形红斑狼疮等。常规剂量不良反应少且轻微，大剂量可引起视力障碍及肝肾损害。

2. 奎宁（quinine） 对各种疟原虫的红细胞内期滋养体有杀灭作用，能控制临床症状。不良反应有金鸡纳反应，心肌抑制作用，特异质反应，子宫兴奋作用和中枢抑制作用。主要用于耐氯喹或多药耐药的恶性疟，尤其是脑型疟疾的救治。

3. 青蒿素（arteannuin）和蒿甲醚（Artemether） 青蒿素的过氧基团可产生自由基，对红细胞内期滋养体有杀灭作用，用于治疗间日疟、恶性疟，对脑型疟和耐氯喹虫株感染仍有良好疗效。但最大缺点是复发率高。不良反应少见。但大剂量对动物胚胎有毒性作用，孕妇禁用。蒿甲醚抗疟活性比青蒿素强，近期复发率较低，不良反应较轻。

4. 木芴醇 系甲氟喹类，对间日疟、恶性疟有效，杀虫彻底、作用持久，但控制症状慢，常与蒿甲醚配伍。

5. 伯氨喹（primaquine） 主要对间日疟继发性红细胞外期和各种疟原虫的配子体有较强的杀灭作用，是根治间日疟和控制疟疾传播的最有效的药物。此药毒性大，葡萄糖6-磷酸脱氢酶缺乏症的患者易发生急性溶血性贫血和高铁血红蛋白血症。

6. 乙胺嘧啶（pyrimethamine） 对恶性疟和间日疟的原发性红细胞外期有抑制作用，是病因性预防的首选药；又能阻止疟原虫在蚊体内的孢子增殖，起控制传播的作用；还抑制对红细胞内期的未成熟裂殖体，用于控制耐氯喹的恶性疟症状发作，但生效较慢。抑制疟原虫的二氢叶酸还原酶，阻碍核酸的合成。常与二氢叶酸合成酶抑制剂磺胺类或砜类合用以增强疗效，用于耐氯喹的恶性疟。不良反应少，大剂量可引起巨幼红细胞性贫血。儿童误服可引起惊厥、死亡。

（二）抗阿米巴病药与抗滴虫病药

1. 抗阿米巴病药的选用 主要根据感染部位和类型。急性阿米巴痢疾和肠外阿米巴病首选甲硝唑；而依米丁和氯喹只在甲硝唑无效或禁忌时偶可使用。对于排包囊者肠腔内的小滋养体和阿米巴痢疾急性症状控制后肠腔内残存的小滋养体，则宜选用主要分布于肠腔内的二氯尼特，偶可考虑应用卤化喹啉类、巴龙霉素和四环素等。

2. 抗滴虫病药 滴虫病主要指阴道滴虫病，但阴道毛滴虫也可寄生于男性尿道内。甲硝唑是治疗滴虫病最有效的药物。偶遇抗甲硝唑株滴虫感染时，可考虑改用乙酰胂胺局部给药。

（三）抗血吸虫病药和抗丝虫病药

1. 抗血吸虫病药 酒石酸锑钾（antimony potassium tartrate）是主要的特效药。但毒性大、疗程长、必须静脉注射。20世纪70年代发现高效、低毒、疗程短、口服有效的吡喹酮（praziquantel），是血吸虫病防治史上的一个突破，现已完全取代酒石酸锑钾。

2. 抗丝虫病药 服用乙胺嗪（diethylcarbamazine）后，班氏丝虫和马来丝虫的微丝蚴迅速从患者血液中减少或消失。对淋巴系统中的成虫也有毒杀作用，但需较大剂量或较长疗程。

（四）抗肠蠕虫病药

肠道蠕虫包括绦虫、钩虫、蛔虫、蛲虫、鞭虫和姜片虫等。不同蠕虫对不同药物的敏感性不同，因此，必须针对不同的蠕虫感染正确选药。近年来不断有广谱、高效的驱肠蠕虫药问世，使选药更为方便易行，而且有些药物对由肠蠕虫病引起的组织型感染也有效。甲苯达唑（mebendazole）为一高效、广谱驱肠蠕虫药。阿苯达唑（albendazole）是继甲苯达唑之后研制成功的又一同类药，具有广谱、高效、低毒的特点。吡喹酮为广谱抗蠕虫药，有抗血吸虫作用和抗肠蠕虫作用，对线虫和原虫感染无效。

（刘玉梅　凡炼炼）

第九节　抗恶性肿瘤药和影响免疫功能药

一、抗恶性肿瘤药

(一)烷化剂

本类药物作用机制相似。化学活性高,可产生带正电的碳离子中间体,迅速与细胞中许多亲核物质,特别是DNA鸟嘌呤残基中第7位氮共价结合,使细胞中核酸、蛋白质、酶上的氨基、羟基、巯基以及嘌呤基等烷基化,产生DNA双链内或同链不同碱基的交叉联结,阻止DNA复制。同时能使核苷酸发生配对错误,AT取代GC。烷化作用发生于S期,使细胞周期停止在G_2期,进而发生细胞凋亡。总体表现为对细胞周期各个阶段均有作用,因此增殖快的肿瘤细胞首先受到抑制,骨髓细胞和肠道上皮细胞增殖快,受影响也较大。

1. 氮芥(chlormethine)

【药理】　本药可与鸟嘌呤第7位氮共价结合,产生DNA双链内或同链不同碱基的交叉联结,或产生DNA和蛋白质之间的交叉联结,阻止DNA复制,同时对RNA和蛋白质合成也有抑制作用。G_1期和M期细胞对本药的细胞毒作用最敏感。大剂量时对增殖细胞各期和暂时静止的G_0期均有杀伤作用。

静脉注射后,90%于1min内由血中消失,迅速分布于肺、小肠、脾、肾和肌肉组织,脑组织中含量最少。主要在体液和组织中代谢,24h内50%以多种代谢产物形式经尿排出。20%以二氧化碳形式经呼吸道排出,原型药经尿排出量低于0.01%。

【临床应用】　主要用于治疗恶性淋巴瘤,尤其是霍奇金淋巴瘤,也可腔内用药控制癌性胸腔、心包腔及腹腔积液。

成年人静脉注射,1次5～10mg(6mg/m^2),由近针端输液皮管中冲入,1周1次,连用2次,休息1～2周后重复给药。体腔内注射,1次5～10mg,用生理盐水20～40ml稀释,抽液后立即注入,1周1次,必要时可重复。

【不良反应】　最常见的不良反应为骨髓抑制。可显著降低白细胞及血小板计数,严重者可出现全血细胞减少。消化道反应可见食欲减退、恶心、呕吐或腹泻。其他可见脱发、头晕、乏力。药液外漏可致局部肿胀、疼痛,甚至组织坏死、溃疡。

【药物相互作用】　与氯霉素、磺胺类药物、保泰松等可能影响造血功能的药物联用,可加重骨髓抑制。

【注意事项】　用药前后给予止吐剂、镇静剂可减轻胃肠道反应。注射时若药液外漏,应立即用硫代硫酸钠注射液或1%普鲁卡因注射液作局部注射,并冷敷6～12h。用药期间须每周检查血常规及血小板计数1～2次,应定期检查肝、肾功能及血尿酸。有严重呕吐者应测定血电解质。

不适合化疗者、对本品过敏者禁用;孕期及哺乳期妇女禁用。

2. 环磷酰胺(cyclophosphamide)

【药理】　本药具有细胞周期非特异性,在体外无抗肿瘤活性,进入体内后经肝细胞微粒体混合功能氧化酶细胞色素P_{450}酶活化后方具有烷化活力。首先氧化生成4-羟基环磷酰胺,继而开环生成醛磷酰胺,醛磷酰胺在肿瘤细胞内分解成磷酰胺氮芥及丙烯醛。磷酰胺氮芥对肿瘤细胞有细胞毒作用,可干扰DNA及RNA功能,尤其对DNA的影响更大,可与DNA发生交叉联结,抑制DNA合成,对S期细胞作用最明显。

口服易吸收,约1h后达血药峰浓度,生物利用度为74%～97%。吸收后迅速分布到全身,肿瘤组织浓度较正常组织高。不易通过血-脑屏障,脑脊液浓度为血浆的20%。静脉注射后血浆半衰期为4～6.5h,50%～70%在48h内通过肾消除。

【临床应用】　为目前广泛应用的烷化剂,用于恶性淋巴瘤、急性或慢性淋巴细胞白血病、多发性骨髓瘤。对乳腺癌、睾丸肿瘤、卵巢癌、肺癌、头颈部鳞状细胞癌、鼻咽癌、神经母细胞瘤、横纹肌肉瘤及骨肉瘤也有一定的疗效。

静脉注射,联合用药每次500mg/m^2,每周1次,3～4周为1个疗程。口服每次50～100mg,每日2～3次,1个疗程总量10～15g。

【不良反应】　对骨髓抑制的严重程度与剂量相关。白细胞于给药后10～14d达最低值,多在停药后21d左右恢复正常,血小板减少比其他烷化剂少见。可有皮肤及指甲色素沉着、黏膜溃疡、荨麻疹、脱发、药物性皮炎。可见口腔炎、食欲减退、恶心、呕吐。可见膀胱炎、肾盂积水等。大剂量

（120～240mg/kg）可能引起出血性心肌坏死（包括病灶部位出血、冠脉血管炎等），甚至在停药后2周仍可见心力衰竭。

【药物相互作用】 与抗痛风药（如别嘌醇、秋水仙碱、丙磺舒）合用可增加血清尿酸水平。别嘌醇可增加本药的骨髓毒性。与大剂量巴比妥类、皮质激素类药物合用可增强本药的急性毒性反应。合用多柔比星可增加心脏毒性。合用可卡因可延长可卡因的作用并增加毒性。可增强琥珀胆碱的神经肌肉阻滞作用，使呼吸暂停延长。

【注意事项】 为预防肾毒性，用药时需大量饮水，必要时静脉补液，以保证足够的液体输入量和尿量，也可给予尿路保护剂（如美司钠）。为预防白血病及淋巴瘤患者出现尿酸性肾病，可大量补液、碱化尿液和（或）给予别嘌醇。为预防水中毒，可同时给予呋塞米。抗痛风药（如别嘌醇、秋水仙碱、丙磺舒等）与本药同用，应调整抗痛风药剂量，使高尿酸血症与痛风得到控制。用药期间须定期检查血象、尿常规、肝肾功能。

感染、肝肾功能损害者禁用或慎用。对本品过敏者、孕妇和哺乳期妇女禁用。

3. 异环磷酰胺（ifosfamide） 为环磷酰胺的同分异构体，也需要进入人体内经肝脏活化后才有作用。主要应用于骨及软组织肉瘤、非小细胞肺癌、乳腺癌、头颈部癌、子宫颈癌、食管癌。本药与环磷酰胺有部分交叉耐药性。不良反应主要是尿路毒性，骨髓抑制为剂量限制性毒性。

4. 卡莫司汀（carmustine） 为亚硝脲类烷化剂，属细胞周期非特异性抗癌药，特点是抗瘤谱较广、显效快、脂溶性高，与其他烷化剂之间有不完全的交叉耐药性。较易透过血脑脊液屏障，脑脊液浓度为血浆浓度的50%～70%，适用于脑瘤、脑转移瘤、恶性淋巴瘤及非小细胞肺癌，对多发性骨髓瘤、恶性黑色素瘤、头颈部癌和睾丸肿瘤亦有一定疗效。最常见不良反应为迟发性骨髓抑制，对消化道和肝肾功能也有影响。

5. 洛莫司汀（lomustine） 作用与卡莫司汀相似，适用于脑瘤、恶性淋巴瘤、肺癌及恶性黑色素瘤。不良反应主要为迟发性骨髓抑制。与卡莫司汀有交叉耐药性。

6. 司莫司汀（semustine） 为洛莫司汀的甲基衍生物，作用与洛莫司汀相似，但动物实验显示疗效更优。适用于脑瘤、恶性淋巴瘤、肺癌及恶性黑色素瘤等，与氟尿嘧啶联用，对直肠癌、胃癌和肝癌均有效。

7. 塞替派（thiotepa） 为乙烯亚胺类烷化剂，作用机制类似于氮芥，主要治疗卵巢癌、乳腺癌、膀胱癌和消化道癌。不良反应主要为骨髓抑制和消化道反应。

8. 白消安（busulfan） 细胞毒作用表现为对造血功能的抑制，主要抑制粒细胞的生成，其次抑制血小板和红细胞。临床治疗慢性粒细胞白血病。不良反应常见骨髓抑制。

（二）抗代谢药

抗代谢药的化学结构与细胞繁殖所必需的代谢物质如叶酸、嘌呤碱、嘧啶碱等相似，能竞争与酶的结合，从而以伪代谢物的形式干扰核酸中嘌呤、嘧啶及其前体物的代谢。亦可与核酸结合，取代相应的正常核苷酸，干扰DNA的生物合成，阻止肿瘤细胞的繁殖。因此称为抗代谢药。此类药物具有周期特异性，一般主要作用于细胞周期的S期。

1. 甲氨蝶呤（methotrexate）

【药理】 四氢叶酸是在体内合成嘌呤核苷酸、嘧啶脱氧核苷酸及某些氨基酸的重要辅酶，甲氨蝶呤作为叶酸还原酶抑制药，主要抑制二氢叶酸还原酶而使二氢叶酸不能还原成具有生理活性的四氢叶酸，从而使嘌呤核苷酸和嘧啶核苷酸的生物合成过程中一碳基团的转移作用受阻，导致DNA的生物合成明显受抑制。本药也有对胸腺核苷酸合成酶的抑制作用，但抑制RNA与蛋白质合成的作用较弱，主要作用于细胞周期的S期，属细胞周期特异性药物。肿瘤细胞的耐药性表现为降低细胞膜对药物的转运和酶对药物的亲和力等。为克服耐药性，可选择大剂量甲氨蝶呤-亚叶酸钙解救疗法，使其可进入转运缺陷的细胞。

可口服、肌内注射、动脉静脉注射和鞘内注射。一般剂量，口服吸收良好，1～5h血浓度达最高峰；肌内注射后达峰时间为0.5～1h。血浆蛋白结合率约为50%。透过血-脑脊液屏障的量甚微，但鞘内注射有相当量可达全身循环。在24h内由尿中以原型排出50%～90%，少量原型及代谢产物以结合型形式储存于肾和肝等组织可长达数月。有胸腔或腹腔积液时清除速度明显延迟。

【临床应用】 用于治疗急性白血病、绒毛膜癌、各种软组织肉瘤、乳腺癌、卵巢癌、子宫颈癌、睾丸癌。大剂量给药时可用于骨肉瘤。

（1）急性白血病，口服给药，1次0.1mg/kg，1日1次，每周1～2次，1个疗程安全剂量为50～

150mg。用于急性淋巴细胞白血病维持治疗时，可鞘内注射，1次10～15mg，每5～14天1次，共5～6次。

(2)绒毛膜癌，剂量应加大。肌内注射或口服，1次10～30mg，每日1次，连续5d。

(3)实体瘤，静脉注射，1次10～20mg，每周2次，连续6周为1个疗程。

(4)骨肉瘤等，静脉滴注，采用大剂量疗法，即1次3～15g/m^2，滴注4～6h。从用药前1d开始至用药后1～2d，应1d补液3000ml，并用碳酸氢钠碱化尿液，1d尿量不少于2000ml。静脉滴注完成2～6h后，每6h肌内注射或口服亚叶酸钙6～12mg，连续3d。

【不良反应】　常见白细胞和血小板减少。长期口服小剂量后易引起明显骨髓抑制，贫血和血小板减少而伴皮肤或内脏出血。也可引起口腔炎、口腔溃疡、咽喉炎、恶心、呕吐、腹痛、腹泻、消化道出血、皮疹、脱发、肝肾功能损伤、肺炎、肺纤维化。鞘内注射可能出现眩晕、头痛、意识障碍、嗜睡、抽搐、惊厥。

【药物相互作用】　高剂量与质子泵抑制药合用，或与水杨酸类、保泰松、磺胺类、苯妥英、四环素、氯霉素、氨苯甲酸合用，血药浓度升高，导致其潜在的严重毒性。青霉素或磺胺类药物可能降低本药的肾清除率，丙磺舒可延长本药血浆半衰期，减少肾小管的转运功能。

【注意事项】　大剂量疗法，用药前应准备好解救药亚叶酸盐，并充分补充液体和碱化尿液。患者须住院治疗，在血药浓度监测下谨慎使用，每次滴注时间不宜超过6h，滴注时间过长可增加肾毒性。有肾病史或发现肾功能异常者，禁用大剂量疗法。用药期间及用药后至少8周内应采取适当的避孕措施。若白细胞低于3500/mm^3或血小板低于50 000/mm^3时不宜用本药。治疗前、治疗期间及治疗后，均应监测肝肾功能及血常规。严密监测血细胞比容、尿常规，必要时进行胸部X线检查、肝活检、骨髓穿刺、肺功能试验。

血液病患者、营养不良或肝肾功能不全者禁用；妊娠期妇女禁用。

2. 氟尿嘧啶(fluorouracil)

【药理】　为细胞周期特异性抗肿瘤药，主要作用于S期细胞。在体内经酶转变为5-氟-2-脱氧尿嘧啶核苷酸，后者抑制胸腺嘧啶核苷酸合成酶，阻断脱氧尿嘧啶核苷酸转变为脱氧胸腺嘧啶核苷酸，从而抑制DNA的生物合成。还可以三磷酸氟尿嘧啶核苷(伪代谢物)的形式渗入RNA中，通过阻止尿嘧啶和乳清酸掺入RNA而抑制RNA合成。

可静脉及腔内注射，口服吸收不完全。可透过血-脑脊液屏障，静脉注射后约0.5h到达脑脊液，峰值出现于90min，8h可维持相当水平。血浆半衰期为10～20min。主要经肝分解代谢，大部分分解为二氧化碳经呼吸道排出体外。约15%在给药1h内以原形随尿排出体外。

【临床应用】　用于治疗消化道肿瘤、绒毛膜癌、乳腺癌、卵巢癌、肝癌、宫颈癌、膀胱癌及皮肤癌(局部用药)等。

口服给药，1日150～300mg，分3～4次服用。1个疗程总量为10～15g。静脉注射，1次0.25～0.5g，1日或隔日1次，1个疗程总量为5～10g。静脉滴注，1次0.25～0.75g，1日或隔日1次，1个疗程总量为8～10g。治疗绒毛膜癌时剂量为1d 25～30mg/kg，连用10d为1个疗程。

【不良反应】　常见骨髓抑制、消化道反应。严重者有腹泻，局部注射部位静脉炎，少数可有神经系统反应，亦有人出现皮疹、色素沉着等。

【药物相互作用】　与甲硝唑合用可导致严重不良反应，且不能提高疗效。合用甲氨蝶呤可减弱本药疗效。氢氯噻嗪可增强本药的骨髓抑制作用。别嘌醇可减轻本药的骨髓抑制作用。先给予四氢叶酸，再用本药可增加疗效。

【注意事项】　除有意识地给予较小剂量本药作为放射增敏剂外，一般不宜与放疗同用。本药凝胶剂不可用于黏膜，面部损害涂药时应注意色素沉着(必要时应告诉患者)，用于角化明显的疾病时，可提高给药浓度。若突然出现腹泻、溃疡或出血，应立即停药，直至症状完全消失。出现心血管不良反应(心律失常、心绞痛、ST段改变)则停用。治疗前及治疗过程中应定期检查血象。对有心脏病、酒精中毒及有吸烟史的患者，在静脉给药的最初3个疗程内，要加强心脏监测。

伴发水痘或带状疱疹时禁用。过敏者禁用；妊娠期和哺乳期妇女禁用。

3. 替加氟(tegafur)　为氟尿嘧啶的四氢呋喃衍生物，在体内逐渐转变成氟尿嘧啶而发挥作用。主要用于治疗消化系统癌、乳腺癌和肝癌。本药毒性为氟尿嘧啶的1/4～1/7，治疗指数为氟尿嘧啶的2倍。

4. 巯嘌呤(mercaptopurine)　为嘌呤类拮抗

药,在体内被酶转化成6-巯基嘌呤核糖核苷酸,竞争性抑制肌苷酸转变为腺苷酸和鸟苷酸,干扰嘌呤代谢,阻碍DNA的合成,具有明显的S期细胞周期特异性。主要用于治疗绒毛膜上皮癌、恶性葡萄胎、急性淋巴细胞白血病、急性非淋巴细胞白血病和慢性粒细胞白血病的急变期。常见骨髓抑制、肝脏损害、消化道反应等。

5. 阿糖胞苷(cytarabine) 为嘧啶类抗代谢性抗肿瘤药,具有细胞周期特异性,对S期细胞最为敏感,通过抑制细胞DNA的合成而干扰细胞的增殖。进入人体后经激酶磷酸化转变为阿糖胞苷三磷酸及阿糖胞苷二磷酸,前者能强有力地抑制DNA聚合酶合成,后者能抑制二磷酸胞苷转变为二磷酸脱氧胞苷,从而抑制细胞DNA的合成及聚合。主要用于治疗急性白血病和消化道癌。骨髓抑制、消化道反应常见,少数患者可有肝功能异常、发热、皮疹。

6. 吉西他滨(gemcitabine) 为嘧啶类抗代谢性抗肿瘤药,作用机制与阿糖胞苷相同,主要代谢物在细胞内掺入DNA,主要作用于G_1期和S期。抗瘤谱比阿糖胞苷广,主要用于治疗局部晚期或已转移的非小细胞肺癌、胰腺癌。与紫杉醇联合用于治疗经辅助化疗后复发、不能切除的、局部复发或转移性乳腺癌。剂量限制性毒性为骨髓抑制,还可引起轻中度的消化道反应及发热、皮疹等。

(三)抗肿瘤抗生素

本类药物主要通过抑制DNA和(或)RNA的合成,阻止肿瘤细胞繁殖。已经报道有抗肿瘤活性的抗肿瘤抗生素有1500种以上,用于临床的仅有10多种。

1. 放线菌素D(dactinomycin)

【药理】 具有细胞周期非特异性,能选择性地与DNA中的鸟嘌呤结合,插入DNA分子的鸟嘌呤和胞嘧啶碱基结构中,抑制以DNA为模板的RNA多聚酶,从而抑制RNA的合成,使蛋白质合成受阻。

口服吸收差。静脉注射后迅速分布至各组织,广泛地与组织结合,以肝、肾分布浓度较高,不易透过血-脑脊液屏障,体内代谢量极少。24h内原型药的10%~25%随尿液、50%~90%由胆汁排出。

【临床应用】 用于霍奇金淋巴瘤、神经母细胞瘤、绒毛膜癌、肾母细胞瘤(Wilms瘤)、横纹肌肉瘤的治疗,对睾丸癌也有一定疗效。

1次0.2~0.4mg,溶于5%葡萄糖注射液500ml中静脉滴注;或溶于生理盐水20~40ml中静脉注射。每日1次或隔日1次,1个疗程总量为4~6mg,间隔2周重复。

【不良反应】 常见消化道反应和骨髓抑制,少数患者可见皮疹、脱发、肝功能损伤。

【药物相互作用】 可增加放射敏感性,用药同时接受放疗可加重放疗所致的降低白细胞及局部组织损害反应;合用维生素K可降低本药疗效;与氯霉素、磺胺药、氨基比林合用将加重患者的骨髓抑制。

【注意事项】 注射时如漏出血管外,应立即停止注射,以生理盐水冲洗,或以1%普鲁卡因注射液局部封闭治疗,同时给予湿热敷或冷敷。若发生皮肤破溃,按治疗溃疡常规方法处理。用药期间应定期检查血常规及肝、肾功能。

对本药过敏者、严重骨髓抑制或严重肝肾功能不全者禁用;妊娠及哺乳期妇女禁用。

2. 博来霉素(bleomycin)

【药理】 本药具有细胞周期非特异性,与铁的复合物嵌入DNA,引起DNA链断裂而破坏癌细胞,但不引起RNA链断裂。

口服无效。注射给药后,广泛分布到肝、脾、肾、肺、皮肤、腹膜及淋巴等组织中,以皮肤和肺浓度较高(这两处细胞中酰胺酶活性低,药物水解失活少),可透过血-脑脊液屏障。肌内注射或静脉注射15mg,血峰浓度分别为1μg/ml及3μg/ml;连续静脉滴注4~5d,1日30mg,24h内血药浓度稳定在146ng/ml。血浆蛋白结合率仅为1%。于组织细胞内由酰胺酶水解而失活,主要经肾排泄,24h内排出50%~80%。不能通过透析清除。

【临床应用】 用于皮肤恶性肿瘤、头颈部肿瘤(颌癌、舌癌、唇癌、咽部癌、口腔癌等)、肺癌(尤其是原发和转移性磷癌)、食管癌、恶性淋巴瘤(网状细胞肉瘤、淋巴肉瘤、霍奇金淋巴瘤)、宫颈癌、睾丸癌以及阴道、外阴、阴茎的鳞癌等。

肌内注射、静脉注射或动脉注射。成年人1次15~30mg,1周2次,根据病情可增加为每日1次或减少为1周1次,总量不超过400mg。小儿应按体表面积10mg/m^{2}计算剂量。

【不良反应】 常见食欲缺乏、恶心,呕吐、口腔炎,手指、足趾、关节处皮肤肥厚及色素沉着,引起指甲变色脱落。肺毒性,表现为呼吸困难、咳嗽、胸痛、肺部啰音等,导致非特异性肺炎和肺纤维化,甚至快速死于肺纤维化。

【药物相互作用】 吸氧患者使用本药可增加肺毒性风险。与其他抗肿瘤药合用有诱发间质性肺炎、肺纤维化可能。合用顺铂可降低本药清除率。

【注意事项】 发现肺部异常时，应立即停用，并对症治疗。老年患者和心肺功能不良患者，应减少用药剂量或延长用药间隔时间。若出现休克症状，应立即停药并对症处理。因休克多出现在恶性淋巴瘤初次用药时，故前2次给药应从5mg或更少剂量开始，确认无急性反应后，再逐渐增加至常规剂量。用药前后及用药时应进行胸部X线、肺功能、血常规及血小板计数、动脉血气分析、血尿素氮、血尿酸及肌酐清除率等检查。

对本药及其同类药物(培洛霉素等)过敏者、严重肺部疾患、严重弥漫性肺纤维化患者、严重肾功能不全患者、严重心脏疾病患者和胸部及周边接受放疗者禁用。

3. *多柔比星*(doxorubicin)

【药理】 细胞周期非特异性抗肿瘤药，对各期细胞均有作用。作为蒽环类化合物，可嵌入DNA的碱基对之间，使DNA链裂解，阻碍DNA及RNA的合成。此外，本药在酶的作用下还原为半醌自由基，与氧反应可导致氧自由基的形成，并有破坏细胞膜结构及功能的特殊作用。

静脉注射迅速分布于心、肾、肝、脾、肺组织，不透过血-脑脊液屏障。血浆蛋白结合率极低，主要于肝代谢，代谢产物主要为阿霉素醇。主要经胆汁排泄，48h内10%随尿液排出，三相半衰期分别为8～25min、1.5～10h和24～48h。

【临床应用】 为广谱抗肿瘤抗生素，对急性白血病(淋巴细胞性和髓细胞性)、恶性淋巴瘤、乳腺癌、肺癌(小细胞和非小细胞肺癌)及其他多种实体肿瘤均有效。

静脉注射，1次40～50mg/m^2，每3周1次。总量不超过450mg/m^2，以避免心脏毒性。

【不良反应】 常见骨髓抑制、消化道反应、脱发；心脏毒性可出现一过性心电图改变，表现为室上性心动过速、室性期前收缩及ST-T改变，一般不影响治疗。少数患者可出现延迟性进行性心肌病变，表现为急性充血性心力衰竭，与累积剂量密切相关，大多出现在总量＞400mg/m^2的患者。本药引起的心脏病变多出现在停药后1～6个月，心脏毒性可因联合应用其他药物加重。

【药物相互作用】 与链佐星合用可使本药半衰期延长；与可能导致肝功能损害的药物合用可增加本药的肝毒性；与环磷酰胺、氟尿嘧啶、甲氨蝶呤、顺铂、亚硝脲类药物合用有不同程度的协同作用，总剂量应酌减；与阿糖胞苷合用可导致坏死性结肠炎；与柔红霉素有交叉耐药性。

【注意事项】 痛风患者用药，应增加别嘌呤醇用量。曾接受足量多柔比星、柔红霉素或表柔比星治疗者禁用。既往接受纵隔放疗者，单剂量和总累积量均应酌减。若皮肤或眼睛不慎接触本药，应立即用大量清水、肥皂水或碳酸氢钠溶液冲洗。注射时如药液漏出血管外，应尽量抽出局部渗药、局部立即注射50～100mg氢化可的松。治疗期间应嘱患者多饮水，以减少高尿酸血症的可能。用药期间慎用活病毒疫苗接种。用药前后及用药时要测定心脏功能、监测心电图、超声心动图、血清酶学和其他心肌功能试验。

对本药及其他蒽环类抗生素过敏者、心、肺功能失代偿者、明显感染或发热者、恶病质者、胃肠道梗阻者、明显黄疸或明显肝功能损害者、水痘或带状疱疹患者、既往放疗或化疗后造成严重骨髓抑制者、失水、电解质或酸碱平衡失调者、白细胞计数低于3.5×10^9/L或血小板计数低于50×10^9/L者、妊娠期和哺乳期妇女禁用。既往有心脏病史者，2岁以下儿童和老年患者慎用。

4. *丝裂霉素*(mitomycin) 为从放线菌的培养液中分离的抗肿瘤药物，具有细胞周期非特异性，在细胞内通过还原酶活化后发挥作用，可使DNA解聚，同时拮抗DNA复制。高浓度对RNA和蛋白质的合成亦有抑制作用。主要用于治疗各种实体肿瘤，特别是消化道癌。不良反应常见骨髓抑制和消化道反应。水痘或带状疱疹患者、妊娠期和哺乳期妇女禁用。用药期间禁用活病毒疫苗接种。

5. *柔红霉素*(daunorubicin) 为从放线菌产生的蒽环类抗肿瘤药物，嵌入DNA，可抑制DNA和RNA合成，对RNA抑制作用尤为明显。主要用于治疗急性粒细胞白血病和急性淋巴细胞白血病。不良反应常见骨髓抑制、消化道反应和心脏毒性。对本品过敏者、严重骨髓抑制者、严重肝肾功能损害者、妊娠期和哺乳期妇女禁用。有心脏病患者忌用。

6. *表柔比星*(epirubicin) 为多柔比星的同分异构体。作用机制与多柔比星相似，疗效和不良反应与多柔比星大体相同，而毒性尤其是心脏毒性低于多柔比星。主要用于治疗急性白血病(淋巴细胞性和髓细胞性）、恶性淋巴瘤、乳腺癌、肺癌（小细胞和非小细胞肺癌）及其他多种实体肿瘤。禁用于因放化疗而造成明显骨髓抑制的患者、用过大剂量蒽环类药物的患者和有心脏受损病史的患者。

（四）天然产物及其衍生物

从天然产物中寻找抗肿瘤药物，已成为国内外抗癌药物研究的重要途径。以植物和微生物为主要来源的提取物，或经结构改造后的衍生物，作用机制各异，临床效果也较好，具有广阔的应用前景。

1. 长春碱（vinblastine）

【药理】　是从夹竹桃科植物长春花中提取的一种生物碱，为细胞周期特异性抗肿瘤药，作用于M期细胞。主要通过抑制微管蛋白聚合，妨碍纺锤体微管形成，从而使肿瘤细胞停止于有丝分裂中期（M期）；也可通过干扰细胞膜对氨基酸的转运，抑制蛋白质合成；还可通过抑制RNA聚合酶而阻碍RNA的合成，将细胞杀灭于G_1期。

口服吸收差，需静脉注射给药。静脉注射后迅速分布至体内各组织，但较少透过血-脑脊液屏障。在血中与血浆、血小板、红细胞和白细胞结合。血浆药物清除呈双相型，半衰期分别为4.5min和190min。主要于肝代谢为脱乙酰长春碱，33％经胆汁排泄，21％以原型随尿液排出。

【临床应用】　用于恶性淋巴瘤、绒毛膜癌和睾丸癌的治疗，对肺癌、乳腺癌、卵巢癌和单核细胞白血病也有一定疗效。

静脉注射，成年人1次10mg（或6mg/m^2），用生理盐水或5％葡萄糖注射液20～30ml稀释后静脉注射或输液时冲入，1周1次，一个疗程总量60～80mg。儿童剂量为10mg/m^2。

【不良反应】　骨髓抑制作用较常见，还伴有消化道反应；可出现周围神经炎，如指（趾）尖麻木、四肢疼痛、肌肉震颤、反射消失、头痛；少数患者可有直立性低血压、失眠、脱发等。

【药物相互作用】　与别嘌醇、秋水仙碱、丙磺舒合用时，本药可升高血尿酸浓度。联合化疗时若有其他降低白细胞药物同时应用应当减量。

【注意事项】　接受过放射治疗或抗癌药物治疗患者慎用。静脉注射时如药液漏出血管外，应立即停止注射，以氯化钠注射液稀释局部，或以1％普鲁卡因注射液局部封闭，或局部注射透明质酸酶，温湿敷或冷敷。如果皮肤破溃则按溃疡常规方法处理。用药期间，如出现白细胞过低或肝功能损害，应停药或减量，并采取相应治疗措施。用药前后及用药期间应定期检查血常规、血胆红素、丙氨酸氨基转移酶、乳酸脱氢酶、血尿素氮、血尿酸、肌酐清除率。

对本药过敏者、骨髓抑制者禁用；恶病质、贫血患者、妊娠及哺乳期妇女禁用。

2. 依托泊苷（etoposide）

【药理】　本药为鬼臼脂的半合成衍生物，为细胞周期特异性抗肿瘤药。可作用于DNA拓扑异构酶Ⅱ（topoⅡ），形成“药物-酶-DNA”复合物，阻碍topoⅡ对DNA的修复，导致DNA复制受阻，从而抑制肿瘤细胞的增殖。主要作用于S期、G_2期细胞，使细胞阻滞于G_2期。

静脉注射，消除半衰期为（5.7h±1.8）h，有74％～90％与血浆白蛋白结合，主要由尿排出，72h排出45％，由胆道随粪便排泄仅占16％。口服生物利用度平均为50％，0.5～4h血浓度可达高峰，半衰期为（4.9±0.4）h。

【临床应用】　用于治疗小细胞肺癌、恶性淋巴瘤、睾丸肿瘤、急性粒细胞白血病。对神经母细胞瘤、乳腺癌、卵巢癌等有一定疗效。

口服给药，每日60～100mg/m^2，连用10d，每3～4周为1个疗程。静脉滴注，每日60～100mg/m^2，连用5d，每3～4周重复1次。

【不良反应】　骨髓抑制较常见，还伴有消化道反应，直立性低血压等。注射于血管外可引起局部刺激。

【药物相互作用】　血浆蛋白结合率高，与血浆蛋白结合的药物可影响依托泊苷的排泄。与阿糖胞苷、环磷酰胺、卡莫司汀合用有协同作用。

【注意事项】　在拿取及制备本药溶液时，须谨慎，操作时要戴手套。如果皮肤或黏膜接触本药，应立即用肥皂彻底刷洗皮肤，用水彻底冲洗黏膜。当血小板计数低于50×10^9/L，或中性粒细胞绝对计数低于0.5×10^9/L时，必须停用本药。对过敏反应主要采取对症治疗：立即停止输注，必要时给予升压药、糖皮质激素、抗组胺药或血容量扩充剂。用药期间应定期检查血常规及肝、肾功能。

骨髓抑制者、白细胞和血小板严重低下者禁用；心、肝、肾功能有严重障碍者禁用。

3. 紫杉醇（paclitaxel）

【药理】　本药是从短叶紫杉树皮中提取的具有抗癌活性物质，为一种新型的抗微管药物。可促进微管双聚体装配成微管，并通过干扰去多聚化过程而使微管稳定，从而抑制微管网正常动力学重组，导致细胞分裂受阻。此外，本药还具有放射增敏效应，可促进离子照射所致细胞损害，使细胞中止于对放疗敏感的 G_2 和 M 期。

静脉滴注给药，血浆蛋白结合率为 89%～98%。在血浆内呈双相清除，消除半衰期为 5.3～17.4h。主要于肝代谢，经胆汁随粪便排泄，仅少量以原型从尿中排出。

【临床应用】　主要用于治疗卵巢癌、乳腺癌和非小细胞肺癌。对头颈癌、食管癌、胃癌、膀胱癌、恶性淋巴瘤、恶性黑色素瘤有一定疗效。

单药治疗，1 次 135～200mg/m²，静脉滴注 3h，3～4 周重复 1 次。也可采用每周方案，即 1 次50～80mg/m²，1 周 1 次，连用 2～3 周，每 3～4 周重复 1 个疗程。联合用药，1 次 135～175mg/m²，3～4 周重复 1 次。为预防过敏，给药前 12h 和 6h 分别口服地塞米松 10mg，静脉滴注前 30min 口服或肌注苯海拉明 50mg 及静脉注射西咪替丁 300mg 或雷尼替丁 50mg。

【不良反应】　骨髓抑制是本药主要的剂量限制性毒性，较常见贫血，少见血小板减少，也可见严重中性粒细胞减少、严重血小板减少、脱发。过敏反应多发生于用药后最初的 10min 内，表现为支气管痉挛性呼吸困难、低血压、胸痛、血管神经性水肿、全身荨麻疹等。胃肠道反应可见恶心、呕吐、腹泻、黏膜炎；神经系统可见周围神经病变，最常见的表现为轻度麻木和感觉异常；肌肉骨骼系统可见四肢关节疼痛，发生率和严重程度呈剂量依赖性；心血管毒性可有低血压和无症状的短时间心动过缓。

【药物相互作用】　顺铂可使本药的清除率降低约 1/3，若先给顺铂再给予本药，可产生更为严重的骨髓抑制反应。酮康唑可影响本药的代谢。与其他细胞毒药物合用时应酌情减量。

【注意事项】　药溶液拿取及配制须谨慎，操作时要戴手套。一旦与皮肤或黏膜接触，应立即用肥皂彻底刷洗皮肤，用水彻底冲洗黏膜。血小板计数低于 50×10^9/L，或中性粒细胞绝对计数低于 0.5×10^9/L 时，必须停药。过敏反应主要采取对症治疗：立即停止输注，必要时给予升压药、糖皮质激素、抗组胺药或血容量扩充药。用药期间应定期检查血常规及肝、肾功能。

严重骨髓抑制、感染及曾对聚氧乙基代蓖麻油配制的药物有过敏反应者忌用。

4. 长春新碱（vincristine）　本药是从夹竹桃科植物长春花中提取的一种生物碱，除作用于微管蛋白外，还可干扰蛋白质代谢，抑制 RNA 聚合酶活力，抑制细胞膜类脂质合成和氨基酸在细胞膜的转运。主要用于急性和慢性白血病、恶性淋巴瘤、小细胞肺癌和卵巢癌的治疗，对睾丸癌、卵巢癌、消化道癌和恶性黑色素瘤也有一定疗效。不良反应与长春碱相似，骨髓抑制、消化道反应较轻而周围神经毒性较大。对本药过敏者、严重骨髓抑制者、严重肝肾功能不全者、妊娠及哺乳期妇女禁用。

5. 长春地辛（vindesine）　是半合成长春碱衍生物。主要用于肺癌、恶性淋巴瘤、食管癌、恶性黑色素瘤和乳腺癌的治疗，对生殖细胞瘤、白血病、头颈部癌和软组织肉瘤也有一定疗效。毒性介于长春新碱与长春碱之间，常引起白细胞的减少、神经毒性、便秘、脱发等。骨髓抑制者和严重感染者、妊娠及哺乳期妇女禁用。

6. 长春瑞滨（vinorelbine）　为半合成的长春花生物碱，属细胞周期特异性抗癌药，作用与长春新碱相似，主要通过与微管蛋白结合，使细胞在有丝分裂过程中出现微管形成障碍。除作用于有丝分裂的微管外，也作用于神经轴突微管，可引起神经毒性。主要用于非小细胞肺癌、卵巢癌、淋巴瘤和乳腺癌的治疗。不良反应常见骨髓抑制和神经毒性，还有恶心、呕吐、脱发等。对本品过敏者、严重骨髓抑制者、严重肝肾功能损害者、妊娠及哺乳期妇女禁用。

7. 替尼泊苷（teniposide）　为表鬼臼毒的半合成衍生物，作用机制与依托泊苷相同，作用于 topoⅡ，导致 DNA 复制受阻，使细胞阻滞于 G_2 期。作用为依托泊苷的 5～10 倍。主要用于治疗小细胞肺癌、恶性淋巴瘤、急性淋巴细胞白血病、神经母细胞瘤。不良反应常见骨髓抑制、消化道反应、脱发等，输注过快可引起过敏。对聚氧乙基代蓖麻油过敏者禁用；严重白细胞和血小板减少患者禁用。

8. 高三尖杉酯碱（homoharringtonine）　为从三尖杉科植物三尖杉或其同属植物中得到的生物碱，为周期非特异性药物，主要抑制真核细胞蛋白质合成的开始阶段，使多聚核糖体分解，释放出新生肽链，抑制有丝分裂。主要用于治疗急性粒细胞白血病，对急性单核细胞白血病、恶性淋巴瘤、真性红细胞增多症、慢性粒细胞性白血病、早幼粒细胞性白血病有一定疗效。不良反应常见骨髓抑制、消化道反应、脱发等，有一定心脏毒性。对本品过敏者、严重骨髓抑制者、严重肝肾功能损害者、妊娠及哺乳期妇女禁用；严重或频发心律失常及器质性心血管疾病患者禁用。

9. 羟喜树碱(hydroxycamptothecine) 从珙桐科植物喜树的种子或根皮中得到的生物碱,为DNA合成抑制剂,作用于S期。主要用于治疗肝癌、大肠癌、肺癌和白血病。不良反应常见消化道反应、骨髓抑制。少数患者有脱发、心电图改变和泌尿道刺激等症状。妊娠期妇女、肾功能不佳者忌用。

10. 拓扑替康(topotecan) 是半合成喜树碱衍生物,为一种细胞周期特异性抗肿瘤药,主要作用于S期细胞。拓扑异构酶Ⅰ通过诱导DNA单链可逆性断裂,使DNA螺旋松解,拓扑替康与拓扑异构酶Ⅰ-DNA复合物结合,阻碍断裂DNA单链的重新连接,从而产生抗肿瘤作用。主要用于治疗小细胞肺癌和晚期卵巢癌。不良反应常见血液毒性,可见白细胞减少、血小板减少、贫血、骨髓抑制、中性粒细胞减少、伴有中性粒细胞减少的败血症、严重出血;其他毒性有恶心、呕吐、腹泻、脱发、皮疹、一过性氨基转移酶升高等。对本药或处方中任一成分过敏者禁用;严重骨髓抑制者、妊娠及哺乳期妇女禁用。

11. 伊立替康(irinotecan) 是半合成喜树碱衍生物,是DNA拓扑异构酶Ⅰ抑制药,通过诱导DNA单链可逆性断裂,使肿瘤细胞死亡。主要用于晚期大肠癌,对肺癌、乳腺癌和胰腺癌有一定疗效。不良反应主要是延迟性腹泻和中性粒细胞减少,为剂量限制性毒性。慢性肠炎或肠梗阻患者、对盐酸伊立替康对或处方中任一成分过敏者、妊娠及哺乳期妇女、胆红素超过正常值上限3倍、严重骨髓功能衰竭者禁用。

12. 多西他赛(docetaxel) 是紫杉醇的衍生物,可促进微管双聚体装配成微管,并通过干扰去多聚化过程而使微管稳定化,从而抑制微管网正常动力学重组,导致细胞分裂受阻,为M期周期特异性药物。主要用于治疗卵巢癌、晚期乳腺癌和非小细胞肺癌。对头颈癌、胰腺癌、小细胞肺癌、胃癌、软组织肉瘤、恶性黑色素瘤有一定疗效。骨髓抑制是本药主要的剂量限制性毒性;过敏反应较紫杉醇轻;胃肠道反应可见恶心、呕吐、腹泻;其他毒性可见脱发、神经毒性、心血管毒性和水肿等。严重骨髓抑制者、对本药过敏者、妊娠及哺乳期妇女和严重肝肾功能损害者禁用。

(五)激素类抗肿瘤药

某些肿瘤具有激素依赖性,其形成或发展能被具有相反作用的激素、激素拮抗剂或抑制合成激素的药物所抑制。乳腺癌、前列腺癌、宫颈癌、卵巢癌及甲状腺癌等与相应的激素失调有关,利用激素或激素拮抗剂调节体内激素平衡,可抑制肿瘤的生长,而无骨髓抑制等血液系统不良反应。但激素作用广泛,其他不良反应较多,应用时需特别注意。

1. 他莫昔芬(tamoxifen)

【药理】 为雌激素的部分激动药,具有雌激素样作用,与雌二醇竞争雌激素受体形成药物受体复合物,转位进入细胞核内,阻止染色体基因活化,从而抑制肿瘤细胞生长。

口服吸收迅速,4~7h血浓度达峰值。消除半衰期为7d。主要以代谢物的形式由粪便排出,少量随尿液排出。

【临床应用】 用于晚期乳腺癌和卵巢癌的治疗。

口服,1次10mg,2/d,可连续使用。

【不良反应】 主要为消化道反应,食欲减退、恶心、腹泻等;继发性抗激素作用,面部潮红、月经失调等;头痛、眩晕等神经精神症状;还有视力障碍、骨髓抑制、皮疹等。

【药物相互作用】 与华法林等香豆素类抗凝血药合用时,可显著增强抗凝血作用。与细胞毒药物联用时,血栓风险增加。

【注意事项】 接受本药治疗患者应评估任何血栓栓塞增加的风险。视力障碍、肝肾功能不全者慎用,妊娠期妇女禁用。

2. 氨鲁米特(aminoglutethimide)

【药理】 原为抗惊厥药物,后来发现具有抑制肾上腺皮质激素合成的作用,可特异性抑制芳香化酶,阻止雄激素转为雌激素,抑制雌激素的产生。本药还能促进雌激素的体内代谢,加速血中清除。

口服吸收迅速,0.3~2h血浓度达峰值,生物利用度为75%左右,有21.7%~25%与血浆蛋白结合,消除半衰期为12.5h。主要由尿以原形排出(54%),25%以代谢物的形式排出,少量随胆汁排出。

【临床应用】 用于绝经后晚期乳腺癌治疗。

口服,1次250mg,2/d,2周后改为3~4/d,每日剂量不超过1g,可与氢化可的松同时服用。

【不良反应】 主要为嗜睡、困倦、头晕、皮疹、运动功能失调等。

【药物相互作用】 华法林等香豆素类抗凝血药、口服降糖药、地塞米松等可促进本药代谢。

【注意事项】 不宜与他莫昔芬合用。用药期间检查血象和血浆电解质。儿童，妊娠、哺乳期妇女禁用。

3. 依西美坦(exemestane)　本药可抑制芳香化酶，阻止雄激素转为雌激素，减少雌激素的产生，从而抑制乳腺癌细胞生长。主要用于他莫昔芬治疗后病情进展的绝经后晚期乳腺癌。不良反应主要为恶心、面部潮红、雄激素样症状、水肿等。对本药及本药赋形剂过敏者、妊娠、哺乳期妇女禁用。

4. 戈舍瑞林(goserelin)　为促黄体生成素释放激素的激素类似物，长期使用可抑制垂体促黄体生成素合成，从而引起男性血清睾酮和女性血清雌二醇的下降。主要治疗可用激素治疗的前列腺癌和绝经前期及绝经期内分泌敏感的乳腺癌。不良反应主要为皮疹、发热、肌痛、面部潮红等。对促黄体生成素释放激素过敏者、妊娠期妇女禁用。

5. 氟他胺(flutamide)　为非甾体类雄性激素拮抗药，与雄性激素竞争雄激素受体形成雄激素受体结合复合物转位入细胞核内，与核蛋白结合，抑制雄激素依赖性前列腺癌细胞生长。主要用于前列腺癌。不良反应主要为男性乳房女性化、发热、面部潮红、消化道反应等。对本药过敏者禁用。

(六)其他抗肿瘤药

其他抗肿瘤药物主要包括铂类药物、靶向药物和放化疗辅助药物。

1. 顺铂(cisplatin)

【药理】 为目前常用的金属铂类络合物，属细胞周期非特异性抗肿瘤药，具有抗瘤谱广、对厌氧细胞有效的特点。分子中的中心铂原子对其抗肿瘤作用具有重要意义，只有顺式有效，反式无效。作用与双功能烷化剂相似，与 DNA 交叉连接而干扰其复制，高浓度可抑制 RNA 和蛋白质合成。由于瘤细胞增殖较快，其细胞毒作用较正常细胞更为敏感，从而有较强抗肿瘤作用。

静脉给药后迅速吸收，分布于全身各组织，其中肾、肝、卵巢、子宫、皮肤、骨等含量较多，而脾、胰、肠、心、肌肉、脑中较少。大部分和血浆蛋白结合，呈双相性代谢，α 相半衰期为 41～49min，β 相半衰期为 57～73h。清除缓慢，1d 内尿排泄量约为给药量的 19%～34%，4d 内经尿仅排出给药量的 25%～44%。

【临床应用】 为治疗多种实体瘤的一线用药，如头颈部癌、睾丸癌、骨肉瘤、肺癌、乳腺癌、卵巢癌和黑色素瘤等，为当前联合化疗中最常用的药物之一。

静脉滴注，1 次 20mg，溶于 0.9%氯化钠注射液 200ml 滴注，并适当水化利尿，连用 5d；或每次 $30mg/m^2$，每日 1 次，连用 3d。可间隔 3～4 周重复给药。或以高剂量 80～$120mg/m^2$ 静脉滴注，每3～4 周可重复 1 次，水化利尿应使每日尿量保持在 2000～3000ml。亦可动脉注射或胸腹腔内注射。

【不良反应】 主要为骨髓抑制、消化道反应、肾毒性及听神经毒性，与剂量有关。少数患者有胰腺毒性，可诱发糖尿。

【药物相互作用】 与抗组胺药、酚噻嗪类或噻吨类药物合用可掩盖本药的耳毒性症状，如耳鸣、眩晕等。与免疫抑制药合用可加重免疫抑制药的肾毒性。与氨基糖苷类抗生素合用可发生致命性肾衰，并可能加重耳毒性。与呋塞米或依他尼酸合用可增加对耳的损害。

【注意事项】 为预防肾毒性，需充分水化。可影响注意力，驾驶和机械操作机器时应谨慎。化疗期间与化疗后，男女患者均需严格避孕。出现下列任何表现者应停药：①周围白细胞计数低于 $3.5\times10^9/L$ 或血小板低于 $80\times10^9/L$；②持续性严重呕吐；③有早期肾脏毒性表现，如血清肌酸酐高于 176μmol/L(2mg/dl)、尿素氮高于 7.1μmol/L(20mg/dl)，或高倍显微镜检有异常；④听力测试分析证明听力不在正常范围内。本药可能使血尿酸水平升高，必要时应调整秋水仙碱、丙磺舒或磺吡酮等药物剂量，以控制高尿酸血症及痛风。治疗前后、治疗期间和每一个疗程之前，应进行肝功能、肾功能及尿酸、血钙、血细胞比容、全血细胞计数、听神经功能、神经系统功能等检查。

对本药或其他含铂类药物过敏者、肝肾功能不全者禁用；妊娠及哺乳期妇女禁用。

2. 卡铂(carboplatin)　为第二代铂类抗肿瘤药，作用机制与顺铂相似，肾毒性、消化道毒性和耳毒性均较低。为广谱抗肿瘤药，主要用于治疗小细胞肺癌、卵巢癌、睾丸癌、头颈部鳞状细胞癌等，也可用于治疗非小细胞肺癌、膀胱癌、子宫内膜癌和黑色素瘤等。不良反应主要为骨髓抑制。对本药或其他含铂类药物过敏者、严重肝肾功能不全者、严重骨髓抑制者、出血性肿瘤患者禁用；妊娠及哺乳期妇女禁用。

3. 奥沙利铂(oxaliplatin)　为铂络合物类抗癌药，是第三代铂类衍生物，通过产生烷化络合物作用于 DNA，形成链内和链间交联，从而抑制 DNA

的合成及复制。本药无顺铂的肾毒性,也无卡铂的骨髓毒性。对大肠癌、卵巢癌有较好疗效,对胃癌、非霍奇金淋巴瘤、非小细胞肺癌、头颈部癌等有一定疗效。不良反应主要为神经毒性、轻中度胃肠道反应等。对本药或其他含铂类药物过敏者禁用。

4. 丙卡巴肼(procarbazine) 为肼的衍生物,属于细胞周期非特异性药物,在体内经红细胞及肝微粒体酶作用,氧化生成偶氮甲基苄肼,后者通过其N-甲基末端的转甲基作用,将甲基移转到鸟嘌呤的7位、腺嘌呤的1位或tRNA的某些碱基上,烷化特定碱基,从而抑制DNA、RNA及蛋白质的合成,干扰肿瘤细胞的增殖。主要用于治疗霍奇金病,对恶性淋巴瘤、肺癌和多发性骨髓瘤也有一定疗效。不良反应主要为骨髓抑制、消化道反应和中枢神经系统毒性。严重肝肾功能不全者、妊娠期妇女禁用。

5. 伊马替尼(imatinib)

【药理】 为苯氨嘧啶的衍生物,属新型酪氨酸激酶抑制药。约95%的慢性粒细胞白血病患者均有Ph1染色体阳性,即9号染色体的原癌基因abl异位到22号染色体的一段称为断裂点成簇区(bcr)的癌基因上。两种基因重组在一起,产生融合蛋白p-210,与正常的C-abl蛋白p-150相比,p-210具有较高的酪氨酸激酶活性,可刺激白细胞增殖,导致白血病。本药体内外均可强烈抑制abl酪氨酸激酶的活性,特异性地抑制v-abl的表达和bcr-abl细胞的增殖。此外,本药尚可抑制血小板衍化生长因子(PDGF)和干细胞因子(SCF)受体的酪氨酸激酶活性,并可抑制PDGF和SCF介导的生化反应,但不影响其他刺激因子如表皮生长因子等的信号传导。

口服易于吸收,2~4h后达血药峰浓度,生物利用度为98%,蛋白结合率为95%。主要在肝被代谢为具有药理活性的代谢物。7d内约81%排出体外。原型药和代谢物的半衰期分别为18h和40h。

【临床应用】 治疗慢性粒细胞白血病。

口服给药,每日1次,起始剂量为1日400mg,加速期和急变期的慢性粒细胞白血病剂量为1日600mg。

【不良反应】 主要为骨髓抑制、消化道反应、肾毒性及听神经毒性,与剂量有关。少数患者有胰腺毒性,可诱发糖尿。

【药物相互作用】 与细胞色素P_{450}抑制药如吡咯类抗真菌药物和大环内酯类抗菌药物等合用可增加本药血浓度。与同工酶诱导药如地塞米松、苯巴比妥、利福平等合用可降低本药的血浓度。

【注意事项】 用药期间,如体重快速增加,应作详细检查,必要时采取适当对症治疗措施。用药后,如出现严重非血液学毒性(如严重水潴留),应停止治疗,直到不良反应消失,随后再根据该不良反应的严重程度调整药物剂量。治疗前应检查肝功能,以后每月复查1次。治疗的第1个月宜每周检查血常规,第2个月每2周检查1次,以后视需要而定。

备孕、妊娠及哺乳期妇女禁用。

6. 吉非替尼(gefitinib) 苯胺喹唑啉衍生物,是一种选择性的表皮生长因子受体(EGFR)-酪氨酸激酶抑制药,可能通过促凋亡、抗血管生成、抗分化增殖和抗细胞迁移等实现抗癌作用。用于晚期或转移性非小细胞肺癌铂类药品失败后的二、三线治疗。不良反应主要为皮疹和腹泻,少数患者可发生急性间质性肺病。对本药严重过敏者禁用。

7. 利妥昔单抗(rituximab) 一种抗CD_{20}的人/鼠嵌合单克隆抗体。95%以上B淋巴细胞非霍奇金淋巴瘤有CD_{20}抗原表达,本药与跨膜的CD_{20}抗原特异性结合,可介导淋巴瘤细胞中的B淋巴细胞发生裂解,使之迅速被清除,从而使肿瘤消失或体积缩小。主要适用于中低度恶性非霍奇金淋巴瘤的治疗。不良反应主要为不同程度的过敏反应,无明显的造血系统和肝肾毒性。对本药或任何鼠蛋白过敏者禁用。

8. 门冬酰胺酶(asparaginase) 肿瘤细胞不能自身合成生长必需的氨基酸门冬酰胺,而依赖宿主供给,门冬酰胺酶能使门冬酰胺水解,从而抑制肿瘤生长。主要适用于急性淋巴细胞白血病的治疗,对急性粒细胞白血病、急性单核细胞白血病和恶性淋巴瘤也有一定疗效。不良反应主要为骨髓抑制、发热、食欲减退、腹泻、头痛、嗜睡等。对本药过敏者、胰腺炎或患过胰腺炎者、妊娠早期妇女禁用,肝、肾、造血、神经功能严重损害者禁用。

9. 亚叶酸钙(calcium Folinate) 为四氢叶酸的甲酰衍生物,自身无抗肿瘤作用,主要用于高剂量甲氨蝶呤滴注中毒时的解救,与氟尿嘧啶同用可增强后者疗效。不良反应很少见,偶见皮疹等过敏反应。

10. 香菇多糖(lentinan) 为从香菇子实体中提取的多糖,主要作为放化疗辅助药物,有助于肿瘤缩小，可延长患者生存时间。适用于胃癌、肺癌和乳腺癌的治疗。不良反应很少见，偶见一过性皮疹、恶心、头晕、多汗等。儿童、妊娠和育龄期妇女慎用。

二、影响免疫功能药

（一）免疫抑制药

免疫系统是体内能识别、排出异己物质的特殊系统，通过天然和适应性受体介导的感受和效应机制发生反应。免疫抑制药临床上主要用于抑制各种对机体不利的免疫反应，如器官移植排异反应和自身免疫疾病。前者抑制受者免疫系统对外来组织产生的正常的免疫反应，即排异反应；后者抑制机体对自身组织的异常的免疫反应。

1. *环孢素*(cyclosporine)

【药理】　为一种强效免疫抑制药，可特异性地抑制辅助性T淋巴细胞活性，但不抑制抑制性T淋巴细胞的活性，反而促进其增殖。亦可抑制B淋巴细胞的活性，选择性抑制T淋巴细胞所分泌的白细胞介素-2、干扰素-γ，抑制单核巨噬细胞所分泌的白细胞介素-1。明显抑制宿主细胞免疫的同时，对体液免疫亦有抑制作用。还可抑制体内抗移植物抗体的产生，因而具有抗排异反应作用。不影响吞噬细胞的功能，不产生明显的骨髓抑制作用。

口服吸收慢且不完全，口服后达峰时间约为3.5h，生物利用度20%～50%，与血浆蛋白结合率约为90%。主要经胆汁随粪便排泄，有明显肝-肠循环，经尿排出仅10%，消除半衰期为6～30h。

【临床应用】　主要用于预防同种异体肾、肝、心、肺、胰、心肺联合、角膜等组织或器官移植及骨髓移植排异反应。也用于治疗类风湿关节炎、系统性红斑狼疮、肾病型慢性肾炎、自身免疫性溶血性贫血、葡萄膜炎、银屑病等。

器官移植：口服，于移植手术前12h开始给药，起始剂量1日8～10mg/kg，服用1～2周后，根据血药浓度逐渐减量至每日2～6mg/kg。与其他免疫抑制药合用，起始剂量为每日3～6mg/kg，分2次口服。静脉滴注，移植手术前4～12h，每日3～5mg/kg。

自身免疫性疾病：口服给药，起始剂量每日2.5～5mg/kg，症状缓解后改为最小有效剂量维持，成年人每日不超过5mg/kg，儿童不超过6mg/kg。

【不良反应】　常见震颤、厌食、恶心、呕吐、高血压、肝肾功能损害等不良反应。肝肾功能损害呈剂量依赖性，剂量过大时可见血清胆红素、尿酸、肌酐增高。

【药物相互作用】　与免疫抑制药（如肾上腺皮质激素、硫唑嘌呤、苯丁酸氮芥、环磷酰胺等）合用可能增加感染和淋巴增生性疾病的风险。雌激素、雄激素、大环内酯类抗生素、酮康唑、氟康唑、伊曲康唑、地尔硫䓬、尼卡地平、维拉帕米、甲氧氯普胺、口服避孕药、甲泼尼龙、达那唑、别嘌醇、胺碘酮、胆酸和其衍生物、蛋白酶抑制药、伊马替尼、秋水仙碱、多西环素（强力霉素）、氯喹、普罗帕酮、伏立康唑可增加环孢素的血药浓度，增加肝、肾毒性。

【注意事项】　治疗前应检查肾功能。用药期间应监测血药浓度，定期检测血压和肝功能。长期用药患者，应密切监测淋巴细胞增生性疾病和恶性肿瘤。可能引起或加重高钾血症，或造成低镁血症，故严重肾功能不全患者应进行血清钾和镁监测。治疗前1个月和用药后1个月应监测血脂，如血脂升高应限制脂肪摄入，并考虑适当减少剂量。

1岁以下婴儿、对本品过敏者禁用；孕期及哺乳期妇女慎用。

2. *他克莫司*(tacrolimus)　是大环内酯类抗生素，作用机制与环孢素相似，体内和体外抑制淋巴细胞活性的能力比环孢素强10～100倍。主要用于器官移植时所发生的排异反应，尤其适于肝移植，还可用于肾、心、肺、胰、骨髓和角膜移植。不良反应主要为肾毒性，也可见头痛、失眠、乏力、视觉或听觉异常等神经毒性以及消化道反应和血液系统毒性。孕期及哺乳期妇女禁用。

3. *硫唑嘌呤*(azathioprine)

【药理】　为巯嘌呤的衍生物，于体内转变为6-巯基嘌呤产生嘌呤代谢拮抗作用，通过多种途径抑制核酸的生物合成，阻止参与免疫识别和免疫放大的细胞的增生，并且向DNA链内掺入硫代嘌呤类似物，而导致DNA破坏。对T淋巴细胞的抑制作用比B淋巴细胞强，较小剂量即可抑制细胞免疫。

口服易吸收，1h达血峰浓度，生物利用度为47.4%，总蛋白结合率为30%。于红细胞和肝内通过氧化作用和甲基化作用降解，少量原型及代谢物可分泌至乳汁，24h 50%～60%随尿液排泄，48h内12%随粪便排泄，半衰期约为3h。可被血液透析清除。

【临床应用】　主要用于预防器官移植和骨髓

移植排异反应。也用于治疗类风湿关节炎、系统性红斑狼疮、特发性血小板减少性紫癜、自身免疫性溶血性贫血、活动性慢性肝炎、溃疡性结肠炎、硬皮病等。

口服给药,每日1～3mg/kg,一般每日100mg,1次服用,可连服数月。用于器官移植时,每日2～5mg/kg,维持量每日0.5～3mg/kg。

【不良反应】 常见白细胞减少,可见骨髓抑制,偶见贫血和血小板减少,罕见粒细胞缺乏、各类血细胞减少、再生障碍性贫血。易增加细菌、病毒和真菌感染风险,可能导致畸胎。

【药物相互作用】 别嘌呤醇可增加本药的毒性。本药可增强去极化药物(如琥珀胆碱)的神经肌肉阻滞作用,减弱非去极化药物(如筒箭毒碱)的神经肌肉阻滞作用。

【注意事项】 不良反应较多且严重,故不作自身免疫性疾病的首选药物,通常是在单用皮质激素而疾病不能控制时才使用。器官移植患者应长期维持治疗,否则将会出现预期的排异反应。治疗前8周内,应至少每周进行1次包括血小板在内的全血细胞计数检查。大剂量给药、肝和肾功能不全患者,应增加全血细胞计数检查的频率。

肝功能损害者禁用;孕期妇女慎用。

4. 抗人T细胞免疫球蛋白(anti-human T-lymphocyte globulin)

【药理】 为T淋巴细胞选择性免疫抑制药。其主要作用机制为使淋巴细胞衰竭。器官移植排异反应时,大多数T细胞表面的活性物质可被识别。T细胞被补体依赖性细胞溶解,或由单核-吞噬细胞作用形成的Fc-依赖性调理素机制从循环中清除。对B细胞无作用,无骨髓毒性作用。

初次使用1.25mg/kg,血清IgG水平可降至10～40μg/ml,直至再次滴注为止。治疗11d,IgG逐渐增高至20～170μg/ml,停药后逐渐降低,但80%的患者在2个月内仍可测出IgG。约40%的患者对IgG有显著免疫,大多数患者在最初治疗的15d内可出现免疫反应,具有免疫力的患者IgG水平迅速降低。消除半衰期为2～3d。

【临床应用】 主要用于预防器官移植和骨髓移植排异反应。也用于治疗类风湿关节炎、系统性红斑狼疮、重症肌无力、肾小球肾炎等自身免疫性疾病。

治疗移植排异反应,每日3～5mg/kg,至临床症状和生物学指标改善;预防移植排异反应,手术当日起每日2～5mg/kg,静脉滴注,共10～14d。

【不良反应】 寒战、发热、输液部位局部疼痛、末梢血栓性静脉炎、过敏反应等。注意防止免疫功能降低导致癌症的发生。

【药物相互作用】 与减毒活疫苗合用可导致全身感染而致死,尤其是再生障碍性贫血患者。

【注意事项】 治疗结束后,应连续2周监测血细胞计数。对原血小板计数低下者(血小板计数<150×10^9/L),尤其是心脏移植者,应监测血小板计数。

急性感染者慎用,对本品过敏者禁用。

5. 达利珠单抗(daclizumab) 为重组人源化的鼠单克隆抗体,可特异性作用于T细胞上的白细胞介素-2受体的α-亚单位或TAC亚单位,并与之结合,抑制白细胞介素-2的活性,拮抗白细胞介素-2与受体结合介导的T淋巴细胞激活与增殖,从而使抑制排异反应的细胞免疫被抑制。主要用于预防肾移植术后的急性器官排异反应。最常见的不良反应为恶心、便秘等。

(二)免疫增强药

免疫增强药是一类具有促进机体免疫功能的药物,临床上主要用其免疫增强作用,治疗免疫缺陷疾病、慢性感染和肿瘤等。免疫增强药与传统药物的量效关系不完全相同,有特殊性,具有双向调节的特点。给药方案与其免疫药效学密切相关,对其合理使用非常重要。

1. 卡介苗(bacillus calmette-guerin vaccine)

【药理】 卡介苗是用无毒结核活菌人工接种进行初次感染,经过巨噬细胞加工处理,将其抗原信息传递给免疫活性细胞,使T细胞分化增殖,形成致敏淋巴细胞。当机体再遇到结核菌感染时,巨噬细胞和致敏淋巴细胞迅速被激活,执行免疫功能,引起特异性免疫反应与此同时卡介苗进入机体后还产生了比较广泛的非特异性免疫作用。这与T细胞产生的淋巴因子、T细胞本身的直接杀伤作用及体液免疫因素相互作用有关。

接种后4～8周方产生免疫力,可维持3～4年。

【临床应用】 主要用于肿瘤的辅助治疗、预防结核病、小儿哮喘性支气管炎的治疗等。

预防结核病:皮内注射,1月龄及以上幼儿1次0.2～0.3ml,不足1月龄的幼儿1次0.1～0.15ml,成年人1次0.2～0.3ml。肿瘤的辅助治疗:可采用皮肤划痕、皮内针刺、口服、瘤内注射等给药方法。

【不良反应】 主要为全身性反应，常见发热。

【药物相互作用】 与硫唑嘌呤、化疗药物等降低机体免疫力药物合用易引发活疫苗感染。

【注意事项】 用药前进行结核菌素试验(PPD)。接种后应进行不低于15min的晕厥观察，进行不低于72h的流感样症状观察，进行2～3d以上的急性局部反应监测。

有活动性结核患者禁用。

2. 胸腺素(thymosin)

【药理】 动物胸腺中有多种多肽类激素，总称为胸腺激素，人类从15岁以后胸腺即开始萎缩，60岁时血中胸腺激素已难以检出。胸腺肽为胸腺激素的一种，为细胞免疫调节剂。胸腺肽可使骨髓产生的干细胞转变成T细胞，并可连续诱导T细胞分化发育的各个阶段，还能增强成熟T细胞对抗原或其他刺激的反应，因而可增强细胞免疫功能，调节机体免疫平衡，但对体液免疫的影响甚微。

【临床应用】 用于治疗各种原发性或继发性T细胞缺陷病、胸腺发育不全综合征、运动失调性毛细血管扩张症、慢性皮肤黏膜真菌病等自身免疫性疾病、各种细胞免疫功能低下的疾病，也可用于肿瘤的辅助治疗。

肌内注射，1次2～10mg，1日或隔日1次。用于胸腺发育不全综合征的幼儿，每日1mg/kg，症状改善后改维持量每周1mg/kg。

【不良反应】 常见的不良反应为发热。其他可见头昏、荨麻疹、皮疹。

【药物相互作用】 与抗生素合用可增强抗菌作用。配合化疗药使用可减少化疗药的不良反应。

【注意事项】 使用前须做皮试，皮试阳性者不能使用。皮试阴性者应注意监测。出现皮疹等症状时应停药。

3. 重组人白介素-2(recombinant human interleukin-2)

【药理】 与内源性物质白细胞介素-2生物作用相同，是一种淋巴因子，免疫增强药，通过作用于白细胞介素-2受体而发挥作用。可促进和维持T淋巴细胞的增殖与分化，诱导及增强天然杀伤细胞的活力，诱导及增强依赖白细胞介素-2而获得对自身肿瘤具有细胞毒样活力的LAK细胞、杀伤性T细胞、单核细胞、巨噬细胞的活力；增强B淋巴细胞的增殖及抗体分泌，诱导干扰素生成和γ-干扰素等多种细胞因子的分泌，促进成纤维细胞、内皮细胞的生长、胶原蛋白的合成及结缔组织的形成。

主要分布于肺、肝、肾、脾，其分布半衰期为13min。主要被肾组织中组织蛋白酶D分解代谢，在血中快速消除，消除半衰期为85min。

【临床应用】 主要用于治疗肾细胞癌、黑色素瘤，也可控制癌性胸腔及腹腔积液，或用于先天或后天免疫缺陷症，细菌、真菌和病毒感染等。

静脉滴注：1次20万～40万U/m^2，用500ml生理盐水稀释，每日1次，4～6周为1个疗程。皮下注射：1次20万～40万U/m^2，2ml无菌注射用水溶解，每日1次，1周4次，4周为1个疗程。肿瘤局部给药：根据瘤体大小决定用药剂量，一般为1次20万U/m^2，1周2次，2周为1个疗程。

【不良反应】 最常见的不良反应为寒战、发热、食欲减退、恶心、呕吐或皮疹。大剂量有低血压、肺水肿和肾损伤、骨髓抑制等。

【药物相互作用】 抑制肝微粒体细胞色素P_{450}酶，可影响合用药物的代谢消除。

【注意事项】 配制完后应1次使用完毕，不得多次使用。

孕期及哺乳期妇女、小儿、有严重心脑肾并发症的老人慎用，高热、严重心肾功能不全者、进行过器官移植、对本品过敏者禁用。

4. 重组人干扰素(recombinant human interferon) 为小分子糖蛋白，可与特异性细胞表面受体结合，启动一系列细胞内过程，诱导某些酶活性，抑制细胞增殖，增强免疫活性，包括提高巨噬细胞吞噬活性和T细胞特异性细胞毒性。主要用于肿瘤、病毒感染和慢性活动性乙型肝炎的治疗。不良反应常见发热、食欲减退、恶心、呕吐、疲乏、头晕或流感样症状。偶有嗜睡、精神混乱、呼吸困难等。严重心、肝、肾功能不全者和骨髓抑制禁用，孕期及哺乳期妇女慎用。

5. 左旋咪唑(levamisole) 为四咪唑的左旋体，可使免疫缺陷或免疫抑制的宿主恢复免疫功能，而不影响正常机体免疫功能。体外可增加巨噬细胞数量，增强巨噬细胞吞噬活性；无抗微生物作用，但可提高宿主对细菌及病毒感染的抵抗力。主要用于肺癌、乳腺癌术后或急性白血病、恶性淋巴瘤化疗后的辅助治疗。也用于治疗类风湿关节炎、系统性红斑狼疮、肝炎、上呼吸道感染、肾小球肾炎等。不良反应偶见食欲减退、恶心、呕吐、腹泻、头晕、乏力等。

(刘皈阳)

■参考文献

[1] 蒋志文.药理学[M].英文版.北京:人民军医出版社,2006.

[2] 陈智勇,刘波,邓杰.剂量效应曲线的累积正态分布拟合[J].华西药学杂志,2007,(01):67-69.

[3] 古德曼,吉尔曼.治疗学的药理学基础[M].第10版.金有豫译.北京:人民卫生出版社,2004.

[4] 谢恩C.加德.药物安全性评价[M].范玉明,李毅民,译.北京:化工出版社,2006.

[5] 杨世杰.药理学[M].第2版.北京:人民卫生出版社,2012.

[6] 杨宝峰.药理学[M].第7版.北京:人民卫生出版社,2012.

[7] 李家泰.临床药理学[M].第3版.北京:人民卫生出版社,2010.

[8] 张玉.临床药物手册[M].第2版.北京:人民卫生出版社,2012.

[9] 李端.药理学[M].第6版.北京:人民卫生出版社,2008:116-182.

[10] Sorensen AT, Kokaia M. Novel approaches to epilepsy treatment[J]. Epilepsia, 2013, 54(1):1-10.

[11] Worth PF. How to treat Parkinson′s disease in 2013[J]. Clin Med, 2013, 13(1):93-96.

[12] 北京协和医院.帕金森病诊疗指南.中国临床医生,2010,38(2):77-79.

[13] Jucker M, Walker LC. Pathogenic protein seeding in Alzheimer disease and other neurodegenerative disorders. Ann Neurol, 2011., 70(4):532-540.

[14] 中华医学会.精神分裂症防治指南,2006.

[15] 杨宝峰.药理学[M].第8版.北京:人民卫生出版社,2013.

[16] 卫生部合理用药专家委员会.中国医师/药师临床用药指南[M].重庆:重庆出版社,2009.

[17] Brunton LL. The Pharmacologic Basis of Therapeutic[M]. the United States of America: McGRAW-HILL Company, 2006.

[18] 朗一戴尔药理学[M].第6版.林志彬,译.北京:北京大学医学出版社,2010.

[19] 中华医学会糖尿病学分会.中国2型糖尿病防治指南,2010[S],2010.6.

[20] 李俊.临床药理学[M].第5版.北京:人民卫生出版社,2013.

[21] 袁洪.心血管疾病治疗药物学[M].长沙:湖南科学技术出版社,2009.

[22] 中国高血压防治指南修订委员会.中国高血压防治指南[M].第3版.北京:人民卫生出版社,2010 .

[23] 中华医学会心血管病学分会,中国生物医学工程学会心律分会,中国医师协会询证医学专业委员会,等.心律失常紧急处理专家共识[M].中华心血管病杂志,2013,41(5):363-376.

[24] 中华医学会心血管病学分会,中华心血管病杂志编辑委员会. 肾上腺素能受体阻滞剂在心血管疾病应用专家共识[J].中华心血管病杂志,2009,37(3):195.

[25] 中国生物医学工程学会心律分会,中华医学会心血管病学分会,胺碘酮抗心律失常治疗应用指南工作组.胺碘酮抗心律失常治疗应用指南[J].2008.中国心脏起搏与心电生理杂志,2008,22(5):377.

[26] 中国成人血脂异常防治指南制订联合委员会.中国成人血脂异常防治指南[J].中华心血管病杂志,2007,35(5):405.

[27] 沈东超,吴硕琳,吴佳,等.美国临床内分泌协会:血脂异常管理和动脉粥样硬化预防指南[J].中国卒中杂志,2012,7(9):733.

[28] 沈东超,吴硕琳,吴佳,等.美国临床内分泌协会:血脂异常管理和动脉粥样硬化预防指南[J].中国卒中杂志,2012,7(10):807.

[29] 胡大一,郭艺芳.选择性胆固醇吸收抑制剂临床应用中国专家共识[J].中国处方药,2012,10(1):53.

[30] 刘梅林,胡大一.血脂异常老年人使用他汀类药物中国专家共识组.血脂异常老年人使用他汀类药物中国专家共识[J].中华内科杂志,2010,49(6):535.

[31] 刘力生.中国高血压防治指南修订委员会.中国高血压防治指南:2010[J].中华高血压杂志,2011,19(8):701.

[32] 中华医学会心血管病学分会,中华心血管病杂志编辑委员会.急性心力衰竭诊断和治疗指南[J].中华心血管病杂志,2010,38(3):195.

[33] 周宏灏.药理学[M].第2版.北京:科学出版社,2007.

[34] 卫生部合理用药专家委员会.中国医师药师临床用药指南[M].重庆:重庆出版社,2009.

[35] Goodman, Gilman.刘惠,金满文.药理学和治疗学手册[M].北京:科学出版社,2009.

[36] 希恩.C.斯威曼(Sean C Sweetman).马丁代尔药物大典[M].李大魁,金有豫,汤光译.第35版.北京:化学工业出版社,2008.

[37] 陈新谦,金有豫,汤光.新编药物学.第16版.北京:人民卫生出版社,2007.

[38] 周宏灏.药理学[M].第2版.北京:科学出版社,2008:215-220.

[39] 陈新谦.新编药物学[M].第17版.北京:人民卫生出版社,2011:426-501.

[40] 金有豫,高润霖.中国国家处方集:化学药品与生物制品卷[M].北京:人民军医出版社,2010:148-150.

[41] 卫生部合理用药专家委员会组织编写.中国医师药师临床用药指南[M].重庆:重庆出版社,2009:761-762,1105-1106.

[42] 杨宝峰.药理学[M].第7版.北京:人民卫生出版社,2007.

[43] Kanafani ZA, Corey GR. Ceftaroline: a cephalosporin with expanded Gram-positive activity[J]. Future Microbiology, 2009, 4:25-33.

[44] 杜贯涛,刘广军.多尼培南的药理作用与临床应用[J].医药导报,2009,28(10):1324-1326.

[45] 李端.药理学[M].第6版.北京:人民卫生出版社,2008.

[46] 陈新谦,金有豫,汤光.新编药物学[M].第17版.北京:人民卫生出版社,2011.

[47] 卫生部合理用药专家委员会.中国医师药师临床用药指南[M].重庆:重庆出版社,2009.

[48] 潘宏铭,徐农.肿瘤内科疾病临床治疗与合理用药[M].北京:科学技术文献出版社,2007.

第3章

药剂学

第一节　绪　论

药剂学是药物制造的综合应用技术学科。药剂学主要针对药物剂型开展研究，在设计一种药物剂型时，除了要满足医疗、预防的需要外，同时需对药物的性质、制剂的稳定性、生物利用度、制剂质量控制以及生产、储存、运输等到方面加以全面考虑，以达到安全、有效和稳定的目的。本节将对药剂学的基本概况进行介绍。

一、药剂学的概念

药剂学（pharmaceutics）是研究药物制剂的基本理论、处方设计、制备工艺、质量控制和合理使用等内容的综合性应用技术科学。

药物剂型（dosage form）是适合于疾病的诊断、治疗或预防的需要而制备的不同给药形式，简称剂型，如注射剂、溶液剂、乳剂、混悬剂、软膏剂、栓剂、气雾剂、散剂、颗粒剂、片剂、胶囊剂等。

由于药物的性质和使用目的不同，需要将药物制备成各种适宜的剂型；不同剂型有其相应的给药方式，不同的给药方式导致药物在体内的行为发生相应的改变。各种剂型中的具体药品称为药物制剂（pharmaceutical preparations），简称制剂，如氯雷他定片、呋塞米注射剂、毛果芸香碱滴眼液等。制剂的研制过程也称为制剂（pharmaceutical manufacturing）。研究制剂的理论和制备工艺的科学称为制剂学（pharmaceutical engineering）。

药剂学的宗旨是制备安全、有效、稳定、使用方便的药物制剂。随着药学科学的不断发展，人们对药物在体内的吸收、分布、代谢、排泄等特征以及药物的作用机制有了进一步的认识，从而为制备安全、有效的制剂和选择合适的给药途径提供了理论依据。

药剂学是研究药物剂型及制剂的一门综合性学科，其研究内容主要包括：剂型的基础理论、制剂的生产技术、产品的质量控制以及临床的合理应用，研究、设计和开发药物新剂型及新制剂是其核心内容。20 世纪 90 年代以来，随着高分子材料学、分子药理学、生物药物分析、细胞药物化学、药物分子传递学及系统工程学等学科的发展、渗入以及新技术的不断涌现，药物剂型和制剂研究已进入药物传递系统（drug delivery system，DDS）时代，缓控释、透皮、靶向、大分子药物给药系统及基因转导系统已逐渐成为其发展主流。新型药用辅料的出现为 DDS 的发展提供了坚实的物质基础。

二、药剂学的分支学科

药剂学是药学学科中最早设立的二级学科之一。近 30 年来，随着生命科学、信息科学、材料科学等最新知识的渗入，药剂学领域研究发展了许多新技术，这些技术早已超出了药剂学的传统定义，从药剂学学科已经分离出了很多三级学科，如临床药剂学、工业药剂学、物理药剂学、药用高分子材料学、生物药剂学、药物动力学等学科体系。这些学科的出现和不断完善对于药剂学的整体发展具有重大影响。

（一）生物药剂学

生物药剂学（biopharmaceutics）是研究药物在体内的吸收、分布、代谢与排泄的机制及过程，阐明药物因素、剂型因素和生理因素与药效之间关系的边缘学科。生物药剂学是 20 世纪 60 年代迅速发展起来的药剂学新分支，为正确评价药物制剂质量、设计合理的剂型和制备工艺以及指导临床合理用药提供科学依据，以确保用药的有效性和安全性。它对指导给药方案的设计，探讨人体生理及病理状态对药物体内过程的影响，疾病状态时的剂量调整，剂量与药理效应间的相互关系及对药物相互作用的评价等均发挥重要作用。与药理学、生物化学比较，生物药剂学的研究重点有原则区别。它既不像药理学，把对机体某些部位的作用方式与机制作为主要研究内容；也不像生物化学，把药物如何参与机体复杂的生化过程作为中心内容。

(二)工业药剂学

工业药剂学(industrial pharmaceutics)是研究药物剂型及制剂的理论、生产制备技术和质量控制的综合性应用技术学科，是药剂学的核心。工业药剂学主要包括药物剂型及制剂的基本理论、制备技术、生产工艺和质量控制等方面内容，是从事药物制剂的生产、研究、开发新制剂和新剂型等工作的基础。工业药剂学在继承药剂学基本内容的同时，重点讲述了制剂加工技术，如粉碎、分级、混合、制粒、压片、过滤、灭菌、空气净化等制剂单元的操作过程以及设备组成。药品是特殊制品，这就要求其在生产过程必须遵循GMP规范化管理。工业药剂学是材料科学、机械科学、粉体工程学、化学工程学等课程理论和实践的有机结合体，在新剂型的研究与开发、处方设计、生产工艺技术的研究与改进以及提高质量方面均具有关键性作用。

(三)物理药剂学

物理药剂学(physical pharmacy)是应用物理化学的基本原理、方法和手段研究药剂学中有关药物剂型设计的一门理论学科。在20世纪50年代，该科学已基本形成相对独立的科学体系。物理药剂学主要通过对物质的化学、物理变化规律与机制的认识，指导药物制剂、剂型的实践。例如：应用胶体化学及流变学的基本原理，指导混悬剂、乳剂、软膏剂等药物制剂的处方、工艺的设计和优化；应用粉体学原理，指导药物固体制剂的处方、工艺设计和优化；应用化学动力学原理，评价并提高药物制剂稳定性；应用表面化学和络合原理，阐述药物的增溶、助溶机制等。物理药剂学涉及的研究范围广泛，并随着生物物理学、分子药理学、基因工程学、酶化学等新科学、新技术的建立和发展而不断扩展。在不久的将来，物理药剂学的发展将使人体内机械给药装置的临床应用成为可能。总之，物理药剂学是药物新剂型发展的理论基础。

(四)药用高分子材料学

药用高分子材料学(polymer science in pharmaceutics)是以高分子物理、高分子化学、高分子材料工艺学为基础，研究各种药用高分子材料的合成、结构和性能的一门综合性学科。该学科吸收高分子物理、高分子化学和聚合物工艺学的有关内容，为新剂型设计和新剂型处方提供新型高分子材料和新方法。药用高分子材料学以研究聚合物的原理和特性、各种人工合成和天然功能性聚合物的结构、性能和应用等为基础，对创造新剂型、新制剂和提高制剂质量起着重要的支持和推动作用。因此，了解和掌握药用高分子材料学的基本理论与应用具有重要的意义。

(五)药物动力学

药物动力学(pharmacokinetics，PK)亦称药动学，系应用动力学原理与数学模式，定量地描述和概括药物通过各种途径(如静脉注射、静脉滴注、口服给药等)进入体内的吸收(absorption)、分布(distribution)、代谢(metabolism)和排泄(elimination)，即吸收、分布、代谢、排泄(ADME)过程的“量-时”变化或“血药浓度-时”变化的动态规律的一门学科。药物动力学主要研究各种体液、组织和排泄物中，药物的代谢产物水平与时间关系的过程，并进一步探讨建立可反应该过程所需的数学模型。药物动力学与生物药剂学、药理学、毒理学等学科的关系密切，是这些学科的主要基础并推动这些学科不断地蓬勃发展。此外，药物动力学还与其他一些基础学科，如数学、化学动力学、分析化学也有着紧密的联系。近20年来，该学科取得了飞速发展，其研究成果已经在指导新药设计，改进药物剂型并根据临床需要提供高效、速效、长效、低毒、低副作用的药物制剂，优选给药方案等方面发挥了重要作用。

(六)分子生物药剂学

分子生物药剂学(molecular biopharmaceutics)是药剂学与分子生物学、分子药理学、药物动力学等多学科相结合而产生的新型学科，从分子水平阐明药物吸收、分布、代谢、排泄等体内过程与原理。该学科的主要研究内容包括：膜转运蛋白的结构与功能、药物代谢酶的结构与功能、药物相互作用的分子机制、分子生物药剂学的研究手段与方法、靶向给药的分子机制等。分子生物药剂学结合分子生物学及细胞生物学的发展，研究药物吸收、转运及其结构，对药物设计及药物剂型的设计均可产生重要影响，是药剂学领域一个新兴的分支学科。

三、药剂学的任务

从药物的研发过程看，药剂学研究的是一个药品在被正式批准用于临床之前的最后阶段的一部分药学研究内容。在开始药物制剂研究前，该药物的化学结构或有效部分都已得到确证，原料的一般理化性质研究和质量控制方法也已完成，药效学、药理学及毒理学等性质都已明确。如何将这些原料药制成适宜的剂型，以最适合的优质（安全、有效、质量可控、顺应性好）制剂应用于临床，发挥预防、治疗和诊断的作用是药剂学的基本任务。由于疾病的性质各异，对剂型的要求也各不相同。在设计药物剂型时，必须从药物的特点出发，综合药物的理化性质，制剂的稳定性、安全性、有效性以及生产、质量控制、运输、储存，病人的顺应性等各方面进行全面考虑，满足临床治疗和患者的需要。综合而言，药剂学的任务包括以下六个方面内容。

（一）药剂学的基本理论和生产技术

药剂学基本理论的研究对提高药物制剂的生产技术水平，制成安全、有效、稳定的制剂具有重要的意义。目前，药剂学已形成了一些基础理论，如界面科学、粉体学、药物稳定性、药物压缩与成型技术、固体制剂药物释放、药物动力学等理论。这些理论主要通过物理学、化学及生物学的一些基本理论发展而来，并引领药剂学学科的发展和进步。药剂学基本理论的研究是剂型设计的基础，药剂学生产技术是制剂成型的保障，它们对于剂型的改进和完善，新剂型和新制剂的开发以及提高药物制剂的产品质量都有重要的指导作用。

（二）新剂型的设计和开发

随着科学技术的发展和人们对健康需求的提高，原有的剂型和制剂已不能完全满足人们的需要。以普通片剂、注射剂、丸剂和溶液剂等为例，这些剂型已难以满足临床对药物制剂高效、长效、低毒、缓释、控释、定位释放的要求。因此，积极开发新剂型是药剂学的一个重要任务。基于生物药剂学、药物动力学、时辰药理学的原理，人们把剂型的设计视作为药物的载体设计，即药物应用于临床所需的载体，实际上就是目前发展的药物传递系统，即前述的 DDS。DDS 强调定时、定位、定量的概念，在时控、位控和量控的指导原则下进行制剂的处方设计和工艺学研究。目前，发展中的 DDS 有缓释、控释、靶向和自调式释药系统。这些新型的给药系统已显示出了多方面的优点，如延长药物在体内的作用时间、增加药物作用的持久性、降低或减少血药浓度的峰谷现象、增加药物对病灶组织的选择性、提高药物的治疗指数、减少毒副作用、增加病人的耐受性等。因此，积极开发新剂型和新制剂在药剂学研究中具有十分重要的地位。

（三）辅料、设备、工艺和技术的革新

辅料、制备技术和设备是构成一个理想剂型和优良制剂不可缺少的三大支柱。无论制备速释制剂、缓控释制剂或靶向制剂，首先必须选择理想的辅料。可以说，没有优质的辅料，就无法实现药剂学的发展任务。新剂型的开发更是离不开新辅料的产生。目前，我国药典虽已收载了多种药用辅料，但仍不能满足新剂型的开发需求。

自 1969 年第 22 届世界卫生组织大会提出《药品生产质量管理规范》（good manufacture practice，GMP）以来，药品生产设备在具备高效的特点同时，如何符合 GMP 的要求，已成为制剂机械设备发展的前提。为了最大限度地保障药品质量和用药安全，要求制药机械和设备应向一机多用、多机联动和高度自动化的方向发展。制药机械和设备的研制和创新，不仅推进了新剂型的发展，而且有利于提高生产效率、降低成本。

（四）整理中药传统剂型，开发现代剂型

中医中药已有几千年历史，是我国的伟大文化宝库之一。开发中药现代制剂，不仅可以提高中药疗效，改善中药制剂质量，而且对提升我国中医药文化传统无疑具有重大意义。明代李时珍在《本草纲目》中共记载了 11 096 个偏方，涉及的剂型达 130 多种。然而，目前在我国沿用的剂型已不到 30 种，绝大多数在继承中流失或遗漏。因此，我国药剂工作者在这方面仍有大量工作要做。除了在中医药理论指导下继承、整理和发展中药的传统剂型外，还应探索运用现代药剂学知识和理论大力开发中药现代制剂，如中药缓释制剂和中药靶向制剂等。

（五）制剂设计理论的推广应用

一种良好的剂型设计必须有客观的科学基础。利用生物药剂学的原理，深入开展药物的吸收、分布、代谢和排泄等体内过程的研究，指导制剂设计已被广泛认可和实践。在药物制剂设计和剂型开发阶段，如何逐步摆脱经验式的摸索模式并开发出高效、创新的方法，减少工作的盲目性，提高工作效

率也是药剂学的研究任务之一。

(六)生物技术药物制剂的研究与开发

随着生物技术的迅速发展,生物大分子药物品种也迅速增加,对非注射给药剂型的需求提高,使得提供安全、无损伤性口服给药途径和经皮给药途径剂型的研究成为生物技术药物制剂发展的重要方向。如何研究和开发适合于这类药物的长效、安全、稳定、使用方便的新剂型,是摆在我们药剂工作者面前的艰巨任务。

四、药物剂型的分类

(一)按分散系统分类

按分散系统对药物剂型分类,便于应用物理化学的原理来阐明各类制剂的特征。但是,该种分类方法不能反应出用药部位与用药方法对剂型的要求,如一种剂型可以分到几个分散体系中。

1. 溶液型 药物以分子或离子状态(质点的直径<1nm)分散于分散介质中所形成的均匀分散体系,也称为低分子溶液,如芳香水剂、溶液剂、糖浆剂、甘油剂、醑剂、注射剂等。

2. 胶体溶液型 主要以高分子(质点的直径在1~100nm)分散在分散介质中所形成的均匀分散体系,也称高分子溶液,如胶浆剂、火棉胶剂、涂膜剂等。

3. 乳剂型 油类药物或药物油溶液以液滴状态分散在分散介质中所形成的非均匀分散体系,如口服乳剂、静脉注射乳剂、部分搽剂等。

4. 混悬型 固体药物以微粒状态分散在分散介质中所形成的非均匀分散体系,如合剂、洗剂、混悬剂等。

5. 气体分散型 液体或固体药物以微粒状态分散在气体分散介质中所形成的分散体系,如气雾剂。

6. 微粒分散型 药物以不同大小微粒呈液体或固体状态分散,如微球制剂、微囊制剂、纳米囊制剂等。

7. 固体分散型 固体药物以聚集体状态存在的分散体系,如片剂、散剂、颗粒剂、胶囊剂、丸剂等。

(二)按给药途径分类

按给药途径对药物剂型进行分类,就是将给药途径相同的剂型归为一类。该种分类方法与药物的临床应用密切相关。

1. 经胃肠道给药剂型 系指药物制剂经口服用后进入胃肠道,局部或经吸收而发挥全身作用的剂型,如常用的散剂、片剂、颗粒剂、胶囊剂、溶液剂、乳剂、混悬剂等。容易受胃肠道中的酸或酶破坏的药物,一般不能采用这类简单剂型。口腔黏膜吸收的剂型不属于胃肠道给药剂型。

2. 非经胃肠道给药剂型 系指经非胃肠道途径给药的剂型,这些剂型可在给药部位起局部作用或被吸收后发挥全身作用。一些药物制剂可以同时设计成经胃肠道和非胃肠道途径给药的剂型,例如:同一药物可以设计成口服散剂和外用散剂;乳剂可以制成口服乳剂和外用乳剂等。

(1)注射给药剂型:如注射剂,包括静脉注射、肌内注射、皮下注射、皮内注射及腔内注射等多种注射途径。

(2)呼吸道给药剂型:如喷雾剂、气雾剂、粉雾剂等。

(3)皮肤给药剂型:如外用溶液剂、洗剂、搽剂、软膏剂、硬膏剂、糊剂、贴剂等。

(4)黏膜给药剂型:如滴眼剂、滴鼻剂、眼用软膏剂、含漱剂、舌下片剂、黏贴片及贴膜剂等。

(5)腔道给药剂型:如栓剂、气雾剂、泡腾片、滴剂及滴丸剂等,用于直肠、阴道、尿道、鼻腔、耳道等。

(三)按形态分类

将药物剂型按物质形态分类,包括以下几种类型。

1. 液体剂型 如芳香水剂、溶液剂、注射剂、合剂、洗剂、搽剂等。

2. 气体剂型 如气雾剂、喷雾剂等。

3. 固体剂型 如散剂、丸剂、片剂、膜剂等。

4. 半固体剂型 如软膏剂、栓剂、糊剂等。

形态相同的剂型,其制备工艺也比较相近。例如,制备液体剂型时多采用溶解、分散等方法;制备固体剂型多采用粉碎、混合等方法;半固体剂型多采用熔化、研和等方法。

五、药物的传递系统

药物传递系统(drug delivery system,DDS)系指人们在防治疾病的过程中所采用的各种治疗药物的不同给药形式,在20世纪60年代以前的药剂学中称为剂型,如注射剂、片剂、胶囊剂、贴片、气雾剂等。随着科学的进步,剂型的发展已远远超越其原有的内涵,需要用药物传输系统或给药器(device)这一类术语进行表述。即传统的药物与辅料制成的各种剂型已不能满足临床治疗的需要，有的DDS可将药物制成输注系统使用，有的给药器则是采用钛合金制成并植入体内应用。DDS和给药器的应用，保障了临床用药更安全、有效。

为克服普通制剂有效血药浓度维持时间短的缺陷，药剂工作者开发了长效注射剂、口服长效给药系统或缓/控释制剂、经皮给药系统等一系列新型制剂。缓释制剂通常是指口服给药后，能在机体内缓慢释放药物达有效血药浓度，且有效血药浓度能维持较长时间的制剂。控释制剂系指释药速度仅受给药系统本身的控制，而不受外界条件，如pH、酶、离子、胃肠蠕动等因素的影响，按预定程序控制释药的制剂，如零级释药的渗透泵、脉冲释药的微丸、结肠定位释药的片剂或胶囊以及自动调节释药的胰岛素给药器等。与上述缓释、控释制剂定义不同，亦有些文献对缓释、控释制剂不加以严格区分，统称为缓/控释制剂。由于缓/控释制剂的特点，其市场应用前景较好。

综上所述，随着科学技术的进步，药剂学从经验探索阶段逐渐进入了在理论指导下，应用新技术、新方法开展剂型、制造工艺和应用研究的阶段，并已逐渐发展为由多个分支学科组成、多个其他相关学科参与的学科。药剂学综合性地应用和发展多门类自然科学的理论、技术和方法，用于药物剂型及制剂的研究、设计、开发和生产。数理、电子、生命、材料、信息等科学领域的发明和创造，也有力地推动了药剂学的发展，为药剂学开辟了新的研究领域和课题。药剂学的基础研究则是新剂型和新制剂产生的源头，它的发展不能脱离国际药物制剂工业发展的需要；同时，又需要走在制剂工业的前面，从源头上推进我国剂型、制剂及相关技术从仿制药物向创新药物的转变。从我国药学学科和制药工业发展的现状分析，全面、创新性的药物研发无疑是我国医药工业长期发展的战略需求，但其投资高、周期长、风险大。药剂学的研究则由于投资少、周期较短、风险较小，很有可能对我国医药工业的近、中期发展起到更显著的促进作用。同时，也是我国医药工业长期发展的保障。

（刘皋林　武　鑫）

第二节　药剂学基本理论

一、药物溶液的形成理论

药物溶液的形成是制备液体制剂的基础，以溶液状态使用的制剂有注射剂，供内服的合剂、芳香水剂、糖浆剂、溶液剂和酊剂等，以及供外用的洗剂、搽剂、灌肠剂、含漱剂、滴耳剂、滴鼻剂等。另外，药物溶液还包括高分子溶液，如右旋糖酐注射剂等代用血浆制剂等。药物的溶解性能是决定其能否形成溶液剂的首要条件。药用溶剂的选择有一定的要求，尤其是注射用非水溶剂，其种类、用量等均受限制。

（一）常用药用溶剂的种类与用途

在制备液体制剂时，溶剂选择合适与否直接影响药物的质量和疗效。优良的溶剂应具有理化性质稳定、不干扰主药的含量测定和药理作用、无刺激性、毒性小、成本低、无不良气味、对药物具有良好的溶解性和分散性，且有一定的防腐能力等特点。药物溶解度与溶剂的极性密切相关。溶剂的极性通常用介电常数（dielectric constant）表示，介电常数大则表示溶剂分子极性大。根据介电常数大小，可将溶剂分为极性溶剂、半极性溶剂和非极性溶剂。

1．极性溶剂　水是最常用的极性溶剂，其本身无任何药理及毒理作用，有很好的生理相容性，价廉易得，能与乙醇、甘油、丙二醇等极性溶剂任意混合。根据制剂的需要，可将水制成注射用水、纯化水与无菌用水等使用。

2．半极性溶剂

（1）乙醇：无特殊说明时，溶剂用乙醇通常指95%（V/V）乙醇。乙醇可与水、甘油、丙二醇等溶剂任意比例混合，能溶解大部分有机药物和中药材中的有效成分，如生物碱及其盐类、挥发油、树脂、鞣质、有机酸和色素等。当乙醇浓度＞20%时，即可发挥防腐作用。与水比较，乙醇具有一定的生理活性，具有易挥发、易燃烧等缺点。

（2）丙二醇：药用溶剂一般选择1,2-丙二醇。1,2-丙二醇的性质与甘油相近，但黏度比甘油小，可作为内服及肌内注射剂的溶剂。丙二醇毒性小、无刺激性，能溶解许多有机药物，合适配比的丙二醇和水的混合溶剂可延缓许多药物的水解，增加药物的稳定性。丙二醇可对药物在皮肤和黏膜的吸收产生一定的促进作用。

(3)聚乙二醇:制备液体制剂时,常用聚乙二醇300～600。聚乙二醇为无色澄明液体,理化性质稳定,能与水、乙醇、丙二醇、甘油等溶剂任意混合。一定配比的聚乙二醇、水混合溶液是良好的溶剂,能溶解许多水溶性无机盐和水不溶性的有机药物。聚乙二醇对一些易水解的药物,有一定的稳定作用。在洗剂中,聚乙二醇能增加皮肤的柔韧性,具有一定的保湿作用。

3. 非极性溶剂

(1)脂肪油:脂肪油为常用非极性溶剂,如麻油、豆油、花生油、橄榄油等植物油。植物油能与非极性溶剂混合,而不能与极性溶剂混合。在制剂中,脂肪油能溶解油溶性药物,如激素、挥发油、游离生物碱和许多芳香族药物。脂肪油容易酸败,也易受碱性药物的影响而发生皂化反应,进而影响制剂的质量。脂肪油多作为外用制剂的溶剂,如洗剂、擦剂、滴鼻剂等。

(2)液状石蜡:液状石蜡是从石油产品中分离得到的液状烃混合物,无色无臭,化学性质稳定。液状石蜡接触空气,可被氧化并产生不快臭味,加入油性抗氧化剂可抑制其氧化过程。本品能与非极性溶剂混合,能溶解生物碱、挥发油及一些非极性药物等。本品在肠道中不分解也不吸收,能使粪便变软,有润肠通便的作用。此外,液状石蜡还可作为口服制剂和搽剂的溶剂。

(3)乙酸乙酯:乙酸乙酯是一种无色油状的液体,微臭,相对密度(20℃)为0.897～0.906,有挥发性和可燃性。本品在空气中易氧化、变色,需加入抗氧化剂。本品能溶解挥发油、甾体药物及其他油溶性药物,常作为搽剂的溶剂。

(二)药物的溶解度、溶解速度

1. 溶解度　在一定温度下(气体要求在一定压力下),药物在一定量溶剂中所能溶解的最大溶质量称为溶解度(solubility)。通常情况下,用一定温度下100g溶剂(或100g溶液或100ml溶液)中溶解药物的最大克数表示。《中国药典》2010版关于药物溶解度有七种规定,具体见表3-1。

表3-1　中国药典2010版关于溶解度的规定

溶解度描述	溶解限度
极易溶解	溶质1g(ml)能在溶剂不到1ml中溶解
易溶	溶质1g(ml)能在溶剂1～10ml中溶解
溶解	溶质1g(ml)能在溶剂10～30ml中溶解
略溶	溶质1g(ml)能在溶剂30～100ml中溶解
微溶	溶质1g(ml)能在溶剂100～1000ml中溶解
极微溶	溶质1g(ml)能在溶剂1000～10 000ml中溶解
几乎不溶或不溶	溶质1g(ml)在溶剂10 000ml中不能完全溶解

2. 影响溶解度的因素

(1)药物的化学结构和溶剂的极性:各种药物具有不同的化学结构,因而极性也不尽相同。当溶剂的极性与药物的极性相似或相近时,药物的溶解度高。

(2)温度:温度对药物溶解度的影响取决于药物的溶解过程是吸热或放热。绝大多数固体药物的溶解是吸热过程,温度升高药物的溶解度增大。与固体药物不同,气体药物的溶解多属于放热过程,溶解度随温度升高而下降。

(3)粒子大小:对于可溶性药物,粒子的大小对溶解度没有影响;对于难溶性药物,当粒径<0.01μm时,其溶解度随粒径减小而增大。

(4)晶型:不同晶格排列的结晶,称多晶型(polymorphism)。晶型不同,晶格能不同。晶格能越小,晶型越稳定,溶解度就越小、溶解速度也慢。与稳定型晶型比较,亚稳定型晶型溶解度较大、溶解速度更快。无定形晶型由于无晶格能,自由能大,其溶解度和溶解速度均比结晶型晶型大。

(5)溶剂化物:药物在结晶过程中,因溶剂分子的加入而使结晶的晶格发生改变,得到的结晶称为溶剂化物。溶剂化物和非溶剂化物的熔点、溶解度和溶解速度等均有差异,多数情况下,溶解度和溶解速度的顺序按水化物<无水物<有机溶剂化物排列。

(6)pH:有机弱酸、有机弱碱的溶解度受pH影响较大。弱酸性药物的溶解度随着溶液pH升高而增大,弱碱性药物的溶解度则随着溶液的pH下降而增大。两性化合物在等电点的 pH 时，溶解度最小。

(7)同离子效应：对于电解质类药物，当水溶液中含有的离子与其解离产生的离子相同时，可使其溶解度下降。

(8)其他：电解质溶液中加入非电解质(如乙醇)，由于溶液的极性降低，可使电解质溶液的溶解度下降；非电解质溶液中加入电解质，由于电解质的强亲水性，破坏了非电解质溶液与水的弱结合键，可使其溶解度下降。

3. 增加药物溶解度的方法

(1)增溶作用：表面活性剂因其在水中可形成"胶束"，故能增加难溶性药物在水中的溶解度。溶剂中加入表面活性剂后，非极性药物可溶解于胶束的非极性中心区；而具有极性基团且不溶于水的药物，则可在胶束中定向排列，分子中的非极性部分插入胶束中心区，极性部分则伸入胶束的亲水基团方向；对于极性基团占优势的药物，则可完全分布在胶束的亲水基团之间。

(2)助溶作用：由于第三种物质的加入，在溶剂中形成可溶性的络合物或复合物，从而增加难溶性药物溶解度的过程称为助溶(hydrotropy)。常用的助溶剂有：①有机酸及其钠盐：苯甲酸(钠)、水杨酸(钠)、对氨基苯甲酸等；②酰胺类：乌拉坦、尿素、烟酰胺、乙酰胺等；③无机盐类：碘化钾等。例如，碘在 10%碘化钾水溶液中可制成含碘达 5%的水溶液，即是利用碘与碘化钾形成了可溶性络合物，进而增大了碘在水中的溶解度；咖啡因在水中的溶解度为 1∶50，用苯甲酸钠助溶，则可形成苯甲酸钠咖啡因复合物，咖啡因的溶解度可增大至 1∶1.2。

(3)成盐：一些难溶性的弱酸或弱碱药物，因其极性小，在水中溶解度很小或不溶。若加入适当的碱或酸，将它们制成盐类，使之成为离子型极性化合物，则可增加其溶解度。含羧基、磺酰胺基、亚胺基等酸性基团的药物，常可用氢氧化钠、碳酸氢钠、氢氧化钾、氢氧化铵、乙二胺、二乙醇胺等碱性化合物作用生成溶解度较大的盐。天然及合成的有机碱，一般用盐酸、醋酸、硫酸、硝酸、磷酸、氢溴酸、枸橼酸、水杨酸、马来酸、酒石酸等制成盐类。通过制成盐类来增加药物的溶解度时，还需考虑成盐后溶液的 pH、溶解性、毒性、刺激性、稳定性、吸潮性等因素对药物的影响。

(4)药物分子结构修饰：在一些难溶性药物的分子中引入亲水基团，可增加药物在水中的溶解度。难溶性药物中可引入的亲水基团包括：磺酸钠基($-SO_3Na$)、羧酸钠基(-COONa)、醇基(-OH)、氨基($-NH_2$)及多元醇或糖基等。例如，樟脑在水中微溶(1∶800)，但制成樟脑磺酸钠后，则易溶于水，且毒性低；维生素 K_3(甲萘醌)在水中不溶，引入亚硫酸氢钠基团($-SO_3HNa$)，制成亚硫酸氢钠甲萘醌后，溶解度可增大至 1∶2。

(5)更换溶剂或选用混合溶剂：药物在单一溶剂中的溶解能力差，但在混合溶剂中比单一溶剂更易溶解的现象称为潜溶(cosolvency)，这种混合溶剂称为潜溶剂(cosolvent)。潜溶剂可提高药物溶解度的原因在于两溶剂间发生氢键缔合后，改变了原来溶剂的介电常数，更有利于药物溶解。常用的潜溶剂包括乙醇、丙二醇、甘油和聚乙二醇等。

此外，升高温度、应用微粉化技术和 β-环糊精包合技术等，均可促进药物的溶解。

4. 溶解速度　溶解速度是指在某一溶剂中单位时间内溶解溶质的量。溶解速度的快慢，取决于溶剂与溶质间的吸引力胜过固体溶质结合力的程度及溶质的扩散速度。有些药物虽然溶解度较大，但因其达到溶解平衡的时间较长，所以溶解速度也较小，直接影响药物的吸收与疗效。对于这样的药物，常需要设法增加其溶解速度。

5. 影响溶解速度的因素和改善药物溶出速度的方法

药物的溶解符合 Noyes-Whitney 方程：

$$dC/dt = KS(Cs\text{-}C) \tag{3-1}$$

$$K = D/Vh \tag{3-2}$$

式中，K 为溶解速度常数；D 为溶质在溶出介质中的扩散系数；h 为扩散边界层厚；V 为溶出介质的体积；S 为溶出界面积；Cs 为溶质在溶解介质中的溶解度；C 为 t 时间溶液主体中溶质的浓度。在漏槽条件(sink condition)下，C 趋于 0：

$$dC/dt = KSCs \tag{3-3}$$

从上式可知，影响溶解速度的因素主要有以下几点。

(1)药物的粒径：同一重量的固体药物，其粒径小，表面积大，溶出速度快；对于相同表面积的固体药物，孔隙率高，溶出速度大；对于颗粒状或粉末状的固体药物，如其在溶出介质中易结块，可加入润湿剂改善。

(2)药物的溶解度 Cs：药物在溶出介质中的溶解度增大，能增加溶出速度。所有影响药物溶解度的因素，均能影响药物的溶出速度，如温度、溶出介质的性质和晶型等。

(3)溶出介质的体积 V：溶出介质的体积小，溶液中药物的浓度高，溶出速度慢；溶出介质的体积大，溶液中药物的浓度低，则溶出速度快。

(4)扩散系数 D：溶质在溶出介质中的扩散系数越大，溶出速度越快。在一定温度时，D 的大小与溶出介质的黏度和扩散分子大小相关。

(5)扩散层的厚度 h：扩散层的厚度越大，溶出速度越慢。扩散层的厚度与搅拌程度有关。搅拌程度取决于搅拌或振摇的速度，搅拌器的形状、大小、位置，溶出介质的体积，容器的形状、大小及溶出介质的黏度。

因此，可采取以下措施改善药物的溶出速度。例如，通过粉碎减小粒径，崩解等措施来增大药物的溶出面积；通过加强搅拌，以减少药物扩散边界层厚度或提高药物的扩散系数，从而增大溶解速度常数；通过提高温度，改变晶型，制成固体分散物等措施来提高药物的溶解度。

二、表面活性剂

(一)表面活性剂的概念及结构

表面活性剂(surfactant)是指能够显著降低液体表面张力的物质。表面活性剂为双亲性分子结构，包含了亲油的非极性烃链和一个以上亲水的极性基团。其结构中，亲油部分的烃链碳原子多在8个以上。

(二)表面活性剂的基本性质

1. *形成胶束与增溶作用* 当水中表面活性剂的浓度很低时，表面活性剂分子在水-空气界面产生定向排列，亲水基团朝向水而亲油基团朝向空气。当溶液中的表面活性剂浓度较稀时，表面活性剂几乎完全集中在溶液表面并形成单分子层。此时，溶液表面层的表面活性剂浓度大大高于溶液中的浓度，可将溶液的表面张力降低至纯水表面张力以下。当表面活性剂的正吸附到达饱和后，如继续加入表面活性剂，则其分子进一步转入溶液中。因其亲油基团的存在，水分子与表面活性剂分子间的相互排斥力远大于吸引力，导致表面活性剂分子自身依赖范德华力相互聚集，形成亲油基团向内、亲水基团向外，在水中稳定分散，由多个表面活性剂分子缔合形成的胶束(micelles)。可形成胶束的表面活性剂最低浓度，即为临界胶束浓度(critical micelle concentration，CMC)。表面活性剂在水中达到CMC后，由真溶液变为胶体溶液，并具有增溶作用。一些水不溶性或微溶性药物会进入胶束的不同位置而使其在水中的溶解度显著增加，该过程称为增溶，而表面活性剂则称为增溶剂。

2. *亲水亲油平衡值* 表面活性剂分子中亲水基团和亲油基团对油或水的综合亲和力称为亲水亲油平衡值(hydrophile-lipophile balance，HLB)。HLB值越高，亲水性越强；HLB值越低，亲油性越强。非离子型表面活性剂的HLB值介于0～20，不同的非离子型表面活性剂混合使用时，其HLB值具有加和性。

$$HLB_{ab}=(HLB_a\times W_a+HLB_b\times W_b)/(W_a+W_b) \tag{3-4}$$

式中，HLB_a、HLB_b分别为表面活性剂a、b的 HLB 值；W_a、W_b分别为表面活性剂a、b的质量；HLB_{ab}为混合表面活性剂的HLB值。

HLB值不同的表面活性剂，其用途也不同，详见表3-2。

表3-2 HLB值的范围与应用的关系

HLB值范围	应用
2～3	消泡剂
3～8	W/O乳化剂
7～9	润湿剂与铺展剂
8～16	O/W乳化剂
13～16	去污剂
15～18	增溶剂

3. *Krafft点与浊点*

(1)Krafft点：离子型表面活性剂的溶解度随温度升高而增大，当达到某一温度时，溶解度可急剧增大，该温度即为Krafft点。Krafft点越高的表面活性剂，其临界胶束浓度越小。Krafft点是表面活性剂应用温度的下限。

(2)浊点：对于某些聚氧乙烯型非离子表面活性剂，当温度升高到一定程度时，可导致聚氧乙烯链与水分子之间的氢键断裂，而在水中的溶解度急剧下降并析出，溶液出现浑浊，这一现象称为起昙，此温度称为浊点或昙点(cloud point)。起浊是一种可逆的现象，当温度低于浊点时，溶液仍可恢复澄明。吐温类表面活性剂可发生起昙现象，浊点范围是70～100℃，而泊洛沙姆188等聚氧乙烯类非离子表面活性剂在常压下则观察不到浊点。

4. *对药物吸收的影响* 有研究发现，表面活性剂可增进药物的吸收，也可降低药物的吸收。表面活性剂对药物吸收的影响取决于多种因素，如药物在胶束中的扩散、生物膜的通透性改变、对胃排空速率的影响等，所以很难做出准确预测。如果药物顺利从胶束内扩散或胶束本身迅速与胃肠黏膜融合，则可以增加药物的吸收，如应用吐温 80 可明显促进螺内酯的口服吸收；如果表面活性剂溶解生物膜脂质，增加上皮细胞的通透性，则可以改善药物的吸收，如十二烷基硫酸钠改进头孢菌素钠、四环素、磺胺脒、氨基苯磺酸等药物的吸收，而吐温 80 和吐温 85 因其在胃肠中形成高粘度团块降低胃排空速率、进而增加一些难溶性药物的吸收等。此外，表面活性剂可促进胰岛素在鼻黏膜的吸收，如分别将含有 1% 泊洛沙姆（Poloxamer）108、1% 苄泽（Brij）35 或癸酸钠（NaCap）的胰岛素溶液，经大鼠鼻腔给药 30min 后，即可引起血糖较大幅度的降低。当以 8U/kg 剂量的胰岛素给药 30min 后，血糖可降至给药前血糖值的 60%左右。这一结果表明含 1%表面活性剂的胰岛素溶液，可从鼻黏膜迅速吸收并起效。与上述过程不同，当聚氧乙烯类或纤维素类表面活性剂增加胃液黏度而阻止药物向黏膜面的扩散时，则药物的吸收速率随胃液黏度上升而降低，此类表面活性剂延缓了药物的吸收过程。

5. *与蛋白质的相互作用*　蛋白质分子结构中氨基酸的羧基，在碱性条件下发生解离而带有负电荷；在酸性条件下，结构中的氨基或胍基发生解离而带有正电荷。因此，在两种不同带电情况下，可分别与阳离子表面活性剂或阴离子表面活性剂发生电性结合。此外，表面活性剂还可破坏蛋白质二维结构中的盐键、氢键和疏水键，使蛋白质各残基之间的交联作用减弱，螺旋结构变得无序或受到破坏，最终使蛋白质发生变性。

6. *毒性*　一般而言，阳离子表面活性剂的毒性最大，其次是阴离子表面活性剂，非离子表面活性剂毒性最小。两性离子表面活性剂的毒性小于阳离子表面活性剂。表面活性剂用于静脉给药时的毒性大于口服。阳离子及阴离子表面活性剂不仅毒性较大，而且还有较强的溶血作用。非离子表面活性剂的溶血作用较轻微，在亲水基为聚氧乙烯基非离子表面活性剂中，以吐温类的溶血作用最小，其顺序为聚氧乙烯烷基醚＞聚氧乙烯烷芳基醚＞聚氧乙烯脂肪酸酯＞吐温类；吐温 20＞吐温 60＞吐温 40＞吐温 80。阳离子表面活性剂由于毒性较大，只能作为消毒杀菌药使用；阴离子表面活性剂有较强的溶血作用和刺激性，也只能外用使用；非离子型表面活性剂毒性较小，可用作口服使用。

7. *刺激性*　各类表面活性剂都可用于外用制剂，但长期或高浓度使用，可对皮肤或黏膜造成损害。阳离子表面活性剂的刺激性最强，阴离子表面活性剂次之，两性离子和非离子表面活性最弱。表面活性剂的刺激性，随温度和湿度的增加而增加。

（三）表面活性剂的种类及应用

1. *阴离子型表面活性剂*　此类表面活性剂中发挥表面活性作用的是阴离子，主要包括肥皂类、硫酸化物和磺酸化物三类。

（1）肥皂类（soaps）：通式为 $(RCOO)^{n-}M^{n+}$，具体可分为碱金属皂（如硬脂酸钠、硬脂酸钾等）、碱土金属皂（如硬脂酸钙、硬脂酸镁等）和有机胺皂（如三乙醇胺皂）三类。碱金属皂和有机胺皂具有较强的亲水性，可作增溶剂和 O/W 型乳化剂使用。碱土金属皂（如硬脂酸钙、硬脂酸镁等）的亲水性较弱，只能作 W/O 型乳化剂及疏水性润滑剂使用。

（2）硫酸化物（sulfates）：通式为 $ROSO_3^- M^+$，对黏膜有一定刺激性。硫酸化物中以十二烷基硫酸钠（又称月桂醇硫酸钠）最为常用，易溶于水，以 pH 6～7 为宜。在硬水中，硫酸化物仍能发挥表面活性作用，常用作湿润剂及外用乳剂的乳化剂。

（3）磺酸化物（sulfonates）：通式为 $RSO_3^- M^+$。磺酸化物在酸性介质中不水解，对热也较稳定。常用的磺酸化物是丁二酸二辛酯磺酸钠（商品名阿洛索-OT），可用作湿润剂，或与其他乳化剂联合作为软膏及其他外用乳剂的乳化剂。另一种常用的磺酸化物是十二烷基苯磺酸钠，是广泛使用的洗涤剂。

2. *阳离子型表面活性剂*　此类表面活性剂中，发挥表面活性作用的是阳离子，故也称为阳性皂。阳离子型表面活性剂为季铵化物，通式为 $[RNH_3^+]X^-$。阳离子型表面活性剂的表面活性弱、毒性大，杀菌力强，常用作消毒、杀菌防腐剂，很少单独用作药剂辅料，如苯扎氯铵（洁尔灭）和苯扎溴铵（新洁尔灭）等。

3. *两性离子型表面活性剂*　该类表面活性剂的结构中同时存在正、负电荷基团，并随着溶液 pH 的变化而表现出不同的性质。在等电点以上时，表现出阴离子表面活性剂的性质，即具有很好的起泡、去污作用；在等电点以下时，则呈现出阳离子表面活性剂的性质，即具有很强的杀菌能力。天然的两性离子型表面活性剂包括卵磷脂(图 3-1)、脑磷脂等，毒性很小，可供静脉注射使用，是制备注射用乳剂及脂质体制剂的主要辅料。

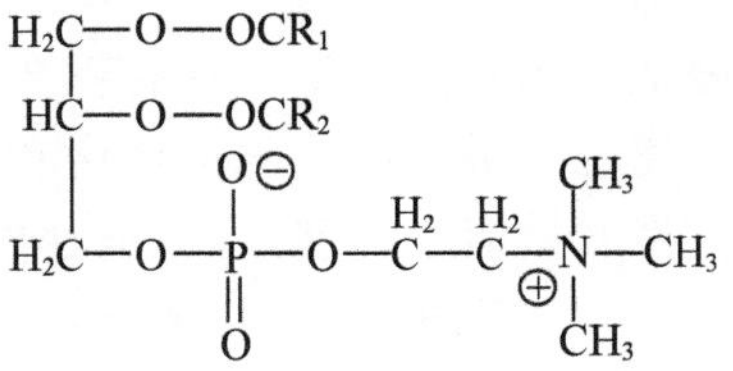

图 3-1 卵磷脂分子结构式

4. *非离子型表面活性剂* 该类表面活性剂在水中不解离，亲水基团一般为多元醇，亲油基团是长链脂肪酸或长链脂肪醇以及烷基或芳基等。非离子型表面活性剂的配伍禁忌少，毒性小，广泛用于外用、口服制剂和注射剂中，个别品种的非离子型表面活性剂也可用于静脉注射。

(1)脱水山梨醇脂肪酸酯(脂肪酸山梨坦)：商品名为司盘(Span)，多不溶于水，是常用的 W/O 型乳化剂(图 3-2)。根据脂肪酸的不同，可将司盘分为司盘 20、司盘 40、司盘 60、司盘 65、司盘 80 和司盘 85 等。其 *HLB* 值从 1.8～3.8，常与吐温配合使用。

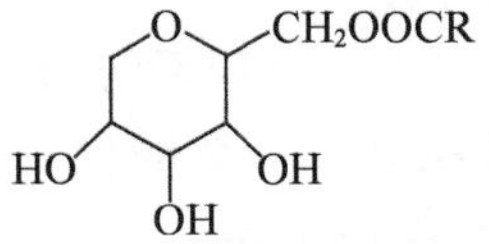

图 3-2 司盘分子结构式

(2)聚氧乙烯脱水山梨醇脂肪酸酯(聚山梨酯)：商品名为吐温(Tween)，多溶于水，可用作增溶剂、分散剂、润湿剂及 O/W 型乳化剂(图 3-3)。与司盘的命名相对应，根据脂肪酸不同，有吐温(聚山梨酯)20、40、60、65、80、85 等多种。由于吐温的结构中增加了聚氧乙烯基团，使得其亲水性大大提高，HLB 值均在 8 以上。

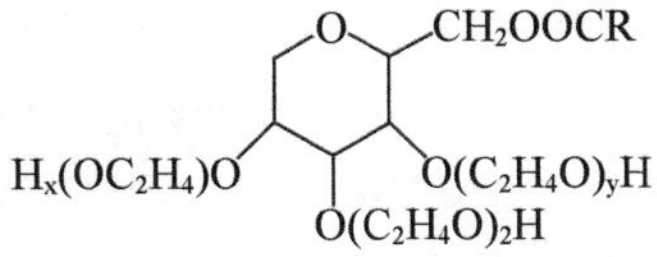

图 3-3 吐温分子结构式

(3)聚氧乙烯脂肪酸酯/醇醚：商品名为卖泽(Myrij)/苄泽(Brij)，两类都具有较高的 HLB 值，亲水性较强，可作为增溶剂及 O/W 型乳化剂使用。

(4)聚氧乙烯-聚氧丙烯共聚物：又称泊洛沙姆(Poloxamer)，商品名普朗尼克(Pluronic)，通式为 $HO(C_2H_4O)_a\text{-}(C_3H_6O)_b\text{-}(C_2H_4O)_aH$，相对分子量在 1000～1 4000。当聚氧乙烯-聚氧丙烯共聚物结构中的聚氧丙烯基团比例增加时，其亲水性增加。本品具有乳化、润湿、分散、起泡和消泡等作用，但增溶能力较弱。本品毒性低、刺激性小、不易过敏，可高压灭菌，常用于静脉注射用的脂肪乳剂中。Poloxamer188(Pluronic F68)是一种 O/W 型乳化剂，是目前可用于静脉乳剂的极少数乳化剂之一。

(5)其他：非离子型表面活性剂除以上品种外，尚有脂肪酸的蔗糖醚、蔗糖酯、烷基酚基聚醚醇类等。

三、微粒分散体系

(一)微粒分散体系的定义与分类

分散体系(disperse system)是一种或几种物质高度分散在某种介质中所形成的体系。连续的介质称为分散介质(disperse medium)，被分散的物质称为分散相(disperse phase)。将微粒直径在 10^{-9}～10^{-4}m 范围的分散相统称为微粒，由微粒构成的分散体系则统称为微粒分散体系。分散体系按分散相粒子的直径大小分为真溶液：＜1nm，胶体分散体系：1～100nm，粗分散体系：＞100nm，微粒分散体系：1nm～100μm。

(二)微粒分散体系的主要性质与特点

微粒分散体系的性质包括其热力学性质、动力学性质、光学性质和电学性质等。这里主要介绍与其粒径大小和物理稳定性有关的基本性质。

1. *微粒大小* 微粒大小是微粒分散体系的重要参数，对其体内外的性能有十分重要的影响。微粒大小完全均一的体系称为单分散体系；微粒大小不均一的体系称为多分散体系。微粒大小的测定方法有光学显微镜法、电子显微镜法、激光散射法、库尔特计数法、Stokes 沉降法、吸附法等。

2. *微粒大小与体内分布* 不同大小的微粒分散体系在体内具有不同的分布特征。小于 50nm 的微粒能够穿透肝内皮，通过毛细血管末梢或淋巴传递而进入骨髓组织。静脉或腹腔注射 0.1～3.0μm 的微粒分散体系，则能很快被网状内皮系统(RES)的巨嗜细胞吞噬。最终，多数药物微粒将浓集于巨噬细胞丰富的肝和脾等组织，而血液中的微粒则逐渐被清除。若注射＞50μm的微粒至肠系膜动脉、门静脉、肝动脉或肾动脉，则微粒可分别被截留在肠、肝、肾等相应组织。

3. *微粒的动力学性质和热力学性质*　布朗运动是微粒扩散的微观基础，而扩散现象又是布朗运动的宏观表现。正是由于布朗运动，使得很小的微粒具有了动力学的稳定性。微粒分散体系是典型的多相分散体系，存在大量的相界面。随着微粒粒径的变小，表面积不断增加，表面张力降低。分散系中普遍存在微粒的絮凝、聚结、沉降等物理稳定性问题，属于热力学与动力学不稳定体系。

当微粒的半径＞1μm后，在分散介质中受重力场作用而匀速运动，此时应按Stoke′s定律，其沉降或上浮的速度u以下式表示：

$$u=\frac{2a^2(\rho-\rho_0)g}{9\eta} \tag{3-5}$$

式中，a为微粒的半径；g为重力加速度；η为分散介质的黏度；ρ和ρ_0为微粒和分散介质的密度。由Stoke′s定律可知，沉降速度u与微粒半径a的平方成正比；所以，减小粒径是防止微粒沉降的最有效的方法。同时，沉降速度u与η成反比；所以，增加分散介质的黏度，也可降低微粒的沉降速度。

4. *微粒的光学性质*　当微粒的半径大小适当时，对光的散射现象十分明显。当一束光线在暗室内通过微粒分散体系时，可在其侧面观察到明显的乳光，称为丁达尔现象(Tyndall)。丁达尔现象是微粒散射光的宏观表现，同时也是判断纳米体系的一个简单的方法。同样条件下，粗分散体系由于以反射光为主，不能观察到丁达尔现象；而低分子的真溶液则是以透射光为主，同样也观察不到。可见，微粒大小不同，光学性质差异较大。

5. *微粒的电学性质*　微粒的表面可因电离、吸附或摩擦等而带上电荷。如果将两个电极插入微粒分散体系的溶液中，再通以电流，则分散于溶液中的微粒可向阴极或阳极移动，这种在电场作用下微粒的定向移动就是电泳(electrophoresis)。微粒在电场作用下移动的速度与其粒径大小成反比，其他条件相同时，微粒越小，移动越快。

(三)微粒分散体系在药剂学中的应用

在药剂学中，微粒分散体系已被发展成为微粒给药系统。属于粗分散体系的微粒给药系统主要包括微球、微囊、乳剂、混悬剂等，其粒径在500nm～100μm范围内；属于胶体分散体系的微粒给药系统主要包括纳米微乳、脂质体、纳米粒、纳米囊、纳米胶束等，其粒径一般都＜1000nm。上述两者的粒径范围有一定交叉。微粒分散制剂可供静脉、动脉注射，亦可用于口服、皮下注射或植入，还可供肌内注射、关节腔内注射、眼内及鼻腔用药等。

微粒分散体系在药剂学中具有重要的意义，如可以提高药物在分散介质中的溶解度和分散性；提高制剂稳定性及口服生物利用度；通过粒径和处方的设计，构建药物靶向载体，控制药物进入特定的靶器官或靶细胞；延长药物在体内的作用时间，减少剂量，降低毒副作用等。在恶性肿瘤化疗中，可将较大微粒的分散体系用于动脉栓塞，治疗肝癌、肾癌等(40～200μm)。含药的微粒一方面使肿瘤部位血管闭锁，切断对肿瘤的营养；另一方面，也使肿瘤细胞内的药物浓度较高且持久，而在体循环中的药物浓度相对较低，因而极大提高疗效，降低化疗药物的毒副作用。脂质体静脉注射后，可优先被富含网状内皮系统的组织，如肝、脾等摄取。利用脂质体这一被动靶向性的特点，可将用于杀灭某特定生长周期且主要在网状内皮系统繁殖的寄生虫的药物、及主要作用于网状内皮系统白细胞的免疫调节药制备成脂质体，可极大改善药物的疗效、降低毒副作用。

微粒分散体系因具有诸多的优良性能，故在缓控释、靶向制剂等方面发挥着重要的作用。纳米药物载体的应用，为现代给药系统的研究提供了新途径，同时也对微粒分散体系的发展提出了更高、更新的要求。纳米药物载体的研究方向是开发智能化的给药系统：研究并制备可与药物特异性结合的纳米级载体，该载体需具有自动靶向和定量、定时释药的特点，以改善并提高疾病的诊断和治疗效果。随着纳米生物技术的发展，药剂工作者在未来将制备出更为理想且具有智能效果的纳米药物载体，围绕着微粒给药体系的研究和应用，必将有一个非常广阔的前景。

四、药物制剂的稳定性

(一)研究药物制剂稳定性的意义

药物制剂的基本要求是安全、有效、稳定。药物制剂的稳定性(stability)包括化学稳定性(如药物氧化、水解、异构化、聚合、脱羧等)、物理稳定性(如乳剂的乳析、破裂，混悬粒子的沉降、凝固、结块等)、生物活性稳定性(如微生物污染生长，引起药剂的霉败、分解、变质等)以及疗效稳定性和毒性稳定性等。药物制剂的稳定性研究主要指药物在体外的稳定性。研究药物制剂稳定性的任务，就是探讨影响药物制剂稳定性的因素与提高制剂稳定性的措施，同时研究药物制剂稳定性的试验方法，制定药物产品的有效期，保证药物产品的质量，为新产品提供稳定性依据。

药物若分解变质，不仅疗效降低，有些药物甚至可产生毒副作用，故药物制剂稳定性对保证制剂的安全有效是非常重要的。药物产品在不断更新，一个新的产品，从原料合成、剂型设计到制剂研制，药物制剂的稳定性研究是其中最基本的内容。我国已有规定，新药申请必须呈报有关药物制剂稳定性的资料。因此，为了合理地进行剂型设计，提高制剂质量，保证药品疗效与安全，提高经济效益，必须重视药物制剂稳定性的研究。

(二)化学动力学简介

化学动力学是研究化学反应速度和反应机制的科学。自从20世纪50年代初期，Higuchi等用化学动力学的原理来评价药物的稳定性以来，化学动力学作为药物稳定性的预测理论即已得到了广泛应用。

研究药物降解的速率，首先需要解决的问题是浓度对反应速度(reaction rate)的影响。反应速度常用单位时间内、单位体积中反应物浓度的减少或生成物浓度的增加来表示：

$$-dC/dt \tag{3-6}$$

C 为 t 时间反应物的浓度，负号表示反应物的浓度逐渐减少。

根据质量作用定律，反应速度与反应物浓度之间有下列关系：

$$-dC/dt=KC^n \tag{3-7}$$

式中 K 为反应速度常数，是指各反应物为单位浓度时的反应速度，其大小与反应温度有关。K值越大，表示反应物的活跃程度越大，药物制剂越不稳定。n为反应级数，表示反应速度随反应物浓度的变化而改变的方式。n=0为零级反应(zero-order reaction)，n=1为一级反应(first-order reaction)，n=2为二级反应(second-order reaction)，以此类推。

零级反应速度与反应物浓度无关，但可受其他因素如反应物的溶解度或某些光化反应中光强度、光照时间等因素影响。一级反应速率与反应物浓度的一次方成正比。如果反应速率与两种反应物浓度的乘积成正比，则称为二级反应(图3-4)。若其中一种反应物的浓度大大超过另一种反应物，或

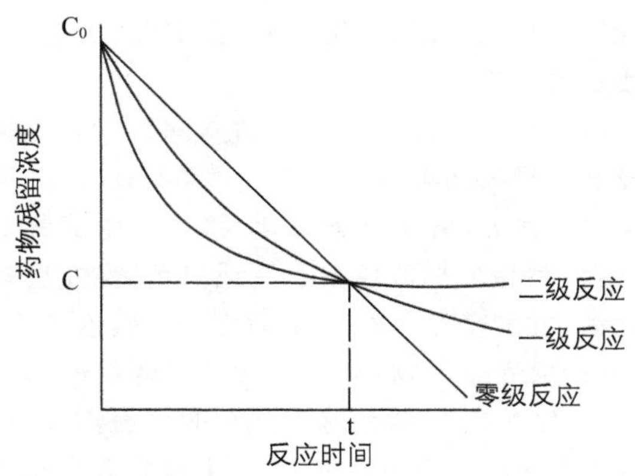

图3-4 反应物浓度与时间的关系

保持其中一种反应物浓度恒定不变的情况下，则此反应表现出一级反应的特征，故称为伪一级反应(pseudo first-order reaction)。例如，在酸或碱的催化下，酯的水解可用伪一级反应处理。绝大多数药物的降解过程可以用零级、一级和伪一级反应来处理。药物的有效期(shelf life)，常用药物降解10%所需的时间，即 $t_{0.9}$ 来表示。

(三)制剂中药物的降解途径

药物的降解途径主要有氧化、水解、脱羧、异构化、聚合等，最常见的是氧化和水解。

1. 水解　水解为药物的主要降解途径，酯类(包括内酯)和酰胺类(包括内酰胺)药物均易水解。与酯类药物比较，酰胺类药物稍稳定。

(1)酯类药物：含有酯键的药物在水溶液中或吸收水分后很易发生水解，生成相应的醇和酸，盐酸普鲁卡因、乙酰水杨酸的水解即是此类药物水解反应的代表。酯类药物水解后可产生酸性物质，使溶液的pH下降。当某些酯类药物灭菌后pH下降时，即提示我们药物可能发生了水解反应。与酯类药物相同，内酯在碱性条件下很易水解开环，如毛果芸香碱、华法林钠均有内酯结构，易发生水解反应。

(2)酰胺类药物：酰胺类药物易水解生成相应的胺与酸(有内酰胺结构的药物，水解后易开环、失效)，这类药物主要有氯霉素、青霉素类、头孢菌素和巴比妥类等。

2. 氧化　氧化也是导致药物变质最常见的反应。药物在催化剂、热或光等因素的影响下，易与氧形成游离基，然后产生游离基的链反应。所以，对于易氧化的药物，要特别注意光、氧和金属离子等对其的影响。氧化作用与药物的化学结构有关，

酚类、烯醇类、芳胺类、吡唑酮类和噻嗪类药物较易氧化。药物氧化后，可发生变色、沉淀、失效，甚至产生有毒物质。

(1)酚类药物：肾上腺素、左旋多巴、吗啡、去水吗啡和水杨酸钠等药物分子中都具有酚羟基，极易被氧化。例如，肾上腺素氧化后，可先生成肾上腺素红，最后变成棕红色聚合物或黑色素；左旋多巴氧化后，可生成有色物质，最后产物为黑色素。

(2)烯醇类药物：分子中含有烯醇基的药物极易氧化，维生素C即是这类药物的代表，其氧化过程较为复杂。在有氧条件下，维生素C先氧化成去氢抗坏血酸，然后经水解成为2,3-二酮古罗糖酸，此化合物进一步氧化为草酸与L-丁糖酸。pH为5.4时，维生素C最稳定；无铜离子时，pH在9以上时，可发生明显的氧化反应，铁和铝离子对维生素C的氧化反应具有催化作用。

(3)其他：芳胺类(如磺胺嘧啶钠)，吡唑酮类(如氨基比林、安乃近)和噻嗪类(如盐酸氯丙嗪、盐酸异丙嗪)等药物也易发生氧化降解反应。

3. 异构化　异构化一般分光学异构(optical isomerization)和几何异构(geometric isomerization)两种。光学异构化又分为外消旋化和差向异构化。药物发生异构化后，通常其生理活性降低甚至活性消失。例如，左旋肾上腺素具有生理活性，其水溶液在pH＜4时的外消旋化速度较快，生理活性可降低50%；在碱性条件下，毛果芸香碱可发生差向异构化并生成活性较低的异毛果云香碱；维生素A的活性形式是全反式，可发生几何异构化，当全反式维生素A在2、6位形成顺式异构化时，此种异构体的维生素A活性比全反式低。

4. 脱羧　在光、热和水分等因素存在的条件下，对氨基水杨酸钠极易发生脱羧现象而生成间硝基酚，并可进一步氧化变色。

5. 聚合　聚合(polymerization)是指两个或多个药物分子结合在一起而形成复杂分子的过程。浓度较高的氨苄西林水溶液在储存过程中可发生聚合反应，形成二聚物。

(四)影响药物制剂稳定性的因素与稳定化措施

药物制剂的处方组成比较复杂，除主药外，溶液的pH、溶剂、离子强度、附加剂等处方因素均可影响主药的稳定性。环境因素中，温度对各种降解途径均有影响，而光线、空气、金属离子主要影响氧化反应，湿度、水分主要影响固体制剂。此外，包装材料对药物制剂稳定性的影响也是需要考虑的问题。

1. 处方因素

(1)酸-碱催化：许多药物的水解或氧化反应均受pH的影响，被H^+和OH^-催化的反应，其速度在很大程度上随pH而改变。在pH较低时，主要受H^+催化；在pH较高时，主要受OH^-催化；在pH近中性时，受H^+、OH^-共同催化，称为特殊酸-碱催化(specific acid-base catalysis)。有些药物的水解反应还受缓冲盐的影响，称广义酸-碱催化(general acid-base catalysis)，如磷酸盐对青霉素G钾盐，醋酸盐、枸橼酸盐、磷酸盐对氯霉素的催化等。确定某药物是否被所用的缓冲液催化，可在保持离子强度不变的条件下，改变缓冲盐的浓度，然后观察药物分解速度是否随缓冲盐的浓度增加而增大。为减少pH和缓冲液的催化作用，应将溶液的酸碱性控制在最稳定的pH值或者调节成偏酸性，缓冲盐应保持在最低的浓度或选用无催化作用的缓冲体系。

(2)离子强度：在制剂处方中，为了调节pH、维持等渗、抗氧化等，常需在溶液中加入电解质。电解质可产生离子强度，进而影响药物的降解速度。当药物带正电荷并受H^+催化或药物带负电荷并受OH^-催化时，可因盐的加入，引起离子强度的增加，造成降解反应速度的加快；如果药物是中性分子，则离子强度的改变对药物降解的速度无较大影响。制剂制备过程中，控制溶液的离子强度，尽量避免加入外来离子，采用与主药具有相同酸根离子的酸或能产生水的碱，可提高制剂的稳定性。

(3)溶剂：溶剂的极性和介电常数均能影响药物的降解反应，尤其对药物的水解反应影响更大。离子与离子间的引力与溶剂的介电常数有关，介电常数越大，离子间的引力越弱，对反应速度影响越大。当以介电常数较低的溶剂全部或部分代替水时，可提高易水解药物的稳定性。例如，使用丙二醇、乙醇、甘油等可延缓酰胺类药物的水解；巴比妥类药物的水溶液中加入低介电常数的溶剂时，可使巴比妥类药物的水解速度减慢。

(4)表面活性剂：溶液中加入表面活性剂可影响药物稳定性。多数情况下，一些易水解的药物加入表面活性剂可使稳定性提高，药物被增溶在胶束内部，形成了所谓的“屏障”。但表面活性剂的加入，有时也可使某些药物的分解速度加快，如吐温80(聚山梨酯80)可使维生素D的稳定性下降。因此，在不确定表面活性剂影响的情况下，应通过实验选用合适的表面活性剂。

(5)其他附加剂:一些半固体剂型的药物制剂，如软膏、霜剂，其稳定性与制剂处方的基质有关，如以聚乙二醇为基质会促进氢化可的松软膏中药物的降解。一些片剂的润滑剂对主药的稳定性也有一定影响，如硬脂酸镁可加速乙酰水杨酸的降解。因此，进行处方研究时，应充分考虑附加剂对主药的影响，通过大量科学实验进行筛选、确定。

2. 环境因素

(1)温度:根据 Van't Hoff 规则，温度每升高10℃，反应速度增加2～4倍。温度越高，药物的降解速度越快。例如，青霉素水溶液的水解，在4℃储存时，7d后损失效价16%;而在24℃贮存时，7d后损失效价则高达78%。对于易水解或易氧化的药物，要特别注意控制工艺的温度。尤其是对注射液、一些抗生素和生物制品等，要根据其药物性质，合理地设计处方;生产中采取特殊工艺，如无菌操作、冷冻干燥、低温储存等，在保证充分灭菌的前提下，适当减低灭菌的温度或缩短时间，避免不必要的长时间高温，以防止药物过快的水解或氧化。

(2)光线:光是一种辐射能，波长较短的紫外线更易激发药物的氧化反应，加速药物的降解。药物的光解主要与药物的化学结构有关，酚类药物如肾上腺素、吗啡、苯酚、可待因和水杨酸等，以及分子中有双键的药物如维生素A、维生素D、维生素B_1、维生素B_2、维生素B_{12}、维生素K_1、维生素K_4、叶酸、利血平、硝苯地平和尼群地平等都对光线很敏感。光解反应较热反应更为复杂，光的强度、波长，灌装容器的组成、种类、形状、离光线的距离等，均可对光解反应的速度产生影响。对于易发生光解反应而氧化变质的药物，在生产过程和储存过程中，应尽量避免光线的照射，必要时需使用有色遮光容器保存。

(3)金属离子:原辅料中的微量金属离子可对自动氧化反应产生显著的催化作用，如0.0002mol/L的铜离子即能使维生素C的氧化速度增加1万倍。金属离子主要来源于原辅料、溶剂、容器及操作工具等。为了避免金属离子的影响，除应选择纯度较高的原辅料并尽量不使用金属器具外，还需在药液中加入金属离子络合剂，如依地酸盐、枸橼酸、酒石酸等。上述金属络合剂可与溶液中的金属离子生成稳定的水溶性络合物，进而避免金属离子的催化作用。

(4)空气:空气中的氧是引起药物制剂氧化的重要因素，大多数药物的氧化是自动氧化反应。对于易氧化的药物，除去氧气是防止氧化的最根本措施。通入惰性气体(如氮气和二氧化碳等)，可除去容器空间和药液中的绝大部分氧。另一重要的抗氧化措施是加入抗氧剂(antioxidants)，常用的水溶性抗氧剂有焦亚硫酸钠和亚硫酸钠，油溶性抗氧剂有叔丁基对羟基茴香醚(BHA)、二丁甲苯酚(BHT)、生育酚等。酒石酸、枸橼酸和磷酸等可显著增强抗氧剂的效果，被称为协同剂(synergists)。使用抗氧剂时，还应考察抗氧剂是否与主药发生相互作用。

(5)湿度与水分:空气中的湿度与原辅料的含水量主要影响固体制剂稳定性，如阿司匹林、青霉素G、氨苄西林、对氨基水杨酸钠和硫酸亚铁等的固体制剂。只要有微量水分存在时，就能加速上述药物的分解。因此，制剂制备时应严格控制环境的湿度，降低原辅料的含水量(一般在1%以下)并采用合适的包装材料。

(6)包装材料:药物制剂最常用的容器材料是玻璃、金属、塑料和橡胶等。不适合的包装，可使稳定性好的制剂失效，包装材料的恰当与否、质量好坏对药物受外界环境因素的影响及药物自身的稳定都有直接关系。故在给产品选择包装材料时，必须以实验结果和实践经验为依据，经过“装样试验”，确定合适的包装材料。

(五)药物制剂稳定性试验方法

1. 稳定性试验的目的　考察原料药或药物制剂在温度、湿度和光线等因素的影响下随时间变化的规律，为药品的生产、包装、储存、运输条件提供科学依据，同时通过试验确定药品的有效期。

2. 稳定性试验内容及方法

(1)影响因素试验(强化试验，stress testing):该试验是在相比加速试验更为剧烈的条件下进行的试验。①高温试验:供试品开口置适宜的洁净容器中，60℃温度下放置10d，分别于第5、10d取样，按稳定性试验的重点考察项目进行检测(表3-3)。同时，还需准确称量试验前后供试品的重量，以考察供试品风化失重的情况。若供试品的特性发生明显变化(如含量下降5%)，则需在40℃条件下同法进行试验。②高湿度试验:供试品开口置恒湿密闭容器中，在25℃于相对湿度90% ±5%条件下放置10d，于第5、10天取样，按稳定性重点考察项目要求检测(表3-3)，同时准确称量试验前后供试品的重量，以考察供试品的吸湿潮解性能。若吸湿增重5%以上，则在相对湿度75% ±5%条件下，同法进行试验。③强光照射试验：供试品开口置光照仪器内，于照度为4500k±500k的条件下放置10d，于第5、10天取样，按稳定性试验的重点考察项目进行检测（表3-3），特别要注意供试品的外观变化。

（2）加速试验（accelerated testing）：加速试验在超常条件下进行，其目的旨在通过加速药物的化学或物理变化，为药品审评、包装、运输及储存提供必要的资料。原料药和制剂均需进行此项试验。加速试验中的供试品要求3批，按市售包装，在温度（40±2℃），相对湿度75%±5%的条件下放置6个月。加速试验期间，每月取样1次，按稳定性试验的重点考察项目检测（表3-3），如6个月内供试品经检测不符合制订的质量标准，则应在中间条件下，即在温度30℃±2℃、相对湿度60%±5%的情况下进行加速试验，时间仍为6个月。

（3）长期试验（long-term testing）：长期试验是在接近药品的实际储存条件下进行的，其目的是为制订药物的有效期提供依据。原料药与制剂均需进行长期试验。长期试验中的供试品为3批，按市售包装，在温度（25±2）℃、相对湿度60%±10%的条件下放置12个月。每3个月取样1次，分别于0、3、6、9、12个月，按稳定性重点考察项目检测（表3-3）。12个月以后，仍需继续考察，分别于18、24、36个月取样进行检测，将结果与0月比较以确定药品的有效期。

表3-3　中国药典2010年版规定的稳定性重点考察项目

剂型	稳定性重点考察项目	剂型	稳定性重点考察项目
原料药	性状、熔点、含量、有关物质、吸湿性以及根据品种性质选定的考察项目	口服混悬剂	性状、含量、沉降体积比、有关物质、再分散性
片剂	性状、含量、有关物质、崩解时限或溶出度或释放度	散剂	性状、含量、粒度、有关物质、外观均匀度
胶囊剂	性状、含量、有关物质、崩解时限或溶出度或释放度、水分，软胶囊要检查内容物有误沉淀	气雾剂	泄漏率、每瓶主要含量、有关物质、每瓶总揿次、每揿主药含量、雾滴分布
注射剂	性状、含量、pH、可见异物、有关物质，应考察无菌	粉雾剂	排空率、每瓶总吸次、每吸主药含量、有关物质、雾粒分布
栓剂	性状、含量、融变时限、有关物质	喷雾剂	每瓶总吸次、每吸喷量、每吸主药含量、有关物质、雾滴分布
软膏剂	性状、均匀性、含量、粒度、有关物质	颗粒剂	性状、含量、粒度、有关物质、溶化性或溶出度或释放度
乳膏剂	性状、均匀性、含量、粒度、有关物质、分层现象	贴剂（透皮贴剂）	性状、含量、有关物质、释放度、黏附力
糊剂	性状、均匀性、含量、粒度、有关物质	冲洗剂、洗剂、灌肠剂	性状、含量、有关物质、分层现象（乳状型）、分散型（混悬型），冲洗剂应考察无菌
凝胶剂	性状、均匀性、含量、有关物质、粒度、乳胶剂应检查分层现象	搽剂、涂剂、涂膜剂	性状、含量、有关物质、分层现象（乳状型）、分散型（混悬型），涂膜剂应考察成膜性
眼用制剂	如为溶液，应考察性状、澄明度、含量、pH、有关物质；如为混悬液，应考察粒度、再分散性；洗眼剂还应考察无菌度；眼丸剂应考察粒度与无菌度	耳用制剂	性状、含量、有关物质，耳用散剂、喷雾剂与半固体制剂分别按相关剂型要求检查
丸剂	性状、含量、有关物质、溶散时限	鼻用制剂	性状、pH、含量、有关物质、鼻用散剂、喷雾剂与半固体制剂分别按相关剂型要求检查
糖浆剂	性状、含量、澄清度、相对密度、有关物质、pH		

（续 表）

剂型	稳定性重点考察项目	剂型	稳定性重点考察项目
口服溶液剂	性状、含量、澄清度、有关物质		
口服乳剂	性状、含量、分层现象、有关物质		

注：有关物质（含降解产物及其他变化所生成的产物）应说明其生成产物的数目及量的变化，如有可能应说明有关物质中何者为原料中的中间体，何者为降解产物，稳定性试验重点考察降解产物

五、粉体学基础

（一）粉体学的概念

粉体（powder）是无数个固体粒子集合体的总称。粉体学（micromeritics）是研究粉体的表面性质、力学性质、电学性质及其应用的科学。通常所说的"粉"、"粒"都属于粉体的范畴，将粒径<100μm的粒子叫"粉"，粒径>100μm的粒子叫"粒"。

（二）粉体的性质

通常物态有三种，即固体、液体和气体，液体与气体具有流动性，而固体无流动性。将较大粒径的固体粉碎成粒子群后，该粒子群则具有与液体类似的流动性、与气体类似的压缩性和与固体相似的抗变形能力。因此，人们也常把"粉体"视为第四种物态处理。由于在散剂、颗粒剂、片剂和胶囊剂等固体制剂的生产中需要对原辅料进行粉碎、混合等处理，以改善粉体的性质，使之满足工艺操作和制剂加工的要求，所以粉体的性质在固体制剂中占有较为重要的地位。

1. 粉体的粒子大小与粒度分布及其测定方法

（1）粉体的粒子大小与粒度分布：粉体的粒子大小（particle size）是粉体的基本性质，它对粉体的溶解性、可压性、密度和流动性等均有显著影响，进而影响药物的溶出与吸收等过程。采用一般方法处理过的粉体，多数情况是组成粉体的各个粒子的大小不同、各方向长度不同、形态不同且不规则，很难像球体、立方体等规则粒子以特征的长度表示其大小。因此，根据实际应用情况选择适当的测定方法，求算其相当径或有效径等。粉体粒径的几种表示方法有：定方向径（显微镜测定）、等价径（粒子的外接圆的直径）、体积等价径（库尔特计数法测定）、有效径（又称Stocks径，根据沉降公式计算所得）和筛分径（筛分法测得）等。

粉体的大小不可能均匀一致，而是存在着粒度分布（particle size distribution）的问题，分布不均会导致制剂的分剂量不准、可压性差异以及粒子密度不同等问题。粉体的粒径分布，常用频率分布来表示，即各个平均粒径相对应的粒子占全体粒子群中的百分比（图3-5）。

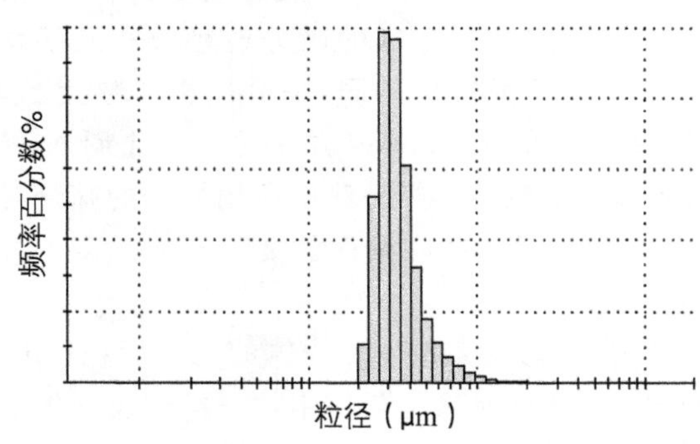

图3-5 用频率分布表示的粒径分布示意图

（2）粒径测定方法

①光学显微镜法（microscopic method）：该法是使用最早、应用最广泛的粒径测定方法之一，测定的粒径范围为0.5～100μm，但通常用于测定粒径>45μm的粒。一般需测定200～500个粒子，才具有统计学意义。

②库尔特计数法（coulter counter method）：该法的原理是利用电阻与粒子的体积成正比的关系，将电信号换算成粒径，以测定粒径及其分布情况。本法测得的粒径为等体积球的相当径，可求得以个数为基准的粒度分布或以体积为基准的粒度分布。本法可用于混悬剂、乳剂、脂质体和粉末药物等粒径的测定。

③沉降法（sedimentation method）：该法是液相中混悬的粒子在重力场中恒速沉降时，根据Stock′s方程求出粒径的方法。Stock′s方程适用于粒径<100μm粒子的测定。沉降法中，比较常用的为Andreasen吸管法。该法即设定一定的沉降高度，假设在此高度范围内粒子以等速沉降（求出粒子径），并在一定时间间隔内再用吸管取样，测定粒子的浓度或沉降量，最后求得粒度分布。该法测

得的粒度分布是以重量为基准的。

④比表面积法(specific surface area method)：比表面积法是利用粉体的比表面积随粒径的减少而迅速增加的原理，通过粉体层中比表面积的信息与粒径的关系，最后求得平均粒径的方法。比表面积可用吸附法和透过法测定。本法不能求得粒度分布，可测定的粒度范围为100μm以下。

⑤筛分法(sieving method)：筛分法是利用筛孔将粉体机械阻挡的分级方法。将筛子由粗到细按筛号顺序上下排列，将一定量粉体样品置于最上层中，振动一定时间后，称量各个筛号上的粉体重量，求得各筛号上的不同粒级的重量百分数，最后据此获得以重量为基准的筛分粒径分布及平均粒径。与光学显微镜法相同，筛分法也是使用最早、应用最广泛的粒径测定方法之一，常用于测定45μm以上的粒子。筛分法中所用筛子的筛号常用"目"表示，"目"系指在筛面的25.4mm长度上开有的孔数。

2. 粉体的比表面积　粉体的比表面积(specific surface area)是表征粉体中粒子粗细及固体吸附能力的一种量度，可用于计算无孔粒子和高度分散粉末的平均粒径。比表面积不仅对粉体性质，而且对制剂性质和药理性质都具有重要意义。

(1)比表面积的表示方法：粒子比表面积的表示方法根据计算基准不同，可分为体积比表面积(Sv)和重量比表面积(Sw)。

$$S_V = 6/d \quad (3\text{-}8)$$

$$S_W = 6/\rho d \quad (3\text{-}9)$$

式中，d—面积平均径，ρ—粉体的粒密度。体积比表面积(S_V)是单位体积粉体的表面积，单位为cm^2/cm^3；重量比表面积(S_W)是单位重量粉体的表面积，单位为cm^2/g。

(2)比表面积的测定方法：直接测定粉体的比表面积时，常用的方法有气体吸附法和气体透过法。

3. 粉体的孔隙率　孔隙率(porosity)是粉体中总孔隙所占有的比率。总空隙包括粉体内孔隙和粉体间空隙。孔隙率大小与粒子的形态、大小、排列等有关，孔隙率对散剂、胶囊剂的吸湿性，片剂的崩解度等均有很大影响。粉体的充填体积(V)为粉体的真体积(V_t)、粉体内孔隙体积($V_{内}$)与粉体间空隙体积($V_{间}$)之和。

$$V = V_t + V_{内} + V_{间} \quad (3\text{-}10)$$

孔隙率的测定方法有压汞法和气体吸附法等。常用的测定粉体孔隙率的方法是将粉体用液体或气体置换法测得的，粉体通过加热或减压法脱气后，将粉体浸入液体中，测定粉体排出液体的体积，从而求得孔隙率。

4. 粉体的密度　粉体的密度系指单位体积粉体的质量。由于粉体的颗粒内部和颗粒间存在空隙，粉体的体积具有不同含义。粉体的密度根据所指的体积不同分为真密度、颗粒密度和松密度三种。各种密度的定义如下。

(1)真密度(true density)：ρ_t是指粉体质量(W)除以不包括颗粒内外空隙的体积(真体积V_t)所求得的密度，即$\rho_t = W/V_t$；　(3-11)

(2)粒密度(granule density)：ρ_g　是指粉体质量除以包括开口细孔与封闭细孔在内的颗粒体积V_g所求得的密度，即$\rho_g = W/V_g$；　(3-12)

(3)松密度(bulk density)：ρ_b是指粉体质量除以该粉体所占容器的体积V求得的密度，亦称堆密度，即$\rho_b = W/V$。　(3-13)

5. 粉体的流动性　粉体的流动性(flowability)与粒子的形状、大小、表面状态、密度和空隙率等有关，是粉体的重要性质之一。粉体的流动性对散剂、颗粒剂、胶囊的分装和片剂的分剂量等均有较大影响。

(1)流动性的评价：粉体的流动形式很多，如重力流动、振动流动、压缩流动和流态化流动等，其对应的流动性的评价方法也有所不同。流动性的评价可用休止角、流出速度和压缩度衡量。

①休止角(angle of repose)：一定量的粉体堆层的自由斜面与水平面间形成的最大夹角，用θ表示(图3-6)。

$$\tan\theta = h/r \quad (3\text{-}14)$$

式中r为圆盘形堆集体的半径，h为堆集体的高度。θ越小，表明粉体的流动性越好。当$\theta \leq 40°$时，粉体的流动性可满足生产的需要；当$\theta > 40°$时，粉体的流动性差。例如，淀粉的θ大于45°，所以流动性差。粉体吸湿后，θ会增大；而细粉率高，θ也增大。

②流出速度(flow velocity)：流出速度是指将粉体加入漏斗中，测定粉体全部流出的时间。流出速度可用粉体流动性实验装置进行测定。

③压缩度(compressibility)：压缩度是粉体流动性的重要指标，其大小反映粉体的凝聚性和松软状态。当压缩度在20%以下时，粉体的流动性较好；压缩度增大时，粉体的流动性下降。

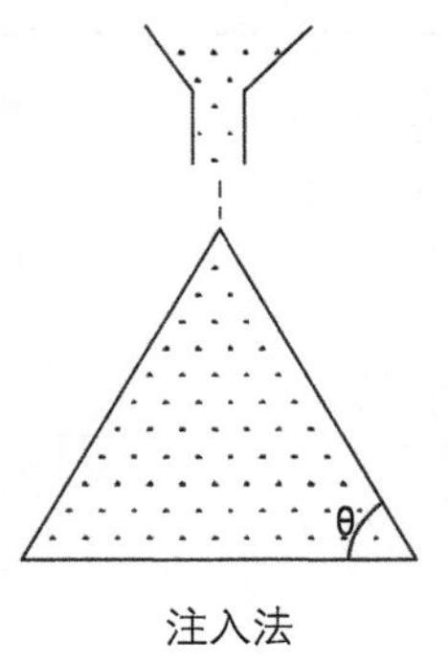

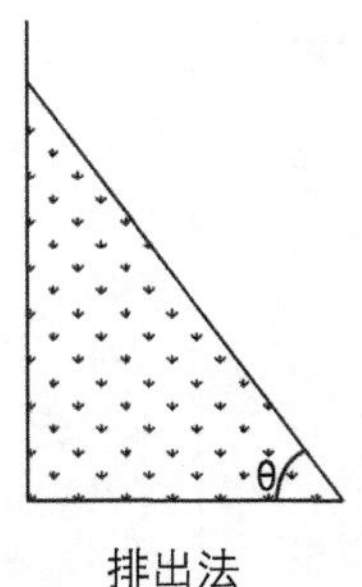

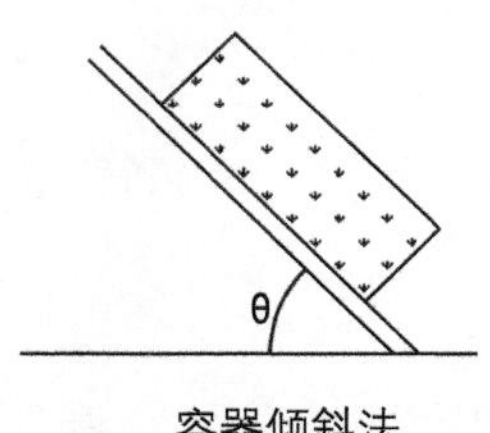

图 3-6 休止角的测定方法

(2)改善粉体流动性的措施：粒子间的黏着力、摩擦力、范德华力和静电力等，均可阻碍粒子的自由流动，影响粉体的流动性。为了减弱这些力的作用，可采取以下措施。

①适当增大粒径：对于黏附性的粉末粒子，可通过制粒，减少粒子间的接触，降低粒子间的吸着力；

②改进粒子的表面及形状：球形粒子的表面光滑，可减少接触点数，减少粒子间的摩擦力。当粉体中加入粗粉或改进粒子形状，均可改善粉体的流动性；

③加入助流剂：在粉体中加入 0.5%～2%滑石粉和微粉硅胶等助流剂时，可极大改善粉体的流动性。其原因主要是微粉粒子可填平粉体粒子的粗糙面而形成光滑表面，减少阻力和静电力等。但若在粉体中加入过多的助流剂，则反而会增加阻力；

④适当干燥：由于粉体具有吸湿作用，其粒子表面吸附的水分可增加粒子间的黏着力。因此，对粉体进行适当干燥，有利于减弱粉体粒子间的作用力。

6. 粉体的吸湿性　吸湿性(moisture absorption)是指固体表面吸附水分的现象。将药物粉末置于湿度较大的空气中时，易发生不同程度的吸湿现象，致使粉末的流动性下降、固结、润湿和液化等，甚至加速化学反应而降低药物的稳定性。因此，制定合适的防湿对策是药物制剂中的一个重要课题。

(1)水溶性药物的吸湿性特点：水溶性药物在相对湿度较低的环境时，几乎不吸湿；而当相对湿度增大到一定值时，水溶性药物的吸湿量可急剧增加。一般情况下，把吸湿量开始急剧增加时的相对湿度称为临界相对湿度(critical relative humidity，CRH)。CRH 是水溶性药物固定的特征参数(表 3-4)，CRH 越小，越易吸水；反之，则不易吸水。在药物制剂的处方中，多数为两种或两种以上的药物或辅料的混合物。与其他混合物比较，水溶性药物的混合物吸湿性更强。根据 Elder 假说，水溶性药物混合物的 CRH 约等于各成分 CRH 的乘积，而与各成分的量无关。

(2)非水溶性药物的吸湿性特点：非水溶性药物的吸湿性随着相对湿度的变化而缓慢变化，无临界点，无特定 CRH。当非水溶性药物的混合物各组分间无相互作用时，其吸湿量具有加和性。

(三)粉体学在药剂学中的应用

粉体学是药剂学的基础理论，可为固体制剂的处方设计、生产过程控制、质量拉制和包装等提供重要的理论依据和试验方法。药物颗粒的大小可影响固体制剂的外观质量、色泽、味道、含量均匀度、稳定性和生物利用度等。一些重要的单元操作，如粉碎、分级、混合、制粒、干燥、压片、包装、输送和储存等，都涉及粉体学的相关理论。另外，药用辅料的粉体学性质对制剂工艺和制剂质量均有重要影响，例如，在控释制剂辅料的粒度分布、密度及弹塑性可影响制片的孔隙率和孔径分布，进而影响不溶性骨架控释片的药物释放。在制剂过程中，通过研究辅料的粉体学性质及其与制剂间的关系，可以寻找到更适宜的辅料，优化药物处方。粉末气雾剂和混悬剂中粒子的大小均可改变药物的沉降速度，影响制剂的稳定性，干扰药物的吸收。综上所述，粉体学是药剂学理论的重要组成部分之一，对药物制剂的设计、生产、包装和使用等均具有重要的指导意义。

表 3-4　某些水溶性药物的 CRH(37℃)

药物名称	CRH 值(%)	药物名称	CRH 值(%)
果糖	53.5	氯化钾	82.3
溴化钠(二分子结晶水)	53.7	枸橼酸钠	84
盐酸毛果芸香碱	59	蔗糖	84.5
重酒石酸胆碱	63	米格来宁	86
硫代硫酸钠	65	咖啡因	86.3
尿素	69	硫酸镁	86.6
枸橼酸	70	安乃近	87
安钠咖(苯甲酸钠咖啡因)	71	苯甲酸钠	88
抗坏血酸钠	71	对氨基水杨梅酸	88
酒石酸	74	盐酸硫胺	88
六甲溴铵(溴化六烃季铵)	75	氨茶碱	92
氯化钠	75.1	烟酸胺	92.8
盐酸苯海拉明	77	葡醛内酯	95
水杨酸钠	78	半乳糖	95.5
乌洛托品	78	抗坏血酸	96
葡萄糖	82	烟酸	99.5

六、流变学基础

(一)概述

流变学(rheology)是力学的一个分支学科,它主要研究物质在应力、应变、温度、湿度和辐射等条件下,与时间因素有关的变形和流动的规律。流变学研究的对象是流体的流动性质、半固体的黏弹性和固体的弹性形变等性质。

变形(deformation)是指对某一物体施加外力时,它的几何形状和尺寸发生变化的过程。固体在外应力作用下产生固体变形,当去除外应力时恢复原状的现象,称为弹性(elasticity)。黏性(viscosity)是指液体内部所存在并阻碍液体流动的摩擦力,也称内摩擦力。流动是液体的主要性质,流动的难易程度与物质本身的黏性相关,因此,流动也可视为一种非可逆变形过程。在药剂学中,流变学原理已在混悬剂、乳剂、软膏剂和栓剂等剂型中得到了广泛应用,并为这些剂型的开发研究和质量控制提供了重要的理论基础。

物体按流动和变形的特点一般分为牛顿流体(图 3-7)和非牛顿流体两类。水、甘油、真溶液和稀溶胶体系等属于牛顿流体;乳剂、混悬剂、软膏和糊剂等属于非牛顿流体。

(二)牛顿流体与非牛顿流体

牛顿流体(Newtonian fluid)是指在受力后极易变形,且切应力与变形速率成正比的低黏性流体。凡不同于牛顿流体的,都称为非牛顿流体(non-Newtonian fluid)。

牛顿内摩擦定律表达式:

$$S=\eta D \qquad (3\text{-}15)$$

式中:S 为所加的切应力;D 为剪切速率(流速梯度);η 为度量液体黏滞性大小的物理量,简称为黏度(viscosity),物理意义是产生单位剪切速率所需要的剪切应力。

从流体力学的角度看,凡是服从牛顿内摩擦定律的流体称为牛顿流体,否则称为非牛顿流体。所谓服从内摩擦定律,是指在温度不变的条件下,随着流速梯度的变化,η 值始终不变。对于牛顿流体来说,黏度仅与温度和压强有关,而与流体所受的力无关。水、乙醇等大多数纯液体、轻质油、低分子化合物溶液以及低速流动的气体等,均属于牛顿流体;高分子溶液、胶体溶液、乳剂、混悬剂、软膏以及固-液的不均匀体系的流动均不遵循牛顿定律,属于非牛顿流体。

非牛顿流体又分为塑性流体、假塑性流体、胀性流体和触变流体等(图 3-7)。

1. 塑性流体　塑性流体(plastic fluid)是指当切应力 S 小于某临界值 S_0 时,流体根本不流动,即剪切速率 $D=0$;当 $S>S_0$ 时,才产生牛顿流动。剪切速度 D 和切应力 S 呈直线关系。引起液体流动的最低切应力为屈服值 S_0。流动方程:

$$D=\frac{S-S_0}{\eta} \qquad (3\text{-}16)$$

η为塑性黏度，S_0为屈服值。在制剂中表现为塑性流动的剂型有浓度较高的乳剂、混悬剂、单糖浆和涂剂等。

2. 假塑性流体 绝大多数的高分子液体均属于假塑性流体(pseudoplastic fluid)。假塑性流体流动性的主要特征是该流体流动很慢时，剪切黏度为常数；而随剪切速率增大，黏度则反常地降低——即为切变稀化现象。

$$D=\frac{S^n}{\eta_a} \qquad (3-17)$$

η_a—表观黏度，随剪切速度的改变而改变；n—指数，n越大，非牛顿性越大，$n=1$时为牛顿流体。甲基纤维素、西黄蓍胶和海藻酸钠等链状高分子的1%水溶液，常表现为假塑性流动。

3. 胀性流体 胀性流体(dilatant fluid)的主要流动特征是S很低时，其流动行为近似于牛顿流体；当S超过某临界值后，剪切黏度随S增大而增大，呈剪切变稠效应，流体表观体积略有膨胀，故称胀性流体。胀性流体无屈服应力，一个无限小的剪切应力就能使其开始运动。如(3-17)式中($n<1$)的情况所示，n值越大，胀性特性越显著。某些含有大量固体微粒的高浓度混悬剂，如50%的淀粉混悬剂、糊剂、淀粉和滑石粉等，均表现为胀性流动。

4. 触变流体 触变流体(thixotropic fluid)是指在恒温和恒剪切速率作用下，切应力随时间递减的流体。触变流体在剪切作用下，可由黏稠状态变为流动性较大的状态；而剪切作用取消后，则需要滞后一段时间才可恢复到原来状态。广义上讲，假塑性流动和胀性流动也可以归类到触变性流动的范围。药剂学中的很多制剂均具有触变性，如普鲁卡因、青霉素注射液，液体或半固体制剂如糖浆和某些软膏等。

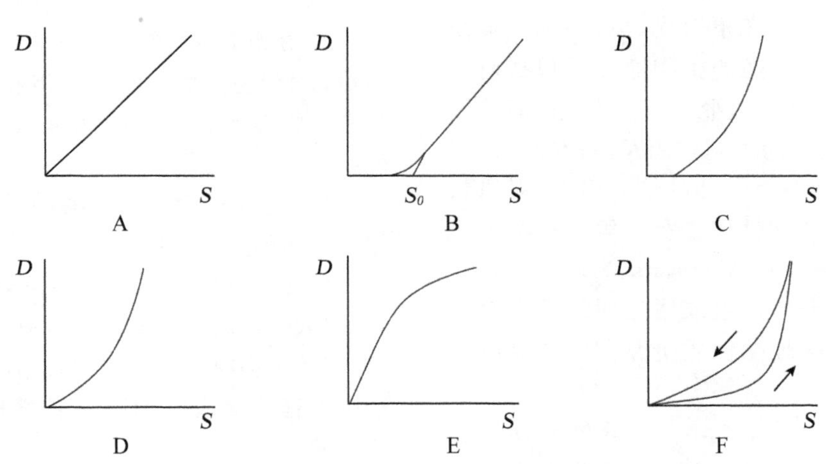

图3-7 各类型液体的流动曲线

A. 牛顿流体；B. 塑性流体(S_0：屈服值)；C. 假塑性流体；D. 准塑性流动；E. 胀性流动；F. 触变流动

(三)流变学在药剂学中的应用

流变学理论对乳剂、混悬剂和半固体制剂等剂型设计、处方组成以及制备、质量控制等研究均具有重要意义。

在混悬液中，流变学原理可用于讨论黏性对粒子沉降的影响，如混悬液经振荡后从容器中倒出时的流动性变化和混悬液应用于某投药部位时的伸(铺)展性等。良好的混悬剂应该是在贮藏过程中的切变速度很小，呈现较高的黏性；而在应用时，切变速度变大，显示较低的黏性。混悬剂在振摇、倒出及铺展时均能自由流动，是形成理想的混悬剂的最佳条件。

乳剂在制备和使用过程中经常会受到各种剪切力的影响，大部分乳剂表现为非牛顿流动。乳剂的流动性体现在铺展性、通过性和适应性等方面。掌握制剂处方对乳剂流动性的影响非常重要，据此可以改变乳剂的相体积比、粒度和黏度等。

半固体制剂的处方组成发生变化时，也可改变其流变性质。此外，外界因素(如温度等)也可对半固体制剂的流变性质产生影响。具有适宜的黏度，是半固体制剂的处方设计和制备工艺过程优化的关键。

七、药物制剂的设计

药物必须制成适宜的剂型才能用于临床。制剂设计的目的是根据药物的理化性质和临床的用药需要，选择合适的剂型和给药途径。其基本原则为保证药品的安全性、有效性、稳定性、可控性和顺应性。如果剂型选择不当，处方、工艺设计不合理，会对药品质量产生不良影响，甚至可影响药品的药效及安全性。因此，制剂研究在药物研发中占有十分重要的地位。药物制剂的设计主要包括处方设计前工作、给药途径和剂型的选择、处方和工艺研究及制剂评价等。

（一）药物制剂处方设计前工作

原料药的某些理化性质和生物学性质可对制剂质量及制剂生产造成影响。原料药的理化性质包括原料药的色泽、嗅味、pH 值、pK_a、粒度、晶型、熔点、水分、溶解度和油/水分配系数等，以及原料药在固态和(或)溶液状态下对光、热、湿和氧等条件的稳定性情况。原料药的生物学性质包括对生物膜的通透性，原料药的吸收、分布、代谢、消除等药物动力学性质，药物的毒副作用及治疗窗等。因此，建议根据剂型的特点及药品给药途径，对原料药的理化性质和生物学性质进行了解。药物的理化参数可通过 Chemical Abstracts、MEDLINE 和中国药学文摘等数据库检索或通过网络搜索引擎检索。原料药关键的理化性质研究主要涉及以下几个方面内容。

1. *溶解度和解离常数*(pK_a)　药物必须处于溶解状态才能被吸收。大多数药物均为有机弱酸和弱碱，在不同的 pH 环境中，其溶解度不同，存在的形式也不同(离子型或分子型)，其吸收也有较大差异。分子型的药物易吸收，而离子型的则不易吸收。了解药物的 pK_a 值，可指导研究人员根据已知的 pH 变化解决药物的溶解度问题或选用合适的盐，以提高制剂的稳定性。pK_a 可用滴定法测定(图 3-8)，溶解度一般测定平衡溶解度和 pH-溶解度曲线。

Handerson-Hasselbach 公式可以说明药物的解离状态，pK_a 和 pH 的关系：

对弱酸性药物 $pH=pK_a+\log\frac{[A^-]}{[HA]}$　(3-18)

对弱碱性药物 $pH=pK_a+\log\frac{[B]}{[BH^+]}$　(3-19)

根据以上两式，研究人员可根据不同 pH 值时对应的药物溶解度，进一步测定 pK_a 值；若已知[HA]或[B]和 pK_a，可预测任何 pH 条件下的药物溶解度(解离型和非解离型之和)；还可预测盐的溶解度及其与 pH 的关系，有助于为药物选择合适的盐。

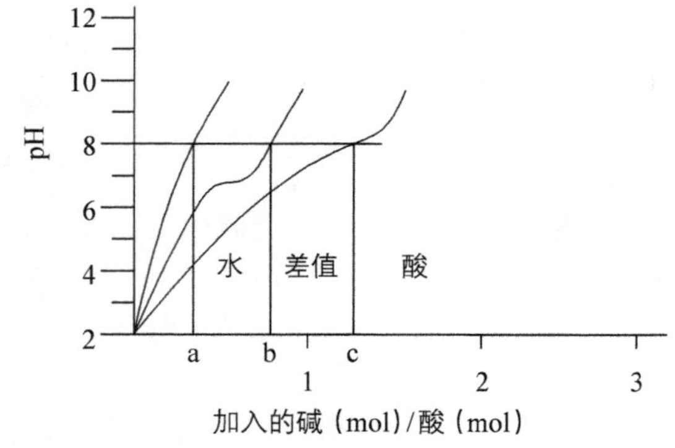

图 3-8　典型的滴定曲线图

2. *分配系数*　油/水分配系数(partition cefficient，P)代表药物分配在油相和水相中的比例，是分子亲脂性特征的度量，可表示分子是否容易透过生物膜。

P＝药物在油相中药物的质量浓度/药物在水相中药物的质量浓度

分配系数可用于预测同系列药物的体内吸收(不同酸的盐或不同碱的盐)；有助于药品从样品中(特别是生物样品血或尿中)的提取测定；在分配色谱法中有助于选择 HPLC 色谱柱、TLC 薄层板和流动相等。

最容易的分配系数测定方法是用 V_2(ml)体积的有机溶剂提取 V_1 体积(ml)药物的饱和水溶液，测得平衡时 V_2 的浓度为 C_2，水相中的剩余药量 M：

$$M = C_1V_1 - C_2V_2 \quad (3\text{-}20)$$

则分配系数可由下式求得：

$$P = C_2V_1/M \quad (3\text{-}21)$$

式中 V_1 为水溶液体积，C_1 为药物饱和水溶液的溶解度，V_2 为有机溶剂的体积，C_2 为平衡时药物在有机溶剂中的溶解度。

如果药物杂粮相中都是以单体存在，则分配系数为药物在两相中的溶解度之比，只要测定药物在两个溶剂中的溶解度即可求得分配系数。

3. *多晶型*　许多药物具有同质多晶型(polymorphism)现象，一个药物如果是同质多晶型，则其中仅有一种晶型为稳定型，其他都是亚稳定型和不稳定型。亚稳定型和不稳定性最终均可转变为稳定型，但这种转变所需时间差异较大，从几分钟至几十年不等。实际上，亚稳定型是药物存在的高能状态，该型溶解度大、溶解速度快，制剂制备常需要亚稳定型。如果某药物显示出了较好的药理学和生理学特征，则下一步的开发应主要集中在该晶型。当采用的研究方法不得当时，制剂制备时可引起晶型的转变，进而导致制剂稳定性差和生物利用度低等问题。因此，处方前工作要研究药物是否存在多晶型，具有多少种晶型，能否存在无定型，每种晶型的溶解度及稳定性如何等。研究晶型时，最常用的方法有熔点法、X射线衍射法、红外光谱法、差示热分析法和溶出速率法等。应根据化合物自身特点，选择适宜的具有专属性的检查方法。在制剂研究的整个过程中，药剂工作者都应充分考虑处方和工艺上的各种因素对晶型可能产生的影响，最大限度地减少低效、无效晶型的产生，保证药品的有效性和安全性。

4. 吸湿性　能从周围环境空气中吸收水分的药物即具有吸湿性(hygroscopicity)。吸湿性的大小，一般决定于周围空气中的相对湿度。室温时，绝大多数药物在相对湿度为30%～45%时，与空气相平衡的水分含量低，此条件下储存较稳定。多数药物最好置于相对湿度低于50%的环境储存，可在一定程度上降低湿度对药物的影响。考核药物的吸湿性时，可将药物置于已知相对湿度的环境中进行测定，以一定的时间间隔称重，测定其吸水量。对药物吸湿性的研究，可为选择稳定的处方设计和辅料提供科学依据。

5. 粉体学性质　药物的粉体学性质主要包括粒子的形状、大小、粒度分布、粉体的密度、附着性、流动性、润湿性和吸湿性等。该性质对药物制剂的处方设计工艺和产品质量产生较大影响，如流动性、含量均匀度、稳定性、颜色、味道、溶出度和吸收速度等都受药物粉体学性质的影响。关于粉体学的相关理论，详见第二节第五部分内容。

6. 生物利用度和体内药动学参数　生物利用度主要指制剂中药物吸收的速度和程度。药物制剂因素可影响药物的吸收，从而影响药效。所以，在新剂型和新制剂的设计过程中，都必须进行生物利用度和体内药动学研究，以保证用药的安全性和有效性。

7. 药物的稳定性　制剂处方前研究还涉及药物的稳定性研究，包括药物本身的稳定性、药物与辅料配伍的稳定性、处方因素与稳定性、环境因素与稳定性等。关于药物稳定性的相关理论，详见第二节第四部分内容。

(二)给药途径和剂型的选择

通过对原料药的理化性质及生物学性质的考察，根据临床治疗和应用的需要，选择适宜的剂型。

1. 根据疾病的种类和给药途径的特点选择　疾病类别多样，每种疾病又有轻重缓急的差异。有些疾病的治疗要求全身用药，有些疾病的治疗则要求局部用药而避免全身吸收；有些疾病的治疗要求快速吸收，而有些疾病的治疗则要求缓慢吸收。针对上述特点，设计不同的给药途径和相应的剂型和制剂。

口服给药方便、安全，但胃肠道环境和生理因素可对药物的稳定性和生物有效性产生影响；注射给药起效快，生物利用度高，但患者依从性差，且注射剂型受药物的稳定性和溶解性限制；皮肤或黏膜部位给药应用于眼、鼻腔、口腔、耳道、直肠、阴道等黏膜或腔道部位，药物可产生局部或全身治疗作用，满足治疗的特殊需要，但通常制剂容量小、药物剂量小。

用于出血、休克、中毒等急救治疗的药物，通常应选择注射剂型；心律失常抢救用药宜选择静脉推注的注射剂；控制哮喘急性发作，宜选择吸入剂；对于老年人、儿童及吞咽困难的患者，选择口服溶液、泡腾片或分散片等剂型有一定优点。

2. 根据药物的理化性质和生物学特性选择　药物的理化性质和生物学特性是剂型选择的重要依据。药物的性质在某些程度上限制了其剂型和给药途径的选择，尤以溶解度和稳定性最为重要。

对于易溶于水的药物，可制成各种固体剂型和液体剂型；对于难溶于水的药物，药物的溶解度低限制了其在肠道的吸收，可采取增溶措施促进药物的溶出，提高其生物利用度。例如，在液体制剂中加入增溶剂或助溶剂、采用混合溶剂、改变药物的结构(在结构中增加亲水基团)等；对于固体制剂，则可选择适当的制剂技术将其制成固体分散体，主药微粉化以及制成包合物、微囊脂质体、纳米制剂等。

对于在胃液中不稳定的药物，一般不宜开发为胃溶制剂。对于一些稳定性差宜在固态下贮藏的药物(如某些头孢类抗生素)，因其在溶液状态下易降解或产生聚合物而导致临床使用的安全性问题，则不适宜开发成注射液、输液等液体剂型。对于存在明显肝首关效应的药物，可考虑将其制成非口服给药途径的制剂。

(三)处方与工艺研究

根据处方前研究工作所掌握的药物理化性质、生物学性质及稳定性试验结果等情况，结合所选剂型的特点，确定适当的技术参数，选择适宜的辅料，至少设计3种以上的处方与工艺操作，进行小样试制，并对制剂进行相关评价。

1. 辅料的选择及相关研究　辅料是制剂中除主药外其他物料的总称，是药物制剂的重要组成部分。实际工作中，可根据剂型的特点及给药途径的需要选择辅料。选择辅料时，辅料不应与主药发生不良的相互作用，不影响制剂的含量测定及有关物质检查。生产药品所需的药用辅料，必须符合相关法规的药用要求。

在选定辅料前，可通过前期调研，了解辅料在上市药品中的给药途径及其合理的用量范围，辅料与辅料、辅料与药物间的相互作用情况，以避免处方设计时选择不适宜的辅料。对于缺乏相关研究数据的，可考虑进行相容性研究。对某些具有生理活性的辅料、超出常规用量且无文献支持的辅料、改变给药途径的辅料，需进行必要的安全性试验。

辅料理化性质(包括分子量及其分布、取代度、黏度、性状、粒度及其分布、流动性、水分和pH等)的变化，可影响制剂的质量。因此，需要根据制剂的特点及给药途径，分析处方中辅料可能影响制剂质量的理化性质，进一步制订或完善相应的质控指标，选择适宜的供货来源，明确辅料的规格和型号。

2. 处方筛选与工艺研究　处方筛选是在前期对药物和辅料有关研究的基础上，根据剂型的特点及临床应用的需要，制订几种基本合理的处方，通过相应的实验开展处方筛选和优化研究。处方包括主药及与符合剂型要求的各类辅料，如片剂处方的组成通常为稀释剂、黏合剂、崩解剂和润滑剂等；对于难溶性药物，可考虑使用适量的可改善药物溶出度的辅料；对于某些稳定性差的药物，可考虑使用适量的抗氧剂和金属离子络合剂等。

工艺研究的目的是保证生产过程中药品的质量及其重现性，重点是确定影响制剂生产的关键环节和因素，并建立生产过程的质量控制指标和工艺参数。例如，片剂的工艺操作一般包括粉碎、过筛、混合、配制、干燥和成型等过程，在工艺研究中应针对上述步骤对制剂的影响，进行深入研究，特别应注意温度、转速和时间等工艺条件对制剂的影响。

制剂处方筛选与工艺研究，在进行预实验的基础上，可以采用比较法，也可用正交设计、均一设计或其他适宜的方法。

3. 制剂的评价　制剂的评价是指根据不同剂型，选择合理的指标，对处方和工艺进行全面的评价。制剂的评价一般包括基本性能评价、稳定性评价、毒理学评价、药效学评价、药物动力学和生物利用度评价。

(1)基本性能评价：对处方和工艺研究过程中发现的可影响制剂质量的重要因素，如原料药或辅料的某些指标，应进行评价和控制，以保证制剂的质量和药效。在进行制剂的基本性能评价时，除了应考察与主药相关的性质外，还应选择能反映剂型特征的相关项目。例如，对于液体制剂，需要考察pH、溶液澄清度与颜色、澄明度、不溶性微粒、无菌、细菌内毒素或热原等项目；对于混悬剂，则应考察沉降体积比、粒度、再分散性和干燥失重等项目。

(2)稳定性评价：对经过制剂基本项目考察合格的样品，选择两种批次以上的样品进行制剂影响因素的考察，主要的考察项目包括含量、有关物质及外观变化情况，具体的实验方法参见药物稳定性指导原则。

(3)药效学评价：新制剂应进行药理学评价，以证明制剂的等效或有效。临床前研究需在动物体内进行，已上市的原料药的相关数据可用文献资料代替。

(4)药物动力学与生物利用度：一般单纯改变剂型的制剂不要求做临床试验，但要求进行新制剂与参比制剂之间的生物等效性试验。

(5)毒理学评价：新制剂还应进行急性毒性与慢性毒性试验，有时还要进行致畸、致癌和致突变等试验。如是单纯的改变剂型，且能检索到相关的毒理学资料，则可免做部分试验。局部用药时，必须做刺激性试验。对于大输液，还需做过敏性试验、溶血试验及热源检查。

制剂的研究还涉及工艺的放大研究、制剂质量研究等环节，各项工作既有其侧重点和需要解决的关键问题，彼此间又有着密切联系。剂型的选择是以对药物的理化性质、生物学性质及临床应用需求等综合分析为基础的，而这些方面也正是处方及工艺研究中的重要问题。质量研究和稳定性考察是处方筛选和工艺优化的重要的科学基础;同时,处方及工艺研究中获取的信息为药品质量控制中项目的设定和建立提供了参考依据。因此,研究中需要注意加强各项工作间的沟通和协调,研究结果需注意进行全面、综合的分析。

(童荣生　蔡璐璐)

第三节　药物剂型概论

一、液体制剂

(一)概述

液体制剂系指药物溶解或分散在适宜的液体分散介质中制成的供内服或外用的液态制剂。

1. 液体制剂的特点

(1)优点:药物分散度大,吸收快,药效迅速,生物利用度高;降低药物刺激性;给药途径广泛;易于分剂量,使用方便,适用于婴幼儿和老年患者;工艺简单。

(2)缺点:易化学降解;非均相液体制剂物理稳定性较差;水性液体制剂易霉变;携带、运输、储存不方便。

2. 液体制剂的质量要求　均相液体制剂应是澄明溶液;非均相液体制剂药物粒子应分散均匀;液体制剂应有一定的防腐能力;液体制剂的包装均应便于患者携带和使用;口服液体制剂应外观良好,口感适宜;外用液体制剂应无刺激性。

3. 液体制剂的分类

(1)按给药途径分类①内服液体制剂:包括溶液剂、糖浆剂、合剂和滴剂等;②外用液体制剂:包括皮肤用液体制剂,如涂剂、涂膜剂、洗剂和搽剂;腔道用液体制剂,如灌肠剂和灌洗剂;五官科用液体制剂,如滴鼻剂和滴耳剂;口腔科用液体制剂,如滴牙剂和含漱剂等。

(2)按分散系统分类①均相液体制剂:为药物以离子或分子形式溶解于溶剂中而成的均匀分散体系,外观澄明,物理稳定性高,包括低分子溶液剂和高分子溶液剂;②非均相液体制剂:为药物以胶粒、液滴或微粒状态分散于液体分散介质中而成的不稳定的多相分散体系,包括溶胶剂、乳剂和混悬剂。

(二)液体制剂的溶剂和附加剂

1. 常用溶剂　按介电常数大小,可将溶剂分为极性溶剂、半极性溶剂和非极性溶剂。常用的极性溶剂为纯化水、甘油和二甲基亚砜;半极性溶剂为乙醇、丙二醇和聚乙二醇 300～600;非极性溶剂为植物油和液状石蜡等。

2. 常用附加剂

(1)助溶剂:助溶剂多为水溶性低分子化合物,应能与难溶性药物形成可溶性络合物、缔合物或复盐,以增加药物溶解度。例如,茶碱的助溶剂为二乙胺,碘的助溶剂为碘化钾和聚乙烯吡咯烷酮,新霉素的助溶剂为精氨酸,核黄素的助溶剂为苯甲酸钠等。

(2)潜溶剂:使用混合溶剂,可增加药物的溶解度。与水能形成潜溶剂的有乙醇、甘油、丙二醇和聚乙二醇等。例如,洋地黄毒苷注射液以水-乙醇为溶剂,醋酸去氢皮质酮注射液以水-丙二醇为溶剂等。

(3)增溶剂:常用的增溶剂包括聚山梨酯类和聚氧乙烯脂肪酸酯类等表面活性剂,表面活性剂能增大难溶性药物的溶解度,与其能在水中形成“胶束”有关。

(4)防腐剂:液体制剂污染和滋长微生物后会发生理化性质的变化,严重影响制剂质量,并危害人体健康。制剂中加入适宜的防腐剂,是行之有效的防腐措施之一。常用的防腐剂有对羟基苯甲酸酯类、苯甲酸和苯甲酸钠、山梨酸和山梨酸钾(钙)、苯扎溴铵、醋酸氯己定及挥发油(薄荷油、桉叶油、桂皮油)等。

(5)矫味剂①甜味剂:天然甜味剂有蔗糖、单糖浆、桂皮糖浆、橙皮糖浆及甜菊苷等;合成甜味剂有阿司帕坦和糖精钠等;②芳香剂:天然香料为芳香性挥发油及其制剂,有薄荷油、橙皮油、薄荷水及桂皮水等。人造香料有香蕉香精和苹果香精等;③胶浆剂:胶浆剂可增加制剂的稠度,干扰味蕾味觉,如阿拉伯胶浆、明胶胶浆、琼脂胶浆及甲基纤维素胶浆等;④泡腾剂:泡腾剂是采用有机酸和碳酸氢钠的混合物,遇水可产生二氧化碳,麻痹味蕾。

(6)着色剂:使制剂着色,以区分内、外用制剂或提高患者用药的依从性。内服液体制剂采用可食用的天然色素,如甜菜红、姜黄、胡萝卜素、叶绿酸铜钠盐和焦糖等或合成色素,如苋菜红、柠檬黄、靛蓝和胭脂红等;外用液体制剂可采用非食用色素,如品红、伊红和亚甲蓝等。

(7)其他：可根据制剂的需要加入抗氧剂、金属离子络合剂及 pH 调节剂等。

(三)低分子溶液剂

低分子溶液剂系指小分子药物以离子或分子状态分散于溶剂中形成的，可供内服或外用的均相液体制剂，其分散相质点须<1nm。

1. 溶液剂(solutions)　溶液剂系指药物溶解于溶剂中形成的均相澄明液体制剂，供口服或外用。溶液剂的处方中可加入抗氧剂、助溶剂、矫味剂或着色剂等附加剂。溶液剂可采用溶解法和稀释法制备。

(1)溶解法：制备过程为药物称量→溶解→滤过→质量检查→包装。处方中溶解度较小的药物或附加剂，应先溶解于溶剂中，易挥发性药物应在最后加入。过滤可用普通滤器、垂熔玻璃滤器及砂滤棒等。

例 1：复方碘溶液

【处方】　碘 5g，碘化钾 100g，蒸馏水加至1000ml。

【制备】　加碘化钾至适量蒸馏水中，使成饱和溶液，再加入碘，搅拌至溶解后，加蒸馏水至全量，即得。

【注解】　①碘在水中的溶解度为 1∶2950，加入碘化钾生成络盐，增加其溶解度；②碘有腐蚀性和挥发性，配制时应选择适当条件。

(2)稀释法：稀释法系先将药物制成高浓度溶液或将易溶性药物制成浓储备液，再用溶剂稀释至需要浓度。

2. 糖浆剂(syrups)　糖浆剂系指含药物或芳香物质的浓蔗糖水溶液。纯蔗糖的近饱和水溶液称为单糖浆，浓度为 85%(g/ml)或 64.7%(g/g)，用作矫味剂和助悬剂。

(1)糖浆剂的特点：甜度大，能掩盖药物不良臭味，易于服用，受儿童欢迎；糖浆剂中蔗糖浓度高时，渗透压大，可抑制微生物的生长繁殖；但蔗糖浓度低时，易滋长微生物，需加防腐剂如苯甲酸(钠)或对羟基苯甲酸酯等。

(2)糖浆剂的质量要求：含糖量应符合规定，制剂应澄清，在储存期间不得有酸败、异臭、产气及其他变质现象。含药材提取物的糖浆剂，允许含少量轻摇即散的沉淀。

(3)糖浆剂的制备方法

①热溶法：该法是将蔗糖溶于沸水中，降温后加入药物及其他附加剂，搅拌溶解、滤过，再通过滤器加蒸馏水至全量，分装即得。其特点为溶解速度快，制备过程中不易污染微生物。但糖浆剂颜色易变深，适用于对热稳定的药物和有色糖浆的制备。

②冷溶法：该法是将蔗糖溶于冷水或含药的溶液中制成糖浆剂的方法。特点是糖浆剂不变色，但制备时间较长，容易污染微生物，适用于热不稳定或挥发性药物。

③混合法：系将药物与单糖浆储备液均匀混合制备糖浆剂的方法。

例 2：单糖浆

【处方】　蔗糖 850g，蒸馏水加至 1000ml。

【制备】　取蒸馏水 450ml，煮沸，加蔗糖，不断搅拌使溶解，放冷至 40℃，加入 1 滴管蛋清搅匀，继续加热至 100℃使溶液澄清，趁热用精制棉过滤，加热蒸馏水至 1000ml，搅匀，即得。

【注解】　①配制时加热温度不宜过高，时间不宜过长，避免蔗糖焦化与转化；②本品应密封，在30℃以下避光保存。

例 3：磷酸可待因糖浆

【处方】　磷酸可待因 5g，蒸馏水 15ml，单糖浆加至 1000ml。

【制备】　取磷酸可待因溶解于蒸馏水中，加单糖浆至全量，搅匀，即得。

3. 芳香水剂(aromatic waters)　芳香水剂系指含芳香挥发性药物(多为挥发油)的饱和或近饱和水溶液。可用作矫味剂，也可发挥治疗作用。用乙醇和水的混合溶剂制成的含较大量挥发油的溶液，称为浓芳香水剂。制备方法为溶解法、稀释法和蒸馏法。

其他低分子溶液剂还包括甘油剂、醑剂和酊剂等。

(四)高分子溶液剂

高分子溶液剂系指高分子化合物溶解于溶剂中制成的均相液体制剂。以水为溶剂时，称为亲水性高分子溶液剂，亦称胶浆剂。分散相质点大小为1～100nm，属热力学稳定的胶体分散体系。

1. 高分子溶液剂的性质

(1)高分子的荷电性：水溶液中高分子化合物因解离而带电，带正电荷的有琼脂及碱性染料(亚甲蓝、甲基紫)等；带负电荷的有淀粉、阿拉伯胶、西黄蓍胶、海藻酸钠及酸性染料(伊红、靛蓝〕等；随 pH 不同，蛋白质水溶液可带正电荷、负电荷或不带电荷。

(2)高分子溶液的黏度：高分子溶液是黏稠性

可流动液体，其黏度与高分子化合物的分子量有关。

(3)高分子溶液的渗透压：亲水性高分子溶液的渗透压较高，其大小与高分子溶液的浓度有关。

(4)胶凝现象：一些亲水性高分子溶液如琼脂水溶液或明胶水溶液，在温热条件下呈现可流动的黏稠液体状态；但当温度降低时，高分子之间可形成网状结构，水被全部包含在网状结构中，形成不流动的半固体状物，称为凝胶，形成凝胶的过程称为胶凝。凝胶失去网状结构中的水分时，体积缩小，形成干燥固体称为干胶。

(5)高分子的聚结现象：高分子化合物含有大量亲水基，其周围形成牢固的水化膜，可阻止高分子化合物分子之间的凝聚，使高分子溶液处于稳定状态。当向溶液中加入大量电解质时，由于电解质强烈的水化作用，破坏了水化膜，可使高分子化合物凝结而沉淀，这一过程称为盐析。若加入脱水剂，如乙醇或丙酮等，也可因脱水而析出沉淀。高分子溶液在放置过程中，可自发地凝结而沉淀，称为陈化现象。由于pH、盐类、射线及絮凝剂等的影响，高分子化合物可发生凝结，称为絮凝现象。带相反电荷的两种高分子溶液混合时，由于相反电荷中和而产生凝结沉淀，如复凝聚法采用阿拉伯胶和明胶制备微囊就是利用这一原理。

2. *高分子溶液剂的制备* 高分子溶解过程即溶胀过程，包括有限溶胀和无限溶胀。有限溶胀是指水分子渗入到高分子化合物分子间的空隙中，与高分子中的亲水基团发生水化作用，高分子空隙间充满了水分子而使体积膨胀。无限溶胀指有限溶胀后，高分子空隙间的水分子降低了高分子分子间的范德华力，使高分子化合物完全分散在水中而形成高分子溶液。有限溶胀需浸泡适宜的时间，无限溶胀则常需搅拌或加热等方法才能完成。

例4：枸橼酸铁铵合剂

【处方】 枸橼酸铁铵100g，单糖浆200ml，食用香精适量，对羟基苯甲酸乙酯溶液10ml，纯化水加至1000ml。

【制备】 取对羟基苯甲酸乙酯溶液缓缓加入700ml纯化水中，随加随搅，取枸橼酸铁铵分次撒于上述液面，随即搅拌溶解，加食用香精，单糖浆搅匀，加纯化水至1000ml，搅匀，即得。

【注解】 ①枸橼酸铁铵为胶体化合物，配制时应将其分次撒于液面，任其自然溶解或略加搅拌以加速溶解，切勿直接加水搅拌溶解，避免结成团而影响溶解；②本品配制时不宜加热，不宜过滤，且不宜久放，以免枸橼酸铁铵分解；③本品遇光易变质，应遮光包装。

(五)溶胶剂

溶胶剂(sols)系指固体药物微细粒子分散在水中形成的非均相液体制剂。分散相质点为多分子聚集体，大小为1～100nm。

溶胶剂具有双电层结构，有电泳现象；有Tyndall效应；属动力学和热力学不稳定系统；加入少量电解质或脱水剂，即可产生浑浊或沉淀。向溶胶剂中加入亲水性高分子溶液可提高溶胶剂的稳定性，形成保护胶体。溶胶剂可采用分散法和凝聚法制备。

(六)混悬剂

混悬剂(suspensions)系指难溶性固体药物以微粒状态分散于液体分散介质中形成的非均相液体制剂。混悬剂的微粒粒径一般在0.5～10μm。所用分散介质多为水，也可用植物油。毒剧药或剂量小的药物，不宜制成混悬剂。

1. *混悬剂的质量要求* 粒子大小应适宜给药途径；有适宜黏度，粒子沉降速度应缓慢，沉降后不结块，经振摇可均匀分散；药物化学性质稳定；内服混悬剂应适口，外用混悬剂应易涂布。

2. *混悬剂的物理稳定性* 混悬剂属于动力学和热力学均不稳定的粗分散系。

(1)混悬粒子的沉降：混悬剂中的微粒由于重力作用，静置时会自然沉降，沉降速度服从Stoke′s定律：

$$V=[2r^2(\rho_1-\rho_2)]g/9\eta$$

式中，V—沉降速度，r—微粒半径，ρ_1、ρ_2为微粒和介质的密度，g—重力加速度，η—分散介质的黏度。由Stoke′s公式可见，微粒沉降速度与微粒半径平方、微粒与分散介质的密度差成正比，与分散介质的黏度成反比。要减小微粒的沉降速度，提高混悬剂动力学稳定性，需减小微粒的粒径、加入高分子助悬剂以增加分散介质的黏度、减小微粒与分散介质之间的密度差。

(2)微粒的荷电与水化：混悬剂中的微粒具有双电层结构，即有ξ电位，可使微粒间产生排斥作用。同时，由于微粒周围存在水化膜，可阻止微粒间的聚结，使混悬剂稳定。

(3)絮凝与反絮凝：加入适当的电解质，使ξ电位降低，可减小微粒间的斥力。ξ电位降低到一定程度后，混悬剂中的微粒形成疏松的絮状聚集体，这一过程称为絮凝，加入的电解质称为絮凝剂。絮凝状态的特点是：沉降速度快，有明显的沉降面，沉降体积大，经振摇后能迅速恢复均匀的混悬状态。向絮凝状态的混悬剂中加入电解质，使絮凝状态变为非絮凝状态的过程称为反絮凝，加入的电解质称为反絮凝剂，反絮凝剂与絮凝剂均为相同的电解质。

(4)微粒的长大：对于难溶性药物，如粒径小则溶解度大，粒径大则溶解度小。当混悬剂的微粒大小不均时，在放置过程中，小微粒可不断溶解，数目不断减少，大微粒则不断长大，微粒的沉降速度加快，混悬剂的稳定性降低。

3. 混悬剂的稳定剂

(1)润湿剂：润湿剂系指能增加疏水性药物微粒被水润湿能力的附加剂。常用润湿剂为 HLB 值在 7～11 的表面活性剂，如聚山梨酯类、聚氧乙烯脂肪醇醚类或泊络沙姆等。

(2)助悬剂：助悬剂系指能增加分散介质的黏度以降低微粒的沉降速度或增加微粒亲水性的附加剂。

①低分子助悬剂：如甘油及糖浆剂等。

②高分子助悬剂：天然高分子助悬剂有阿拉伯胶、西黄蓍胶、海藻酸钠及琼脂等；合成或半合成高分子助悬剂有纤维素衍生物、聚维酮、卡波姆及葡聚糖等。

③触变胶：塑性流动和假塑性流动的高分子水溶液具有触变性，加入混悬剂中使其静置时形成不流动的凝胶，防止微粒沉降，振摇后变为可流动的液态，不影响使用。

(3)絮凝剂与反絮凝剂均为电解质。

4. 混悬剂的制备

(1)分散法：该法是将粗颗粒的药物分散成符合混悬剂微粒要求的分散程度，再分散于分散介质中制成混悬剂的方法。小量制备可用乳钵，大量生产可用乳匀机、胶体磨等机械。

例 5：磺胺嘧啶混悬液

【处方】　磺胺嘧啶 100g，枸橼酸钠 50g，单糖浆 400ml，氢氧化钠 16g，枸橼酸 29g，4%尼泊金乙酯乙醇液 10ml，蒸馏水适量。

【制备】　将磺胺嘧啶混悬于 200ml 蒸馏水中，将氢氧化钠溶液缓缓加入磺胺嘧啶混悬液中，随加随搅，使磺胺嘧啶成钠盐溶解；另取枸橼酸钠与枸橼酸加适量蒸馏水溶解，过滤，滤液缓缓加入上述钠盐溶液中，不断搅拌，析出细微磺胺嘧啶。最后，加单糖浆和对羟苯甲酸乙酯乙醇液，加蒸馏水至 1000ml，摇匀，即得。

【注解】　本品系化学凝聚法制得的混悬液，粒子大小均在 30μm 以下，可显著提高本品的生物利用度。

(2)凝聚法：①物理凝聚法：将药物制成热饱和溶液，在搅拌下加至另一种不同性质的液体中，使快速结晶，再分散于适宜介质中制成混悬剂；②化学凝聚法：两种原料发生化学反应生成难溶性药物微粒，再混悬于分散介质中制成混悬剂。

5. 混悬剂的质量评价　包括微粒大小、沉降容积比、絮凝度、ξ 电位、重新分散试验及流变学性质等。

(七)乳剂

乳剂(emulsions)系指互不相溶的两相液体混合，其中一相液体以液滴状态分散于另一相液体中形成的非均相液体制剂。形成液滴的液体称为内相、分散相或非连续相，另一相液体则称为外相、分散介质或连续相。乳剂中水或水性溶液为水相，用 W 表示；另一相为油相，用 O 表示。

1. 乳剂的分类　按照乳滴粒径大小分类：普通乳(1～100μm)、亚微乳(0.1～1μm)和纳米乳(10～100nm)；按照内外相性质不同分类：水包油型(O/W)和油包水型(W/O)。复乳可分为水包油包水型(W/O/W)和油包水包油型(O/W/O)。乳剂类型可用稀释法、电导法、染色法或滤纸润湿法进行鉴别。

2. 乳剂的特点　分散度大，药物吸收快，生物利用度高；O/W 型乳剂可掩盖药物的不良臭味；剂量准确；静脉注射乳剂具有靶向性；外用乳剂能改善药物对皮肤、黏膜的渗透性。

3. 乳剂的附加剂　包括乳化剂、增稠剂、矫味剂及防腐剂等。

(1)乳化剂的基本要求：乳化剂应有较强的乳化能力，能在乳滴周围形成牢固的乳化膜，无毒、无刺激。

(2)乳化剂的种类

①表面活性剂类乳化剂：阴离子型表面活性剂，如十二烷基硫酸钠、硬脂酸钠、硬脂酸钾、油酸钠和油酸钾等和非离子型表面活性剂，如脱水山梨醇脂肪酸酯类、聚山梨酯类、聚氧乙烯脂肪酸酯类和聚氧乙烯脂肪醇醚类等。

②天然乳化剂：包括阿拉伯胶、西黄蓍胶、明胶和卵磷脂等。

③固体微粒乳化剂：包括O/W型乳化剂，如氢氧化镁、氢氧化铝、二氧化硅、皂土等和W/O型乳化剂，如氢氧化钙、氢氧化锌和硬脂酸镁等。

④辅助乳化剂：指能提高乳剂的黏度，并能增强乳化膜的强度，与其他乳化剂合用能增加乳剂稳定性的物质。可增加水相黏度的辅助乳化剂有纤维素衍生物、阿拉伯胶、西黄蓍胶和黄原胶等；可增加油相黏度的辅助乳化剂有单硬脂酸甘油酯、硬脂酸、硬脂醇、鲸蜡醇和蜂蜡等。

4. 乳剂的制备

(1)乳剂的制备方法

①干胶法：又称油中乳化剂法。先将乳化剂与油相研匀，按比例加水，用力研磨制成初乳，再加水稀释至全量，混匀即得。本法中，制备初乳是关键。

②湿胶法：又称水中乳化剂法。先将乳化剂分散于水中，再将油相加入，用力研磨制成初乳，再加水稀释至全量，混匀即得。本法也需制备初乳。

③机械法：将油相、水相和乳化剂混合后，用乳化机械制成乳剂。乳化机械主要有搅拌乳化装置、乳匀机、胶体磨和超声波乳化器。

④其他方法：包括新生皂法、两相交替加入法及二步乳化法等。

(2)乳剂中药物的加入方法：若药物溶于油相或水相，可将药物溶解后再制成乳剂；若药物在两相中均不溶，可用亲和性大的液相研磨药物，再制成乳剂，也可将药物先用少量已制成的乳剂研细再与剩余乳剂混匀。

5. 乳剂的稳定性　乳剂属热力学不稳定的非均相分散体系。

(1)分层：系指乳剂放置后出现分散相粒子上浮或下沉的现象，又称乳析。振摇后，乳剂可重新分散均匀。

(2)絮凝：乳剂中分散相的乳滴形成可逆的疏松聚集体的现象。

(3)转相：由于某些条件的变化，乳剂类型发生改变的现象。

(4)合并与破裂：合并系指乳剂中的小乳滴周围的乳化膜被破坏而导致乳滴变大的现象。变大的乳滴进一步合并，最后导致油水两相彻底分离的现象称为破裂。

(5)酸败：乳剂污染和滋长微生物后变质的现象。

6. 乳剂的质量评价　包括乳剂的粒径大小、分层现象、乳滴合并速度及稳定常数等的测定。

例6：苯酚薄荷乳

【处方】 苯酚10g，氧化锌80g，薄荷脑2.5g，花生油450ml，氢氧化钙溶液加至1000ml。

【制备】 取苯酚、薄荷脑研磨液化后，加入已过筛的氧化锌细粉与适量花生油，研成细腻糊状物；再加剩余的花生油研匀，而后分次缓缓加入氢氧化钙溶液，随加随研成乳剂，使成1000ml，即得。

例7：鱼肝油乳

【处方】 鱼肝油500ml，阿拉伯胶125g，西黄蓍胶浆7g，蒸馏水加至1000ml。

【制备】 ①干法：按油-水-胶(4∶2∶1)比例，将油与胶轻轻混合均匀，一次加入水，向一个方向不断研磨，直至稠厚的乳白色初乳生成为止，再加入水稀释研磨至足量；②湿法：胶与水先研成胶浆再加入西黄蓍胶浆，然后加油，随加随研，至初乳制成，再加入水稀释至全量，研匀，即得。

【注解】 ①干法应选用干燥乳钵，且研磨时不能停止，亦不能改变研磨方向；②乳剂制备必须先制成初乳，方可加水稀释。

(八)合剂与口服液

合剂(mixtures)系指以水为溶剂，含有一种或一种以上药物成分的内服液体制剂。合剂的溶剂主要是水，有时为了增加药物的溶解可加入少量的乙醇。合剂中可酌加矫味剂、着色剂和防腐剂。合剂包括溶液型、混悬型及乳剂型的液体制剂。

口服液(oral liquids)为单剂量包装的合剂，但必须是澄明溶液或允许含有极少量的一摇即散的沉淀物，如吡拉西坦口服溶液、藿香正气口服液及活力苏口服液等。

(九)洗剂

洗剂(lotions)系指专供清洗或涂抹无破损皮肤的外用液体制剂。洗剂一般轻轻涂于皮肤或用纱布蘸取敷于皮肤上，有消毒、消炎、止痒、收敛和保护等局部作用。洗剂分散介质为水和乙醇，如酮康唑洗剂。

(十)搽剂

搽剂(liniments)系指专供揉搽无破损皮肤的液体制剂，有镇痛、收敛、保护、消炎和杀菌等作用。搽剂也可涂于敷料上贴于患处。分散介质为乙醇、植物油及液状石蜡等，如酮洛芬搽剂、麝香祛痛搽剂和骨友灵搽剂等。

(十一)滴鼻剂

滴鼻剂(nasal drops)系指由药物与适宜附加

剂制成的溶液、混悬液或乳状液，专供滴入鼻腔内使用的液体制剂。滴鼻剂以发挥局部消炎、消毒、收缩血管和麻醉作用为主，也可通过鼻腔吸收发挥全身作用。分散介质为水、丙二醇、液状石蜡和植物油。滴鼻剂应调节渗透压与鼻黏液等渗、pH 应为 5.5～7.5，不改变鼻黏液的正常黏度，不影响鼻纤毛的正常运动，如盐酸麻黄碱滴鼻液和利巴韦林滴鼻液等。

（十二）滴耳剂

滴耳剂（ear drops）系指供滴入耳道内的外用液体制剂，有消毒、止痒、收敛、消炎和润滑作用。分散介质为水、乙醇、甘油、丙二醇及聚乙二醇等，如氧氟沙星滴耳液和氯霉素滴耳液等。

（十三）涂剂和涂膜剂

涂剂（paints）系指含药物的水性或油性溶液、混悬液或乳状液，临用前用纱布或棉花蘸取或涂于皮肤或口腔喉部黏膜的液体制剂。常用甘油、乙醇或植物油作为分散介质，发挥消炎、杀菌和滋润作用。

涂膜剂（film coating agents）系指将高分子成膜材料及药物溶解或分散在挥发性有机溶剂中，涂于患处后形成薄膜的外用液体制剂，起保护和治疗作用。常用的成膜材料有聚乙烯醇、聚乙烯醇缩甲乙醛、聚乙烯缩丁醛和乙基纤维素等；增塑剂常用甘油、丙二醇和邻苯二甲酸二丁酯等；挥发性溶剂一般为乙醇、丙酮或二者混合物，如疏痛安涂膜剂。

（十四）含漱剂

含漱剂（gargarisms）系指用于咽喉及口腔清洗的液体制剂。具有清洗、去臭、防腐、收敛和消炎作用。一般用药物的水溶液，也可含少量甘油和乙醇。含漱剂要求微碱性，如葡萄糖酸氯已定含漱液。

（十五）滴牙剂

滴牙剂（drop dentifrices）系指用于局部牙孔的液体制剂。其特点是药物浓度大，刺激性、毒性较大，由医护人员直接用于牙病治疗。

（十六）灌肠剂

灌肠剂（enemas）系指灌注于直肠的水性或油性溶液或混悬液，发挥治疗、诊断或营养作用。

二、灭菌制剂与无菌制剂

（一）灭菌制剂与无菌制剂

灭菌制剂（sterilized preparation）系指采用物理或化学方法杀灭或除去所有活的微生物的药物制剂；无菌制剂（sterile preparation）系指在无菌环境中采用无菌操作法或无菌技术制备的不含任何活的微生物的药物制剂。

灭菌制剂与无菌制剂包括注射剂、眼用制剂、植入剂、创面用制剂和手术用制剂等。

（二）灭菌法

灭菌法（sterilization）是指采用物理或化学方法杀灭或除去物料中所有微生物的繁殖体和芽孢的技术。药剂学中的灭菌既要杀灭或除去微生物，又要保证药物制剂的稳定性、有效性和安全性。

1. 物理灭菌法

（1）干热灭菌法

①火焰灭菌法 该法系指直接在火焰中烧灼进行灭菌的方法，特点是简便、迅速、可靠，适用于耐烧灼材质的物品如金属、玻璃及瓷器等的灭菌。

②干热空气灭菌法 该法是指在高温干热空气中灭菌的方法。由于干燥空气导热能力差，故需长时间高热才能达到灭菌目的。不同的温度灭菌过程所需的时间也不同：140℃必须在 3h 以上，160～170℃在 2h 以上。260℃为 45min。

（2）湿热灭菌法：该法是在含水分的环境中加热灭菌的方法。

①热压灭菌法：是指用压力大于常压的热饱和水蒸气杀灭微生物的方法。蒸气潜热大，穿透力强，灭菌效率高。湿热灭菌一般条件为 116℃，40min；121℃，30min；126℃，15min。凡能耐湿热的药物制剂、玻璃容器、金属容器、瓷器、橡胶塞及膜滤过器等均能采用此法。

②流通蒸气灭菌法：是指在常压下，用 100℃流通蒸气杀灭微生物的方法。通常情况下，灭菌时间为 30～60min。

③煮沸灭菌法 是把待灭菌物品放入沸水中加热灭菌的方法，通常煮沸 30～60min。

（3）射线灭菌法

①辐射灭菌法：以放射性核素（^{60}Co 或 ^{137}Cs）产生的 γ 射线灭菌的方法。特点是不升高灭菌产品的温度，穿透性强，可带包装灭菌；该法适合于激素、肝素、维生素、抗生素、医疗器械及高分子材料等的灭菌。

②紫外线灭菌法：用紫外线照射杀灭微生物的方法，灭菌力最强的波长是 254nm。紫外线直接照射后，可使空气中产生微量臭氧，进而达到杀菌效果。但紫外线穿透力差，只适用于表面灭菌、无菌

室的空气灭菌及蒸馏水的灭菌。

③微波灭菌法：利用微波产生的热量杀灭微生物的方法。

(4)滤过除菌法：利用除菌滤过器，以滤过方式除去活或死的微生物的方法。除菌滤膜的孔径一般不超过0.22μm，适用于对热非常不稳定的药物溶液、气体及水等的除菌。

2. 化学灭菌法

(1)气体灭菌法：利用化学消毒剂产生气体杀灭微生物的方法，常用的包括环氧乙烷、甲醛、臭氧及气态过氧化氢等杀菌性气体。

(2)药液法：利用杀菌剂药液杀灭微生物的方法，常用的有75%乙醇、2%煤酚皂溶液及0.1%～0.2%苯扎溴铵溶液等。

3. 无菌操作法　无菌操作法是指在无菌条件下制备无菌制剂的操作方法。无菌操作的环境及一切用具、材料等均需按灭菌法灭菌。无菌操作时，需在无菌操作室或无菌柜内进行。

4. 无菌检查法　无菌检查法是指检查药品与辅料是否无菌的方法。经灭菌或无菌操作法处理后的制剂，必须经过无菌检查法检验证实已无活微生物后，方可使用。

(三)注射剂

注射剂(injections)系指药物与适宜的溶剂或分散介质制成的供注入体内的溶液、乳状液或混悬液，及供临用前配成或稀释成溶液或混悬液的粉末或浓缩液的无菌制剂。

1. 注射剂的分类　按分散系统分类，注射剂可分为四类。

(1)溶液型注射剂：用水、油或其他非水溶剂制成，如氯化钠、氨茶碱、维生素C、维生素E及黄体酮等注射剂。

(2)混悬型注射剂：在水中微溶、极微溶解或几乎不溶的药物或注射后要求延长药效的药物，可制成水性或油性的混悬液。混选型注射剂一般仅供肌内注射，如鱼精蛋白胰岛素注射剂及醋酸可的松注射剂等。

(3)乳剂型注射剂：油类或油溶性药物均可制成乳剂型注射剂，如静脉脂肪乳注射剂。

(4)注射用无菌粉末：亦称粉针剂，为药物的无菌粉末或采用冻干技术制成的疏松块状物，临用前加灭菌注射用水溶解或混悬后注射，如青霉素G钾、阿奇霉素及多肽类药物等。

近年来，出现了脂质体注射剂、聚合物胶束注射剂、微球注射剂和纳米粒注射剂等靶向及长效注射剂。

2. 注射剂的特点

(1)优点：作用迅速、可靠，可准确发挥局部定位作用或长效作用。注射剂适用于不能口服的病人及不宜口服的药物。

(2)缺点：注射剂的研制和生产过程复杂，质量要求高，成本较高；安全性差，使用不当易发生危险；注射时可致疼痛，使用不便，患者依从性差。

3. 注射剂的质量要求

(1)无菌。

(2)无热源。

(3)澄明度：溶液型注射剂不得有肉眼可见的混浊或异物。进行不溶性微粒检查时，除另有特殊规定外，小针剂每个供试品容器(份)中含10μm以上的微粒不得超过6000粒，含25μm以上的微粒不得超过600粒。

(4)渗透压：通常情况下，注射剂的渗透压需与血浆的渗透压相等或接近。脊椎腔内注射液必须等渗，静脉输液应等渗或稍偏高渗或等张。

(5)pH：pH应尽可能与血液的pH相近，其允许的pH范围为4～9。

(6)安全性：注射剂不应对组织产生刺激或毒性反应，不能产生溶血或使血浆蛋白沉淀。

(7)稳定性：具有必要的物理和化学稳定性。

(8)降压物质：有些注射剂，如复方氨基酸注射剂，其降压物质必须符合相关规定。

4. 注射剂的给药途径

(1)静脉注射：有推注与滴注两种方法。推注可用于急救，一般推注体积不能超过50ml；滴注多用于常规治疗，输液量不限。油溶液型和混悬型注射剂不能用于静脉注射。

(2)肌内注射：水、油溶液、混悬液及乳状液均可用于肌内注射，注射量不宜超过5ml。

(3)脊椎腔注射：pH及渗透压应与脑脊液相等，只能用水溶液，注射量不超过10ml。

(4)皮下注射：注射于真皮和肌肉之间，一般为水溶液，注射量为1～2ml。皮下注射时，药物吸收较慢。

(5)皮内注射：注射于表皮与真皮之间，注射量为0.1～0.2ml，主要用于过敏性试验及疾病诊断。

(6)其他：包括动脉内注射、心内注射、穴位注射及关节腔内注射等。

5. 注射剂的处方组成

注射剂的处方主要包括主药、溶剂和附加剂。

(1)注射用原料:配制注射剂必须使用符合《中国药典》或相应的国家药品质量标准要求的注射用原料药。

(2)注射用溶剂

①注射用水:注射用水系指将纯化水经蒸馏法或反渗透法制得,可供注射使用的水。注射用水的质量应符合《中国药典》2010年版二部注射用水项下的规定。注射用水应无热原。

注射用水的制备方法:蒸馏法是在纯化水的基础上,制备注射用水最可靠的方法。小量生产时,一般采用塔式蒸馏水器。大量生产时,常用多效蒸馏水器。综合法制备注射用水的流程为:自来水→砂滤器→药用炭过滤器→饮用水→细过滤器→电渗析或反渗透装置→阳离子树脂床→脱气塔→阴离子树脂床→混和树脂床→纯化水→多效蒸馏水机或气压式蒸馏水机→热储水器(80℃)→注射用水。

②注射用油:注射用油应无异臭、无酸败;色泽不得深于黄色6号标准比色液,10℃时应澄明,应符合碘值、酸值和皂化值的要求。常用的注射用油为芝麻油、大豆油及茶油等。

③其他注射用溶剂:水溶性非水溶剂有乙醇、甘油、丙二醇、聚乙二醇300及聚乙二醇400等;油溶性非水溶剂有苯甲酸苄酯和油酸乙酯等。

(3)注射剂的附加剂:注射剂中应用附加剂的目的是增加药物的溶解度、物理和化学稳定性,减轻注射时疼痛及抑制微生物生长。常用的附加剂是:

①等渗调节药:常用氯化钠和葡萄糖。

②pH调节药:常用盐酸、氢氧化钠、碳酸氢钠和磷酸盐缓冲对等。

③抑菌药:用于多剂量注射剂及不经灭菌的无菌操作制剂,静脉和脊椎注射的产品不得添加抑菌药。常用苯甲醇、三氯叔丁醇、硝酸苯汞及对羟苯甲酸酯类等。

④抗氧药:常用亚硫酸氢钠、焦亚硫酸钠及硫代硫酸钠。金属螯合剂常用EDTA·2Na,惰性气体常用二氧化碳或氮气。

⑤局部止痛药:常用苯甲醇及三氯叔丁醇等。

⑥表面活性药:发挥增溶、润湿和乳化等作用,常用聚山梨酯80及卵磷脂。

⑦助悬药:常用明胶、甲基纤维素及羧甲基纤维素钠等。

⑧其他:根据具体产品的需要,注射剂中可加入特定的稳定剂,如肌酐或甘氨酸等;填充剂,如乳糖或甘露醇等(冷冻干燥制品中);保护剂,如乳糖、蔗糖或麦芽糖等(蛋白类药物中)。

6. 热原　热原系指微生物产生的细菌内毒素,由磷脂、脂多糖和蛋白质组成,其中脂多糖是致热中心。热原进入人体后,可引起发冷、寒战、发热及恶心、呕吐等反应,严重者体温可升至42℃,出现昏迷、虚脱,甚至发生生命危险。

热原可通过溶剂、原料、容器、用具、管道、装置、制备过程以及临床应用过程等污染药物制剂。

热原可采用《中国药典》2010年版规定的家兔法和鲎试剂法检测。

热原的性质与除去热原的方法:

(1)水溶性:热原溶于水,故水性注射液易污染热原。

(2)滤过性:热原可以通过一般滤器和微孔滤器,但超滤装置可将其除去。

(3)吸附性:热原在水溶液中可被药用炭、石棉或白陶土等吸附后过滤而除去,药液可利用此法除热原。

(4)耐热性:热原具有一定耐热性,但仍可被高温破坏。当以100℃加热1h时,热原不分解;但100℃3～4h、200℃60min或250℃30～45min时,可使热原彻底破坏。玻璃制品或金属制品等,均可用此法破坏热原。

(5)不挥发性:热原能溶于水但不挥发。因此,制备注射用水时,需经多次蒸馏除去热原。

(6)耐酸、耐碱及耐氧化性:热原能被强酸、强碱及强氧化剂破坏,玻璃制品可用此法去除热原。

除去热原方法还有凝胶滤过法及反渗透法等。

7. 注射剂的制备

(1)注射剂的工艺流程与环境要求:注射剂的制备流程,见图3-9。

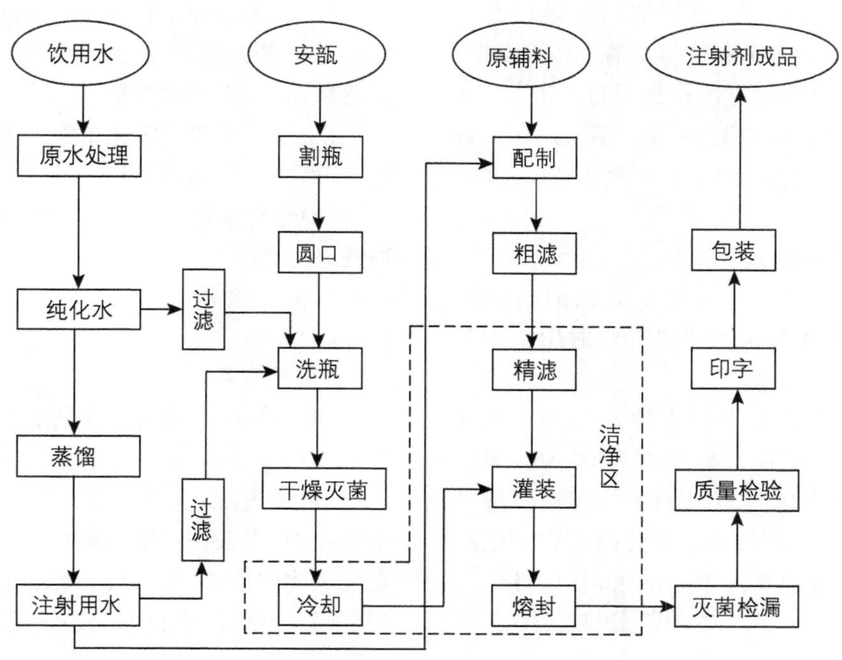

图 3-9 注射剂的制备流程图

洁净区是指有较高洁净度要求和较严格菌落数要求的生产房间，规定为10 000级或100级。控制区是对洁净度和菌落数有一定要求的生产或辅助房间，一般定为＞10万级或10万级。其他区域为一般生产区，无具体的洁净度要求。

由纯化水制备注射用水、安瓿洗瓶、干燥、灭菌以及药液的配制，应在控制区中进行；备用安瓿的储存、药液的过滤、灌装和封口，则必须在洁净区进行。

(2)注射剂的容器及处理：注射剂的容器一般为由硬质中性玻璃、含钡玻璃（耐碱）或含锆玻璃（耐酸碱）制成的安瓿，分为曲颈易折安瓿和粉末安瓿。安瓿首先进行切割与圆口，然后用注射用水采取甩水洗涤法或加压喷射汽水洗涤法洗净，于120～140℃烘箱内干燥，必要时180℃干热灭菌1.5h备用。

(3)注射液的配制

①投料：所用原料药必须符合注射用规格。辅料应符合药典规定的药用标准，辅料若有符合注射用规格者，应选用注射用规格。

按处方计算投料量时，需考虑制备过程中以及容器挂壁所造成的药液损失，应酌情适当增加投料量。

②配液：配制药液有稀配和浓配两种方法。稀配法是将全部原料药物加入全量溶剂中，立即配成所需浓度后过滤，此法适于优质原料；浓配法是将全部原料药物加入部分溶剂中先配成浓溶液，滤过后再稀释至需要浓度，此法适用于易产生澄明度问题的一般原料。对不易滤清的药液，可加入0.1%～0.3%的注射用药用炭处理后过滤，药用炭起吸附和助滤作用。

③滤过：注射剂生产中常用的滤器有砂滤棒、垂熔玻璃滤器、微孔滤膜滤器、板框式压滤机及钛滤器。一般采用先粗滤、后精滤的方法，顺序为砂滤棒→垂熔玻璃滤器→微孔滤膜滤器。也可采用高位静压滤过、减压滤过或加压滤过。

(4)注射剂的灌装和封口：配液后应立即灌封。灌装药液时应剂量准确，药液不粘瓶口。灌装易氧化的药物时，应先充入惰性气体。封口方法有拉封和顶封两种方法，现多采用全自动灌封机。

注射剂灌封后不应出现剂量不准、封口不严、焦头、大头及瘪头等质量问题。

(5)注射剂的灭菌和检漏：注射剂灌封后必须在12h内灭菌。目前，注射剂多采用热压灭菌法。对不耐热压灭菌的注射剂品种，可采用流通蒸汽灭菌法。一般情况下，体积为1～5ml的安瓿，可采用100℃ 30min；体积为10～20ml的安瓿，可采用100℃ 45min。完成灭菌的产品必须进行检漏，以有色溶液（一般用曙红或亚甲蓝）是否渗入安瓿作为判断标准。

(6)注射剂的质量检查:注射剂的质量检查项目包括含量、装量、pH、可见异物检查、无菌检查、热原或内毒素检查以及特定的检查项目。

(7)注射剂的印字和包装:完成灭菌的产品,每支安瓿或每瓶注射液均需及时印字或贴签,内容包括品名、规格、批号和厂名等。

例 8:维生素 C 注射液

【处方】 维生素 C 104g,依地酸二钠 0.05g,碳酸氢钠 49.0g,亚硫酸氢钠 2.0g,注射用水加至 1000ml。

【制备】 加维生素 C 至处方量 80%经二氧化碳饱和的注射用水,搅拌溶解后缓缓加入碳酸氢钠,搅拌溶解;再加入依地酸二钠溶液和亚硫酸氢钠溶液,调 pH6.0～6.2,加经二氧化碳饱和的注射用水至全量,100℃流通蒸汽 15min 灭菌,即得。

【注解】 ①碳酸氢钠可中和部分维生素 C,降低其注射时的刺激性;②维生素 C 易水解,且空气中的氧气或溶液的 pH 和金属离子等均对注射液稳定性影响较大。因此,需采取在处方中加入金属离子络合剂、pH 值调节剂和抗氧剂等措施,以提高产品稳定性;③在配制工艺上,采用通入惰性气体的注射液和流通蒸汽灭菌等措施,可进一步提高产品的稳定性。

例 9:氨茶碱注射液

【处方】 氨茶碱 1250g,乙二胺 72ml,苯甲醇 200ml,药用炭适量,注射用水加至 10 000ml。

【制备】 取氨茶碱加入适量注射用水,加入部分乙二胺搅拌使溶解后加入苯甲醇,搅匀,注射用水稀释至全量;用剩下乙二胺调 pH9.3～9.5,加药用炭,搅拌,滤过,灌封,灭菌,即得。

【注解】 ①氨茶碱为茶碱与乙二胺的复盐,其溶液易吸收空气中的二氧化碳,析出茶碱结晶。因此,可添加适量的乙二胺,增加氨茶碱溶解度;②配制时,溶液温度不宜过高(50℃以下),避免乙二胺挥发过多而影响 pH 和澄清度。

(四)输液

输液(infusions)系指由静脉滴注输入体内的大剂量注射剂,一次给药体积多为 100ml 以上。输液的基本要求与安瓿注射剂相似,无菌、无热原及澄明度均有严格要求。

1. 输液的分类及临床用途

(1)电解质输液:如乳酸钠、氯化钠、复方氯化钠及碳酸氢钠等注射液,用于补充体内水分及电解质,纠正酸碱平衡等。

(2)营养输液:如糖类(葡萄糖、果糖、木糖醇等)、氨基酸及脂肪乳注射液等,用于补充体液、营养及热能,适于不能口服的患者。

(3)胶体输液:如右旋糖酐及羟乙基淀粉注射液等,可调节体内渗透压。

(4)含药输液:含有治疗药物的输液,如替硝唑输液。

2. 质量要求

(1)无菌。

(2)无热源。

(3)pH:尽可能与血浆的 pH 相近,其允许范围为 pH 4～9。

(4)渗透压:应等渗或稍偏高渗,不能低渗;临床治疗中,需采用高渗溶液时,可选择高渗注射剂;有些药物的输液,须与红细胞膜等张。

(5)澄明度:不得有肉眼可见的浑浊(乳剂型除外)或异物。进行不溶性微粒检查时,除另有特殊规定外,1ml 中含 10μm 以上的微粒不得超过 25 粒,含 25μm 以上的微粒不得超过 3 粒。

(6)不得添加抑菌剂。

(7)不能含有引起过敏反应的异性蛋白及降压物质。

3. 输液的制备 输液的制备工艺流程,见图 3-10。

(1)输液的容器及处理:输液的容器有玻璃瓶、塑料瓶和塑料袋,常用容积为 250ml 和 500ml 两种。玻璃瓶必须经严格的洗瓶后,方可使用,其清洗方法同安瓿。医用聚丙烯塑料瓶和非聚氯乙烯软塑料袋,可成型后立即灌装药液,节省工序,减少污染。

(2)橡胶塞:可用稀酸或碱处理,再用水洗净。然后,加注射用水煮沸 30min,置于新鲜注射用水中备用。

(3)隔离膜:为防止橡胶塞直接接触药液而污染药液,加涤纶膜起隔离作用。将隔离膜置于药用 95%乙醇中浸泡,再于蒸馏水中煮沸 30min,然后用注射用水反复漂洗至澄明度合格,置于新鲜注射用水中备用。

(4)药液的配制:多采用浓配法。

(5)药液的过滤:一般采用加压三级过滤法,即砂滤棒→G3 滤球→微孔滤膜。

(6)输液的灌封:输液的灌封过程为药液灌装、放隔离膜、盖胶塞、轧铝盖。目前,绝大多数的药厂已实现联动化或机械化生产。配液后,应立即灌封。

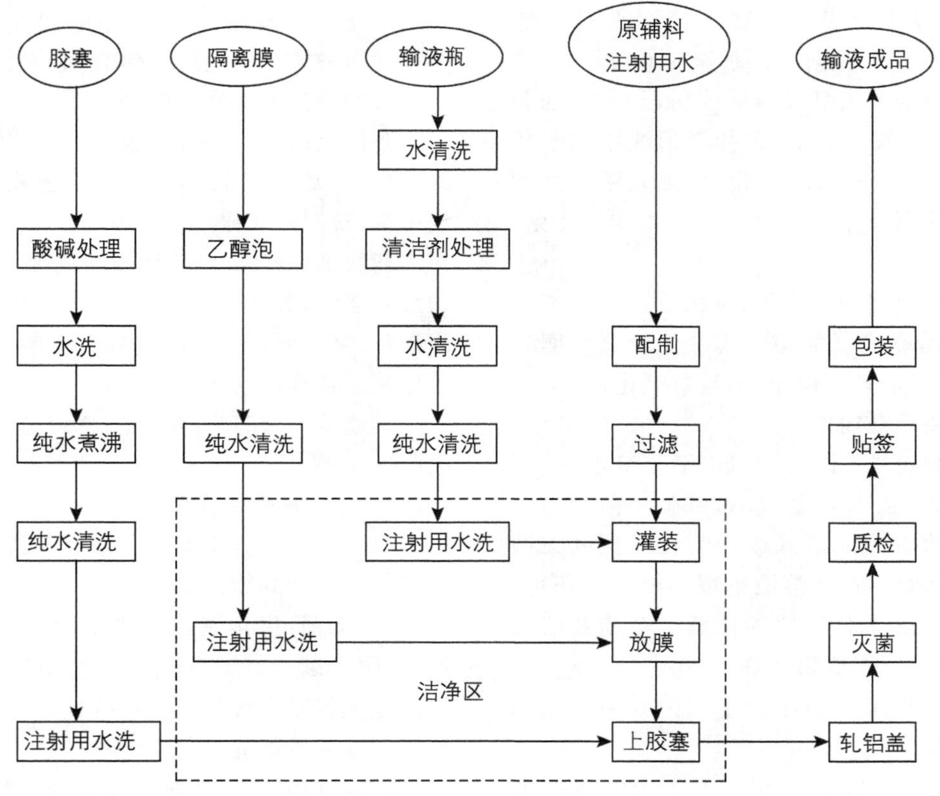

图 3-10　输液的制备工艺流程

(7)输液的灭菌:配液至灭菌的全部过程,应在4h内完成。输液的灭菌条件为121℃ 15min、116℃ 40min。对塑料袋装的输液,可用109℃ 45min灭菌。

(8)输液的质量检查:检查项目包括药物含量、装量、pH、澄明度、不溶性微粒、无菌检查、热原检查以及特定的检查项目。

4. 渗透压的调节与计算　用于静脉滴注的大输液,若大量输入低渗溶液,可造成溶血。因此,低渗溶液必须调节至等渗。常用的调整方法如下。

(1)冰点降低法:血浆与泪液的冰点均为－0.52℃。根据溶液的依数性,冰点下降度为0.52℃的药液,即与血浆等渗。渗透压调节剂用量的计算公式为:

$$X=(0.52-a)/b$$

式中:X—每100ml溶液中,需加渗透压调节剂的量;a—药物溶液测得的冰点下降度数;b—1%渗透压调节剂的冰点降低度数(可查表或测定)。

(2)氯化钠等渗当量法:与1g药物呈等渗效应的氯化钠量,称为氯化钠等渗当量。渗透压调节剂用量可按下式计算:

$$X=0.009V-EW$$

式中:X—配成体积V的等渗溶液,需加的氯化钠量;V—欲配液的体积;E—1g药物的氯化钠等渗当量(可查表或测定);W—配液用药物的重量。

5. 等渗溶液与等张溶液　有些药物配成等渗溶液后,仍有不同程度的溶血现象,如甘油及尿素等。此种溶液虽是等渗溶液,但不是等张溶液。故需再加入一定量的渗透压调节剂,将其调至等张溶液。

例10:5%葡萄糖注射液

【处方】　注射用葡萄糖50g,盐酸适量,注射用水加至1000ml。

【制备】　取葡萄糖,加入适量煮沸的注射用水中,使成50%～70%浓溶液;用盐酸调pH 3.8～4.0,加入0.1%的活性炭混匀,煮沸约20min;趁热过滤活性炭,滤液加注射用水至全量,质检合格,灌封,灭菌,即得。

【注解】　本品采用浓配法;加盐酸并加热、煮沸使糊精水解,并中和胶粒电荷,使蛋白凝聚,再加入活性炭吸附滤除,均极大提高了本品的澄清度。

例 11:静脉注射用脂肪乳

【处方】　精制大豆油 150g,精制大豆磷脂 15g,注射用甘油 25g,注射用水加至 1000ml。

【制备】　取精制大豆磷脂捣碎后,加入甘油和适量注射用水;在氮气流下,搅拌至形成半透明状的磷脂分散体系;放入高压匀化机,加入精致豆油与注射用水,得乳剂;冷却后滤过,灌装,灭菌,即得。

【注解】　豆磷脂为乳化剂,是由豆油中分离出的全豆磷脂经提取精制而得。其主要成分为卵磷脂,比其他磷脂稳定且毒性小,但易被氧化。

(五)注射用无菌粉末

注射用无菌粉末(sterile powder for injection)也称粉针剂,系指由药物制成的,供临用前用适宜的无菌溶剂或溶液配成溶液或均匀混悬液的无菌固体粉末或块状物。在水溶液中很不稳定的药物,特别是一些对湿热十分敏感的抗菌类药物及酶或血浆等生物制品,宜制成粉针剂。

注射用无菌粉末分为注射用无菌分装产品和注射用冻干制品两类。

1. 注射用无菌分装产品　用适当的精制方法,如重结晶法或喷雾干燥法,制得无菌粉末原料;在无菌操作条件下,将其分装于灭菌的容器内密封。无菌分装产品易发生的问题有装量差异、澄明度与无菌问题。

2. 注射用冻干制品　将药物与附加剂用适当的方法制成无菌药液,在无菌操作条件下,分装于灭菌容器中,降温冻结成固体;然后,低温抽真空使溶剂水从冷冻的固态直接升华成气体,而使药物干燥成疏松的块状或粉末状产品。

(1)冷冻干燥的原理:利用水在低温(水的冰点以下)低压(接近于真空)下的升华原理,使药液中的水分从固态直接升华为气态而除去。该法适合于遇湿热不稳定药物的干燥。

(2)冷冻干燥的工艺过程:工艺流程为药液→预冻(药液共熔点以下 10～20℃)→减压(接近于真空)→升华干燥→再干燥→成品。

例 12:注射用辅酶 A

【处方】　辅酶 A 56.1 单位,葡萄糖酸钙 1mg,水解明胶 5mg,半胱氨酸 0.5mg,甘露醇 10mg。

【制备】　将处方中各成分用适量注射用水溶解后,无菌过滤,分装于安瓿中,每支 0.5ml,冷冻干燥后封口,漏气检查即得。

【注解】　辅酶 A 粉末有吸湿性,易溶于水,易被空气、过氧化氢、碘或高锰酸盐等氧化成无活性的二硫化物。因此,可在本品中加入半胱氨酸等,并用甘露醇或水解明胶等作为赋形剂。

(六)眼用无菌液体制剂

眼用无菌液体制剂系指供洗眼、滴眼或眼内注射,以治疗或诊断眼部疾病的无菌液体制剂,分为滴眼剂、洗眼剂和眼内注射剂。

滴眼剂(eye drops)系指药物制成可供滴眼用的澄明溶液、乳状液或混悬液,可发挥消炎杀菌、散瞳缩瞳、降低眼压、治疗白内障、诊断以及局部麻醉等作用。通常以水为分散介质。

药物滴入眼睛后,可通过角膜途径和结膜途径吸收。

1. 滴眼剂的质量要求

(1)可见异物:不得有肉眼可见的玻璃屑、纤维和其他不溶性异物。

(2)无菌:供角膜等外伤治疗或手术用的滴眼剂,必须无菌。对于其他目的使用的滴眼剂,须按药典微生物限度法检查并符合规定,不得检出绿脓杆菌和金黄色葡萄球菌。

(3)pH:pH 6～8 时,眼睛无不适感;眼睛可耐受的 pH 范围为 5.0～9.0。

(4)渗透压:应与泪液的渗透压相等或相近似,实际工作中,0.8%～1.2%的氯化钠溶液对眼无刺激。

(5)粒度:混悬型滴眼剂中,50μm 的粒子不得超过 10%,15μm 以下的粒子不得少于 90%。

2. 滴眼剂的处方成分

(1)pH 调节剂:磷酸盐缓冲液、硼酸盐缓冲液及硼酸溶液等。

(2)渗透压调节剂:氯化钠、硼酸、葡萄糖及硼砂等。

(3)抑菌剂:硝酸苯汞、苯扎氯铵、苯扎溴铵、氯己定、三氯叔丁醇、苯氧乙醇、山梨酸和对羟苯甲酸酯类。用于眼外伤和眼部手术的滴眼剂,则不能添加抑菌剂。

(4)黏度调节剂:甲基纤维素、聚乙烯醇、聚乙二醇及聚维酮等。

3. 滴眼剂的制备

(1)用于外伤和手术的滴眼剂:按安瓿剂的生产工艺制备,分装于单剂量容器中密封或熔封,最后灭菌。对于主药不稳定者,应按照严格的无菌操作法制备。

(2)一般滴眼剂:可将用具与容器以适当的方

法清洗后，灭菌备用；然后，在无菌环境中配制药液、分装，并可加入适量抑菌药。滴眼剂的灌装，多采用减压灌装，容器为玻璃瓶、软塑料瓶和硬塑料瓶。

例 13：醋酸可的松滴眼液

【处方】 醋酸可的松 5.0g，聚山梨酯 80 0.8g，硝酸苯汞 0.02g，硼酸 20.0g， 羧甲基纤维素钠 2.0g，蒸馏水加至 1000ml。

【制备】 取硝酸苯汞，溶于 500ml 蒸馏水中，加热至 40～50℃，加入硼酸、聚山梨酯 80 使溶解，过滤，待用；另将羧甲基纤维素钠溶于 300ml 蒸馏水中，过滤后加热至 80～90℃，加入醋酸可的松搅匀，保温 30min，冷至 40～50℃；再与硝酸苯汞等溶液混合，加蒸馏水至足量，滤过，分装，封口，灭菌，即得。

【注解】 ①羧甲基纤维素钠为助悬剂，配液前需精制；②氯化钠能显著降低羧甲基纤维素钠的黏度，因此改用硼酸作为 pH 和等渗调节剂。

三、固体制剂

(一)概述

1. 固体剂型的吸收过程　口服或腔道用固体剂型中药物的吸收过程如下：固体制剂→崩解（或分散）→溶出→吸收。口服药物的胃肠道吸收以被动扩散为主，故药物从剂型中溶出的速度是吸收的限速过程。

2. 固体剂型的溶出　对多数固体剂型而言，可用 Noyes-Whitney 方程描述药物溶出的规律。

Noyes-Whitney 方程：$dc/dt = kS(C_s - C)$

Nernst-Noyes-Whitney 方程：$dc/dt = DS(Cs - C)/Vh$

式中，dc/dt—溶出速率；D—药物在溶出介质中的扩散系数；V—溶出介质的体积；h—扩散层厚度；S—药物与介质接触的表面积；Cs—药物的溶解度；C—时间 t 时溶液的浓度。

当溶出药物迅速吸收，$C_s >> C$ 时，Noyes－Whitney 方程可简化为：

$$dc/dt = kSC_s$$

上式表明，药物从固体剂型中的溶出速率，与药物粒子的表面积及溶解度成正比。故制剂的分散度或崩解程度越大，药物溶出越快，吸收越快。口服固体剂型吸收的快慢顺序是散剂＞颗粒剂＞胶囊剂＞片剂＞丸剂。

(二)散剂

散剂(powders)系指药物与适宜辅料经粉碎、均匀混合后制成的干燥粉末状制剂，可供内服或外用。

1. 散剂的分类与特点

(1)散剂的分类：按组成药味的多少，可将散剂分为单散剂与复方散剂；按剂量，可将其分为分剂量散与不分剂量散；按用途，可将其分为内服散、外用散、溶液散、煮散及眼用散等。

(2)散剂的特点：比表面积大、起效快；外用覆盖面大，具保护和收敛作用；制备工艺简单；剂量易控制，便于小儿服用；储存、运输及携带方便。但散剂的稳定性较其他固体剂型差。

2. 散剂的制备　散剂制备的一般工艺流程是物料→前处理→粉碎→过筛→混合→分剂量→质检→包装→成品。

(1)物料的前处理：主要是干燥过程。

(2)粉碎与过筛：粉碎方法有湿法粉碎、干法粉碎、单独粉碎、混合粉碎、低温粉碎及流能粉碎等。常用的粉碎器械有研钵、球磨机、冲击式粉碎机或气流粉碎机等。散剂的过筛是一个分等匀化的过程，以获得所需粒径的粉体或多组分的均匀混合物，常用 1～9 号标准药筛。

(3)混合：常用方法有研磨混合、搅拌混合与过筛混合，常用器械有 V 形混合机、双锥形混合机、圆筒形混合机或锥形螺旋搅拌混合机等。影响混合效果的因素及混匀措施如下。

①组分的比例：组分比例相差较大的物料难以混匀，应采用等体积递增配研法混合。即，量小的药物研细后，加入等体积量大的药物细粉研匀；如此，倍量增加至全部混匀。

②组分的堆密度：物料堆密度差异较大时，应将堆密度小（质轻）者先放入混合容器中，再加入堆密度大（质重）者混合，较易混匀。

③粉体的吸附性：有的药粉对混合器械具吸附性，影响混合并造成损失。一般情况下，应将量大且不易吸附的药粉或辅料垫底，饱和器壁后再加入量少且易吸附者。对于混合时摩擦起电的粉末，还可加入少量表面活性剂或润滑剂抗静电。

④液体或易吸湿性组分：可用处方中的其他组分吸收液体组分。若液体组分量大，宜用吸收剂吸收。常用的吸收剂有磷酸钙、白陶土、蔗糖和葡萄糖等。含结晶水的药物可用等摩尔无水物代替；吸湿性强的药物（如胃蛋白酶或乳酶生等）可在低于

其临界相对湿度条件下，迅速混合并密封防潮包装；混合后引起吸湿的，可分别包装。

⑤形成低共熔混合物的组分：可发生低共熔现象的药物有冰片、水合氯醛、萨罗、樟脑和麝香草酚等，应尽量避免将其混合。

(4)散剂的质检：质检项目包括外观均匀度、装量差异、干燥失重、水分和微生物限度等。

(5)散剂的包装、贮藏：散剂包装应密封，干燥处贮藏，防止吸湿。

例 14：痱子粉

【处方】　薄荷脑 6g，樟脑 6g，氧化锌 120g，硼酸 150g，滑石粉 718g。

【制备】　取薄荷脑、樟脑研磨，使液化；加适量滑石粉充分研匀，依次加入氧化锌、硼酸及剩余的滑石粉；研和，过筛，混匀，即得。

【注解】　薄荷脑和樟脑研磨时可发生共熔，液化后便于和其他药物混合均匀。

(三)颗粒剂

颗粒剂(granules)是将药物与适宜的辅料混合制成的具有一定粒度的干燥颗粒状制剂，可直接吞服或冲入水中饮服。《中国药典》(2010 年版)规定，颗粒剂的粒度范围是不能通过 1 号筛(2000μm)的粗粒和通过 5 号筛(180μm)的细粒的总和不能超过 15%。

1. 颗粒剂的分类和特点

(1)分类：颗粒剂分为可溶性颗粒剂、混悬性颗粒剂及泡腾性颗粒剂。

(2)特点：飞散性、附着性、团聚性、吸湿性较小；服用方便，可调节色、香、味；可进行包衣，制成防潮及缓释或肠溶制剂；多种颗粒混合时，可因粒径不同或粒密度差异大而产生离析现象，导致剂量不准确。

2. 颗粒剂的制备　颗粒剂的制备工艺流程：物料→粉碎→过筛→混合→制软材→制粒→干燥→整粒与分级→质检→分剂量→成品。

药物的粉碎、过筛、混合操作与散剂的制备过程相同。

(1)制软材：将药物与适当的稀释剂、崩解剂、黏合剂及润湿剂等(见片剂相关内容)混合，采用湿法制粒技术制软材时，液体黏合剂或润湿剂的加入量可根据经验“手握成团，轻压即散”为准。

(2)制湿颗粒：采用挤出制粒法。近年来，常采用流化(沸腾)制粒法，也叫“一步制粒法”。此法可在一台机器内完成混合、制粒及干燥过程。

(3)颗粒的干燥：常用方法有箱式干燥法及流化干燥法等。

(4)整粒与分级：干燥后的颗粒应进行适当的整理，以使结块、粘连的颗粒散开，获得具有一定粒度的均匀颗粒。一般采用过筛方法进行颗粒剂的整粒和分级。

(5)质量检查与分剂量：将制得的颗粒进行含量测定与粒度检查等，须按剂量将其装入适宜袋中。颗粒剂的储存标准，基本与散剂相同。

3. 颗粒剂的质量检查　颗粒剂的质检项目包括外观、粒度、主药含量、干燥失重、溶化性和装量差异等。

例 15：复方维生素 B 颗粒剂

【处方】　盐酸硫胺 1.20g，苯甲酸钠 4.0g，核黄素 0.24g，枸橼酸 2.0g，盐酸吡多辛 0.36g，橙皮酊 20ml，烟酰胺 1.20g，蔗糖粉 986g，混悬泛酸钙 0.24g。

【制备】　将核黄素加蔗糖混合粉碎 3 次，过 80 目筛；将盐酸吡多辛、混悬泛酸钙、橙皮酊和枸橼酸，均溶于蒸馏水中作润湿剂；另将盐酸硫胺、烟酰胺等，与上述稀释的核黄素搅拌混合均匀后制粒，60～65℃干燥，整粒，分级即得。

【注解】　枸橼酸可使颗粒呈弱酸性，增加主药的稳定性。

(四)胶囊剂

胶囊剂(capsules)系指将药物与辅料充填于硬质空心胶囊或密封于具有弹性的软质囊材中制成的固体制剂，供口服或直肠、阴道等使用。

1. 胶囊剂的分类和特点

(1)分类：分为硬胶囊、软胶囊、肠溶胶囊、缓释胶囊和控释胶囊。

(2)特点：①与片剂、丸剂相比，胶囊剂在胃肠液中分散快、吸收好、生物利用度高；②液体药物固体剂型化，弥补其剂型的不足。例如，含油量高或液态的药物难以制成丸、片剂时，可制成胶囊剂；③掩盖药物的不良臭味，提高药物的稳定性；④减小药物的刺激性；⑤可制成缓释、控释及肠溶等多种类型的胶囊剂；⑥可使胶囊具有各种颜色或印字，便于识别。

(3)不宜制成胶囊剂的药物：能使胶囊壳溶解的水性药液、易溶的刺激性药物、易风化药物和吸湿性药物。

2. 胶囊剂的制备　胶囊壳的主要成分为明胶、淀粉、甲基纤维素及羟丙基甲基纤维素等高分子物质，附加剂包括增塑剂（甘油、山梨醇等）、增稠剂（琼脂）、遮光剂（二氧化钛）、防腐剂（对羟基苯甲酸酯类）和色素等。空胶囊共有000、00、0、1、2、3、4和5号八种规格，000号最大，5号最小，常用0～5号。

(1)硬胶囊剂的制备：硬胶囊剂是将一定量的药物与辅料制成均匀的粉末或颗粒，充填于空胶囊中，或将药物粉末或颗粒直接分装于空胶囊中制成。药物的填充采用胶囊自动填充机。目前，多使用锁口式胶囊。若囊帽和囊体平口套合，则须用明胶液封口。

(2)软胶囊的制备：常用滴制法（如鱼肝油胶丸）和压制法（如藿香正气软胶囊）。

(3)肠溶胶囊剂的制备：制备肠溶胶囊有两种方法：一种是明胶与甲醛发生胺醛缩合反应，使明胶无游离氨基存在，失去与酸结合能力，只能在肠液中溶解；另一种方法，则是在明胶壳表面或在胶囊内部的填充物表面包肠溶衣料。

3. 胶囊剂的质量检查　胶囊剂的质检项目包括外观、水分、装量差异、崩解时限、溶出度或释放度等。

例16：奥美拉唑肠溶胶囊

【处方与制备】　取处方量药物与辅料，经湿法制粒，采用挤出滚圆造粒机制备18～24目的微丸，采用流化床包衣机，以3.0% HPMC水溶液包隔离衣；干燥后，再以丙烯酸树脂L 30D-55水分散体包肠溶衣，干燥后即得。

【注解】　奥美拉唑的结构中具有亚磺酰基，在水和酸中不稳定，而肠溶衣液的pH须在4左右。因此，须选用对奥美拉唑无影响的HPMC作为隔离材料先进行隔离层的包衣步骤。

(五)片剂

片剂（tablets）系指药物与适宜辅料均匀混合后经制粒或不制粒直接压制而成的圆片状或异形片状固体制剂，可供内服或外用。

1. 片剂的分类与特点

(1)片剂的分类

①压制片：指药物与辅料混合后，经压制而成的普通片剂。

②包衣片：指在压制片（片芯）表面包上衣膜的片剂。根据包衣物料的不同，可分为糖衣片或薄膜衣片。薄膜衣片又分为胃溶衣片、肠溶衣片和不溶衣片。

③多层片：指由两层或多层构成的片剂，各层含不同的药物或辅料。将药物制成多层片，可避免复方制剂中不同成分之间的配伍变化或达到速释和缓释组合作用，如胃仙-U双层片。

④咀嚼片：指须在口中咀嚼后，咽下的片剂，适合儿童或吞咽困难的患者。咀嚼片中应添加适宜的矫味剂，但不可加崩解剂，如碳酸钙咀嚼片。

⑤泡腾片：指含有泡腾崩解剂，遇水产生大量二氧化碳气体使其迅速崩解并呈泡腾状的片剂，可供口服或外用，如维生素C泡腾片。

⑥分散片：指在水中能迅速崩解并均匀分散的片剂，可含服、吞服或分散于水中饮用，如罗红霉素分散片。

⑦口含片：指含在口腔中缓慢溶解并释药的片剂，多用于口腔及咽喉疾病患者，发挥消炎、杀菌、收敛、止痛、局麻等作用，如含碘喉症片。

⑧舌下片：指置于舌下后能迅速溶化，经舌下黏膜吸收而发挥全身作用的片剂。药物由舌下黏膜吸收，可避免胃肠道和肝首关效应，如硝酸甘油舌下片。

⑨ 口腔速溶片：指在口腔中能迅速崩解或溶解的片剂，需加矫味剂，如法莫替丁口腔速溶片。服药时不用水，适于老年人、儿童和吞咽困难患者。

⑩其他：还有溶液片、植入片、缓释片、控释片及阴道片等。

(2)片剂的优点：①剂量准确，使用方便；②质量稳定，携带、运输和储存方便；③生产机械化、自动化程度高，产量大，成本低；④片剂种类多，能满足预防、治疗用药的多种要求；⑤片面可以压上主药名称和药量标记，也可着色，便于识别。

(3)片剂的缺点：①婴、幼儿和昏迷病人不易吞服；②片剂为压缩剂型，易出现溶出度和生物利用度方面的问题。

2. 片剂的质量要求

(1)色泽均匀，完整美观。

(2)含量准确、重量差异小。

(3)硬度适宜。

(4)口服片剂的崩解度、溶出度或释放度应符合要求。

(5)卫生学检查应合格。

小剂量药物片剂的含量均匀度应符合要求，植入片应无菌，口含片、舌下片、咀嚼片和口腔速崩片应有良好的口感。

3. 片剂的辅料

(1)填充剂：用于增加片剂的重量和体积，以利于片剂成型和分剂量的辅料，又称稀释剂。片剂的直径一般不<6mm，片重100mg以上，故小剂量的药物须加填充剂以利压片。常用的填充剂有淀粉、预胶化淀粉、糖粉、糊精、乳糖、甘露醇及微晶纤维素等。

(2)润湿剂与黏合剂：润湿剂系指本身无黏性，但可润湿物料并诱发其黏性，以利于制颗粒的液体。常用的润湿剂有蒸馏水和乙醇。黏合剂系指本身具有黏性，能使无黏性或黏性较小的物料聚集黏结成颗粒或压缩成型的黏稠液体或固体粉末。常用黏合剂有羟丙基甲基纤维素（HPMC）、羟丙基纤维素（HPC）、羧甲基纤维素钠（CMCNa）、甲基纤维素（MC）、乙基纤维素（EC）、聚维酮（PVP）、聚乙二醇、糖粉、糖浆及淀粉浆等。

(3)崩解剂：系指能促使片剂在胃肠液中迅速碎裂成小粒子的辅料。口含片、舌下片、植入片、咀嚼片和缓控释片不加崩解剂。常用的崩解剂有干淀粉、羧甲基淀粉钠、交联羧甲基纤维素钠、低取代羟丙基纤维素、交联聚维酮、泡腾崩解剂等。

(4)润滑剂：可降低颗粒间摩擦力、改善粉体流动性的辅料，称为助流剂；可减小压片时物料对冲头和冲模的黏附性，保证压片顺利进行并使片剂表面光洁的辅料，称为抗黏着剂；可降低颗粒及片剂与模孔壁间的摩擦力，使片剂从模孔顺利推出的辅料，称为润滑剂；此三类辅料，统称为润滑剂。

常用的润滑剂有硬脂酸镁、微粉硅胶、滑石粉、氢化植物油、聚乙二醇（PEG4000及PEG6000）和十二烷基硫酸钠（镁）等。

4. 片剂的制备　片剂的制备包括制粒压片和直接压片两种方法。制粒压片法适用于流动性和可压性差的物料，分为湿法制粒压片和干法制粒压片；直接压片法适用于流动性和可压性良好的物料，分为粉末直接压片、结晶直接压片和空白颗粒压片。

(1)制粒方法

①湿法制粒法：湿法制粒法工艺流程如下。

原辅料→干燥→粉碎→过筛→混合→制软材→制湿粒→干燥→整粒

②流化喷雾制粒法（一步制粒法）。

③喷雾制粒法。

④干法制粒法：适用于对湿、热不稳定且需要制粒的药料，采用滚压法或大片法制粒。

(2)压片：采用单冲压片机或旋转多冲压片机制备片剂。

(3)直接压片法

①粉末直接压片法：系指药物粉末与适宜的辅料混合后，不经制粒而直接压片的方法。

②结晶直接压片法：某些结晶性或颗粒性药物，具有适宜的流动性和可压性，只需稍加粉碎、过筛等处理，再加入崩解利和润滑剂混匀，即可直接压片。

5. 片剂的包衣　片剂包衣是指在片剂（片芯、素片）表面，包裹上适宜材料衣层的操作。

(1)包衣的目的：掩盖药物的不良臭味；增加药物的稳定性；控制药物在胃肠道的释放部位或释放速度；避免配伍变化；改善片剂的外观和便于识别等。

(2)包衣的种类和质量要求

①包衣的种类：根据包衣材料不同，片剂的包衣分为糖衣和薄膜衣。其中，薄膜衣又分为胃溶性、肠溶性及不溶性三类。

②质量要求：衣层应均匀，牢固，经较长时间储存仍能保持光洁、美观、色泽一致并无裂片现象，衣层与片芯不起反应，且不影响药物的崩解、溶出和吸收，崩解时限应符合相关规定。

(3)包衣材料及包衣过程

①糖衣：以糖浆为主要包衣材料。糖衣片包衣工艺流程如下。

隔离层→粉衣层→糖衣层→有色糖衣层→打光

隔离层材料有明胶浆、阿拉伯胶浆、虫胶乙醇溶液及玉米朊乙醇溶液等，粉衣层材料为滑石粉，糖衣层和有色糖衣层材料是糖浆及食用色素，打光剂用川蜡。

②薄膜衣：指在片芯外，包上比较稳定的高分子衣料。该法包衣自动化，生产周期短，效率高，片剂增重小，对崩解影响小。常用薄膜衣材料为纤维素衍生物类（羟丙基甲基纤维素、羟丙基纤维素、乙基纤维素等）、聚维酮及丙烯酸树脂类等。常用的肠溶衣材料有邻苯二甲酸醋酸纤维素（CAP）和丙烯酸树脂类等。

(4)包衣方法：常用的包衣方法有滚转包衣法、埋管式包衣法、流化床包衣法及压制包衣法等。

6. 片剂的质量评价　质量检查项目有外观、片重差异限度、含量均匀度、硬度与脆碎度、崩解时限、溶出度和卫生学检查等。

例17：复方乙酰水杨酸片

【处方】　乙酰水杨酸268g，对乙酰氨基酚

136g，咖啡因33.4g，淀粉266g，淀粉浆85g，滑石粉25g，轻质液状石蜡2.5g，酒石酸2.7g。

【制备】 将咖啡因、对乙酰氨基酚与1/3的淀粉混匀，加淀粉浆制软材；经干燥、整粒后，此颗粒与乙酰水杨酸混合均匀，加入剩余的淀粉和吸附有液状石蜡的滑石粉；混匀后，过筛，压片，即得。

【注解】 ①本品中淀粉作为填充剂和崩解剂；②乙酰水杨酸、对乙酰氨基酚和咖啡因混合制粒，干燥时会产生低共熔现象。因此，宜采用分别制粒法，且避免了乙酰水杨酸直接与水接触。

例18：兰索拉唑肠溶片

【处方】 兰索拉唑15mg，甘露醇-乳糖(3∶2)适量，poloxamer-5%PVP无水乙醇溶液适量。

【制备】 将兰索拉唑和甘露醇-乳糖高速混合均匀后，以poloxamer-5%PVP无水乙醇溶液作为黏合剂，经制软材、制粒、干燥、整粒、压片后，以滑石粉-5%PVP无水乙醇溶液和Ⅱ号树脂无水乙醇溶液分别为隔离层包衣液和肠溶层包衣液，包衣，干燥，即得。

【注解】 ①兰索拉唑对酸不稳定，在片芯与肠溶层之间包隔离层，可避免Ⅱ号树脂的酸性对兰索拉唑的影响；②兰索拉唑为难溶性药物，选择甘露醇-乳糖作为稀释剂、聚乙烯吡咯烷酮为黏合剂、泊络沙姆为增溶剂，以提高片剂的溶出度。

(六)滴丸剂

滴丸剂(guttate pills)系指固体或液体药物与适宜基质加热熔融混匀后，滴入不相混溶的冷凝液中，液滴由于表面张力作用收缩冷凝成球状而制成的固体制剂。滴丸主要供口服，亦可供眼、耳、鼻、直肠及阴道等使用。

1. 滴丸剂的特点 ①药效迅速、生物利用度高、副作用小；②增加药物的稳定性；③液体药物固体剂型化，便于携带、储存和使用；④设备简单，操作方便，产率高，成本低，无粉尘，有利于劳动保护；⑤可制成内服、外用、缓释及控释等多种类型的滴丸剂。

2. 滴丸的常用基质 水溶性基质包括PEG类、肥皂类及甘油明胶等；脂溶性基质包括硬脂酸、单硬脂酸甘油酯、虫蜡及氢化植物油等。

3. 滴丸剂的制备 采用滴丸机制备。

例19：水飞蓟素缓释滴丸

【处方】 水飞蓟素7g，聚乙二醇6000 14g，硬脂酸10.5g，泊络沙姆188 7g。

【制备】 取聚乙二醇6000，在约75℃加热熔化；加入硬脂酸和泊络沙姆，完全熔化后，加入水飞蓟素，充分混匀；放入保温罐中，以二甲基硅油为冷凝液，滴头直径2.3mm/4.1mm，滴速为40滴/min，冷凝固化成丸，吸去多余的二甲基硅油，即得。

【注解】 水飞蓟素不溶于水，口服吸收差。将其制备成缓释滴丸后，可提高其溶出度，还能达到缓慢释放的目的。

(七)膜剂

膜剂(films)系指药物溶解或均匀分散于成膜材料中或包裹于成膜材料中，制成的单层或多层膜状制剂。膜剂可供口服、口含及舌下给药，也可用于眼结膜囊内或阴道内以及皮肤和黏膜创伤、烧伤或炎症表面的覆盖。

1. 膜剂的分类和特点

(1)分类：分为单层膜、多层膜和夹心膜。

(2)特点：体积小，重量轻，携带、运输和使用方便；工艺简单，无粉尘飞扬；成膜材料用量少，含量准确；稳定性好；制成多层复合膜可避免配伍问题；既可速效，也可控释。缺点是载药量低，只适用于剂量小的药物。

2. 成膜材料

(1)天然高分子材料：有虫胶、明胶、阿拉伯胶、琼脂、淀粉及玉米朊等。

(2)合成高分子材料：有聚乙烯醇类、聚维酮类、纤维素衍生物及乙烯一醋酸乙烯共聚物(EVA)等。

3. 膜剂的制备方法 膜剂处方中除成膜材料外，还包括增塑剂(甘油、山梨醇等)、填充剂(碳酸钙、二氧化硅等)、着色剂(色素、二氧化钛)和表面活性剂等。制备方法有匀浆制膜法、热塑制膜法和复合制膜法。

4. 膜剂的质量要求 外观完整光洁，色泽均匀，厚度一致，无明显气泡，重量差异限度符合要求，无受潮、发霉、变质现象，微生物限度检查合格。

四、半固体制剂

(一)软膏剂

软膏剂(ointments)系指药物与适宜基质均匀混合制成，且具有一定稠度的半固体外用制剂。其中，用乳剂型基质制成的软膏剂，称为乳膏剂(creams)；将大量固体粉末均匀分散于适宜基质中形成的半固体制剂，称为糊剂(pastes)。软膏剂主要起保护、润滑和局部治疗作用，也可通过透皮吸收产生全身治疗作用。

1. 软膏剂的分类　按分散系统可分为溶液型、混悬型和乳剂型软膏。

2. 软膏剂的质量要求

(1)均匀、细腻,具有适当的稠度,易涂布于皮肤或黏膜上。

(2)性质稳定,无酸败、异臭、变色、变硬和油水分离现象。

(3)无刺激性、过敏性及其他不良反应。

(4)用于创面的软膏及眼用软膏剂应无菌。

3. 软膏剂的基质

(1)油脂性基质:系指以动植物油脂、类脂、烃类及硅酮类等疏水性物质为基质。此类基质涂于皮肤能形成封闭性油膜,促进皮肤水合作用,对表皮增厚、角化、皲裂有软化保护作用,但不适用于有渗出液的创面。常用的油脂性基质有凡士林、固体石蜡、液状石蜡、羊毛脂、蜂蜡及二甲硅油等。

(2)水溶性基质:水溶性基质是天然或合成的水溶性高分子物质溶解后形成的水凝胶。水溶性基质无油腻性,释药快,能与渗出液混合,易洗除,可用于湿润或糜烂的创面。目前,常用的水溶性基质主要有聚乙二醇和甘油明胶等。水溶性基质不宜用于遇水不稳定的药物。应用水溶性基质制备软膏时,需在其中添加保湿剂和防腐剂。

(3)乳剂型基质:乳剂型基质是由油相加热液化后与水相在乳化剂的作用下,在一定温度下混合乳化,最后在室温下形成的半固体基质。乳剂型基质不妨碍皮肤表面分泌物的分泌和水分的蒸发,对皮肤的正常功能影响较小,可用于亚急性、慢性、无渗出的皮肤破损和皮肤瘙痒症,忌用于糜烂、溃疡、水泡及化脓性创面。

乳剂型基质有水包油型(O/W)和油包水型(W/O)两类。

乳剂型基质的油相可用前述的油脂性基质;乳化剂可选择肥皂类(一价皂、二价皂或三价皂等)、十二烷基硫酸钠、高级脂肪醇及多元醇酯类(十六醇、十八醇、硬脂酸甘油酯、司盘类或吐温类等);保湿剂常用甘油、丙二醇或山梨醇等;防腐剂常用羟苯酯类、苯甲酸、山梨酸、苯氧乙醇或三氯叔丁醇等;抗氧剂常用丁羟基茴香醚(BHA)、二丁基羟基甲苯(BHT)或没食子酸丙酯(PG)等。

4. 软膏剂的制备　软膏剂的制备方法有研和法、熔和法和乳化法。

5. 软膏剂的质量检查　软膏剂的质量检查包括主药含量测定、装量检查、稠度检查、微生物限度检查和粒度检查等。

例20:复方苯甲酸软膏

【处方】　苯甲酸120g,羊毛脂50g,水杨酸60g,白凡士林适量。

【制备】　取苯甲酸和水杨酸研细过筛,另取羊毛脂与凡士林加热融化;待基质将至冷凝时,取少量加入过筛的药品中;研匀后,加入全部基质,研匀,即得。

【注解】　羊毛脂的皮肤穿透力大,但单用羊毛脂因其黏稠性太大反而影响其穿透,故加凡士林稀释,以降低其黏稠度。

(二)眼膏剂

眼膏剂(eye ointments)系指供眼用的灭菌软膏。眼膏剂应均匀、细腻,易涂布于眼部,对眼无刺激。眼膏剂常用的基质,一般用凡士林八份,液状石蜡、羊毛脂各一份混合而成。用于眼部手术或创伤的眼膏剂应采用灭菌或无菌方法制备,不可添加抑菌剂或抗氧剂。

眼膏剂的制备与一般软膏剂制法基本相同,但必须在净化条件下进行。眼膏剂质量检查项目有装量、金属性异物、颗粒细度(药物颗粒$\leqslant 75\mu m$)和微生物限度等。

(三)凝胶剂

凝胶剂(gels)系指药物与能形成凝胶的辅料制成溶液型、混悬型或乳状型的稠厚液体或半固体制剂,可供内服或外用。

目前,临床上应用较多的是水性凝胶剂。水性凝胶基质有卡波姆、纤维素衍生物、琼脂、明胶、西黄蓍胶和淀粉等。

例21:盐酸达克罗宁凝胶

【处方】　盐酸达克罗宁1g,卡波姆1g,聚山梨酯80 5g,三乙醇胺1.35g,甘油10g,山梨酸2.5g,糖精钠适量,薄荷脑适量,去离子水加至100g。

【制备】　取甘油、山梨酸、糖精钠、薄荷脑溶于适量水中,加入卡波姆充分溶胀后,加入三乙醇胺形成凝胶基质;聚山梨酯80加入处方量40%的去离子水再加入盐酸达克罗宁搅拌溶解后,加入上述凝胶基质中,混合均匀,脱泡,即得。

【注解】　1%的盐酸达克罗宁在水中不能完全溶解,故加入聚山梨酯80作为增溶剂。同时,由于本品为口唇用软膏剂,又加入了糖精钠、薄荷脑作为矫味剂,山梨酸为防腐剂。

(四)栓剂

栓剂(suppositories)系指药物与适宜基质制成的具有一定形状供腔道给药的固状制剂。栓剂塞入腔道后，在体温下能迅速软化熔融或溶解于分泌液，逐渐释放药物而产生局部或全身作用。

1. 栓剂的分类　按给药部位可分为肛门栓、阴道栓和尿道栓等。

2. 栓剂的质量要求　栓剂外形应完整光滑，药物与基质应混合均匀，塞入腔道后应能融化、软化或溶解，无刺激性，有适宜的硬度，以免在包装、储存或使用时变形。

3. 栓剂基质

(1)油脂性基质：常用的油脂性基质有可可豆脂、半合成椰油酯、半合成山苍子油酯、半合成棕榈油酯和硬脂酸丙二醇酯。

(2)水溶性和亲水性基质：常用的水溶性和亲水性基质有甘油明胶、聚乙二醇类、聚山梨酯及泊洛沙姆等。

4. 栓剂的制备方法　栓剂的制备方法有冷压法与热熔法。

5. 栓剂的作用

(1)全身作用：主要应用直肠栓，通过直肠中、下静脉和肛管静脉吸收，进而避免药物在肝脏的首过效应。制备直肠栓时，应根据药物性质选择与药物溶解性能相反的基质，有利于药物释放、增加吸收。

(2)局部作用：对于水溶性基质制成的栓剂，因其腔道中的液体量有限，使其溶解速度受限，释药缓慢，有利于发挥局部疗效。

6. 栓剂的质量检查　栓剂质量检查项目有外观检查、含量测定、融变时限、重量差异和溶出度试验等。

(王春革　曾婧娉　李　璐)

第四节　药物制剂的新技术和新剂型

一、固体分散体的制备技术

(一)概述

固体分散体(solid dispersion)是指药物高度分散在适宜的固体载体材料中形成的一种固态物质。固体分散体由主药和载体组成，将药物高度均匀分散于固体载体的技术，称固体分散技术(solid dispersion technology)。

固体分散体的概念，是由 Sekiguchi 和 Obi 于1961年首次提出。当时，以尿素为载体材料，以磺胺噻唑为模型药物，采用热融法制成了固体分散体。固体分散体口服给药后，其药物的吸收比普通片剂显著提高。

固体分散体有如下特点：①可以大大提高难溶性药物的溶出速率，从而有利于提高药物的口服吸收与生物利用度；②可用于油性药物的固体化；③难溶性药物以速释为目的时，所用载体以水溶性材料为宜；以缓释或肠溶为目的时，可在水溶性载体中配以难溶性或肠溶性高分子材料。采用固体分散技术并以提高药物的生物利用度为目的时，其特点与生物药剂学分类Ⅱ的药物相同。

固体分散体是一种制剂的中间体，添加适宜的辅料并通过适宜的制剂工艺可进一步制成片剂、胶囊剂、滴丸剂及颗粒剂等。

固体分散体存在的问题，主要体现在：①载药量小，往往需要大量的载体材料才能达到理想的溶出效果。因此，不适用于剂量较大的难溶性药物；②物理稳定性较差。固体分散体属于高能不稳定态，高度分散的药物分子可自发聚集成晶核，微晶进一步逐渐生长成为晶粒，亚稳态(无定型)可转化成稳定晶型，这些过程称老化。老化现象，往往在长期储存过程中逐步发生。

(二)固体分散体的速释与缓释原理

1. 固体分散体的速释原理　固体分散体的最大特点是药物高度分散于载体中。根据 Noyes-Whitney 方程，药物的溶出速率正比于药物的表面积。因此，增加固体分散体药物的溶出表面积，是提高难溶性药物的溶出速率和吸收速率的主要方法。药物的分散状态不同，溶出速率也不同，溶出速率大小的顺序通常为分子分散状态＞无定形态＞微晶态。药物的分散状态与药物的性质、载体的性质、药物与载体的比例、制备方法等有关。药物在载体中，可以一种分散状态或两种及多种分散状态存在。

2. 固体分散体的缓释原理　利用固体分散技术提高难溶性药物的溶出速度，是目前固体分散体应用最为广泛的一个方面。但是，当选择适宜的载体和载体量时，也可用于制备缓释制剂。归纳起来，固体分散体的缓释机制有：①在固体分散体的制备过程中，加入适量的分散载体，控制微晶的大小，以控制药物的释放速度；②在制备固体分散体时，同时加入适量的难溶性载体材料，可以控制药物的释放速度。因为难溶性材料可在固体分散体中形成网状骨架结构，被分散的药物分子或微晶被镶嵌在骨架结构中，靠药物的扩散机制缓慢释放药物。根据所用载体的材料不同、用量不同，可使药物的释放符合一级过程甚至零级过程。常用的缓释固体分散载体材料有 EC，Eudragit RS 和 Eudragit RL 等，HPMCP 可作为肠溶的固体分散材料。采用乳化溶剂扩散法直接制备的尼群地平及尼莫地平等固体分散体的速释微丸和缓释微丸，均已取得了较好的效果。

二、包合物的制备技术

（一）概述

包合物（inclusion compounds）是指一种分子被全部或部分包合于另一种分子的空穴结构内形成的特殊的络合物。包嵌药物的物质即为包合材料主分子（host molecula）；被包嵌的物质称客分子（gest molecula）。常用的包合材料是环糊精及其衍生物。被包合的药物可以是难溶性药物、水溶性药物，也可以是油性药物等。

包合技术在制剂过程中具有以下优点：①提高难溶性药物的溶解度，提高生物利用度；②提高药物的稳定性；③液体药物可微粉化；④防止挥发性成分的挥发；⑤掩盖药物的不良气味或味道；⑥降低药物的刺激性与毒副作用；⑦调剂释放速率。这些优点显示包合物在药剂学中的良好应用前景。

包合过程是物理过程，其稳定性依赖于两组分间的范德华力。形成包合物的必要条件是包合材料和药物分子间的立体结构和极性互相适应，即客分子必须和主分子的空穴形状和大小相适应。被环糊精包合的药物应至少符合下列条件之一：药物分子的原子数大于 5；如具有稠环，稠环数应小于 5；药物的分子量在 100～400；水中溶解度小于 10g/L，熔点低于 250℃。对于无机药物而言，大多数不宜用环糊精包合。

包合物有两种分类方法：①根据主分子的构成，可将其分为多分子包合物、单分子包合物和大分子包合物；②根据主分子空穴的几何形状，又可将其分为管形包合物、笼形包合物和层状包合物。

（二）包合作用的影响因素

1. 主客分子的结构和性质

（1）主客分子大小的影响　客分子的大小和形状应与主分子的空穴相适应，才能获得性质稳定的包合物。如果客分子太大，则无法完全嵌入主分子的空穴，造成只有侧链包合，性质不稳定；如果客分子太小，则不能将空穴填满，包合力弱，客分子可自由出入而脱落，包合不稳定。

（2）客分子极性的影响　常用的主分子材料环糊精空穴内为疏水区，因此疏水性或非解离型药物易进入而被包合，容易形成稳定的包合物。极性药物可嵌在空穴口的亲水区，可与环糊精的羟基形成氢键结合。自身可缔合的药物，往往先发生解缔合，然后再进入环糊精的空穴内。

2. 主客分子的比例　由于环糊精提供的空穴内径是确定的，足以将大多数药物包嵌在空穴中。因此，通常环糊精与药物按 1∶1的摩尔比形成包合物。但在包合物的形成过程中，主分子所提供的空穴数，往往不能完全被客分子占有，因此包合物中主客分子的比例取决于客分子的性质。一般来说，成分单一的客分子与环糊精形成包合物时，其最佳主客分子摩尔比多表现为 1∶1或 2∶1，如酮洛芬、吲哚美辛及硝苯地平等包合物。对于复杂成分的客分子形成包合物时，常常通过实验筛选其最佳主客分子的配比。只有确定主客分子配比后，才能确保经济、有效地制备包合物。

3. 包合条件　不同的包合方法、包合温度、搅拌速率及时间、干燥过程的工艺参数等，均可影响包合效率。

三、纳米乳与亚微乳的制备技术

（一）概述

1. 定义　纳米乳（nanoemulsion）系指粒径在 1～100nm 之间的乳滴分散在另一种液体中形成的热力学稳定的胶体分散系统，其乳滴多为球形，大小比较均匀，透明或半透明。

亚微乳（submicroemulsion）系指粒径为 100～1000nm 的乳滴形成的分散体系，外观不透明或呈乳状。亚微乳的稳定性不及纳米乳，虽可热压灭菌，但反复加热或加热时间过长，体系可能会分层。

在普通乳剂中增加乳化剂并加入助乳化剂可以得到纳米乳，而在浓的胶束溶液中加入一定量的油及助乳化剂也可以得到纳米乳。因此目前多数人认为纳米乳是介于普通乳和胶束溶液之间的一种稳定的胶体分散系统。

2. 性质和特点　纳米乳和亚微乳的粒径小且均匀，毒性小，安全性高。作为药物载体，可提高药物的分散度，改善难溶性药物和脂溶性药物的溶出速率，促进大分子药物在体内的吸收，增强药物的稳定性。两种乳剂均具有制备工艺简单，易于工业化生产等特点。

由纳米乳的尺寸效应带来的突出特点是：①光学性质，纳米乳的外观透明或半透明，多数呈乳光，而亚微乳和普通乳没有这种性质；②热力学和动力学性质稳定。纳米乳可经受热压灭菌和高速离心，而普通乳不能。亚微乳的稳定性介于乳剂和纳米乳之间；③超低界面张力，可使制备过程自发进行。而普通乳或亚微乳，则必须提供较强的机械外力。

纳米乳由于具有较高的动力学稳定性，具有很好的应用前景。但纳米乳制备时，需加入较大量的表面活性剂，使其临床应用受到了一定限制。亚微乳作为一种较为稳定的乳剂类型，可供静脉注射。在体内，亚微乳能完全被机体代谢和利用，是目前临床治疗中比较受关注的胃肠外给药体系。

自乳化给药系统（self-emulsifying drug delivery system，SEDDS）的研究始于20世纪80年代。SEDDS不含水相，主要由药物、油相和表面活性剂等组成。有时，SEDDS中可含有助溶剂，遇水轻微搅拌即自发形成水包油型分散系统。SEDDS形成的乳剂经稀释后，乳滴大小一般介于100～300nm。自乳化后形成的粒径<100nm的纳米乳，亦称自乳化纳米给药系统（self-emulsifying nano-drug delivery system，SENDDS）。SENDDS口服后，在胃肠液中，可自发形成O/W型纳米乳，从而促进药物的吸收，提高药物的口服生物利用度。SENDDS的机制主要有以下几方面：①在胃肠道蠕动下，可自发形成粒径很小的纳米乳，降低表面张力，提高亲水性，促进药物经胃肠道黏膜吸收；②纳米乳中的脂质在胰酶和胆汁的作用下分解，形成粒径更小的纳米乳滴和胆盐胶束，进一步增加药物的溶解度，促进药物吸收；③处方中的脂质成分，还可使药物经肠道淋巴管吸收，可提高多肽蛋白类药物的口服吸收等。SENDDS是脂溶性、吸收差的药物，特别是疏水性蛋白多肽大分子的理想载体。

四、微囊与微球的制备技术

微囊（microcapsules）系指固态或液态药物被囊材包裹而成的小包囊。通常粒径在1～250μm的微囊，称微囊；而粒径在0.1～1μm的，称亚微囊；粒径在100nm以下的，则称纳米囊。将药物包裹于囊材的技术称微囊化（microencapsulation）技术。

微球（microspheres）系指药物溶解或分散在高分子材料中形成的骨架型微小球状实体。通常粒径在1～250 μm的，称微球；而粒径在0.1～1μm的，称亚微球；粒径在100nm以下，称纳米球。

微囊与微球的大小一样，但在结构上有所不同。微囊是包囊结构，即由囊材和囊心组成，囊材包裹囊心。囊材通常是高分子材料，而囊心是药物。微球是骨架结构，由高分子材料和药物均匀混合而成，微球的里外结构都是相同的骨架结构。

然而，它们都有类似的性质。以微囊为例说明其特点。

1. 掩盖药物的不良气味，如鱼肝油和氯贝丁酯等。

2. 提高药物的稳定性，如易氧化的β-胡萝卜素和挥发油等。

3. 防止药物在胃内失活或减少药物对胃的刺激性，前者如尿激酶，后者如红霉素和阿司匹林等。

4. 使液态药物固态化，便于应用与储存，如油性药物和香料等。

5. 减少复方药物的配伍变化，如阿司匹林与氯苯那敏的复方制剂。分别包囊后，可避免阿司匹林的加速水解。

6. 控制药物释放速率，如吲哚美辛缓释微囊及促肝细胞生长素的速释微囊等。

7. 使药物浓集于靶区，如将细胞毒素药物微囊化后，可将药物浓集于肝或肺等靶区，提高疗效，降低毒副作用。

8. 包裹活细胞、疫苗等生物活性物质，可避免其活性损失或变性，如破伤风类毒素微囊等。

无论是微囊还是微球，在制剂过程中，两者均是一个中间体。先制备微囊/微球，之后根据需要制备成各种剂型，如散剂、胶囊剂、注射剂、混悬剂、咀嚼片、含片、洗剂、埋植片、软膏剂、涂剂、栓剂及膜剂等。

五、纳米粒的制备技术

（一）概述

纳米粒（nanoparticles）一般系指粒径介于1～100nm的粒子。由于其粒径小于100nm，其具备了一系列独特的理化性质和生物学性质，并成为了药剂学中非常受关注的研究领域之一。药剂学中的纳米粒有两大类，即药物(结晶)纳米粒和载体纳米粒。目前，研究较多的是载体纳米粒，简称纳米粒。

载体纳米粒系指药物以溶解、分散、吸附或包裹于载体材料中形成的纳米级粒子。纳米粒根据其结构特征，可分为骨架实体型纳米球(nanospheres)和膜壳药库型纳米囊(nanocapsules)。纳米囊和纳米球是继微囊、微球之后发展起来，具有"尺寸意义"的新型载药系统。

药物的载体材料分为两大类：

1. 天然高分子材料，如脂类、糖类及蛋白质等。

2. 合成的高分子材料，如聚氰基丙烯酸烷酯(polyalkylcyanoacrylate，PACA)，包括甲酯、乙酯、丁酯、己酯、异己酯及十六烷基酯等；聚酯，主要有聚乳酸(polylactide，PLA)、聚乳酸聚乙醇酸共聚物(polylacticcoglycollic acid，PLGA)、聚己内酯(polycaprolactone，PCL)、聚羟丁酸(polyhydroxybutyrate，PHB)等。目前，美国FDA批准可用于注射的载体材料为PLA和PLGA。这些材料被公认为无毒、生物相容性好、可生物降解。此外，尚有合成的脂类，如硬脂酸等。

纳米粒的优点：①颗粒小、比表面积大、表面反应活性高；②能够经生物膜转运；③可控制药物的释放；④提高药物稳定性；⑤具有靶向性；⑥可制备成各种剂型等。虽然纳米粒具有很好的应用前景，但仍存在着制备要求比较严格、产业化困难等问题。

(二)常见载体纳米粒介绍

1. 脂质纳米粒　脂质纳米粒(lipid nanoparticles)是由天然或合成的类脂材料，如脂肪酸、脂肪醇及磷脂等，形成的固体或半固体纳米粒。这些类脂多是内源性的生理物质，生物相容性好，是机体脂肪的主要成分和能量的主要来源，在体内有固有的降解途径，对人体没有毒性，是一种理想的载体材料。

脂质纳米粒的特点是：①脂质材料毒性低；②由于药物被包封在固体脂粒的骨架中，药物在储存过程中不易泄漏；③具有缓释、控释作用；④在网状内皮系统(reticuloendothelialsystem，RES)的分布增加，具有靶向性。

(1)固体脂质纳米粒：固体脂质纳米粒(solid lipid nanoparticle，SLN)是近年来发展起来的一种用于药物控制释放的新型给药系统。由于其是固体基质，所以具有类似于聚合物纳米粒的缓释性好、药物泄漏少等优点。SLN的制备主要适合于亲脂性药物，但存在载药量低、不易控制药物的释放速度等问题。对于亲水性药物，SLN的包封率低，存在突释和储存过程中药物被排挤等现象。

(2)脂质-药物复合物纳米粒：将药物与固体脂质材料通过成盐反应或共价键结合的复合物，进一步采用高压乳匀制备纳米粒，其粒径一般介于10～200nm范围。由于药物与脂质相结合，不仅能提高药物的包封率，而且可以避免药物从载体中渗漏或骨架不稳定的缺陷。

(3)脂质纳米粒的内部结构：多数的固体脂质纳米粒均具有载药量低、亲水性药物的包封率低、储存过程中药物被排挤等缺点。为了克服上述缺点，在固体脂质材料中混入液体脂质材料，可扰乱固体脂质的规则结构，使承载药物的空间容积增加，从而提高载体的载药能力。在选择液体脂质材料时，应考虑其是否对药物有良好溶解性、与固体脂质有较高亲和性，以利于制备载药能力高、结构稳定的纳米粒。

2. 磁性纳米粒　磁性纳米粒是在纳米粒中加入磁性物质，使之能响应体外磁场信号而导向至靶部位，也称为磁性靶向制剂。磁性物质通常是超细磁流体，如$FeO \cdot Fe_2O_3$(Fe_3O_4)或Fe_2O_3。

3. 胶束型纳米粒　胶束型纳米粒也称为聚合物胶束(polymeric micelles)，是近几年发展中的一类新型纳米载体。聚合物胶束一般由双亲性的嵌段或接枝共聚高分子材料在水性介质中自聚集形成，具有独特的核-壳结构。形成聚合物胶束的主要驱动力，是内核-外壳结构自由能的减少。其疏水性链段构成胶束的内核，亲水性链段形成胶束的外壳，这种特殊的结构决定了聚合物胶束可以作为不同性质药物的传递载体。与小分子表面活性剂胶束比较，聚合物胶束通常具有更低的临界胶束浓度(CMC)和解离速率，表现为在生理环境中具有良好的稳定性，能使装载的药物保留更长时间，在靶向部位有更高的药物累积量。

聚合物胶束具有粒径小(一般≤100nm)、载药量大、可使难溶性药物增溶、结构稳定、组织渗透性良好，体内滞留时间长及具有靶向作用等特点。聚合物胶束表面有较多的活性基团，可作为化学修饰的位点，用于改善胶束结构的稳定性和紧密性，从而实现缓释和控释给药。

目前，对于聚合物胶束作为药物载体的研究，主要集中在两类药物的传递中。第一类是高效、毒性大、难溶的药物，主要为抗癌药物，如紫杉醇、多柔比星等。第二类是生理环境下不稳定，且细胞摄取率低的药物，主要为基因药物，如DNA质粒和寡核苷酸等。

(三)修饰纳米粒

现有纳米粒的表面修饰，根据其修饰的目的不同，大致可分为以下几个方面。

1. 促进纳米粒的穿透性　研究表明，聚乳酸聚乙醇酸共聚物(polylacticcoglycollic acid，PLGA)纳米粒的表面用壳聚糖修饰后，可促进纳米粒在小肠黏膜的透过性。该结果可从小肠的荧光吸收照片上得到证实，其原因为壳聚糖能够打开小肠上皮细胞的紧密连接。

2. 长循环纳米粒　纳米粒给药后，可被网状内皮系统摄取，很快分布于肝、脾、肺等器官。研究表明，用PEG修饰的纳米粒，不易被这些器官识别，可延长纳米粒在体内的循环时间，其作用机制可能与改变纳米粒表面的疏水性及形成特定的空间结构有关。例如，可采用溶剂-非溶剂法，将聚乳酸(polylactide，PLA)或聚乳酸聚乙醇酸(polylacticcoglycollic acid，PGA)共聚物用PEG(分子量为350～20 000)修饰。经PEG修饰后的纳米粒粒径为200nm，用放射性同位素标记后，经静脉注射给药5 min，其在肝中的量仅为未修饰的37.5%，而血中的量则为未修饰纳米粒的400%。4 h后，血液中未修饰的纳米粒已被消除，而PEG修饰物仍尚有总量的30%。除PEG外，还可用泊洛沙姆(F68)及其他含聚氧乙烯基团类修饰纳米粒。

3. 生物靶向纳米粒

(1)抗体修饰纳米粒：抗体修饰纳米粒，是载药纳米粒与单克隆抗体或基因抗体共价结合而成，亦称免疫纳米粒。免疫纳米粒借助抗体与靶细胞表面抗原或受体相结合的作用，进入靶细胞，释放包载的药物，从而实现靶向治疗的目的，亦称“生物导弹”。例如，应用乳化-化学交联法制得的粒径为200～420nm的阿霉素白蛋白纳米粒，通过化学交联反应嫁接抗人膀胱癌BIU-87单克隆抗体BDI-1。经注射给药后，对人膀胱癌BIU-87具明显的靶向杀伤作用。随后的研究发现，这种早期的“生物导弹”技术，在人的在体试验中效果并不理想，其原因可能在于鼠源性单克隆抗体的分子量大，而且在结构中包含了许多无关的片段。

目前，单克隆抗体技术取得了很多新的进展，如第二代单克隆抗体及第三代单克隆抗体等。全人抗体的研发，已取得了较好的效果，但还需经高通量的筛选。

(2)配体修饰纳米粒：不同细胞表面具有特异性受体，可与之结合的配体也不同。配体与受体间，有特异、强烈的亲和力。将纳米粒表面用配体修饰，可使纳米粒导向相对应的靶细胞(受体)，从而改变纳米粒的体内分布。

(四)纳米粒的给药途径与体内分布

1. 纳米粒的注射给药　纳米粒经静脉注射后，可被网状内皮系统摄取，主要分布于肝(60%～90%)、肺(3%～10%)和脾(2%～10%)；粒径小于50nm的纳米粒，则易进入骨髓。某些纳米粒具有淋巴靶向性和肿瘤靶向性，有些纳米粒则具有明显的脑组织靶向性。利用纳米粒具有的这些特异性组织或器官的靶向作用，可实现药物的靶向治疗。

静注后，纳米粒可能会受到血液和组织液中的生物酶、巨噬细胞和各种组织、器官的吞噬、破坏以及转运过程中的生理限制。研究结果显示：①药物被纳米粒完全包裹或在较强吸附条件下，生物酶对药物的破坏作用则减弱；②血液中的巨噬细胞对纳米粒具有较强的吞噬作用；③将纳米粒表面用亲水性高分子材料(如PEG或泊洛沙姆)修饰，有利于避免巨噬细胞的吞噬作用；④具柔性亲水表面结构的纳米粒，有利于避开巨噬细胞的识别和吞噬。

由于生理学原因，较大的纳米粒不利于被导向至靶细胞。纳米粒要到达循环系统以外的靶部位时，须经细胞内、细胞间或穿过内皮壁。研究表明：除肝、脾和肺外，对于粒径大于200nm的纳米粒，其从血液向组织的分布或转运，较难实现。

然而，有关纳米粒的脑靶向研究结果表明，用吐温80修饰的聚氰基丙烯酸烷酯(poly alkyl cyano acrylate，PACA)纳米粒静脉注射后，可透过人体的血脑屏障，进入大脑中枢神经系统。这一结果，对于应用纳米粒技术制备药物制剂，治疗老年性痴呆及脑肿瘤等，提供了新的思路。修饰后的纳米粒可透过血脑屏障的机制可能有以下两种：①聚合物纳米粒能使大脑内皮细胞连接处的缝隙张开，以便游离的药物或载有药物的纳米粒透过；②修饰表面活性剂能增溶脑部内皮细胞膜，促使纳米粒被脑部内皮细胞吞噬后释放药物。

纳米粒皮下或肌内注射给药后，以局部滞留形式为主，纳米材料在局部注射部位可生物降解、释放药物。纳米粒药物释放速度和维持时间取决于纳米材料的降解速度。纳米粒注射剂具有刺激性小、可以恒定速度释放药物等优点。

聚合物胶束静脉注射给药后，胶束凭借其较小的粒径，可以在体内保留较长时间。同时，胶束的亲水性区域也可以降低单核-吞噬细胞系统的吞噬。聚合物胶束可通过“渗透性增强与滞留效应”(enhanced permeahility and retention effect，EPR)被动性靶向到达肿瘤部位，实现肿瘤组织的靶向治疗，以减小药物的毒副作用。聚合物胶束和普通纳米粒一样，用PEG修饰后，可使其在体内实现长循环；通过表面修饰，可实现主动靶向，如嫁接叶酸以靶向至肿瘤组织的目的；通过糖基化修饰，以实现肝靶向等。

2．纳米粒的口服给药　生物大分子药物口服给药后吸收很难，主要原因在于一方面分子量大，不易透过胃肠黏膜吸收；另一方面，在胃肠道的pH环境和消化酶(主要是肽酶和蛋白水解酶)的作用下，易被破坏而失去生物活性等。近年来，纳米粒口服给药系统的开发和研究，为实现生物大分子药物的口服给药带来了希望。

1988年，Damge C等发表了胰岛素聚氰基丙烯酸烷酯纳米粒大鼠口服给药后，可使血糖显著降低的报道。至此，开辟了生物大分子药物纳米粒的口服以及吸收机制的研究。多年的研究结果表明，纳米粒可通过胃肠道淋巴结的M细胞并完整地进入血液循环。药物可被纳米粒载体保护，而不易受酶的破坏，从而提高生物利用度。尽管如此，纳米粒的体内吸收仍是有限的。因而，开发及研究纳米粒的吸收促进剂以及酶抑制剂的报道频繁出现。其中，壳聚糖是非常受关注的材料之一。壳聚糖不仅可以做纳米粒的材料，还可起到酶抑作用及胃肠黏附作用，打开肠细胞间隙从而提高药物的吸收等。

纳米粒口服吸收机制的研究一直是热门话题，纳米粒是通过淋巴结的M细胞完整吸收，还是通过肠细胞吸收目前尚无统一的定论。通常认为，纳米粒的淋巴倾向性较高。而且，因毛细淋巴管的管径较毛细血管大2～5倍甚至10倍以上，使得毛细淋巴管的通透性很大，有利于纳米粒的体内转运。

纳米粒在口服给药中的应用，包括：①对于一些无法通过胃肠道黏膜吸收的生物大分子药物，利用脂质纳米载体可经淋巴转运吸收的特性，使这一类药物的口服给药成为可能；②脂质纳米载体具有淋巴靶向的特性，而淋巴又是肿瘤转移的特殊器官。因此，关于抗肿瘤药物纳米粒的研究较多，如淋巴系统疾病(淋巴癌)的治疗等。有研究表明，口服吸收的脂质纳米粒中，大约70%须通过胃肠道淋巴系统转运吸收。

六、脂质体的制备技术

(一)概述

脂质体(liposomes)是磷脂等类脂质，分散于水相中所形成的封闭囊泡。脂质体的每一层均为脂质双分子层，各层之间被水相隔开。根据药物亲水、亲油的性质，可被分别包封于脂质体的水相或类脂(如磷脂)双分子层中。脂质体作为中间体，可制备静脉注射、口服、肺部吸入、眼用、黏膜用、外用、经皮吸收、局部注射(肌内、关节腔或肿瘤内等)等给药途径的制剂。其中，静脉注射给药制剂最为常见。已有产品上市，如益康唑脂质体凝胶剂(Pevaryl Lipogel)，两性霉素B脂质体(Ambisome®)、阿霉素脂质体(DoxiL®)、柔红霉素脂质体(DaunoXome®)、阿糖胞苷脂质体(DepoCyt)等。

脂质体作为药物的载体具有以下特点①靶向性：脂质体可将药物输送至不同的组织和细胞而释放药物，达到部分特异性和靶向给药的目的。靶向性是脂质体作为药物载体最重要的特征，如未修饰的脂质体进入体内后可被巨噬细胞作为外界异物吞噬，如静脉给药时，能选择地集中于网状内皮系统，较多的集中于肝和脾组织中；②缓释性：脂质体可通过减少肾排泄和代谢，延长药物在血液中的滞留时间，使药物在体内缓慢释放，延长药物作用时间，达到长效作用；③降低药物毒性：由于脂质体的靶向作用，使药物在心、肾中积累量比游离药物明显降低，如将对心、肾有毒性的药物或对正常细胞有毒性的抗癌药包封于脂质体中，则可明显降低药物的毒性；④提高药物稳定性：由于脂质体类脂双分子层膜的保护作用，不仅提高了药物稳定性，也保护了药物在体内免受机体酶和免疫系统的分解；⑤具有良好的组织相容性和细胞亲和性。

脂质体存在的缺点是脂质体易被内皮网状系统清除，其在体内清除较快；放大生产时，重现性较差；药物易渗漏、磷脂易氧化或降解等。

脂质体可作为多种药物的载体：①抗肿瘤药物的载体；②抗真菌药物的载体；③抗寄生虫药物的载体；④激素类药物的载体；⑤酶的载体；⑥解毒剂的载体；⑦抗结核药物的载体；⑧免疫激活剂的载体；⑨脂质体介导的基因转染；⑩作为造影剂的载

体等。

(二)脂质体的修饰

不加修饰的脂质体由于易被内皮网状系统所捕获,较多地分布于肝和脾等组织中。近年来,为实现脂质体在其他器官与组织的靶向性,脂质体表面修饰技术得到了较快发展,主要的脂质体修饰技术有以下几种:长循环脂质体(long-circulating liposomes)、免疫脂质体(immuno liposomes)、糖基脂质体、热敏脂质体(temperature sensitive liposomes)和pH敏感脂质体(pH sensitive liposomes)等。

(三)泡囊

泡囊(niosomes)又称类脂质体,也称囊泡。由非离子型表面活性剂组成,具有类似脂质体封闭双分子层结构的球形或椭球形的单室或多室结构。与脂质体相比,由非离子型表面活性剂替代磷脂而形成的泡囊,不但具有脂质体的缓释性、降低药物毒性和提高药物稳定性等特性,而且还具有结构稳定、易于保存、成本低和毒性低等优点。作为脂质体的替代品,泡囊越来越广泛地成为新型药物传递系统的研究热点之一。

泡囊形成机制是当表面活性剂的浓度大于邻界胶束浓度时,表面活性剂的疏水段受到水分子的排斥而聚集,形成以疏水段为夹心、以亲水段为内外层的膜,在水中自发形成具有亲水腔的泡囊。这同胶束类似,关键在于表面活性剂的结构不同,有研究认为表面活性剂中亲水段在分子中所占的体积比是决定因素,只有当亲水段的体积比在适当范围时才会形成泡囊。

七、缓控迟释制剂

(一)概述

药物剂型的发展大致可分为四个阶段:第一代普通制剂;第二代缓释制剂;第三代控释制剂;第四代靶向制剂。随着人们对疾病认识的不断深入,以及新材料、新工艺技术的快速发展,药物新剂型正向"精确给药、定向定位给药、按需给药"的智能化方向发展。

缓释制剂系指在规定释放介质中,按要求缓慢地非恒速释放药物,其与相应的普通制剂比较,给药频率比普通制剂减少一半或给药频率比普通制剂有所减少,且能显著增加患者的顺应性的制剂。控释制剂系指在规定的释放介质中,按要求缓慢地恒速或接近恒速释放药物,其与相应的普通制剂比较,给药频率比普通制剂减少一半或给药频率比普通制剂有所减少,血药浓度比缓释制剂更加平稳,且能显著增加患者的顺应性的制剂。迟释制剂为给药后不立即释放药物的制剂。

第二代至第四代药物制剂,统称为药物传递系统(drug delivery system,DDS)。DDS已经被广泛应用于各种给药途径,如口服、注射、经皮、鼻腔、口腔等。

1. *速度控制型给药系统* 速度控制型给药系统分缓释、控释和迟释制剂。缓释和控释制剂主要根据释放速度所遵循的规律划分,即控释制剂的释放符合零级释放规律,而缓释制剂的释放符合一级或Higuchi等动力学过程。缓释制剂可经口服、注射及黏膜等途径给药,如注射用长效胰岛素、醋酸地塞米松眼部植入剂或克拉霉素缓释片等。控释制剂根据控制释放的机制,可分为膜控型或渗透泵型制剂,如硝苯地平控释片(渗透泵型)、布洛芬缓释(膜控小丸)胶囊剂等。经皮给药系统也是一种良好的控释制剂,依赖控释膜或皮肤的控释作用,可达到恒速释放和(或)吸收,如东莨菪碱贴剂及芬太尼贴剂等。

迟释制剂是一种将药物运送至特定给药部位或可在预设特定时间释药的制剂,既可以起全身作用,也可以起局部作用。常见的有肠溶制剂以及脉冲给药制剂,如奥美拉唑肠溶(小丸)胶囊剂及维拉帕米定时释放片等。

2. *方向控制型给药系统* 方向控制型给药系统主要是指控制药物在体内特定的部位释放的给药系统,包括靶向给药系统和定位给药系统等。靶向给药系统有被动靶向和主动靶向之分,被动靶向主要是利用机体的生理学特性,使组织器官对不同大小的微粒和纳米粒选择性地摄取、释放药物而发挥疗效;主动靶向是通过受体介导等手段,将药物浓集于靶组织或靶细胞而发挥药效。此外,还可以通过磁场、pH敏感材料或热敏材料等物理化学手段,实现靶器官或靶细胞的药物浓集。在口服给药系统中,胃内滞留制剂、生物黏附制剂以及结肠定位释放制剂等,也属于方向控制型给药系统。

3. *应答式给药系统* 一些疾病的发作显示出生理节律的变化,疾病的防治有时需要一种能根据生理或病理需要,定时、定量释放药物的系统,这就是应答式释药系统。应答式释药系统包括开环和闭环两种系统,开环系统被称作脉冲式释药系统(pulsatile DDS)或外调式释药系统(stimuli-re-

sponsive DDS)，而闭环系统则被称为自调式释药系统(self-regulating DDS)。

外调式释药系统，是利用外界变化因素，如磁场、光、温度、电场及特定的化学物质等的变化来调节药物的释放。自调式释药系统，则是利用体内的信息反馈控制药物的释放，不需外界的干预。已有报道的自调式释药系统有尿素-尿素酶体系、pH-敏感溶胀型聚合物凝胶体系、葡萄糖-葡萄糖酶体系及pH-敏感性溶解度控制自调式给药系统等。

(二)口服缓、控释给药系统

缓释制剂(sustained-release preparations)系指用药后，能在机体内缓慢释放药物，吸收的药物能在较长时间内维持有效血药浓度的制剂，其药物的释放一般符合一级或Higuchi动力学过程。控释制剂(controlled-release preparations)系指药物在规定溶剂中，按设计好的程序缓慢地恒速或接近恒速释放的制剂，药物的释放符合零级速度过程，并且释药速度仅受制剂本身设计的控制，而不受外界条件，如pH、酶及胃肠蠕动等因素的影响。

肠溶制剂、结肠定位制剂和脉冲制剂等，又被称为迟释制剂(delayed-release preparations)。《中国药典》2010年版，对于缓释、控释和迟释制剂分别提出了详细的指导原则。《美国药典》将缓控释制剂统一归为调释制剂(modified-release preparations)，文献中常见的英文名称还有extended-release preparations，prolonged action preparations，repeat-action preparations及retard prepations等。

与普通制剂比较，缓控释制剂具有以下优点：①减少服药次数，极大提高病人的依从性；②释药徐缓，使血药浓度平稳，避免峰谷现象，有利于降低药物的毒副作用；③缓控释制剂可发挥药物的最佳治疗效果；④某些缓控释制剂可以按要求，实现定时、定位释放，更有利于疾病的治疗。

但缓控释制剂也有不利的一面：①临床应用中剂量调节的灵活性较差。当出现较大的毒副作用时，往往不能立刻停止治疗；②缓释制剂往往是基于健康人群的平均药动学参数设计，如药物在疾病人群的体内药动学特性发生改变时，不能灵活调整其给药方案；③制备缓控释制剂所需设备和工艺费用较常规制剂昂贵。

近年来，发展了多种剂型的缓控释制剂，如片剂、胶囊剂(内装缓释微丸等)、栓剂、渗透泵片、贴剂、植入剂、黏膜黏附剂及注射剂(如微球、纳米粒和脂质体等)等。其中，缓释微丸的应用比较多，其优势在于：①安全性好：在多元粒子中，如果个别单元(粒)被破坏，药物可迅速释放，但对整体影响很小；相比之下，若单元制剂(如缓释片)出现“爆破释放”(dose-dumping)，则可影响整体的治疗效果，甚至出现中毒现象(缓释制剂剂量常为普通制剂的数倍)；②个体差异小：胃内容物或胃肠运动对片剂的排空影响较大，而对微小单元，如微丸的胃排空影响较小。因此，可以减少饭前饭后胃功能差别或个体差异的影响。

1. 缓、控释制剂的设计原则

(1)影响设计的因素

①剂量因素：一般认为每剂0.5～1.0 g，是普通口服制剂单次给药的最大剂量，同样也适用于缓控释给药系统。随着制剂技术的发展和异形片的出现，目前已上市的口服片剂中，已有超过此剂量限度的制剂。必要时，可采用一次服用多片的方法降低每片的含药量。对于一些治疗窗(therapeutic window)较窄的药物应在安全剂量范围内，设计其缓控释制剂。

②药物的理化性质：药物的理化性质包括药物的溶解度、pKa和油/水分配系数。药物的口服吸收，受其溶解度及油/水分配系数等理化性质的影响。由于大多数呈弱酸或弱碱性的药物，其在胃肠道的不同部位受局部pH的影响，呈现不同的解离程度，导致吸收程度也不同。在设计缓控释制剂时，必须考虑药物在胃肠道环境中的溶解和吸收特点。对于难溶的药物，应根据具体情况采取一定的技术提高药物溶解度；同时，控制药物的释放。此外，对于溶解度很小的药物(<0.01mg/ml)，由于其本身即具有“缓释”效果，其溶解速度即为药物释放和吸收的限速步骤，不宜设计成扩散控制型的缓控释制剂。

油/水分配系数过高的药物，脂溶性过大，会与脂质膜产生强结合力而不能进入血液循环中；分配系数过小的药物，亲水性强，不易透过生物膜。因此，只有分配系数适中的药物，才容易透过生物膜，进入血液循环中。

③胃肠道稳定性：口服药物易受胃肠道酸碱水解、酶促降解以及细菌分解的影响。在特定部位降解的药物，可以设计成定位释放制剂，以避免在特定部位的降解。例如，质子泵抑制药奥美拉唑在胃中不稳定，可以制成肠溶制剂给药；蛋白多肽类药物在小肠中将被消化酶大量降解，可以设计成结肠定位给药系统，以提高其生物利用度。

(2)生物因素

①生物半衰期：制备缓控释制剂的目的是要在较长时间内，使血药浓度维持在治疗的有效浓度范围内。最理想的缓控释制剂应该是药物进入血液循环的速度，与其在体内的消除速度相同。生物半衰期(biological half-life)反映药物的消除速度，对维持治疗浓度至关重要。生物半衰期太短的药物，要维持治疗浓度，必须加大单位给药剂量，不方便给药。一般对于生物半衰期小于1 h的药物，如呋塞米和左旋多巴等，都不适宜制成缓释制剂。对于半衰期大于24 h的药物，由于其本身在体内的药效就可以维持较长的时间，没有必要制成缓释制剂，如地高辛、华法林和苯妥英等。此外，大多数药物在胃肠道的运行时间为8～12 h。因此，药物的释放和吸收时间不宜设计为12 h以上。如果在结肠部位可以吸收，则可能使药物释放时间增至24 h，从而制成每日服药一次的缓控释制剂。

②吸收因素：药物的吸收特性，对缓控释制剂的设计影响很大。制备缓控释制剂的目的是通过对制剂的释药速度进行控制，以控制药物的吸收。因此，释药速度必须比吸收速度慢。假设大多数药物和制剂在胃肠道吸收部位的运行时间为8～12h，则吸收的最大半衰期应接近于3～4h，这样可吸收80%～95%的药物；如果吸收半衰期>3～4h，则药物还没有释放完全，制剂已离开吸收部位。而药物的最小表观吸收速度常数应为0.17～0.23/h，实际相当于药物从制剂中释放的速度常数。因此，缓控释制剂的释放速度常数最好在0.17～0.23/h。实践证明，本身吸收速度小的药物不宜制成缓控释制剂。

如果药物是通过主动转运吸收或吸收局限于小肠的某一特定部位，则不利于制成缓释制剂。例如，维生素B_2只在十二指肠上部吸收，而硫酸亚铁的吸收则在十二指肠和空肠上端。因此，药物应在通过这一区域前释放药物。对于这类药物，应设法延长其在胃中的停留时间，使药物在胃中缓慢释放，然后到达吸收部位，可采用胃漂浮或生物黏附等策略。

③代谢因素：在吸收前有代谢作用的药物如制成缓释剂型，生物利用度则会降低。大多数肠壁酶系统对药物的代谢作用具有饱和性，当药物缓慢地释放到这些部位，由于酶代谢过程未达到饱和，可使大部分药物转换成代谢物。例如，服用阿普洛尔缓释制剂，药物在肠壁代谢的程度增加，生物利用度降低。多巴-脱羧酶在肠壁浓度高，对左旋多巴产生酶代谢，若将左旋多巴与抑制多巴-脱羧酶的化合物一起制成缓释制剂，则既能增加吸收，又能延长其治疗作用时间。

2. 设计要求

(1)生物利用度。缓控释制剂的生物利用度，一般应在普通制剂的80%～120%的范围内。若药物吸收部位主要在胃与小肠，宜设计成每12 h服一次；若药物在结肠也有一定的吸收，则可考虑设计为每24 h服一次。为了保证缓控释制剂的生物利用度，应根据药物在胃肠道中的吸收速度，控制药物从制剂中的释放速度。

(2)峰、谷浓度比值(C_{max}/C_{min})。缓控释制剂稳态时的峰浓度与谷浓度之比应小于普通制剂，也可用波动度(fluctuation)表示。根据此项要求，一般半衰期短、治疗窗窄的药物，可设计每12 h服用一次；而半衰期长或治疗窗宽的药物，则可设计每24 h服用一次；若设计零级释放剂型，如渗透泵制剂，其峰谷浓度的比值应显著小于普通制剂。

3. 处方设计　一般半衰期较短的药物($t_{1/2}$=2～8h)，可以制成缓控释制剂，以降低药物浓度在体内的波动性。例如，盐酸普萘洛尔($t_{1/2}$=3.1～4.5h)、茶碱($t_{1/2}$=3～8h)以及吗啡($t_{1/2}$=2.28h)等，均适合制成缓控释制剂。

目前，对于适合制备缓控释口服制剂的药物尚无明确的限定，应视临床治疗需要而定。一些原先认为不宜制成缓控释制剂的药物，也已经被制成缓控释制剂使用，如：①生物半衰期很短(<1h，如硝酸甘油)或很长(>12h，如地西泮)的药物；②抗生素：过去认为，抗生素制成缓控释制剂后易导致细菌的耐药性。但目前，已有头孢氨苄缓释胶囊和克拉霉素缓释片等上市；③首关作用强的药物，如美托洛尔和普罗帕酮等；④一些成瘾性药物也可制成缓释制剂，以适应特殊的医疗需要。

4. 质量评价　缓控释制剂体内评价的主要意义在于用动物或人体，验证缓控释制剂制剂在体内控制释放性能的优劣，评价体外实验方法的可靠性，并通过体内试验进行制剂的体内药动学研究，计算有关药动学参数，为临床用药提供可靠的依据。体内评价主要包括生物利用度和生物等效性评价。

生物利用度(bioavailability)是指剂型中的药物吸收进入人体血液循环的速度和程度。生物等效性(bioequivalence)是指一种药物的不同制剂，在相同实验条件下，给予相同剂量，其吸收速度和程度无明显差异。《中国药典》2010 年版规定，缓控释制剂的生物利用度与生物等效性的评价应在单次给药与多次给药两种条件下进行。

单次给药（双周期交叉）的实验目的，在于比较受试者分别在空腹状态下服用缓控释受试制剂与参比制剂的吸收速度和吸收程度的生物等效性，并确认受试制剂的缓控释药动学特征。多次给药是比较受试制剂与参比制剂多次连续用药达稳态时，药物的吸收程度、稳态血药浓度和波动情况。参比制剂一般应选用国内外上市的同类缓控释制剂的主导产品，若系创新的缓控释制剂，则应选择国内外上市的同类普通制剂主导产品。

八、择时与定位释药制剂

长期以来，药物传递系统的设计一直是基于 Claude Bernard 的生物体内环境自身平衡理论，即生物体可以自身调节并保持内环境的相对稳定。因此，大多数治疗药物都被设计为等间隔、等剂量、多次给药或缓控释剂型，以实现体内平稳的血药浓度及理想的治疗效果。近年来，时辰生物学（chronobiology）、时辰病理学（chronopathology）、时辰药理学（chronopharmacology）和时辰治疗学（chronotherapy）等方面的进展，动摇了上述理论。这些研究表明，许多疾病的发作存在着明显的周期性节律变化。例如，哮喘病人的呼吸困难、最大气流量的降低，在深夜时最为严重；胃溃疡病人的胃酸分泌，在夜间增多；牙痛等疼痛，在夜间至凌晨时更为明显；凌晨睡醒时，血压和心率急剧升高，最易出现心脏病发作和局部缺血现象。而恒速释药的控释制剂，已不能满足这些节律性变化疾病的临床治疗要求。

择时治疗，应根据疾病发病时间规律及治疗药物时辰药理学特性，设计不同的给药时间和剂量方案，选用合适的剂型，降低药物的毒副作用，达到最佳的疗效。口服择时（定时）释药系统（oral chronopharmacologic drug delivery system）就是根据人体的这些生物节律变化特点，按照生理和治疗的需要，定时、定量释药的一种新型给药系统。目前，口服择时给药系统主要有渗透泵脉冲释药制剂、包衣脉冲释药制剂和定时脉冲塞胶剂等。

口服定位释药系统（oral site-specific drug delivery system）是指口服后，能将药物选择性地输送到胃肠道某一特定部位，以速释、缓释或控释释放药物的剂型。其主要目的是：①改善药物在胃肠道的吸收，避免其在胃肠生理环境下失活，如蛋白质或肽类药物制成的结肠定位释药系统；②治疗胃肠道的局部疾病，可提高疗效，减少剂量，降低全身性副作用；③改善缓控释制剂因受胃肠道运动的影响而造成的药物吸收不完全、个体差异大等现象。根据药物在胃肠道的释药部位不同，可设计为胃定位释药系统、小肠定位释药系统和结肠定位释药系统。

（一）口服择时（定时）释药系统

1. *渗透泵脉冲释药制剂*　渗透泵定时释药系统的基本组成为片芯、半渗透膜包衣层和释药小孔，片芯可为单层或双层。以双层片芯为例，其中一层是含药和渗透物质的聚合物材料层，离释药小孔近；另一层是远离释药小孔的渗透物质层，提供推动药物释放的渗透压。水分通过半透膜渗入膜内后，渗透物质吸水产生足够渗透压的过程需要一定时间。因此，包衣材料的种类、配比以及药物层中聚合物材料的种类和用量都是影响控释药物释放时间的重要因素。必要时，还可通过在渗透泵片的外面包衣，以延长开始释药的时间。

例如，在美国上市的产品 Covera-HS，其主药为盐酸维拉帕米；片芯药物层选用聚氧乙烯（分子量 30 万）、PVPK 29-32 等作为促渗剂；渗透物质层则包括聚氧乙烯（分子量 700 万）、氯化钠、HPMC E-5 等；外层包衣用醋酸纤维素、HPMC 和 PEG3350；用激光在靠近药物层的半透膜上，打释药小孔。此法制备的维拉帕米定时控释片，可在服药后 5 h，定时按零级释放药物。临床实践表明，在清晨 3 点左右，高血压病人体内的儿茶酚胺水平增高，收缩压、舒张压和心率增加。因此，心血管患者的意外事件（心肌梗死和心血管猝死）多发生于清晨。晚上临睡前 10 点左右服用 Covera-HS 后，可于次日清晨疾病即将发作时释放出一个脉冲剂量的药物，符合该病节律变化的治疗需要。

2. *包衣脉冲释药制剂*　包衣脉冲释药制剂包括含活性药物成分的片芯、微芯和包衣层（可以是一层或多层）。包衣层可阻滞药物从核心中释放，阻滞时间由衣层的组成和厚度来决定。某些制剂的片芯中，还含有崩解剂。当衣层溶蚀或破裂后，崩解剂可使片芯迅速崩解并快速释放药物。脉冲释药制剂主要通过膜包衣技术和压制包衣技术制备。

(二)口服定位给药系统

1. 胃定位释药系统　胃内定位释药,主要通过延长胃内的滞留时间来解决。胃内滞留片(gastric retention tablets)是指一类能滞留于胃液中,延长药物在消化道内的释放时间,改善药物吸收,提高药物生物利用度的片剂。

胃内滞留的目的:①促进弱酸性药物和在十二指肠段有主动转运药物的吸收;②提高在肠道环境不稳定药物在胃部的吸收;③提高治疗胃部和十二指肠部位疾病药物的疗效;④延长胃肠道滞留时间,使药物得到充分的吸收。

实现胃滞留的途径有胃内漂浮滞留(gastric floating retention)、胃壁黏附滞留(gastric adhesive retention)及磁导向定位技术(magnetic target site technology)和膨胀滞留(expansion retention)。

2. 结肠定位释药制剂　近年来,受到普遍关注的口服结肠定位给药系统(oral colon-specific drug delivery system,OCDDS),多为肠溶膜控释剂型。所谓OCDDS,系指用适当方法,避免药物在胃、十二指肠、空肠和回肠前端释放,运送到人体回盲部后释放而发挥局部或全身治疗作用的一种给药系统,是一种定位在结肠释药的制剂。

结肠定位释药的优点有:①提高结肠局部药物浓度,提高药效,利于治疗结肠局部病变,如Crohn's病、溃疡性结肠炎、结肠癌和便秘等;②结肠给药可避免首关效应;③结肠部位酶活性低,利于多肽和蛋白质类大分子药物的吸收;④固体制剂在结肠中的转运时间很长,可达20～30h。因此,开展OCDDS的研究对于缓控释制剂,特别是日服1次制剂的开发,具有指导意义。

根据释药原理,可将OCDDS分为以下几种类型。

(1)时间控制型OCDDS:药物经口服后到达结肠的时间约为6h,用适当方法制备具有一定时滞的时间控制型制剂,可使药物在胃、小肠不释放,到达结肠后开始释放,实现结肠定位给药的目的。大多数的OCDDS,均由药物储库和外包衣层组成。此包衣层可在一定时间后,溶解、溶蚀或破裂,使药物从储库内芯中迅速释放发挥疗效。时控型OCDDS可受到食物的影响,必须控制食物的类型,做到个体化给药,否则可能影响药物的生物利用度。

(2)pH依赖型OCDDS:结肠的pH为7.0～7.5,比胃和小肠的pH略高。采用在结肠pH环境下溶解的pH依赖性高分子聚合物,如聚丙烯酸树脂(Eudragit S100,pH＞7.0溶解)等,可使药物在结肠部位释放并发挥疗效。目前,壳聚糖经人工改造后显示出了良好的结肠定位作用,如半合成的琥珀酰-壳聚糖及邻苯二甲酸-壳聚糖等。

(3)时控和pH依赖结合型OCDDS:药物在胃肠的转运过程中,胃的排空时间在不同情况下有很大差异,但通过小肠的时间相对稳定,平均约为4h。另外胃肠的pH除在胃中pH较低外,在小肠和结肠的pH差异较小。在结肠细菌作用以及在病理情况下,可出现结肠pH比小肠低的情况。所以,单纯采用时控型和pH依赖型,都很难实现OCDDS设计的目的。因此,有必要综合时控型和pH依赖型设计出一种特殊胶囊,来实现结肠定位释药。此法是将药物与有机酸装入硬胶囊,并用5%乙基纤维素的乙醇液密封胶囊连接处。然后,依下列顺序包衣,首先,用胃溶性材料包酸溶性衣层;其次,为羟丙甲纤维素(HPMC)包衣的亲水层;最后,为肠溶性材料包衣的肠溶层;最终形成了三层包衣系统。外层的肠溶层在pH＞5的条件下溶解,可防止药物在胃中释放。到达小肠后,由于pH升高,肠溶层和亲水层溶解,最内层的酸溶性衣层仍能阻滞药物在小肠的释放。到达结肠后,则随着水分向内渗透,有机酸溶解,使得胶囊内pH下降,酸溶性衣层溶解,最终释放药物。三层包衣系统,保证了药物在结肠的定位释放,且避免了药物在胃内滞留时间差异的影响;同时,可通过调节酸溶性衣层的厚度,达到控制药物释放时间的目的。

(4)压力控制型OCDDS:由于结肠内大量的水分和电解质被重新吸收,导致肠内容物的黏度增大。当肠道蠕动时,可对物体产生较大的直接压力,使物体破裂。依此原理,人们设计了压力控制型胶囊。即,将药物用聚乙二醇(PEG)溶解后,注入内表面涂有乙基纤维素(EC)的明胶胶囊内;口服后,明胶层立即溶解,内层的EC此刻呈球状(内含药物);到达结肠后,由于肠压的增大而致其崩解,药物随之释放出来。

(5)酶触发型OCDDS:结肠内存在大量的细菌及独特的酶系,如偶氮降解酶及糖苷酶等。由酶降解性材料制成的制剂到达结肠后,被降解而释放药物,达到定位给药的目的。此类给药系统,有以下几种类型。

①前体药物的OCDDS:将药物与能被结肠糖苷酶或细菌降解的高分子载体结合。口服后,由于胃、小肠内缺乏可降解高分子材料的酶,从而保证

了药物只能在结肠定位释放。常见的有偶氮双键前体药物及葡聚糖前体药物等，这些前体药物在胃、小肠不易水解，只有到达结肠时才可被糖苷酶水解并释放药物，发挥疗效。

②包衣型的 OCDDS：选用能被结肠酶或细菌降解的包衣材料对药物进行包衣，以达到结肠定位给药的目的。较为常用的包衣材料是多糖类，如壳聚糖、环糊精、直链淀粉及果胶；另外，还有偶氮聚合物及二硫化物聚合物等。

③骨架片型的 OCDDS：将药物与可被结肠酶或细菌降解的载体制成骨架片，以达到结肠靶向给药的目的。

九、靶向制剂

（一）概述

1. 靶向给药制剂的定义　靶向制剂亦称靶向给药系统（targeted drug delivery systems，TDDS），系指药物进入体循环系统之后，选择性地浓集于需要发挥作用的靶组织、靶器官、靶细胞或细胞内某靶点的制剂。

2. 靶向给药制剂的分类　根据到达靶部位的不同，可把药物的靶向性分为三级：第一级，到达的特定部位是器官或组织；第二级，到达的部位是器官或组织内的特定的细胞（如肿瘤细胞而不是正常细胞，肝实质细胞而不是枯否氏细胞）；第三级，到达的部位是靶细胞内的特定的细胞器（如线粒体）等。

根据靶向传递机制分类，TDDS 大体可分为以下三类：被动靶向制剂、主动靶向制剂和物理化学靶向制剂。

（二）被动靶向制剂

被动靶向制剂即自然靶向制剂，系利用药物载体被生理过程自然吞噬而实现靶向的制剂，包括脂质体、乳剂、微球、纳米囊和纳米球等。

1. 脂质体　脂质体（liposomes）与细胞膜的组成相似，能显著增强细胞摄取，延缓和避免耐药性。脂质体在体内细胞水平上的作用机制包括吸附、脂交换、内吞及融合等。脂质体经静注进入体内后，主要集中分布在肝、脾、肺、淋巴结、骨髓等网状内皮，且在炎症、感染和某些实体瘤部位亦较多聚集，具有被动靶向性。脂质体经肌内、皮下或腹腔注射后，首先进入局部淋巴结中，是治疗和预防肿瘤扩散和转移的优良药物载体。脂质体的体内行为主要受四种因素的影响：磷脂组成及含量、胆固醇含量、粒径大小及表面电荷。

2. 纳米粒

（1）纳米粒：纳米粒（nano particles）与脂质体相比，其物理稳定性好，但无脂质体的可特异性融合细胞膜的作用。普通纳米粒经静脉注射后，可被网状内皮系统摄取，被动靶向分布于肝、脾和骨髓。为了提高其他部位的靶向性，可对其进行修饰，制备长循环纳米粒、主动靶向纳米粒及磁性靶向纳米粒等。目前，紫杉醇的白蛋白纳米粒已被美国 FDA 批准上市。

（2）固体脂质纳米粒：固体脂质纳米粒（solid lipid nanoparticles，SLN）采用的类脂生物相容性好、毒性低、理化性质稳定，可以克服脂质体、类脂体及乳剂等剂型的不稳定问题。经静脉给药后，其不仅具有纳米粒的特征，还具有类似乳剂的淋巴靶向性，适合制备抗癌药及消炎药的被动靶向制剂。

（3）聚合物胶束：聚合物胶束（polymeric micelles）是两亲性的高分子物质，在水中自发形成一种自组装结构的纳米粒。与小分子表面活性剂胶束比较，聚合物胶束通常具有更低的临界胶束浓度和解离速率，表现为在生理环境中具有良好的稳定性，能使装载的药物保留更长时间，在靶向部位有更高的药物累积量。聚合物胶束大小为 10～100nm，药物可通过化学结合或物理作用包裹于其中。目前，对于聚合物胶束作为药物载体的研究，主要集中在两类药物的传递系统中。第一类是高效、毒性大、难溶的药物，主要为抗癌药物，如紫杉醇和多柔比星等；第二类是生理环境下不稳定，且细胞摄取率低的药物，主要为基因药物，如 DNA 质粒和寡核苷酸等。

3. 微球　微球（microspheres）静脉注射后，首先与肺部毛细血管网接触。粒径＞7μm 的微球，被肺有效截获；而 7μm 以下的微球，则会很快被网状内皮系统的巨噬细胞清除，主要集中于肝、脾等含网状内皮系统丰富的组织。

4. 纳米乳　纳米乳（nano emulsions）是粒径为 10～100nm 的胶体分散系统。纳米乳作为药物传输系统，具有淋巴系统靶向性。抗癌药物制备成注射纳米乳注入体内后，可提高抗癌药物在肝、脾、肺及淋巴等部位的浓度，可提高疗效，降低不良反应；较高的淋巴药物浓度还可有效防止癌细胞从淋巴途径转移。

（三）主动靶向制剂

主动靶向制剂一般是指具有主动寻靶功能的

药物制剂，包括前体药物和修饰的药物微粒载体两大类。

前体药物　前体药物(prodrugs)是活性药物经化学修饰衍生而成的，在体外无活性或活性很低，在体内经化学反应或酶反应，使母体药物再生而发挥其治疗作用的物质。前体药物在特定的靶部位再生为母体药物的基本条件是：前体药物转化的反应物或酶仅在靶部位存在或表现出活性；前体药物能同药物受体充分接近；有足够量的酶以产生足够量的活性药物；产生的活性药物应能在靶部位滞留，而不漏入循环系统产生不良反应。有些前体药物或者由于不够稳定，或者由于在体内转运受到阻碍，可再制备其衍生物，称为双重前体药物。

(1)脑部靶向前体药物：脑部靶向前体药物的设计，通常是以一些与细胞生长有关或参与体内代谢的生理活性物质，如氨基酸、羧酸及杂环等化合物为载体，将其接入药物分子中，以增加药物与血脑屏障中生物大分子的亲和力，或增加药物的脂溶性，使之容易透过血脑屏障，最后经酶解后释放原药起效。例如，海洛因作为吗啡的二酰基衍生物，由于其脂溶性增加，其穿透血脑屏障的能力较吗啡增强100倍。

(2)结肠靶向前体药物：药物与能被结肠菌群分解的、具有特异性酶生物降解的高分子材料结合后，形成前体药物。前体药物口服后，在胃、小肠不降解，到达结肠之后才能降解，从而保证了药物在结肠的定位释放。例如，5-氨基水杨酸是治疗结肠炎的药物，其前体药物为奥沙拉嗪，通过偶氮键联接两个分子的5-氨基水杨酸。该化合物在胃和小肠部位不能吸收也不能分解，到达结肠后在结肠内特有的偶氮还原酶的作用下，偶氮键降解，还原两个分子的5-氨基水杨酸，从而发挥抗炎作用。

(3)肾靶向前体药物：通常采用低分子量蛋白质(low molecular weight protein，LMWP)、糖基复合物等药物转运载体制备前体药物。例如，学者张志荣、郑强等选用治疗慢性肾炎的雷公藤内酯醇(triptolide，TP)为模型药物，选用溶菌酶(lysozyme，LZM)为载体，制备了雷公藤内酯醇-溶菌酶结合物(TPS-LZM)。体内分布试验显示，与原药相比，结合物具有较好的肾靶向性和滞留时间，而在其他各脏器中的分布显著减少。

(4)肝靶向前体药物：不同类型肝细胞表面具有不同的特异性受体，如肝实质细胞表面的去唾液酸糖蛋白受体(asialoglycopretein receptor，ASGP-R)，低密度脂蛋白受体(low-density lipoprotein receptor，LDLR)和高密度脂蛋白受体(high-density lipoprotein receptor，HDLR)，枯否细胞表面的甘露糖受体和“清道夫”受体(scavenger receptor，SR)等。以ASGP-R为例，它是一种在肝实质细胞表面表达并可专一性识别末端含有半乳糖或乙酰氨基半乳糖的糖蛋白。因此，可将大分子药物等经半乳糖糖基化后，制成以ASGP-R受体为介导的肝靶向前体药物。

(5)肿瘤靶向前体药物：肿瘤靶向前体药物治疗系统是利用肿瘤中某些酶水平的升高，活化前体药物释放出活性的原药。例如，5-氟尿苷的前药5-去氧-5-氟尿苷，即利用骨髓细胞缺少、在肿瘤细胞中大量存在的核苷磷酸酶的作用，释放母体药物，从而降低了药物对正常细胞的毒副反应。

(四)物理化学靶向制剂

1. *磁性靶向制剂*　磁性制剂是将药物与磁性物质共同包裹于高分子聚合物微粒中，利用体外磁场引导微粒在体内定向移动和定位浓集的给药系统。Pulfer等制备了粒径10～20nm的中性葡聚糖磁性纳米粒，以4 mg/kg的剂量动脉注射给予荷RG-2瘤的雄性大鼠，并在脑部给予0～6000 G的磁场，分别于30 min和6 h后处死，收集脑组织进行分析。结果表明，未给予磁场时，每1 g脑组织中的药量为23%～31%；外加磁场时，药量可增至41%～48%。

2. *动脉栓塞靶向制剂*　将微球制剂选择性地注入动脉，栓塞于某些组织而使这些组织的病灶缺氧、坏死的方法为动脉栓塞给药。这些微球制剂用于肿瘤治疗。一方面，载体长时间停留在动脉内，阻断血液向肿瘤组织提供营养，防止癌细胞的繁殖；另一方面，药物可以不断向肿瘤组织扩散，不但使肿瘤部位的药物浓度长时间维持在较高水平而体循环中的药物浓度较低，从而提高药物的治疗指数，降低毒副作用。值得一提的是，肝是由肝动脉与静脉双重供血的器官，肝细胞70%～90%的供血来自门静脉，而肿瘤组织95%的供血来自肝动脉，这一特点对肝肿瘤的栓塞化疗极为有利。

3. *热敏靶向制剂*　脂质膜在由“凝胶态”转变到液晶结构的相转变温度时，膜的流动性增大，此时包封的药物释放速率亦增大；而未到相转变温度时，药物释放缓慢。根据这一原理，可制备温度敏感脂质体。例如，^{3}H标记的甲氨蝶呤温度敏感脂质体，注入荷Lewis肺癌小鼠的尾静脉后，用微波发生器加热肿瘤部位至42℃;4 h后,试验组循环系统中的放射活性为对照组的4倍。

4. *pH敏感靶向制剂*　根据肿瘤间质液的pH值一般比周围正常组织低的特点,可设计pH敏感脂质体。其原理是pH低时可引起六方晶相的形成,致使脂质体膜融合而加速药物释放。pH敏感的典型磷脂是二油酰磷酯酰乙醇胺。例如,采用二油酰磷酯酰乙醇胺:胆固醇:油酸(摩尔比4:4:3)制备的pH敏感脂质体,将荧光染料导入NIH3T3细胞及人胚肺中的成纤维细胞;研究显示,脂质体进入NIH3T3细胞后,可在微酸环境中破裂,使荧光物质浓集到细胞内。

十、经皮给药制剂

(一)概述

1. *经皮给药系统的发展历史*　经皮给药系统(transdermal drug delivery system,TDDS)或经皮治疗系统(transdermal therapeutic system,TTS)是指药物以一定的速率透过皮肤经毛细血管吸收进入体循环产生药效的一类制剂。一般情况下,TDDS指经皮给药新剂型,即透皮贴剂(transdermal patches);而广义的经皮给药制剂包括软膏剂(ointments)、硬膏剂(plasters)、巴布剂(cataplasms)和贴剂(patches),搽剂(liniments)和气雾剂(aerosols)等。

2. *经皮给药制剂的特点*　TDDS可实现无创伤性给药,具有其他给药方法的不可比拟的优点。例如,直接作用于靶部位发挥药效;避免肝的首关效应和胃肠因素的干扰;避免药物对胃肠道的副作用;长时间维持恒定的血药浓度,避免峰谷现象,降低药物毒副反应;减少给药次数,提高患者用药依从性;患者可以自主用药,特别适合于婴儿、老年人及不宜口服给药的患者;出现副作用时,可随时停止给药。

同其他给药途径相似,经皮给药亦存在一些缺点。例如,不适合剂量大或对皮肤产生刺激的药物;起效较慢,不适合要求起效快的药物;药物吸收个体和吸收部位差异较大等。

(二)药物经皮吸收

1. *药物经皮吸收途径*　皮肤由表皮、真皮和皮下脂肪组织及皮肤附属器构成。药物的经皮吸收过程主要包括释放、穿透及吸收入血液循环三个阶段。药物经皮吸收进入体循环的路径有两条,即经表皮途径和经附属器途径。

(1)经表皮途径(transepidermal route)是指药物透过表皮角质层进入活性表皮,扩散至真皮被毛细血管吸收并进入体循环的途径,这是药物经皮吸收的主要途径。

(2)经附属器途径(appendageal route),即药物通过毛囊、皮脂腺和汗腺吸收,药物通过附属器的穿透速度比经表皮途径快,但由于其表面积小,使得该途径不是药物经皮吸收的主要途径。

2. *影响药物经皮吸收的因素*

(1)生理因素

①种属:种属不同,皮肤的角质层或全皮厚度、毛孔数、汗腺数以及构成角质层脂质的种类亦不同,从而使药物透过皮肤存在很大差异。一般认为药物经皮通透性大小顺序为家兔>大鼠>豚鼠>猪>人。

②年龄:年龄不同皮肤的生理条件也不同。成熟新生儿的皮肤透过性与成年人相当;老年人皮肤通透性显著小于青年人。

③部位:人体不同部位皮肤的角质层厚度和细胞个数、皮肤附属器数量、脂质组成以及皮肤血流不同,对药物的透过性也不同。

④皮肤状态:由于受到机械、物理及化学等损伤因素对皮肤的影响,皮肤结构被破坏,会不同程度地降低角质层的屏障作用,使药物对皮肤透过性明显增大。烫伤的皮肤角质层被破坏时药物很容易被吸收。皮肤水化后,引起组织软化、膨胀、结构致密程度降低,使药物透过量增加。

⑤皮肤温度:随着皮肤温度的升高,使药物的透过速度升高,一般平均每升高10℃,皮肤透过速度增加1.4~3.0倍。

⑥皮肤结合作用:皮肤结合作用是指药物与皮肤蛋白质或者脂质等的可逆性结合。结合作用可延长药物透过的时间,也可能在皮肤内形成药物储库。药物与皮肤组织结合力愈强,时滞与储库维持时间也愈长。

⑦代谢作用:药物可在皮肤内酶的作用下发生氧化、还原、水解与结合等作用。由于皮肤内酶含量很低,皮肤血流量也仅为肝的7%,并且经皮吸收制剂的面积很小,所以酶代谢对多数药物的皮肤吸收不产生明显的首关效应。

(2)药物理化性质

①分配系数与溶解度:药物的油/水分配系数是影响药物经皮吸收的主要的因素之一。脂溶性大的药物易通过角质层,药物穿过角质层后,进入

活性表皮继而被吸收。因活性表皮是水性组织，脂溶性太大的药物难以分配进入活性表皮。药物穿过皮肤的通透系数的对数，与油/水分配系数的对数往往呈抛物线关系。因此，用于经皮吸收的药物最好在水相及油相中均有较大溶解度。

②分子大小与形状：分子体积小时对扩散系数的影响不大。分子量与分子体积呈线性关系，分子量大时，显示出对扩散系数的负效应。分子量大于500的物质，已较难透过角质层。药物分子的形状与立体结构对药物的经皮吸收影响也很大，线性分子通过角质细胞间类脂双分子层结构的能力要明显优于非线性分子。

③pKa：很多药物是有机弱酸或有机弱碱，它们以分子型存在时有较大的透过性，而离子型药物则难以通过皮肤。表皮内pH为4.2～5.6，真皮内pH为7.4左右。经皮吸收过程中，药物溶解在皮肤表皮的液体时，可能发生解离反应。因此，根据药物的pKa调节TDDS介质的pH，降低药物离子型和非离子型的比例，有利于提高药物透过量。

④熔点：一般情况下，低熔点药物易于透过皮肤，这是因为低熔点的药物晶格能较小，在介质中的溶解度较大。根据经验，药物熔点每升高100℃，其透过系数可降低至原来的1/10。

⑤分子结构：药物分子结构中具有氢键供体或受体时，会和角质层的类脂形成氢键，对药物的经皮吸收起负效应。一般药物分子内，氢键供体或受体以小于2个为宜。

(3)剂型因素

①剂型：剂型能够影响药物的释放性能，进而影响药物的经皮吸收。药物从制剂中释放越快，越有利于经皮吸收。一般半固体制剂中药物的释放较快，骨架型贴剂中药物的释放较慢。同一剂型的不同处方组成，药物的经皮吸收亦可能存在很大差异。

②基质：药物与基质的亲和力不同，会影响药物在基质和皮肤间的分配。一般基质和药物亲和力不应太大，否则，药物难以从基质中释放并转移到皮肤；基质和药物的亲和力也不能太弱，否则，载药量无法达到设计要求。

③pH：给药系统内的pH能影响有机酸或有机碱类药物的解离程度，因为离子型药物的透过系数小，而分子型药物的透过系数大，继而影响药物的经皮吸收。

④药物浓度与给药面积：大部分药物的稳态透过量与膜两侧的浓度梯度成正比，基质中药物浓度越大，药物经皮吸收量越大。但当浓度超过一定范围时，吸收量则不再增加。给药面积越大，经皮吸收的量亦越大。因此，一般贴剂都有几种规格。但面积太大，则患者的用药依从性差。实际经验证明，贴剂面积不宜超过60cm^2。

⑤穿透促进剂：一般制剂中添加经皮穿透促进剂，会提高药物经皮吸收速率，这也有利于减少给药面积和时滞。穿透促进剂的添加量对促透效果也有影响，添加量过小，起不到促进作用；添加量过多，则会对皮肤产生刺激性。

3. *药物经皮吸收促进方法*　皮肤是人体的天然屏障，阻碍药物进入体内。即使是有效剂量较低的一些药物，经皮透过速率也难以满足治疗需要，这已成为TDDS开发的最大障碍。如何保证足够量的药物透过皮肤进入体内达到治疗剂量，是目前TDDS研究的重点。目前，常用的促透方法包括化学方法和药剂学方法等。

(1)化学方法：包括应用经皮穿透促进剂、离子对和前体药物。

至今，已开发了包括水、醇类、亚砜类、氮酮及其同系物、吡咯酮类、脂肪酸及酯类、表面活性剂类、萜类及环糊精类等在内的200余种穿透促进剂。

①月桂氮草酮：月桂氮草酮是强亲脂性物质，它的油/水分配系数是6.21。月桂氮草酮常与极性溶剂丙二醇合用，产生协同作用。丙二醇能够增加月桂氮草酮在皮肤角质层中的溶解度，从而提高月桂氮草酮对皮肤角质层的作用时间和作用强度。月桂氮草酮的常用促透浓度为1%～5%，其促透作用起效缓慢。

②油酸反式构型不饱和脂肪酸：该物质具有很强的扰乱双分子层中脂质有序排列的作用。油酸常与丙二醇合用产生协同作用，常用浓度＜10%。如浓度超过20%，则易引起皮肤红斑和水肿。

③肉豆寇酸异丙酯：肉豆寇酸异丙酯刺激性很低，具有很好的皮肤相容性。肉豆寇酸异丙酯与其他促进剂合用，可产生协同作用。例如，肉豆寇酸异丙酯和N-甲基吡咯烷酮合用，可以大大降低后者的起效浓度，减少毒性。

④N-甲基吡咯烷酮：该物质具有较广泛的促透作用，对极性、半极性和非极性药物均有一定的促透作用。N-甲基吡咯烷酮具有用量低、毒性小、促透作用强等特点。但易引起人体皮肤红斑和其他

刺激性反应，使其应用受到一定限制。

⑤醇类：低级醇类可以增加药物的溶解度，改善其在组织中的溶解性，促进药物的经皮透过。在外用制剂中，常用丙二醇作保湿剂，乙醇作为药物溶剂。

⑥薄荷醇：具有清凉和镇痛作用，具有起效快、毒副作用小等优点，常与丙二醇合用产生协同作用。

⑦二甲基亚砜：它可以取代角质层中的水分，并伴有脂质的抽提和改变蛋白质构型作用，从而提高药物的透过性。二甲基亚砜可被皮肤吸收，发挥促透作用需要较高的浓度。因其可对皮肤产生较严重的刺激性，使应用受到限制。

⑧表面活性剂：表面活性剂除对角质层中的磷脂起增溶作用外，其促透作用与角蛋白间的相互作用有关。阳离子表面活性剂的促透作用优于阴离子表面活性剂和非离子表面活性剂，但对皮肤具有刺激作用。因此，一般选择非离子表面活性剂。常用的表面活性剂有蔗糖脂肪酸酯类、聚氧乙烯脂肪醇醚类和失水山梨醇脂肪酸酯类等。

⑨离子对：离子型药物难以透过角质层，通过加入与药物带有相反电荷的物质，形成离子对（ion pairs），使之容易分配进入角质层类脂。当它们扩散到水性的活性表皮内时，解离成带电荷的分子继续扩散到真皮。例如，在双氯芬酸及氟吡洛芬等强脂溶性药物中加入有机胺类后，可显著地增加其经皮透过量。

⑩前体药物：设计前体药物时，应使药物在油和水中的溶解度均较大。亲水性药物可制成脂溶性大的前药，以增加其在角质层内溶解度；强亲脂性的药物可引入亲水性基团，以利于其从角质层向活性皮肤组织分配。

（2）药剂学方法：药剂学方法主要借助于微米或纳米药物载体，包括微乳（microemulsions）、脂质体（liposomes）、传递体（transfersomes）、醇脂体（ethosomes）及囊泡（niosomes）、纳米粒（nanoparticles）等，以改善药物透过皮肤的能力。

十一、生物制剂

（一）概述

生物技术（biotechnology）是指对有机体的操作技术，是21世纪备受关注的高新技术之一。现代生物技术包括基因工程技术、细胞工程技术、发酵工程技术和酶工程技术，其中核心技术是基因工程技术。近二十年来，随着基因工程技术的发展，转基因技术、基因治疗技术和蛋白质工程技术得到快速发展并日臻成熟，使得生物技术药物可以不断上市并进入临床应用。

生物技术药物（biotechnology drugs）是采用现代生物技术，借助某些微生物、植物或动物来生产的药物，主要包括重组细胞因子类药物、重组激素类药物、重组溶栓药物、基因工程疫苗、治疗性抗体、基因药物和反义核苷酸等，其中以重组细胞因子类药物的数量最多。基因工程技术在生物制药中应用的最大成就，是其可以方便、有效地大量生产许多从自然界难以获得或不可获得的生物活性蛋白和多肽，如免疫性蛋白、细胞因子、激素和酶类等。这些内源性生理活性物质作为药物应用已有多年的历史，但由于其来源少、制造困难、造价高、免疫抗原和纯度低等原因，使它们的临床应用受到了极大的限制。基因工程技术从根本上解决了上述问题，为人类获取大量有价值的多肽及蛋白质开辟了一条新途径。自1982年，美国Lily公司开发的世界上第一个基因工程药物重组人胰岛素获准上市以来，至今已有100多个生物技术药物上市。近年来，生物技术药品占新药总数的20%以上。生物技术作为21世纪的重要支柱产业之一，显示出前所未有的生命力，也影响了整个医药工业的发展方向。

生物技术药物可分为四类：重组细胞因子类、单克隆抗体类、基因治疗产品和疫苗，生物技术产品又可归为两大类：生理肽和非生理肽。生理肽的代表产品有凝血因子、胰岛素、人生长激素和促红细胞生成素等；非生理肽的代表产品有干扰素、细胞因子、组织纤溶酶原激活因子和尿激酶等，这些产品均以非生理浓度发挥治疗作用。此外，非生理肽中还包括生理肽的突变型，如疫苗和溶栓剂等。

生物技术药物大多为蛋白多肽和核酸类药物。与化学药物比较，具有以下特点：①药理活性强，给药剂量小，副作用小；②提取纯化工艺复杂，药物稳定性差；③体内可快速清除，生物半衰期短；④分子量较大，生物膜透过性差，很难透过胃肠道上皮细胞层，故口服给药不易吸收。因此，注射给药是其常用的给药途径，但该类药物由于体内半衰期短，普遍需频繁注射给药，给病人带来痛苦和不便。

由于现代生物技术的发展，可以获得大量的生物技术药物，但将生物技术药物制备成安全、有效、稳定的制剂则是一项艰巨任务。生物技术药物给药的相关新技术和新剂型的研究与开发，也将充满着严峻的挑战与新的发展机遇。

（二）蛋白质多肽类药物的新型给药系统

蛋白多肽类药物的药理活性强，在较低浓度下即可起效，在很多疾病的治疗中都是一类理想的候选药物。然而，这些有利的性质也有可能受到药物传递系统的影响。例如，口服及透皮等非注射给药途径的生物利用度极低，目前只有通过注射给药。这些药物的体内半衰期较短，通常只有几分钟到几个小时，临床需要频繁给药。这些均影响患者的用药依从性和经济性考虑。目前，生物技术药物的非注射给药系统的研究与开发，已成为药剂学领域研究的热点，目前已有缓释微球等产品上市。

1. 注射给药系统 蛋白多肽类药物均可通过静脉注射、肌内注射、皮下注射及腹腔注射途径给药。这类药物多数体内半衰期较短，清除率高。如需注射途径给药，往往需通过其他方法延长药物在体内作用时间，最简单的方法是将静脉注射给药改为肌内注射或皮下注射。采取此法时，应注意随之引起的蛋白质降解和体内配置的变化。因为与静脉注射相比，肌内注射和皮下注射延长了药物在给药部位的滞留时间，同时也增加了药物降解的概率。由于蛋白多肽类药物分子量较大，通过肌内注射和皮下注射给药，药物常通过淋巴管进入血液循环，而不是通过注射部位的毛细血管进入血液循环。蛋白多肽类药物通过淋巴管吸收的比率，与其分子量成正比。另一种延长蛋白多肽类药物体内半衰期的方法，则是采取新的给药系统，延缓药物释放，如输入泵、生物降解微球、植入剂、脂质体和聚合物结合物等。第三种方法，就是对蛋白多肽类药物分子进行化学修饰以抑制其体内清除，如目前比较成功的蛋白质的PEG化修饰。

在设计蛋白多肽类药物的给药系统时，应注意治疗性蛋白质药物的药动学特征。如果蛋白质药物是内源性的活性剂（如胰岛素、t-PA、生长激素、红细胞生成素或白介素等），则需要充分认识它们在生理及不同病理情况下的作用特点。目前，我们已明确了内源性活性物质存在三种分泌方式，即内分泌、旁分泌（paracrine）和自分泌。这些物质的量效关系通常不是S形，而是呈钟形（bell-shaped），即高剂量时，作用反而会消失。保证这些物质安全、有效的关键是其能到达并滞留在靶细胞、药物释放时间合理。特别是旁分泌和自分泌的蛋白质，其治疗剂量需要定位释放；否则，药物在靶区外易发生副作用，如白介素2和肿瘤坏死因子等。可见，设计并开发可定位释放及控速释放的蛋白多肽类药物至关重要。

（1）缓释注射微球：为实现蛋白多肽类药物的缓慢释放，可将其制成生物降解的微球制剂。该制剂通过皮下或肌内注射，使药物缓慢释放，延长药物在体内的作用时间。微球作为蛋白缓释的载体，主要应用在以下4个方面：系统传递、局部传递、有屏障保护部位的传递（如脑及眼）和疫苗传递的载体。

进行蛋白多肽类药物注射缓释微球的研究，其主要难度仍在于如何解决蛋白质不稳定的问题。此外，还要求蛋白质在生理条件下必须以水合形式存在。

美国FDA已批准的蛋白多肽类药物的缓释微球和植入剂中所用微球骨架材料多为可生物降解材料，如聚乳酸（PLA）或聚丙交酯-乙交酯共聚物（poly-lactide-coglycolide，PLGA），又称聚乳酸羟基乙酸共聚物（copoly-lactic/glycolic acid）。通过改变丙交酯与乙交酯的比例或分子盐，可得到不同降解周期的微球。

（2）疫苗给药系统：疫苗抗原蛋白具有独特的性质，即单剂量或多剂量（通常2～3个剂量）给药后，可诱发长期的免疫应答。对于多剂量疫苗，需多次接种，如破伤风疫苗的全程免疫需要3次注射，且每次接种间隔时间较长，导致多剂量疫苗的辍种率较高。脉冲式给药系统在疫苗类抗原蛋白的传递给药中有明显优势，将多剂量疫苗（如肝炎及破伤风等）开发为单剂量控释疫苗，其中之一即是研制成脉冲式给药系统。例如，将破伤风类毒素制成PLGA脉冲式控释微球制剂。由于采用了具不同降解速率的PLGA微球，一次注射该微球即可产生两次脉冲释药，一次即开始的释药，二次是注射后的3周或7周的脉冲式释药，达到全程免疫的目的。

疫苗微球的制备也通常采用乳化包囊法制得，乳化过程会破坏所包囊疫苗蛋白的完整性。然而，与前所述的治疗用蛋白多肽类药物不同，对于疫苗抗原蛋白保持其完整性并不特别重要。疫苗的给药目的是要产生抗体，只要保持其主要的抗原决定簇是完整的即可。基于上述特点，疫苗微球的制备工艺，可耐受较大程度的变性操作。除此之外，乳剂、脂质体、聚合物纳米粒和微粒也已用于疫苗的传递系统研究中。目前，疫苗的缓释传递系统研究仍存在很多困难，在产品开发方面仍稍落后于蛋白多肽类药物传递系统。

(3)植入剂：植入剂分为两种，即非注射植入剂和可注射植入剂。非注射植入剂是指通过手术方式植入体内的制剂，主要用于需长期用药的慢性病治疗，一般可持续释药达数月或几年。目前，已有该类产品上市。例如，左炔诺酮植入剂(与硅橡胶混合制成)和卡莫司汀植入剂(聚苯丙生物降解材料制成的薄片)，前者植入前臂皮下，可持续释药5年，是一种较好的避孕制剂。由于非注射植入剂，需手术植入或取出，导致病人给药的依从性降低。近年来，开发了可注射植入剂，并已有产品上市。例如，戈舍瑞林可注射植入剂是一种用D，L-乳酸-羟基乙酸共聚物为载体制成的可生物降解植入剂，该植入剂为白色或奶白色、直径为2 mm的小柱。将其装入特殊注射器中，经腹部进行皮下注射，其缓慢释药长达28d。

(4)输液泵给药系统：输入泵是医院静脉输注药物的常用工具。用输入泵输入蛋白多肽类药物的优点是可根据需要，调节输入速度和输入量。缺点是蛋白多肽类药物长期放置后不稳定。蛋白多肽类药物在37℃或室温时稳定，但此方法需不断对病人进行有创取样、监测；计算后，才可重新调整输入速度。

胰岛素是使用泵输入药物的先例。胰岛素泵能模拟正常胰岛素的分泌方式，可持续24 h向人体输入微量的胰岛素。此外，还可输入餐前剂量。两部分综合，可使患者的血糖控制在较理想的水平，该装置对血糖难以控制的患者疗效尤为突出。常规的输入泵由四部分组成，包括输入泵、剂量调节装置、药物储存器和输注导管。

(5)PEG化修饰的蛋白质注射给药系统：蛋白多肽类药物的PEG化修饰，是指活性聚乙二醇与蛋白质、多肽分子的非必须基团的共价结合而修饰药物。其目的是将PEG修饰到蛋白的表面，增加蛋白在水溶液中的溶解度和稳定性，改变其体内生物分配行为，增大分子量，产生空间屏障，减少药物的酶解、避免在肾的代谢和消除，并使药物不被免疫系统细胞所识别，从而产生延长蛋白类药物体循环时间。除此之外，PEG还可作为一种屏障，掩蔽蛋白质分子表面的抗原决定簇，避免抗体的产生或阻止抗原与抗体的结合从而抑制免疫反应。PEG修饰后的蛋白质具有以下优点：免疫原性极大降低，难以激发抗体产生，不会通过免疫反应被清除，体内半衰期延长；修饰后蛋白分子量增加，使其不被肾代谢、血液循环时间延长。

研究表明，修饰PEG分子的大小、结构(直链或支化结构)、连接方式与连接部位都直接影响最终产物的体内药动学、药效学和稳定性等。一般情况下，PEG分子量越大，修饰后的蛋白药物的分子量也越大，降低或躲避肾小球过滤的能力越强，消除半衰期延长。但分子量越大，对药物分子结构的影响也增加，由于空间位阻的增大，降低了药物与受体结合的能力，使其生物活性极大降低。因此，蛋白PEG化修饰，应综合平衡PEG的分子量、生物学活性和体内半衰期的关系。目前，腺苷脱氨酶和干扰素的PEG化产品，均已获准上市。

PEG修饰蛋白多肽类药物也存在一些问题：①PEG修饰后的蛋白活性降低，其原因可能是PEG为长链大分子，与蛋白结合后，破坏了蛋白多肽类药物的活性位点或引起空间结构的变化，影响蛋白质与受体的结合；②PEG修饰后的蛋白多肽类药物的分子量变大，体内扩散速度降低，影响药物向组织的转运而影响药效；③目标修饰产物不纯，副产物不易分离等。

(6)其他注射给药系统：其他用于注射给药的传递系统包括脂质体、纳米粒、乳剂、微乳、原位凝胶及自调式给药系统等。其中，以脂质体的研究较多。脂质体作为生物技术药物的载体，具有可避免药物体内酸、碱及酶系统的降解和体液中和抗体的作用，提高药物的稳定性，延长药物的半衰期，产生缓释长效作用，提高药物靶向性。脂质体是目前生物技术药物给药剂型中的研究热点，基于蛋白多肽类及疫苗等药物的特性，生物技术药物脂质体则更加实用。目前，此项技术已用于IL-2、类胰岛素生长因子-1、胰岛素、集落刺激因子及α-干扰素等缓释制剂的研究中。

自调式给药系统药物的释放是根据体内的刺激信号而产生。截至目前，研究仍集中在胰岛素领域，最终目标是根据体内血糖水平释放胰岛素，保持糖尿病患者体内稳定的血糖水平。自调式给药系统的药物释放有两种方式：①竞争解吸；②酶底物反应。

2．口服给药系统　口服给药途径方便、简单，易于被患者所接受，但蛋白多肽类药物的口服给药主要存在四个问题：①受胃酸的催化降解；②受胃肠道内酶的降解；③对胃肠道黏膜的透过性差；④受肝的首关作用。口服给药时，蛋白多肽药物在胃中首先被胃蛋白酶及肽酶水解而生成小肽，小肽进一步受肠酶水解。在肠黏膜上的肽酶有亮氨酸氨基肽酶、氨基多肽酶、氨基三肽酶、丝氨酸羧肽酶及一些蛋白酶。最终肠酶将蛋白质分解成氨基酸或小肽（二肽或三肽）。这种机制对人体完全吸收利用蛋白质是有利的，但对蛋白多肽类药物的吸收则是一个天然障碍。除此之外，大分子药物透过完整的胃肠道黏膜能力极差，肠黏膜的孔径约 0.4nm，氨基酸、二肽和三肽可以穿透肠壁，较大分子量的肽则不易穿透。因此，一般蛋白多肽类药物口服吸收总量均小于 2%，生物利用度极低，使得口服给药成为生物技术药物难度最大的给药途径。目前，蛋白多肽类药物口服制剂研究的重点主要集中在寻找促进蛋白多肽类药物吸收、提高其生物利用度等方面。目前，常采用的促进吸收、提高生物利用度的方法如下。

（1）提高吸收屏障的通透性：加入吸收促进剂，如脂肪酸、磷脂、胆盐、苯基苷氨酸烯胺衍生物、酯和醚型的（非）离子表面活性剂、皂角苷类、水杨酸酯衍生物、梭链孢酸或干草酸衍生物或甲基-β-环糊精；使用脂质体、微球、微乳和纳米粒等载体，如多肽类药物环孢素口服制剂即是使用自乳化给药系统，体内形成自发微乳后有较好的吸收。环孢素是目前已上市的少数几种口服多肽类药物制剂之一。

（2）降低吸收部位和吸收途径肽酶的活性：加入抑胰肽酶、杆菌肽、大豆络氨酸抑制药、硼酸亮氨酸及硼酸缬氨酸等酶抑制药。

（3）修饰分子结构防止降解。

（4）延长作用时间：如采用生物黏附技术延长给药制剂在吸收部位的滞留，延长吸收时间。

3. *其他给药系统*　蛋白多肽类药物其他给药途径包括鼻黏膜、肺部、直肠、口腔黏膜及皮肤给药系统等。上述途径的蛋白多肽类药物给药系统需要解决的首要问题仍是生物利用度过低的问题。

（1）鼻黏膜给药：鼻黏膜给药对不易口服吸收的蛋白多肽药物来说是一种最有前途的非注射给药途径。蛋白多肽类药物的分子量大，直接鼻腔给药不易吸收，可应用吸收促进剂或对药物进行化学修饰制成前体药物，以及应用载体（如脂质体、微球、纳米粒及凝胶剂等）促进黏膜对药物的吸收。药物在鼻腔的分布也取决于给药的方式。研究表明，喷雾给药的生物利用度比滴鼻给药高 2～3 倍。

对蛋白多肽类药物鼻腔给药的生物利用度、分子量与加入吸收促进剂甘胆酸盐之间的关系的研究结果表明，吸收促进剂提高生物利用度的效果较为显著。但吸收促进剂主要存在的问题是重现性、病理条件影响和临床使用安全性等问题。此外，吸收促进效果还存在明显的种族差异。目前，已有一些蛋白多肽类药物的鼻腔给药制剂上市，并应用于临床，主要剂型为滴鼻剂及喷鼻剂等。具体药物包括黄体生成素释放激素（LHRH）激动剂布舍瑞林、那法瑞林、去氨加压素（DDAVP）、降钙素、催产素及加压素等。

（2）肺部给药：肺部巨大的表面积、单层上皮细胞结构和可避免肝首关效应的特点，为高效传递蛋白多肽类大分子药物提供了给药途径。选择合适的给药装置将药物送至肺泡组织是实现肺部给药的关键。粉雾剂是肺部给药的主要剂型，新型吸入粉雾剂的开发为肺部给药提供了可行性。目前，已有多家公司研制并开发出了新型肺部给药装置。例如，Battelle Pharma 公司研制的电子流体动力学气雾剂给药装置，该装置无需推进剂就可将高浓度的药物输送至肺部；Aradigm 公司和 Aerogen 公司研制的电子流体气雾吸入器。据报道，蛋白多肽药物如亮丙瑞林（9 个氨基酸）、胰岛素（51 个氨基酸）、生长激素（129 个氨基酸）和干扰素（165 个氨基酸）都可以经肺部吸收给药，生物利用度可达 10%～25%。胰岛素粉雾剂是未来最有希望批准应用于临床的多肽类肺部给药制剂。肺部给药系统目前存在的主要问题，包括长期给药后安全性的评价，分子量大小对肺吸收的限制、吸收促进剂的选择和稳定的蛋白多肽类药物处方的设计等。

（3）透皮给药系统：蛋白多肽类药物经皮肤或黏膜给药具有诸多优点，它可以避免胃肠道因素对药物的影响，延长药物的作用时间，单次给药即可满足多天的治疗需要，且使用方便，可随时停止给药。但是，皮肤角质层对大多数药物分子，尤其是大分子的蛋白多肽类药物具有天然的屏障作用。研究该类药物的皮肤促透技术，是透皮给药系统研究开发的关键。离子导入、电致孔、超声导入、高速微粉给药、微针给药系统和类脂转运技术的应用，均有可能实现蛋白多肽类药物的经皮转运，如胰岛素、精氨酸加压素和干扰素等药物的透皮给药吸收研究均已有报道。

（4）口腔黏膜给药系统：药物经口腔黏膜吸收后，可经颈静脉、上腔静脉直接进入体循环，避免首关效应。与其他黏膜给药制剂相比，口腔黏膜的通透性仅次于鼻黏膜，且酶的活性又较鼻黏膜低，可有效避免药物降解代谢，是蛋白多肽类药物给药可供选择的可行给药途径。蛋白多肽类药物口腔黏膜给药的研究重点仍然集中在如何提高药物的膜穿透性，加入适宜吸收促进剂和抑制药物代谢等方面。目前，有关胰岛素口腔黏膜给药制剂的研究较多。例如，胰岛素口腔喷雾剂，采用十二烷基硫酸钠、水杨酸钠及磷脂等作为吸收促进剂，其生物利用度接近10％。

(5)直肠给药系统：直肠给药具有pH接近中性，酶活性低，大部分避免肝首关效应的优点。如不加吸收促进剂，一般蛋白多肽类药物的直肠吸收较少。胰岛素的直肠黏膜吸收低于鼻腔，但高于口腔和舌下给药。选择适宜的吸收促进剂可明显提高蛋白多肽类药物的直肠吸收。常用的吸收促进剂包括水杨酸类、胆盐类、氨基酸的钠盐、烯胺类、环糊精和表面活性剂等，也可结合固体分散和包合技术促进药物吸收。

（葛卫红）

■参考文献

[1] 崔福德.药剂学[M].第7版.北京：人民卫生出版社，2011.

[2] 吴镭，平其能.药剂学发展与展望[M].北京：化学工业出版社，2002.

[3] 郑筱萸，徐玉麟.中华人民共和国药品管理法学习辅导[M].北京：中国法制出版社，2001.

[4] 毕殿洲.药剂学[M].第4版，北京：人民卫生出版社，1999.

[5] 张汝华.工业药剂学[M].北京：中国医药科技出版社，1999.

[6] 熊宗贵.生物技术制药[M].北京：高等教育出版社，1999.

[7] 粟津莊司，川島嘉明，北澤式文.最新薬剤学[M].第7版.東京：廣川書店，2000.

[8] 上釜兼人，川島嘉明，松田芳久.新しい製剤学[M].東京：廣川書店，1993.

[9] 拉赫曼.工业药剂学的理论与实践[M].北京医学院药学系等译.北京：化学工业出版社，1984.

[10] 潘卫三.工业药剂学[M].北京：高等教育出版社，2006.

[11] 张志荣.药剂学[M].北京：高等教育出版社，2007.

[12] 陆彬.药剂学[M].北京：中国医药科技出版社，2003.

[13] 李向荣.药剂学[M].杭州：浙江大学出版社，2010.

[14] 张强.药剂学[M].北京：北京大学医学出版社，2005.

[15] 张天胜.表面活性剂应用技术[M].北京：化学工业出版社，2001.

[16] 吴其晔，巫静安.高分子材料流变学[M].北京：高等教育出版社，2002.

[17] 罗秉江、郭新有译，川北公夫，等.粉体工程学[M].武汉：武汉工业大学出版社，1991.

[18] 张绪桥.药物制剂设备与车间设计[M].北京：中国医药科技出版社，2000.

[19] 国家药典委员会.中国药典第2部[M].2010年版.北京：中国医药科技出版社，2012.

[20] 国家药品食品监督管理局.药品注册管理办法[S].2007，6.

[21] 胡洁，陈大为，全东琴.泊洛沙姆407水溶液的流变学性质[J].药学学报，2011，46(2)：227-231.

[22] 张翠梅，李银莲.微粒给药系统的研究进展[J].现代中西医结合杂志，2010，19(019)：2463-2466.

[23] 李时光.药物制剂稳定性的影响因素探析[J].中国中医药咨讯，2010，(036)：343-343.

[24] 蒋煜.化学药物制剂处方工艺的研究[J].中国新药杂志，2008，17(22)：1990-1992.

[25] Banker GA. Modern Pharmaceutics. 4th Ed. Marcel Dekker，2002.

[26] Müllertz A，Ogbonna A，Ren S，et al. New perspectives on lipid and surfactant based drug delivery systems for oral delivery of poorly soluble drugs [J]. Journal of Pharmacy and Pharmacology，2010，62(11)：1622-1636.

[27] Mishra B，Patel BB，Tiwari S. Colloidal nanocarriers：a review on formulation technology，types and applications toward targeted drug delivery [M]. Nanomedicine：Nanotechnology，biology and medicine，2010，6(1)：9-24.

[28] Alexander A. A Review on Novel Therapeutic Strategies for the Enhancement of Solubility for Hydrophobic Drugs through Lipid and Surfactant Based Self Micro Emulsifying Drug Delivery System：A Novel Approach[J]. American Journal of Drug Discovery and Development，2012，2(4)：143-183.

[29] Kim K T，Lee JY，Lee MY，et al. Solid dispersions as a drug delivery system [J]. J Pharm Invest，2011，41：125-142.

[30] 李泛珠.药剂学[M].北京：中国中医药出版社，2011.

[31] 雍德卿.新编医院制剂技术[M].第2版.北京：人民卫生出版社，2004.

[32] 胡兴娥，刘素兰.药剂学[M].北京：高等教育出版社，2006.

[33] 全国卫生专业技术资格考试专家委员会编写.卫生专业技术资格考试指南：药学专业[M].北京：知识出版社，2001.

[34] R.C.罗，P.J.舍斯基，P.J.韦勒.药用辅料手册[M].第4版.北京：化学工业出版社，2005.

[35] 崔福德.药剂学.第2版.北京：中国医药科技出版社，2011.

[36] 朱家壁.现代生物药剂学.北京：人民卫生出版社，2011.

第4章

药物分析

第一节　药物分析基础知识与药品质量标准

一、概　述

药物分析(pharmaceutical analysis)是运用物理学、化学、生物学以及微生物学、信息学等分析测试手段和方法，通过药物研发和临床使用等过程的各个环节，研究和发展药品全面质量控制的一门科学，是药学科学领域中一个重要的组成部分。药物分析的目的是保证药物的安全、有效、质量可控。

传统的药物分析是一种应用化学分析方法对药物进行定性和定量测定、控制药品质量的技术。随着科学技术的发展，现代药物分析的分析对象、领域以及运用的分析手段都得到了广泛拓展，尤其是色谱、光谱、质谱以及其联用技术的快速发展，计算机和信息科学的进步，使得药物分析技术进一步向自动化和智能化、高灵敏和高通量方向发展，特别是对痕量组分的分析鉴定、复杂药物体系(如中药)的全面分析和质控、假冒伪劣药品的检查和打击，得以有效和顺利地开展，药物质量分析和质量控制水平得到了全面提高。

随着药物科学和医药工业的进一步发展，医药领域对于药物分析也不断提出更高要求。药物杂质的检查限量和方法快速更新，药品质量标准的制定愈加规范和严格，新剂型及新型给药系统不断出现，都向药物分析提出了新问题和新挑战。药物分析不再仅仅局限于对药物进行静态的质量控制，而是发展到对生产过程的质量监控、对生物体内和代谢过程进行综合评价和动态分析。

目前，药物分析已经渗透至药物研发、生产、使用和监管的各个方面，是药学科学体系中的“侦察兵”。药物分析为全面控制药品质量，系统建立质控标准，保证药品的质量稳定与可控，保障药品使用的安全、有效和合理，提供了科学的技术和方法。

二、药物的杂质检查

药物来源的广泛性、性质及制备方法的多样性，决定了药物在生产、储存、供应和使用过程中，不可避免会引入各种杂质。

杂质(impurity)是指药物中存在的无治疗作用或影响药物稳定性和疗效，甚至对人体健康有害的物质。为了确保用药安全、有效、合理，杂质检查是控制药物质量的一个重要方面。

(一)杂质的来源

药物中存在的杂质，主要有经生产过程中和贮藏过程中引入两个来源。

1. *生产过程中引入*　药物在生产过程中引入杂质，主要是由于所用原料不纯或有一部分原料并未反应完全、反应中间产物以及反应副产物的存在。以上物质在精制时未能完全除去，成为产品中的杂质。例如，以工业用氯化纳生产注射用氯化钠为例，从原料中可能引进溴化物、碘化物、硫酸盐、钾盐、钙盐、镁盐和铁盐等杂质；盐酸普鲁卡因注射剂在高温灭菌过程中，可能水解为对氨基苯甲酸和二乙氨基乙醇等杂质。

2. *贮藏过程中引入*　药品(特别是性质不稳定的药品)如在贮藏过程中由于包装破损、保管不善或贮藏时间过长，易受外界条件如温度、湿度、日光、空气或微生物作用等的影响，从而发生水解、氧化、分解、异构化、晶型转变、聚合、潮解或发霉而产生杂质。水解反应是药物最容易发生的变质反应，酯、内酯、酰胺、环酰胺、卤代烃及苷类药物在水分存在下均易水解，如阿司匹林易水解产生水杨酸和乙酸。氧化反应则是引起药物变质的另一常见因素，如麻醉乙醚易在空气中氧化分解成醛及有毒的过氧化物。

杂质的产生不仅使药物的外观性状发生改变，更重要的是降低了药物的稳定性和质量，使药物失去疗效甚至对人体产生毒害作用。

（二）杂质的分类

杂质按其性质可分为无机杂质和有机杂质。前者如氯化物、硫酸盐、硫化物、氰化物和重金属等；后者如有机药物中引入的原料、中间体、副产物、分解物、异构体和残留有机溶剂等。

杂质按其来源可分为一般杂质和特殊杂质。一般杂质是指在自然界中分布较广泛，在一般药物生产或贮藏过程中容易引入的杂质，如酸、碱、水分、氯化物、硫酸盐、铁盐、重金属和砷盐等；特殊杂质是指某药物在生产和贮藏过程中，根据其性质、特定的生产方法与工艺条件有可能引入的杂质，特殊杂质随药物品种的不同而异。

（三）杂质的检查

杂质的检查包括药物的纯度要求、有效性、均一性和安全性四个方面。

药物的纯度(purity of drug)，是指药物的纯净程度，它反映了药物质量的优劣。药物必须保证纯度，才能保证药物的有效和安全。药物的纯度通常可从药物的结构、外观性状、理化常数、杂质检查和含量测定等方面进行评定。

药物中含有杂质是影响纯度的主要因素，如药物中含有超过限量的杂质，就有可能其外观性状产生变异，理化常数发生改变，从而影响药物的稳定性，使药物中的有效成分含量明显偏低或使其活性降低，甚至增加药物的毒副作用。因此，药物的杂质检查是药物纯度要求的一项重要内容，药物的杂质检查也可称为纯度检查。

杂质检查是利用药物与杂质之间理化性质的差异，选择适当有效的方法检测杂质。因此，杂质检查在方法上分为两类，即利用药物和杂质在物理性质上的差异进行杂质检查以及利用药物和杂质在化学性质上的差异进行杂质检查。

（四）杂质的限量与限量计算

药物的杂质越少越好，但从生产技术和生产成本方面考虑，要完全去除杂质是不可能的，因此，在不影响药物疗效和稳定性、对人体安全无害的前提下，允许有一定的限量的杂质存在。

药物中所含杂质的最大允许量称为杂质限量，通常用百分之几(%)或百万分之几(parts per million，ppm)来表示。

药物中杂质的检查方法有两种：杂质的定量测定和杂质的限量检查(limit test)。在药品质量标准中多采用限量检查法，即不测定杂质的含量，只检查其是否超过规定限量。

1. *标准对照法*　取一定量的待检杂质标准溶液制成的对照品溶液，与一定量的供试品溶液在相同条件下处理后比较反应结果，从而判断供试品中所含杂质是否超过规定限量。

2. *灵敏度法*　指在供试品溶液中加入试剂，在一定反应条件下观察反应结果，以不出现正反应为符合规定限量，即以检测条件下的灵敏度来控制杂质限量。

3. *限值法*　指取一定量的供试品依法检查，测定的特性参数，如吸光度或旋光度等与规定值比较，不得更大。

一般来说，对人体有害或影响药物稳定性的杂质，必须严格控制其限量，如砷对人体有毒，其限量规定不超过 10ppm。重金属等易引起慢性中毒或能在体内累积的杂质，其限量一般不超过 50ppm。

根据杂质限量的定义，药物中的杂质限量可按下式计算：

$$\text{杂质限量(L)}=\frac{\text{杂质量}(m)}{\text{供试品量}(S)}\times 100\%$$

如果供试品(*S*)中所含杂质的量是通过与一定量的标准溶液进行比较来确定的，那么杂质限量在数值上就等于标准溶液的体积(*V*)与其浓度(*C*)的乘积。因此，杂质限量(*L*)的计算式可转换为：

$$\text{杂质限量(L)}=\frac{\text{标准溶液的体积}(V)\times\text{标准溶液的浓度}(C)}{\text{供试品量}(S)}\times 100\%$$

（五）一般杂质的检查

一般杂质检查项目包括酸、碱、水分、氯化物、硫酸盐、硫化物、氰化物、铁盐、重金属、砷盐、溶液澄清度、干燥失重、炽灼残渣以及有机残留量等。

1. *氯化物的检查*

(1)检查原理：氯化物在硝酸酸性溶液中与硝酸银试液作用，生成白色氯化银浑浊液，与一定量的标准氯化钠溶液在相同条件下生成的氯化银浑浊液比较，浊度不得更大。

（2）检查方法：检查方法及标准氯化钠溶液的制备见2010年版《中国药典》（以下均简称药典）二部附录ⅧA。

（3）注意事项

①标准氯化钠溶液每1ml相当于10μg的Cl^-。在测定条件下，氯化物浓度（以Cl^-计）以50ml中含50～80μg（即相当于标准氯化钠溶液5.0～8.0ml）为宜，此时所显浑浊梯度明显，便于比较。因此，应考虑供试品取样量，使氯化物的含量约在此范围内。

②加入硝酸可加速氯化银沉淀的生成，并可产生较好的乳浊，又可避免碳酸银、氧化银或磷酸银沉淀的形成。本法以50ml中含稀硝酸10ml为宜，酸度过大，所显浑浊度降低，结果重现性差。

③温度对产生氯化银的浊度有影响，以30～40℃产生的浊度最大，结果也最稳定。但作为限量检查，供试品和对照品在平行条件下操作，故可在室温下进行。

④供试品溶液如不澄明，可预先用含硝酸的酸性蒸馏水（1→100）洗净滤纸中的可能存在的氯化物，然后用该处理过的滤纸进行过滤。判断洗净的方法是接收洗涤液，加入硝酸银后，观察是否产生浑浊。

⑤供试品溶液如带颜色，除另有规定外，按药典（2010年版二部附录Ⅷ A）操作，用"内消色法"消除颜色干扰。

⑥有其他干扰测定的物质存在时，必须在测定前除去。如Br^-、I^-与硝酸银作用均能生成卤化银沉淀，硫氰酸盐能与硝酸银作用生成硫氰酸银沉淀。

以下干扰氯化物检查的物质，均需要除去。

溴化物的除去：在供试品中加硝酸和30%的过氧化氢溶液，煮沸，使溴离子氧化为溴，挥去。

碘化物的除去：在供试品溶液中加入硝酸和30%的过氧化氢溶液，煮沸，使碘离子氧化为碘，挥去；或者在供试品溶液中依次加入氨试液和硝酸银试液，除去碘化银沉淀，而氯化银则溶于氨试液中成为银氨配离子，滤液加硝酸酸化后，又析出氯化银沉淀，再依法检查氯化物。

硫氰酸盐的除去：在供试品溶液中加入硫酸铜与亚硫酸以除去硫氰酸盐，反应如下：

$2KCNS + 2CuSO_4 + H_2SO_3 \rightarrow Cu_2(CNS)_2\downarrow$（白色沉淀）$+ 2KHSO_4 + H_2SO_4$

⑦检查有机氯杂质，可根据有机氯杂质结构，选择适宜的有机破坏方法，将有机氯转变成无机离子状态，再依法检查。如氯代脂烃中氯化物检查，应在碱性液中加热，脱去氯化氢。再如二羟丙茶碱中氯化物检查，可取一定量供试品，在氢氧化钠溶液煮沸30s，使水解成氯化钠，再依法检查。

⑧比浊试验一般在纳氏比色管中进行。药典规定为同置黑色背景上，从比色管上方向下观察比较。

2. 硫酸盐的检查

（1）检查原理：硫酸盐与氯化钡在酸性介质中生成白色硫酸钡混悬液，与一定量的标准硫酸钾溶液在同一条件下生成的混悬液比较，浊度不得更大。

（2）检查方法：方法及标准硫酸钾溶液的制备见药典（2010年版二部附录Ⅷ B）。

（3）注意事项

①标准硫酸钾溶液每1ml相当于100μg的SO_4^{2-}。硫酸盐的浓度以200～500μg SO_4^{2-}/50ml为宜，即为相当于标准硫酸钾溶液2～5ml，此时所显浑浊梯度明显，便于比较。

②反应在盐酸溶液中进行，可避免碳酸钡或磷酸钡沉淀的形成。以50ml供试品溶液中含稀盐酸2ml为宜（0.1mol/L，pH=1.1）。酸度过大，硫酸钡溶解度增大，所显浑浊度降低，反应灵敏度降低。

③测定时溶液温度对浑浊度有影响，温度太低产生浑浊慢且少，稳定性差。故室温低于10℃时应将比色管在25～30℃水浴中放置10min，再进行观察比较。

④供试品溶液加稀盐酸后如不澄明，可预先用含有盐酸的酸性蒸馏水洗净滤纸中可能存在的硫酸盐，然后用该处理过的滤纸进行过滤。

⑤供试品溶液如带颜色，可同氯化物检查一样，用"内消色法"进行处理。

⑥氯化钡试液浓度在10%～25%范围内，所得硫酸钡的浑浊度差异不大，但以25%氯化钡溶液出现硫酸钡浑浊的时间短，结果稳定。

3. 铁盐的检查　药品中含有微量铁盐的检查，药典（2010年版）采用硫氰酸盐法。

（1）检查原理：硫氰酸盐在酸性溶液中与三价铁盐生成红色的可溶性硫氰酸铁配合物，与一定量标准铁溶液用同法处理后所呈红色进行比较，颜色不得更深。

$Fe^{3+} + 6SCN^- \rightarrow [Fe(SCN)_6]^{3-}$（红色）

（2）检查方法：方法及标准铁溶液的制备见药典（2010 年版二部附录Ⅷ G）。

（3）注意事项

①用硫酸铁铵$[FeNH_4(SO_4)_2 \cdot 12H_2O]$配制标准铁溶液，并加入硫酸（1000ml 中加入 2.5ml）防止铁盐水解。标准铁溶液于临用前取储备液稀释而成，每 1ml 标准铁溶液相当于 10μg 的 Fe^{3+}。以 50ml 溶液中含有 10～50μg 的 Fe^{3+}（相当于标准铁溶液 1.0～5.0ml）的溶液色泽梯度明显，易于比较。当 50ml 溶液中含 Fe^{3+} 为 5～90μg 时，溶液的吸光度与浓度线性良好。

②反应在盐酸的微酸性溶液中进行，防止 Fe^{3+} 水解，并可避免弱酸盐如醋酸盐、磷酸盐、砷酸盐等的干扰。以 50ml 供试品溶液中加稀盐酸 4ml 为宜。

③反应时需加入过量硫氰酸铵以增加生成配离子的稳定性，并可消除氯离子、硫酸根及枸橼酸根等离子的干扰。

④光线与温度均会影响硫氰酸铁的稳定性。温度越高，褪色越快，所以测定时应特别注意供试液与标准液实验条件一致，以免造成误差。光线促使硫氰酸铁还原而褪色，褪色的程度与光照时间的长短成正比。通常加入氧化剂过硫酸铵氧化供试品中的 Fe^{2+} 成 Fe^{3+}，同时可防止光线使硫氰酸铁还原而褪色。

$2Fe^{2+} + (NH_4)_2S_2O_8 \rightarrow 2Fe^{3+} + (NH_4)_2SO_4 + SO_4^{2-}$

⑤若供试品管与标准管色调不一致，或所显颜色太浅，可分别用正丁醇或异戊醇提取后，分取醇层比色。因 $Fe(SCN)_6{}^{3-}$ 配离子在正丁醇等有机溶剂中溶解度大，故可增加颜色深度，并能排除其他物质的影响。

⑥某些药物（如葡萄糖、碳酸氢钠、糊精和硫酸镁等）在检查过程中加硝酸处理，则不再加过硫酸铵，但必须加热煮沸除去氧化氮，否则硝酸中可能存在的亚硝酸会与硫氰酸根作用生成红色亚硝酰硫氰化物（NOCNS）而影响比色。

⑦某些具环状结构或不溶于水的有机药物，如呋喃唑酮等，需经炽灼破坏，使铁盐变成三氧化二铁留于残渣中，再依法检查。

4. 重金属的检查　重金属是指在实验条件下，能与硫代乙酰胺或硫化钠作用显色的金属杂质，包括银、铅、汞、铜、镉、铋、砷、锑、锡、锌、钴与镍等。

（1）检查原理：由于在药品生产中掺入铅的机会较多，而且铅易积蓄中毒，故以铅为代表检查重金属的限量，反应式如下。

$Pb^{2+} + S^{2-} \rightarrow PbS$（黑色）

将稀乙酸及硫代乙酰胺或硫化钠试液加入供试品溶液中，使之与微量的重金属杂质作用生成棕色或黑色（以铅为代表）混悬液，并与一定量标准铅溶液经同法处理后所呈颜色进行比较，不得更深。

（2）检查方法：方法及标准铅溶液的制备见药典（2010 年版二部附录Ⅷ H）。药典共收载了三种检查方法。第一法为硫代乙酰胺法，适用于溶于水、稀酸及乙醇的不经有机物破坏的药物，为最常用方法；第二法为炽灼后硫代乙酰胺法，适用于含芳环、杂环以及不溶于水、稀酸及乙醇的需经灼烧破坏的有机药物，如卡马西平、克拉霉素等；第三法为硫化钠法，适用于溶于碱而不溶于稀酸或在稀酸中产生沉淀的药物，如磺胺类、巴比妥类等。第四法微孔滤膜法，适用于重金属限量的药物。

（3）注意事项：标准铅溶液应在临用前配制，使用期不得超过一周，以防铅水解造成误差。配制标准铅液使用的玻璃仪器，均不得含有铅的杂质。

检查新产品重金属时，除有标准管和供试管外，还应配有一个监测管（加入相同量的标准溶液和供试品溶液），三管依同法操作，供试管显色不得深于标准管，监测管显色应深于标准管或与标准管一致。若浅于标准管，则可能供试品中重金属杂质不呈游离状态存在，而与供试品形成配合物而未被检出，应另取供试品经有机破坏后再依法检查。

除以上共同注意事项外，以上三法各有其特别的注意事项。

①硫代乙酰胺法注意事项：重金属的含量以 Pb 计算为 20μg（即相当于标准铅溶液 2ml）时，加硫代乙酰胺试剂后所显的黄褐色最适用于目视法观察。

检查在醋酸盐缓冲液中进行，溶液酸度应严格控制在 3.0～3.5（如用硫化钠试液，容易分解析出硫，引起浑浊而影响比色），此时硫化物沉淀比较完全。酸度太大或太小都使颜色显色浅，结果不准确。

供试品在未加硫代乙酰胺以前如带颜色，可用稀焦糖液或其他无干扰的有色溶液调整标准溶液，使两者颜色一致，而后再加硫代乙酰胺试液比色。如按上述方法仍不能使供试品管与标准管颜色一致时，可取 2 倍量的供试品，加水溶解后，分成两等份，在一份中加硫代乙酰胺试液，用滤膜（孔径 3μm）滤除金属硫化物沉淀后，加入规定量的标准铅溶液作为对照溶液，再与另一份供试溶液按药典规定方法处理后比较。

微量高铁离子的存在，能在弱酸溶液中氧化硫化氢溶液而析出硫，产生浑浊而影响比色。药典中利用加入抗坏血酸或盐酸羟胺使高铁离子还原成对检查无干扰的亚铁离子。

②炽灼后硫代乙酰胺法注意事项：具有芳环或杂环的有机药物，炽灼的温度不能高于 600℃，以免重金属损失。

为使有机物分解破坏完全，炽灼残渣需加硝酸加热处理，处理后必须蒸干除去氧化氮，否则亚硝酸可氧化硫化氢析出硫，影响比色检查。

③硫化钠法注意事项：硫化钠试液稳定性与硫化钠的纯度有很大关系，采用分析纯硫化钠配制，硫化钠试液对玻璃有一定的腐蚀性，久置后会产生絮状物，应临用新配。

用硫化钠试剂作为显色剂时，反应在碱性溶液中进行。

5. *砷盐的检查*　砷盐为毒性杂质，多由药物生产过程中所使用的无机试剂引入，须严格控制其限量。药典（2010 年版）采用两种方法检查砷盐：古蔡氏法（Gutzeit）和二乙基二硫代氨基甲酸银（Ag-DDC）法。

（1）古蔡氏法

检查原理：锌与酸作用产生的新生态氢与供试品中微量砷盐反应生成具有挥发性砷化氢，遇溴化汞试纸生成黄色或棕黄色砷斑，与标准砷溶液在同一条件下所显砷斑的颜色深浅进行比较，颜色不得更深。反应式如下：

$AsO_3^{3-} + 3Zn + 9H^+ \rightarrow AsH_3 + 3Zn^{2+} + 3H_2O$

$AsH_3 + 2HgBr_2 \rightarrow 2HBr + AsH(HgBr)_2$（黄色或棕色）

检查方法：方法及标准砷溶液的制备见药典（2010 年版二部附录Ⅷ J）。

注意事项：

①用三氧化二砷配制砷储备液，临用前稀释成每 1ml 相当于 1μg As 的标准溶液。药典规定 2μg As（即取 2ml 标准砷液）制备的砷斑清晰度好，适宜比色。故应根据标准砷溶液取用量和药品中的砷盐限量，确定供试品取用量。

②氢气发生速率影响砷化氢生成速率，从而影响砷斑清晰程度。影响氢气发生速率的因素主要有溶液的酸度、锌粒的粒度和反应温度等。一般采用溶液酸度为 2mol/L 的盐酸，锌粒粒径 2mm 以及 25～40℃水浴进行反应。

③五价砷生成砷化氢速度较慢，故需加入碘化钾与酸性氯化亚锡还原剂，将五价砷还原为三价砷，碘化钾被氧化生成的 I_2 又被氯化亚锡还原，使反应溶液中维持碘化钾还原剂的存在：

$AsO_4^{3-} + 2I^- + 2H^+ \rightarrow AsO_3^{3-} + H_2O + I_2$

$AsO_4^{3-} + Sn^{2+} + 2H^+ \rightarrow AsO_3^{3-} + Sn^{4+} + H_2O$

$I_2 + SnCl_2 + 2HCl \rightarrow 2I^- + SnCl_4 + 2H^+$

碘离子可与反应中生成的锌离子形成配合物，使生成砷化氢的反应不断进行：

$$4I^- + Zn^{2+} \rightarrow ZnI_4^{2-}$$

氯化亚锡亦可在锌粒表面形成锌锡齐（锌锡的合金）起去极化作用，使锌粒与盐酸作用缓和，放出氢气连续均匀，有利于砷斑的形成，增加反应的灵敏度和准确性。

氯化亚锡与碘化钾存在，还可抑制锑化氢的生成（因它亦与溴化汞试纸作用生成锑斑）。

④锌粒中含有 S^{2-} 或供试品溶液中含有 S^{2-}、SO_3^{2-}、$S_2O_3^{2-}$ 等离子时，在酸性情况下可生成硫化氢，也能使溴化汞试纸染色（硫化汞）。故用醋酸铅棉花吸收硫化氢使之生成硫化铅而除去：

$H_2S + Pb(CH_3COO)_2 \rightarrow PbS + 2CH_3COOH$

在测砷管内置干燥醋酸铅棉花时，应先将棉花撕成疏松薄片状，每次小量以细玻璃棒轻轻塞入测砷管中，长 5～6cm，上端距管口至少 3cm，勿塞入测砷管的近下端，以免醋酸铅棉花吸水使砷斑的灵敏度降低，或影响砷斑的形成。醋酸铅棉花塞入后，应呈均匀疏松状，使砷化氢气体通过，硫化氢气体吸收。但也不能过松而留有空隙，而使硫化氢通过干扰砷斑。测砷管中的醋酸铅棉花应保持干燥状态，如下端打湿，应重新操作。

⑤有机药物中砷盐的检查，通常应先进行有机物破坏，常用的有机物破坏有碱破坏法与酸破坏法。我国药典采用碱破坏法，即石灰法，方法是于供试品中加氢氧化钙或无水碳酸钠，经高温灼烧完全灰化后依法检查。可溶于水的脂肪族有机酸，如枸橼酸、乳酸及其盐、葡萄糖酸钙等，以及可溶于水

或酸中的某些芳香族化合物如糖精钠、酚磺酞等，一般可不经有机物破坏直接依法检查砷盐。

⑥若供试品中含有硫化物、亚硫酸盐、硫代硫酸盐等，可在酸性溶液中生成还原性的硫化氢或二氧化硫气体，使溴化汞试纸染色。故反应前先用硝酸或溴水氧化使之转变为硫酸盐，多余的硝酸加热除去，多余的溴水以氯化亚锡除去。

⑦若供试品中含有铁盐，高价铁可消耗还原剂（碘化钾、氯化亚锡）而影响检查，并能氧化砷化氢而干扰测定，故需将 Fe^{3+} 还原为 Fe^{2+} 以除去干扰。反应前需先加酸性氯化亚锡试液使黄色褪去，再依法检查。

⑧若供试品中含有锑盐，因其在同一实验条件下能生成易混淆的锑斑，故可改用白田道夫法（白田道夫法的原理是氯化亚锡在盐酸酸性条件下，能将砷盐还原成棕褐色的胶态砷，与一定量标准砷溶液用同法处理后的颜色进行比较，即可判断供试品的砷含量）检查砷盐。

（2）二乙基二硫代氨基甲酸银法

检查原理：锌与酸作用产生的新生态氢与供试品中微量砷盐反应生成具有挥发性砷化氢，砷化氢还原 Ag-DDC 产生红色的胶态银，与一定量标准砷溶液经同样处理后所得红色比较，颜色不得更深。或将所得溶液转移至 1cm 吸收池中，照紫外-可见分光光度法（药典 2010 年版二附录Ⅳ A）在 510nm 波长处测定吸光度，以二乙基二硫代氨基甲酸银试液作空白，供试液的吸光度不得大于标准砷对照溶液的吸光度。反应式如下

$$AsH_2 + 6Ag(DDC) + 3C_5H_5N \longrightarrow As(DDC)_3 + 6Ag + 3C_5H_5N \cdot HDDC$$

其中 Ag(DDC)的结构为

$$(C_2H_5)_2N-C(=S)-S \rightarrow Ag$$

检查方法：检查方法及标准砷对照液的制备见药典（2010 年版二部附录Ⅷ J）。

注意事项：

①当 As 浓度为 1～10μg/40ml 时，线性关系良好，显色在 2h 内稳定，重现性好。

②Ag-DDC 法中需用有机碱吸收反应中产生的 HDDC，药典（2010 年版）采用 0.25％的 Ag-DDC 的三乙胺-三氯甲烷溶液。

6. 炽灼残渣检查法

（1）检查原理：炽灼残渣（residue on ignition）是指有机药物经炭化或挥发性无机药物经加热分解后，遗留下的非挥发性无机杂质（多为金属的氧化物、碳酸盐、磷酸盐、硅酸盐和氧化物等），经加硫酸并炽灼（700～800℃），使之完全灰化，所得的硫酸盐，亦称为硫酸盐灰分。炽灼残渣检查是控制有机药物和挥发性无机药物中非挥发性无机杂质（主要为金属氧化物或无机盐）限量的方法。

（2）检查方法：见药典（2010 年版二部附录Ⅷ N）。

（3）注意事项

①供试品的取样量应根据规定的残渣限度和称量误差决定。样品量过多，炭化和灰化时间过长，样品量过少，称量误差增大。一般应使炽灼残渣量为 1～2mg，如规定限度 0.1％，则取样约 1g；如规定 0.05％，取样以 2g 为宜；如规定 1％，取样可在 1g 以下；如遇特殊贵重的药品或供试品数量不足时，可考虑减少取样量。

②恒重是指供试品连续两次炽灼或干燥后的重量差异在 0.3mg 以下，干燥至恒重的第二次及以后各次称重均应在规定的条件下继续干燥 1h 后进行。

③如炽灼残渣需作重金属检查，则炽灼温度必须控制在 500～600℃，炽灼至恒重的第二次称重应在继续炽灼约 30min 后进行。

7. 干燥失重测定法

（1）检查原理：药品的干燥失重（loss on drying）是指药品在规定的条件下，经干燥后所减失的重量的百分率，主要是指水分、结晶水，也包括其他挥发性的物质，如残留的有机溶剂等。

（2）检查方法：主要有：常压恒温干燥法、常压室温干燥法及减压恒温干燥法 3 种。详见药典（2010 年版二部附录Ⅷ L）。

（3）注意事项

①取供试品时应混合均匀，如为较大的结晶，应先迅速捣碎使成 2mm 以下的小粒，以使测定结果准确。

②取供试品干燥时，应平铺在扁形称量瓶中，取供试品适量（一般约 1g 或照规定重量），其厚度不可超过 5mm，如为疏松物质，厚度不可超过 10mm。置烘箱内干燥的供试品，应在干燥后取出，置干燥器中放冷至室温，然后称定重量。

③干燥器中干燥剂的选择：常用硫酸、五氧化二磷、硅胶、无水氯化钙及石灰等。

④减压干燥时，压力应控制在 2.67kPa 以下，温度为 60℃。

8. *残留溶剂检查法*

(1)检查原理：药品中的残留溶剂(residual solvents)，是指在原料药或辅料生产过程中使用的、但在工艺中未能完全除去的有机溶剂。药典(2010 年版)按照其毒性大小，将药品中残存的常见有机溶剂分为四类：第一类有机溶剂毒性较大、致癌并对环境有害，应尽量避免使用；第二类有机溶剂对人体有一定毒性，应限量使用；第三类有机溶剂对人的健康危害较小，推荐使用；第四类其他溶剂，应根据生产工艺的特点，制定相应限度，使其符合标准要求。除另有规定外，第一、二、三类溶剂的残留量应符合规定，见表 4-1。

(2)检查方法：药典(2010 年版)采用气相色谱法检查残留溶剂，主要有三种。

①毛细管柱顶空进样等温法：适用于需要检查的有机溶剂的数量不多、且极性差异较小时，可采用此法。

②毛细管柱顶空进样系统程序升温法：适用于需要检查的有机溶剂数量较多、且极性差异较大的有机溶剂测定。

表 4-1　残留溶剂的限量

类别	溶剂名称	英文名	限度(%)
第一类溶剂 (应避免使用)	苯	Benzene	0.000 2
	四氯化碳	Carbon tetrachloride	0.000 4
	1,2-二氯乙烷	1,2-Dicloroethane	0.000 5
	1,1-二氯乙烯	1,1-Dichloroethene	0.000 8
	1,1,1-三氯乙烷	1,1,1-Trichloroethane	0.15
第二类溶剂 (应限制使用)	乙腈	Acetonitrile	0.041
	氯苯	Chlorobenzene	0.036
	氯仿	Chloroform	0.006
	环己烷	Cyclohexane	0.388
	1,2-二氯乙烯	1,2-Dichloroethene	0.187
	二氯甲烷	Dichloromethane	0.06
	1,2一二甲氧基乙烷	1,2-Dimethoxyethane	0.01
	N,N-二甲氧基乙酰胺	N,N-Dimethylacetamide	0.109
	N,N-二甲氧基甲酰胺	N,N-Dimethylformamide	0.088
	1,4-二氧六环	1,4-Dioxane	0.038
	2-乙氧基乙醇	2-Ethoxyethanol	0.016
	乙二醇	Ethyleneglycol	0.062
	甲酰胺	Formamide	0.022
	正己烷	Hexane	0.029
	甲醇	Methanol	0.3
	2-甲氧基乙醇	2-Methoxyethanol	0.005
	甲基丁基酮	Methylbutyl ketone	0.005
	甲基环己烷	Methylcyclohexane	0.118
	N-甲基吡咯烷酮	N-Methylpyrrolidone	0.053
	硝基甲烷	Nitromethane	0.005
	吡啶	Pyridine	0.02
	四氢噻砜	Sulfolane	0.016
	四氢化萘	Tetralin	0.01
	四氢呋喃	Tetrahydrofuran	0.072
	甲苯	Toluene	0.089
	1,1,2-三氯乙烯	1,1,2-Trichloroethene	0.008
	二甲苯	Xylene	0.217

（续　表）

类别	溶剂名称	英文名	限度(%)
第三类溶剂（药品 GMP 或其他质控要求限制使用）	乙酸	Acetic acid	0.5
	丙酮	Acetone	0.5
	甲氧基苯	Anisole	0.5
	正丁醇	1-Butanol	0.5
	仲丁醇	2-Butanol	0.5
	乙酸丁酯	Butyl acetate	0.5
	叔丁基甲基醚	tert-Butylmethyl ether	0.5
	异丙基苯	Cumene	0.5
	二甲亚砜	Dimethyl sulfoxide	0.5
	乙醇	Ethanol	0.5
	乙酸乙酯	Ethyl acetate	0.5
	乙醚	Ethyl ether	0.5
	甲酸乙酯	Ethyl formate	0.5
	甲酸	Formic acid	0.5
	正庚烷	Heptane	0.5
	乙酸异丁酯	Isobutyl acetate	0.5
	乙酸异丙酯	Isopropyl acetate	0.5
	乙酸甲酯	Methyl acetate	0.5
	3-甲基-1-丁醇	3-Methyl-1-butanol	0.5
	丁酮	Methylethyl ketone	0.5
	甲基异丁基酮	Methylidobutyl ketone	0.5
	异丁醇	2-Methyl-1-propanol	0.5
	正戊烷	Pentane	0.5
	正戊醇	1-Pentanol	0.5
	正丙醇	1-Propanol	0.5
	异丙醇	2-Propanol	0.5
	乙酸丙酯	Propyl acetate	0.5
第四类溶剂（尚无足够毒理学资料）	1,1-二乙氧基丙烷	1,1-Diethoxypropane	
	1,1-二甲氧基甲烷	1,1-Dimethoxymethane	
	2,2-二甲氧基丙烷	2,2-Dimethoxypropane	
	异辛烷	Isooctane	
	异丙醚	Isopropyl ether	
	甲基异丙基酮	Methylisopropyl ketone	
	甲基四氢呋喃	Methyltetrahydrofuran	
	石油醚	Petroleum ether	
	三氯乙酸	Trichloroacetic acid	
	三氟乙酸	Trifluoroacetic acid	

③溶液直接进样法：可采用填充柱、也可采用适宜极性的毛细管柱。

详见药典（2010 年版二部附录Ⅷ L）。

（3）注意事项：测定氮碱性化合物时，普通气相色谱的不锈钢管路、进样器的衬管等对有机胺等具有较强的吸附作用，使其检出灵敏度降低。当采用顶空进样系统测定此类化合物时，应采用惰性的硅钢材料或镍钢材料管路，或采用溶液直接进样法测定。供试品溶液应不呈酸性，以免待测物与酸反应后不易气化。通常采用弱极性的色谱柱或经碱处理过的色谱柱分析含氮碱性化合物，如果采用胺分析专用柱进行分析，效果更好。

对含卤素元素的残留溶剂如三氯甲烷等，采用电子捕获检测器（ECD），灵敏度较高。

除以上共同注意事项外，以上三法各有其特别的注意事项。

①毛细管柱顶空进样等温法注意事项：应根据供试品中残留溶剂的沸点选择顶空温度。对沸点较高的残留溶剂选择较高的顶空温度，但应注意温度过高可能使供试品热分解，对测定产生干扰。

顶空平衡时间一般为 20～45min，以保证供试品溶液的气-液两相达到平衡。

对照品溶液和供试品溶液分别连续进样不少于 2 次，测定待测峰的峰面积。

不适宜顶空法测定的残留溶剂有甲酰胺、2-甲氧基乙醇、2-乙氧基乙醇、乙二醇、N-甲基咯烷酮（在酸性环境中）。

②毛细管柱顶空进样程序升温法注意事项：对照品溶液和供试品溶液分别连续进样不少于 2 次，测定待测峰的峰面积。

③溶液直接进样法注意事项：对照品溶液和供试品溶液分别连续进样不少于 3 次，每次 2μl，测定待测峰的峰面积。

（六）特殊杂质的检查

药物中的特殊杂质是指特定药物在生产和贮藏过程中可能引入的杂质。特殊杂质因药物而异，其化学结构一般与活性成分相似，但大多不甚明确，故通常称为“有关物质”。特殊杂质的检查方法主要依据药物和杂质在物理或化学性质上的差异而建立，强调方法的专属性，其检查方法收载于药典正文各药品质量标准检查项下。常用的检查方法如下。

1. 一般物理方法　利用药物与杂质在臭、味、挥发性、颜色、溶解行为或旋光性上的差异，检查所含杂质是否符合限量规定。

（1）臭味及挥发性的差异：药物（特别是挥发性药物）中存在的具有特殊臭味的杂质，可从其臭味判断该杂质的存在。

（2）颜色的差异：某些药物无色（或白色），而其分解变质产物有色，或从生产中引入了有色杂质，可通过检查药物溶液的颜色以控制其中有色杂质的限量，如注射用对氨基水杨酸钠溶液颜色的检查，若注射液受日光或遇热变质，则可被氧化成有色的醌型化合物。

（3）溶解行为的差异：药物可溶于水、酸、碱或有机溶剂中，而杂质不溶，或反之，杂质可溶而药物不溶。利用这种溶解行为的差异进行杂质检查的药物品种较多，如葡萄糖中检查糊精，葡萄糖可溶于热乙醇，而糊精溶解度小，供试品加乙醇回流，如有糊精存在，乙醇液不澄明。

（4）旋光性质的差异：如硫酸阿托品中检查莨菪碱，硫酸阿托品为消旋体，无旋光性，而莨菪碱为左旋体，测定供试品溶液的旋光度，以控制莨菪碱限量。

2. 化学反应法　利用药物与杂质在化学反应现象上的差异，检查所含杂质是否符合限量规定。

（1）容量分析法：利用药物与杂质在酸碱性或氧化还原性方面的差异，采用适宜的标准溶液滴定一定量的供试品溶液，规定消耗标准溶液的量，以控制杂质限量。

（2）沉淀法：药物中的杂质与一定试剂发生沉淀反应，利用该反应的检测限判定所含杂质是否符合限量规定。如枸橼酸钾中草酸盐的检查，就是利用了草酸盐与氯化钙产生浑浊，而枸橼酸与氯化钙不产生浑浊的这一差异进行草酸盐限量的检查。

（3）呈色法：利用药物中的杂质特有的呈色反应，通过与一定量杂质对照品在相同条件下反应后的结果比较，判定所含杂质是否符合限量规定。当杂质可与一定试剂产生颜色时，采用目视比色法控制其杂质限量，如盐酸普萘洛尔中游离萘酚的检查，就是利用萘酚可与重氮盐形成有色的偶氮染料这一性质，也可利用杂质使试剂改变颜色进行杂质限量的检查。如苯甲酸中易氧化物的检查，则是利用苯甲酸中可能引入的苯甲醛类易氧化物，可被高锰酸钾溶液氧化，从而溶液颜色由粉红色变至无色。

（4）产气法：通过检查某些药物杂质与一定试剂反应产生的气体来控制杂质的限量。如检查某些药物中含有的微量硫化物，可利用其在酸性条件下产生硫化氢气体，遇湿润的醋酸铅试纸形成棕黑色的硫斑进行限量控制。

（5）药物经有机破坏后测待检杂质：某些环状结构的有机药物在生产中可能引入磷、硫、卤素及硒等杂质，这些杂质可与有机分子中碳原子以共价键结合而不能被直接检出，需经有机破坏，使待检杂质成游离状态方可检出，故可利用药物与杂质被破坏分解后性质的差异进行检查。有机破坏方法各国药典多采用氧瓶燃烧法。

3. 仪器分析方法　主要有色谱法、光谱法、质谱法、电化学法及磁共振法等，其中色谱法和光谱法应用最为广泛。

药物中的一些杂质（如反应中间体、副产物或分解产物等）与药物结构相近，化学反应性或光谱特性相似，化学光谱法不易区别。色谱法则可以利用药物与杂质被吸附剂吸附和洗脱剂解吸附的性质不同，或在不相混溶（或部分混溶）的溶剂中分配比的不同，加以分离后再进行检查。色谱法具有先分离再分析的特点，成为近年来发展最快的特殊杂质检查方法，主要分为薄层色谱法（thin layer chromatography，TLC）、高效液相色谱法（high performance liquid chromatography，HPLC）、气相色谱法（gas chromatography，GC）和纸色谱法（paper chromatography，PC）这四种类型。

光谱检查法是根据药物和杂质对光选择性吸收的性质差异，按朗伯-比耳定律对药物中的杂质进行分光光度法的检查。常用的有紫外分光光度法（ultraviolet spectrophotometry，UV）、红外分光光度法（infrared spectrophotometry，IR）和原子吸收分光光度法（atomic spectrophotometry，AAS）等。

(1)薄层色谱法（简称 TLC 法）：TLC 法灵敏、简便、快速，不需要特殊设备，适用于有机杂质的检查，被各国药典普遍采用。按操作方式分为以下几种。

①杂质对照品法：当药品中的杂质确切已知并可获得杂质对照品时，采用本法。

检查时根据杂质限量，取杂质对照品溶液和供试品溶液，分别点加在同一薄层板上，展开、定位，将供试品溶液除主斑点外的其他斑点与相应的杂质对照品溶液或系列杂质对照品溶液的主斑点进行比较，判断药物中杂质限量是否合格。如枸橼酸乙胺嗪（diethylcarbamazine citrate）中 N-甲基哌嗪的检查，以 N-甲基哌嗪对照品的甲醇溶液为对照品溶液（50μg/ml），将等体积供试品溶液（50mg/ml）和对照品溶液分别点样于同一薄层板上。供试品溶液如显与对照品相应的杂质斑点，其颜色与对照溶液品溶液主斑点比较，不得更深（0.1%）。

②供试品溶液自身稀释对照法：又称高低浓度对比法。当杂质结构不确定或无杂质对照品时，多采用本法。

将供试品溶液按限量要求稀释至一定浓度作为对照溶液，与原供试品溶液分别点加于同一薄层板上，展开、定位后，供试品溶液所显杂质斑点数目不得多于规定数目，颜色不得深于对照溶液所显主斑点颜色（或荧光强度不得更强）。如消炎镇痛药吡罗昔康（piroxicam）中有关物质的检查，吡罗昔康加氯仿制成浓度为 20mg/ml 的溶液，作为供试品溶液，吸取适量后加氯仿稀释成浓度为 0.2mg/ml 的对照溶液，将等体积的上述两种溶液分别点于同一硅胶 GF254 薄层板上，以氯仿-丙酮-甲醇（25∶25∶5）为展开剂，紫外光（254nm）检视。供试品溶液如显杂质斑点，与对照溶液所显的主斑点比较，不得更深。

此法虽不及杂质对照品法理想，但其优点是不需制备杂质对照品，并可配成各种限量的对照溶液，以不同浓度对照溶液控制杂质限量，简便易行，故应用较多。采用本法时应注意杂质斑点与药物对照的呈色应有可比性（斑点颜色及显色灵敏度应相同或较为接近）。

③杂质对照品加供试品稀释液对照法：如硫酸奈替米星（netilmicin sulfate）中有关物质的检查，取奈替米星标准品加水，分别制成浓度为 1.5mg/ml 的溶液作为标准溶液 a；浓度为 3mg/ml 的溶液作为标准溶液 b；另取西梭米星标准品，加水制成 1.44mg/ml 的溶液作为标准溶液 c；取浓度为 150mg/ml 供试品溶液 d；将这四种溶液等体积点样于同一硅胶 G 薄层板上，以二氯甲烷-甲醇-浓氨溶液（4∶4∶2）展开剂，展开、晾干后，喷以 0.2%茚三酮的水饱和正丁醇溶液，110℃下加热 20min。结果判断：供试品溶液如显杂质斑点，其颜色与标准溶液 c 所显主斑点相比较，不得更深，其他杂质与标准溶液 a 所显主斑点相比较，均不得更深，如有一个斑点超过，应不深于标准溶液 b 的主斑点。

④母体药物对照法：当无合适的杂质对照品，尤其是供试品所显杂质斑点颜色与主成分斑点颜色有差异，难以判断限量时，可采用质量符合规定的、与供试品相同的药物（即母体药物，要求其中所含待检杂质需符合限量要求）作为对照品。

如马来酸麦角新碱（ergometrine maleate）中有关物质的检查，用马来酸麦角新碱样品配制成浓度为 5mg/ml 的溶液 a 和 0.2mg/ml 溶液 b，同时，用马来酸麦角新碱对照品配制成浓度为 5mg/ml 的溶液 c，将这三种溶液等体积分别点于同一硅胶板上，以三氯甲烷-甲醇-水（25∶8∶1）作展开剂，紫外光（365nm）检视。判断结果：溶液 a 主斑点的颜色与位置应与溶液 c 的主斑点一致，所显杂质斑点的颜色不得深于溶液 c 对应的杂质斑点，并不得有溶液 c 以外的杂质斑点；溶液 b 除主斑点外，不得显任何杂质斑点。该法主要检查异麦角新碱、麦角酸、异麦角酸及其他麦角碱等杂质。马来酸麦角新碱对照品中所含的杂质是符合限量要求的，用它控制供试品中的一种杂质，而其他的杂质用溶液 b 控制。

该法克服了对照品与杂质斑点的不可比性，且不需制备杂质对照品，但要求该对照品中所含待检杂质为规定的限量水平，且稳定性好。

⑤检测限法：该法采用试验条件下显色剂对杂质的检测限来控制其限量，但由于影响薄层显色的因素较多（如薄层的厚度、温度、湿度和显色剂用量等），应尽量避免使用。

（2）高效液相色谱法（简称 HPLC 法）：HPLC 法不仅分离效能高、专属性强、灵敏度高，而且可以准确定量，已广泛用于药物的含量测定和杂质检查。用本法检查较用薄层色谱法灵敏，且重现性好。

药典（2010 年版）中常用的高效液相色谱条件：填充剂为十八烷基硅烷键合相硅胶，流动相为甲醇-水或乙腈-水系统，柱温为室温，检测器为紫外检测器。主要采用以下五种检测方法。

①面积归一化法：用于没有杂质对照品时杂质限量的检查，是一种粗略测定供试品中杂质含量的方法。

取供试品适量进样，经 HPLC 分离，测量各杂质峰的面积和色谱图上除溶剂峰以外的总色谱峰面积，计算各杂质峰面积之和占总峰面积的百分率，不得超过限量。

该法不需对照品，操作简便，但测定误差大。药典（2010 年版）规定，由于面积归一化法测定误差大，通常只用于粗略考察供试品中的杂质含量，除另有规定外，一般不宜用于微量杂质的检查。另外，该法要求供试品溶液中所有组分均出峰。

②外标法：适用于有杂质对照品或杂质对照品易制备，且进样量可准确控制（以定量环或自动进样器进样）的情况下，杂质的限量测定。

测定时，将杂质对照品配制成一系列不同浓度工作溶液，进样，测量其相应的峰面积或峰高。绘制杂质的量对峰面积或峰高的标准曲线。同法测定供试品溶液，测量杂质（或主成分）峰面积或峰高，在标准曲线上读出供试品溶液中所含杂质的量，计算即得。若标准曲线过原点，则可用外标一点法计算杂质含量，计算公式如下：

$$C_x=\frac{A_x}{A_s}C_s$$

其中，A_x、A_s 和 C_x、C_s 分别为杂质 x 和标准物质 s（此法中为药物对照品）的峰面积和浓度。

③内标加校正因子法：用于有杂质对照品与合适的内标物质，且能够测定杂质校正因子的条件下，杂质的限量测定。

建立该方法时，首先需要利用杂质对照品和内标测定出杂质相对于内标的校正因子。精密量取杂质对照品溶液和内标溶液，配成校正因子测定用溶液，进样，测量杂质对照品和内标物质的峰面积或峰高，按下式计算相对校正因子。

$$f_{i,s}=\frac{C_i/A_i}{C_s/A_s}$$

其中，A_i、A_s 和 C_i、C_s 分别为杂质 i 和标准物质 s（此法中为内标）的峰面积和浓度。

再配制含有内标的供试品溶液，进样分析，测量杂质峰和内标物质的峰面积或峰高，按下式计算供试品中杂质的含量。

$$C_x=f_{i,s}\frac{A_x}{A_s/C_s}$$

其中，A_x、A_s 和 C_x、C_s 分别为供试品中杂质和标准物质 s（此法中为内标）的峰面积和浓度。

使用本法时，若测定相对校正因子和加入供试品溶液的是同一份内标溶液，则内标溶液不必准确配制。

④不加校正因子的主成分自身对照法：适用于没有杂质对照品时杂质的限量检查。

将供试品溶液稀释成与杂质限量相当的浓度，作为对照溶液，分别取供试品溶液和对照溶液进样，除另有规定外，供试品溶液的分析时间应为主成分色谱峰保留时间的 2 倍，测量供试品溶液色谱图上各杂质的峰面积及其总和，与对照品溶液主成分的峰面积比较，以确定杂质是否超过限量。若供试品所含部分杂质未与溶剂峰完全分离，则按规定先记录供试品溶液的色谱图Ⅰ，再记录等体积纯溶剂的色谱图Ⅱ，然后从图Ⅰ上杂质峰的总面积（含溶剂峰）减去图Ⅱ上的溶剂峰面积，即为总杂质峰的校正面积，然后依法计算。

该方法多在单一杂质含量较低、无法得到杂质对照品而无法获得校正因子、杂质结构（吸收情况）与相应主药结构相似的情况下适用，前提是假设杂质与主成分的响应因子基本相同。一般情况下，如杂质与主成分的分子结构相似，其响应因子差别不大。

⑤加校正因子的主成分自身对照法：适用于测定时不需用杂质对照品的情况。在建立该方法时，需要利用杂质对照品和药物对照品测定出杂质相对于药物的校正因子。

$$f_{i,s}=\frac{C_i/A_i}{C_s/A_s}$$

其中，A_i、A_s和C_i、C_s分别为杂质对照品i和标准物质对照品s的峰面积和浓度。此校正因子可直接载入各品种质量标准中，在常规检验时用于校正该杂质的实测峰面积。

测定杂质含量时，将供试品溶液稀释成与杂质限量相当的浓度，作为对照溶液。分别取供试品溶液和对照溶液进样，使对照溶液中主成分色谱峰的峰高约为满量程的10%～25%。除另有规定外，供试品溶液的记录时间应为主成分色谱峰保留时间的2倍。测量供试品溶液色谱图上各杂质的峰面积，分别乘以相应的校正因子后与对照溶液主成分的峰面积比较，依法计算各杂质浓度。

$$C_x = f_{i,s}\frac{A_x}{A_s/C_s}$$

其中，A_x、A_s和C_x、C_s分别为供试品中杂质x和标准物质s(此法中为药物对照品)的峰面积和浓度。

本法无需杂质对照品，又考虑到了杂质与药物的响应因子不一致所引起的测定误差，故准确度较好。缺点是检查时没有杂质对照品的条件下，杂质的定位必须采用相对保留时间，所以杂质相对于药物的相对保留时间也需载入各品种项下。

与内标加校正因子法不同，此法中的相对校正因子实质是通过选取药物对照品作为内标物测得的。

(3)气相色谱法(简称GC法)：GC法主要用于药物中挥发性杂质及有机溶剂残留量的检查。定量方法与高效液相色谱法相同的有面积归一化法、外标法、内标加校正因子法等，除此之外，还有标准溶液加入法。该法具体如下。

将一定量的杂质对照品溶液精密加入到供试品溶液中，根据外标法或内标法测定杂质的含量，再扣除加入的对照品溶液含量，即得供试品溶液中杂质的含量。计算公式为

$$C_x = \frac{\Delta C_x}{(A_{is}/A_x)-1}$$

其中，A_x、A_{is}分别为供试品中杂质以及加入杂质对照品后的色谱峰面积；C_x、ΔC_x分别为供试品中杂质浓度以及加入的杂质对照品的浓度。

(4)纸色谱法(简称PC法)：PC法通常用于极性较大的药物中杂质的检查。但由于纸色谱法较薄层色谱法展开时间长，斑点易扩散，不能用强酸等腐蚀性显色剂，方法也不及薄层色谱简便，故在杂质检查方面的应用较少。

(5)紫外分光光度法(简称UV法)：在多数有机药物分子中，因含有某些能吸收紫外-可见光的基团而显示的吸收光谱。此法利用药物与杂质紫外特征吸收的差异进行检查。主要分为三种情况。

①利用杂质与药物最大吸收波长的差异：杂质在某一波长处有最大吸收，而药物在该波长处无吸收，或药物有吸收而杂质无吸收。如地蒽酚(dithranol)中二羟基蒽醌的检查，后者是地蒽酚合成的原料和氧化分解产物，它的氯仿溶液在432nm处有最大吸收，而地蒽酚在该波长处几乎无吸收(图4-1)。故用0.10mg/ml地蒽酚氯仿溶液在432nm处测定，吸光度不得大于0.12，即相当于含二羟基蒽醌的量不大于2.0%。

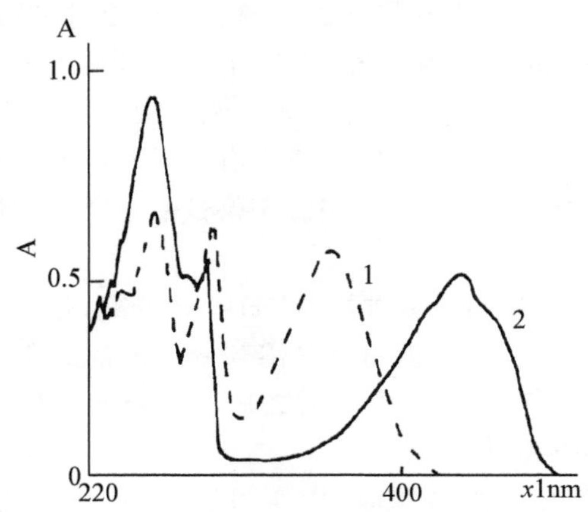

图4-1　地蒽酚和二羟基蒽醌的紫外吸收光谱

②利用杂质与药物吸收系数的差异：杂质与药物在某一波长附近均有最大吸收，但两者吸收系数差异较大，通过测定该波长处的吸光度范围，控制药物中杂质的含量。如头孢噻吩钠中噻吩乙酰基的检查，就是利用噻吩乙酰基在237nm处有特征吸收，如在药物中含过量的噻吩乙酸，则237nm处的吸光度上升。如有游离的7-氨基头孢烷酸，则吸光度下降。由此，通过规定供试品的吸光度上下限，可在一定程度上控制产品纯度。

③利用杂质与药物吸光度比值的差异：杂质和药物的紫外吸收光谱重叠，但在某一波长区间两者变化趋势差异较大时，杂质的存在可改变药物在该区间两个不同波长处的吸光度比值，从而可通过控制供试品溶液的吸光度比值对杂质含量进行控制。如苯丙醇中苯丙酮的检查，两者紫外吸收光谱严重重叠，在苯丙醇中加入不同量的苯丙酮，测定其吸光度比值(A_{247nm}/A_{258nm})，与含酮量呈直线关系。

当苯丙醇中含苯丙酮为 0.5% 时，A_{247nm}/A_{258nm} 为 0.79，药典规定此值为上限。

(6)红外分光光度法(简称 IR 法)：红外光谱是分子的振动-转动光谱，该法在杂质检查中主要用于药物中无效或低效晶型的检查。

某些多晶型药物，由于其晶型结构不同，化学键的键长、键角等发生不同程度的变化，从而导致红外吸收光谱中某些特征峰的频率、峰形和强度出现显著差异。利用这些差异，可以检查药物中低效或无效晶型杂质，结果可靠，方法简便。如甲苯达唑(mebendazole)有三种晶型，其中 C 晶型为有效晶型，A 晶型为无效晶型，采用红外分光光度法进行检查，无效 A 晶型在 640/cm 处有强吸收，药物 C 晶型在此波长的吸收很弱，而在 662/cm 处，A 晶型的吸收很弱，C 晶型却有较强吸收。当供试品中含有 A 晶型时，在上述二波数处的吸光度比值将发生改变。药典(2010 年版)采用供试品与对照品同法操作、供试品的吸光度比值应小于对照品比值的方法，限制 A 晶型的量(图 4-2)。

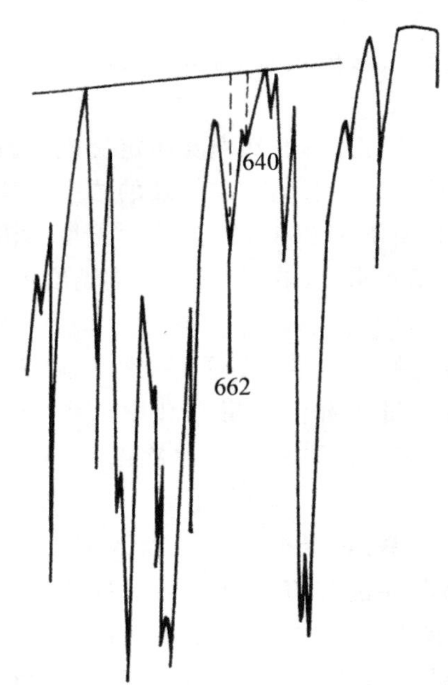

图 4-2　甲苯达唑中 A 晶型检查的 IR 图谱

(7)原子吸收分光光度法(简称 AAS 法)：该法灵敏度高、专属性强，广泛用于微量元素的分析。在杂质检查中，主要是用于药物中金属杂质的检查，通常采用标准加入法控制金属杂质的限量。

测定时，按各品种项下的规定制备供试品溶液，另取等量的供试品，加入限度量的待测元素溶液，制成对照品溶液。若对照品溶液的读数为 a，供试品溶液的读数为 b，则 b 值小于(a-b)值时，杂质符合限量规定。如维生素 C 中铁盐和铜盐的检查就采用 AAS 法。

三、药品质量标准的制定

(一)药品质量标准制定的原则

药品是特殊商品，其质量优劣直接关系到国民健康与生命安全。为了保证其安全性、有效性及合理性，国家对药品的质量、规格及检验方法所作的相关技术规定，即为药品的质量标准。药品的质量标准是国家对药品生产、供应、使用、检验和监管的法定依据。

1. *确保药品的安全性和有效性*　药品质量标准制定的原则首先是确保药品的质量、安全性和有效性。凡影响药品安全性和有效性的因素，均应在制定时仔细研究，并纳入标准中。

2. *检测手段的可行性和先进性*　在坚持质量第一的前提下，要充分体现“安全有效，技术先进，经济合理”的原则。检测方法的选择，应根据“准确、灵敏、简便、快速”的原则，要强调方法的适用性，并注意吸收国内科研成果和国外先进经验，既要考虑当前国内实际条件，又要反映新技术的应用和发展，使标准能起到推动提高质量、保证择优发展的作用。

3. *质量标准的针对性和规范性*　标准中的限度的规定，应密切结合实际，既要保证药品在生产、储存、销售和使用过程中的质量，并能全面符合规定，又要有针对性地规定药品检测项目，切实加强对药品内在质量的控制。在制定药品质量标准，尤其是新药质量标准时，要严格按照 SFDA 制定的基本原则、基本要求和一般的研究规则进行。

(二)药品质量标准制定的内容

1. *名称*　制定药品质量标准时，首先应给一个药品以法定的名称，根据卫生部颁布的《新药审批办法》规定：“新药的名称应明确、科学、简短，不得使用代号及容易混同或夸大疗效的名称”。

世界卫生组织(WHO)制定公布了国际非专利药品名(International Nonproprietary Name for Pharmaceutical Substanc，INN)供国际统一使用。对命名问题，WHO 的专家委员会对药品命名提出了两个主要原则。

(1)药品名称读音应清晰易辨，全词不宜过长，且应避免与目前已经使用的药名相似。

(2)属于同一药效类别的药物，其名称应力求用适当的方法使之显示这一关系；凡是易令病患从解剖学、生理学、病理学和治疗学角度猜测药效的名称，一般不应采用。

我国药典委员会和《新药审批办法》对药品命名的原则规定是：

(1)药品名称包括中文名、汉语拼音名和英文名三种。

(2)药品的名称应明确、简短、科学，不用代号、政治性名词、容易混同或夸大疗效的名称。

(3)凡国内其他系统亦采用的名称，能统一的尽可能统一；与 WHO 拟定的“国际非专利药名”能统一的，尽量采用统一的拉丁名，便于交流。

(4)外国的专利名，无论是外文拉丁化或中文名音译，都不能采用。

2. 性状　药典性状项下记述药品的外观、臭、味和一般的稳定性情况、溶解度以及物理常数等。性状项下记述的外观、臭、味是一种感观规定，仅作一般性描述，没有确切的法定检验方法，不构成法定标准的组成部分，不作为质量的法定要求；性状可因生产条件的不同而有差异，只要这些差异不影响质量和药效，一般是允许的。但药品的性状是药品质量的表征之一，仍可对产品的质量作出初步的评价，所以，应根据各药品的实际予以规定，用词应确切。对相对密度、沸程、熔点等物理常数，则应严格按照规定的方法进行测定，并用于评价药品质量。

(1)一般性状

①对于色的描述：气体或液体用“无色”，固体粉末用“白色”，有色药物应根据其应有的色泽加以描述，如有其他特性，也可在色泽后描述。

②对于臭的描述：是指药品本身固有的，不包括因混有不应有的残留有机溶剂而带入的异臭。

③对于味的描述：具有特殊味觉的药品，必须加以记述，但毒、剧、麻药可不作“味”的描述。

④有吸湿、风化、遇光变质等与贮藏有关的性质，也应摘要描述。

(2)溶解度：通常考察药物在水及常用溶剂中的溶解度。按溶解度的大小依次排列为：极易溶解、易溶解、溶解、略溶、微溶、极微溶解、几乎不溶或不溶。溶解度相同的溶解，按其极性大小依次排列(水、甲醇、乙醇、丙酮等)，热水或热乙醇(不用其他的热溶剂)放在同一溶解度的各溶剂之前。在酸性或碱性溶液中的溶解度放在最后。

(3)物理常数：检定药品的重要指标，应根据需要选样有关的物理常数，依次(相对密度、馏程、熔点、凝点、比旋度、折光率、黏度、酸值、皂化值、羟值、碘值、吸收系数)排列于“性状”的溶解度描述之下。

①相对密度：一般用于液体原料药，温度为20℃，其数值范围应书写至小数点后第 3 位。

②馏程：药典规定：在标准压力(101.3kPa)下，按药典装置，自开始馏出第五滴算起，至供试品仅剩 3～4ml，或一定比例的溶剂馏出时的温度范围称馏程。但从液体开始沸腾到全部变成气态分子时，如果药物纯度高，则馏程较短，如果有多种类型混在一起，其馏程就较长。

馏程的书写格式如下：本品的馏程(附录××)为××～××℃。

③熔点：各国药典所称的熔点其涵义是不同的，有的以熔化温度为熔点，有的将初熔到终熔的熔距为熔点。我国药典的熔点涵义实际上是熔距。

熔点的书写格式如下：本品的熔点(附录××第×法)为 36～42℃。

④凝点：测定凝点可以区别或检查药品的纯净度。

凝点的书写格式如下：本品的凝点(附录××)为 22～24℃。

⑤比旋度：药典的旋光度测定法规定按干燥品或无水物计算，必须说明供试液的浓度及所用的溶剂，测定温度不在 20℃时，要注明温度。限度范围数值的精度要求，应在依法测定旋光度的读数时，能准确至 0.01°。

比旋度的书写格式如下：取本品，精密称定，加水溶解并定量稀释使成每 1ml 中约含 0.01g 的溶液，依法测定(附录××)，比旋度为＋20.5°至＋21.5°。

⑥折光率：测定折光率可以区别不同的油类、检查某些药品的纯度或测定溶液的浓度。折光率以 n_D^t 表示，D 为钠光谱的 D 线(589.3nm)，t 为测定时的温度，除另有规定外，供试品温度为 20℃。

折光率的书写格式如下：本品的折光率(附录××)为 1.517～1.522。

⑦黏度：药典(2010 年版)在附录“黏度测定法”中列出了三种方法。其中第一法用于测定牛顿流体(包括纯液体和低聚物溶液)的运动黏度；第二法用于测定非牛顿流体(包括混悬液和高聚物溶液等)的动力黏度；第三法用于右旋糖酐及其制剂的特性黏数。

黏度的书写格式如下：本品的运动黏度(附

录××第×法，毛细管内径 2mm）在 25℃时为 600～800mm^2/s。

⑧吸收系数：吸收系数用符号“$E_{1cm}^{1\%}$”表示，即换算成溶液浓度为 1%（g/ml）、光路长度为 1cm 时的吸收度。将其列入性状项下的物理常数之中，可用于考查该原料药的质量，也可作为其制剂含量测定中选用吸收系数的依据，以及制剂的含量均匀度、溶出度和含量测定。

对于供试溶液的制备，其浓度应使测得的吸收度介于 0.3～0.7。

关于限度的范围，考虑到测定误差，一般可采用其理论值的 97%～103%，其数值采用三位有效数字。

吸收系数的书写格式如下：取本品，精密称定，加水溶解并定量稀释，使成每 1ml 中约含 30μg 的溶液，按照分光光度法（附录××），在 290nm 波长处测定吸收度，$E_{1cm}^{1\%}$为 133～141。

3. 鉴别　鉴别试验是指用理化方法或生物学方法证明已知药物的真伪，而不是对未知物进行定性分析，因此只要求专属性强、再现性好、灵敏度高，操作简便、快速等。对于原料药，还应结合性状项下的外观和物理常数进行确认。由于性状项下的物理常数也能协助鉴别真伪，所以选用的条目不要太多，能证明其真实性即可，不要求有足以确证的充分条件，一般用 2～4 条，并按上述次序排列。药典中药物的鉴别方法如下。

（1）原料药的鉴别：原料药的鉴别方法主要分为两大类——化学反应法和仪器分析法。

化学反应法是基于药物结构中含有官能团，具有专属的化学反应进行鉴别。常用方法有呈色法、沉淀法、生成气体法、衍生物制备法、呈现荧光法、特殊焰色反应法等。其特点是操作简便、快速、实验成本低，但该法专属性差。

仪器分析法主要有光谱法（UV 法、IR 法）、色谱法（GC 法、HPLC 法和 TLC 法）和生物检定法等。

①呈色反应：利用药物分子结构中的某一基团，与反应试剂发生反应，产生不同的颜色来鉴别药物。同类药物由于结构相似，所以很难把它们鉴别开来。但由于同类药物往往在不同的位置上有不同的取代基，它们遇到相同的试剂，可产生不同色泽。例如，吡唑酮类药物加入不同的氧化剂，产生的色泽是不同的。

②沉淀反应：利用药物分子结构中的某一基团，与反应试剂发生特殊的沉淀，据此来鉴别药物。例如磺胺类药物在碱性溶液中，可与硫酸铜试液发生反应，生成各种颜色的结晶性沉淀。

③生成气体法：利用化学反应生成具有挥发性产物，依靠嗅觉来进行鉴别，如具有乙酸酯的甾体激素类药物。

④衍生物制备法：此法操作繁琐、费时，要尽量少用，万一采用时，要具体叙述取样量、试剂用量和操作方法。

⑤UV 法：UV 光谱波长范围较窄，吸收光谱较为简单、平坦，曲线形状的变化不大，用作鉴别的专属性远不如红外吸收光谱。因此，UV 法应规定在指定溶剂中的最大吸收波长，必要时，规定最小吸收波长，或规定几个最大吸收波长处的吸光度比值或特定波长处的吸光度，以提高鉴别的专属性。某些药物在紫外-可见区虽有数个吸收峰，但因其吸收峰值的差距大于一个数量级，采用单一浓度时，不易观察到全部吸收峰，因此宜采用两种浓度的供试液分别检测其最大吸收波长。

⑥IR 法：该法特征性强，用于鉴别组分单一、结构明确的原料药，是一种较为合适的方法，尤其适用于其他方法不易区分的同类药物，如磺胺类、甾体激素类和半合成抗生素类药品。

进行组分鉴别时，可与药典委员会编纂的《药品红外光谱集》标准图谱对照，也可用对照品同时测定，并附该药品的标准红外图谱复印件及测定图谱。测定时应记录仪器型号和测定方法。对于具有同质异晶现象的药品，应选用有效晶型的图谱，或分别比较。晶型不一致，需要转晶的，应规定转晶条件，给出处理方法和重结晶所用溶剂，如乙琥胺。对于多组分药物或存在多晶现象而又无可重复转晶方法的品种，应避免采用本法。

⑦色谱法：采用与对照品（或已确证的已知药品）在相同条件下进行色谱分离并进行比较，要求其保留行为和检测结果相互一致，作为鉴别药品真伪的验证。在鉴别试验中，TLC 法是色谱法中应用最广泛的一种方法。选用色谱法进行鉴别试验时，必须要求该色谱条件能保证其与同类药品有良好的分离，也就是说要有适应性试验的内容。

⑧生物检定统计法：利用生物体包括整体动物、离体组织、器官、细胞和微生物等评估药物生物活性的一种方法。以药物的药理作用为基础，以生物统计为工具，运用特定的实验设计在一定条件下比较供试品和相当的标准品或对照品所产生的特定反应，通过反应剂量间比例的运算或限值剂量引

起的生物反应程度，从而测定供试品的效价、生物活性或杂质引起的毒性。如药典（2010 年版）中收载的胰岛素就采用生物检定法鉴别。生物检定法有其特殊性和局限性，目前应用相对较少。

（2）制剂的鉴别：其方法要求同原料药，通常尽可能采用与原料药相同的方法，一般至少采用 2 种以上不同类型的方法，如化学法和 HPLC 法等。

制剂鉴别需注意以下内容。

由于多数制剂中均加有辅料，不宜用原料药性状项下的物理常数作为鉴别，一般应增订能与同类药物或化学结构相近药物相区别的鉴别试验。

有些制剂的主药含量甚微，必须采用灵敏度高，专属性强，操作较简便的方法，如色谱法等。

考虑排除制剂中辅料对鉴别的干扰。如采用 IR 鉴别，须将药物分离提取后试验。

制剂的含量测定采用紫外分光光度法时，可用含量测定的最大吸收波长或特定波长下的吸光度或吸光度比值作鉴别。

4. 检查　检查项下包括有效性、均一性、纯度要求和安全性四个方面。药物的有效性，主要指原料药的结晶粒度、片剂的溶出度、释放度等；均一性主要指制剂重（装）量差异、含量均匀度、溶出度或释放度的均一性、及生物利用度的均一性；安全性主要包括注射液的不溶性微粒、可见异物、细菌内毒素（热原）检查、无菌等等；纯度要求主要是对各类杂质的检查及主药含量的测定。

（1）原料药物的检查：原料的检查条目，由于品种不同，生产工艺不同和原材料不同而各有不同，根据我国历版药典的惯例，可按内容归纳为有效性试验、酸碱度、溶液的澄清度与颜色、无机阴离子、有机杂质、干燥失重或水分、炽灼残渣、金属离子或重金属、硒与砷盐，以及安全性检查等十大类。

①有效性试验：2010 年版药典中用于这方面的检查的条目有：影响个别药物生物利用度的条目，如“粒度细度”“结晶度”“晶型”和“异构体”；反映主要质量指标的条目，如“制酸力”和“稳定度”；控制物理性能的条目，如“吸着力”“吸水力”“疏松度”“凝冻度”“锥入度”“黏度”和“平均分子量”；类似于含量测定的条目，如“含氟量”“含氧量”“含氮量”“乙炔基”和“光吸收”等。随着临床药学工作的开展，对影响药物生物利用度和毒副反应的晶型和粒度，以及其他反映药物质量的主要指标，均应根据需要和可能（指检测手段），增加这方面的内容。

②酸碱度：原料药的酸碱度检查方法有酸碱滴定法、pH 值测定法、指示剂法。某一药物中检查方法的选用，应根据对该品的具体要求而定，主要是要能真实反映使用时的要求，并考虑方法的简便、快速。凡检查时用碱进行滴定，或规定 pH＜7.0 时，称“酸度”。采用酸液进行滴定，或规定的 pH＞7.0 时，称“碱度”。检查时用酸和碱液分别滴定，或规定的 pH 值跨越在上下两侧的，称“酸碱度”。

③溶液的澄清度与颜色：以水为溶剂制成一定浓度的溶液后，引用药典附录“澄清度检查法”进行检查，并与指定的浊度标准液比较，其溶液的澄清情况，称为溶液的澄清度。当要求供试液的澄清度不超过 0.5 号浊度标准液时，应定为“澄清”。

澄清度主要用于供制备注射用的原料药检查。以其他溶剂制成的溶液，称为“××溶液的澄清度”。

检查以水为溶剂制成的溶液的颜色，并与标准比色液比较，或在可见光波长范围内测定吸收度进行比较的项目，称“溶液的颜色”。如以其他溶剂制成溶液进行比较的则称为“××溶液的颜色”。

既检查澄清度又检查溶液的颜色，称“溶液的澄清度与颜色”或“××溶液的澄清度与颜色”。

④无机杂质：药物中其他无机阴离子的混入，大多来自生产工艺，少数为其降解产物，除氯化物或硫酸盐作为信号杂质进行一般检查外，其他无机阴离子的检查都具有针对性，应根据各自的情况加以制定，操作方法要简易，判断标准应尽可能明确。

氯化物、硫酸盐、硫化物和氰化物的检查，均按药典附录方法试验，如载有数种方法时，应在引用时注明第×法。

对无机杂质除制订限度外，在试验时，还应配制不同浓度的系列杂质对照溶液，考察多批产品所含杂质数据，确定所含杂质的范围。表 4-2 列出了几种无机杂质检查方法的线性范围。

⑤有机杂质：有机杂质包括的内容很多，主要根据每一药品的各自来源（如来自天然产物的生物碱类药品中的其他生物碱或抗生素类药品中的其他组分）、生产工艺（如生产中间体、副产物和残留有机溶剂）和贮藏过程中可能引入的杂质（如降解产物）而加以制定。

依据杂质的危害性不同，允许药品中含限量无害或毒性极低的杂质，但对有毒杂质需严格控制。毒性杂质的确认主要依据安全性试验资料或文献资料。当某杂质与已知毒性杂质结构相似，但又无法分离时，亦被认为是毒性杂质，一般要求对毒性杂质应明确其结构，并严格控制含量限度。

表 4-2　几种无机杂质检查方法的线性范围

杂质	最佳浓度	备注
氯离子	0.05～0.08mg	浑浊梯度明显
硫酸盐	0.1～0.5mg	浑浊梯度明显
铁盐	0.01～0.05mg	色泽梯度明显
重金属	0.01～0.02mg	通常固定标准铅 0.02mg,改变取样量
砷盐	0.001 ～0.002mg	通常固定标准砷 0.02mg,改变取样量

⑥金属离子和重金属检查:药品中对于某单一金属离子的检查,不同于重金属检查,是有其针对性的。除碱金属和碱土金属的检查主要用于无机药物或有机酸的金属盐类外,铁、铜、锌、镍和铅盐的检查也用于有机药品,大多用于因原料混入或生产工艺中曾经接触过而可能残存的品种。其中铁盐的存在,可能加速个别有机药物的氧化和降解,而钡盐的存在,则可导致严重的医疗事故,因而必须根据原料来源和生产工艺决定检查的内容和要求。

药典附录中重金属检查法的灵敏度高,要求限量很严,因而规定作检查时,除特殊要求品种外,应局限于每日剂量在 0.5g 或以上;对较长期服用的品种,不作为对药品质量标准的普遍要求。

⑦粒度:用于制备固体制剂或混悬剂的难溶性原料药,其粒度对生物利用度、溶出度和稳定性均有较大的影响,必要时需测定粒度,检查原料药的粒度分布,并规定限度。

⑧炽灼残渣:炽灼残渣系指硫酸化灰分,以转化成硫酸盐后的重量计算。用于考查有机药物中混入的各种无机杂质,一般规定限度为 0.1%,这样小量的污染,一般不易用色谱检测,或从含量测定的结果中反映出来,因而用炽灼残渣来控制各种无机杂质,是一种简便的方法。由于本方法的取用量较大(1.0～2.0g),因而对剂量小而价格昂贵的药品,一般不作本检查。

炭化后不经硫酸处理而继续灰化至完全的,称为“灰分”。

⑨干燥失重或水分:质量研究中一般应同时进行干燥失重检查和水分测定,并将两者的测定结果进行比较。测定方法与操作注意事项参照《中药药典》现行版和《中国药品检验标准操作规范》。

含结晶水的药品,通常测定水分,再结合其他试验研究确定所含结晶水的数目,其水分应定有高、低限。遇热易变色破坏或分解的药品宜采用卡尔-费休水分测定法或用减压干燥法测定。

关于限度,如供试品仅含少量附着水,减失重量小于 2%的,可仅规定一个高限,如供试品含有结晶水,并因风化在失水过多时,影响用药剂量的,应制订限度范围。

⑩有机溶剂残留:由于某些有机溶剂具有致癌、致突变的性质,有害人体健康以及危害环境等特性,而且有机溶剂残留亦在一定程度上反映精制等后处理工艺的可行性,故应对生产工艺中使用的有机溶剂在药品中的残留量进行研究。

(2)制剂的检查:制剂是指药典(2010 年版)中收载的、以该药为原料的制剂(包括以该药命名的复方制剂)。

制剂检查项目分两类。一类是药典附录中制剂通则规定的该剂型检查项目;另一类根据该药品制剂的特性、工艺及稳定性考察结果,制订的其他的检查项目。如口服片剂、胶囊剂除按制剂通则检查外,一般还应进行溶出度、杂质(或已知杂质)等检查;缓控释制剂、肠溶制剂、透皮吸收制剂等应进行释放度检查;小剂量制剂(主药含量低)应进行含量均匀度检查;注射剂应进行 pH、颜色(或溶液的颜色)、杂质(或已知杂质)检查;注射用粉末或冻干品要检查干燥失重或水分;大输液检查重金属与不溶性微粒等。

①含量均匀度:含量均匀度是指小剂量片剂、膜剂、胶囊剂或注射用粉末等制剂中每片(个)含量偏离标示量的程度。

有下列情况的药品往往需作含量均匀度检查:主药含量在 5mg 以下,且辅料较多的药品;主药含量<20mg,且分散性不好,难以混合均匀的药品;主药含量虽较大(如 50mg),但不能用重量差异控制质量者;片剂(包括包衣片)、胶囊剂、膜剂或注射用无菌粉末等。

②溶出度:主要用于溶解性能较差或体内吸收不良的口服固体制剂,或治疗量与中毒量较接近,或需要缓释、控释或速释的药物。

③释放度:缓释、控释制剂、肠溶制剂、透皮贴

剂等在质量研究中均应进行释放度检查。通常应测定释放曲线和释放均一性，并对释药模式(零级、一级、Higuchi 方程等)进行分析。释放度检查所用的溶剂，原则上与溶出度相同，但缓控释制剂的质量研究中应考察在不同 pH 介质中的释放情况。

④杂质：制剂的杂质除原料药中的杂质外，还来源于生产工艺与贮藏过程，应进行考察。制剂中杂质的检查方法基本同原料药，但要研究制剂中辅料对杂质检查的干扰，所建立方法有专属性。制剂杂质考察重点是制剂工艺和贮藏过程中产生的降解产物。

⑤脆碎度：脆碎度是用于检查非包衣片的脆碎情况及其他物理强度，如压碎强度等。非包衣片、包衣片的片芯应进行此项目检查。

⑥pH：pH 是注射剂必须检查的项目。其他液体制剂，如口服溶液、滴眼剂等一般亦应进行 pH 的检查。

⑦安全性检查：一些化学结构不清楚或尚未完全清楚的杂质，以及一些由生物技术制得的抗生素或生化药品及酶制品，在没有适当的理化方法进行检验时，应根据其药理作用或其他的生理活性，采用适当的生物方法作为监控指标，以保证用药的安全。药典规定常用的方法有：安全试验、热原检查、无菌检查、过敏试验、升压物质检查、降压物质检查以及异常毒性检查等。

⑧有机溶剂残留：制剂工艺中若使用了有机溶剂，参照原料药应进行相应有机溶剂残留量的检查。

⑨其他：静脉注射剂若处方中加有抗氧剂、抑菌药、稳定剂和增溶剂等，眼用制剂处方中加有防腐剂等，口服溶液剂、埋植剂和黏膜给药制剂等处方中加入影响产品安全性和有效性的辅料时，应视具体情况进行相应检查。

5. 含量测定或效价测定　药品的含量是评价药品质量、保证药品疗效的重要手段。含量测定必须在鉴别无误、杂质检查合格的基础上进行。凡用理化方法测定药品含量，按有效物质的质量计算的称为含量测定。凡以生物学方法或生化方法测定生理活性物质，并按效价单位计算的，称为效价测定。对于效价测定，应强调所选用方法的选择性和专属性，以及反应与药效之间的相关性，并规定可信限率。

(1)原料药的含量测定或效价测定：由于原料药的纯度较高，含量限度要求严格，对于原料药含量测定方法的选择，除应考虑测定有效部分外，还应着眼于测定方法的精密度与准确性。如何选用合适的方法、如何评价方法的可靠性以及如何确定药品含量的限度等问题都应该纳入考虑。

①容量分析法：在测定常量组分时，容量分析法具有精密度好、操作简便及快速的优点，因而是化学原料药含量测定的首选方法。药典中常用的有中和法、非水滴定法、银量法、配位滴定法、碘量法和重氮化法，比较少用的有汞量法、四苯硼钠法、溴量法、高锰酸钾法、碘酸钾法、溴酸钾法、高碘酸钾法和铈量法等。因此，可根据药品分子中所具有的基团及化学性质分别选用。

在水以外的溶剂中进行滴定的容量分析方法称为非水滴定法，在药典中主要是非水酸碱滴定。

容量分析法在方法设计时要注意以下事项：供试品取样量应满足滴定精度的要求；滴定终点应明确；为了排除因加入试剂对测定的影响，可采用空白试验校正；方法中应列出含量计算用的每 1ml 滴定液相当待测物的换算因子、滴定度；也可考虑用仪器方法确定终点。

②重量分析法：重量法测得的结果精密度好，准确度也较高，但是重量法的操作繁琐、费时、样品用量多，故应用较少。

③UV 法：本法由于专属性较色谱法低，准确性又不及容量法，一般不用于原料药的含量测定。若确需采用 UV 法测定含量时，可用对照品同时测定进行比较计算。

④AAS 法：本法专属性强、灵敏度较高。当含有金属元素的药物无更为简便、可靠的定量方法时，可选用本法。

⑤GC 法：本法分离效果好、灵敏度高，用于具有一定挥发性原料药的含量测定。一般采用内标法定量。

⑥HPLC 法：本法灵敏度高、准确度大、分离能力强、重复性好、样品用量少，主要用于多组分抗生素、甾体激素类和杂质干扰其他测定方法的原料药的含量测定。内标物质应选符合要求、易得、不对测定产生干扰，且保留时间与待测物接近的化学物质。定量方法有外标法和内标法，所用对照品必须纯度高，易于制备，性质稳定。应有“色谱条件与系统适用性试验”的要求，计算所得理论板数和分离度数值均应符合检测的最低要求。

⑦TLC 法：在含量测定应用方面与 GC 法类似。

(2)制剂的含量测定或效价测定：由于制剂的含量限度较原料药宽，且含有辅料，含量测定法比原料药对专属性的要求更高。

①当原料药的含量测定方法不受制剂辅料的干扰时，可采用原料药的含量测定方法作为制剂的含量测定方法。

②UV 法操作简便，适用性广，适于测定制剂的含量，并可同时用于含量均匀度和溶出度的测定。UV 法测定宜采用对照品法，以减少不同仪器间的误差。但是应充分考察辅料、共存物质和降解产物等对测定结果的干扰。测定中应避免使用有毒的及价格昂贵的有机溶剂，宜用水、各种缓冲液、稀酸、稀碱溶液作溶剂。

③复方制剂或需经过复杂分离除去杂质与辅料干扰的品种，或在鉴别、检查项中未能进行专属控制质量的品种，可以采用 HPLC 法或 GC 法测定含量。

④当制剂中主药含量很低或无较强的发色团，以及杂质干扰 UV 法测定时，可考虑选择显色较灵敏，专属性和稳定性较好的比色法或荧光分光光度法测定含量。

6. 其他　在质量标准中还规定了类别、规格、剂量、注意事项、贮藏等内容。

类别是按药品的主要作用或主要用途而划分、列出。

规格是指单位剂型中主药的含量(标示量)。规格要与常用剂量相适应，方便临床。

剂量包括常用的给药方法和成年人常用的剂量，剧毒药品应规定极量。

注意事项是指临床研究获得的该药品在临床使用中的注意事项。

贮藏叙述了药品储存与保管时的基本要求。包装贮藏条件应根据药品性状下的描述，结合稳定性试验结果来确定。

有效期是根据稳定性研究的结果，制定药物的有效期限。

(冯全服　韩疏影)

第二节　药品质量控制

一、概　述

药物质量控制的主要内容有性状、鉴别、检查、含量测定、有效性和安全性检查等，目的是保证临床应用中的有效性和安全性。

(一)法定标准

药品质量标准是对药品质量、规格及检验方法所作的技术规定。我国现行法定质量标准有《中华人民共和国药典》和国家食品药品监督管理总局(China Food and Drug Administration)制定的国家药品标准。

1.《中华人民共和国药典》　简称《中国药典》是我国用于保证药品质量的法典，由国家药典委员会编制，经药典委员会执行委员会审议通过后，国家食品药品监督管理局批准颁布。《中国药典》收载的品种为疗效确切、被广泛应用、能批量生产、质量水平较高、并有合理的质量控制手段的药品。《中国药典》已出版了九版，分别为 1953 年版、1963 年版、1977 年版、1985 年版、1990 年版、1995 年版、2000 年版、2005 年版和 2010 年版。1953 年出版第一部《中华人民共和国药典》。从 1963 年版起分成一、二两部。一部收载中药材、植物油脂等，二部收载化学药品、抗生素、生化药品、生物制品以及放射性药品。2005 年版、2010 年版分为三部，一部收载药材和饮品、植物油脂和提取物、成方制剂和单方制剂等，二部收载化学药品、抗生素、生化药品、放射性药品以及药用辅料等，三部收载生物制品。

2.《国家食品药品监督管理局国家药品标准》　简称《局颁药品标准》，由药典委员会编纂出版，国家食品药品监督管理局颁布执行收载了国内已生成、疗效较好，需要统一标准但尚未载入药典的品种。

除上述两种法定药品标准外，我国还曾在建国后相当长的时间里采用过地方标准。地方标准由各省、直辖市、自治区卫生厅(局)批准、发布，曾经对药品的管理发挥了积极作用。但由于各地生产水平参差不齐，往往由不同地区制定的同一品种质量标准间存在差异，而药品出厂以后，是在全国范围内流通，因而地方标准的存在不利于药品管理和质量提高。国家药典委员会已完成了对中西药地方标准进行分批、分期的整顿，现地方标准已作废。

(二)其他标准

药品的质量控制是对整个过程的控制，包括药物的研制、生产、经营、贮藏、调配、检验以及其临床使用等诸多环节的质量控制，为此，我国陆续公布了以下对药品质量控制的全过程具有指导性作用的法令文件。

1.《药品非临床研究质量管理规范》(good laboratory practices,GLP)　适用于为申请药品注册而进行的非临床研究。旨在提高药物非临床研究的质量，确保实验资料的真实性、完整性和可靠性，保障人民用药安全。

2.《药品生产质量管理规范》(good manufacturing practices,GMP)　是药品生产管理和质量控制的基本要求。旨在最大限度地降低药品生产过程中污染、交叉污染以及混淆、差错等风险，确保持续稳定地生产出符合预定用途和要求的药品。

3.《药品经营质量管理规范》(good supply practices,GSP)　是药品经营管理和质量控制的基本准则，企业应当在药品采购、储存、销售、运输等环节采取有效的质量控制措施，确保药品质量。

4.《药品临床试验管理规范》(good clinical practices,GCP)　是临床试验全过程的标准规定，包括方案设计、组织实施、监查、稽查、记录、分析总结和报告。目的是保证药品临床试验过程规范、结果科学和可靠，保护受试者的权益并保障其安全。

5.《中药材生产质量管理规范(试行)》(good agricultural practice for Chinese crude drug,GAP)　是中药材生产和质量管理的基本准则，适用于中药材生产企业生产中药材(含植物、动物药)的全过程。旨在规范中药材生产，保证中药材质量，促进中药标准化、现代化。

二、片　剂

(一)定义

片剂系指药物与适宜的辅料混匀压制而成的圆片状或异形片状的固体制剂。片剂以口服普通片为主，另有含片、舌下片、口腔贴片、咀嚼片、分散片、可溶片、泡腾片、阴道片、阴道泡腾片、缓释片、控释片与肠溶片等。

(二)质量要求

1. 原料药与辅料混合均匀，含药量小或含毒、剧药物的片剂，应采用适宜方法使药物分散均匀。

2. 为增加稳定性，掩盖药物不良臭味，改善片剂外观等，可对片剂进行包衣。必要时，薄膜包衣片剂应检查残留溶剂。

3. 片剂外观应完整光洁，色泽均匀，有适宜的硬度和耐磨性，以免包装、运输过程中发生磨损或磨碎。

4. 除另有规定外，片剂应密封储存。

(三)检查项目

1. 重量差异　指以称量法测定每片重与平均片重之间的差异程度。具体做法如下：取供试品20片，精密称定总重量，求得平均片重后，再分别精密称定每片的重量，每片重量与平均片重相比较(凡无含量测定的片剂，每片重量应与标示片重比较)，按表4-3中的规定，超出重量差异限度的不得多于2片，并不得有1片超出限度1倍。

表4-3　片重与重量差异限度的关系

平均片重或标示片重	重量差异限度
0.30g以下	±7.5%
0.30g及0.30g以上	±5%

糖衣片的片心应检查重量差异并符合规定，包糖衣后不再检查重量差异，薄膜衣片应在包薄膜衣后检查重量差异并符合规定。

凡规定检查含量均匀度的片剂，一般不再进行重量差异检查。

2. 崩解时限　除另有规定外，照崩解时限检查法(附录Ⅺ A)检查，应符合规定。

阴道片：见药典融变时限检查法(附录Ⅹ B)。

咀嚼片：不进行崩解时限检查。

凡规定检查溶出度、释放度的片剂、胶囊剂，不再进行崩解时限检查。

3. 发泡量　阴道泡腾片照下述方法检查，应符合规定。取25ml具塞刻度试管(内径1.5cm)10支，各精密加水2ml，置37±1℃水浴中5min后，各管中分别投入供试品1片，密塞，20min内观察最大发泡量的体积，平均发泡体积应不少于6ml，且少于3ml的不得超过2片。

4. 分散均匀性　分散片照下述方法检查，应符合规定：取供试品6片，置250ml烧杯中，加15～25℃的水100ml，振摇3min，应全部崩解并通过二号筛。

5. 微生物限度　口腔贴片、阴道片、阴道泡腾片和外用可溶片等局部用片剂照微生物限度检查法(附录Ⅺ J)检查，应符合规定。

三、胶囊剂

(一)定义

胶囊剂系指药物或加有辅料充填于空心胶囊

或密封于软质囊材中的固体制剂，可分为硬胶囊、软胶囊（胶丸）、缓释胶囊、控释胶囊和肠溶胶囊等，主要供口服用。

（二）质量要求

1. 小剂量药物，应先用适宜的稀释剂稀释，并混合均匀。

2. 饮片应按各品种项下规定的方法制成填充物料，其不得引起囊壳变质。

3. 胶囊剂应整洁，不得有黏结、变形、渗漏或囊壳破裂现象，并应无异臭。

4. 除另有规定外，胶囊剂应进行以下相应检查。

（三）检查项目

1. *装量差异*　除另有规定外，取供试品 20 粒，分别精密称定重量，倾出内容物（不得损失囊壳），硬质胶囊囊壳用小刷或其他适宜的用具拭净；软胶囊或内容物为半固体或液体的硬胶囊囊壳用乙醚等易挥发性溶剂洗净，置通风处使溶剂挥尽，再分别精密称定囊壳重量，求出每粒内容物的装量。每粒装量与标示装量相比较（无标示装量的胶囊剂，与平均装量比较），按表 4-4 中的规定，装量差异限度应在标示装量（或平均装量）的±10%以内，超出装量差异限度的不得多于 2 粒，并不得有 1 粒超出限度 1 倍。

表 4-4　平均装量与其差异限度的关系

平均装量	装量差异限度
0.30g 以下	±10%
0.30g 及 3.0g 以上	±7.5%

凡规定检查含量均匀度的胶囊剂，一般不再进行装量差异检查。

2. *崩解时限*　除另有规定外，照崩解时限检查法（附录Ⅻ A）检查，应符合规定。

3. *微生物限度*　照微生物限度检查法（附录ⅫC）检查，应符合规定。

四、注射剂

（一）定义

注射剂系指药物与适宜的溶剂或分散介质制成的供注入体内的溶液、乳状液或混悬液，及供临用前配制或稀释成溶液或混悬液的粉末或浓溶液的无菌制剂。注射剂可分为注射液、注射用无菌粉末与注射用浓溶液。

（二）质量要求

溶液型注射液应澄明。除另有规定外，混悬型注射液中药物粒度应控制在 15μm 以下，含 15～20μm（间有个别 20～50μm）者，不应超过 10%，不得用于静脉注射或椎管注射。混悬型滴眼剂的沉降物不应结块或聚集，若有可见沉淀，振摇时应容易分散均匀，应检查沉降体积比。乳状液型注射液应稳定，不得有相分离的现象，不得用于椎管注射。静脉用乳状液型注射液中乳滴的粒度 90%应在 1μm 以下，不得有＞5μm 的乳滴。除另有规定外，静脉输液应尽可能与血液等渗，滴眼剂应与泪液等渗。

注射剂所用的原辅料应从来源及工艺等生产环节进行严格控制并应符合注射用的质量要求。注射剂所用溶剂必须安全无害，并不得影响疗效和质量，或产生局部刺激。

配制注射剂时加入的附加剂应不影响药物疗效，避免对检验产生干扰，使用浓度不得引起毒性或明显的刺激。静脉输液与脑池内、硬膜外、椎管内用的注射液均不得加抑菌剂。除另有规定外，一次注射量超过 15ml 的注射液，不得加抑菌剂。

注射剂常用容器的密封性，须用适宜的方法确证。除另有规定外，容器应符合有关注射用玻璃容器和塑料容器的国家标准规定。容器用胶塞要有足够弹性和稳定性，其质量应符合有关国家标准规定。除另有规定外，容器应足够透明，以便内容物的检视。

生产过程中应尽可能缩短注射剂的配制时间，防止微生物与热原的污染及药物变质。注射剂必要时应进行相应的安全性检查，如异常毒性、过敏反应、溶血与凝聚、降压物质、热源或细菌内毒素等，均应符合要求。

（三）检查项目

1. *装量*　注射液及注射用浓溶液照下述方法检查，应符合规定。

标装量为不大于 2ml 者，取供试品 5 支，2ml 以上至 50ml 者取供试品 3 支，开启时注意避免损失，将内容物分别用相应体积的干燥注射器及注射针头抽尽，然后注入经标化的量入式量筒内，在室温下检视，每支装量均不得少于其标示量。具体要求见药典最低装量检查法（附录Ⅹ F）。

2. *装量差异*　除另有规定外，注射用无菌粉末照下述方法检查，应符合规定。

取供试品 5 瓶（支），除去标签、铝盖，容器外壁用乙醇擦净，干燥，开启时注意避免玻璃屑等异物落入容器中，分别迅速精密称定，倾出内容物，容器用水或乙醇洗净，在适宜条件下干燥后，再分别精密称定每一容器的重量，求出每瓶(支)的装量与平均装量。按表4-5中的规定每瓶(支)的装量与平均装量相比较，如有1瓶(支)不符合规定，应另取10瓶(支)复试。

表4-5　平均装量与其差异限度的关系

平均装量	装量差异限度
0.05g及0.05g以下	±15%
0.05g以上至0.15g	±10%
0.15g以上至0.50g	±7%
0.50g以上	±5%

凡规定检查含量均匀度的注射用无菌粉末，一般不再进行装量差异检查。

3. *渗透压摩尔浓度*　除另有规定外，静脉输液及椎管输液用注射液按各品种项下的规定，见药典渗透压摩尔浓度测定法(附录Ⅸ G)。

4. *可见异物*　除另有规定外，见药典可见异物检查法(附录Ⅸ H)。

5. *不溶性微粒*　除另有规定外，溶液型静脉用注射液、注射用无菌粉末及注射用浓溶液见药典不溶性微粒检查法(附录Ⅸ C)。

6. *无菌*　检查见药典无菌检查法(附录Ⅺ H)。

7. *细菌内毒素或热原*　除另有规定外，静脉用注射剂各品种项下的规定，见药典细菌内毒素检查法(附录Ⅺ E)或药典热原检查法(附录Ⅺ D)。

五、滴眼剂

(一)定义

滴眼剂系指由药物与适宜辅料制成的供滴入眼内的无菌液体制剂。可分为水性或油性溶液、混悬液或乳状液。

(二)质量要求

滴眼剂中可加入调节渗透压、pH、黏度以及增加药物溶解度和制剂稳定的辅料，并可加适宜浓度的抑菌剂和抗氧剂。所用辅料不应降低药效或产生局部刺激。

除另有规定外，滴眼剂应与泪液等渗。混悬型滴眼剂的沉降物不应结块或聚集，经振摇应易再分散，并应检查沉降体积比。除另有规定外，每个容器的装量应不超过10ml。

除另有规定外，滴眼剂应遮光密封保存。

(三)检查项目

1. *可见异物*　除另有规定外，见药典可见异物检查法(附录Ⅸ H)。

2. *粒度*　除另有规定外，混悬型滴眼剂照下述方法检查，粒度应符合规定。取供试品强烈振摇，立即量取适量(相当于主药10μg)置于载玻片上，见药典粒度和粒度分布测定法(附录Ⅸ E第一法)，>50μm的粒子不得过2个，且不得检出>90μm的粒子。

3. *沉降体积比*　混悬型滴眼剂沉降体积比应不低于0.90，除另有规定外，用具塞量筒取供试品50ml，密塞，用力振摇1min，记下混悬液的开始高度H_0。静置3h，记下混悬液的最终高度H，按下式计算：

$$沉降体积比=\frac{H}{H_0}$$

4. *渗透压摩尔浓度*　除另有规定外，水溶液型滴眼剂，见药典渗透压摩尔浓度测定法(附录Ⅸ G)。

5. *无菌*　检查见药典无菌检查法(附录Ⅺ H)。

六、栓　剂

(一)定义

栓剂系指药物与适宜基质制成供腔道给药的固体制剂。栓剂按施用腔道不同，可分为直肠栓、阴道栓和尿道栓，按其性质不同又可分为普通栓和持续释药的缓释栓。

(二)质量要求

除另有规定外，供制栓剂用的固体药物，应预先用适宜的方法制成细粉，并全部通过六号筛。

栓剂中的药物与基质应混合均匀。

栓剂外形要完整光滑、无刺激性，既要有适宜的硬度，以免包装或储存时变形，又要在塞入腔道后应能溶化、软化或融化。

缓释栓剂应进行释放度检查，不再进行融变时限检查。

除另有规定外，应在30℃以下密闭储存，防止因受热、受潮而变形、发霉、变质。

(三)检查项目

1. *重量差异*　取供试品 10 粒,精密称定总重量,求得平均粒重后,再分别精密称定各粒的重量。每粒重量与平均粒重相比较,按表 4-6 中的规定,超出重量差异限度的不得多于 1 粒,并不得超出限度 1 倍。

表 4-6　平均粒重与重量差异限度之间的关系

平均粒重	重量差异限度
1.0g 及 1.0g 以下	±10%
1.0g 以上至 3.0g	±7.5%
3.0g 以上	±5%

凡规定检查含量均匀度的栓剂,一般不再进行重量差异检查。

2. *融变时限*　除另有规定外,见药典融变时限检查法(附录Ⅹ B)。

3. *微生物限度*　见药典微生物限度检查法(附录Ⅺ J)。

七、软膏剂

(一)定义

软膏剂系指药物与油脂性或水溶性基质混合制成的均匀的半固体外用制剂。按药物在基质中分散状态不同,分为溶液型软膏剂和混悬型软膏剂两种。

(二)质量要求

软膏剂基质应均匀、细腻,涂于皮肤或黏膜上应无刺激性。混悬型软膏剂中不溶性固体药物及糊剂的固体成分,均应预先用适宜的方法磨成细粉,确保粒度符合规定。

软膏剂应具有适当的黏稠度,易涂布,不融化,且黏稠度随季节变化应很小。

软膏剂应无酸败、异臭、变色、变硬的现象。

除另有规定外,软膏剂应遮光密闭保存。

(三)检查项目

1. *粒度*　除另有规定外,混悬型软膏剂取适量的供试品,涂成薄层,薄层面积相当于盖玻片面积,共涂 3 片,见药典粒度和粒度分布测定法(附录Ⅸ E 第一法),软膏剂不得检出大于 180μm 的粒子,眼膏剂中大于 50μm 的粒子不得超过 2 个,且不得检出大于 90μm 的粒子。

2. *装量*　见药典最低装量检查法(附录Ⅹ F)。

3. *无菌*　用于烧伤或严重创伤的软膏剂以及所有眼膏剂,见药典无菌检查法(附录Ⅺ H)。

4. *微生物限度*　除另有规定外,见药典微生物限度检查法(附录Ⅺ J)。

八、眼膏剂

(一)定义

眼膏剂系指有药物与适宜基质均匀混合,制成无菌溶液型或混悬型膏状的眼用半固体制剂。

(二)质量要求

眼膏剂应均匀、细腻、无刺激性,并易涂布于眼部,便于药物分散和吸收。除另有规定外,每个容器的装量应不超过 5g。眼膏剂的基质还应过滤并灭菌,不溶性药物应预先制成极细粉。

除另有规定外,眼膏剂应遮光密封储存。

(三)检查项目

1. *装量*　见药典最低装量检查法(附录Ⅹ F)。

2. *金属性异物的检查*　取供试品 10 个,分别将全部内容物置于底部平整光滑、无可见异物和气泡、直径为 6cm 的平底培养皿中,加盖,除另有规定外,在 85℃保温 2h,使供试品摊布均匀,室温放冷至凝固后,倒置于适宜的显微镜台上,用聚光灯从上方以 45°角的入射光照射皿底,放大 30 倍,检视不小于 50μm 且具有光泽的金属性异物。10 个中每个内含金属性异物超过 8 粒者,不得过 1 个,且其总数不得过 50 粒。如不符合上述规定,应另取 20 个复试。初试、复试结果合并计算,30 个中每个内含金属型异物超过 8 粒者,不得过 3 个,且其总数不得过 10 粒。

3. *粒度*　取供试品 10 个,将内容物全部挤于合适的容器中,搅拌均匀,取适量(相当于主药 10μg)置于载玻片上,涂成薄层,薄层面积相当于盖玻片面积,共涂 3 片,见药典粒度和粒度分布测定法(附录Ⅸ E 第一法),每个涂片中大于 50μm 的粒子不得超过 2 个,且不得检出大于 90μm 的粒子。

4. *重量差异*　除另有规定外,眼膏剂照下述方法检查,应符合规定:取供试品 20 个,分别称定(或称定内容物),计算平均重量,超过平均重量±10%者不得超过 2 个,并不得有超过平均重量±20%者。

凡规定检查含量均匀度的眼用制剂,一般不再进行重量差异的检查。

5. *无菌*　用于烧伤或严重创伤的软膏剂以及所有眼膏剂,见药典无菌检查法(附录Ⅺ H)。

九、颗粒剂

(一)定义

颗粒剂系指药物与适宜的辅料制成具有一定粒度的干燥颗粒状制剂。颗粒剂可分为可溶颗粒(通常称为颗粒)、混悬颗粒、泡腾颗粒、肠溶颗粒、缓释颗粒和控释颗粒等,供口服用。

(二)质量要求

药物与辅料应混合均匀。

颗粒剂应干燥、颗粒均匀、色泽一致,无吸潮、结块、潮解等现象。

颗粒剂的溶出度、释放度、含量均匀度、微生物限度等应符合要求。必要时,包衣颗粒剂应检查残留溶剂。

(三)检查项目

1. *粒度*　除另有规定外,见药典粒度和粒度分布测定法(附录Ⅸ E 第二法 双筛分法),不能通过一号筛与能通过五号筛的总和不得超过供试量的15%。

2. *干燥失重*　除另有规定外,见药典干燥失重测定法(附录Ⅷ L),于105℃干燥至恒重,含糖颗粒剂应在80℃减压干燥,减失重量不得过2.0%。

3. *溶化性*　除另有规定外,可溶颗粒和泡腾颗粒照下述方法检查,溶化性应符合规定。

可溶颗粒检查法:取供试品10g,加热水200ml,搅拌5min,可溶颗粒应全部溶化或轻微浑浊,但不得有异物。

泡腾颗粒检查法:取单剂量包装的泡腾颗粒3袋,分别置盛有200ml水的烧杯,水温为15～25℃,应迅速产生气体而成泡腾状,5min内颗粒均应完全分散或溶解在水中。

混悬颗粒或已规定检查溶出度或释放度的颗粒剂,可不进行溶化性检查。

4. *装量差异*　单剂量包装的颗粒剂按下述方法检查,应符合规定。

取供试品10袋(瓶),除去包装,分别精密称定每袋(瓶)内容物的重量,求出每袋(瓶)内容物的装量与平均装量。每袋(瓶)装量与平均装量相比较[凡无含量测定的颗粒剂,每袋(瓶)装量应与标示装量比较],按表4-7中的规定超出装量差异限度的颗粒剂不得多于2袋(瓶),并不得有1袋(瓶)超出装量差异限度1倍。

表4-7　装量与其差异限度的关系

平均装量或标示量	装量差异限度
1.0g及1.0g以下	±10%
1.0g以上至1.5g	±8%
1.5g以上至6.0g	±7%
6.0g以上	±5%

凡规定检查含量均匀度的颗粒剂,一般不再进行装量差异的检查。

5. *装量*　多剂量包装的颗粒剂,见药典最低装量检查法(附录Ⅹ F)。

十、其他新剂型

药物剂型是药物存在和投入机体的形式,其发展大致可分为4个阶段:第1代为丸剂、片剂、胶囊和注射剂;第2代为前体药和缓释剂;第3代为速度控制释药剂型;第4代为方向性给药系统。其中前两代属常规剂型,后两代则是近二三十年才发展起来的药物新剂型,尤其是近年来发展的控制释药系统,统称药物运载系统(简称DDS)。首先提出这一概念的是美国RobSion(1978),具体是说通过制剂手段将药物以活化的物理、化学体系中按程序释放出来,也就是在规定时间,按一定的速度释放,并作用于特定的靶器官,能维持较长时间有效的血液浓度。同常规剂型比较具有疗效高、作用时间长和不良反应少等优点。

目前,药物的新剂型主要有以下几种。

(一)透皮给药系统

将药物制成可贴于皮肤的控释剂型,药物经皮肤吸收而起全身治疗作用。该系统给药方便,不受胃肠道因素的影响,药物的吸收代谢个体差异较小,有利于设计给药剂量,并可随时终止给药,病人乐于接受。目前常用为贴剂,系指可粘贴于皮肤上,药物可产生全身性或局部作用的一种薄片状制剂。药典(2010年版)规定贴剂应进行含量均匀度、释放度和微生物限度等检查。

(二)气雾剂、粉雾剂、喷雾剂

将药物制成液体、混悬剂或乳浊液与适宜的压缩气体(如氟利昂、二氧化碳及氮气等)装于具有阀门系统的耐压密闭容器中,使用时借气体压力将内容物呈雾滴喷出的制剂。如治疗哮喘的喘乐宁气雾剂,使用时只要将喷射口对准口腔,在吸气时按动阀门,药物即可被吸入气道。

药典(2010年版)规定此类剂型要进行以下

检查：

气雾剂应进行每瓶总揿次、每揿主药含量、雾滴(粒)分布、喷射速率、喷出总量、无菌和微生物限度等检查。

粉雾剂应进行含量均匀度、装量差异、排空率、每瓶总吸次、每吸主药含量、雾滴(粒)分布和微生物限度等检查。

喷雾剂应进行每瓶总喷次、每喷喷量、每喷主药含量、雾滴(粒)分布、装量差异、装量、无菌和微生物限度等检查。

(三)膜剂

将药物溶解或均匀分散在成膜材料中制成薄膜状剂型，可供口服、口含、舌下给药、眼结膜囊内及体内植入，多用于皮肤及黏膜创伤、烧伤或炎症表面的覆盖等。膜剂的特点为药物含量准确、稳定性好、重量轻、体积小、应用方便，可适合多种给药途径应用。药典(2010年版)规定膜剂应进行重量差异和微生物限度等检查。

(四)植入剂

植入剂(implant)指将药物与辅料制成小块状或条状，经手术植入或经针头导入皮下或其他靶向部位的给药系统，具有长效、恒释、靶向生物利用度高、可随时中止给药等优点。

植入剂在生产与贮藏期间应符合下列有关规定：植入剂所用的辅料必须是生物相容的，可以用生物不降解材料如硅橡胶，也可以用生物降解材料。前者在达到预定事件后，应将材料取出；植入剂应进行释放度测定；植入剂应单剂量包装，包装容器应灭菌；植入剂应严封，遮光储存。

除另有规定外，植入剂应当进行装量差异检查和无菌检查。

植入剂装量差异检查的主要方法是：取供试品5支(瓶)，用减重法求出每一支(瓶)的装量与平均装量。每一支(瓶)的装量与平均装量相比，平均装量或标示量0.05g以下至0.05g，装量差异限度在±15%；平均装量或标示量0.05g以上至0.15g，装量差异限度±10%；平均装量或标示量0.15g以上至0.50g，装量差异限度±7%；平均装量或标示量0.5g以上，装量差异限度±5%.

另外，药物新剂型还有微型胶囊剂、毫微型胶囊、复合型乳剂、脂质体、磁性药物制剂及单克隆抗体等，药典(2010年版)尚未载入这些剂型的质量评价方法。

(赵　杰)

第三节　药品检测方法的要求

各种样品基质中的药物分析方法学研究，在临床用药的质量控制、新药的质量标准制订、生物利用度和药动学研究中具有非常重要的作用。为了保证分析结果的准确、可靠，必须采用特征参数对分析方法的科学性、准确性和可行性进行验证，以充分表明分析方法符合测试项目的目的与要求。不同分析方法具有各自特点，并随分析对象不同而变化。ICH、欧洲药品评价机构(EMEA)、美国FDA和我国的SFDA等机构均制定有各自的分析方法验证技术指导原则。

需经验证的分析项目有：鉴别试验、杂质定量或限度检查、原料药或制剂中有效成分含量测定以及制剂中其他成分(如降解产物、防腐剂等)测定。药品溶出、释放度等功能检查中，其溶出量等测试方法也应进行必要的验证。

分析方法验证的内容有：准确度、精密度(包括重复性、中间精密度和重现性)、专属性、检测限、定量限、线性、范围和耐用性。

一、准确度

准确度(accuracy)是指用该方法测定的结果与真实值或参考值接近的程度，一般以百分回收率(recovery,%)表示。它反映分析方法对样品中被测组分给予全量响应的能力及各步操作加和误差对测量值的影响程度。因此，涉及定量测定的检测项目均须验证准确度。

(一)含量测定方法的准确度

原料药可用已知纯度的对照品或样品进行测定，或用本法所得结果与建立准确度的另一方法测定的结果进行比较。制剂可用含已知量被测物的各组分混合物进行测定。如不能得到制剂的全部组分，可向制剂中加入已知量的被测物进行测定，或与另一个已建立准确度的方法比较测定结果。

如该法已建立了精密度、线性和专属性，准确度有时也能被推算出来，不必再做。

(二)杂质定量测定的准确度

可向原料药或制剂中加入已知量杂质进行测

定。如果不能得到杂质或降解产物，可用本法测定结果与另一种成熟的方法进行比较，如药典规定方法或经过验证的方法。如不能测得杂质或降解产物的相对响应因子，可用原料药的响应因子。应明确证明单个杂质和杂质总量相当于主成分的质量百分比。

数据要求：在规定范围内，至少用 9 次测定结果进行评价。例如，制备 3 个不同浓度的样品，各测定 3 次。应报告已知加入量的百分回收率，或测定结果平均值与真实值之差及其置信区间。

二、精密度

精密度（precision）是指在规定的条件下，同一个均匀样品，经过多次取样测定所得结果之间的接近程度。一般来说，精密度用偏差 d、标准偏差 s 或相对标准偏差（变异系数）RSD 表示。含量测定和杂质定量测定应考虑方法的精密度。精密度验证内容包括重复性、中间精密度和重现性。

（一）重复性（repeatability）

也称批内精密度（intraassay precision），是指在较短时间间隔内，由一个分析人员测定所得结果的精密度。在规定范围内，用至少 9 次测定结果进行评价，如制备 3 个不同浓度的样品，各测定 3 次，或把被测物浓度当作 100%，用至少测定 6 次的结果进行评价。

（二）中间精密度（intermediate precision）

是指在同一实验室，由于实验室内部条件的改变，如在不同时间、由不同分析人员或使用不同仪器设备依法测定，所得结果的精密度。用于考查随机变动因素对精密度的影响。

（三）重现性（reproducibility）

是指在不同实验室由不同分析人员依法测定，所得结果的精密度。通常，分析方法将被法定标准采用时，应进行重现性试验。如建立药典分析方法时，通过协同检验得出重现性结果，协同检验的过程、重现性结果均应记载在起草说明中。

数据要求：均应报告标准偏差、相对标准偏差和置信区间。

三、专属性

专属性（specificity）又称选择性（selectivity），是指在其他成分（如杂质、降解产物、辅料等）可能存在的情况下，采用的方法能准确测定出被测物的特性。它反映了该分析方法在有共存物时对供试物准确而专属的测定能力。专属性常用来表示含有添加杂质、降解产物、相关化合物或其他组分的样品与未曾添加的样品所得分析结果的偏离程度，这种偏离表现为两组样品的含量测定结果不同。除了利用上述两组样品进行分析比较来考察该法的选择性之外，如遇杂质或降解产物是未知组分或不易获得者，可用其他方法（如色谱法等）与之对照比较，以度量测试结果的符合程度。

鉴别反应、杂质检查、含量测定方法，均应考察其专属性。如方法不够专属，应采用多个方法予以补充。

（一）鉴别反应

应能与可能共存的物质或结构相似化合物区分。不含被测成分的样品，以及结构相似或组分中的有关化合物，均应呈负反应。

（二）含量测定和杂质测定

色谱法和其他分离方法，应附代表性图谱，以说明专属性。图中应标明诸成分的位置，色谱法中的分离度应符合要求。

在杂质可获得的情况下，对于含量测定，试样中可加入杂质或辅料，考察测定结果是否受干扰，并可与未加杂质和辅料的试样比较测定结果。对于杂质测定，也可向试样中加入一定量的杂质，考察杂质能否得到分离。在杂质或降解产物不能获得的情况下，可将含有杂质或降解产物的试样进行测定，与另一个经验证了的方法或药典方法比较结果。用强光照射、高温、高湿、酸碱水解或氧化的方法进行加速破坏，以研究降解产物。含量测定方法应比较两法的结果，杂质测定应比较检出杂质个数，必要时可采用二极管陈列检测和质谱检测，进行纯度检查。

四、检测限

检测限（limit of detection，LOD 或 detection limit，DL）是指试样中被测物能被检测出的最低量，是一种限度试验的参数，用于表示测量方法在所述条件下对样品中供试物的最低检出浓度，无需定量测定，只需指出高于或低于该规定浓度即可，常用百分数、ppm 或 ppb 表示。

常用的方法有非仪器分析和目视法信噪比法。

非仪器分析目视法：用已知浓度的被测物，试验出能被可靠地检测出的最低浓度或量。

信噪比法：用于能显示基线噪声的分析方法，即把已知低浓度试样测出的信号与空白样品测出的信号进行比较，算出能被可靠地检测出的最低浓度或量。一般以信噪比为 3∶1或 2∶1时相应浓度或注入仪器的量来确定检测限。数据要求上，应附测试图谱，说明测试过程和检测限结果。

五、定量限

定量限（limit of quantitation，LOQ 或 quantitation limit，QL）是指样品中被测物能被定量测定的最低量，其测定结果应具一定准确度和精密度。进行杂质和降解产物定量测定方法研究时，应确定定量限，用百分数、ppm 或 ppb 表示。

定量限常用信噪比法来确定。一般以信噪比为 10∶1时相应的浓度或注入仪器的量进行确定。

确定定量限的方法因所用方法不同而异，当用非仪器分析方法时，与上述检测限的确定方法相同，如用仪器分析方法时，往往将多次空白试验测得的背景响应的标准差，乘以 10，作为定量限的估计值，再通过试验确定，即得。

六、线　性

线性（linearity）是指在设计的范围内，测试结果与试样中被测物浓度直接呈正比关系的程度。换句话说，就是供试物浓度（或质量）的变化与试验结果（或测得的响应信号）成线性关系。

线性关系的测定应在规定的范围内进行。可用一储备液经精密稀释，或分别精密称样并制备成一系列供试液的方法进行测定，至少制备 5 份供试液。以测得的响应信号作为被测物浓度函数作图，观察是否呈线性，再用最小二乘法进行线性回归。必要时，响应信号可经数学转换，再进行线性回归计算。回归曲线的斜率越接近于 1.00，表明越呈线性。

数据要求：列出回归方程、相关系数和线性图。

七、范　围

范围（range）是指能达到一定精密度、准确度和线性的条件下，测试方法适用的高低限浓度或量的区间。线性与范围既用于评价分析仪器的工作效能，也用作测定样品中被测组分浓度的标准曲线。

范围应根据分析方法的具体应用和线性、准确度、精密度结果和要求确定。原料药和制剂含量测定，范围应为测试浓度的 80％～120％；制剂含量均匀度检查，范围应为测试浓度的 70％～130％。根据剂型特点，如气雾剂、喷雾剂，范围可适当放宽，溶出度或释放度中的溶出量测定，范围应为限度的 ±20％，如规定限度范围，则应为下限的 －20％至上限的 ＋20％；杂质测定研究时，范围应根据初步实测，拟订出规定限度的 ±20％。如果含量测定与杂质检查同时测定，用百分归一化法，则线性范围应为杂质规定下限的 －20％至含量限度（或上限）的 ＋20％。

八、耐 用 性

耐用性（robustness）是指在测定条件稍有变动时，测定结果不受影响的承受程度，为常规检验提供依据。耐用性表示工作与环境的变化对分析方法没有多大影响，是衡量实验室和工作人员之间在正常情况下，试验结果重现性的尺度。开始研究分析方法时，就应考虑其耐用性。如测定条件要求苛刻，则应在方法中写明。

典型的变动因素有：被测溶液的稳定性，样品提取次数，时间等。

液相色谱中典型的变动因素有：流动相的组成和 pH，不同品牌或不同批次的同类型色谱柱、柱温、流速等。

气相色谱法变动因素有：不同品牌或批号的色谱柱、固定相，不同类型的担体，柱温，进样口和检测器温度等。

分析方法的耐用性就是按上述不同条件进行试验，所得结果的重现性再与精密度进行比较，从而确定的。经检验，应说明小的变动能否通过设计的系统适用性试验，以确保方法有效。

九、系统适用性试验

对一些仪器分析方法，在进行验证时，有必要将分析设备、电子仪器与实验操作、被测试样品等一起作为完整的系统进行评估，如系统适用性（system suitability）试验。系统适用性试验参数的设置需根据被验证方法类型而定，如 HPLC 方法需考察理论板数、分离度、重复性和拖尾因子。

药品质量标准分析方法的验证，并不一定对上述几项指标都有要求。通常根据方法的使用时象有所区别，应视具体方法拟订验证的内容。

表 4-8 中列出了一些检验项目和相应的验证内容，可供参考。

表 4-8　检验项目和验证内容

项目 内容	鉴别	杂质测定		含量测定及溶出度测定
		定量	限度	
准确度	－	＋	－	＋
精密度	－	－	－	＋
重复性	－	＋	－	＋
中间精密度	－	＋[a]	－	＋[a]
专属性[b]	＋	＋	＋	＋
检测限	－	－[c]	＋	－
定量限	－	＋	－	－
线性	－	＋	－	＋
范围	－	＋	－	＋
耐用性	＋	＋	＋	＋

[a]已有重现性验证，不需验证中间精密度；[b]如一种方法不够专属，可用其他分析方法予以补充；[c]视具体情况予以验证

（张志清）

■参考文献

[1]　朱景申.药物分析.北京:中国医药科技出版社,2000.

[2]　蔡美芳.药物分析.北京:人民卫生出版社,1996.

[3]　杭太俊.药物分析.第7版.北京:人民卫生出版社,2011.

[4]　赵春杰.药物分析.北京:中国医药科技出版社,2005.

[5]　段更利.药物分析基础.北京:中国医药科技出版社,2001.

[6]　马长清.药物分析学习与解题指南.武汉:华中科技大学出版社,2006.

[7]　于治国.药物分析学习指导与习题集.北京:人民卫生出版社,2011.

第5章

天然药物化学和药物化学

第一节　天然药物化学

一、概　论

天然药物化学(medicinal chemistry of natural products)是运用现代科学理论与方法研究天然药物中化学成分的一门学科。主要研究内容包括:研究天然药物有效成分或生理活性成分的生物合成规律,提取及分离纯化方法,结构分析及理化性质确定,以及生物活性、构效关系评价等。

(一)天然产物化学成分的生物合成

天然产物化学成分复杂多样,通过生物体生物合成而来,具有一定的规律性。

一次代谢产物:植物、昆虫或微生物体内的生物细胞通过光合作用、碳水化合物和柠檬酸代谢,生成生物体生存繁殖所必需的诸如糖类、氨基酸、脂肪酸等化合物,这些化合物称为一次代谢产物。

二次代谢产物:以一次代谢产物,如乙酰辅酶A、丙二酸单酰辅酶A、莽草酸及一些氨基酸等作为前体物经过二次代谢,生成如生物碱、黄酮、萜类等生物生存非必需化合物,称之为二次代谢产物。

二次代谢产物结构变化大,许多二次代谢产物具有明显的生物活性,是天然药物化学的主要研究对象。

二次代谢主要途径包括:醋酸—丙二酸途径或聚醋酸途径,形成如脂肪酸类、酚类、蒽醌类等由C_2单位构成的化合物;甲戊二羟酸途径,形成如萜类化合物等由C_5单位构成的化合物;莽草酸途径,形成苯丙素类或者C_6-C_3类化合物;氨基酸途径,化合物经由丙酮酸型化合物还原、氨基化生成,大多数生物碱类由此途径生成;以及复合途径等。

(二)天然产物化学成分的提取及分离纯化

1. *有效成分的提取方法*

(1)溶剂提取法:根据“相似相溶”规律选用对有效成分溶解度大,对杂质成分溶解度小的溶剂,将有效成分提取出来。常用的方法有浸渍法、渗漉法、煎煮法、回流提取法及连续回流提取法等。

(2)水蒸气蒸馏法:适用于能随水蒸气蒸馏而不被破坏成分的提取。例如天然药物中的挥发油,某些小分子生物碱如麻黄碱、菸碱、槟榔碱等。

(3)升华法:天然药物中一些具有升华性质的化合物,可用升华法提取。例如樟木中的樟脑,茶叶中的咖啡碱,七叶内酯及苯甲酸等。

2. *有效成分的分离纯化方法*

(1)溶剂分离法:根据物质溶解度的差异,通过改变溶剂的温度、极性、pH 值、浓度等条件或者改变化合物的存在状态,将这些物质分离纯化的方法。常见的方法有:两相溶剂萃取法、水醇法、醇水法、沉淀法、盐析法、结晶法等。

(2)色谱分离方法:将一混合样品导入一固定相的支持体中,当另一流体(流动相)通过时,由于样品各组分在固定相和流动相之间相互作用(范德华力、氢键等)的大小不同,使各组分通过固定相支持体的速率不同而得以分离的方法。根据相互作用原理不同,色谱分离法可分为:分配色谱,如液-液分配柱色谱;吸附色谱,如聚酰胺吸附色谱、大孔吸附树脂色谱;分子筛色谱,如凝胶渗透色谱;以及离子交换色谱等。

(3)膜分离技术:如透析法、超滤法等。

(三)结构分析及理化性质确定

1. *结构研究的一般程序*　化合物结构研究的

一般程序为：化合物纯度的判定—理化常数的测定—分子式的确定与不饱和度的计算—化合物的功能团和分子骨架的推定—化合物结构的确定。

2. 鉴定结构的一般方法

(1)传统的化学方法鉴定结构：主要包括氧化反应、还原反应、水解反应和衍生化反应等。

(2)波谱技术测定结构：应用紫外光谱(UV)、红外光谱(IR)、磁共振谱(NMR)、质谱(MS)和 X-ray 等方法测定天然药物的化学结构。

(四)天然药物化学在医院药学中的作用和地位

1. 寻找和探索安全高效的生物活性成分或先导化合物　临床上使用的许多药品最初都是从药用植物中获得，如吗啡、利血平、阿托品、长春碱、美登木碱、紫杉醇以及青蒿素系列化合物等，通过从天然药物中提取活性成分或将提取的成分作为先导化合物进行结构改造，是开发药物的一条有效途径。

2. 探讨中医药防病治病的物质基础及作用机制，促进中药现代化　天然药物化学在中药资源开发及其品质评价、中药材规范化种植、中药炮炙、中药制剂工艺、中药质量控制及中药标准的制定等各个领域得到了充分的应用。可以通过对中药中的化学成分进行分析，探讨中医药防治疾病的物质基础和作用机制，有利于促进中药现代化。

3. 根据已阐明结构的成分，按植物的亲缘关系开发中药或植物药新资源　药物中化学成分的结构与植物种属有一定的亲缘关系，因此依据植物亲缘关系有利于找寻和开发中医药新资源。

二、糖和苷

(一)糖

1. 概述　糖类(saccharides)亦称碳水化合物，是植物光合作用的一次代谢产物，糖类可分为单糖、低聚糖和多聚糖三类。

单糖是多羟基醛或酮类化合物，是糖及其衍生物的基本单元。临床常用葡萄糖、果糖即为单糖，临床主要作为能量补充剂使用。

低聚糖是由 2～9 个单糖基通过苷键结合而成的直糖链或支糖链的聚糖。

由 10 个以上单糖通过苷键连接而成的糖称为多聚糖。如香菇多糖是一种具有抗肿瘤、抗病毒等作用的多糖；肝素是由两种二糖单元 A 和 B 聚合而成高度硫酸酯化的右旋多糖，临床主要用于预防和治疗血栓。

2. 理化性质

(1)性状：单糖呈晶形，味甜。低聚糖保持与单糖相似的物理性质，二糖也呈晶形，有甜味。多糖多为无定形粉末、无甜味，有旋光活性。

(2)溶解性：单糖羟基多，极性大，易溶于水，难溶于低极性有机溶剂，多糖在水中溶解度通常随分子量的增加而降低，部分多糖可溶于热水形成胶体溶液，多糖不溶于有机溶剂。

(3)氧化反应：单糖分子有醛(酮)基、伯醇、仲醇和邻二醇等结构单元，易被氧化，其中含有醛(酮)基结构的单糖最易氧化，伯醇次之。常见氧化反应有银镜反应、弗林反应、过碘酸反应等。

(4)糠醛形成反应：单糖在浓酸(4 ～10mol/L)加热作用下，脱去三分子水，生成具有呋喃环结构的糠醛衍生物。多糖和苷类化合物在浓酸的作用下首先水解成单糖，然后再脱水形成相同的产物。

(5)缩酮和缩醛化反应：糖类的醛或酮在脱水剂作用下易与具有适当空间的 1,3-二醇羟基或邻二醇羟基生成环状的缩醛或缩酮。

(6)酰化反应：常用于糖类分离、鉴定和合成。

(7)与硼酸的络合反应：糖的邻二羟基可与硼酸生成络合物，借助于络合反应生成的相应络合物的某些物理常数的改变，有助于实现糖的分离、鉴定和构型的推定。

(8)醚化反应：糖及其苷类最常用的醚化反应有甲醚化、三甲基硅醚化和三苯甲醚化等。糖的醚化反应有利于阐明多糖、低聚糖、低聚糖苷中糖的连接位置、氧环的大小等。

3. 糖的提取分离　采用水(包括酸水、碱水等)或醇，自天然产物提取糖类，然后采取沉淀法、色谱法分离单体。

(二)苷类

1. 定义　苷类(glycosides)又称配糖体，是糖或糖的衍生物如氨基糖、糖醛酸等与另一类非糖物质(称为苷元或配基)通过糖的半缩醛或半缩酮羟基与苷元脱水而形成的一类化合物，其连接的键称为苷键。

2. 分类　按成苷键的原子可分为 O-苷、S-苷、N-苷和 C-苷，其中最常见的是 O-苷。

(1)O-苷：包括醇苷、酚苷、氰苷、酯苷和吲哚苷等。

醇苷：通过醇羟基与糖端基羟基脱水缩合而成的苷。其中强心苷、三萜皂苷和甾体皂苷是醇苷中的重要类型。如以甘草酸苷为主药的复方甘草酸苷片临床用于治疗慢性肝病。

酚苷:通过酚羟基连接而成的苷,如蒽醌苷、香豆素苷、黄酮苷等。如天麻苷制剂天麻素注射液,临床用于神经衰弱等。银杏黄酮、水飞蓟素、灯盏花素、槲皮苷、金丝桃苷等都属于酚苷。

氰苷:主要是指一类具有 α-羟腈的苷,易水解,尤其在酸和酶催化时水解更快,如苦杏仁苷,在体内缓慢水解生成氢氰酸,具有镇咳作用,但大剂量时有毒。

酯苷:苷元以羧基和糖的端基碳相连接,这种苷的苷键具有缩醛和酯的双重性质,极易为稀酸和稀碱所水解。如具有抗真菌活性的山慈菇苷 A 即为酯苷类化合物。

(2)S-苷:由苷元上的巯基与糖的端基羧基脱水缩合而成的苷。如黑芥子中的黑芥子苷,萝卜中具有特殊气味的萝卜苷等。

(3)N-苷:由苷元上氮原子与糖的端基碳直接相连而成。天然存在的尿苷、胞苷、腺苷、鸟苷等属于 N-苷类化合物。

(4)C-苷:由苷元中的碳原子直接与糖的端基碳原子相连的苷类。葛根素属于此类,其注射液临床用于辅助治疗冠心病、心绞痛等疾病。

此外,按苷元化学结构可将苷类分为香豆素苷、皂苷、蒽醌苷、黄酮苷、强心苷等;按苷的特殊性质分类,如皂苷等;按生理作用分类,如强心苷等;按苷的存在状况分为原生苷、次生苷等。

3. *理化性质*　苷类的理化性质由糖、苷元及苷键三部分决定,糖和苷键使苷类具有某些共性。

(1)性状:苷类多是固体,糖基少的可结晶,糖基多的如皂苷为无定形粉末,有吸湿性。苷类苦甜味与糖、苷元及连接位置都有关系,如龙胆苦苷极苦,甜菊苷非常甜。

(2)旋光性:多数苷类具有左旋性,但水解后,由于生成的糖常是右旋,因而使混合物呈右旋特征。

(3)溶解性:苷类含有糖基,大多数具有一定的亲水性,而苷元一般具有亲脂性。

(4)苷键的裂解:①酸催化水解—苷键具有缩醛结构,易为稀酸催化水解;②酶催化水解—具有专属性高、水解条件温和、可获知苷键的构型、并保持苷元结构不变的特点;③碱催化水解—多用于酯苷、酚苷的水解;④氧化开裂法(即 Smith 裂解)—适宜于苷元结构容易改变的苷及碳苷的水解,可得到完整的苷元,不适用于苷元上有 1,2-二醇结构的苷类;5 乙酰解反应—与酸水解反应相似,一般室温放置数天。

(5)苷化位移:醇羟基苷化,可使苷元 α-碳向低场位移,β-碳向高场位移。酚羟基苷化,可使苷元 α-碳向高场位移,β-碳向低场位移。利用苷化位移规律,将苷及其苷元的^{13}C-NMR 谱进行比较,可以辨别出苷元与糖连接的位置。

(6)Molisch 反应:在苷类溶液中加入 3%的 α-萘酚乙醇溶液混合后,沿器壁滴加浓硫酸沉积于下层,在硫酸与上层溶液界面处产生紫色环。糖类也有此类反应。

4. *提取*　苷类化合物适合用溶剂提取法提取。由于苷类化合物极性变化大,不同的苷类化合物选择不同极性的溶剂提取。苷键容易水解,提取原生苷需要避免导致苷键水解的条件,同时采取必要的防止苷键水解的措施,如加入一定量的无机盐(如碳酸钙)抑制或破坏共存苷键水解酶的活性等。

三、苯丙素类

(一)定义和分类

以苯环与三个直链碳连在一起,以(C_6-C_3)为基本单元构成的天然化合物,统称为苯丙素类(phenylpropanoids)。具体可分为苯丙酸类、香豆素类和木脂素类三类。

(二)苯丙酸类

1. *定义*　苯丙酸类化合物的基本结构是由酚羟基取代的芳香环与丙烯酸构成的化合物。

2. *提取分离及鉴别*　植物中苯丙酸类及其衍生物具有一定的水溶性,要经多次层析分离才能纯化。利用其结构中的酚羟基性质,采用如下试剂对其薄层层析分离物进行鉴别:①1%～2% $FeCl_3$ 甲醇溶液;② Pauly 试剂;③ Gepfner 试剂;④ Millon 试剂。

3. *生物活性*　绿原酸具有抗菌利胆作用;咖啡酸、阿魏酸等具有抗血小板凝聚作用;3,4-二羟基苯甲醛,丹参素甲、乙、丙,均具有耐缺氧,扩张冠状动脉,增加冠脉流量,抑制凝血和促进纤溶作用,是丹参治疗冠心病的主要成分。

(三)香豆素类

1. *定义*　香豆素类(coumarins)化合物是邻羟基桂皮酸内酯类成分的总称,都具有苯骈 α-吡喃内酯的基本骨架。广泛分布于伞形科、芸香科、菊科、兰科、茄科等高等植物中,少数分布于微生物代谢产物中,具芳香气味。

2. 结构类型 7-羟基香豆素是香豆素类化合物的母体，其母核为苯骈 α-吡喃酮。根据取代基及连接方式不同香豆素可分为简单香豆素、呋喃香豆素、吡喃香豆素及其他类。

3. 理化性质

(1)性状：游离香豆素常为淡黄色或者无色，具有香味。小分子的有挥发性，能随水蒸气蒸馏并能升华。

(2)溶解性：部分溶于热水，难溶或者不溶于冷水；易溶于苯、乙醚、三氯甲烷、丙酮等有机溶剂；因含有苯酚，故可溶于碱水中。

(3)内脂的性质：香豆素中 α-吡喃酮环具有 α，β-不饱和内酯的性质，在稀碱液中逐渐水解成黄色溶液，酸化后又立即合环，形成不溶于水的香豆素类成分。

(4)荧光特性：香豆素衍生物在紫外光照射下呈现蓝色或者紫色荧光，在碱性溶液中荧光增强。

(5)显色反应：包括异羟肟酸铁反应、Gibbs 反应、Emerson 反应等。

4. 提取分离 香豆素类可用甲醇、乙醇等溶剂提取，然后用石油醚、氯仿、乙酸乙酯、丙酮依次提取浸膏分成不同极性部位，供备用。

5. 生物活性

(1)光敏作用：呋喃香豆素外涂或内服后经日光照射可引起皮肤色素沉着，临床上常用补骨脂与长波紫外线联合使用治疗白斑病。

(2)抗凝血作用：双香豆素的某些类似物，是临床实用的一类抗凝血药物，用于防治血栓形成。

(3)肝毒性：黄曲霉素能引起动物肝脏损害并导致癌变，其中以黄曲霉素 B_1 毒性最高。

(4)其他：此外还具有抗病毒、植物生长调节及对心血管系统的作用等。

(四)木脂素类

1. 定义 木脂素(lignans)是一类由苯丙素氧化聚合而成的天然产物，通常所指是其二聚物，少数是三聚物和四聚物。

2. 结构类型 木脂素按结构类型可分为木脂素类、新木脂素类、降木脂素类和杂类木脂素等类型。

3. 理化性质 纯的木脂素化合物为无色结晶或白色粉末，多数为脂溶性化合物，能溶于各类有机溶剂中，但难溶于水。

4. 提取分离 木脂素是亲脂性成分，多数呈游离型，可用氯仿、乙醚和乙酸乙酯等极性不大的有机溶剂提取。吸附层析是分离木脂素的主要手段，常用吸附分离材料为硅胶，以石油醚-乙酸乙酯、石油醚-丙酮、氯仿-丙酮、氯仿-甲醇等溶剂系统进行洗脱。

5. 生物活性 木脂素具有抗肿瘤、抗病毒、肝保护和抗氧化作用及中枢神经系统的作用，还有血小板活化因子拮抗活性、平滑肌解痉、毒鱼及杀虫等作用。

四、醌 类

(一)定义

天然醌类化合物是指分子内具有不饱和环二酮结构(醌式结构)或容易转变成该类结构的天然有机化合物。

(二)分类

天然醌类化合物根据芳环数和稠合方式主要分为苯醌、萘醌、菲醌、蒽醌等四种类型。

1. 苯醌类 苯醌类化合物有一个芳核，酮基位于对位或邻位。如辅酶 Q_{10}，临床用于治疗心脏病、高血压及癌症。

2. 萘醌类 萘醌类化合物有二个芳核，酮基位于一个芳环的对位或邻位，或者两个芳环的对位。如紫草中的有效成分紫草素属于萘醌类化合物，有止血抗癌作用。

3. 菲醌类 菲醌类化合物有三个芳核，三个芳环以扇形排列。酮基位于侧边芳环的对位或邻位。如丹参醌ⅡA 磺酸钠，其注射液临床主要用于治疗冠心病、心肌梗死的治疗。

4. 蒽醌类 蒽醌类化合物有三个芳核，三个芳环并列排列(以此与菲醌区别)。酮基位于中间芳环的对位。如大黄素就属于蒽醌类，有抗肿瘤、降血压等作用。

(三)醌的理化性质

1. 性状 醌类化合物的母核上没有酚羟基取代，基本上无色。如有取代的助色团越多，颜色也就越深。

2. 升华性 游离的醌类化合物一般具有升华性，蒽衍生物在常压下加热即能升华。小分子的苯醌类及萘醌类还具有挥发性。

3. 溶解性 游离醌类苷元极性较小，溶于有机溶剂，基本上不溶于水。苷易溶于甲醇、乙醇中，在热水中也可溶解。

4. 酸性 醌类化合物多具有酚羟基，故具有一定的酸性。

5. 显色反应

(1)Feigl 反应：醌类衍生物与醛类及邻二硝基苯反应，呈紫色。

(2)无色亚甲蓝显色试验：专用于检出苯醌及萘醌，区别于蒽醌。

(3)碱性条件下的呈色反应：羟基醌类在碱性溶液中会使颜色加深。

(4)Kesting-Craven 反应：醌环上有未被取代的位置时，与含有活性次甲基试剂在氨碱性条件下反应显色。

(5)与金属离子的反应：有 α-酚羟基或邻位二酚羟基的蒽醌，可与 Pb^{2+}、Mg^{2+} 等金属离子形成络合物。

6. 波谱特征

(1)紫外特征：有苯酰基和醌样结构的特征峰。

(2)红外光谱：羟基蒽醌有羰基和羟基的信息。

(3)磁共振碳谱：显 1,4-萘醌和 9,10-蒽醌类母核的特征化学位移。

(4)质谱法：蒽醌类衍生物的质谱特征是分子离子峰为基峰。

(四)提取分离

1. 提取　一般醌类衍生物采用甲醇、乙醇提取。游离醌类可用极性较小的有机溶剂提取。有游离酚羟基的醌类化合物可用碱提-酸沉淀法提取。

2. 分离

(1)pH 梯度萃取法：根据羟基蒽醌酸性强弱不同，用 pH 梯度萃取法分离。

(2)溶剂法萃取：用极性小的有机溶剂将苷类与游离蒽醌衍生物分离。

(3)层析法：主要有硅胶层析、聚酰胺柱层析、葡聚糖凝胶柱层析、反相硅胶柱层析、高效液相色谱法等。

五、黄酮类化合物

(一)定义

黄酮类化合物(flavonoids)泛指两个具有酚羟基的苯环(A-与 B-环)通过中央三碳原子相互连接，具有 C_6-C_3-C_6 结构的一系列化合物。

(二)分类及结构类型

根据 C_3(中央三碳)的氧化程度、是否构成环状以及 B-环连接位置(2-或 3-位)天然黄酮类化合物可分为以下几类(表 5-1)。

表 5-1　黄酮类化合物的主要结构类型

名　称	基本骨架结构	名　称	基本骨架结构
黄酮类	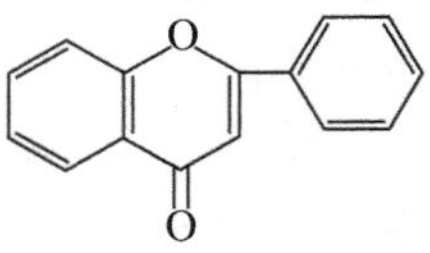	查耳酮类	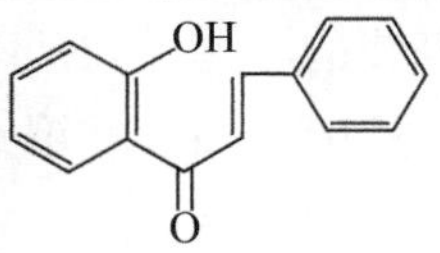
黄酮醇类	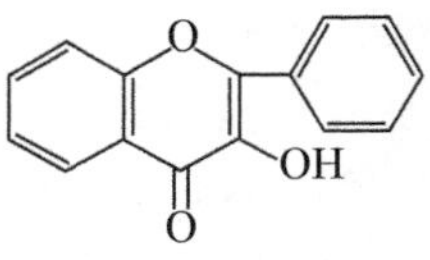	双氢查耳尔酮类	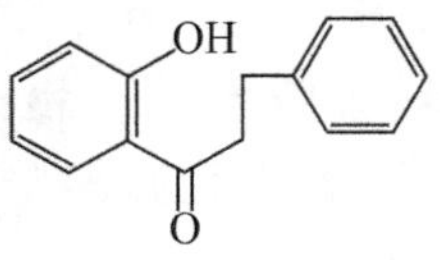
双氢黄酮类	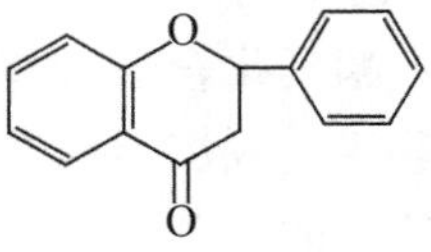	橙酮(噢哢)类	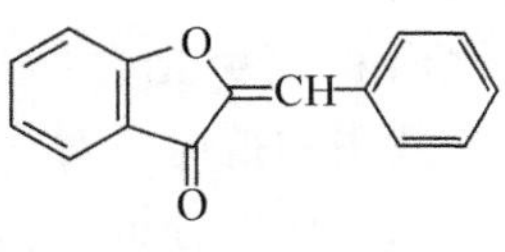
双氢黄酮醇类	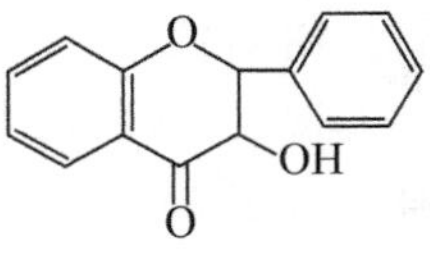	花色素类	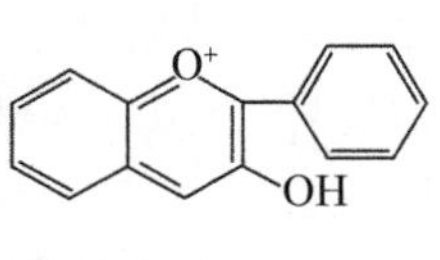
异黄酮类	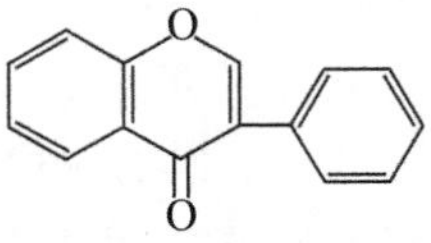	黄烷-3-醇类	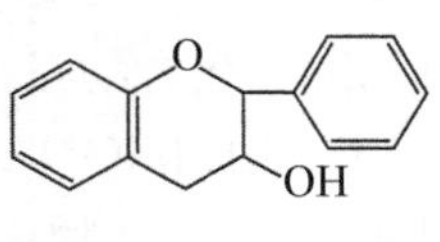

（续　表）

名　称	基本骨架结构	名　称	基本骨架结构
双氢异黄酮类	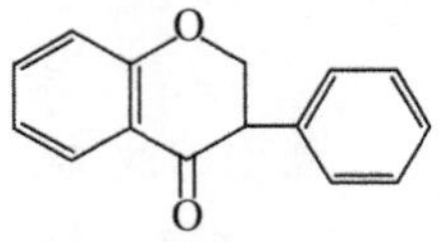	黄烷-3，4-二醇类	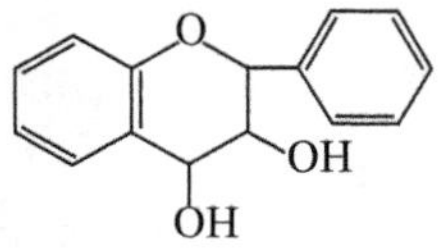
高异黄酮类	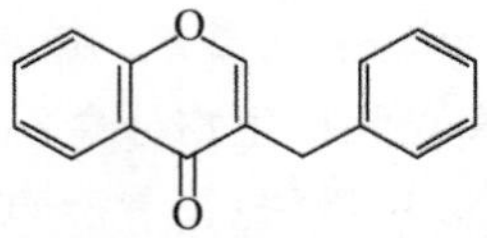	双苯吡酮类	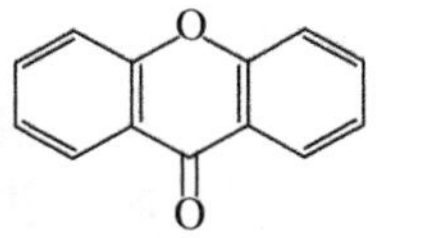

（三）理化性质及显色反应

1. 性状　黄酮类化合物多为结晶性固体，少数黄酮苷类为无定形粉末。大多具有颜色，颜色的有无及深浅与分子结构中是否存在交叉共轭体系及助色团(-OH、-OCH_3等)的种类、数目以及位置有关。

2. 旋光性　双氢黄酮、双氢黄酮醇、黄烷、双黄酮及黄烷醇游离苷元结构中含有手性碳原子，具有旋光性，其余各类则无光学活性。黄酮苷类结构中引入糖分子后，均有旋光性，且多呈左旋特征。

3. 溶解性

①黄酮苷元的溶解性：一般游离苷元难溶或不溶于水，易溶有机溶剂，含游离-OH 的化合物还可溶于稀碱水溶液中。花色苷元（花青素）以离子形式存在，具有盐的通性，亲水性较强，水溶度较大。

②黄酮苷的溶解性：黄酮苷类化合物一般易溶于水、甲醇、乙醇等强极性溶剂中，而难溶或不溶于苯、氯仿等有机溶剂。

4. 酸碱性与结构的关系

①酸性：黄酮类化合物结构上常有酚羟基取代，故呈酸性，其酸性强弱与结构中所含酚羟基的数目及位置有关。

②碱性：黄酮类化合物 γ-吡喃环 1 位的氧原子，存在未共用的孤电子对，表现出微弱的碱性，但极不稳定，加水后即分解。

5. 显色反应　黄酮类化合物的显色反应多与分子中的酚羟基及 γ-吡喃酮环有关。

(1)还原反应

①盐酸-镁粉反应：多数黄酮、黄酮醇、双氢黄酮及双氢黄酮醇类化合物显橙红至紫红色，少数显紫至蓝色，当 B-环上有-OH 或-OCH_3取代，颜色随之加深。异黄酮类化合物多不显色。查耳酮、橙酮、儿茶素类则无该显色反应。

②四氢硼钠（钾）反应：与双氢黄酮类化合物反应产生红至紫色。其他黄酮类化合物均不显色，可与之区别。

(2)与金属盐类试剂的络合反应

①铝盐：可与 1%三氯化铝或硝酸铝溶液反应生成黄色铝盐络合物($\lambda_{max}=415nm$)，并有荧光。

②锆盐：黄酮类化合物分子中有游离的 C_3-或 C_5-OH 存在，可与 2%二氯氧化锆($ZrOCl_2$)甲醇溶液反应生成黄色的且对酸稳定性不同的锆络合物。C_3-OH、C_4=O 的锆络合物遇酸稳定不褪色，C_5-OH、C_4=O 的锆络合物遇酸不稳定而褪色。

③氯化锶($SrCl_2$)：在氨性甲醇溶液中，氯化锶可与具有邻二酚基结构的黄酮类化合物生成绿至棕色乃至黑色沉淀。

（四）提取与分离

1. 常用的提取方法　包括溶剂法、碱提酸沉法、活性炭吸附法、离子交换法等。

2. 常用的分离方法　包括①柱层析法；②梯度 pH 萃取法，主要依据黄酮苷元结构中酚羟基的数量和位置不同，其酸性强弱也不同，可根据酸性强弱的不同采用不同的 pH 的溶剂进行洗脱，以达分离目的；③根据分子中某些特定官能团进行分离，如一些黄酮类化合物具有邻二酚基结构，可利用其能与醋酸铅生成沉淀或与硼酸络合的性质，将其与无邻二酚基的成分进行分离。

（五）生物活性

1. 对心血管系统的作用　橙皮苷、芦丁、儿茶素等有维生素 P 样作用；银杏素、异银杏素以及白果素具有解痉、降压和扩张冠状血管等作用。

2. 抗肝毒作用　水飞蓟素、异水飞蓟素及次水飞蓟素等均有很强的保肝作用。

3. 消炎作用　芦丁及其衍生物羟乙基芦丁、二氢槲皮素等具有消炎作用，羟乙基芦丁及棉花苷对胃溃疡示有治疗及预防作用。

4. 雌激素样作用　大豆素、金雀花异黄素等均具有雌激素样作用。

5. 抗菌、抗病毒作用及其他　黄芩苷、黄芩素、木犀草素等均有一定程度的抗菌作用。其他的生物活性还有抗癌、止咳、祛痰平喘、泻下作用等。

(六)结构鉴别

黄酮类化合物的鉴别多依赖于波谱学(UV、IR、1D-NMR、2D-NMR及MS)的综合解析。化合物的颜色反应、溶解行为、铅盐沉淀情况等,对于黄酮类化合物的鉴别和结构测定均有一定的辅助作用。

六、萜类与挥发油

(一)萜类化合物

1. 定义　凡由甲戊二羟酸衍生、且分子式符合$(C_5H_8)_n$通式的衍生物均称为萜类化合物。

2. 分类及生物活性　萜类化合物常常根据分子结构中异戊二烯单位的数目进行分类,如单萜、倍半萜、二萜、三萜等。萜类化合物的生物活性具有独特性和多样性,下面重点介绍具有代表性的萜类化合物成分。

(1)单萜:单萜类是由2个异戊二烯单位构成、含10个碳原子的化合物类群,广泛分布于高等植物的腺体、油室和树脂道等分泌组织中,是植物挥发油的主要组成成分。环状单萜中薄荷醇是薄荷油的主要成分,具有镇痛、止痒、局部麻醉作用;樟脑具有松弛平滑肌的作用,是治疗支气管哮喘的有效成分;龙脑是双环单萜,具有发汗、止痛、解痉和防虫腐作用;芍药苷是从芍药根中得到的蒎烷单萜苦味苷,具有镇静、镇痛及抗炎等药理作用。

(2)倍半萜:倍半萜类是由3个异戊二烯单位构成、含15个碳原子的化合物类群。倍半萜主要分布在植物界和微生物界,多以挥发油的形式存在。单环倍半萜内酯青蒿素具有抗恶性疟疾的作用;源于莪术中的莪术醇是双环倍半萜类,具有抗肿瘤的作用。

(3)二萜:二萜类是由4个异戊二烯单位构成,分子中含20个碳原子的化合物类群。穿心莲内酯是双环二萜类成分,具有抗菌、抗炎作用;紫杉醇属于三环二萜类,具有抗癌活性。

(4)三萜:多数三萜是由30个碳原子组成,分子中有6个异戊二烯单位。三萜类化合物在自然界分布广泛,有的游离存在于植物体,称为三萜皂苷元;有的与糖结合成苷的形式存在,称为三萜皂苷。人参皂苷Rg_1为四环三萜,具有轻度中枢神经兴奋作用及抗疲劳作用;甘草中的甘草酸为五环三萜,具有促肾上腺皮质激素样活性。

3. 理化性质

(1)性状:单萜和倍半萜类多为具有特殊香气的油状液体,游离三萜类化合物多具有完好的晶形。萜类化合物多具有苦味,所以萜类化合物又称苦味素。大多数萜类有不对称碳原子,具有光学活性,多有异构体存在。低分子萜类具有较高的折光率。

(2)溶解性:萜类化合物亲脂性强,难溶于水,易溶于醇及脂溶性有机溶剂。单萜和倍半萜类能随水蒸汽蒸馏。具有内酯结构的萜类化合物能溶于碱水,酸化后,又自水中析出。

(3)加成反应:有双键或羰基的萜类化合物,可与某些试剂发生加成反应,通常生成结晶性的产物。

(4)氧化反应:在不同的氧化剂与不同条件下,可将萜类氧化成不同的氧化产物。

(5)脱氢反应:环萜的碳架因脱氢转变为芳香烃类衍生物,所得芳烃衍生物易通过合成的方法加以鉴定。

(6)分子重排反应:萜类化合物,特别是双环萜在发生加成、消除或亲核性取代反应时,常常发生碳架的改变,产生Wagner-Meerwein重排。

4. 提取分离

(1)提取:主要有溶剂提取法、碱提取酸沉淀法和吸附法。

(2)分离:主要有结晶法分离、柱色谱分离和利用结构中特殊官能团进行分离。

5. 鉴定　萜类化合物主要采用波谱法,如紫外光谱、红外光谱、质谱以及磁共振谱等对其进行结构鉴定。

(二)挥发油

1. 定义　挥发油(volatile oils)又称精油,是一类具有芳香气味的油状液体的总称。

2. 分类及生物活性　挥发油主要成分有以下方面。

(1)萜类化合物:挥发油中的萜类成分,主要是单萜、倍半萜和它们的含氧衍生物,而且含氧衍生物多半是生物活性较强或具有芳香气味的主要组成成分。

(2)芳香族化合物:芳香族化合物仅次于萜类;

有的是萜源衍生物，有的是苯丙烷类衍生物。

(3)脂肪族化合物：一些小分子脂肪族化合物在挥发油中常有存在。代表性化合物如鱼腥草中的鱼腥草素，具有抗菌活性。

挥发油多具有祛痰、止咳、平喘、驱风、健胃、解热、镇痛、抗菌消炎作用。例如香柠檬油对淋球菌、葡萄球菌、大肠杆菌和白喉菌有抑制作用；柴胡挥发油制备的注射液，有较好的退热效果；丁香油有局部麻醉、镇痛作用；土荆芥油有驱虫作用；薄荷油有清凉、驱风、消炎、局麻作用；茉莉花油具有兴奋作用等。

3. 理化性质

(1)性状：常温下大多为无色或微带淡黄色，也有少数具有其他颜色。大多数具有香气或其他特异气味。在常温下为透明液体，有的在冷却时其主要成分可能结晶析出。这种析出物均称为“脑”，如薄荷脑、樟脑等。常温下可自行挥发而不留任何痕迹。多数比水轻，也有少数比水重。具有较强的折光性，几乎均有旋光性。

(2)溶解性：不溶于水，而易溶于各种有机溶剂。

(3)稳定性：挥发油与空气及光线接触，常会逐渐氧化变质，使之比重增加，颜色变深，失去原有香味，并能形成树脂样物质，也不能再随水蒸气而蒸馏了。因此，挥发油应储于棕色瓶内，密塞，阴凉处低温保存。

4. 提取分离

(1)提取：①水蒸汽蒸馏法：此法具有成本低、产量大、回收率高等优点，但原料易受热而焦化，可能造成成分发生变化；②浸取法：对不宜用水蒸汽蒸馏法提取的挥发油原料，可以直接利用有机溶剂进行浸取，常用的方法有油脂吸收法、溶剂萃取法以及超临界流体萃取法等；③冷压法：此法适用于新鲜原料，如橘、柑、柠檬果皮等含挥发油较多的原料。

(2)分离①冷冻处理：操作简单，但对某些挥发性单体分离不够完全；②分馏法：宜在减压下进行；③化学方法：利用酸、碱性不同进行分离，或利用功能团特性进行分离；④色谱分离法：如吸附柱色谱法、硝酸银络合色谱法以及气相色谱法等。

七、甾体及其苷类化合物

(一)强心苷类化合物

1. 定义　强心苷是一类对心脏有显著生理活性的甾体苷类，是由强心苷元与糖缩合而成的一类苷类化合物。

2. 生理活性及其毒副作用

(1)生理活性：选择性作用于心脏，能加强心肌收缩性，减慢窦性频率，影响心肌电生理特性。临床上主要用于治疗慢性心功能不全，以及一些心律失常如心房纤颤、心房扑动、阵发性室上性心动过速等心脏疾患。

(2)毒副作用：兴奋延髓催吐化学感受区而致恶心、呕吐等胃肠道反应；影响中枢神经系统继而产生眩晕、头痛等症状。

3. 结构与分类

(1)苷元部分的结构：强心苷由强心苷元与糖缩合而成。天然存在的强心苷元是 C_{17} 侧链为不饱和内酯环的甾体化合物。

(2)糖部分的结构：根据它们 C_2 位上有无羟基可以分成 α-羟基糖(2-羟基糖)和 α-去氧糖(2-去氧糖)两类。α-去氧糖常见于强心苷类，是区别于其他苷类成分的一个重要特征。

(3)苷元和糖的连接方式：强心苷大多是低聚糖苷，少数是单糖苷或双糖苷。通常按糖的种类以及和苷元的连接方式，可分为以下三种类型。

Ⅰ型：苷元-(2,6-二去氧糖)x—(D-葡萄糖)y，如紫花洋地黄苷 A。

Ⅱ型：苷元-(6-去氧糖)x—(D-葡萄糖)y，如黄夹苷甲。

Ⅲ型：苷元-(D-葡萄糖)y，如绿海葱苷。

4. 结构与活性的关系　强心苷的强心作用取决于苷元部分，主要是甾体母核的立体结构、不饱和内酯环的种类及一些取代基的种类及其构型。糖本身不具有强心作用，但可影响强心苷的强心作用强度。

5. 理化性质

(1)性状：多为无定形粉末或无色结晶，具有旋光性，C_{17} 位侧链为 β 构型者味苦，为 α 构型者无苦味。对黏膜具有刺激性。

(2)溶解性：一般可溶于水、醇、丙酮等极性溶剂，微溶于乙酸乙酯、含醇氯仿，几乎不溶于乙醚、苯、石油醚等极性小的溶剂。

(3)脱水反应：用混合强酸(例如 3%～5% HCl)进行酸水解时，苷元往往发生脱水反应。

(4)水解反应：强心苷的苷键可被酸或酶催化水解，分子中的内酯环和其他酯键能被碱水解。水解反应可分为化学方法和生物方法。化学方法主要有酸水解、碱水解;生物方法有酶水解。

(5)颜色反应:强心苷的颜色反应可由甾体母核、不饱和内酯环和 α-去氧糖产生。①甾体母核的颜色反应:甾体类化合物在无水条件下用酸处理,能产生各种颜色反应。常用的颜色反应包括:Liebermann-Burchard 反应、Salkowski 反应、Tschugaev 反应、Rosen-Heimer 反应以及 Kahlenberg 反应等。②C_{17} 位上不饱和内酯环的颜色反应:如 Legal 反应、Raymond 反应、Kedde 反应以及 Baljet 反应等。③ α-去氧糖颜色反应:如 Keller-Kiliani(K-K)反应、呫吨氢醇(Xanthydrol)反应、对-二甲氨基苯甲醛反应以及过碘酸-对硝基苯胺反应等。

6. 提取与分离　强心苷易受酸、碱和酶的作用,发生水解、脱水及异构化等反应,在提取分离过程中要特别注意这些因素的影响。

7. 鉴别

(1)理化鉴别:主要是利用强心苷分子结构中甾体母核、不饱和内酯环、α-去氧糖的颜色反应。

(2)色谱鉴别:利用纸色谱、薄层色谱等进行鉴别。

8. 代表化合物　强心苷的代表化学物如去乙酰毛花苷,临床主要用于急性心功能不全、慢性心功能不全、心律失常等。

(二)甾体皂苷

1. 概述　甾体皂苷是一类由螺甾烷类化合物与糖结合而成的甾体苷类,其水溶液经振摇后能产生大量肥皂水溶液样的泡沫,故称为甾体皂苷。甾体皂苷元是合成甾体避孕药和激素类药物的原料,具有一定防治心脑血管疾病、抗肿瘤、降血糖和免疫调节等作用。

2. 结构与分类

(1)结构特征:甾体皂苷由甾体皂苷元与糖缩合而成。甾体皂苷元由 27 个碳原子组成,其基本碳架是螺甾烷的衍生物。

(2)分类:按螺甾烷结构中 C_{25} 的构型和 F 环的环合状态,将其分为螺甾烷醇型、异螺甾烷醇型、呋甾烷醇型、变形螺甾烷醇型等四种类型。

3. 理化性质

(1)性状:大多为无色或白色无定形粉末,不易结晶,而甾体皂苷元多有较好的结晶形状;熔点较高,苷元的熔点常随羟基数目增加而升高;具有旋光性,且多为左旋。

(2)溶解性:一般可溶于水,易溶于热水、稀醇,难溶于丙酮,几乎不溶于或难溶于石油醚、苯、乙醚等亲脂性溶剂。甾体皂苷元则相反。

(3)沉淀反应:甾体皂苷的乙醇溶液可与甾醇(常用胆甾醇)形成难溶的分子复合物而沉淀,还可与碱式醋酸铅或氢氧化钡等碱性盐类生成沉淀。

(4)颜色反应:甾体皂苷在无水条件下,遇某些酸类亦可产生与三萜皂苷相似的显色反应。只是甾体皂苷在进行 Liebermann-Burchard 反应时,其颜色变化最后出现绿色,三萜皂苷最后出现红色;在进行 Rosen-Heimer 反应时,三萜皂苷加热到 100℃才能显色,而甾体皂苷加热至 60℃即发生颜色变化。以此可区别两者。

甾体皂苷 F 环裂解的双糖链皂苷与盐酸二甲氨基苯甲醛试剂(Ehrlich 试剂,简称 E 试剂)能显红色,对茴香醛试剂(简称 A 试剂)则显黄色,而 F 闭环的单糖链皂苷只对 A 试剂显黄色,对 E 试剂不显色。以此可区别两类甾体皂苷。

4. 提取与分离

(1)提取:利用皂苷的溶解性,采用溶剂法提取,提取液回收溶剂后,用丙酮、乙醚沉淀或加水后用水饱和正丁醇萃取,或用大孔树脂处理等方法,得到粗皂苷。

(2)分离:分离混合甾体皂苷的方法常采用溶剂沉淀法(乙醚、丙酮)、胆甾醇沉淀法、吉拉尔试剂法(含羰基的甾体皂苷元)、硅胶柱色谱法、大孔吸附树脂柱色谱、葡聚糖凝胶 Sephadex LH-20 柱色谱及液滴逆流色谱等方法进行分离。

5. 鉴别

(1)理化鉴别:利用皂苷的理化性质,如显色反应、泡沫试验、溶血试验等。

(2)色谱鉴别:利用 TLC、HPLC 等方法进行鉴别。

6. 代表化合物　原薯蓣皂苷、甲基原薯蓣皂苷和薯蓣皂苷(地奥心血康主要有效成分)、菝葜皂苷(金刚藤糖浆有效成分)等,均属于甾体皂苷类化合物。

(三)C_{21} 甾体化合物

C_{21} 甾是一类含有 21 个碳原子的甾体衍生物。此类化合物多具有抗炎、抗肿瘤、抗生育等生物活性,是广泛应用于临床的一类重要药物,如黄体酮。

八、生 物 碱

(一)定义

生物碱(alkaloids)是指天然产的一类含氮的有机化合物,多数具有碱性且能和酸结合生成盐,大部分为杂环化合物且氮原子在杂环内，多数有较强的生理活性。

(二)分类及生物活性

根据化学分类，主要分为以下几类。

1. 有机胺类生物碱　这类的结构特点是氮原子不在环状结构内。如秋水仙中的秋水仙碱具有抗癌作用，麻黄中的麻黄碱具有平喘作用。

2. 吡咯类生物碱　这类生物碱是由吡咯衍生而成，主要包括吡咯类和吡咯里西啶类，生源上来源于鸟氨酸。

(1)吡咯类：生物合成的关键中间体是N－甲基吡咯亚胺盐及其衍生物。如山莨菪中的红古豆碱具有中枢镇静、外周抗胆碱作用，益母草中的水苏碱具有祛痰、镇咳作用。

(2)吡咯里西啶类：两个吡咯烷共用一个氮原子的稠环衍生物。这类生物碱的毒性较大，能导致肝中毒。主要分布在紫草科、菊科的千里光属和豆科的野百合属等植物中。

3. 哌啶类生物碱　主要包括哌啶类、吲哚里西啶类、喹诺里西啶类，生源上来源于赖氨酸。

(1)哌啶类：代表化合物包括胡椒碱具有镇静、抗惊厥作用，蓖麻碱有毒、损伤肝肾，石杉碱甲具有增强记忆，临床主要用于治疗阿尔茨海默病等。

(2)吲哚里西啶类：由哌啶和吡咯啶共用一个氮原子的稠环衍生物，代表化合物包括娃儿藤碱具有兴奋中枢神经作用。

(3)喹诺里西啶类：由两个哌啶共用一个氮原子的稠环衍生物，代表化合物包括氧化苦参碱和石松碱等。氧化苦参碱具有抗癌、抗心律失常、平喘作用；石松碱具有抑制乙酰胆碱酯酶活性。

4. 托品类　大多数是由莨菪烷氨基醇和不同的有机酸缩合成酯，代表化合物包括莨菪碱、东莨菪碱和樟柳碱等。莨菪碱类具有抗胆碱作用、镇痛解毒作用；樟柳碱具有解痉、解有机磷中毒作用。

5. 喹啉类　主要分布在芸香科，如金鸡纳属植物中的奎宁具有抗疟作用，喜树中的喜树碱和10-羟基喜树碱具有抗癌活性。

6. 吖啶酮类　主要分布于芸香科植物中，生源上由邻氨基苯甲酸衍生而成。如芸香科鲍氏山油柑树皮中的山油柑碱具有显著的抗癌活性。

7. 异喹啉类　多以四氢异喹啉的形式存在，生源上均来源于苯丙氨酸或酪氨酸。代表化合物如存在于黄连、黄柏中的小檗碱，具有清热、解毒和抗菌活性；三尖杉中的三尖杉酯碱、高三尖杉酯碱，具有抗肿瘤活性。

8. 吲哚类生物碱　生源上都来自于色氨酸。代表化合物如麦角中的麦角胺碱、麦角新碱具有兴奋子宫作用；长春花中的长春碱、长春新碱具有抗癌作用；毒扁豆中的毒扁豆碱具有抗胆碱酯酶活性；萝芙木中的利血平具有降压活性。

9. 肽类　含有肽键，主要分布于鼠李科、梧桐科、茜草科、荨麻科、卫茅科、菊科及玄参科等植物中。

10. 萜类　来源于甲戊二羟酸。如石斛中的石斛碱具有止痛、退热作用；乌头中的乌头碱具有局麻、镇痛活性；猕猴桃中的猕猴桃碱具有降压、促进唾液分泌活性。

11. 甾体类　是天然甾体的含氮衍生物。如湖北贝母中的湖贝甲素具有镇咳、祛痰、平喘作用；辣茄中的辣茄碱具有减慢心率、抗菌等活性。

(三)理化性质

1. 性状　多数为固态，少数为液态。液态生物碱一般不含氧元素，或氧原子以酯键存在。多数具苦味。生物碱一般是无色的。但如结构中如具有较长的共轭体系，在可见光下可呈现颜色。

2. 旋光性　若含手性分子，则具旋光性，且多为左旋体。其旋光性与手性原子的构型有关，具加和性。通常左旋体的生理活性比右旋体强。

3. 溶解性

(1)亲脂性生物碱：绝大多数为叔胺碱和仲胺碱。易溶于苯、乙醚、卤代烷烃等极性较低的有机溶剂，而在水中或碱水中溶解度低或几乎不溶。

(2)水溶性生物碱：季铵型生物碱易溶于水，在极性大的有机溶剂亦可溶解，但在低极性的有机溶剂中几乎不溶。

(3)生物碱盐：一般易溶于水，难溶或不溶于亲脂性有机溶剂，但可溶于甲醇或乙醇。

4. 生物碱的鉴别

(1)沉淀反应：一般是在弱酸性水溶液中生物碱成盐状态下进行。

(2)显色反应：与一些浓无机酸为主的试剂反应，生成不同的颜色。

5. 碱性　绝大多数生物碱都具有碱性。

(1)碱性强度：pKa＜2极弱碱；pKa＝2～7弱碱；pKa＝7～11中强碱；pKa＞11强碱。碱性基团与pKa值大小顺序一般是：胍基＞季铵碱＞脂肪胺基＞缺电子芳杂环(吡啶)＞酰胺基＞富电子芳杂环(吡咯)。

(2)碱性与分子结构关系：碱性强弱与氮原子杂化度、诱导效应、诱导-场效应、共轭效应、空间效应、分子内氢键等分级结构因素有关。

(四)提取分离

1. 总生物碱的提取

(1)水或酸水-有机溶剂提取法：生物碱盐类易溶于水，难溶于有机溶剂；游离碱易溶于有机溶剂，难溶于水。

(2)醇-酸水-有机溶剂提取法：游离生物碱及其盐类一般都能溶于甲醇和乙醇，醇提取物含有很多非生物碱成分，通常采用酸水-碱化-亲脂性溶剂萃取的方法纯化。

(3)碱化-有机溶剂提取法：大多数游离生物碱都是脂溶性的，可用亲脂性有机溶剂如乙酸乙酯、氯仿、或二氯甲烷等提取。生物碱一般以盐的形式存在于植物细胞中，必须先使生物碱盐转变成游离碱，再用有机溶剂提取。

(4)水溶性生物碱的提取与分离：主要是指季铵碱及一些具有羧基的生物碱，常采用沉淀法、溶剂法、大孔吸附法等方法分离。

2. 生物碱的分离

(1)总生物碱的初步分离：根据生物碱的碱性强弱和溶解性能，先将总生物碱分成弱碱性生物碱、中强和强碱性生物碱、水溶性生物碱三部分。

(2)生物碱单体的分离：①利用碱性差异进行分离；②利用游离生物碱的溶解度差异进行分离；③利用生物碱盐的溶解度差异进行分离；④利用特殊功能基的不同进行分离；⑤利用色谱法进行分离。

九、其他成分

(一)鞣质

1. 定义　鞣质又称单宁(tannin)，味涩，具收敛作用，是存在于自然界的一类结构比较复杂的多元酚类化合物。其最显著的特征是可与蛋白质相结合形成不溶于水的沉淀，故能与生兽皮中的蛋白质结合形成致密、柔韧、不易腐败又难以透水的皮革，故称为鞣质。

2. 分类　鞣质可根据化学结构、来源和用途等进行分类，比较公认的分类法是根据化学结构和性质分为两大类：可水解鞣质和缩合鞣质。

3. 理化性质

(1)性状：通常意义的鞣质大多数为无定形粉末，只有少数能形成晶体。

(2)溶解性：鞣质多具有较强极性，可溶于水、乙醇、丙酮等强极性溶剂，不溶于极性小的溶剂。微量水的存在可增加鞣质在有机溶剂中的溶解度。

(3)酸性：鞣质有较多酚羟基，故其水溶液显弱酸性。

(4)还原性：鞣质极易被氧化，为强还原剂，可与一些高价金属离子和盐发生氧化还原反应。

(5)沉淀反应：鞣质与蛋白质结合反应是其最具特征性的反应之一。此外，鞣质还可以与生物碱、花色苷及多糖、磷脂、核酸等多种天然化合物发生复合反应。

4. 提取与分离　鞣质主要采取溶剂法、沉淀法及层析法等方法对其进行提取分离。

5. 生物活性　鞣质的生物活性主要包括抗氧化、抗菌、抗病毒、抗肿瘤等作用。

(二)海洋天然产物

1. 概述　海洋生物的特殊环境决定了海洋天然产物的多样性、复杂性和特殊性。海洋天然产物的结构千差万别，常见的化合物有萜类化合物、甾体化合物、多糖、蛋白质、脂肪烃等化合物及海洋生物特有的结构类型，其中许多具有抗真菌、抗病毒、止血、凝血、抗肿瘤等药理活性。

2. 海洋活性化合物

(1)海洋抗肿瘤物质：海鞘、海绵、海兔、软珊瑚等海洋生物的活性化合物主要是大环内酯、聚醚和海洋多肽等，具有抗肿瘤活性。

(2)神经作用物质：海洋毒素，如海兔毒素、石房蛤毒素、河豚毒素、海参毒素、芋螺毒素等，作用于离子通道，对神经系统发挥作用。

(3)心血管作用物质：岩沙海葵毒素、类水母毒素等具有降压、抗心律失常等作用。藻酸双酯钠具有降血脂，改善心脑供血等作用。

(4)抗 AIDS 海洋药物：从海绵中分离得到海洋萜类化合物，具有抑制 HIV 反转录酶活性且对病毒的装配和释放也有阻断作用。海藻硫酸多糖能够干扰 HIV 病毒吸附和渗入细胞，阻断病毒与靶细胞的结合，并可以与病毒结合形成无感染力的多糖病毒复合物。

(张　玉　师少军　吕永宁　黎维勇　马　力)

第二节　药物化学

一、概　论

(一)药物化学的定义、研究内容和任务

药物化学(medicinal chemistry)是一门发现与发明新药、合成化学药物、阐明药物化学性质、研究药物分子与机体细胞(生物大分子)之间相互作用规律的综合性学科。药物化学既要研究化学药物的化学结构特征、与此相联系的理化性质、稳定性,同时又要了解药物进入体内后的生物效应、毒副作用及药物进入体内的生物转化等化学-生物学内容。

药物化学的主要任务是通过对药物的相关研究,为有效利用现有化学药物提供理论基础,为生产化学药物提供先进、经济的方法和工艺,为创制新药探索新的途径和方法。

(二)化学结构与药理活性

药物从给药到产生药效是一个非常复杂的过程,药物化学结构与活性之间的构效关系建立在药剂相、药物动力相和药效相三个阶段。

化学结构决定理化性质,从而决定其药物动力学行为,并直接对药物的吸收、分布、蛋白质结合、肾排泄、重吸收、肝肠循环及代谢产生影响。

(三)药物名称

每一种药物都有其特定名称,相互间不能混淆。药物的命名应遵循国家《新药审批办法》的有关规定,药物名称包括通用名(汉语拼音)、化学名称(中文及英文)、商品名等。商品名称可申请专门保护。

二、中枢神经系统药物

中枢神经系统药物按治疗疾病或药物作用分类,主要有镇静催眠药、抗癫痫药、抗精神病药、抗抑郁药、镇痛药、神经退行性疾病治疗药物和中枢兴奋药等。

(一)镇静催眠药

1. 镇静催眠药的分类　镇静催眠药属于中枢神经系统抑制药物,按化学结构可分为巴比妥类、苯二氮类和其他类等。由于巴比妥类药物长期使用,易产生依赖性、耐受性和中枢抑制性等药品不良反应,故临床上主要用于抗癫痫。

2. 苯二氮䓬类药物的结构特点、理化性质、构效关系和临床常用药物

(1)结构特点:苯二氮䓬类药物具有一个苯环和一个七元亚胺内酰胺环骈合的苯二氮䓬类母核。目前临床上使用的大部分药物属于1,4-苯二氮-2-酮类化合物。

(2)理化性质:苯二氮䓬类的二氮环上具有内酰胺及亚胺结构,在酸性或碱性溶液中受热易水解,生成二苯甲酮衍生物和甘氨酸,这是引起该类药物不稳定、作用时间短的直接原因。

(3)构效关系(图5-1)

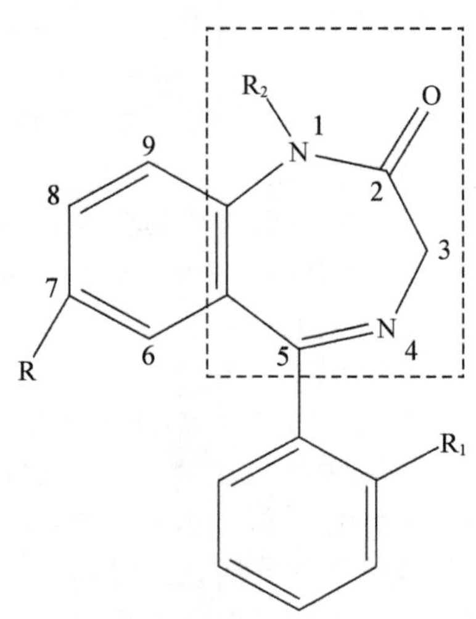

图5-1　苯二氮䓬类化合物构效关系

①七元亚胺内酰胺环为活性必需结构;

②R_2以长链烃基取代,如环氧甲基,可延长作用;

③1,2位骈上五元含氮杂环如咪唑和三唑环,可以增加1,2位的稳定性,对代谢稳定,也提高了药物与受体的亲和力,它们的镇静催眠和抗焦虑作用明显增强;

④1,2位酰胺键和4,5位亚胺键,在酸性条件下两者都容易发生水解开环反应,但是4,5位开环是可逆的,开环化合物进入肠道,因pH升高又闭环成原药,因此,4,5位间开环,不影响药物的生物利用度;

⑤若3位引入取代基则产生手性中心,临床上使用的苯二氮䓬类药物,右旋体的作用强于左旋体;

⑥4,5双键被饱和或骈入四氢噁唑环增加镇静

和抗抑郁作用；

⑦在分子结构的 C-7 位和 C-2′位（C-5 苯环取代的邻位）引入吸电子取代基，能显著增强活性。

（4）临床常用药物：地西泮（diazepam）又名安定，苯二氮䓬环上的内酰胺和亚胺结构，在酸性或碱性溶液中，加热易水解开环，生成 2-甲氨基-5-氯-二苯甲酮和甘氨酸，这一水解过程是苯二氮䓬类药物共有的反应。4，5 位亚胺键水解是可逆的，在酸性条件下水解开环，在中性和碱性条件下脱水闭环，因此不影响药物的生物利用度。

去甲安定类如奥沙西泮，水解产物具有芳伯氨基结构，经重氮化反应后与 β-萘酚耦合，生成橙色的偶氮化合物，可与 1 位甲基取代的苯二氮䓬药物如地西泮相区别。

（二）抗癫痫药

1. 抗癫痫药物的分类　目前临床上常用的抗癫痫药物，按化学结构可分为酰脲类、苯二氮䓬类、二苯并氮䓬杂类、GABA 类似物、脂肪羧酸类和磺酰胺类等。

2. 巴比妥类药物的结构特点、理化性质、构效关系

（1）结构特点：巴比妥类药物为丙二酰脲的衍生物。丙二酰脲也称巴比妥酸，由丙二酸二乙酯与脲缩合而成。巴比妥酸本身无治疗作用，当 5 位上的两个氢原子被烃基取代时才呈现活性。不同的取代基，起效快慢和作用时间不同。

（2）理化性质：巴比妥类药物在空气中较稳定，遇酸、氧化剂和还原剂，在通常情况下其环不会破裂；具有弱酸性，可溶于氢氧化钠和碳酸钠溶液中，在碳酸氢钠溶液中不溶；其钠盐不稳定，容易吸收空气中的二氧化碳而析出巴比妥类沉淀；具有水解性，互变异构分子双内酰亚胺结构比酰胺更易水解；具有成盐反应，其水溶液的钠盐可与某些重金属离子形成难溶性盐类，如与硝酸银作用生成一银盐，可溶于碳酸钠或氨试液，当继续加入过量的硝酸银时，则生成不溶性二银盐；具有颜色反应，与铜盐在有机胺-水溶液中可产生类似双缩脲的颜色反应，如与吡啶-硫酸铜溶液作用生成紫色络合物，可用于鉴别反应。

（3）构效关系（图 5-2）

①2 位的氧原子以硫原子替代，则脂溶性增加，极易分配到脑以外的其他脂肪及肌肉组织中，使脑中药物浓度快速下降，起效快；

②R_2 以甲基取代，可降低酸性和增加脂溶性，

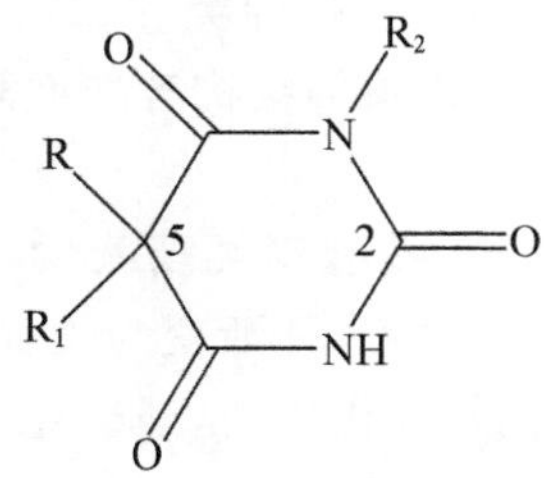

图 5-2　巴比妥类药物构效关系

起效快；如果两个氮上都引入甲基，则产生惊厥作用；

③N 上有烷基取代时，可使代谢减慢，从而延长作用时间；

④5 位的两个取代烃基，碳原子总数以 4～8 为最好，此时分配系数合适，具有良好的镇静催眠作用，碳数超过 10，作用产生过强，会出现惊厥作用；

⑤5 位取代基的不同影响药物的体内代谢速度，从而作用时间长短也不同，当 5 位取代基为饱和直链烷烃或苯环，则因不易被氧化而作用时间较长，当 5 位取代基为支链烷烃或不饱和烃基时，氧化代谢容易，易被排除。

3. 临床常用的抗癫痫药物　苯妥英钠（sodium phenytoin）为乙内酰脲类化合物，分子结构中具有环状酰脲结构，与碱加热可以分解产生二苯基脲基乙酸，最后生成二苯基氨基乙酸，并释放出氨气；其水溶液中加入二氯化汞，可生成白色沉淀，在氨试液中不溶，由于巴比妥类的药物所得沉淀溶于氨试液中，这一性质可用于乙内酰脲类与巴比妥类药物的鉴别。本品是治疗癫痫大发作和局限性发作的首选药，对小发作无效。

丙戊酸钠（sodium valproate）属于脂肪酸结构的抗癫痫药物，为不含氮的广谱抗癫痫药，对各种小发作的效果更好。

卡马西平（carbamazepine）为二苯并氮䓬杂类药物，其乙醇溶液在 235mm 和 285nm 波长处有最大吸收，可用于定性和定量鉴别；其具有引湿性，片剂在潮湿环境中表面硬化；长时间光照变色，固体表面由白色变成橙色，故应避光保存。本品临床用于治疗癫痫大发作和综合性局灶性发作，对失神发作无效。

（三）抗精神病药

1. 抗精神病药物的分类　抗精神病药可根据化学结构，按母核不同分成如下几类：吩噻嗪类、噻吨类（硫杂蒽类）、丁酰苯类、二苯氮䓬类、苯甲酰胺

类等。其中吩噻嗪类、噻吨类和二苯氮䓬类统称为三环类，均是由吩噻嗪的结构改造而来。

2. 吩噻嗪类

(1)一般性质：吩噻嗪类药物的吩噻嗪母核易被氧化，在空气中放置，逐渐变为红棕色，日光及重金属离子对氧化有催化作用，遇氧化剂则被迅速氧化破坏。口服或注射给药吩噻嗪类药物后，有部分患者在日光强烈照射下会发生严重的光化毒过敏反应，皮肤出现红疹，这是吩噻嗪类药物的毒副作用之一。

(2)吩噻嗪类构效关系(图 5-3)

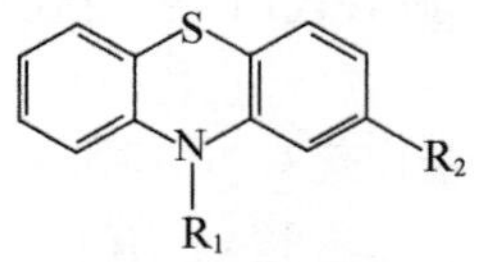

S N R_2 R_1

图 5-3　吩噻嗪类抗精神病药物构效关系

以氯丙嗪为先导化合物，对吩噻嗪类药物进行结构改造。结构改造的部位集中在以下三方面。

①吩噻嗪环只有 2 位引入吸电子基团时可增强活性。

②母核上的 10 位 N 原子与侧链碱性氨基之间相隔 3 个直链碳原子时作用最强，是吩噻嗪类抗精神病药的基本结构。

③侧链末端的碱性基团常为叔胺，如二甲氨基；也可为氮杂环，以哌嗪取代作用最强。侧链还与副作用有关。

3. 丁酰苯类　丁酰苯类与吩噻嗪类的基本结构差别很大，但两者侧链部分有相似之处，如丁酰苯类中的 Ar-C-C-C-C-N 结构与吩噻嗪类的 Ar-N-C-C-C-N 结构十分相似。丁酰苯类具有抗精神病作用的基本结构是与羰基相连的 3 个碳原子的末端再连上 1 个叔胺。

4. 硫杂蒽类　硫杂蒽类是将吩噻嗪环上的氮原子换成碳原子，并通过双键与侧链相连形成的一类化合物，也称为噻吨类。与吩噻嗪类相比，镇静作用较弱，但有一定的抗焦虑和抗抑郁作用，对伴有焦虑和抑郁的精神病性障碍该类药物属于首选药物。

硫杂蒽类的母核与侧链以双键相连，因此有几何异构体存在。以侧链与母核 2 位取代基在同一边者为 Z 型(顺式)，相反，以侧链与母核 2 位取代基为异边者成为 E 型(反式)。通常顺式异构体的活性大于反式异构体。

(四)抗抑郁药

抗抑郁药主要分为四大类，即三环类抗抑郁药、单胺氧化酶抑制药、选择性 5-HT 再摄取抑制药、非典型抗抑郁药。

1. 三环类抗抑郁药　三环类抗抑郁药结构中均含有三环母核，一个含 7 个元素的杂环两边各连接一个苯环。侧链末端的氨基结构影响药物的抗抑郁作用；三环类母核与药理活性相关，具有中间七元环的三环类化合物扭曲程度越大，抑制去甲肾上腺素重摄取作用越强，因此其精神松弛作用也较强，可用于治疗抑郁症。代表药物有盐酸丙咪嗪、盐酸阿米替林等。

2. 单胺氧化酶抑制药　吗氯贝胺属于苯甲酰胺类衍生物，通过可逆性地抑制单胺氧化酶(MAO)，产生抗抑郁作用；异卡波肼为非选择性 MAOI，与 MAO-A 与 B 产生不可逆性结合作用，起到抗抑郁作用；托洛沙酮为噁唑烷酮类衍生物，具有新型结构的抗抑郁药，其作用机制为选择性地抑制 MAO-A 活性，产生抗抑郁作用。

(五)镇痛药

镇痛药根据结构和来源又可分作吗啡生物碱、半合成和全合成的镇痛药三大类。

1. 吗啡及其衍生物　盐酸吗啡结构中由 5 个环稠合，含有 5 个手性碳，具有旋光性，天然存在的吗啡为左旋体。本品在酸性溶液中加热，可脱水并进行分子重排，生成阿扑吗啡，阿扑吗啡具有邻苯二酚结构，极易被氧化，可用稀硝酸氧化成邻苯二醌而显红色，用作鉴别。本品水溶液在酸性条件下稳定，在中性或碱性下易被氧化，故配制盐酸吗啡注射液时，应调整 pH 3～5，并充入氮气，加焦亚硫酸钠、亚硫酸氢钠等抗氧剂，使其保持稳定；本品具还原性，在光照下能被空气氧化，可生成伪吗啡和 N-氧化吗啡，伪吗啡的毒性较大，故本品应避光，密闭保存；本品水溶液与中性三氯化铁试液反应显蓝色，与甲醛硫酸反应显蓝紫色(Marquis 反应)，与钼硫酸试液反应呈紫色，继而变为蓝色，最后变为绿色(Frohde 反应)。本品临床主要用于抑制剧烈疼痛，亦用于麻醉前给药。

2. 合成镇痛药　合成镇痛药按化学结构类型可分为吗啡喃类、苯并吗喃类、哌啶类、氨基酮类等几大类。代表药物盐酸哌替啶(pethidine hydrochloride)为第一个合成镇痛药，具有酯类的特性，在酸催化下易水解，pH 4 时最稳定，短时煮沸不致分解。本品起效快，作用时间短，常用于分娩时镇痛，对新生儿的呼吸抑制作用较小。

3. 阿片样镇痛药的构效关系 见图 5-4。

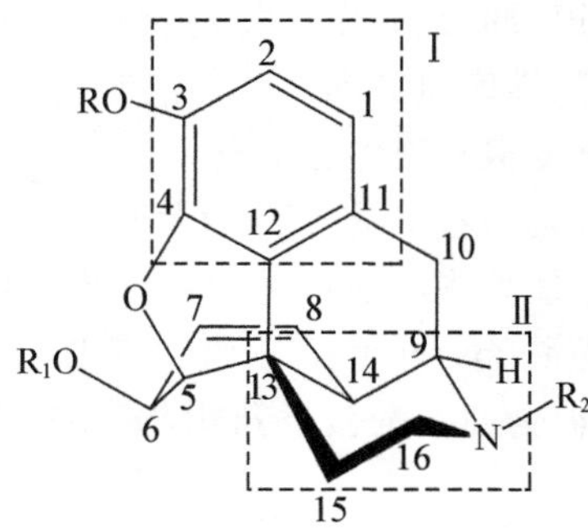

图 5-4 阿片样镇痛药的构效关系

①Ⅰ和Ⅱ为基本结构；②3 位的酚羟基被醚化、酰化，活性及成瘾性均下降，酚羟基为必须基团；③6 位的羟基被烃基化、酯化、氧化成酮或去除，活性及成瘾性均增加；④7，8 位的双键可被还原，活性及成瘾性均增加；⑤16 位的 N 为镇痛活性的关键，可被不同取代基取代，可从激动剂转为拮抗药

（六）神经退行性疾病治疗药

1. 抗帕金森病药 抗帕金森病药可以分为拟多巴胺药、外周脱羧酶抑制药、多巴胺受体激动药、多巴胺加强药和其他药物。

左旋多巴（levodopa）为拟多巴胺药，结构中有一个手性中心，临床用 L-左旋体。由于其具有邻苯二酚结构，极易被空气中的氧氧化变色。水溶液久置后，可变黄、红紫，直至黑色，高温、光、碱和重金属离子可加速其变化。本品注射液常加 L-半胱氨酸盐酸盐作抗氧化剂，变黄则不能供临床使用。其广泛用于治疗各种类型帕金森病患者，无论年龄、性别差异和病程长短均适用。

2. 抗阿尔茨海默病药物 目前治疗阿尔茨海默病采用的特异性治疗策略是增加中枢胆碱能神经功能，其中胆碱酯酶抑制剂效果相对肯定。盐酸多奈哌齐（donepezil hydrochloride）为六氢哌啶衍生物，属叔胺类乙酰胆碱酯酶抑制剂，易于透过血脑屏障进入脑内。临床应用外周不良反应少，患者耐受性好。

（七）中枢兴奋药

中枢兴奋药物按其作用可分为大脑皮质兴奋药、延髓兴奋药、脊髓兴奋药和反射性兴奋药等。

咖啡因（caffeine）为黄嘌呤类药物，具有以下性质：①具有黄嘌呤的特征反应，即紫脲酸胺反应；②弱碱性，与强酸成盐也不稳定，立即水解；③结构中含有酰脲，不稳定。与苯甲酸钠的盐为苯甲酸钠咖啡因（安钠咖），水溶性增大，可用作注射剂。本品 N 去甲基分解产生代谢产物副黄嘌呤、可可碱和茶碱。具有中枢兴奋作用，小剂量增加大脑皮质的兴奋过程，清醒凝神，消除疲劳，改善思维活动；加大剂量则有兴奋延髓呼吸中枢及血管运动中枢的作用。

尼可刹米（nikethamide）为油状液体，能与水任意混合。具有酰胺结构，一般条件下稳定，与碱共热可发生水解。本品含吡啶，与碱石灰共热，水解放出吡啶特臭味。本品为中枢兴奋药，临床用于治疗中枢性呼吸及循环衰竭。

三、外周神经系统药物

（一）拟胆碱药

1. 胆碱受体激动药

（1）胆碱酯类 M 受体激动药的构效关系：乙酰胆碱分子可分解为季铵基、亚乙基桥、乙酰氧基三个部分（图 5-5）。

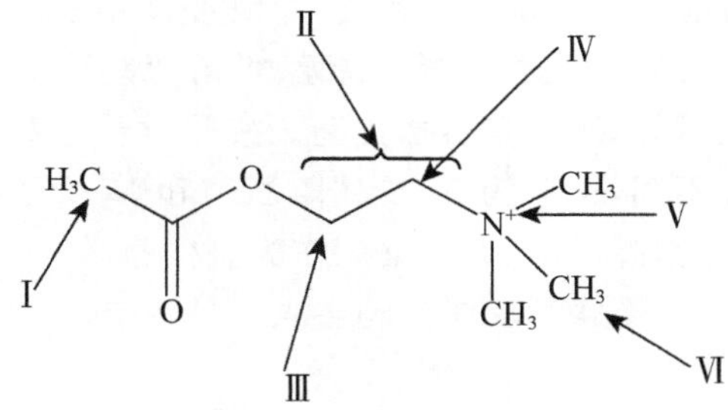

图 5-5 胆碱酯类 M 受体激动药的构效关系

Ⅰ中的甲基被乙基或苯基取代活性下降，被氨甲酰基取代使酯键稳定；

Ⅱ中以两个碳原子长度为最好；

Ⅲ中若被甲基取代，N 样作用大为减弱，M 样作用与乙酰胆碱相当；

Ⅳ中若有甲基取代可阻止胆碱酯酶的作用，延长作用时间，且 N 样作用大于 M 样作用；

Ⅴ中带正电荷的氮是活性必需的；

Ⅵ中氮上以甲基取代为最好，若以氢或大基团如乙基取代则活性降低，若以三个乙基取代则表现为抗胆碱活性。

（2）胆碱受体激动药重点药物：毛果芸香碱属叔胺类化合物，但在体内仍以质子化的季铵离子为活性形式。其内酯环在碱性条件下可被水解开环，生成无药理活性的毛果芸香酸钠盐而溶解。在碱性条件下，C3 位发生差向异构化，生成无活性的异毛果芸香碱。

2. 乙酰胆碱酯酶抑制药　乙酰胆碱酯酶抑制药不与胆碱受体直接相互作用，属于间接拟胆碱药，其抑制作用可分为可逆性和不可逆性。此类药物均为叔胺类或季胺类化合物，其中叔胺类以中枢作用为主，季胺类则主要表现外周作用。

毒扁豆碱（physostigmine）为斜方棱形晶体或小叶片状簇晶。$pKa_1=6.12$，$pKa_2=12.24$。易溶于乙醇、苯和三氯甲烷，微溶于水。其水杨酸盐为针状结晶，可溶于水、乙醇、三氯甲烷和乙醚。

对其进行结构改造发现，用芳香胺代替三环结构，引入季铵离子既可增强与胆碱酯酶的结合，又可降低中枢作用。此外，N-甲基氨基甲酸酯稳定性较差，易水解而失去活性，经改变成 N，N-二甲基氨基甲酸酯后则不易水解。基于结构改造，陆续发现了疗效更好的溴新斯的明及其类似物溴吡斯的明和苄吡溴铵等。

（二）抗胆碱药

抗胆碱药通常分为两类：①M 受体拮抗药。临床用于治疗消化性溃疡、散瞳、平滑肌痉挛导致的内脏绞痛等；②N 受体拮抗药。按照对受体亚型的选择性不同，可分为 N_1 受体阻断药和 N_2 受体阻断药，前者为降压药，后者临床作为肌松药。

1. M 受体拮抗药结构特点　见图 5-6。

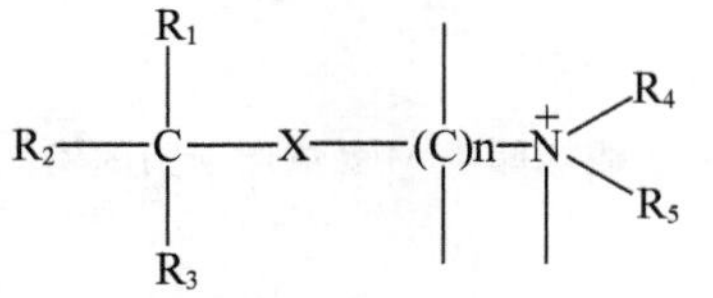

图 5-6　M 受体拮抗药结构特点

M 受体拮抗药的结构特点为分子的一端有正离子基团，另一端有较大的环状基团，两者之间为一定长度的结构单元，同时分子中特定位置存在羟基等，可增加与受体的结合。

2. M 受体拮抗药代表药物　生物碱类 M 受体拮抗药主要有阿托品、东莨菪碱、山莨菪碱、樟柳碱和颠茄等，其基本结构为托品酸的叔胺生物碱酯。

合成 M 受体拮抗药按结构可分为氨基醇酯类、氨基醇类、氨基醚类、氨基酰胺类和氨基酚类等。

3. N 受体拮抗药　N 受体拮抗药按照结构分为四氢异喹啉类和甾类。四氢异喹啉类药物临床应用主要为多库溴铵和米库溴铵，前者为长效制剂，后者为短效制剂。甾体类药物临床应用的主要为泮库溴铵、维库溴铵等。

（三）肾上腺素受体激动药

1. 肾上腺素受体激动药的构效关系

肾上腺素受体激动药的构效关系：该类药物化学结构均为胺类，同时部分药物又具有儿茶酚结构，因此又称为儿茶酚胺类药物（图 5-7）。

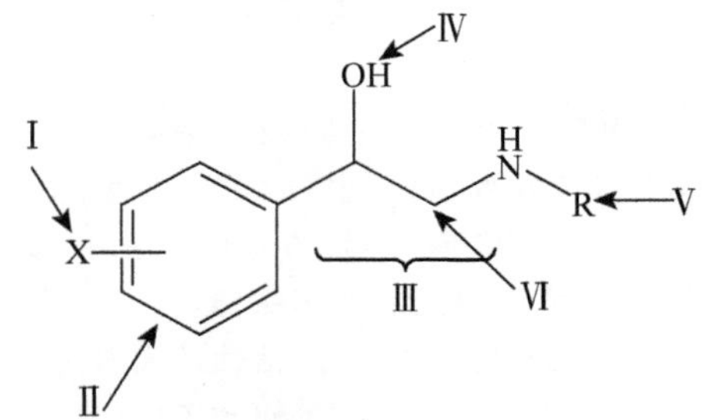

图 5-7　肾上腺素受体激动药的构效关系

Ⅰ若为苯环上酚羟基取代使作用加强，尤以 3，4 位羟基最明显；

Ⅱ中若苯环被其他环状结构取代，外周作用仍保留，但中枢兴奋作用降低；

Ⅲ中的碳链长度以两个原子为最佳，碳链延长或缩短均使作用降低；

Ⅳ中通常含有羟基取代基，其绝对构型以 R-构型为活性异构体；

Ⅴ中 N 上取代基对 α 和 β 受体效应的相对强弱有显著影响，当取代基由甲基替代为叔丁基时，α 受体效应减弱，β 受体效应增强，且对 β_2 受体的选择性也提高；

Ⅵ中若被一个甲基取代，外周拟肾上腺素作用减弱，而中枢兴奋作用增强，作用时间延长。

2. 临床上常用的肾上腺素受体激动药

（1）α 和 β 受体激动药：肾上腺素和多巴胺中都具有邻苯二酚结构，易被氧化，生成肾上腺素红，继而生成棕色多聚体。因此本类药物制剂中应加入抗氧剂，同时避光并避免与空气接触。肾上腺素水溶液可发生消旋化，消旋化速度与 pH 有关，应注意控制 pH。天然肾上腺素受体激动药和合成药物的 β 碳均为左旋体，其活性比右旋体强约 12 倍，消旋体的活性只有左旋体的一半。

麻黄碱的化学结构中苯环上无酚羟基取代，不受儿茶酚氧位甲基转移酶的影响，作用时间比肾上腺素延长，并且可以口服。由于苯环上没有酚羟基，麻黄碱的极性降低，容易通过血脑屏障，因而具有较强的中枢兴奋作用。麻黄碱的 α 碳上带有一个甲基，使其稳定性增加，作用时间延长，中枢毒性增大。麻黄碱具有 α-氨基-β-羟基化合物特征反应，被高锰酸钾、铁氰化钾等氧化生成苯甲醛和甲胺，前者具有特臭，后者可使红石蕊试纸变蓝。

（2）α 受体激动药：α_1受体激动药又可分为苯乙胺衍生物及咪唑啉类似物两类。α_2 受体激动药分为 2-氨基咪唑啉类和胍类衍生物等。

苯乙胺类 α_1受体激动药主要有间羟胺、甲氧明和去氧肾上腺素等，这类化合物结构中由于无儿茶酚结构，因此作用时间比儿茶酚胺类药物长，可以口服。

咪唑啉类 α_1受体激动药属于构型受限的苯乙胺类似物，主要有赛洛唑啉、羟甲唑啉、四氢唑啉和耐甲唑啉等。这类化合物中都具有苯乙胺的基本骨架，苯环邻位和对位较大亲脂性取代基的存在能够提高药物对 α_1受体的选择性。

（3）β 受体激动药

苯乙胺类肾上腺素受体激动药药物分子结构中 N 上的取代基逐渐增大时，α 受体效应减弱，β 受体效应逐渐增强。同时 N 上不同的取代基对 β 受体亚型的选择性也不同，N-叔丁基通常增强对 β_2受体的选择性，可以大大降低和消除一系列的心脏毒性，而 N-异丙基只产生一般 β 受体激动药的作用。

（四）肾上腺素受体拮抗药

1. *α 受体拮抗药*　临床常用的非选择性 α 受体拮抗药有酚妥拉明、酚苄明和妥拉唑啉等，选择性 α_1受体拮抗药有哌唑嗪、特拉唑嗪等，选择性 α_2 受体拮抗药有育亨宾等。

（1）非选择性 α 受体拮抗药：酚苄明是 β-氯乙氨类化合物，结构中含有一个卤代烷基，在生理 pH 条件下，可发生分子内的环化生成具有高度反应性的三元环状乙撑亚胺离子，与 α 受体共价结合，为不可逆的 α 受体阻断药，是长效的 α 受体阻断药。酚妥拉明和妥拉唑啉化学结构中均含有咪唑，它们以氢键、离子键或范德华力与 α 受体结合，是短效的 α 受体阻断药。

（2）选择性 α_1 受体拮抗药：哌唑嗪是第一个被发现的 α_1受体拮抗药，后来又发现的选择性 α_1受体拮抗药主要有两类：一类是哌唑嗪衍生物，如特拉唑嗪、阿夫唑嗪等；一类是苯丙胺的衍生物，如坦洛新等。

盐酸哌唑嗪虽然是盐酸盐化合物，但在水中不溶。特拉唑嗪与哌唑嗪在化学结构上的区别仅在于哌嗪环氮原子上取代基的不同，特拉唑嗪将呋喃环替换为四氢呋喃，从而亲水性增加，与 α_1 受体亲和力减小，毒性较低，半衰期比哌唑嗪延长。阿夫唑嗪与哌唑嗪的区别在于以丙二胺的开链结构代替了哌嗪环。

（3）选择性 α_2 受体拮抗药：育亨宾是从植物萝芙木根中提取的一种吲哚生物碱，是最早应用的 α_2 受体拮抗药。

2. *β 受体阻断药*　β 受体阻断药按照化学结构可以分为苯乙醇胺类和芳氧丙醇胺类。

（1）β 受体阻断药的构效关系（图 5-8）。

β 受体阻断药中芳氧丙醇胺类药物和苯乙醇胺类药物的结构中均具有芳环、仲醇胺侧链和 N-取代物。其构效关系如下：①芳氧丙醇胺类和苯乙醇胺类药物结构中的芳环部分可以为苯、萘、芳杂环和稠环等，芳环上取代基的位置与 β 受体拮抗作用的选择性有关；②芳氧丙醇胺类药物中与醇羟基相连接碳的 S 构型异构体活性强，R 构型异构体活性降低或消失，而苯乙醇胺类药物中与醇羟基相连接碳的 R 构型异构体活性强，S 构型异构体活性降低或消失；③芳氧丙醇胺类药物中的 O 被 S、CH_2 或 NCH_3 取代，作用降低；④芳氧丙醇胺类药物和苯乙醇胺类药物中 N-取代基常为仲胺结构，其中以异丙基或叔丁基取代效果较好，烷基碳原子数太少（小于 3）或 N，N-双取代，常使活性下降。

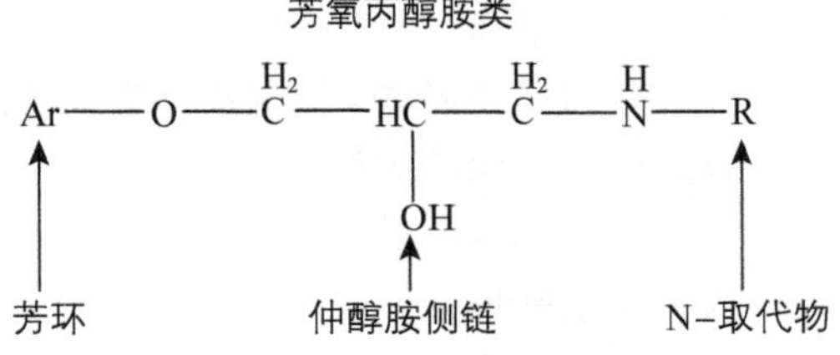

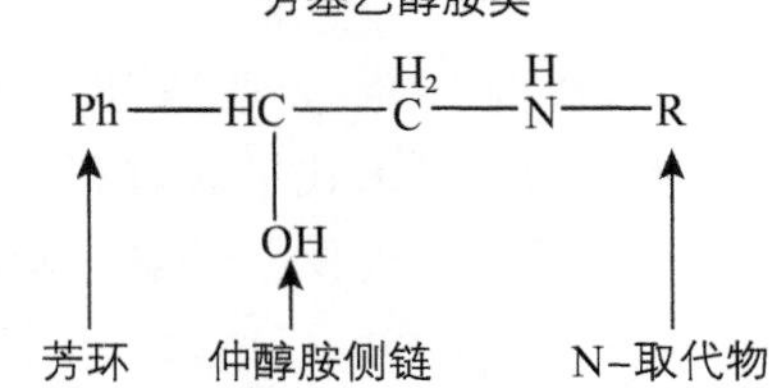

图 5-8　β 受体阻断药的构效关系

(2)β受体阻断药重点药物：普萘洛尔(propranolol)结构中含有芳氧丙醇胺结构和萘环，遇光易氧化变质，发生异丙氨基侧链氧化；含一个手性碳原子，左旋体活性强，临床上用外消旋体；与硅钨酸试液反应生成淡红色沉淀，可供鉴别用。

(五)H_1受体拮抗药

1. H_1受体拮抗药的结构类型　按作用特点分两类：经典的 H_1受体拮抗药，有中枢镇静副作用；非镇静性 H_1受体拮抗药，对 H_1受体选择性高、无镇静作用。

按化学结构分为乙二胺类、氨基醚、丙胺类、哌嗪类和三环类等。

2. H_1受体拮抗药重点药物　西替利嗪(cetirizine)结构中存在一个手性中心，左旋体对 H_1受体的拮抗活性比右旋体强，临床用其消旋体。本品结构中存在羧基，易离子化。

氯苯那敏(chlorphenamine)为丙胺类，呈碱性，可成盐，易溶于水。化学结构中有一个叔胺基，有叔胺的特征性反应。具有升华性。分子结构中含有 1 个手性碳，两个对映异构体，右旋体(S)活性高于左旋体(R)，药用其消旋体。

盐酸赛庚啶(cyproheptadine)属三环类，分子结构中有哌啶环，与盐酸成盐，水溶液显酸性。

(六)局部麻醉药

局部麻醉药的化学结构由三部分构成：亲脂性的芳香环、中间连接部分和亲水性的胺基。根据中间连接部分的不同又可以分为酯类和酰胺类(图 5-9)。但也有少数局部麻醉药除外。临床常用的酯类局部麻醉药有普鲁卡因、可卡因、丁卡因等；临床常用的酰胺类局部麻醉药有利多卡因、辛可卡因等。

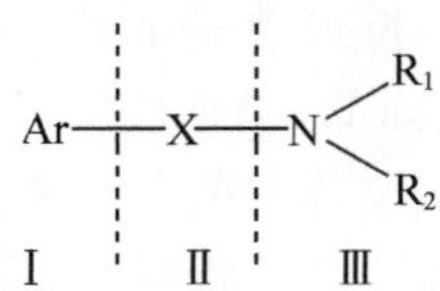

图 5-9　局部麻醉药的构效关系

亲脂性部分Ⅰ可以为芳烃、芳杂环，但以苯环的作用较强；苯环上有给电子取代基时有利于两性离子形成，作用增强；芳环上有吸电子取代基时活性下降。

中间连接部分与麻醉药作用持效时间及作用强度有关。作用时间顺序为：

$$-\overset{O}{\overset{\|}{C}}-\overset{H_2}{C}- > -\overset{O}{\overset{\|}{C}}-\overset{H}{N}- > -\overset{O}{\overset{\|}{C}}-S- > -\overset{O}{\overset{\|}{C}}-O-$$

作用强度顺序为：

$$-\overset{O}{\overset{\|}{C}}-S- > -\overset{O}{\overset{\|}{C}}-O- > -\overset{O}{\overset{\|}{C}}-\overset{H_2}{C}- > -\overset{O}{\overset{\|}{C}}-\overset{H}{N}-$$

中间连接部分中酯键与 N 原子之间的碳原子数以 2～3 个为最好。

亲水部分Ⅲ中可以为仲胺和叔胺，仲胺刺激性较大，季铵由于具有箭毒样作用而不用，多为叔胺。烷基以 3～4 个碳原子作用最强，烷基可以为脂环胺，其中以哌啶的作用最强。

局部麻醉药的重点药物

(1)普鲁卡因(procaine)属于芳酸酯类，含有酯键，易被酸、碱和体内酯酶水解。水解后生成对氨基苯甲酸和二乙氨基乙醇。化学结构中具有芳伯氨基，易被氧化变色，pH、温度、紫外线、氧、重金属离子均可加速其氧化。可发生重氮化-偶合反应。

(2)利多卡因(lidocaine)化学结构中含有酰胺键，但由于邻位有两个甲基，空间位阻的作用阻碍其水解；对酸和碱较稳定，一般条件下较难水解，比盐酸普鲁卡因稳定。盐酸利多卡因化学结构中含有叔胺结构，具有生物碱样性质，与三硝基苯酚试液生成白色沉淀。

四、循环系统药物

(一)钙通道阻滞药

1. 1,4 二氢吡啶类钙通道阻滞药及其构效关系

(1)临床常用的 1,4 二氢吡啶类钙通道阻滞药：硝苯地平(nifedipine)为黄色无臭无味的结晶性粉末，结构中苯环与二氢吡啶环在空间几乎相互垂直，这种构象对钙拮抗作用是必要的。本品 1,4 二氢吡啶环两侧取代基互为对称。

(2)1,4 二氢吡啶类钙通道阻滞药的构效关系(图 5-10)

Ⅰ中邻、间位有吸电子基团时活性较佳，对位取代活性下降；

Ⅱ为活性必需，若为乙酰基或氰基活性降低，若为硝基则激活钙通道；

Ⅲ为二氢吡啶环，是活性必需的，变成吡啶环或六氢吡啶环活性消失；

Ⅳ中 3,5 位取代基不同，则使 4 位碳原子形成手性中心，酯基大小对活性影响不大，但不对称酯

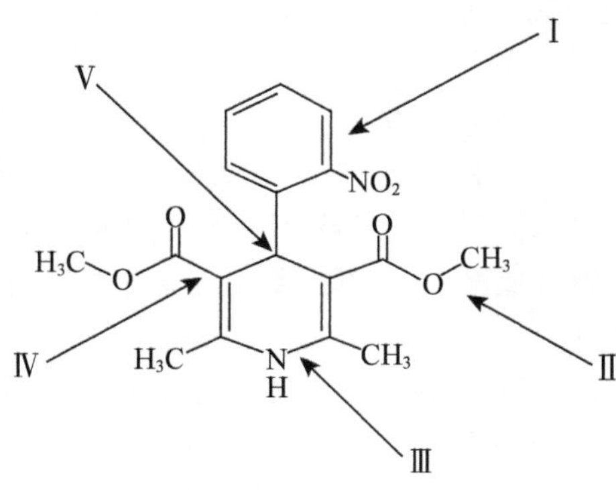

图 5-10　1,4 二氢吡啶类钙通道阻滞药的构效关系

基影响作用部位；

Ⅴ中取代基与活性关系依次为(增加)：H＜甲基＜环烷基＜苯基或取代苯基。

2. 苯并硫氮䓬类钙通道阻滞药　盐酸地尔硫䓬(diltiazem hydrochloride)为苯并硫氮䓬类衍生物，分子结构中有两个手性碳原子 C_2 和 C_3，且 2、3 位两个取代基为顺式，C_2 和 C_3 均为 S 构型。地尔硫䓬具有四个立体异构体，即反式 D-和 L-异构体，以及顺式 D-和 L-异构体，其中以顺式 D-异构体活性最高，其活性大小顺序依次为顺式 D-＞顺式 DL-＞顺式 L-＞反式 DL-体。冠脉扩张作用对顺式 D-异构体具立体选择性，临床仅用其顺式 D-异构体。

3. 苯烷基胺类钙通道阻滞药　苯烷基胺类钙通道阻滞药包括维拉帕米及其衍生物噻帕米和加洛帕米，其结构都是通过两条多取代的苯烷基链与氮原子相连。噻帕米和加洛帕米均为维拉帕米的衍生物。

维拉帕米(verapamil)是由叔氮原子连接两条多取代的苯烷基链形成近乎对称的叔胺化合物。本品呈弱碱性，pKa＝8.6。其化学结构中含有叔胺基，水溶液加硫氰酸铬铵试液，即生成淡红色沉淀。

维拉帕米有 R(＋)和 S(-)两种对映异构体，其中 R(＋)异构体能使冠脉血流量增加而用于治疗心绞痛，而 S(-)则是室上性心动过速患者的首选药。

(二)钠、钾通道阻滞药

1. 钠通道阻滞药

(1) 钠通道阻滞药的分类：根据 1971 年 Vaughan Williams 对抗心律失常药的分类方法，钠通道阻滞剂属于该分类方法中的Ⅰ类抗心律失常药。该类药物因其通道阻滞选择性和通道阻滞特性不同，又被分为Ⅰa、Ⅰb、和Ⅰc 三种类型。

(2) 钠通道阻滞药的重点药物：硫酸奎尼丁(quinidine sulfate)分子结构中有两个氮原子，为二元碱，喹啉环上氮原子碱性较弱(pKa_1＝5.4)，不易与酸成盐，喹核碱环上的叔氮原子碱性较强(pKa_2＝10.0)。本品在体内的代谢途径有喹核碱环的 2 位及喹啉环的 2′位发生羟基化、*O*-去甲基化和双键发生加成反应等，还有一部分以原药排泄。

2. 钾通道阻滞药

(1) 钾离子通道阻滞药的分类：这里讨论的钾通道阻滞药又称为延长动作电位时程药或复极化抑制药。它是属于 Vaughan Williams 抗心律失常药分类法中的第Ⅲ类抗心律失常药。常见的有胺碘酮、溴苄胺、N-乙酰普鲁卡因胺、索他洛尔及改造的多非利特、阿齐利特等。

(2) 钾离子通道阻滞药的重点药：胺碘酮(amiodarone)结构中含羰基，加乙醇溶解后，加 2,4-二硝基苯肼的高氯酸溶液，反应生成黄色的胺碘酮 2,4-二硝基苯腙沉淀。本品为碘代化合物，加硫酸微热、分解、氧化产生紫色的碘蒸汽。

(三)强心药

1. 强心药的分类　临床上常用的强心药物有以下几类：①强心苷类：如地高辛；②磷酸二酯酶抑制剂类：如氨力农、米力农；③儿茶酚胺类：如多巴酚丁胺；④钙敏化药类：如匹莫苯。

2. 强心苷类的重点药物　地高辛(digoxin)属于强心甾烯类，即甾核 C_{17} 位连接的是五元不饱和内酯环。本品不饱和内酯环上的 α-氢很活泼，可与碱性三硝基苯酚试液形成有色的络合阴离子，称为 Bajet 反应，该络合物最大吸收波长为 495nm，此性质可用于含量测定。

3. 强心苷类药物构效关系(图 5-11)

Ⅰ中碳 17 位上的 α、β-不饱和内酯环为活性必需，若内酯环在 α 位上，或成饱和内酯环，则强心作用减弱或消失；

Ⅱ中将 14β-OH 变成 14α-OH 或脱去羟基使 D 环成为不饱和环，活性消失；

Ⅲ中苷元 3β-OH 为活性必需，变成 3α-OH 则无强心作用；

Ⅳ中与苷元 3β-OH 连接，主要影响药动学性能。糖基除葡萄糖外，多为稀有糖，并以 β-1,4 苷键连接，一般以三糖苷活性最差。

(四)NO 供体药物

NO 供体药物在体内释放出外源性 NO 分子，

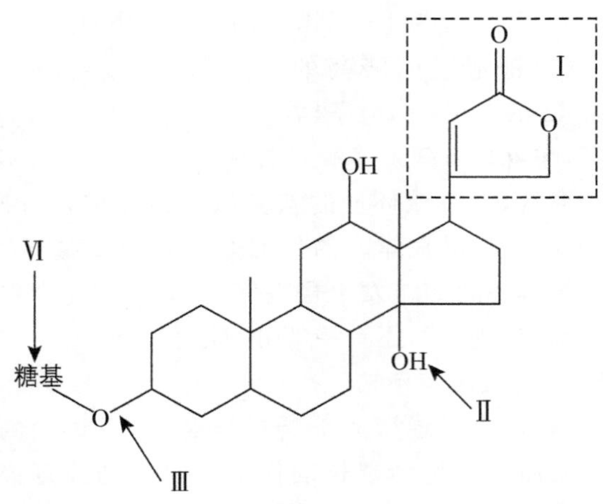

图 5-11　强心苷类药物构效关系

是临床上治疗心绞痛的主要药物。本类药物主要包括有机硝酸酯类和非硝酸酯类(潜在 NO 供体药物)。有机硝酸酯类是经典的血管扩张药,包括有机硝酸酯类和有机亚硝酸酯类。非硝酸酯类主要有硝普钠和吗多明。

硝酸异山梨酯(isosorbide dinitrate)结晶具有稳定型和不稳定型两种,药用其稳定型。不稳定型在30℃放置数天后,即转变为稳定型。本品在室温干燥状态下比较稳定,在强热或撞击下,会发生爆炸;在酸、碱溶液中,硝酸酯容易水解,生成脱水山梨醇及亚硝酸。

(五)血管紧张素转化酶抑制药及血管紧张素Ⅱ受体拮抗药

1. 血管紧张素转化酶抑制药　血管紧张素转化酶抑制药代表药物是卡托普利(captopril)。本品是一种白色或类白色结晶粉末,略带有大蒜气味。有两种晶型,一种为不稳定的,熔点较低;另一种为稳定型,熔点较高。具有酸性,其巯基也显示一定弱酸性。

2. 血管紧张素Ⅱ受体拮抗药　这类药物主要有氯沙坦,以及之后的联苯四唑类的坎地沙坦、厄贝沙坦、奥美沙坦、缬沙坦,和非联苯四唑类的依普沙坦、替米沙坦等。

氯沙坦(losartan)是由三部分组成——四氮唑环、联苯及咪唑环。咪唑环2位有一个丁基,4位有氯代,5位有一个羟甲基。四氮唑环上的1位氮原子有一定酸性,可与碱成盐。本品药用其钾盐。

(六)调血脂药及抗动脉粥样硬化药

人体高脂血症主要是 VLDL 和 LDL 增多,根据作用效果不同,可将调血脂药分为羟甲戊二酰辅酶A还原酶抑制药,以及影响胆固醇和三酰甘油代谢药物两大类。

1. 羟甲戊二酰辅酶A还原酶抑制药　血浆中胆固醇来源有外源性和内源性两种途径。通过抑制羟甲戊二酰辅酶A(HMG-CoA)还原酶,则内源性胆固醇合成减少。典型代表是他汀类药物,如洛伐他汀等。

洛伐他汀(lovastatin)结晶固体在储存过程中,其六元内酯环上羟基发生氧化反应生成二酮吡喃衍生物。本品水溶液,特别是在酸、碱条件下,其内酯环能迅速水解,其产物羟基酸为较稳定化合物,水解反应伴随的副作用较少。本品是一种无活性前药,需在体内将内酯环水解成开链的β-羟基酸衍生物才有抑酶活性。

2. 影响胆固醇和三酰甘油代谢药物　本类药物有苯氧基烷酸类及其他类,包括烟酸类、胆汁酸结合树脂类、甲状腺素类、胆固醇吸收抑制药类等。

(1)苯氧基烷酸类构效关系(图 5-12)和重点药物:典型代表为吉非贝齐、非诺贝特等。吉非贝齐特点是能降低三酰甘油、VLDL、LDL 的同时还能升高 HDL。同类药物还有苄氯贝特、降脂铝、普拉贝脲和双贝特等。

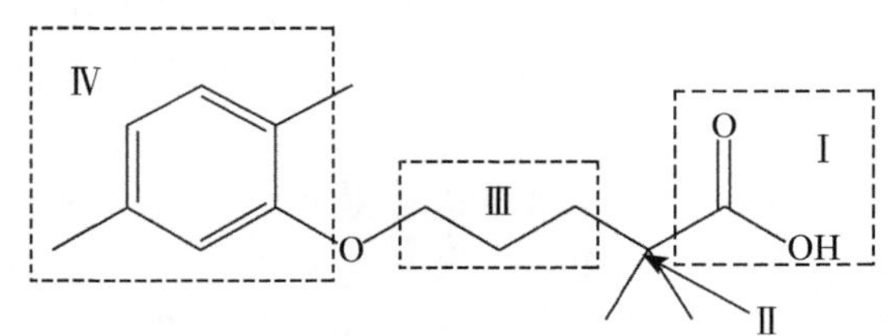

图 5-12　苯氧基烷酸类构效关系

Ⅰ为短链脂肪酸或酯,是活性必需基团;

Ⅱ中碳原子上有双甲基取代,降脂作用最强;

Ⅲ含三个以上碳原子的碳链为最佳;

Ⅳ中苯环的2,5位或3,5位以甲基、甲氧基、氯双取代,有强降三酰甘油作用,双甲基取代降脂作用最强,三甲基、不同烃基、氯甲基取代活性减弱。

(2)烟酸类及其他类:烟酸是一种B族维生素,临床上用于糙皮病及类似维生素缺乏症。其不良反应主要由羧基引起的,将羧基转变成酯(烟酸肌醇酯等),或者转变成酰胺(烟酰胺等),使成为前药,需在体内转变为烟酸才有效,这样可以减少烟酸的一些不良反应。

考来烯胺为强碱性阴离子交换树脂,在肠道内通过离子交换作用，与胆酸结合而排出，可以促使胆固醇转化为胆酸，使血中胆固醇含量降低。这类药物不溶于水，不被吸收，副作用小，缺点是剂量大，可出现恶心、腹胀等症状。

五、内脏系统药物

内脏系统药物主要介绍以下四大类：作用于呼吸系统的药物、作用于消化系统的药物、影响血液及造血系统的药物以及作用于泌尿和生殖系统的药物。

(一)呼吸系统的药物

本部分主要讲述镇咳祛痰药以及平喘药。

1. 镇咳祛痰药　咳嗽和咳痰是呼吸系统的常见症状，通常由感染性炎症、变态反应等疾病引起。镇咳祛痰药可消除或缓解症状，有利于相关疾病的治疗。

(1)镇咳药：药物可抑制咳嗽反射的各个环节而起到镇咳的作用。依据作用部位不同分为中枢性和外周性镇咳药两大类。

磷酸可待因(codeine phosphate)为中枢性镇咳药，化学结构为吗啡 3-位甲醚衍生物。由于结构中不含酚羟基，故性质较稳定。约有 8%的可待因在肝中代谢生成吗啡，可产生成瘾性。

外周性止咳药通过抑制咳嗽反射中的传感、传入神经和传出神经控制咳嗽，为非成瘾性镇咳药，并有局麻作用。磷酸苯丙哌林无麻醉作用，镇咳作用较强，为可待因的 2～4 倍。

(2)祛痰药：祛痰药按作用方式分为痰液稀释药和黏痰溶解药两类。后者可降解痰中黏性成分，降低痰液黏度，如盐酸溴己新、盐酸氨溴索、乙酰半胱氨酸等。

盐酸溴已新(bromhexine hydrochloride)又名必嗽平。本品固态稳定，液态对光敏感，应避光保存。

盐酸氨溴索(ambroxol hydrochloride)又名沐舒坦、兰勃素，为溴己新的环己烷羟基化，N-去甲基的活性代谢物。具有两个手性中心，药用其反式异构体的混合物。

乙酰半胱氨酸(acetylcysteine)又名痰易净或易咳净。本品为含有巯基的化合物，具有还原性且可与金属离子络合。其对光敏感，应密闭、避光保存。本品水溶液在空气中易氧化变质，应在喷雾前调配。其具有较强的黏液溶解作用，该作用在 pH=7 时最大，在酸性环境下作用较弱，故可用碳酸氢钠或氢氧化钠调节 pH。

2. 平喘药　临床常用的平喘药按作用方式分为支气管扩张药和消炎药。支气管扩张药主要有 β_2 肾上腺素受体激动药、抗胆碱药等，针对气道炎症的主要有肾上腺皮质激素、抗组胺药物、抗白三烯药物等。

(1)影响白三烯的药物：白三烯(LTs)是炎症介质。发生过敏反应时，慢反应物质对过敏反应有较大的影响，这种慢反应物质主要是 LTC_4 和 LTD_4 的混合物。所以白三烯受体拮抗药和白三烯合成抑制药可以治疗哮喘。

孟鲁司特(montelukast)为选择性白三烯受体拮抗药，其化学结构中含有喹啉基、乙烯基、环丙烯乙酸等。本品可减少哮喘患者对激素的依赖，临床用于对阿司匹林敏感的哮喘患者。

(2)磷酸二酯酶抑制药：茶碱(theophylline)为黄嘌呤衍生物，可抑制磷酸二酯酶活性，松弛支气管平滑肌，用于平喘。氨茶碱(aminophylline)为茶碱和乙二胺的复合物，约含茶碱 77%～83%。乙二胺可增加茶碱的水溶性，并增强其作用。

(二)消化系统药物

抗溃疡药物按作用机制分三类：H_2受体拮抗药(抑制胃酸分泌)、质子泵抑制药(抑制胃酸分泌)和前列腺素类(胃黏膜保护)。

1. H_2 受体拮抗药　按结构类型分为四种：①咪唑类(如西咪替丁)；②呋喃类(如雷尼替丁)；③噻唑类(如法莫替丁)；④哌啶甲苯醚类(罗沙替丁)。

法莫替丁(famotidine)为噻唑类，稳定性较好。可与 5%葡萄糖或 0.9%氯化钠溶液配伍。

2. 质子泵抑制药　又称 H^+/K^+-ATP 酶抑制药，可抑制胃酸分泌。

奥美拉唑(omeprazole)化学结构中含有吡啶环和仲胺上的氢，具有弱碱性和弱酸性。其水溶液不稳定，对强酸也不稳定，应低温避光保存。本身无活性，其在体内代谢为活性物质。

(三)影响血液及造血系统的药物

1. 促凝血药　临床常用的止血药物包括血液凝固因子相关药物、血小板及其功能增强药、抗纤维蛋白溶解药物和局部止血药等。

(1)血液凝固因子相关药物：血液凝固因子是血液凝固不可缺少的凝血蛋白，血液凝固因子相关药物主要包括血液凝固因子制剂、促进凝血因子生成、释放和激活的药物。

临床上应用的血液凝固因子制剂主要有人纤维蛋白原浓缩物、凝血酶原复合物浓缩物等，主要是将人或动物新鲜血浆纯化或通过基因重组技术获取。

促进凝血因子生成、释放和激活的药物主要有维生素K类等。类凝血因子药物有血凝酶、鱼精蛋白等。

(2)血小板及其功能增强的药物：主要有酚磺乙胺、重组人白介素-11、重组人血小板生成素等。

(3)抗纤溶药物：氨基乙酸、氨甲苯酸、氨甲环酸等赖氨酸类似物，这些药物通过与纤溶酶原及纤溶酶上的赖氨酸位点结合，竞争性阻抑纤溶酶原在纤维蛋白上吸附，防止其激活而发挥作用。

(4)局部止血药：局部止血药除凝血酶制药和血凝酶制药外，临床使用的还有氧化纤维素和吸收性明胶海绵等。

2. 抗血栓药　抗血栓药根据其作用机制不同，分为抗血小板药、抗凝血药和溶血栓药三大类。由于部分抗凝血药如肝素钠、低分子肝素钠等也是生化药物，本部分主要介绍抗血小板药和抗凝血药中常见的化学药物。

(1)抗血小板药：抗血小板药亦称血小板抑制药，即抑制血小板黏附、聚集以及释放等功能，从而防止血栓形成的一类药物，其能延长已活化的血小板生存期，并且在治疗剂量范围内，不导致出血等不良反应。

阿司匹林能抑制环氧酶活性，使血栓素 A_2 (TXA_2)合成受阻，TXA_2是一种强效血小板聚集促进药和血管收缩药，其作为抗血栓药被广泛应用。与阿司匹林作用机制相似的还有咪唑类化合物奥扎格雷。

奥扎格雷(ozagrel)在DMF或氢氧化钠溶液中溶解，在甲醇中微溶。可抑制 TXA_2 合成酶，具有抗血小板聚集和解除痉挛的作用，适用于治疗急性血栓性脑梗死和脑梗死所伴随的运动障碍。常以钠盐形式制成静脉滴注剂。

氯吡格雷(clopidogrel)从化学结构上看属于噻吩并四氢吡啶类衍生物，也可以看成是乙酸的衍生物，羧基变成甲酯，甲基上两个氢分别被邻氯苯基和噻吩并四氢吡啶基取代，继而产生了一个手性碳原子，成为S构型手性药物。在体外无生物活性，口服后需经肝细胞色素 P_{450} 酶系转化后，才产生具有活性的代谢物。临床用于预防缺血性脑卒中、心肌梗死及外周血管病等。大规模临床研究显示，其疗效优于阿司匹林。

(2)抗凝血药：抗凝血药是指能降低机体的凝血功能，防止血栓形成或对已形成的血栓可防止其进一步发展的药物。目前临床上使用的抗凝血药主要有普通肝素、低分子量肝素等。

香豆素类化合物华法林、双香豆素、醋硝香豆素，因其化学结构均与维生素K结构相似，可拮抗维生素K，具有抗凝血作用。

华法林钠(warfarin sodium)又名华法林、苄丙酮香豆素。其加水溶解后，加入硝酸滤过，滤液加重铬酸钾液，振摇，数分钟后溶液显淡绿蓝色。本品为口服抗凝血药，其结构中有内酯，易水解。结构中含有一个手性碳，有两个光学异构体，其中S-华法林活性更强。

(四)泌尿和生殖系统用药

利尿药(diuretics)按照作用机制分为碳酸酐酶抑制药、Na^+-Cl^- 协转运抑制药、Na^+-K^+-$2Cl^-$ 协转运抑制药、阻断肾小管上皮 Na^+ 通道药物和盐皮质激素受体阻断药等。

1. 碳酸酐酶抑制药

(1)乙酰唑胺(acetazolamide)是第一个口服有效的碳酸酐酶抑制药，但利尿作用是有限的，目前主要用于治疗青光眼。

(2)醋甲唑胺是乙酰唑胺的衍生物，它是将乙酰唑胺中的活性氢用甲基取代得到的，其极性较乙酰唑胺低，容易进入眼内抑制碳酸酐酶，降低眼内压。

(3)双氯非那胺的作用较乙酰唑胺缓慢、持久。由于其分子中含有两个磺酰胺基，因而对碳酸酐酶的抑制作用较强，除了可抑制钠离子、钾离子的再吸收外，还能增加氯离子的排出。在临床上主要用于治疗原发性青光眼、继发性青光眼急性期和术前控制眼内压，尤其适用于对乙酰唑胺耐药的患者。

2. Na^+-Cl^- 协转运抑制药　Na^+-Cl^- 协转运抑制药为最常用的利尿药物和抗高血压药物。本类药物分子结构中多含噻嗪核，又被称为噻嗪类利尿药。

(1)噻嗪类利尿药的构效关系(图5-13)

①噻嗪环7-位的磺酰胺基是必需基团，对活性的保持具有十分重要的作用；

②R_1 被烷基取代，作用时间延长；

③R_2 被亲脂性基团取代，活性增强；

④R_3 应该为吸电子基团取代，以氯或三氟甲基取代为佳；

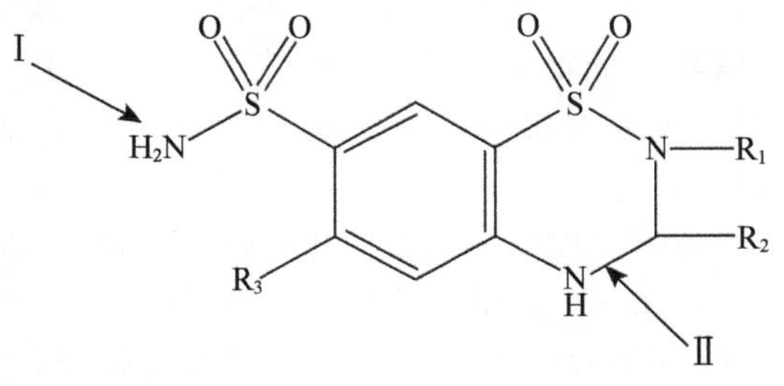

图 5-13　噻嗪类利尿药的构效关系

⑤基团Ⅰ被置换或者除去活性降低或消失；

⑥Ⅱ部分中双键饱和衍生物较不饱和衍生物的活性高。

(2)噻嗪类利尿药的重点药物：氢氯噻嗪(hydrochlorothiazide)化学结构中含有磺酰基，由于磺酰基的吸电子效应，使得氢氯噻嗪具有酸性，易溶于无机碱水溶液、有机碱和正丁胺。氢氯噻嗪在碱性溶液中易水解失活，不宜与碱性药物配伍。本品在固态时稳定，对日光、加热稳定，但不能在强光下曝晒。

噻嗪类利尿药还有美托拉宗、吲达帕胺等。将氢氯噻嗪分子结构中苯并噻嗪的砜基替换为酮基，得到的化合物为美托拉宗；吲达帕胺结构中含有氯苯酰胺和甲基吲哚啉结构，不含噻嗪环。

3. Na^+-K^+-$2Cl^-$ 协转运抑制药　本类药物按照化学结构分为含磺酰胺基类利尿药、苯氧乙酸类利尿药和 4-噻唑啉酮类利尿药。

(1)磺酰胺基类利尿药物：磺酰胺基类利尿药物具有磺酰胺基机构，主要药物有呋塞米、布美他尼、托拉塞米、阿佐塞米和希帕胺等。

呋塞米(furosemide)属于磺酰胺类利尿药，其结构中含有一个游离的羧基，亲水性强，利尿作用起效快，是一种强效利尿药。

(2)苯氧乙酸类利尿药物：该类药物主要有依他尼酸和替尼酸等。

依他尼酸(ethacrynic acid)化学结构中含有 α，β-不饱和酮结构，在水溶液中不稳定。本品加氢氧化钠溶液煮沸，支链上的亚甲基分解产生甲醛，与变色酸钠在硫酸溶液中反应，呈深紫色。

4. 阻断肾小管上皮 Na^+ 通道药物　该类药物主要有氨苯蝶啶和阿米洛利等。阿米洛利可以看作为氨苯蝶啶的开环衍生物。

氨苯蝶啶(triamterene)化学结构中氨基被小的烷基胺取代后仍能获得利尿作用。在苯环的对位引入甲基，利尿作用降低一半；在苯环对位引入羟基将失去利尿活性。

5. 盐皮质激素受体阻断药　螺内酯(spironolactone)口服后，绝大部分被吸收，在肝内被代谢，脱去乙酰巯基生成坎利酮和坎利酮酸。坎利酮为活性代谢物，坎利酮酸为无活性代谢物，坎利酮的内酯环易水解为坎利酮酸，同时坎利酮酸很容易酯化为坎利酮。

六、影响内分泌系统和其他代谢的药物

(一)前列腺素类药物

前列腺素(prostaglandins，PGs)是一类含 20 个碳原子，具有五元脂环，带有两个侧链的一元脂肪酸。根据分子中五元脂环上取代基的不同，将 PG 分为 A、B、C、D、E、F 等六种类型，用 PGA、PGB、…、PGE、PGF 表示。

米索前列醇(misoprostol)为 C-16 位的外消旋体，其中 11R、16S-构型的异构体是药效成分。本品是 PGE_1 的类似物，与 PGE_1 不同的是将 C-15 羟基移至 C-16，同时增加 C-16 甲基，使该羟基因位阻增加，进而不受 15-羟前列腺素脱氢酶氧化，这不但使代谢失活的时间变慢及作用时间延长，而且口服有效。避免了天然 PGE_1 的肺和肝首关失活及半衰期短的缺点。

(二)肽类激素类药物

肽类激素是由氨基酸通过肽键连接而成的。其主要分泌器官是下丘脑及脑垂体，在其他一些器官中也发现一些内源性肽类激素，多数处于研究阶段。

降钙素(calcitonin)是由 14 种 32 个氨基酸残基组成，其中第 1 位及第 7 位两个 Cys 通过二硫键形成环，该环状决定着降钙素的几乎全部生物活性。有研究表明，对“降钙素基本结构”进行的修饰可能不会引起特定降血钙活性的显著降低。本品主要用于治疗高钙血症及骨质疏松症。

(三)甾体激素

1. 甾体激素的基本结构　甾体母核由 A、B、C、D 四个环两两相邻骈合而形成的环戊烷骈多氢菲结构，含 17 个骨架碳原子(图 5-14)。

2. 雌激素及相关药物

(1)内源性甾体雌激素及其衍生物：内源性甾体雌激素主要有三种：雌二醇、雌酮和雌三醇。其活性从大到小依次为雌二醇、雌酮和雌三醇。雌酮在体内的含量最高，雌三醇为雌二醇的代谢产物，

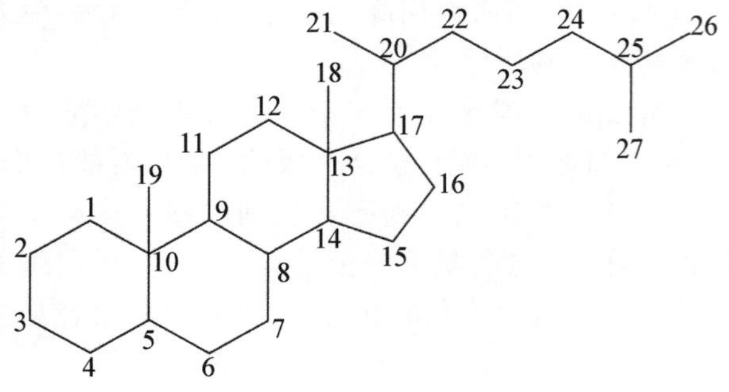

图 5-14　甾体母核结构

活性最弱。

雌二醇(estradiol)化学结构中具有酚羟基，具有弱酸性，可溶于碱性水溶液中。将雌二醇的 3 位和 17β 位羟基酯化，衍生出了一系列酯类前药，这些前药进入体内后需水解释放出 3 位和 17β 位羟基再生效，具体的药物有苯甲酸雌二醇、戊酸雌二醇和二丙酸雌二醇等。

(2)非甾体雌激素：己烯雌酚(diethylstilbestrol)存在几何异构体，其反式活性是顺式活性的 10 倍，临床使用其反式结构。己烯雌酚结构中的两个酚羟基是活性必需的，将其进行成酯修饰可用于制备前药，如二丙酸己烯雌酚，作用可持续 2～3d。

(3)抗雌激素药物：抗雌激素药物氯米芬、他莫昔芬等为三苯乙烯类化合物，他莫昔芬对光不稳定，尤其紫外线可引起光解反应。药用的他莫昔芬为顺式异构体，其活性高于反式异构体。

3. 雄激素及相关药物

(1)内源性甾体雄激素及其衍生物：内源性甾体雄激素在化学结构上都属于雄甾烷类，3 位和 17 位带有羟基或者羰基，如雄酮、睾酮、雄烯二酮、雄烯三酮等。

(2)蛋白同化甾体药物：雄激素具有蛋白同化作用，但是由于雄性激素作用，易导致严重的男性化不良反应。通过结构改造，可增强该类药物的同化活性，相关的药物有氯司替勃、苯丙酸诺龙等。

(3)抗雄性激素药物：氟他胺是非甾体雄激素受体拮抗药，尼鲁米特是氟他胺的乙内酰脲类似物。比卡鲁胺具有 2-羟基氟他胺同样位置的羟基，其活性更强，毒性更低，临床应用的为消旋体。

(四)孕激素及相关药物

孕激素是由卵巢黄体分泌的甾体激素。天然孕激素是黄体酮及 17α-羟基黄体酮。

1. 内源性甾体孕激素及其衍生物　内源性孕激素以黄体酮活性最强，在黄体酮的 6 位引入双键、卤素或甲基都可增强活性，得到强效的口服孕激素药物。

黄体酮活性增强的结构变化基本局限于 17 位和 6 位。在 17α 位引入乙酰氧基的基础上，6α 位引入卤素，可使活性增强，并以氯原子为最强；6α 位引入甲基比卤素活性更强，如醋酸甲羟孕酮。

2. 19-去甲睾酮类孕激素　睾酮类衍生物炔孕酮，由于 17α 位引入乙炔基，雄激素活性减弱，显示出孕激素活性，并且口服有效。其口服活性比黄体酮强 15 倍，但仍保留相当于 1/10 睾酮的雄性激素活性。

3. 抗孕激素类药物　抗孕激素可以拮抗孕激素与受体的作用，干扰受精卵的着床和妊娠反应过程，达到抗早孕的目的。

米非司酮与炔诺酮相比较，11β 位取代一个二甲胺基苯基，增加了与孕激素受体的亲和力并提高了稳定性，是成为抗孕激素活性的主要原因；在 17β 位引入丙炔基，增加其化学稳定性，也增加了其亲和力；△9,10 双键的引入减弱了孕激素的活性，并且使整个甾体母核的共轭性增加。

(五)肾上腺皮质激素及相关药物

肾上腺皮质激素可以分为糖皮质激素和盐皮质激素，均为甾体化合物，具有孕甾烷的基本母核，4,5 位有双键，含有 3,20-二酮和 21-羟基，11 位含有羟基或羰基，17 位可有 α-羟基。

氢化可的松(hydrocortisone)的 C-21 位的修饰不改变糖皮质激素的活性，可增加口服的吸收率；氢化可的松的 C-21 位进行酯化修饰可以制备前体药物，用常规方法进行酯化，只有 C-21 羟基能被酯化，C-11 羟基由于 C-13 及 C-18 甲基的位阻不能被酯化，C-17 羟基由于侧链位阻不能被酯化。

以氢化可的松为先导化合物，在 C1,2 位脱氢在 A 环引入双键得到醋酸泼尼松龙，消炎活性比其先导物大 4 倍，而钠潴留作用不变。

氢化可的松 A 环 1 位中引入双键可以增强活性。氢化可的松 C-9α 取代，可以增强活性，如 9α-氟代氢化可的松作用强。

醋酸地塞米松(dexamethasone acetate)是目前临床上已经使用的最强的糖皮质激素，而盐代谢作用微弱，可口服和外用。

地塞米松的 C-16α 甲基替换为 C-16β 甲基得到倍他米松。倍他米松消炎作用较地塞米松强。

现多用于治疗活动性风湿病、类风湿关节炎、红斑性狼疮、严重支气管哮喘、严重皮炎、急性白血病等，也用于某些感染的综合治疗。

七、抗病原微生物药物

抗病原微生物药物是指用于治疗病原微生物所致感染性疾病的药物。此类药物主要包括抗细菌药物、抗真菌药物、抗病毒药物和抗结核药物。

（一）抗细菌药物

抗细菌药物按化学结构可分为以下几类：β-内酰胺类、四环素类、氨基糖苷类、大环内酯类、氯霉素、喹诺酮类、磺胺类和其他类等。

1. β-内酰胺类抗病原微生物药物

（1）β-内酰胺类抗病原微生物药物的基本结构、分类和作用机制：β-内酰胺类抗病原微生物药物都具有一个四元的 β-内酰胺环，除了单环 β-内酰胺外，四元环通过 N 原子和邻近的第三碳原子与第二个杂环相稠合，与 N 相邻的碳原子连有一个羧基；青霉素类、头孢菌素类和单环 β-内酰胺类的 β-内酰胺环 N 原子的 3 位都有一个酰胺侧链；β-内酰胺环是一个平面结构，但 2 个稠合环不共平面；含有手性碳原子，具有旋光性。

根据 β-内酰胺环是否连接有其他杂环以及所连接杂环的化学结构可被分为以下几大类：青霉素类、头孢菌素类以及非典型的 β-内酰胺类抗生素类。

β-内酰胺类药物的作用机制认为是抑制细菌细胞壁的合成。β-内酰胺类药物的作用部位主要是抑制黏肽转肽酶，使其催化的转肽反应不能进行，从而阻碍细胞壁的形成，导致细菌死亡。

（2）青霉素类：青霉素类的结构主要是由 β-内酰胺环、四氢噻唑环及酰基侧链构成（图 5-15）。对青霉素侧链结构进行改造，可以寻找广谱的半合成青霉素。

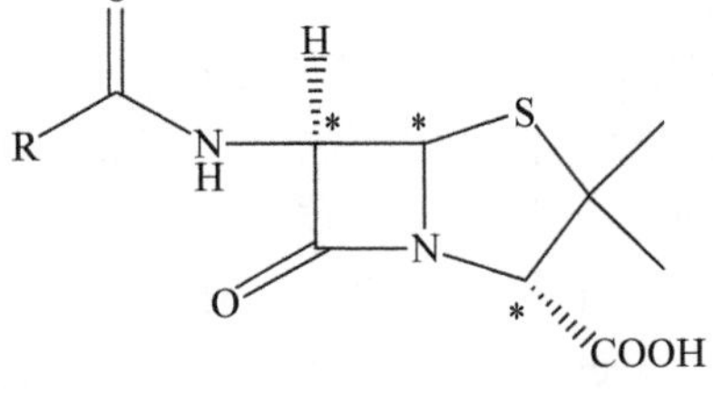

O
H
R N * * S
H
N
O * COOH

图 5-15　青霉素类结构

2 位的羧基是保持活性的必须基团，若将其转化成硫代羧酸或者酰胺时，青霉素活性不变，但将其还原成羟基后，则活性丧失；青霉素母核上的双环及环上的 3 个手性中心的构型对保持活性是必需的，若将其环破坏或改变其中任何一个手性构型，都将导致活性大幅度降低或者活性丧失；6 位氨基侧链可用不同的杂环进行取代，其活性可以得到适当增强，当侧链的取代基含有极性基团，可拓宽其抗菌谱，增强其活性，引入吸电子基团能提高药物对酸的稳定性，引入位阻基团能增加药物对 β-内酰胺酶的抵抗能力；6 位碳原子上的氢用甲基或者甲氧基取代，将导致活性降低，基团体积较大时，则活性消失，但甲氧基的取代可增加药物对 β-内酰胺酶的抵抗能力；3 位的二甲基并非为活性所必需的基团。

青霉素钠（benzylpenicillin sodium）是青霉素 G（benzylpenicillin）的钠盐。Benzylpenicillin 是第一个用于临床的抗生素，临床应用其钠盐，以增强其水溶性。其水溶液在室温下不稳定，易分解，临床通常用青霉素钠粉针。Benzylpenicillin 结构中 β-内酰胺环中的羰基和氮原子的孤对电子不能共轭，易受到亲核性或亲电性试剂的进攻，使 β-内酰胺环破裂，当进攻试剂来自于细菌则产生药效，当进攻试剂来自其他情况则导致 benzylpenicillin 失效。

阿莫西林（amoxicillin）微溶于水，不溶于乙醇。其侧链为对羟基苯甘氨酸，有一个手性碳原子，临床用其右旋体。本品会发生青霉素的降解反应和聚合反应。

（3）头孢菌素类

头孢菌素分类：头孢菌素（cephalosporins）类包括天然头孢菌素和半合成头孢菌素。天然头孢菌素有头孢菌素 C 和头霉素 C。头孢菌素 C 对酸比较稳定，头霉素 C 对 β-内酰胺酶稳定，因此以它们为先导物进行结构改造，得到半合成头孢菌素。现临床应用品种均为半合成头孢菌素。

头孢菌素类的构效关系：头孢菌素的基本结构是 7-氨基头孢烷酸（7-ACA），是由 β-内酰胺环与氢化噻嗪环骈合而成。其氢化噻嗪环中的双键与 β-内酰胺环中的氮原子上的未共用电子对形成共轭，使 β-内酰胺环趋于稳定；由于头孢菌素是四元-六元环稠合系统，β-内酰胺环分子内张力较小，因此比青霉素稳定（图 5-16）。

Ⅰ 7 位酰基侧链的取代基是抗菌谱的决定基团，可扩大抗菌谱，并提高活性。

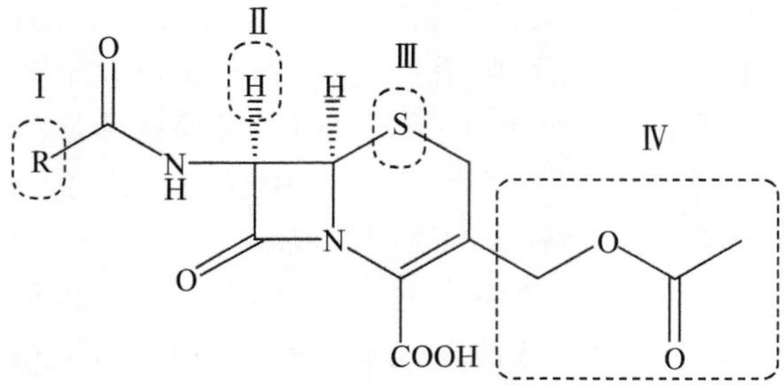

图 5-16　头孢菌素类构效关系

Ⅱ 7 位氢原子以甲氧基取代可增加 β-内酰胺的稳定性。

Ⅲ 环中的 S 原子可影响抗菌效力，提高活性。

Ⅳ 3 位取代基既能提高活性，又能影响药物动力学性质。

(4)非经典的 β-内酰胺类抗生素：非经典 β-内酰胺类抗生素主要有碳青霉烯类、青霉烯类、氧青霉烷类和单环 β-内酰胺酶抑制药等。

克拉维酸钾又称为棒酸，是第一个用于临床的 β-内酰胺酶抑制药。其易溶于水，水溶液不稳定，会分解变色。在碱性条件下极易降解。抗菌活性微弱，单独使用无效。临床上使用克拉维酸钾和阿莫西林组成的复方制剂，用于治疗耐阿莫西林细菌所引起的感染。

氨曲南是临床上应用的第一个全合成单环 β-内酰胺类抗生素，其化学结构中 N 原子上连有强吸电子磺酸基团，更有利于 β-内酰胺环打开。氨曲南耐受性好，副作用发生率低，临床用于呼吸道感染、尿路感染、软组织感染、败血症等，疗效良好。

2. *四环素类*　四环素类(tetracycline antibiotics)药物是由放线菌属产生的或半合成的一类广谱抗生素，对革兰阴性菌和阳性菌，包括厌氧菌有效，是很多细菌感染例如布鲁氏菌病、霍乱、斑疹伤寒、出血热等的首选药。

四环素类抗生素具有十二氢化并四苯基本结构，有共同的 A、B、C 和 D 四个环的母核，通常在 5、6、7 位上有不同的取代基(图 5-17)。

(1)理化性质：四环素在酸性条件下，易脱水，反式消除生成橙黄色脱水物，失去抗菌活性。

四环素在碱性条件下，可开环生成具有内酯结构的异构体。由于 OH^- 的作用，C-6 上的羟基形成氧负离子，C-11 烯醇式变为酮式，C-11 羰基的吸电子作用使 C-11 带正电荷。C-6 的氧负离子进行分子内亲核进攻，经过电子转移，C 环破裂，生成内酯

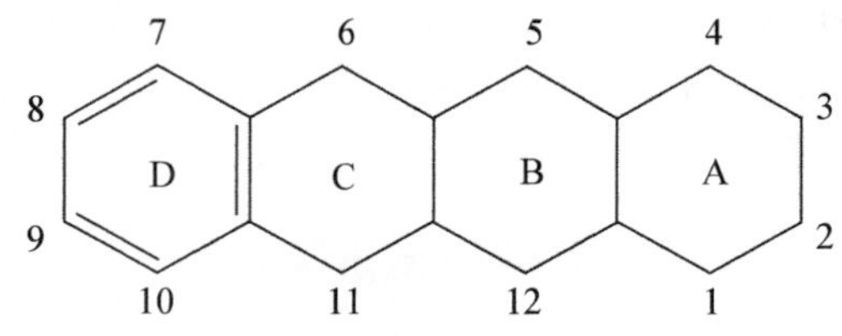

图 5-17　四环素类母核

结构。

(2)构效关系：构效关系研究发现，化学性质不稳定因素均与 C-6 上的羟基有关，除去 6 位羟基可增加结构的稳定性。同时，抗菌活性增强，延长了半衰期。6 位去甲基对抗菌活性影响不大，6 位无取代基的山环素(sancycline)是最简单的四环素，这一结构被认为是四环素类的“药效团”，而且这种结构对酸十分稳定。

四环素的 5、7 和 9 位结构修饰可以对活性产生不同影响，一般 7 位硝基或卤素等吸电子基团能增强对革兰阳性菌、阴性菌的抗菌活性。研究表明，四环素类的 2 位酰氨基是抗菌必要活性基团，一般不能改变，但酰氨基上的氢被取代可以改变药物的理化性质，杂环取代可增加水溶性。

(3)作用机制：四环素类药物的作用机制是阻断细菌蛋白质合成，可与细菌核糖体 30S 亚基在 A 位特异性结合，破坏 tRNA 与 RNA 之间密码子-反密码子反应，进而阻止了氨酰-tRNA 与核糖体受体 A 位点的结合。因此，四环素类是广谱抗生素。

3. *氨基糖苷类*　氨基糖苷类抗生素是由链霉菌、小单孢菌和细菌所产生的具有氨基糖苷结构的抗生素。

用于临床的氨基糖苷类抗生素主要有链霉素(streptomycin)、卡那霉素(kanamycin)、庆大霉素(gentamicin)、新霉素(neomycin)和核糖霉素(ribostamycin)等。

(1)链霉素：是由链霉胍、链霉糖和 N-甲基葡萄糖组成。在其分子结构中有三个碱性中心，可以和各种酸成盐，临床用其硫酸盐。

链霉素对结核杆菌的抗菌作用很强，临床上用于治疗各种结核病，特别是对结核性脑膜炎和急性浸润性肺结核有很好的疗效。对尿道感染、肠道感染、败血症等也有效，与青霉素联合应用有协同作用。缺点是易产生耐药性，有耳毒性和肾毒性。

(2)卡那霉素：为广谱抗生素，对革兰阴性杆菌、阳性菌和结核杆菌都有效。临床使用其硫酸

盐，临床用于败血症、心内膜炎、呼吸道感染、肠炎、菌痢和尿路感染等。其对听神经和肾有一定的毒性。

4. 大环内酯类　大环内酯类抗生素是由链霉菌产生的一类弱碱性抗生素，其结构特征为分子中含有一个内酯结构的十四元或十六元大环。这类药物主要有红霉素（erythromycin）、麦迪霉素（midecamycin）、螺旋霉素（spiramycin）等。

红霉素（erythromycin）是由红色链丝菌产生的抗生素，包括红霉素 A、B 和 C。通常所说的红霉素即指红霉素 A。红霉素 A 是由红霉内酯与去氧氨基糖和克拉定糖缩合而成的碱性苷。红霉内酯环位 14 原子的大环，无双键，偶数碳原子上共有六个甲基，9 位上有一个羰基，C-3、C-5、C-6、C-11、C-12 共有五个羟基，内酯环的 C-3 通过氧原子与克拉定糖相连，C-5 通过氧原子与去氧氨基糖连接。红霉素对各种革兰阳性菌有很强的抗菌作用，对革兰阴性百日咳杆菌、流感杆菌、淋球菌、脑膜炎球菌等亦有效，而对大多数肠道革兰阴性杆菌则无活性。

5. 氯霉素类　氯霉素（chloramphenicol）分子结构中含有两个手性碳原子，有四个旋光异构体，只有 1R，2R-(-)或 D-(-)异构体有抗菌活性。本品性质稳定，耐热。对革兰阴性菌及阳性菌都有抑制作用，但对前者的效力强于后者。临床主要用于治疗伤寒、副伤寒、斑疹伤寒等。其他如对百日咳、沙眼、细菌性痢疾及尿道感染等也有疗效。但若长期和多次应用可损害骨髓的造血功能，引起再生障碍性贫血。本品的作用机制是主要作用于细胞核糖体 50S 亚基，能特异性地阻止 mRNA 与核糖体结合，从而阻止蛋白质的合成。

6. 喹诺酮类

（1）喹诺酮类的构效关系（图 5-18）

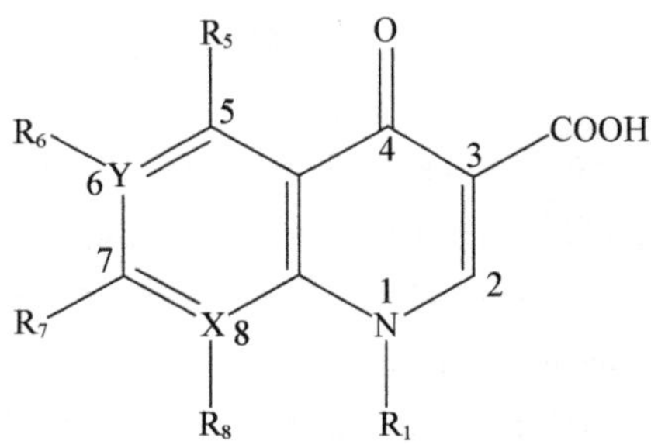

图 5-18　喹诺酮类构效关系

①A 环是必需的基本药效基因，B 环改变较大，可以是苯环（X=CH，Y=CH）、吡啶环（X=N，Y=CH）和嘧啶环（X=N，Y=N）；

②1 位取代基为烃基或环烃基活性较佳，以乙基、环丙基、氯乙基取代活性较好，此部分结构与抗菌强度相关；

③3 位 COOH 和 4 位 C=O，为抗菌活性不可缺少的部分；

④5 位引入氨基，可提高吸收能力或组织分布选择性；

⑤6 位引入氟可使抗菌活性增大，改善对细胞的通透性；

⑥7 位杂环抗菌活性均增加，以哌嗪基为最好，但也增加了对中枢的作用；

⑦8 位以氟、甲氧基取代或与 1 位氮原子以氧烷基成环，活性增加。

喹诺酮类抗菌药的作用机制是通过抑制细菌 DNA 回旋酶和拓扑异构酶Ⅳ产生抗菌作用。

（2）喹诺酮类药物

环丙沙星（ciprofloxacin）在室温下相对稳定，光照可分解。本品对铜绿假单胞菌、大肠埃希菌、淋球菌、链球菌和金黄色葡球菌等所致的呼吸系统、泌尿系统、消化系统、皮肤、软组织和耳鼻喉等部位感染有效。

左氧氟沙星（levofloxacin）为左旋体，其消旋体为氧氟沙星，也在临床上使用。左氧氟沙星的活性是氧氟沙星的 2 倍，水溶性是氧氟沙星的 8 倍，毒副作用小。临床上主要用于对铜绿假单胞菌、大肠杆菌、淋球菌、链球菌和金黄色葡球菌等所致的呼吸系统、泌尿系统、消化系统、皮肤、软组织和耳鼻喉等部位感染。

诺氟沙星（norfloxacin）结构中 1 位为乙基；由于 3 位为羧基，具有酸性，可溶于氢氧化钠；7 位具有哌嗪，呈碱性。可溶于盐酸，遇光色渐变深，极易与金属离子如钙、镁、铁和锌等形成螯合物，降低药物的活性，这类药物不宜和牛奶等含钙、铁等食物同时服用。

7. 磺胺类

（1）磺胺类药物的基本结构及作用机制：磺胺类药物的基本结构是对氨基苯磺酰胺。其作用靶点是细菌的二氢叶酸合成酶，磺胺类能使细菌不能充分利用对氨基苯甲酸合成叶酸。

（2）磺胺类药物的构效关系及代表药物：磺胺类药物的构效关系如下：①芳伯氨基与磺酰氨基在苯环上必须互成对位；②苯环用其他环代替，或在苯环上引入其他基团，抑菌作用降低或消失；③磺酰氨基 N-单取代且是杂环取代时，抑菌作用均明显增加；④4 位氨基上的取代基可分解为游离氨基，仍有活性。

磺胺甲噁唑(sulfamethoxazole)分子结构式 N 上由甲基异噁唑取代。本品呈弱酸性，钠盐水溶液能吸收空气中的二氧化碳，析出磺胺甲噁唑沉淀。易在肾小管中析出结晶，造成尿路损伤，长期服用时应与碳酸氢钠片同服，以碱化尿液提高乙酰化物在尿中的溶解度。临床用于治疗尿路感染，外伤及软组织感染，呼吸道感染等。

甲氧苄啶(trimethoprim)为抗菌增效药，常与磺胺甲噁唑或磺胺嘧啶合用，治疗呼吸道感染、尿路感染、肠道感染、脑膜炎和败血症等。还可增强多种抗生素的抗菌作用。单用时易产生细菌耐药性。

8. 其他类抗菌药　甲硝唑(metronidazole)，为硝基咪唑类抗菌药，分子结构中含氮杂环化合物，具有碱性。甲硝唑在体内有两个主要的活性代谢物 2-羟甲基甲硝唑和硝基咪唑的乙酸衍生物。甲硝唑为临床最常用抗厌氧菌感染药物，也常用于抗滴虫病及抗阿米巴病治疗，其口服吸收好、生物利用度高、作用强、毒副作用小。

(二)抗真菌药

临床上常用的抗真菌药物按化学结构可分为：唑类抗真菌药物、抗真菌抗生素、其他抗真菌药物。唑类抗真菌药物主要有酮康唑、氟康唑等。

1. 唑类抗真菌药物的构效关系(图 5-19)

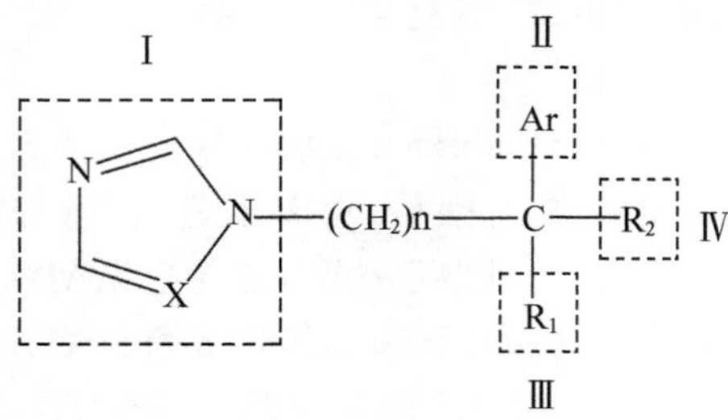

图 5-19　唑类抗真菌药构效关系

Ⅰ 分子中的氮唑环(咪唑或三氮唑)是必需的，咪唑环的 3 位、三氮唑的 4 位氮原子与血红素铁原子形成配位键，竞争抑制酶的活性，当被其他基团取代时，活性丧失。

Ⅱ Ar 基团上取代基中的苯环的 4 位取代基有一定的体积和电负性，苯环的 2 位有电负性取代基对抗真菌活性有利。

Ⅲ和Ⅳ R_1、R_2上取代物结构类型变化很大，其中活性最好的有两大类：R_1、R_2形成取代二氧戊环结构，成为芳乙基氮唑环状缩酮类化合物。R_1为醇羟基，代表性药物为氟康唑，该类药物体外无活性，但体内活性非常强，是治疗深部真菌感染的首选药。

2. 氟康唑(fluconazole)　氟康唑是根据咪唑类抗真菌药物构效关系研究结果，以三氮唑替换咪唑环后，得到的抗真菌药。它与蛋白的结合率较低，生物利用度高并具有穿透中枢的特点。氟康唑对新型隐球菌、白色念珠菌及其他念珠菌、黄曲菌、烟曲菌、皮炎芽生菌、粗球孢子菌、荚膜组织胞质菌等均具有抗菌作用。

(三)抗病毒药

根据作用的靶标部位的不同，抗病毒药物可分为抑制病毒复制的药物、影响病毒核酸复制的药物、影响核糖体转录的药物。

1. 抑制病毒复制的药物

(1)金刚烷胺类：金刚烷胺是一种对称的三环状胺，其可抑制病毒颗粒穿入宿主细胞，也可以抑制病毒早期复制和阻断病毒的脱壳及核酸宿主细胞的侵入。临床上能有效预防和治疗所有 A 型流感毒株。该药口服吸收良好，可通过血脑屏障，并分泌于唾液、鼻腔分泌物和乳汁中，主要从肾小管排泄。

(2)流感病毒神经氨酸酶抑制药：流感病毒的神经氨酸酶又称唾液酸酶，是病毒复制的关键酶。根据流感病毒神经氨酸酶与唾液酸结合的 X-衍射晶体结构，并利用分子模型计算和计算机辅助设计合成了全碳六元环结构的衍生物，如奥司他韦。

磷酸奥司他韦(oseltamivir phosphate)是前药，在肝中代谢为活性 GS4071 后，产生抑制流感病毒的作用。本品为口服制剂，主要用于预防和治疗 A 和 B 型流感病毒导致的流行性感冒，是预防和治疗 H5N1 型禽流感的首选药物。

2. 干扰病毒核酸复制的药物　干扰病毒的核酸复制就可以抑制病毒的繁殖，这类药物主要是选择性地抑制病毒的转录酶或其他重要酶，从而阻断病毒特有的 RNA 和 DNA 的合成。

(1)核苷类：核苷类抗病毒药物的作用是基于代谢拮抗原理，主要有嘧啶核苷类化合物和嘌呤核苷类化合物。

阿昔洛韦(aciclovir)是第一个上市的开环鸟苷类似物。其化学结构中 1 位 N 的 H 显弱酸性，可溶于稀 NaOH 溶液中。阿昔洛韦为具有较好活性的抗病毒药，其钠盐供注射用。但阿昔洛韦存在水溶性差、口服吸收少、耐药性差等缺点，主要用于治疗疱疹性角膜炎、生殖器疱疹、全身性带状疱疹和疱疹性脑炎，也可用于治疗乙型肝炎。

(2)非核苷类：利巴韦林(ribavirin)有两种晶型，两种晶型的生物活性相同。从化学结构看，本品可视为磷酸腺苷和磷酸鸟苷生物合成前体氨基咪唑酰氨核苷的类似物。本品口服或吸入给药，吸收迅速而完全。药物在呼吸道分泌物中的浓度大多高于血药浓度。

3. *抗艾滋病药物*　艾滋病全称为获得性免疫缺陷综合征，临床上目前使用的抗艾滋病药物主要有反转录酶抑制药和 HIV 蛋白酶抑制药。

(1)反转录酶抑制药：反转录酶是艾滋病病毒复制过程中的一个重要酶，反转录酶抑制药主要分为核苷类和非核苷类。核苷类反转录酶抑制药是合成 HIV 的 DNA 反转录酶底物脱氧核苷酸的类似物，在体内转化成活性的三磷酸核苷衍生物，与天然的三磷酸脱氧核苷竞争性与 HIV 反转录酶结合，抑制反转录酶的作用，阻碍前病毒的合成。非核苷类反转录酶抑制药的作用机制与核苷类反转录酶抑制药不同，不需要磷酸化活化，直接与病毒反转录酶催化活性部位的 P_{66} 疏水区结合，使酶蛋白构象改变而失活，从而抑制病毒的复制。

齐多夫定(zidovudine)为核苷类逆转录酶抑制药。其结构中的羟基进行酯化或者醚化后活性降低或消失，被 NH_2、F 取代后活性保持；胸腺嘧啶用腺嘌呤、鸟嘌呤、胞嘧啶取代后仍有活性，用尿嘧啶取代无活性；糖的构型与药物产生耐受性的速率有关。

(2)HIV 蛋白酶抑制药：HIV 蛋白酶是 HIV 基因产生的一种极其特异的酶，属天冬氨酸蛋白酶类。研究结果表明，抑制该酶的活性就会产生无感染能力的未成熟的子代病毒，从而阻止病毒的进一步感染。

沙奎那韦是最早上市的 HIV 蛋白酶抑制药，与核苷类反转录酶抑制药联合使用治疗晚期 HIV 感染。茚地那韦与蛋白酶的活性部位可逆结合，发挥竞争性抑制效应，阻止新的感染病灶的发生。

(四)抗结核药

结核杆菌是一种具有特殊细胞壁的容易产生耐药的杆菌。抗结核杆菌药按化学结构可分为合成抗结核药和抗结核抗生素。

1. *合成抗结核药*　合成抗结核药品种主要包括异烟肼、对氨基水杨酸、盐酸乙胺丁醇等。

异烟肼(isoniazid)分子结构中含有肼基团，具有还原性。弱氧化剂如溴、碘、溴酸钾等在酸性条件下，均能氧化本品，生成异烟酸，放出氮气。异烟肼口服后迅速被吸收，与对氨基水杨酸共服，能够减少异烟肼的乙酰化。异烟肼的主要代谢产物为 N-乙酰异烟肼，其抗结核活性仅为异烟肼的 1%。

2. *抗结核抗生素*　抗结核抗生素主要有氨基糖苷类的链霉素、卡那霉素，利福霉素、大环内酰胺类的利福平以及半合成的利福喷汀等。

硫酸链霉素(streptomycin sulfate)为抗结核病常用药物，它通过与结核杆菌蛋白 30S 亚基结合，使结核杆菌蛋白质合成受到抑制。

利福霉素(rifamycin)是由链丝菌发酵液分离出的利福霉素 A、B、C、D 等物质。临床上应用的利福霉素钠对革兰阴性菌和结核杆菌的作用较利福霉素 B 强。

利福平(rifampin)为鲜红或暗红色结晶性粉末，遇光易变质，水溶液易氧化。利福平分子结构中含 1,4-萘二酚结构，在碱性条件下易氧化成醌型化合物。其醛缩氨基哌嗪在强酸中易在 C＝N 处分解，成为缩合前的含有醛基和氨基哌嗪的两个化合物。利福平体内主要代谢为 C-21 的酯键水解，生成脱乙酰基利福霉素，其活性仅为利福平的 1/10～1/8。

八、抗寄生虫病药物

寄生虫病是目前危害人类健康最严重的疾病之一，抗寄生虫药主要指用于杀灭、驱除和预防寄生于宿主(人和动物)体内的各种寄生虫的药物。根据药物作用机制，抗寄生虫药物可以分为：抑制虫体内某些酶的药物，包括左旋咪唑、硫双二氯酚、硝硫氰胺和硝氯酚等；作用于虫体的神经肌肉系统药物，包括哌嗪、阿维菌素、噻嘧啶等；干扰虫体代谢类药物，如苯丙咪唑、三氮脒、氯硝柳胺、氨丙啉和有机氯等。本章主要介绍驱肠虫药、抗疟药、抗血吸虫病药和抗丝虫病药。

(一)驱肠虫药

临床使用的驱肠虫药物根据化学结构不同分为咪唑类、哌嗪类、嘧啶类、苯脒类、酚类和三萜类。

咪唑类驱肠虫药主要有左旋咪唑、阿苯达唑、氟苯达唑、噻苯达唑、奥苯达唑和甲苯达唑等。盐酸左旋咪唑是四咪唑的 S 构型左旋体，其驱虫作用是外消旋体四咪唑的2倍，且毒性和副作用均较小，为广谱驱虫药。阿苯达唑是研究四咪唑衍生物后所得的驱虫药。保留四咪唑分子中的咪唑环，将氢化噻唑环打开，得到苯并咪唑类药物，这类药物除阿苯达唑外，还有甲苯达唑、奥苯达唑等，均属于广谱驱肠虫药。甲苯咪唑为一广谱驱肠虫药，有A、B、C三种晶型，C晶型有药效而A晶型无效，三种晶型在制备过程中可以相互转化。

(二)抗血吸虫病药和抗丝虫病药

1. 抗血吸虫病药　血吸虫分曼氏血吸虫、埃及血吸虫以及日本血吸虫三种。抗血吸虫药可分为锑剂和非锑剂两类，前者由于毒性较大，目前已较少使用。非锑剂药物包括吡喹酮、硝硫氰胺及其衍生物硝硫氰酯。

吡喹酮(praziquantel)是一种新型的广谱抗寄生虫药。其结构中有两个手性中心，目前临床使用的是其消旋化合物，但其左旋体的疗效高于消旋体。本品经肝的首关效应被代谢为羟基化物而失去活性，血清中存在的代谢产物为单羟基化物，尿中以二羟基化物为主，并多以结合形式存在。

2. 抗丝虫病药　线状丝虫侵入人体淋巴系统或结缔组织即产生丝虫病。寄生于人体的丝虫有多种，在我国主要是班氏丝虫及马来丝虫。

抗丝虫病的药物早期以胂剂为主，1974年发现的乙胺嗪，虽然其疗效较差且毒副作用较大，但目前仍然是治疗丝虫病的首选药物。另外，盐酸左旋咪唑和甲苯达唑也有抗丝虫病的作用。

(三)抗疟药

疟疾是由已感染疟原虫的雌性蚊子传染的一种疾病。目前用于预防和治疗疟疾的药物，按化学结构可以分为喹啉醇类、氨基喹啉类、青蒿素类和2,4-二氨基嘧啶类等几种类型。

1. 喹啉醇类　抗疟药研究始于从金鸡纳树皮中提取奎宁，1945年Woodward和Doering全合成出奎宁，是现代有机合成化学中的一个重要里程碑。

奎宁(quinine)含有两个碱基，分别为喹啉环和喹核碱的两个氮原子，临床用其硫酸盐或二盐酸盐。奎宁的分子中有四个手性碳，其光学立体异构活性各不相同。奎宁在体内氧化代谢生成的2,2′-二羟奎宁，其抗疟作用大大减弱，封闭2′位就可以避免该类药物发生生物氧化。已经开发出来的2-取代喹啉醇类药物(如甲氟喹等)，就是基于这种思路的抗疟疾新药。

2. 氨基喹啉类　通过对奎宁构效关系的研究发现具有氨基侧链异喹啉化合物可能是抗疟药的基本结构。因此将碱性侧链引入4-氨基喹啉中，获得对裂殖原虫最显速效的杀虫作用衍生物，其中活性最强的为氯喹。对8-氨基喹啉衍生物进行研究时，发现抗疟作用强、毒性低的伯氨喹。

3. 青蒿素类抗疟药　青蒿素(artemisinin)是我国科学家在1971年首次从菊科植物黄花蒿(*Aremisia annua Linn*)中提取的新型结构的倍半萜内酯化合物。青蒿素分子结构含有过氧键，遇碘化钾试液氧化析出碘，加淀粉指示剂，立即显紫色。青蒿素含内酯结构，加氢氧化钠水溶液加热后水解，遇盐酸羟胺试液及三氯化铁液生成深紫红色的异羟肟酸铁。

将青蒿素C-10位羰基还原得到二氢青蒿素，其抗鼠疟效能比青蒿素强1倍，是青蒿素在体内的还原代谢物。二氢青蒿素经醚化得蒿甲醚、蒿乙醚。青蒿琥酯是用琥珀酸对二氢青蒿素进行酯化得到的水溶性药物，可口服或静脉注射给药。

4. 2,4-二氨基嘧啶类　2,4-二氨基嘧啶能抑制疟原虫的二氢叶酸还原酶。乙胺嘧啶(pyrimethamine)是一种二氢叶酸还原酶抑制药，其对多数的疟原虫有较强的抑制作用，故临床上多作为预防药物。另一种二氢叶酸还原酶抑制药为硝喹(nitroquine)，对疟疾具有预防和治疗作用。

九、抗恶性肿瘤和影响免疫功能药物

(一)抗恶性肿瘤药物

本部分主要介绍生物烷化药、抗代谢抗肿瘤药物、金属铂类抗肿瘤药物、抗肿瘤抗生素、天然抗肿瘤药物等。

1. 生物烷化药　生物烷化剂按化学结构分为氮芥类、乙撑亚胺类、亚硝基脲类、磺酸酯类、二氮烯咪唑类、肼类等。

(1)氮芥类(图5-20)：氮芥类中Ⅰ为载体部分，Ⅱ为烷基化部分。载体部分可以为脂肪基、芳香、氨基酸、杂环、甾体等，其影响药物的吸收、分布等药物动力学性质，可提高抗肿瘤药物的选择性、抗肿瘤活性，影响药物的毒性大小等。烷基化部分为抗肿瘤活性的功能基团，根据载体结构的不同可以分为脂肪氮芥、芳香氮芥、氨基酸氮芥、杂环氮芥、多肽氮芥。

盐酸氮芥(chlormethine hydrochloride)在pH 7以上的水溶液中可以发生水解反应而失活，本品

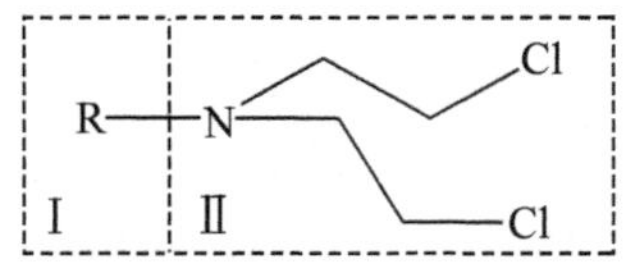

图 5-20　氮芥构效关系

制备成水溶液注射剂时应控制 pH 为 3.0～5.0。本品化学结构中氮原子碱性比较强，游离状态和生理 pH 时，可因 β 氯原子离去生成高度活泼的乙撑亚胺离子，极易与细胞成分的亲核中心发生烷化作用。本品对肿瘤细胞的杀伤能力较大，抗肿瘤谱较广，但选择性很差，毒性也比较大。

(2)乙撑亚胺类：通过对氮芥类体内生物转化过程的研究发现，脂肪氮芥类药物是通过转变为乙撑亚胺活性中间体而发挥烷基化作用的，并在此基础上合成了一批直接含有活性的乙撑亚胺基团的化合物。同时为了降低乙撑亚胺基团的反应性，在氮原子上引入吸电子基团，以达到降低其毒性的作用。该类代表性药物有塞替哌等。

(3)亚硝基脲类：这类药物化学结构中都含有 β-氯乙基亚硝基脲，其典型药物为卡莫司汀。卡莫司汀结构中含有两个 β-氯乙基，具有较强的亲脂性，对脑瘤的治疗效果好。亚硝基脲药物在酸性和碱性溶液中相当不稳定，分解释放出氮气和二氧化碳。

(4)磺酸酯类：磺酸酯类属于非氮芥类的烷化剂。甲磺酸酯基的存在可以使 C-O 键之间变得活泼，成为一个有用的烷基化反应试剂。白消安为二甲磺酸酯的化合物，在碱性条件下生成丁二醇，再脱水生成具有乙醚样特臭气味的四氢呋喃。

2. *抗代谢抗肿瘤药*　抗代谢抗肿瘤药结构上的显著特点是与代谢物很相似，大多数抗代谢物正是将代谢物的结构作细微改变而得的。常用的抗代谢药物主要有嘧啶拮抗物(如氟尿嘧啶)、嘌呤拮抗物(如巯嘌呤)、叶酸拮抗物(如甲氨蝶呤)等。

3. *抗肿瘤抗生素*　抗肿瘤抗生素是由微生物产生的具有抗肿瘤活性的化学物质。抗肿瘤抗生素主要有多肽类抗生素及蒽醌类抗生素两大类。

多肽类抗生素有放线菌素 D、盐酸博来霉素等。放线菌素 D 又名更生霉素，属于放线菌素族的一种抗生素。盐酸博来霉素又称争光霉素、平阳霉素，用于临床的是混合物的盐酸盐。

蒽醌类抗生素是 20 世纪 70 年代发展起来的抗肿瘤抗生素。该类药物中盐酸多柔比星又称阿霉素，常用其盐酸盐，结构上的显著特点是既有脂溶性蒽环配基和水溶性柔红糖胺，又有酸性酚羟基和碱性氨基，易通过细胞膜进入肿瘤细胞。

4. *天然抗肿瘤药物*　对天然药物有效成分进行结构修饰优化，半合成一些衍生物作为抗肿瘤药物，主要有喜树碱类、长春碱类和紫杉醇类等。

(二)影响免疫功能药物

1. *非甾体消炎药*　非甾体消炎药是全球用量最大的一类药物，主要以消炎为主，兼有解热镇痛作用，临床上主要用于消炎和抗风湿的治疗。

(1)解热镇痛药：解热镇痛药按化学结构不同分为水杨酸类、苯胺类及吡唑酮类。水杨酸类解热镇痛药分子结构中的羧酸基团是产生消炎活性的必要结构，分子中游离羧基的存在是引起胃黏膜刺激的主要原因，因此将其制成相应的盐或酯可以减小其副作用。

解热镇痛药的代表药物有阿司匹林、贝诺酯、对乙酰氨基酚、安乃近等。

(2)非甾体消炎药：非甾体消炎药分为芳基乙酸类、芳基丙酸类、1,2-苯并噻嗪类及选择性 COX-2 抑制药等。

芳基乙酸类非甾体消炎药具有酸性，对胃肠道有刺激，且对肝功能和造血系统有影响。代表药物有吲哚美辛、双氯芬酸钠、舒林酸等。

芳基丙酸类非甾体消炎药也具有酸性，这类药物的羧基 α 位碳原子为手性碳原子，通常 S 异构体活性高于 R 异构体。代表药物有布洛芬、萘普生等。

1,2-苯并噻嗪类结构消炎药，又称为昔康类，是一类结构中含有酸性烯醇羟基的化合物。本类药物分子中存在互变异构，亦有酸性，对胃肠道的刺激比一般非甾体消炎药小。代表药物有吡罗昔康、美洛昔康、舒多昔康等，均为消炎镇痛作用强、毒性小的长效药物。

选择性 COX-2 抑制药能够避免胃肠道的损害，但临床应用发现其可引起患者增加严重心血管血栓事件的风险。代表药物有塞来昔布、帕瑞昔布等。

尼美舒利是新结构类型的非甾体消炎药，具有消炎、镇痛、解热作用。本品为黄色或淡黄色结晶粉末。

(3)抗痛风药：临床上使用的抗痛风药根据作用机制可以分为三类：控制尿酸盐对关节造成炎症的药物，如秋水仙碱；增加尿酸排泄速率的药物，如丙磺舒和苯溴马隆；通过抑制黄嘌呤氧化酶来抑制尿酸生成的药物，如别嘌醇和非布索坦等。

2. *抗变态反应药*　组胺 H_1 受体拮抗药竞争性阻断组胺的 H_1 效应，临床上主要用于皮肤黏膜变态反应疾病，还可用于止吐，防治晕动症、镇静催眠、预防偏头痛等。组胺 H_1 受体拮抗药按化学结构分为氨烷基醚类、丙胺类、三环类、哌啶类和哌嗪类。代表药物有盐酸苯海拉明、马来酸氯苯那敏、盐酸赛庚啶、盐酸西替利嗪、氯雷他定等。

经典的组胺 H_1 受体拮抗药的构效关系可用以下通式表示（图 5-21）。

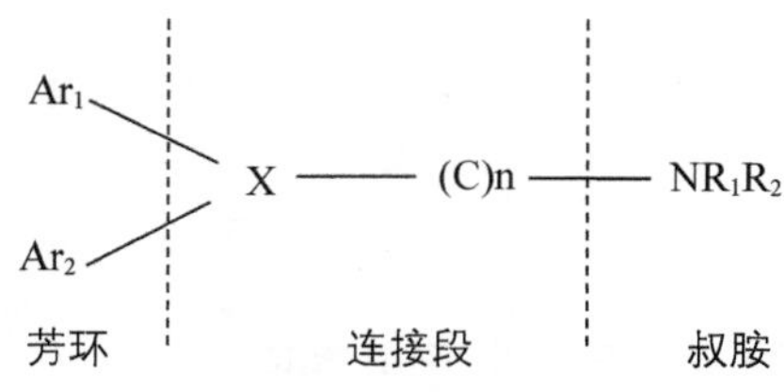

图 5-21　组胺 H_1 受体拮抗药的构效关系

①Ar_1 为苯环、杂环或取代杂环，Ar_2 为另一个芳环和或芳甲基，Ar_1 和 Ar_2 可桥连成三环化合物。Ar_1 和 Ar_2 的亲脂性及它们的空间排列与活性相关。

②NR_1R_2 一般是叔胺，也可以是环系统的一部分，常见的是二甲氨基和四氢吡咯基。

③X 是 sp^2 或 sp^3 杂化碳原子、氮原子或连氧的 sp^3 碳原子。

④连接段碳链 n＝2～3，通常 n＝2。

（刘皈阳　贾燕花）

■参考文献

[1] 吴立军.天然药物化学[M].第 6 版.北京：人民卫生出版社，2011.

[2] 吴立军.天然药物化学[M].第 5 版.北京：人民卫生出版社，2009.

[3] 姚新生.天然药物化学[M].第 3 版.北京：人民卫生出版社，2001.

[4] 李淑惠.天然药物化学[M].北京：高等教育出版社，2005 .

[5] 吴剑峰.天然药物化学[M].北京：高等教育出版社，2006.

[6] 于颖，樊光辉.天麻素的临床应用研究进展[J].中西医结合心脑血管病杂志，2012，12(9)：1117-1118.

[7] Grynkiewicz G，Szeja W，Boryski J. Synthetic analogs of natural glycosides in drug discovery and development[J]. Acta Pol Pharm，2008，65(6)：655-676.

[8] 孔令雷，胡金凤，陈乃宏.香豆素类化合物药理和毒理作用的研究进展[J].中国药理学通报，2012，28(2)：165-169.

[9] 张国良，李娜，林黎琳等.木脂素类化合物生物活性研究进展[J].中国中药杂志，2007，32(20)：2089-2094.

[10] Williams CA，Grayer RJ. Anthocyanins and other flavonoids[J]. Nat Prod Rep，2004，21：539.

[11] 陈玉昆.萜类天然产物的提取及生产工艺[M].北京：科学出版社，2009.

[12] 吴毓林，何子乐.天然产物全合成荟萃—萜类[M].北京：科学出版社，2010.

[13] 谭仁祥.甾体化学[M].北京：化学工业出版社，2009.

[14] 王锋鹏.生物碱化学[M].北京：化学工业出版社，2008.

[15] 徐任生，赵维民，叶阳.天然产物活性成分分离[M].北京：科学出版社，2012.

[16] 邓松之.海洋天然产物的分离纯化与结构鉴定[M].北京：化学工业出版社，2007.

[17] 雷小平，徐萍.药物化学[M].北京：高等教育出版社，2010.

[18] 尤启东.药物化学[M].第 7 版.北京：人民卫生出版社，2012.

[19] G帕特里克，孙铁民，李青山.药物化学[M].北京：科学出版社，2004.

[20] 尤启东.药物化学[M].第 7 版.北京：人民卫生出版社，2012.

[21] 白东鲁，陈凯先.高等药物化学[M].北京：化学工业出版社，2011.

[22] 陈新谦，金有豫，汤光.新编药物学[M].第 17 版.北京：人民卫生出版社，2011.

[23] 全国卫生专业技术资格考试专家委员会.药学：中级[M].北京：人民卫生出版社，2013.

第6章

药事管理与法规

第一节 概 述

一、药事管理概论

(一)药事管理

药事管理是指为了保证公民安全、有效、合理、经济、及时的用药,国家相关机构制定相关法律、法规、规章制度,药事组织依法通过实施相关的管理措施,对药事活动进行必要的管理。药事管理内容主要包括两个方面,即宏观药事管理和微观药事管理。前者涉及药品监督、基本药物、药品储备、药品价格、医疗保险用药与定点药店的管理;后者涉及药品研究与开发质量、药品生产质量、经品经营质量、药学服务质量、医疗保险用药销售的管理等诸多方面。

(二)医院药事管理

药事管理范畴中重要的一个环节就是医院药事管理。医院药事管理是指对医院中一切与药品、药品使用和药学服务相关事务的管理。其核心是确保药品质量、临床药物治疗质量和临床药学服务技术质量,以保障患者用药安全、有效和经济。

医院药事管理学是药学学科和社会学科相互交叉渗透而形成的一门综合性应用学科,既是医院管理学的重要组成部分,又是药事管理学科的一个重要分支学科。医院药事管理学是以现代医院药学学科和药学实践为基础,以管理学的理论和方法为指导,综合运用管理学、经济学、法学、社会学和伦理学相关知识对医疗机构药学相关事务进行有机管理。

我国医院药事管理的研究源于20世纪30年代初期部分高等院校开设的“药物管理法及药学伦理”、“药房管理”课程,解放后于1954年编写了《药事组织学》教材,80年代开始,北京医科大学、华西医科大学、浙江医科大学、第二军医大学等相继开设了“药事管理学”课程,招收本科生、硕士研究生和博士研究生。1993年,张钧教授主编出版了《医院药事管理学》一书,为医院药事管理的规范化教学起到了积极的推动作用。1995年3月卫生部医院管理研究所成立了药事管理研究部,专门从事医院药事管理和政策法规研究。

医院药事管理是一个完整的系统,涵盖了对医院药学部门结构、人员的组织管理;对药品调剂、制剂、药库、药品质控、临床药学、临床用药、药学信息等的业务管理;对药品质量的控制、处方集、基本药物目录制定与遴选、临床应用路径、药学科研、药学技术人员培训与考核等的技术管理;对药品、相关医用材料、设备等的物资设备管理;对医院内制剂生产、药品储存、流通、使用等各环节的质量管理;对药品临床使用的经济和信息管理等诸多方面。

医院药事管理是医院管理的主要组成部分,是医院监督有关要是法规的重要保障,是落实医疗质量的重要保证,医院药学部门是医院的重要服务窗口。

二、药事管理有关的重要政策与法规

药事管理具有明显的专业化、法律化和规范化的特点。医院药事管理活动必须认真遵循与执行国家政府、卫生行政部门制定的各项药事法规和条例,依法管药,保证药品质量,保障用药安全,维护人们身体健康和用药的合法权益。规范药学服务是药事管理的重要内容。美国医院药师协会制定

发布了40多个医院药学服务管理规范，对医院药学发展起了很大的促进作用。

我国为保障药品生产、经营及使用的规范性和安全性，针对生产企业、流通企业和各级医疗机构发布了药品管理的相关法律、法规和条例，这些法律、法规和条例的制定与落实，对于我国药品的生产与使用的规范性与安全性起到了积极的推动作用。

（一）《中华人民共和国药品管理法》

1984年9月颁布实施并于2001年2月重新修订通过后于2001年12月1日起颁布施行。

（二）《中华人民共和国药典》

简称《中国药典》，是国家监督管理药品质量的法定技术标准，目前已经出版了1985年版、1990年版、1995年版、2000年版、2005年版和2010年版本；《中国药典》（2010年版）分为一部、二部和三部，收载品种总计4567种，其中新增1386种。其中一部收载药材和饮片、植物油脂和提取物、成方制剂和单味制剂等，品种共计2165种，其中新增1019种（包括439个饮片标准）、修订634种；二部收载化学药品、抗生素、生化药品、放射性药品以及药用辅料等，品种共计2271种，其中新增330种、修订1500种；三部收载生物制品，品种共计131种，其中新增37种、修订94种。

（三）《医疗机构药事管理暂行规定》及《医疗机构药事管理规定》

2002年1月，国家卫生部、国家中医药管理局颁布了《医疗机构药事管理暂行规定》，2011年1月卫生部、国家中医药管理局和总后卫生部联合修订颁布了《医疗机构药事管理规定》，对医疗机构药事管理的有关内容作出明确规定，具体内容详见本章第五节。

（四）《国家基本药物目录》

国家基本药物目录是根据我国基本医疗卫生需求和基本医疗保障水平变化、我国疾病谱的变化、药品不良反应监测评价、国家基本药物应用情况监测和评估、已上市药品循证医学、药物经济学评价、国家基本药物工作委员会规定的其他情况，每3年更新一次。新版目录将于2013年5月1日起实施（2009年8月18日发布的中华人民共和国卫生部令第69号同时废止）新目录分为化学药品和生物制品、中成药、中药饮片三个部分，其中，化学药品和生物制品317种，中成药203种，共计520种，比2009年版目录的307种增加了213种，目录中化学药品和生物制品数量与世界卫生组织现行推荐的基本药物数量相近，并坚持中西药并重。

（五）《中国国家处方集》（化学药品与生物制品卷）

这是我国第一部统一的国家级权威性的处方集，它既是合理用药的指导性文件，也是实施国家药物政策的重要文件。《处方集》所遴选的药品品种涵盖了国家基本药物目录、国家医保药品目录中的全部药物和其他一些常用药物，基本满足了临床常见病、多发病及重大、疑难、复杂疾病抢救、治疗的需要。它借鉴了英国等西方发达国家以及世界卫生组织编写处方集的经验，同时也结合了我国地域分布、疾病谱、临床治疗习惯等因素，由国内百余名著名医药学专家历时两年编写而成，已于2010年出版发行。另外，《处方集》（儿童版）也已于2013年1月出版，对保障儿童用药安全、有效、经济，最大可能地维护儿童健康权益将起到积极的推动作用。

（六）《抗菌药物临床应用管理办法》

卫生部制定并颁布了《抗菌药物临床应用管理办法》（卫生部令第84号），自2012年8月1日起施行。《办法》是对我国十余年来抗菌药物临床应用管理实践经验的提炼和固化，其发布标志着我国抗菌药物临床应用管理迈入法制化和制度化轨道，为逐步建立抗菌药物临床应用管理长效机制奠定了基础。该《办法》重点规定了四个方面的内容：建立抗菌药物临床应用分级管理制度；明确医疗机构抗菌药物遴选、采购、临床使用、监测和预警、干预与退出全流程工作机制；加大对不合理用药现象的干预力度，建立细菌耐药预警机制。

（七）《药品不良反应报告和监测管理办法》

于2011年5月卫生部81号令颁布施行。对于药品生产企业和医疗机构在生产和使用药品过程中发生的药品不良反应报告职责、报告与处置、药品重点监测、评价与控制、信息管理和承担的法律责任进行了明确的规定。

（八）《处方管理办法》

为规范处方管理，提高处方质量，促进合理用药，保障医疗安全，根据《执业医师法》《药品管理法》《医疗机构管理条例》《麻醉药品和精神药品管理条例》等有关法律、法规，卫生部制定了《处方管理办法》，并于2006年11月卫生部第53号令颁布，与2007年5月1日起施行，《办法》中对处方管理的一般规定、处方权的获得、处方的开具、处方的调剂、监督管理、法律责任等做了明确的规定。

(九)其他法规条例

《麻醉药品和精神药品管理条例》(国务院令[2005]第 442 号《易制毒化学药品管理条例》(国务院[2005]第 445 号令)。《麻醉药品临床应用指导原则》(2007 年颁布)、《精神药品临床应用指导原则》(2007 年颁布)、《中成药临床应用指导原则》(2010 年颁布)、《糖皮质激素药物临床应用指导原则》(2011 年颁布)、《药品类易制毒化学品管理办法》(卫生部令[2010]第 72 号)。对易制毒化学药品在生产、经营、购买等环节有针对性地提出监管措施,并进一步要求加强药品监管、公安等部门的配合。

三、药事管理与药物治疗学委员会

为了协调、指导医院合理用药和科学管理药品,对医院药事各项重要事务做出专门决定,并使药品在使用环节上最大限度发挥效益,我国有关药事法规规定,医院应成立相应的药事管理组织。1981 年卫生部修订公布的《医院药剂工作条例》、1989 年卫生部颁布的《医院药剂管理办法》中都规定县级以上医疗机构应当建立"药事管理委员会"。2002 年 1 月卫生部、国家中医药管理局颁布的《医疗机构药事管理暂行规定》、2011 年 1 月卫生部、国家中医药管理局和总后卫生部联合修订的《医疗机构药事管理规定》要求二级以上医院应当设立"药事管理与药物治疗学委员会(Pharmaceutical Administration and Therapeutic Committee PATC),其他医疗机构应当成立药事管理与药物治疗学组"。药事管理与药物治疗学委员会(组)是监督、指导本医疗机构科学管理药品和合理使用药品的咨询、参谋机构,属于学术组织性质。

世界卫生组织(WHO)于 2003 年组织了 WHO 基本药物与医药政策部 Kathleen Holloway,Edelisa Carandang,Hans Hogerzeil、美国健康管理学协会 Terry Green,David Lee 和美国波士顿大学国际卫生学系 Richard Laing 教授编写了《DRUG AND THERAPEUTICS COMMITTEES,DTC,药物和治疗学委员会》一书,是世界各国医疗机构中药事管理工作的"实践指南",其所称的"药物和治疗学委员会"在我国称为"药事管理与药物治疗学委员会"。不恰当的用药可浪费资源,并大大降低对患者的医护质量。DTC 可以从以下几个方面明显促进药物使用及降低医疗机构成本:为药品管理提供全面建议;制定药物政策;评估处方集目录及遴选药品;制定(或修改)及实施标准治疗指南(Standard Therapeutic Guidance,STG);进行药物使用情况评估以便发现问题;引入干预改善药物使用;对确定的问题进行药物使用情况评估;处理药品不良反应和用药错误;向所有医务人员发布有关药物使用问题、相关政策及决定的信息等。

(一)我国医院药事管理与药物治疗学委员会(PATC)组成

二级以上医院药事管理与药物治疗学委员会委员由具有高级技术职务任职资格的药学、临床医学、护理和医院感染管理、医疗行政管理等人员组成。医疗机构药事管理与药物治疗学组的成员由药学、医务、护理、医院感染、临床科室等部门负责人和具有药师、医师以上专业技术职务任职资格人员组成。医疗机构负责人任药事管理与药物治疗学委员会(组)主任委员,药学和医务部门负责人任药事管理与药物治疗学委员会(组)副主任委员。

药事管理与药物治疗学委员会应制定工作制度,定期召开委员会会议,其日常工作由药学部门负责。

(二)我国医院药事管理与药物治疗学委员会(PATC)的职责

1. 贯彻执行医疗卫生及药事管理等有关法律、法规、规章。审核制定本机构药事管理和药学工作规章制度,并监督实施。

2. 制定本机构药品处方集和基本用药供应目录。

3. 推动药物治疗相关临床诊疗指南和药物临床应用指导原则的制定与实施,监测、评估本机构药物使用情况,提出干预和改进措施,指导临床合理用药。

4. 分析、评估用药风险和药品不良反应、药品损害事件,并提供咨询与指导。

5. 建立药品遴选制度,审核本机构临床科室申请的新购入药品、调整药品品种或者供应企业和申报医院制剂等事宜。

6. 监督、指导麻醉药品、精神药品、医疗用毒性药品及放射性药品的临床使用与规范化管理。

7. 对医务人员进行有关药事管理法律法规、规章制度和合理用药知识教育培训;向公众宣传安全用药知识。

（三）我国医院药事管理与药物治疗学委员会(PATC)的作用

我国医院药事管理与药物治疗学委员会的主要作用是督导国家药物政策的落实与执行。

国家药物政策是国家卫生政策的重要组成部分，是重大的民生问题，它涉及基本人权概念，是政府为药品领域包括研发、生产、流通、应用、价格、支付及监管等部门制定的共同目标，协调涉及药品各领域的统一行动。

医院药事管理与药物治疗学委员会应根据国家基本药物目录、国家药品处方集和国家标准治疗指南等政策法规与技术规范建立或制定自己本医疗机构的基本用药（供应）目录、药品处方集和标准治疗指南，并由院长签署公布，医院负责实施落实。主要执行单位是各临床科室医生及药学部门的药师。药品临床应用与可及性保障体系相互间的关系，见图 6-1。

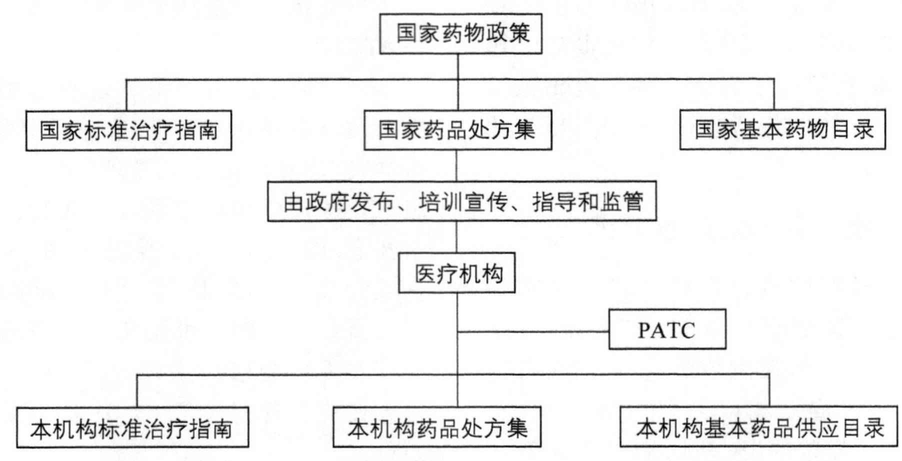

图 6-1　药品临床应用与可及性保障体系相互间的关系

（四）医院药事管理与药物治疗学委员会(PATC)需要遵循的基本原则

医院药事管理与治疗学委员会为履行其职责，发挥其作用，必须坚持以下原则：委员会工作应持续关注药物的临床合理应用；委员会组成应由多学科、权威专业人员参加；委员会的运作应透明、公开、公正；委员会必须遵循国家卫生行政部门颁布的相关法律、法规和条例，开展相关工作；建立必要与可行的工作制度。

（阚全程　刘皋林　李晓宇）

第二节　抗菌药物的临床应用与管理

根据《抗菌药物临床应用管理办法》第二条规定，本节所称抗菌药物是指治疗细菌、支原体、衣原体、立克次体、螺旋体、真菌等所致感染性疾病的药物，不包括治疗结核病、寄生虫病和各种病毒所致感染性疾病的药物以及具有抗菌作用的中药制剂。

一、抗菌药物临床应用的基本原则

《抗菌药物临床应用指导原则》中对抗菌药物治疗性应用、预防性应用和在特殊病理、生理状况患者中应用三个方面进行了相应规定。

（一）抗菌药物治疗性应用的基本原则

1. 诊断为细菌感染者，方有指征应用抗菌药物　根据患者症状、体征及血、尿常规等实验室检查结果，初步诊断为细菌性感染者以及经病原检查确诊为细菌性感染者方有指征应用抗菌药物；由真菌、支原体、衣原体、螺旋体、立克次体等病原微生物所致的感染亦有指征应用抗菌药物。缺乏细菌及上述病原微生物感染的证据，诊断不能成立者，以及病毒性感染者，均无指征应用抗菌药物。

2. 尽早查明感染病原，根据病原种类及细菌药物敏感试验结果选用抗菌药物　抗菌药物品种的选用原则上应根据病原菌种类及病原菌对抗菌药物敏感或耐药，即细菌药物敏感试验（以下简称药敏）的结果而定。住院病人必须在开始抗菌治疗

前，先留取相应标本，立即送细菌培养，以尽早明确病原菌和药敏结果；门诊病人可以根据病情需要开展药敏工作。

危重患者在未获知病原菌及药敏结果前，可根据患者的发病情况、发病场所、原发病灶、基础疾病等推断最可能的病原菌，并结合当地细菌耐药状况先给予抗菌药物经验治疗，获知细菌培养及药敏结果后，对疗效不佳的患者调整给药方案。如对入住ICU的社区获得性肺炎患者，如有结构性肺疾病（如支气管扩张、肺囊肿、弥漫性泛细支气管炎等）、应用糖皮质激素（泼尼松＞10mg/d）、过去1个月中广谱抗生素应用＞7d、营养不良、外周血中性粒细胞计数＜1×10^9/L等情况时，应考虑有铜绿假单胞菌感染危险因素，可选用具有抗铜绿假单胞菌活性的抗菌药。

3. *按照药物的抗菌作用特点及其体内过程特点选择用药*　各种抗菌药物的药效学（抗菌谱和抗菌活性）和人体药代动力学（吸收、分布、代谢和排出过程）特点不同，因此各有不同的临床适应证。临床医师应根据各种抗菌药物的上述特点，按临床适应证正确选用抗菌药物。如第一代头孢菌素对革兰阳性菌具有良好的抗菌活性，适用于治疗革兰阳性菌感染及预防手术切口感染，第三代头孢菌素对革兰阴性菌具有良好的抗菌活性，适用于治疗革兰阴性菌感染及预防阑尾手术、结肠直肠手术、肝胆系统手术、胸外科手术（食管、肺）等清洁-污染或污染手术后手术部位感染。

4. *抗菌药物治疗方案应综合患者病情、病原菌种类及抗菌药物特点制订*　根据病原菌、感染部位、感染严重程度和患者的生理、病理情况制订抗菌药物治疗方案，包括抗菌药物的选用品种、剂量、给药次数、给药途径、疗程及联合用药等。在制订治疗方案时应遵循下列原则。

（1）品种选择：根据病原菌种类及药敏结果选用抗菌药物。如对甲氧西林耐药的金黄色葡萄球菌感染，应首先选用糖肽类抗生素。

（2）给药剂量：按各种抗菌药物的治疗剂量范围给药。治疗重症感染（如败血症、感染性心内膜炎等）和抗菌药物不易达到的部位的感染（如中枢神经系统感染等），抗菌药物剂量宜较大（治疗剂量范围高限）；而治疗单纯性下尿路感染时，由于多数药物尿药浓度远高于血药浓度，则可应用较小剂量（治疗剂量范围低限）。

（3）给药途径：①轻症感染可接受口服给药者，应选用口服吸收完全的抗菌药物，不必采用静脉或肌内注射给药。重症感染、全身性感染患者初始治疗应予静脉给药，以确保药效；病情好转能口服时应及早转为口服给药。②抗菌药物的局部应用宜尽量避免：皮肤黏膜局部应用抗菌药物后，很少被吸收，在感染部位不能达到有效浓度，反易引起过敏反应或导致耐药菌产生，因此治疗全身性感染或脏器感染时应避免局部应用抗菌药物。抗菌药物的局部应用只限于少数情况，例如全身给药后在感染部位难以达到治疗浓度时可加用局部给药作为辅助治疗。此情况见于治疗中枢神经系统感染时某些药物可同时鞘内给药；包裹性厚壁脓肿脓腔内注入抗菌药物以及眼科感染的局部用药等。某些皮肤表层及口腔、阴道等黏膜表面的感染可采用抗菌药物局部应用或外用，但应避免将主要供全身应用的品种作局部用药。局部用药宜采用刺激性小、不易吸收、不易导致耐药性和不易致过敏反应的杀菌药，青霉素类、头孢菌素类等易产生过敏反应的药物不可局部应用。氨基糖苷类等耳毒性药不可局部滴耳。

（4）给药次数：为保证药物在体内能最大地发挥药效，杀灭感染灶病原菌，应根据药代动力学和药效学相结合的原则给药。青霉素类、头孢菌素类和其他β-内酰胺类、红霉素、克林霉素等消除半衰期短者，应一日多次给药。氟喹诺酮类、氨基糖苷类等可一日给药一次（重症感染者例外）。

（5）疗程：抗菌药物疗程因感染不同而异，一般宜用至体温正常、症状消退后72～96h，特殊情况，妥善处理。但是，败血症、感染性心内膜炎、化脓性脑膜炎、伤寒、布鲁菌病、骨髓炎、溶血性链球菌咽炎和扁桃体炎、深部真菌病、结核病等需较长的疗程方能彻底治愈，并防止复发。

（6）抗菌药物的联合应用要有明确指征：单一药物可有效治疗的感染，不需联合用药，仅在下列情况时有指征联合用药。①原菌尚未查明的严重感染，包括免疫缺陷者的严重感染。②单一抗菌药物不能控制的需氧菌及厌氧菌混合感染，2种或2种以上病原菌感染。③单一抗菌药物不能有效控制的感染性心内膜炎或败血症等重症感染。④需长程治疗，但病原菌易对某些抗菌药物产生耐药性的感染，如结核病、深部真菌病。⑤由于药物协同抗菌作用，联合用药时应将毒性大的抗菌药物剂量减少，如两性霉素B与氟胞嘧啶联合治疗隐球菌脑膜炎时，前者的剂量可适当减少，从而减少其毒性反应。联合用药时宜选用具有协同或相加抗菌作用的药物联合，如青霉素类、头孢菌素类等其他β-内酰胺类与氨基糖苷类联合，两性霉素B与氟胞嘧啶联合。联合用药通常采用2种药物联合，3种及3种以上药物联合仅适用于个别情况。此外必须注意联合用药后药物不良反应将增多。

(二)抗菌药物预防性应用的基本原则

1. 内科及儿科预防用药

(1)用于预防一种或两种特定病原菌入侵体内引起的感染，可能有效；如目的在于防止任何细菌入侵，则往往无效。

(2)预防在一段时间内发生的感染可能有效；长期预防用药，常不能达到目的。

(3)患者原发疾病可以治愈或缓解者，预防用药可能有效。原发疾病不能治愈或缓解者(如免疫缺陷者)，预防用药应尽量不用或少用。对免疫缺陷患者，宜严密观察其病情，一旦出现感染征兆时，在送检有关标本作培养同时，首先给予经验治疗。

(4)以下情况通常不宜常规预防性应用抗菌药物：普通感冒、麻疹、水痘等病毒性疾病，昏迷、休克、中毒、心力衰竭、肿瘤、应用肾上腺皮质激素等患者。

2. 外科手术预防用药

(1)外科手术预防用药目的：预防手术后切口感染，以及清洁-污染或污染手术后手术部位感染及术后可能发生的全身性感染。

《外科手术部位感染预防与控制技术指南(试行)》根据外科手术切口微生物污染情况，外科手术切口分为清洁切口、清洁-污染切口、污染切口、感染切口。①清洁切口。手术未进入感染炎症区，未进入呼吸道、消化道、泌尿生殖道及口咽部位。②清洁-污染切口。手术进入呼吸道、消化道、泌尿生殖道及口咽部位，但不伴有明显污染。③污染切口。手术进入急性炎症但未化脓区域；开放性创伤手术；胃肠道、尿路、胆道内容物及体液有大量溢出污染；术中有明显污染(如开胸心脏按压)。④感染切口。有失活组织的陈旧创伤手术；已有临床感染或脏器穿孔的手术。

(2)外科手术预防用药基本原则：根据手术野有否污染或污染可能，决定是否预防用抗菌药物。①清洁手术：手术野为人体无菌部位，局部无炎症、无损伤，也不涉及呼吸道、消化道、泌尿生殖道等人体与外界相通的器官。手术野无污染，通常不需预防用抗菌药物，仅在下列情况时可考虑预防用药：手术范围大、时间长、污染机会增加；手术涉及重要脏器，一旦发生感染将造成严重后果者，如头颅手术、心脏手术、眼内手术等；异物植入手术，如人工心瓣膜植入、永久性心脏起搏器放置、人工关节置换等；高龄或免疫缺陷者等高危人群。②清洁-污染手术：上下呼吸道、上下消化道、泌尿生殖道手术，或经以上器官的手术，如经口咽部大手术、经阴道子宫切除术、经直肠前列腺手术，以及开放性骨折或创伤手术。由于手术部位存在大量人体寄殖菌群，手术时可能污染手术野引致感染，故此类手术需预防用抗菌药物。③污染手术：由于胃肠道、尿路、胆道体液大量溢出或开放性创伤未经扩创等已造成手术野严重污染的手术。此类手术需预防用抗菌药物。④术前已存在细菌性感染的手术，如腹腔脏器穿孔腹膜炎、脓肿切除术、气性坏疽截肢术等，属抗菌药物治疗性应用，不属预防应用范畴。

(3)外科预防用抗菌药物的选择：抗菌药物的选择视预防目的而定。为预防术后切口感染，应针对金黄色葡萄球菌(以下简称金葡菌)选用药物。预防手术部位感染或全身性感染，则需依据手术野污染或可能的污染菌种类选用，如结肠或直肠手术前应选用对大肠埃希菌和脆弱拟杆菌有效的抗菌药物。选用的抗菌药物必须是疗效肯定、安全、使用方便及价格相对较低的品种。

《卫生部办公厅关于抗菌药物临床应用管理有关问题的通知(卫办医政发〔2009〕38号)》中规定了常见手术预防用抗菌药物表，见表6-1。

(4)外科预防用抗菌药物的给药方法：接受清洁手术者，在术前0.5～2h内给药，或麻醉开始时给药，使手术切口暴露时局部组织中已达到足以杀灭手术过程中入侵切口细菌的药物浓度。如果手术时间超过3h，或失血量大＞1500ml，手术中可给予第二剂。抗菌药物的有效覆盖时间应包括整个手术过程和手术结束后4h，总的预防用药时间不超过24h，个别情况可延长至48h。手术时间较短(＜2h)的清洁手术，术前用药一次即可。清洁-污染手术预防用药时间亦为24h，必要时延长至48h。污染手术可依据患者情况适当延长。对手术前已形成感染者，抗菌药物使用时间应按治疗性应用而定。

表6-1　常见手术预防用抗菌药物表

手术名称	抗菌药物选择
颅脑手术	第一、二代头孢菌素；头孢曲松
颈部外科(含甲状腺)手术	第一代头孢菌素
经口咽部黏膜切口的大手术	第一代头孢菌素，可加用甲硝唑
乳腺手术	第一代头孢菌素
周围血管外科手术	第一、二代头孢菌素
腹外疝手术	第一代头孢菌素
胃十二指肠手术	第一、二代头孢菌素
阑尾手术	第二代头孢菌素或头孢噻肟；可加用甲硝唑
结、直肠手术	第二代头孢菌素或头孢曲松或头孢噻肟；可加用甲硝唑
肝胆系统手术	第二代头孢菌素，有反复感染史者可选头孢曲松或头孢哌酮或头孢哌酮/舒巴坦
胸外科手术(食管、肺)	第一、二代头孢菌素，头孢曲松
心脏大血管手术	第一、二代头孢菌素
泌尿外科手术	第一、二代头孢菌素，环丙沙星
一般骨科手术	第一代头孢菌素
应用人工植入物的骨科手术(骨折内固定术、脊柱融合术、关节置换术)	第一、二代头孢菌素，头孢曲松
妇科手术	第一、二代头孢菌素或头孢曲松或头孢噻肟；涉及阴道时可加用甲硝唑
剖宫产	第一代头孢菌素(结扎脐带后给药)

注：1. Ⅰ类切口手术常用预防抗菌药物为头孢唑啉或头孢拉定

2. Ⅰ类切口手术常用预防抗菌药物单次使用剂量：头孢唑啉1～2g；头孢拉定1～2g；头孢呋辛1.5g；头孢曲松1～2g；甲硝唑0.5g

3. 对β-内酰胺类抗菌药物过敏者，可选用克林霉素预防葡萄球菌、链球菌感染，可选用氨曲南预防革兰阴性杆菌感染。必要时可联合使用

4. 耐甲氧西林葡萄球菌检出率高的医疗机构，如进行人工材料植入手术(如人工心脏瓣膜置换、永久性心脏起搏器置入、人工关节置换等)，也可选用万古霉素或去甲万古霉素预防感染

(三)抗菌药物在特殊病理、生理状况患者中应用的基本原则

1. 肾功能减退患者抗菌药物的应用

(1)基本原则：许多抗菌药物在人体内主要经肾排出，而某些抗菌药物具有肾毒性，肾功能减退的感染患者应用抗菌药物的原则如下：①尽量避免使用肾毒性抗菌药物，确有应用指征时，必须调整给药方案。②根据感染的严重程度、病原菌种类及药敏试验结果等选用无肾毒性或肾毒性低的抗菌药物。③根据患者肾功能减退程度以及抗菌药物在人体内排出途径调整给药剂量及方法。

(2)抗菌药物的选用及给药方案调整：根据抗菌药物体内过程特点及其肾毒性，肾功能减退时抗菌药物的选用有以下几种情况(表6-2)。①主要由肝胆系统排泄或由肝代谢，或经肾和肝胆系统同时排出的抗菌药物用于肾功能减退者，维持原治疗量或剂量略减。②主要经肾排泄，药物本身并无肾毒性，或仅有轻度肾毒性的抗菌药物，肾功能减退者可应用，但剂量需适当调整。③肾毒性抗菌药物避免用于肾功能减退者，如确有指征使用该类药物时，需进行血药浓度监测，据以调整给药方案，达到个体化给药；也可按照肾功能减退程度(以内生肌酐清除率为准)减量给药，疗程中需严密监测患者肾功能。

如肾功能不全患者使用左氧氟沙星时，其剂量调整方法，见表6-3。

2. 肝功能减退患者抗菌药物的应用　肝功能减退时抗菌药物的选用及剂量调整需要考虑肝功能减退对该类药物体内过程的影响程度以及肝功能减退时该类药物及其代谢物发生毒性反应的可能性。由于药物在肝代谢过程复杂，不少药物的体内代谢过程尚未完全阐明，根据现有资料，肝功能减退时抗菌药物的应用有以下几种情况(表6-4)。

(1)主要由肝清除的药物，肝功能减退时清除

表 6-2　肾功能减退感染患者抗菌药物的应用

抗菌药物					肾功能减退时的应用
红霉素、阿奇霉素等大环内酯类 利福平 克林霉素 多西环素	氨苄西林 阿莫西林 哌拉西林 美洛西林 苯唑西林	头孢哌酮 头孢曲松 头孢噻肟 头孢哌酮/舒巴坦	氨苄西林/舒巴坦 阿莫西林/克拉维酸 替卡西林/克拉维酸 哌拉西林/三唑巴坦	氯霉素 两性霉素 B 异烟肼 甲硝唑 伊曲康唑口服液	可应用，按原治疗量或略减量
青霉素 羧苄西林 阿洛西林 头孢唑啉 头孢噻吩	头孢氨苄 头孢拉定 头孢呋辛 头孢西丁 头孢他啶	头孢唑肟 头孢吡肟 氨曲南 亚胺培南/西司他丁 美罗培南	氧氟沙星 左氧氟沙星 加替沙星 环丙沙星	磺胺甲噁唑 甲氧苄啶 氟康唑 吡嗪酰胺	可应用，治疗量需减少
庆大霉素 妥布霉素 奈替米星 阿米卡星 卡那霉素 链霉素	万古霉素 去甲万古霉素 替考拉宁 氟胞嘧啶 伊曲康唑静脉注射剂			避免使用，确有指征应用者调整给药方案*	
四环素 土霉素	呋喃妥因 萘啶酸	特比萘芬			不宜选用

注：* 需进行血药浓度监测，或按内生肌酐清除率（也可自血肌酐值计算获得）调整给药剂量或给药间期

表 6-3　左氧氟沙星在肾功能不全患者中的剂量调整

肾功能正常患者中每 24h 的剂量	肌酐清除率 20～49ml/min	肌酐清除率 10～19ml/min	血液透析或持续性非卧床腹膜透析（CAPD）
750mg	每 48h 750mg	第一次给药 750mg，此后每 48h 500mg	第一次给药 750mg，此后每 48h 500mg
500mg	首剂 500mg，此后每 24h 250mg	第一次给药 500mg，此后每 48h 250mg	第一次给药 500mg，此后每 48h 250mg
250mg	无需剂量调整	每48h 250mg。对于单纯性 UTI 治疗，无需剂量调整	无剂量调整信息

明显减少，但并无明显毒性反应发生，肝病时仍可正常应用，但需谨慎，必要时减量给药，治疗过程中需严密监测肝功能。红霉素等大环内酯类（不包括酯化物）、林可霉素、克林霉素属此类。

（2）药物主要经肝或有相当量经肝清除或代谢，肝功能减退时清除减少，并可导致毒性反应的发生，肝功能减退患者应避免使用此类药物，氯霉素、利福平、红霉素酯化物等属此类。

（3）药物经肝、肾两途径清除，肝功能减退者药物清除减少，血药浓度升高，同时有肾功能减退的患者血药浓度升高尤为明显，但药物本身的毒性不大。严重肝病患者，尤其肝、肾功能同时减退的患者在使用此类药物时需减量应用。经肾、肝两途径排出的青霉素类、头孢菌素类均属此种情况。

（4）药物主要由肾排泄，肝功能减退者不需调整剂量。氨基糖苷类抗生素属此类。

3. *老年患者抗菌药物的应用*　由于老年人组织器官呈生理性退行性变，免疫功能也见减退，一旦罹患感染，在应用抗菌药物时需注意以下事项。

（1）老年人肾功能呈生理性减退，按一般常用量接受主要经肾排出的抗菌药物时，由于药物自肾排出减少，导致在体内积蓄，血药浓度增高，容易有

表 6-4　肝功能减退感染患者抗菌药物的应用

抗菌药物				肝功能减退时的应用
青霉素 头孢唑啉 头孢他啶	庆大霉素 妥布霉素 阿米卡星等氨基糖苷类	万古霉素 去甲万古霉素 多黏菌素	氧氟沙星 左氧氟沙星 环丙沙星 诺氟沙星	按原治疗量应用
哌拉西林 阿洛西林 美洛西林 羧苄西林	头孢噻吩 头孢噻肟 头孢曲松 头孢哌酮	红霉素 克林霉素	甲硝唑 氟罗沙星 氟胞嘧啶 伊曲康唑	严重肝病时减量慎用
林可霉素	培氟沙星	异烟肼*		肝病时减量慎用
红霉素酯化物 四环素类 氯霉素 利福平	两性霉素 B 酮康唑 咪康唑 特比萘芬	磺胺药		肝病时避免应用

注：* 活动性肝病时避免应用

药物不良反应的发生。因此老年患者，尤其是高龄患者接受主要自肾排出的抗菌药物时，应按轻度肾功能减退情况减量给药，可用正常治疗量的1/2～2/3。青霉素类、头孢菌素类和其他β-内酰胺类的大多数品种即属此类情况。

(2)老年患者宜选用毒性低并具杀菌作用的抗菌药物，青霉素类、头孢菌素类等β-内酰胺类为常用药物，毒性大的氨基糖苷类、万古霉素、去甲万古霉素等药物应尽可能避免应用，有明确应用指征时在严密观察下慎用，同时应进行血药浓度监测，据此调整剂量，使给药方案个体化，以达到用药安全、有效的目的。

4. *新生儿患者抗菌药物的应用*　新生儿期一些重要器官尚未完全发育成熟，在此期间其生长发育随日龄增加而迅速变化，因此新生儿感染使用抗菌药物时需注意以下事项。

(1)新生儿期肝、肾均未发育成熟，肝酶的分泌不足或缺乏，肾清除功能较差，因此新生儿感染时应避免应用毒性大的抗菌药物，包括主要经肾排泄的氨基糖苷类、万古霉素、去甲万古霉素等，以及主要经肝代谢的氯霉素。确有应用指征时，必须进行血药浓度监测，据此调整给药方案，个体化给药，以确保治疗安全有效。不能进行血药浓度监测者，不可选用上述药物。

(2)新生儿期避免应用或禁用可能发生严重不良反应的抗菌药物(表6-5)。可影响新生儿生长发育的四环素类、喹诺酮类禁用，可导致脑性核黄疸及溶血性贫血的磺胺类药和呋喃类药避免应用。

表 6-5　新生儿应用抗菌药物后可能发生的不良反应

抗菌药物	不良反应	发生机制
氯霉素	灰婴综合征	肝酶不足，氯霉素与其结合减少，肾排泄功能差，使血游离氯霉素浓度升高
磺胺药	脑性核黄疸	磺胺药替代胆红素与蛋白的结合位置
喹诺酮类	软骨损害(动物)	不明
四环素类	齿及骨骼发育不良，牙齿黄染	药物与钙络合沉积在牙齿和骨骼中
氨基糖苷类	肾、耳毒性	肾清除能力差，药物浓度个体差异大，致血药浓度升高
万古霉素	肾、耳毒性	同氨基糖苷类
磺胺药及呋喃类	溶血性贫血	新生儿红细胞中缺乏葡萄糖-6-磷酸脱氢酶

(3)新生儿期由于肾功能尚不完善，主要经肾排出的青霉素类、头孢菌素类等β-内酰胺类药物需减量应用，以防止药物在体内蓄积导致严重中枢神经系统毒性反应的发生。

(4)新生儿的体重和组织器官日益成熟，抗菌药物在新生儿的药代动力学亦随日龄增长而变化，因此使用抗菌药物时应按日龄调整给药方案。

5. 小儿患者抗菌药物的应用　应注意以下几点。

(1)氨基糖苷类抗生素：该类药物有明显耳、肾毒性，小儿患者应尽量避免应用。临床有明确应用指征且又无其他毒性低的抗菌药物可供选用时，方可选用该类药物，并在治疗过程中严密观察不良反应。有条件者应进行血药浓度监测，根据其结果个体化给药。

(2)万古霉素和去甲万古霉素：该类药也有一定肾、耳毒性，小儿患者仅在有明确指征时方可选用。在治疗过程中应严密观察不良反应，并应进行血药浓度监测，个体化给药。

(3)四环素类抗生素：可导致牙齿黄染及牙釉质发育不良。不可用于8岁以下小儿。

(4)喹诺酮类抗菌药：由于对骨骼发育可能产生的不良影响，该类药物避免用于18岁以下未成年人。

6. 妊娠期和哺乳期患者抗菌药物的应用

(1)妊娠期患者抗菌药物的应用：妊娠期抗菌药物的应用需考虑药物对母体和胎儿两方面的影响。①对胎儿有致畸或明显毒性作用者，如四环素类、喹诺酮类等，妊娠期避免应用。②对母体和胎儿均有毒性作用者，如氨基糖苷类、万古霉素、去甲万古霉素等，妊娠期避免应用；确有应用指征时，须在血药浓度监测下使用，以保证用药安全有效。③药毒性低，对胎儿及母体均无明显影响，也无致畸作用者，妊娠期感染时可选用。青霉素类、头孢菌素类等β-内酰胺类和磷霉素等均属此种情况。

美国食品药品管理局(FDA)按照药物在妊娠期应用时的危险性分为A、B、C、D及X类，可供药物选用时参考(表6-6)。

(2)哺乳期患者抗菌药物的应用：哺乳期患者接受抗菌药物后，药物可自乳汁分泌，通常母乳中药物含量不高，不超过哺乳期患者每日用药量的1%；少数药物乳汁中分泌量较高，如氟喹诺酮类、

表6-6　抗微生物药在妊娠期应用时的危险性分类

FDA分类	抗微生物药			
A. 在孕妇中研究证实无危险性				
B. 动物中研究无危险性，但人类研究资料不充分，或对动物有毒性，但人类研究无危险性	青霉素类 头孢菌素类 青霉素类+β-内酰胺酶抑制药 氨曲南 美罗培南 厄他培南	红霉素 阿奇霉素 克林霉素 磷霉素	两性霉素B 特比萘芬 利福布丁 乙胺丁醇	甲硝唑 呋喃妥因
C. 动物研究显示毒性，人体研究资料不充分，但用药时可能患者的受益大于危险性	亚胺培南/西司他丁 氯霉素 克拉霉素 万古霉素	氟康唑 伊曲康唑 酮康唑 氟胞嘧啶	磺胺药/甲氧苄啶 氟喹诺酮类 利奈唑胺	乙胺嘧啶 利福平 异烟肼 吡嗪酰胺
D. 已证实对人类有危险性，但仍可能受益多	氨基糖苷类	四环素类		
X. 对人类致畸，危险性大于受益	奎宁	乙硫异烟胺		利巴韦林

注：(1)妊娠期感染时用药可参考表中分类，以及用药后患者的受益程度及可能的风险，充分权衡后决定

A类：妊娠期患者可安全使用；B类：有明确指征时慎用；C类：在确有应用指征时，充分权衡利弊决定是否选用；D类：避免应用，但在确有应用指征、且患者受益大于可能的风险时严密观察下慎用；X类：禁用

(2)妊娠期患者接受氨基糖苷类、万古霉素、去甲万古霉素、氯霉素、磺胺药、氟胞嘧啶时必须进行血药浓度监测，据以调整给药方案

四环素类、大环内酯类、氯霉素、磺胺甲嘧唑、甲氧苄啶、甲硝唑等。青霉素类、头孢菌素类等β-内酰胺类和氨基糖苷类等在乳汁中含量低。然而无论乳汁中药物浓度如何，均存在对乳儿潜在的影响，并可能出现不良反应，如氨基糖苷类抗生素可导致乳儿听力减退，氯霉素可致乳儿骨髓抑制，磺胺甲噁唑等可致核黄疸、溶血性贫血，四环素类可致乳齿黄染，青霉素类可致过敏反应等。因此治疗哺乳期患者时应避免选用氨基糖苷类、喹诺酮类、四环素类、氯霉素、磺胺药等。哺乳期患者应用任何抗菌药物时，均宜暂停哺乳。

二、抗菌药物调剂管理

《抗菌药物临床应用管理办法》中对抗菌药物的调剂管理有相应规定。

(一)药师抗菌药物调剂资格的取得

药师经培训并考核合格后，方可获得抗菌药物调剂资格。二级以上医院应当定期对药师进行抗菌药物临床应用知识和规范化管理的培训；其他医疗机构从事处方调剂工作的药师，由县级以上地方卫生行政部门组织相关培训、考核。经考核合格的，授予相应的抗菌药物调剂资格。

抗菌药物临床应用知识和规范化管理培训和考核内容应当包括以下内容：①《药品管理法》《执业医师法》《抗菌药物临床应用管理办法》《处方管理办法》《医疗机构药事管理规定》《抗菌药物临床应用指导原则》《国家基本药物处方集》《国家处方集》和《医院处方点评管理规范(试行)》等相关法律、法规、规章和规范性文件；②抗菌药物临床应用及管理制度；③常用抗菌药物的药理学特点与注意事项；④常见细菌的耐药趋势与控制方法；⑤抗菌药物不良反应的防治。

(二)药师抗菌药物调剂资格的取消与恢复

药师未按照规定审核抗菌药物处方与用药医嘱，造成严重后果的，或者发现处方不适宜、超常处方等情况未进行干预且无正当理由的，医疗机构应当取消其药物调剂资格。

药师药物调剂资格取消后，在六个月内不得恢复其药物调剂资格。

三、抗菌药物临床应用管理

《抗菌药物临床应用管理办法》中对抗菌药物的临床应用管理有相应规定。

(一)明确责任人，设立管理机构并明确职责，充分发挥感染性疾病专业医师、临床药师和临床微生物室的作用

1. 医疗机构主要负责人是本机构抗菌药物临床应用管理的第一责任人。

2. 二级以上的医院、妇幼保健院及专科疾病防治机构应当在药事管理与药物治疗学委员会下设立抗菌药物管理工作组。抗菌药物管理工作组由医务、药学、感染性疾病、临床微生物、护理、医院感染管理等部门负责人和具有相关专业高级技术职务任职资格的人员组成，医务、药学等部门共同负责日常管理工作。其他医疗机构设立抗菌药物管理工作小组或者指定专(兼)职人员，负责具体管理工作。

医疗机构抗菌药物管理工作机构或者专(兼)职人员的主要职责是：①贯彻执行抗菌药物管理相关的法律、法规、规章，制定本机构抗菌药物管理制度并组织实施；②审议本机构抗菌药物供应目录，制定抗菌药物临床应用相关技术性文件，并组织实施；③对本机构抗菌药物临床应用与细菌耐药情况进行监测，定期分析、评估、上报监测数据并发布相关信息，提出干预和改进措施；④对医务人员进行抗菌药物管理相关法律、法规、规章制度和技术规范培训，组织对患者合理使用抗菌药物的宣传教育。

3. 二级以上医院应当设置感染性疾病科，配备感染性疾病专业医师。感染性疾病科和感染性疾病专业医师负责对本机构各临床科室抗菌药物临床应用进行技术指导，参与抗菌药物临床应用管理工作。

二级以上医院应当配备抗菌药物等相关专业的临床药师。临床药师负责对本机构抗菌药物临床应用提供技术支持，指导患者合理使用抗菌药物，参与抗菌药物临床应用管理工作。

二级以上医院应当根据实际需要，建立符合实验室生物安全要求的临床微生物室。临床微生物室开展微生物培养、分离、鉴定和药物敏感试验等工作，提供病原学诊断和细菌耐药技术支持，参与抗菌药物临床应用管理工作。

(二)严格控制抗菌药物供应目录的品种数量，建立抗菌药物遴选和定期评估制度

1. 关于菌药物供应目录的品种数量　《关于进一步开展全国抗菌药物临床应用专项整治活动的通知》(卫办医政发〔2013〕37号)中的《2013年抗菌药物临床应用专项整治活动方案》(以下简称

“《2013年抗菌药物临床应用专项整治活动方案》”)中规定：三级综合医院抗菌药物品种原则上不超过50种，二级综合医院抗菌药物品种原则上不超过35种；口腔医院抗菌药物品种原则上不超过35种，肿瘤医院抗菌药物品种原则上不超过35种，儿童医院抗菌药物品种原则上不超过50种，精神病医院抗菌药物品种原则上不超过10种，妇产医院(含妇幼保健院)抗菌药物品种原则上不超过40种。同一通用名称注射剂型和口服剂型各不超过2种，具有相似或者相同药理学特征的抗菌药物不得重复采购。头霉素类抗菌药物不超过2个品规；三代及四代头孢菌素(含复方制剂)类抗菌药物口服剂型不超过5个品规，注射剂型不超过8个品规；碳青霉烯类抗菌药物注射剂型不超过3个品规；氟喹诺酮类抗菌药物口服剂型和注射剂型各不超过4个品规；深部抗真菌类抗菌药物不超过5个品种。

《抗菌药物临床应用管理办法》规定：因特殊治疗需要，医疗机构需使用本机构抗菌药物供应目录以外抗菌药物的，可以启动临时采购程序。临时采购应当由临床科室提出申请，说明申请购入抗菌药物名称、剂型、规格、数量、使用对象和使用理由，经本机构抗菌药物管理工作组审核同意后，由药学部门临时一次性购入使用。严格控制临时采购抗菌药物品种和数量，同一通用名抗菌药物品种启动临时采购程序原则上每年不得超过5例次。如果超过5例次，应当讨论是否列入本机构抗菌药物供应目录。调整后的抗菌药物供应目录总品种数不得增加。

2. *关于建立抗菌药物遴选和定期评估制度* 医疗机构遴选和新引进抗菌药物品种，应当由临床科室提交申请报告，经药学部门提出意见后，由抗菌药物管理工作组审议。

抗菌药物管理工作组2/3以上成员审议同意，并经药事管理与药物治疗学委员会2/3以上委员审核同意后方可列入采购供应目录。

抗菌药物品种或者品规存在安全隐患、疗效不确定、耐药率高、性价比差或者违规使用等情况的，临床科室、药学部门、抗菌药物管理工作组可以提出清退或者更换意见。清退意见经抗菌药物管理工作组1/2以上成员同意后执行，并报药事管理与药物治疗学委员会备案；更换意见经药事管理与药物治疗学委员会讨论通过后执行。

清退或者更换的抗菌药物品种或者品规原则上12个月内不得重新进入本机构抗菌药物供应目录。

(三)抗菌药物临床应用实行分级管理

根据抗菌药物的安全性、疗效、细菌耐药性、价格等因素，将抗菌药物分为三级：非限制使用级、限制使用级与特殊使用级。具体划分标准如下：

1. 非限制使用级抗菌药物是指经长期临床应用证明安全、有效，对细菌耐药性影响较小，价格相对较低的抗菌药物。

2. 限制使用级抗菌药物是指经长期临床应用证明安全、有效，对细菌耐药性影响较大，或者价格相对较高的抗菌药物。

3. 特殊使用级抗菌药物是指具有以下情形之一的抗菌药物：①具有明显或者严重不良反应，不宜随意使用的抗菌药物；②需要严格控制使用，避免细菌过快产生耐药的抗菌药物；③疗效、安全性方面的临床资料较少的抗菌药物；④价格昂贵的抗菌药物。

抗菌药物分级管理目录由各省级卫生行政部门制定，报卫生和计划生育委员会(原卫生部)备案。

《卫生部办公厅关于抗菌药物临床应用管理有关问题的通知》(卫办医政发〔2009〕38号)中要求，以下药物作为“特殊使用”类别管理①第四代头孢菌素：头孢吡肟、头孢匹罗、头孢噻利等；②碳青霉烯类抗菌药物：亚胺培南/西司他丁、美罗培南、帕尼培南/倍他米隆、比阿培南等；③多肽类与其他抗菌药物：万古霉素、去甲万古霉素、替考拉宁、利奈唑胺等；④抗真菌药物：卡泊芬净，米卡芬净，伊曲康唑(口服液、注射剂)，伏立康唑(口服剂、注射剂)，两性霉素B含脂制剂等。

(四)严格管理医师抗菌药物处方权与特殊使用级抗菌药物使用

二级以上医院应当定期对医师进行抗菌药物临床应用知识和规范化管理的培训。医师经本机构培训并考核合格后，方可获得相应的处方权。其他医疗机构依法享有处方权的医师、乡村医生，由县级以上地方卫生行政部门组织相关培训、考核。经考核合格的，授予相应的抗菌药物处方权。

具有高级专业技术职务任职资格的医师，可授予特殊使用级抗菌药物处方权；具有中级以上专业技术职务任职资格的医师，可授予限制使用级抗菌药物处方权；具有初级专业技术职务任职资格的医师，在乡、民族乡、镇、村的医疗机构独立从事一般执业活动的执业助理医师以及乡村医生，可授予非限制使用级抗菌药物处方权。

医疗机构应当对出现抗菌药物超常处方 3 次以上且无正当理由的医师提出警告，限制其特殊使用级和限制使用级抗菌药物处方权。医师出现下列情形之一的，医疗机构应当取消其处方权：①抗菌药物考核不合格的；②限制处方权后，仍出现超常处方且无正当理由的；③未按照规定开具抗菌药物处方，造成严重后果的；④未按照规定使用抗菌药物，造成严重后果的；⑤开具抗菌药物处方牟取不正当利益的。医师处方权取消后，在 6 个月内不得恢复。

严格控制特殊使用级抗菌药物使用。特殊使用级抗菌药物不得在门诊使用。临床应用特殊使用级抗菌药物应当严格掌握用药指征，经抗菌药物管理工作组指定的专业技术人员会诊同意后，由具有相应处方权医师开具处方。特殊使用级抗菌药物会诊人员由具有抗菌药物临床应用经验的感染性疾病科、呼吸科、重症医学科、微生物检验科、药学部门等具有高级专业技术职务任职资格的医师、药师或具有高级专业技术职务任职资格的抗菌药物专业临床药师担任。因抢救生命垂危的患者等紧急情况，医师可以越级使用抗菌药物。越级使用抗菌药物应当详细记录用药指征，并应当于 24h 内补办越级使用抗菌药物的必要手续。

（五）加大抗菌药物临床应用相关指标控制力度

《2013 年抗菌药物临床应用专项整治活动方案》中，对各类医院住院患者抗菌药物使用率、门诊和急诊患者抗菌药物处方比例、抗菌药物使用强度控制指标有相应规定，具体见表 6-7。

表 6-7　各类医院住院患者抗菌药物使用率、门诊和急诊患者抗菌药物处方比例、抗菌药物使用强度控制指标

医院类别	住院患者抗菌药物使用率	门诊患者抗菌药物处方比例	急诊患者抗菌药物处方比例	抗菌药物使用强度
综合医院	不超过 60%	不超过 20%	不超过 40%	力争控制在每百人天 40DDDs 以下
口腔医院	不超过 70%	不超过 20%	不超过 40%	力争控制在每百人天 40DDDs 以下
肿瘤医院	不超过 40%	不超过 10%	不超过 10%	力争控制在每百人天 30DDDs 以下
儿童医院	不超过 60%	不超过 25%	不超过 50%	力争控制在每百人天 20DDDs 以下
精神病医院	不超过 5%	不超过 5%	不超过 10%	力争控制在每百人天 5DDDs 以下
妇产医院（含妇幼保健院）	不超过 60%	不超过 20%	不超过 20%	力争控制在每百人天 30DDDs 以下

（六）严格控制Ⅰ类切口手术预防用药

《2013 年抗菌药物临床应用专项整治活动方案》中规定，Ⅰ类切口手术患者预防使用抗菌药物比例不超过 30%，原则上不联合预防使用抗菌药物。其中，腹股沟疝修补术（包括补片修补术）、甲状腺疾病手术、乳腺疾病手术、关节镜检查手术、颈动脉内膜剥脱手术、颅骨肿物切除手术和经血管途径介入诊断手术患者原则上不预防使用抗菌药物；Ⅰ类切口手术患者预防使用抗菌药物时间原则上不超过 24h。

（七）加强临床微生物标本检测并建立细菌耐药预警机制

临床微生物标本检测结果未出具前，可以根据当地和本机构细菌耐药监测情况经验选用抗菌药物，临床微生物标本检测结果出具后根据检测结果进行相应调整。

《2013 年抗菌药物临床应用专项整治活动方案》中规定，接受抗菌药物治疗的住院患者抗菌药物使用前微生物检验样本送检率不低于 30%；接受限制使用级抗菌药物治疗的住院患者抗菌药物使用前微生物检验样本送检率不低于 50%；接受特殊使用级抗菌药物治疗的住院患者抗菌药物使用前微生物送检率不低于 80%。

根据细菌耐药监测工作，建立细菌耐药预警机制，并采取下列相应措施：①主要目标细菌耐药率超过 30% 的抗菌药物，应当及时将预警信息通报本机构医务人员；②主要目标细菌耐药率超过 40% 的抗菌药物，应当慎重经验用药；③主要目标细菌耐药率超过 50% 的抗菌药物，应当参照药敏试验结果选用；④主要目标细菌耐药率超过 75% 的抗菌药物，应当暂停针对此目标细菌的临床应用，根据追踪细菌耐药监测结果，再决定是否恢复临床应用。

（八）建立本机构抗菌药物临床应用情况排名、内部公示和报告制度

对临床科室和医务人员抗菌药物使用量、使用率和使用强度等情况进行排名并予以内部公示；对排名后位或者发现严重问题的医师进行批评教育，情况严重的予以通报。按照要求对临床科室和医务人员抗菌药物临床应用情况进行汇总，并向核发其《医疗机构执业许可证》的卫生行政部门报告。非限制使用级抗菌药物临床应用情况，每年报告一次；限制使用级和特殊使用级抗菌药物临床应用情况，每半年报告一次。

(九)充分利用信息化手段促进抗菌药物合理应用

如利用电子处方(医嘱)系统实现医师抗菌药物处方权限和药师抗菌药物处方调剂资格管理、控制抗菌药物使用的品种、时机和疗程等，实现抗菌药物临床应用全过程控制；开发利用电子处方点评系统加大抗菌药物处方点评工作力度，扩大处方点评范围和点评数量；开发相应统计功能软件实现抗菌药物临床应用动态监测、评估和预警。

(十)对以下抗菌药物临床应用异常情况开展调查，并根据不同情况作出处理

1. 使用量异常增长的抗菌药物。
2. 半年内使用量始终居于前列的抗菌药物。
3. 经常超适应证、超剂量使用的抗菌药物。
4. 企业违规销售的抗菌药物。
5. 频繁发生严重不良事件的抗菌药物。应当加强对抗菌药物生产、经营企业在本机构销售行为的管理，对存在不正当销售行为的企业，应当及时采取暂停进药、清退等措施。

四、抗菌药物的相关管理办法

抗菌药物的相关管理办法主要有以下几个。

(一)卫生和计划生育委员会(原卫生部)、国家中医药管理局和总后卫生部于 2004 年 8 月 19 日联合发布的《关于施行<抗菌药物临床应用指导原则>的通知》(卫医发〔2004〕285 号)。《抗菌药物临床应用指导原则》共分四部分，一是“抗菌药物临床应用的基本原则”，二是“抗菌药物临床应用的管理”，三是“各类抗菌药物的适应证和注意事项”，四是“各类细菌性感染的治疗原则及病原治疗”。其中抗菌药物临床应用的基本原则在临床治疗中必须遵循，其他三个部分供临床医师参考。

(二)卫生和计划生育委员会(原卫生部)办公厅于 2009 年 3 月 23 日下发的《关于抗菌药物临床应用管理有关问题的通知》(卫办医政发〔2009〕38 号)。主要有 4 项内容：①以严格控制Ⅰ类切口手术预防用药为重点，进一步加强围手术期抗菌药物预防性应用的管理，改变过度依赖抗菌药物预防手术感染的状况。②严格控制氟喹诺酮类药物临床应用，规定氟喹诺酮类药物的经验性治疗用于肠道感染、社区获得性呼吸道感染和社区获得性泌尿系统感染，其他感染性疾病治疗要在病情和条件许可的情况下，逐步实现参照致病菌药敏试验结果或本地区细菌耐药监测结果选用该类药物，并严格控制氟喹诺酮类药物作为外科围手术期预防用药。对已有严重不良反应报告的氟喹诺酮类药物要慎重遴选，使用中密切关注安全性问题。③严格执行抗菌药物分级管理制度，规定第四代头孢菌素、碳青霉烯类抗菌药物、多肽类与利奈唑胺、抗真菌药物(卡泊芬净、米卡芬净、伊曲康唑、伏立康唑、两性霉素 B 含脂制剂等)作为特殊使用级抗菌药。④加强临床微生物检测与细菌耐药监测工作，建立抗菌药物临床应用预警机制。

(三)卫生和计划生育委员会(原卫生部)于 2012 年 4 月 24 日发布的《抗菌药物临床应用管理办法》，分总则、组织机构和职责、抗菌药物临床应用管理、监督管理、法律责任、附则共 6 章 59 条，自 2012 年 8 月 1 日起施行。

(四)卫生和计划生育委员会(原卫生部)于 2013 年 5 月 6 日发布的《关于进一步开展全国抗菌药物临床应用专项整治活动的通知》(卫办医政发[2013]37 号)。重点内容共 15 项：明确抗菌药物临床应用管理责任制；开展抗菌药物临床应用基本情况调查；建立完善抗菌药物临床应用技术支撑体系；严格落实抗菌药物分级管理制度；建立抗菌药物遴选和定期评估制度，加强抗菌药物购用管理；加大抗菌药物临床应用相关指标控制力度；定期开展抗菌药物临床应用监测与评估；加强临床微生物标本检测和细菌耐药监测；严格医师抗菌药物处方权限和药师抗菌药物调剂资格管理；落实抗菌药物处方点评制度；建立完善省级抗菌药物临床应用和细菌耐药监测网；充分利用信息化手段加强抗菌药物临床应用管理；建立抗菌药物临床应用情况通报和诫勉谈话制度；完善抗菌药物管理奖惩制度，严肃查处抗菌药物不合理使用情况；加大总结宣传力度，营造抗菌药物合理使用氛围。

(卢海儒)

第三节　特殊药品的管理

一、国际管制药品

受国际管制的物质，包括麻醉药品、精神药物和经常用于非法制造麻醉药品和精神药物的物质。

(一)国际毒品管制公约

《1961年麻醉品单一公约》的主要目的是在联合国的框架内，重组国际毒品管制制度，并扩大现行管制范围，使其包括用于麻醉药品的植物材料。修正《1961年麻醉品单一公约》的《1972年议定书》进一步加强对非法生产、使用和经销麻醉品的管制。经《1972年议定书》修正的《1961年麻醉品单一公约》有别于之前公约之处在于它包含国际社会就吸毒治疗和康复作出的国际承诺。

《1971年精神药物公约》扩大了国际毒品管制范围，使其包括一些易被滥用的合成精神药物，即兴奋剂、抑制剂和致幻剂。经《1972年议定书》修正的《1961年公约》和《1971年公约》均呼吁采取协调统一行动，实施行之有效的措施来防止转移和滥用麻醉药品和精神药物。

1988年《联合国禁止非法贩运麻醉药品和精神药物公约》是对其他两项公约的补充，它探讨了非法贩运受国际管制的药物问题。其主要目标是改进国际执法合作，以及协调和加强国内刑事立法。《1988年公约》包含关于洗钱、冻结金融和商业记录、引渡贩毒分子、移交刑事诉讼、司法协助和监测经常用于非法制造毒品的化学品的规定。

(二)国际毒品管制的分担责任

为解决全球毒品问题开展国际合作的基础是分担责任原则，相互承诺实现共同目标以及承诺采取互补性政策和联合行动。绝大多数国家已制定并加入了三项国际毒品管制公约，这些公约构成国际毒品管制制度，而该制度是建立在分担责任原则基础上的。这些公约是现有的最佳工具，可用于解决全球毒品问题并保护人类免遭吸毒之害以及毒品贩运和非法种植与生产的影响。这些公约基于以下事实，即毒品可能跨国境和在各洲之间流动，从生产者流向贩运者，从一个社会流向另一个社会，以及从贩运流向滥用。各国政府在签署这些公约时一致认为需要对这一全球性问题采取全球性解决办法，并承诺履行各自根据这些公约负有的义务。

在分担责任原则背景下，所有各级政府、民间组织、地方社区和私营部门必须共同努力确保公民的健康和福祉不会遭受吸毒之害以及毒品贩运或非法种植和生产的影响，如毒品相关犯罪和暴力之害。麻管局在这方面的建议包括：需要在减少供应和减少需求的努力之时保持微妙的平衡；有必要制定关于预防和治疗吸毒及重返社会的全面方案；必须在负责健康、教育、司法、经济发展和执法的各主管机关之间以及同民间组织和私营部门一道开展协调。

(三)国际毒品管制制度的运作

推动国际毒品管制条约的一致适用。麻管局定期审查各国的毒品管制情况以及各国政府遵行国际毒品管制条约各项规定的总体情况。麻管局的审查涉及毒品管制的各个方面，其中包括：国家毒品管制机构的运作情况，国家毒品管制立法和政策是否恰当，各国政府为打击贩毒和吸毒而采取的措施，以及各国政府履行条约规定的报告义务的情况。麻管局受命每年发表两份报告(年度报告和麻管局关于《1988年公约》第12条执行情况的报告)，此外还根据各项国际毒品管制条约缔约方按义务提交的信息发表技术报告。这些出版物向各政府提供关于国际管制药物的需求、制造、贸易、消费、使用和储存的估计数和评估数的详细分析。各政府有义务每年及时向麻管局提交统计报告，提供各项国际毒品管制公约要求提供的信息。麻管局借助各政府提供的统计数据，得以总体了解毒品管制系统的运作情况。这反过来也有助于满足人们对可能发生转移和非法使用相关物质的关切。

二、麻醉药品和精神药品的管理

(一)麻醉药品和精神药品的定义

1. 麻醉药品的定义　麻醉药品(narcotic drugs)一般是指具有依赖性潜力的药品。连续使用、滥用或不合理使用易产生身体依赖性和精神依赖性，能成瘾癖的药物。麻醉药品包括：阿片类、可卡因类、大麻类、合成麻醉药类及卫生部指定的其他易成瘾癖的药品、药用原植物及其制剂。麻醉药品与医疗上用于全身或局部麻醉的麻醉药(如乙醚、氯仿或普鲁卡因、利多卡因等)不同，这些药品在药理上虽具有麻醉作用，但不具有依赖性潜力。

2. 精神药品的定义　精神药品(psychotropic substances)一般是指直接作用于中枢神经系统，使之兴奋或抑制，连续使用能产生依赖性的药品。依据精神药品依赖性潜力和危害人体健康的程度，分为第一类和第二类。

具体品种见附表。

(二)麻醉药品和精神药品的管理

1. 麻醉药品和精神药品的种植、实验研究和生产管理

(1)麻醉药品和精神药品药用原植物的种植管理

种植管理：国家根据麻醉药品和精神药品的医疗、国家储备和企业生产所需原料的需要确定需求总量，对麻醉药品药用原植物的种植、麻醉药品和精神药品的生产实行总量控制。国务院药品监督管理部门根据麻醉药品和精神药品的需求总量制定年度生产计划。国务院药品监督管理部门和国务院农业主管部门根据麻醉药品年度生产计划，制定麻醉药品药用原植物年度种植计划。麻醉药品药用原植物种植企业应当根据年度种植计划，种植麻醉药品药用原植物。麻醉药品药用原植物种植企业应当向国务院药品监督管理部门和国务院农业主管部门定期报告种植情况。麻醉药品药用原植物种植企业由国务院药品监督管理部门和国务院农业主管部门共同确定，其他单位和个人不得种植麻醉药品药用原植物。

法律责任：麻醉药品药用原植物种植企业违反本条例的规定，有下列情形之一的，由药品监督管理部门责令限期改正，给予警告；逾期不改正的，处5万元以上10万元以下的罚款；情节严重的，取消其种植资格。

①未依照麻醉药品药用原植物年度种植计划进行种植的；

②未依照规定报告种植情况的；

③未依照规定储存麻醉药品的。

(2)麻醉药品和精神药品的实验研究管理：开展麻醉药品和精神药品实验研究活动应当具备下列条件，并经国务院药品监督管理部门批准。

①以医疗、科学研究或者教学为目的；

②有保证实验所需麻醉药品和精神药品安全的措施和管理制度；

③单位及其工作人员2年内没有违反有关禁毒的法律、行政法规规定的行为。

麻醉药品和精神药品的实验研究单位申请相关药品批准证明文件，应当依照药品管理法的规定办理；需要转让研究成果的，应当经国务院药品监督管理部门批准。药品研究单位在普通药品的实验研究过程中，产生本条例规定的管制品种的，应当立即停止实验研究活动，并向国务院药品监督管理部门报告。国务院药品监督管理部门应当根据情况，及时作出是否同意其继续实验研究的决定。麻醉药品和第一类精神药品的临床试验，不得以健康人为受试对象。

药品研究单位在普通药品的实验研究和研制过程中，产生本条例规定管制的麻醉药品和精神药品，未依照本条例的规定报告的，由药品监督管理部门责令改正，给予警告，没收违法药品；拒不改正的，责令停止实验研究和研制活动。药物临床试验机构以健康人为麻醉药品和第一类精神药品临床试验的受试对象的，由药品监督管理部门责令停止违法行为，给予警告；情节严重的，取消其药物临床试验机构的资格；构成犯罪的，依法追究刑事责任。对受试对象造成损害的，药物临床试验机构依法承担治疗和赔偿责任。

(3)麻醉药品和精神药品的生产管理

定点生产制度：国家对麻醉药品和精神药品实行定点生产制度。国务院药品监督管理部门应当根据麻醉药品和精神药品的需求总量，确定麻醉药品和精神药品定点生产企业的数量和布局，并根据年度需求总量对数量和布局进行调整、公布。

定点企业的审批：麻醉药品和精神药品的定点生产企业应当具备下列条件。

①有药品生产许可证；

②有麻醉药品和精神药品实验研究批准文件；

③有符合规定的麻醉药品和精神药品生产设施、储存条件和相应的安全管理设施；

④有通过网络实施企业安全生产管理和向药品监督管理部门报告生产信息的能力；

⑤有保证麻醉药品和精神药品安全生产的管理制度；

⑥有与麻醉药品和精神药品安全生产要求相适应的管理水平和经营规模；

⑦麻醉药品和精神药品生产管理、质量管理部门的人员应当熟悉麻醉药品和精神药品管理以及有关禁毒的法律、行政法规；

⑧没有生产、销售假药、劣药或者违反有关禁毒的法律、行政法规规定的行为；

⑨符合国务院药品监督管理部门公布的麻醉药品和精神药品定点生产企业数量和布局的要求。

生产管理：从事麻醉药品、第一类精神药品生产以及第二类精神药品原料药生产的企业，应当经

所在地省、自治区、直辖市人民政府药品监督管理部门初步审查，由国务院药品监督管理部门批准；从事第二类精神药品制剂生产的企业，应当经所在地省、自治区、直辖市人民政府药品监督管理部门批准。定点生产企业生产麻醉药品和精神药品，应当依照药品管理法的规定取得药品批准文号。国务院药品监督管理部门应当组织医学、药学、社会学、伦理学和禁毒等方面的专家成立专家组，由专家组对申请首次上市的麻醉药品和精神药品的社会危害性和被滥用的可能性进行评价，并提出是否批准的建议。未取得药品批准文号的，不得生产麻醉药品和精神药品。发生重大突发事件，定点生产企业无法正常生产或者不能保证供应麻醉药品和精神药品时，国务院药品监督管理部门可以决定其他药品生产企业生产麻醉药品和精神药品。重大突发事件结束后，国务院药品监督管理部门应当及时决定前款规定的企业停止麻醉药品和精神药品的生产。定点生产企业应当严格按照麻醉药品和精神药品年度生产计划安排生产，并依照规定向所在地省、自治区、直辖市人民政府药品监督管理部门报告生产情况。定点生产企业应当依照本条例的规定，将麻醉药品和精神药品销售给具有麻醉药品和精神药品经营资格的企业或者依照本条例规定批准的其他单位。麻醉药品和精神药品的标签应当印有国务院药品监督管理部门规定的标志。

法律责任：定点生产企业违反本条例的规定，有下列情形之一的，由药品监督管理部门责令限期改正，给予警告，并没收违法所得和违法销售的药品；逾期不改正的，责令停产，并处 5 万元以上 10 万元以下的罚款；情节严重的，取消其定点生产资格。

①未按照麻醉药品和精神药品年度生产计划安排生产的；

②未依照规定向药品监督管理部门报告生产情况的；

③未依照规定储存麻醉药品和精神药品，或者未依照规定建立、保存专用账册的；

④未依照规定销售麻醉药品和精神药品的；

⑤未依照规定销毁麻醉药品和精神药品的。

2. 麻醉药品和精神药品的经营管理

(1)定点经营制度

国家对麻醉药品和精神药品实行定点经营制度。国务院药品监督管理部门应当根据麻醉药品和第一类精神药品的需求总量，确定麻醉药品和第一类精神药品的定点批发企业布局，并应当根据年度需求总量对布局进行调整、公布。药品经营企业不得经营麻醉药品原料药和第一类精神药品原料药。但是，供医疗、科学研究、教学使用的小包装的上述药品可以由国务院药品监督管理部门规定的药品批发企业经营。

(2)定点企业的审批：麻醉药品和精神药品定点批发企业除应当具备药品管理法第十五条规定的药品经营企业的开办条件外，还应当具备下列条件：

①有符合本条例规定的麻醉药品和精神药品储存条件；

②有通过网络实施企业安全管理和向药品监督管理部门报告经营信息的能力；

③单位及其工作人员 2 年内没有违反有关禁毒的法律、行政法规规定的行为；

④符合国务院药品监督管理部门公布的定点批发企业布局。

麻醉药品和第一类精神药品的定点批发企业，还应当具有保证供应责任区域内医疗机构所需麻醉药品和第一类精神药品的能力，并具有保证麻醉药品和第一类精神药品安全经营的管理制度。跨省、自治区、直辖市从事麻醉药品和第一类精神药品批发业务的企业(以下称全国性批发企业)，应当经国务院药品监督管理部门批准；国务院药品监督管理部门在批准全国性批发企业时，应当明确其所承担供药责任的区域。在本省、自治区、直辖市行政区域内从事麻醉药品和第一类精神药品批发业务的企业(以下称区域性批发企业)，应当经所在地省、自治区、直辖市人民政府药品监督管理部门批准。省、自治区、直辖市人民政府药品监督管理部门在批准区域性批发企业时，应当明确其所承担供药责任的区域。专门从事第二类精神药品批发业务的企业，应当经所在地省、自治区、直辖市人民政府药品监督管理部门批准。全国性批发企业和区域性批发企业可以从事第二类精神药品批发业务。

(3)经营管理

经营范围

①全国性批发企业：应当从定点生产企业购进麻醉药品和第一类精神药品。可以向区域性批发企业，或者经批准可以向取得麻醉药品和第一类精神药品使用资格的医疗机构以及依照本条例规定批准的其他单位销售麻醉药品和第一类精神药品。全国性批发企业向取得麻醉药品和第一类精神药品使用资格的医疗机构销售麻醉药品和第一类精

神药品,应当经医疗机构所在地省、自治区、直辖市人民政府药品监督管理部门批准。

②区域性批发企业:可以从全国性批发企业购进麻醉药品和第一类精神药品;经所在地省、自治区、直辖市人民政府药品监督管理部门批准,也可以从定点生产企业购进麻醉药品和第一类精神药品。可以向本省、自治区、直辖市行政区域内取得麻醉药品和第一类精神药品使用资格的医疗机构销售麻醉药品和第一类精神药品;由于特殊地理位置的原因,需要就近向其他省、自治区、直辖市行政区域内取得麻醉药品和第一类精神药品使用资格的医疗机构销售的,应当经国务院药品监督管理部门批准。区域性批发企业之间因医疗急需、运输困难等特殊情况需要调剂麻醉药品和第一类精神药品的,应当在调剂后2天内将调剂情况分别报所在地省、自治区、直辖市人民政府药品监督管理部门备案。

全国性批发企业和区域性批发企业向医疗机构销售麻醉药品和第一类精神药品,应当将药品送至医疗机构。医疗机构不得自行提货。第二类精神药品定点批发企业可以向医疗机构、定点批发企业和药品零售企业以及依照规定批准的其他单位销售第二类精神药品。

经营规定

①麻醉药品和第一类精神药品不得零售。禁止使用现金进行麻醉药品和精神药品交易,但是个人合法购买麻醉药品和精神药品的除外。

②经所在地设区的市级药品监督管理部门批准,实行统一进货、统一配送、统一管理的药品零售连锁企业可以从事第二类精神药品零售业务。

③第二类精神药品零售企业应当凭执业医师出具的处方,按规定剂量销售第二类精神药品,并将处方保存2年备查;禁止超剂量或者无处方销售第二类精神药品;不得向未成年人销售第二类精神药品。

④麻醉药品和精神药品实行政府定价,在制定出厂和批发价格的基础上,逐步实行全国统一零售价格。具体办法由国务院价格主管部门制定。

(4)法律责任:定点批发企业违反本条例的规定销售麻醉药品和精神药品,或者违反本条例的规定经营麻醉药品原料药和第一类精神药品原料药的,由药品监督管理部门责令限期改正,给予警告,并没收违法所得和违法销售的药品;逾期不改正的,责令停业,并处违法销售药品货值金额2倍以上5倍以下的罚款;情节严重的,取消其定点批发资格。

定点批发企业违反本条例的规定,有下列情形之一的,由药品监督管理部门责令限期改正,给予警告;逾期不改正的,责令停业,并处2万元以上5万元以下的罚款;情节严重的,取消其定点批发资格。

①未依照规定购进麻醉药品和第一类精神药品的;

②未保证供药责任区域内的麻醉药品和第一类精神药品的供应的;

③未对医疗机构履行送货义务的;

④未依照规定报告麻醉药品和精神药品的进货、销售、库存数量以及流向的;

⑤未依照规定储存麻醉药品和精神药品,或者未依照规定建立、保存专用账册的;

⑥未依照规定销毁麻醉药品和精神药品的;

⑦区域性批发企业之间违反本条例的规定调剂麻醉药品和第一类精神药品,或者因特殊情况调剂麻醉药品和第一类精神药品后未依照规定备案的。

第二类精神药品零售企业违反本条例的规定储存、销售或者销毁第二类精神药品的,由药品监督管理部门责令限期改正,给予警告,并没收违法所得和违法销售的药品;逾期不改正的,责令停业,并处5000元以上2万元以下的罚款;情节严重的,取消其第二类精神药品零售资格。

3. 麻醉药品和精神药品的使用管理

(1)购进管理

①药品生产企业需要以麻醉药品和第一类精神药品为原料生产普通药品的,应当向所在地省、自治区、直辖市人民政府药品监督管理部门报送年度需求计划,由省、自治区、直辖市人民政府药品监督管理部门汇总报国务院药品监督管理部门批准后,向定点生产企业购买。药品生产企业需要以第二类精神药品为原料生产普通药品的,应当将年度需求计划报所在地省、自治区、直辖市人民政府药品监督管理部门,并向定点批发企业或者定点生产企业购买。

②食品、食品添加剂、化妆品、油漆等非药品生产企业需要使用咖啡因作为原料的,应当经所在地省、自治区、直辖市人民政府药品监督管理部门批准,向定点批发企业或者定点生产企业购买。

③研究、教学单位需要使用麻醉药品和精神药品开展实验、教学活动的,应当经所在地省、自治区、直辖市人民政府药品监督管理部门批准,向定

点批发企业或者定点生产企业购买。

④需要使用麻醉药品和精神药品的标准品、对照品的，应当经所在地省、自治区、直辖市人民政府药品监督管理部门批准，向国务院药品监督管理部门批准的单位购买。

(2)印鉴卡管理：医疗机构需要使用麻醉药品和第一类精神药品的，应当经所在地设区的市级人民政府卫生主管部门批准，取得麻醉药品、第一类精神药品购用印鉴卡(以下称印鉴卡)。医疗机构应当凭印鉴卡向本省、自治区、直辖市行政区域内的定点批发企业购买麻醉药品和第一类精神药品。设区的市级人民政府卫生主管部门发给医疗机构印鉴卡时，应当将取得印鉴卡的医疗机构情况抄送所在地设区的市级药品监督管理部门，并报省、自治区、直辖市人民政府卫生主管部门备案。省、自治区、直辖市人民政府卫生主管部门应当将取得印鉴卡的医疗机构名单向本行政区域内的定点批发企业通报。

医疗机构取得印鉴卡应当具备下列条件：

①有专职的麻醉药品和第一类精神药品管理人员；

②有获得麻醉药品和第一类精神药品处方资格的执业医师；

③有保证麻醉药品和第一类精神药品安全储存的设施和管理制度。

取得印鉴卡的医疗机构违反本条例的规定，有下列情形之一的，由设区的市级人民政府卫生主管部门责令限期改正，给予警告；逾期不改正的，处 5000 元以上 1 万元以下的罚款；情节严重的，吊销其印鉴卡；对直接负责的主管人员和其他直接责任人员，依法给予降级、撤职、开除的处分。

①未依照规定购买、储存麻醉药品和第一类精神药品的；

②未依照规定保存麻醉药品和精神药品专用处方，或者未依照规定进行处方专册登记的；

③未依照规定报告麻醉药品和精神药品的进货、库存、使用数量的；

④紧急借用麻醉药品和第一类精神药品后未备案的；

⑤未依照规定销毁麻醉药品和精神药品的。

(3)处方管理

处方资格：医疗机构应当按照国务院卫生主管部门的规定，对本单位执业医师进行有关麻醉药品和精神药品使用知识的培训、考核，经考核合格的，授予麻醉药品和第一类精神药品处方资格。执业医师取得麻醉药品和第一类精神药品的处方资格后，方可在本医疗机构开具麻醉药品和第一类精神药品处方，但不得为自己开具该种处方。医疗机构应当将具有麻醉药品和第一类精神药品处方资格的执业医师名单及其变更情况，定期报送所在地设区的市级人民政府卫生主管部门，并抄送同级药品监督管理部门。医务人员应当根据国务院卫生主管部门制定的临床应用指导原则，使用麻醉药品和精神药品。

具有麻醉药品和第一类精神药品处方资格的执业医师，根据临床应用指导原则，对确需使用麻醉药品或者第一类精神药品的患者，应当满足其合理用药需求。在医疗机构就诊的癌症疼痛患者和其他危重患者得不到麻醉药品或者第一类精神药品时，患者或者其亲属可以向执业医师提出申请。具有麻醉药品和第一类精神药品处方资格的执业医师认为要求合理的，应当及时为患者提供所需麻醉药品或者第一类精神药品。

处方管理：麻醉药品和精神药品专用处方的格式由国务院卫生主管部门规定。执业医师应当使用专用处方开具麻醉药品和精神药品，单张处方的最大用量应当符合国务院卫生主管部门的规定。对麻醉药品和第一类精神药品处方，处方的调配人、核对人应当仔细核对，签署姓名，并予以登记；对不符合本条例规定的，处方的调配人、核对人应当拒绝发药。

医疗机构应当对麻醉药品和精神药品处方进行专册登记，加强管理。麻醉药品和第一类精神药品处方至少保存 3 年，第二类精神药品处方至少保存 2 年。

法律责任：具有麻醉药品和第一类精神药品处方资格的执业医师，违反本条例的规定开具麻醉药品和第一类精神药品处方，或者未按照临床应用指导原则的要求使用麻醉药品和第一类精神药品的，由其所在医疗机构取消其麻醉药品和第一类精神药品处方资格；造成严重后果的，由原发证部门吊销其执业证书。执业医师未按照临床应用指导原则的要求使用第二类精神药品或者未使用专用处方开具第二类精神药品，造成严重后果的，由原发证部门吊销其执业证书。

未取得麻醉药品和第一类精神药品处方资格的执业医师擅自开具麻醉药品和第一类精神药品处方，由县级以上人民政府卫生主管部门给予警告，暂停其执业活动；造成严重后果的，吊销其执业证书；构成犯罪的，依法追究刑事责任。

处方的调配人、核对人违反本条例的规定未对麻醉药品和第一类精神药品处方进行核对，造成严重后果的，由原发证部门吊销其执业证书。

（4）特殊使用管理

①医疗机构抢救病人急需麻醉药品和第一类精神药品而本医疗机构无法提供时，可以从其他医疗机构或者定点批发企业紧急借用；抢救工作结束后，应当及时将借用情况报所在地设区的市级药品监督管理部门和卫生主管部门备案。

②对临床需要而市场无供应的麻醉药品和精神药品，持有医疗机构制剂许可证和印鉴卡的医疗机构需要配制制剂的，应当经所在地省、自治区、直辖市人民政府药品监督管理部门批准。医疗机构配制的麻醉药品和精神药品制剂只能在本医疗机构使用，不得对外销售。

③因治疗疾病需要，个人凭医疗机构出具的医疗诊断书、本人身份证明，可以携带单张处方最大用量以内的麻醉药品和第一类精神药品；携带麻醉药品和第一类精神药品出入境的，由海关根据自用、合理的原则放行。医务人员为了医疗需要携带少量麻醉药品和精神药品出入境的，应当持有省级以上人民政府药品监督管理部门发放的携带麻醉药品和精神药品证明。海关凭携带麻醉药品和精神药品证明放行。

④医疗机构、戒毒机构以开展戒毒治疗为目的，可以使用美沙酮或者国家确定的其他用于戒毒治疗的麻醉药品和精神药品。具体管理办法由国务院药品监督管理部门、国务院公安部门和国务院卫生主管部门制定。

4. 麻醉药品和精神药品的储存管理　麻醉药品药用原植物种植企业、定点生产企业、全国性批发企业和区域性批发企业以及国家设立的麻醉药品储存单位，应当设置储存麻醉药品和第一类精神药品的专库。该专库应当符合下列要求：

（1）安装专用防盗门，实行双人双锁管理；

（2）具有相应的防火设施；

（3）具有监控设施和报警装置，报警装置应当与公安机关报警系统联网。

全国性批发企业经国务院药品监督管理部门批准设立的药品储存点应当符合前款的规定。麻醉药品定点生产企业应当将麻醉药品原料药和制剂分别存放。麻醉药品和第一类精神药品的使用单位应当设立专库或者专柜储存麻醉药品和第一类精神药品。专库应当设有防盗设施并安装报警装置；专柜应当使用保险柜。专库和专柜应当实行双人双锁管理。麻醉药品药用原植物种植企业、定点生产企业、全国性批发企业和区域性批发企业、国家设立的麻醉药品储存单位以及麻醉药品和第一类精神药品的使用单位，应当配备专人负责管理工作，并建立储存麻醉药品和第一类精神药品的专用账册。药品入库双人验收，出库双人复核，做到账物相符。专用账册的保存期限应当自药品有效期期满之日起不少于5年。第二类精神药品经营企业应当在药品库房中设立独立的专库或者专柜储存第二类精神药品，并建立专用账册，实行专人管理。专用账册的保存期限应当自药品有效期期满之日起不少于5年。

5. 麻醉药品和精神药品的运输管理

（1）运输管理：托运、承运和自行运输麻醉药品和精神药品的，应当采取安全保障措施，防止麻醉药品和精神药品在运输过程中被盗、被抢、丢失。通过铁路运输麻醉药品和第一类精神药品的，应当使用集装箱或者铁路行李车运输，具体办法由国务院药品监督管理部门会同国务院铁路主管部门制定。没有铁路需要通过公路或者水路运输麻醉药品和第一类精神药品的，应当由专人负责押运。托运或者自行运输麻醉药品和第一类精神药品的单位，应当向所在地省、自治区、直辖市人民政府药品监督管理部门申请领取运输证明。运输证明有效期为1年。运输证明应当由专人保管，不得涂改、转让、转借。托运人办理麻醉药品和第一类精神药品运输手续，应当将运输证明副本交付承运人。承运人应当查验、收存运输证明副本，并检查货物包装。没有运输证明或者货物包装不符合规定的，承运人不得承运。承运人在运输过程中应当携带运输证明副本，以备查验。

邮寄麻醉药品和精神药品，寄件人应当提交所在地省、自治区、直辖市人民政府药品监督管理部门出具的准予邮寄证明。邮政营业机构应当查验、收存准予邮寄证明；没有准予邮寄证明的，邮政营业机构不得收寄。省、自治区、直辖市邮政主管部门指定符合安全保障条件的邮政营业机构负责收寄麻醉药品和精神药品。邮政营业机构收寄麻醉药品和精神药品，应当依法对收寄的麻醉药品和精神药品予以查验。邮寄麻醉药品和精神药品的具体管理办法，由国务院药品监督管理部门会同国务院邮政主管部门制定。

定点生产企业、全国性批发企业和区域性批发企业之间运输麻醉药品、第一类精神药品，发货人在发货前应当向所在地省、自治区、直辖市人民政府药品监督管理部门报送本次运输的相关信息。属于跨省、自治区、直辖市运输的，收到信息的药品监督管理部门应当向收货人所在地的同级药品监督管理部门通报；属于在本省、自治区、直辖市行政区域内运输的，收到信息的药品监督管理部门应当向收货人所在地设区的市级药品监督管理部门通报。

（2）法律责任：违反本条例的规定运输麻醉药品和精神药品的，由药品监督管理部门和运输管理部门依照各自职责，责令改正，给予警告，处2万元以上5万元以下的罚款。

收寄麻醉药品、精神药品的邮政营业机构未依照本条例的规定办理邮寄手续的，由邮政主管部门责令改正，给予警告；造成麻醉药品、精神药品邮件丢失的，依照邮政法律、行政法规的规定处理。

6．麻醉药品和精神药品的监督管理　药品监督管理部门应当根据规定的职责权限，对麻醉药品药用原植物的种植以及麻醉药品和精神药品的实验研究、生产、经营、使用、储存、运输活动进行监督检查。

省级以上人民政府药品监督管理部门根据实际情况建立监控信息网络，对定点生产企业、定点批发企业和使用单位的麻醉药品和精神药品生产、进货、销售、库存、使用的数量以及流向实行实时监控，并与同级公安机关做到信息共享。尚未连接监控信息网络的麻醉药品和精神药品定点生产企业、定点批发企业和使用单位，应当每月通过电子信息、传真、书面等方式，将本单位麻醉药品和精神药品生产、进货、销售、库存、使用的数量以及流向，报所在地设区的市级药品监督管理部门和公安机关；医疗机构还应当报所在地设区的市级人民政府卫生主管部门。设区的市级药品监督管理部门应当每3个月向上一级药品监督管理部门报告本地区麻醉药品和精神药品的相关情况。县级以上人民政府卫生主管部门应当对执业医师开具麻醉药品和精神药品处方的情况进行监督检查。

对已经发生滥用，造成严重社会危害的麻醉药品和精神药品品种，国务院药品监督管理部门应当采取在一定期限内中止生产、经营、使用或者限定其使用范围和用途等措施。对不再作为药品使用的麻醉药品和精神药品，国务院药品监督管理部门应当撤销其药品批准文号和药品标准，并予以公布。药品监督管理部门、卫生主管部门发现生产、经营企业和使用单位的麻醉药品和精神药品管理存在安全隐患时，应当责令其立即排除或者限期排除；对有证据证明可能流入非法渠道的，应当及时采取查封、扣押的行政强制措施，在7日内作出行政处理决定，并通报同级公安机关。药品监督管理部门发现取得印鉴卡的医疗机构未依照规定购买麻醉药品和第一类精神药品时，应当及时通报同级卫生主管部门。接到通报的卫生主管部门应当立即调查处理。必要时，药品监督管理部门可以责令定点批发企业中止向该医疗机构销售麻醉药品和第一类精神药品。

麻醉药品和精神药品的生产、经营企业和使用单位对过期、损坏的麻醉药品和精神药品应当登记造册，并向所在地县级药品监督管理部门申请销毁。药品监督管理部门应当自接到申请之日起5日内到场监督销毁。医疗机构对存放在本单位的过期、损坏麻醉药品和精神药品，应当按照本条规定的程序向卫生主管部门提出申请，由卫生主管部门负责监督销毁。对依法收缴的麻醉药品和精神药品，除经国务院药品监督管理部门或者国务院公安部门批准用于科学研究外，应当依照国家有关规定予以销毁。

药品监督管理部门、卫生主管部门和公安机关应当互相通报麻醉药品和精神药品生产、经营企业和使用单位的名单以及其他管理信息。各级药品监督管理部门应当将在麻醉药品药用原植物的种植以及麻醉药品和精神药品的实验研究、生产、经营、使用、储存、运输等各环节的管理中的审批、撤销等事项通报同级公安机关。麻醉药品和精神药品的经营企业、使用单位报送各级药品监督管理部门的备案事项，应当同时报送同级公安机关。

发生麻醉药品和精神药品被盗、被抢、丢失或者其他流入非法渠道的情形的，案发单位应当立即采取必要的控制措施，同时报告所在地县级公安机关和药品监督管理部门。医疗机构发生上述情形的，还应当报告其主管部门。公安机关接到报告、举报，或者有证据证明麻醉药品和精神药品可能流入非法渠道时，应当及时开展调查，并可以对相关单位采取必要的控制措施。药品监督管理部门、卫生主管部门以及其他有关部门应当配合公安机关开展工作。

附1 麻醉药品品种目录

（2007年版）

1. 醋托啡	Acetorphine
2. 乙酰阿法甲基芬太尼	Acetylalphamethylfentanyl
3. 醋美沙朵	Acetylmethadol
4. 阿芬太尼	Alfentanil
5. 烯丙罗定	Allylprodine
6. 阿醋美沙朵	Alphacetylmethadol
7. 阿法美罗定	Alphameprodine
8. 阿法美沙朵	Alphamethadol
9. 阿法甲基芬太尼	Alphamethylfentanyl
10. 阿法甲基硫代芬太尼	Alphamethylthiofentanyl
11. 阿法罗定*	Alphaprodine
12. 阿尼利定	Anileridine
13. 苄替啶	Benzethidine
14. 苄吗啡	Benzylmorphine
15. 倍醋美沙朵	Betacetylmethadol
16. 倍他羟基芬太尼	Betahydroxyfentanyl
17. 倍他羟基-3-甲基芬太尼	Betahydroxy-3-methylfentanyl
18. 倍他美罗定	Betameprodine
19. 倍他美沙朵	Betamethadol
20. 倍他罗定	Betaprodine
21. 贝齐米特	Bezitramide
22. 大麻与大麻树脂	Cannabis and Cannabis resin
23. 氯尼他秦	Clonitazene
24. 古柯叶	Coca Leaf
25. 可卡因*	Cocaine
26. 可多克辛	Codoxime
27. 罂粟秆浓缩物*	Concentrate of poppy straw
28. 地索吗啡	Desomorphine
29. 右吗拉胺	Dextromoramide
30. 地恩丙胺	Diampromide
31. 二乙噻丁	Diethylthiambutene
32. 地芬诺辛	Difenoxin
33. 二氢埃托啡*	Dihydroetorphine
34. 双氢吗啡	Dihydromorphine
35. 地美沙朵	Dimenoxadol
36. 地美庚醇	Dimepheptanol
37. 二甲噻丁	Dimethylthiambutene
38. 吗苯丁酯	Dioxaphetyl butyrate
39. 地芬诺酯*	Diphenoxylate
40. 地匹哌酮	Dipipanone
41. 羟蒂巴酚	Drotebanol
42. 芽子碱	Ecgonine
43. 乙甲噻丁	Ethylmethylthiambutene
44. 依托尼秦	Etonitazene
45. 埃托啡	Etorphine
46. 依托利定	Etoxeridine

（续　表）

47. 芬太尼*	Fentanyl
48. 呋替啶	Furethidine
49. 海洛因	Heroin
50. 氢可酮*	Hydrocodone
51. 氢吗啡醇	Hydromorphinol
52. 氢吗啡酮	Hydromorphone
53. 羟哌替啶	Hydroxypethidine
54. 异美沙酮	Isomethadone
55. 凯托米酮	Ketobemidone
56. 左美沙芬	Levomethorphan
57. 左吗拉胺	Levomoramide
58. 左芬啡烷	Levophenacylmorphan
59. 左啡诺	Levorphanol
60. 美他佐辛	Metazocine
61. 美沙酮*	Methadone
62. 美沙酮中间体	Methadone intermediate
63. 甲地索啡	Methyldesorphine
64. 甲二氢吗啡	Methyldihydromorphine
65. 3-甲基芬太尼	3-methylfentanyl
66. 3-甲基硫代芬太尼	3-methylthiofentanyl
67. 美托酮	Metopon
68. 吗拉胺中间体	Moramide intermediate
69. 吗哌利定	Morpheridine
70. 吗啡*	Morphine
71. 吗啡甲溴化物及其他五价氮吗啡衍生物	Morphine Methobromide and other pentavalent nitrogen morphine derivatives
72. 吗啡-N-氧化物	Morphine-N-oxide
73. 1-甲基-4-苯基-4-哌啶丙酸酯	MPPP
74. 麦罗啡	Myrophine
75. 尼可吗啡	Nicomorphine
76. 诺美沙朵	Noracymethadol
77. 去甲左啡诺	Norlevorphanol
78. 去甲美沙酮	Normethadone
79. 去甲吗啡	Normorphine
80. 诺匹哌酮	Norpipanone
81. 阿片*	Opium
82. 羟考酮*	Oxycodone
83. 羟吗啡酮	Oxymorphone
84. 对氟芬太尼	Parafluorofentanyl
85. 1-苯乙基-4-苯基-4-哌啶乙酸酯	PEPAP
86. 哌替啶*	Pethidine
87. 哌替啶中间体 A	Pethidine intermediate A
88. 哌替啶中间体 B	Pethidine intermediate B
89. 哌替啶中间体 C	Pethidine intermediate C
90. 苯吗庚酮	Phenadoxone
91. 非那丙胺	Phenampromide
92. 非那佐辛	Phenazocine
93. 非诺啡烷	Phenomorphan
94. 苯哌利定	Phenoperidine
95. 匹米诺定	Piminodine

（续 表）

96. 哌腈米特	Piritramide
97. 罂粟壳*	Poppy Shell
98. 普罗庚嗪	Proheptazine
99. 丙哌利定	Properidine
100. 消旋甲啡烷	Racemethorphan
101. 消旋吗拉胺	Racemoramide
102. 消旋啡烷	Racemorphan
103. 瑞芬太尼*	Remifentanil
104. 舒芬太尼*	Sufentanil
105. 醋氢可酮	Thebacon
106. 蒂巴因*	Thebaine
107. 硫代芬太尼	Thiofentanyl
108. 替利定	Tilidine
109. 三甲利定	Trimeperidine
110. 醋氢可待因	Acetyldihydrocodeine
111. 布桂嗪*	Bucinnazine
112. 可待因*	Codeine
113. 复方樟脑酊*	Compound Camphor Tincture
114. 右丙氧芬*	Dextropropoxyphene
115. 双氢可待因*	Dihydrocodeine
116. 乙基吗啡*	Ethylmorphine
117. 尼可待因	Nicocodine
118. 尼二氢可待因	Nicodicodine
119. 去甲可待因	Norcodeine
120. 福尔可定*	Pholcodine
121. 丙吡兰	Propiram
122. 阿桔片*	Compound Platycodon Tablets
123. 吗啡阿托品注射液*	Morphine and Atropine Sulfate Injection

注：1. 上述品种包括其可能存在的盐和单方制剂

2. 上述品种包括其可能存在的化学异构体及酯、醚

3. 品种目录有 * 的麻醉药品为我国生产及使用的品种

附 2 精神药品品种目录

（2007 年版）

第一类	
1. 布苯丙胺	Brolamfetamine (DOB)
2. 卡西酮	Cathinone
3. 二乙基色胺	DET
4. 二甲氧基安非他明	2,5-dimethoxyamfetamine (DMA)
5.(1,2-二甲基庚基)羟基四氢甲基二苯吡喃	DMHP
6. 二甲基色胺	DMT
7. 二甲氧基乙基安非他明	DOET
8. 乙环利定	Eticyclidine
9. 乙色胺	Etryptamine
10. 麦角二乙胺	(+)-Lysergide

（续　表）

第一类	
11. 二亚甲基双氧安非他明	MDMA
12. 麦司卡林	Mescaline
13. 甲卡西酮	Methcathinone
14. 甲米雷司	4-methylaminorex
15. 甲羟芬胺	MMDA
16. 乙芬胺	N-ethyl，MDA
17. 羟芬胺	N-hydroxy，MDA
18. 六氢大麻酚	Parahexyl
19. 副甲氧基安非他明	Paramethoxyamfetamine（PMA）
20. 赛洛新	Psilocine
21. 赛洛西宾	Psilocybine
22. 咯环利定	Rolicyclidine
23. 二甲氧基甲苯异丙胺	STP，DOM
24. 替苯丙胺	Tenamfetamine（MDA）
25. 替诺环定	Tenocyclidine
26. 四氢大麻酚（包括其同分异构物及其立体化学变体）	Tetrahydrocannabinol
27. 三甲氧基安非他明	TMA
28. 4-甲基硫基安非他明	4-methylthioamfetamine
29. 苯丙胺	Amfetamine
30. 安非拉酮	Amfepramone
31. 安咪奈丁	Amineptine
32. 2，5-二甲氧基-4-溴苯乙胺	4bromo-2，5-dimethoxyphenethylamine（2-CB）
33. 丁丙诺啡*	Buprenorphine
34. 右苯丙胺	Dexamfetamine
35. 二甲基安非他明	Dimethylamfetamine
36. 芬乙茶碱	Fenetylline
37. γ-羟丁酸*	γ-hydroxybutyrate（GHB）
38. 氯胺酮*	Ketamine
39. 左苯丙胺	Levamfetamine
40. 左甲苯丙胺	Levomethamfetamine
41. 马吲哚*	Mazindol
42. 甲氯喹酮	Mecloqualone
43. 去氧麻黄碱	Metamfetamine
44. 去氧麻黄碱外消旋体	Metamfetamine Racemate
45. 甲喹酮	Methaqualone
46. 哌醋甲酯*	Methylphenidate
47. 莫达非尼	Modafinil
48. 苯环利定	Phencyclidine
49. 芬美曲秦	Phenmetrazine
50. 司可巴比妥*	Secobarbital
51. δ-9-四氢大麻酚及其立体化学变体	Delta-9-tetrahydrocannabinol and its stereochemical variants
52. 三唑仑*	Triazolam
53. 齐培丙醇	Zipeprol
第二类	
54. 异戊巴比妥*	Amobarbital
55. 布他比妥	Butalbital
56. 布托啡诺及其注射剂*	Butorphanol and its injection
57. 咖啡因*	Caffeine

（续　表）

第二类	
58. 安钠咖*	Caffeine Sodium Benzoate (CNB)
59. 去甲伪麻黄碱*	Cathine
60. 环已巴比妥	Cyclobarbital
61. 地佐辛及其注射剂*	Dezocine and its injection
62. 右旋芬氟拉明	Dexfenfluramine
63. 芬氟拉明*	Fenfluramine
64. 氟硝西泮	Flunitrazepam
65. 格鲁米特*	Glutethimide
66. 呋芬雷司	Furfennorex
67. 喷他佐辛*	Pentazocine
68. 戊巴比妥*	Pentobarbital
69. 丙己君	Propylhexedrine
70. 阿洛巴比妥	Allobarbital
71. 阿普唑仑*	Alprazolam
72. 阿米雷司	Aminorex
73. 巴比妥*	Barbital
74. 苄非他明	Benzfetamine
75. 溴西泮*	Bromazepam
76. 溴替唑仑	Brotizolam
77. 丁巴比妥	Butobarbital
78. 卡马西泮	Camazepam
79. 氯氮䓬*	Chlordiazepoxide
80. 氯巴占	Clobazam
81. 氯硝西泮*	Clonazepam
82. 氯拉䓬酸	Clorazepate
83. 氯噻西泮	Clotiazepam
84. 氯噁唑仑	Cloxazolam
85. 地洛西泮	Delorazepam
86. 地西泮*	Diazepam
87. 艾司唑仑*	Estazolam
88. 乙氯维诺	Ethchlorvynol
89. 炔已蚁胺	Ethinamate
90. 氯氟䓬乙酯*	Ethyl Loflazepate
91. 乙非他明	Etilamfetamine
92. 芬坎法明	Fencamfamin
93. 芬普雷司	Fenproporex
94. 氟地西泮	Fludiazepam
95. 氟西泮*	Flurazepam
96. 哈拉西泮	Halazepam
97. 卤沙唑仑	Haloxazolam
98. 凯他唑仑	Ketazolam
99. 利非他明	Lefetamine
100. 氯普唑仑	Loprazolam
101. 劳拉西泮*	Lorazepam
102. 氯甲西泮	Lormetazepam
103. 美达西泮	Medazepam
104. 美芬雷司	Mefenorex
105. 甲丙氨酯*	Meprobamate

（续　表）

第二类	
106. 美索卡	Mesocarb
107. 甲苯巴比妥	Methylphenobarbital
108. 甲乙哌酮	Methyprylon
109. 咪达唑仑*	Midazolam
110. 纳布啡及其注射剂*	Nalbuphine and its injection
111. 尼美西泮	Nimetazepam
112. 硝西泮*	Nitrazepam
113. 去甲西泮	Nordazepam
114. 奥沙西泮*	Oxazepam
115. 奥沙唑仑	Oxazolam
116. 氨酚氢可酮片*	Paracetamol and Hydrocodone Bitartrate Tablets
117. 匹莫林*	Pemoline
118. 苯甲曲秦	Phendimetrazine
119. 苯巴比妥*	Phenobarbital
120. 芬特明	Phentermine
121. 匹那西泮	Pinazepam
122. 哌苯甲醇	Pipradrol
123. 普拉西泮	Prazepam
124. 吡咯戊酮	Pyrovalerone
125. 仲丁比妥	Secbutabarbital
126. 替马西泮*	Temazepam
127. 四氢西泮	Tetrazepam
128. 曲马朵*	Tramadol
129. 乙烯比妥	Vinylbital
130. 唑吡坦*	Zolpiden
131. 扎来普隆*	Zaleplone
132. 麦角胺咖啡因片*	Ergotamine and Caffeine Tablets

注：1. 上述品种包括其可能存在的盐和单方制剂(除非另有规定)
2. 上述品种包括其可能存在的化学异构体及酯、醚(除非另有规定)
3. 品种目录有 * 的精神药品为我国生产及使用的品种

三、医疗用毒性药品的管理

(一)医疗用毒性药品的定义和品种范围

1. *医疗用毒性药品的定义*　医疗用毒性药品(medicinal toxic drug)(以下简称毒性药品)，系指毒性强烈、治疗剂量与中毒剂量相近，使用不当会致人中毒或死亡的药品。

2. *医疗用毒性药品的品种范围*　毒性药品的管理品种，由卫生部会同国家医药管理局、国家中医药管理局规定。根据《医疗用毒性药品管理办法》规定，医疗用毒性药品分为中药和西药两类。

(1)毒性中药品种：砒石(红砒、白砒)、砒霜、水银、生马前子、生川乌、生草乌、生白附子、生附子、生半夏、生南星、生巴豆、斑蝥、青娘虫、红娘虫、生甘遂、生狼毒、生藤黄、生千金子、生天仙子、闹阳花、雪上一枝蒿、红升丹、白降丹、蟾酥、洋金花、红粉、轻粉、雄黄。

(2)西药毒药品种：去乙酰毛花苷 C、阿托品、洋地黄毒苷、氢溴酸后马托品、三氧化二砷、毛果芸香碱升汞、水杨酸毒扁豆碱、亚砷酸钾、氢溴酸东莨菪碱、士的年。

(二)毒性药品的生产管理

毒性药品年度生产、收购、供应和配制计划，由省、自治区、直辖市医药管理部门根据医疗需要制定，经省、自治区、直辖市卫生行政部门审核后，由医药管理部门下达给指定的毒性药品生产、收购、供应单位，并抄报卫生部、国家医药管理局和国家中医药管理局。生产单位不得擅自改变生产计划，自行销售。

药厂必须由医药专业人员负责生产、配制和质量检验，并建立严格的管理制度，严防与其他药品混杂。每次配料，必须经 2 人以上复核无误，并详细记录每次生产所用原料和成品数，经手人要签字备查。所有工具、容器要处理干净，以防污染其他药品。标示量要准确无误，包装容器要有毒药标志。

凡加工炮制毒性中药，必须按照《中华人民共和国药典》或者省、自治区、直辖市卫生行政部门制定的《炮制规范》的规定进行。药材符合药用要求的，方可供应、配方和用于中成药生产。

生产毒性药品及其制剂，必须严格执行生产工艺操作规程，在本单位药品检验人员的监督下准确投料，并建立完整的生产记录，保存五年备查。

在生产毒性药品过程中产生的废弃物，必须妥善处理，不得污染环境。

(三)毒性药品的供应管理

毒性药品的收购、经营，由各级医药管理部门指定的药品经营单位负责；配方用药由国营药店、医疗单位负责。其他任何单位或者个人均不得从事毒性药品的收购、经营和配方业务。

收购、经营、加工、使用毒性药品的单位必须建立健全保管、验收、领发、核对等制度；严防收假、发错，严禁与其他药品混杂，做到划定仓间或仓位，专柜加锁并由专人保管。

毒性药品的包装容器上必须印有毒药标志，在运输毒性药品的过程中，应当采取有效措施，防止发生事故。

(四)毒性药品的使用

医疗单位供应和调配毒性药品，凭医生签名的正式处方。国营药店供应和调配毒性药品，凭盖有医生所在的医疗单位公章的正式处方。每次处方剂量不得超过 2 日极量。

调配处方时，必须认真负责，计量准确，按医嘱注明要求，并由配方人员及具有药师以上技术职称的复核人员签名盖章后方可发出。对处方未注明“生用”的毒性中药，应当付炮制品。如发现处方有疑问时，须经原处方医生重新审定后再行调配。处方一次有效，取药后处方保存 2 年备查。

科研和教学单位所需的毒性药品，必须持本单位的证明信，经单位所在地县以上卫生行政部门批准后，供应部门方能发售。

群众自配民间单、秘、验方需用毒性中药，购买时要持有本单位或者城市街道办事处、乡(镇)人民政府的证明信，供应部门方可发售。每次购用量不得超过 2 日极量。

(五)罚则

对违反本办法的规定，擅自生产、收购、经营毒性药品的单位或者个人，由县以上卫生行政部门没收其全部毒性药品，并处以警告或按非法所得的 5 至 10 倍罚款。情节严重、致人伤残或死亡，构成犯罪的，由司法机关依法追究其刑事责任。

四、放射性药品的管理

(一)放射性药品的定义

放射性药品是指用于临床诊断或者治疗的放射性核素制剂或者其标记药物。

(二)放射性新药的研制、临床研究和审批

放射性新药是指我国首次生产的放射性药品。药品研制单位的放射性新药年度研制计划，应当报送能源部备案，并报所在地的省、自治区、直辖市卫生行政部门，经卫生行政部门汇总后，报卫生部备案。

1. *放射性新药的研制*　放射性新药的研制内容，包括工艺路线、质量标准、临床前药理及临床研究。研制单位在制订新药工艺路线的同时，必须研究该药的理化性能、纯度(包括核素纯度)及检验方法、药理、毒理、动物药代动力学、放射性比活度、剂量、剂型、稳定性等。

研制单位对放射免疫分析药盒必须进行可测限度、范围、特异性、准确度、精密度、稳定性等方法学的研究。

2. *放射性新药的临床研究*　研制单位研制的放射性新药，在进行临床试验或者验证前，应当向卫生部门提出申请，按新药审批办法的规定报送资料及样品，经卫生部审批同意后，在卫生部指定的医院进行临床研究。研制单位在放射性新药临床研究结束后，向卫生部提出申请，经卫生部审核批准，发给新药证书。卫生部在审核批准时，应当征求能源部的意见。

3. *放射性药品的审批*　放射性新药投入生产，需由生产单位或者取得放射性药品生产许可证的研制单位，凭新药证书(副本)向卫生部提出生产该药的申请，并提供样品，由卫生部审核发给批准文号。

(三)放射性药品的生产、经营和进出口

1. *放射性药品生产、经营*　放射性药品生产、经营企业，必须向能源部报送年度生产、经营计划，并抄报卫生部。国家根据需要，对放射性药品实行合理布局，定点生产。申请开办放射性药品生产、经营的企业，应征得能源部的同意后，方可按有关规定办理筹建手续。

开办放射性药品生产、经营企业必须具备《药品管理法》第五条规定的条件，符合国家的放射卫生防护基本标准，并履行环境影响报告的审批手续，经能源部审查同意，卫生部审核批准后，由所在省，自治区、直辖市卫生行政部门发给《放射性药品生产企业许可证》《放射性药品经营企业许可证》。无许可证的生产、经营企业，一律不准生产、销售放射性药品。

《放射性药品生产企业许可证》《放射性药品经营企业许可证》的有效期为 5 年，期满前 6 个月，放射性药品生产、经营企业应当分别向原发证的卫生行政部门重新提出申请，按《药品管理法》第十二条审批程序批准后，换发新证。

放射性药品生产企业生产已有国家标准的放射性药品，必须经卫生部征求能源部意见后审核批准，并发给批准文号。凡是改变卫生部已批准的生产工艺路线和药品标准的，生产单位必须按原报批程序经卫生部批准后方能生产。

放射性药品生产、经营企业，必须配备与生产、经营放射性药品相适应的专业技术人员，具有安全、防护和废气、废物、废水处理等设施，并建立严格的质量管理制度。

放射性药品生产、经营企业，必须建立质量检验机构，严格实行生产全过程的质量控制和检验。产品出厂前，须经质量检验。符合国家药品标准的产品方可出厂，不符合标准的产品一律不准出厂。

经卫生部审核批准的含有短半衰期放射性核素的药品，可以边检验边出厂，但发现质量不符合国家药品标准时，该药品的生产企业应当立即停止生产、销售，并立即通知使用单位停止使用，同时报告卫生部和能源部。

放射性药品的生产、供销业务由能源部统一管理。放射性药品的生产、经营单位和医疗单位凭省、自治区、直辖市卫生行政部门发给的《放射性药品生产企业许可证》《放射性药品经营企业许可证》，医疗单位凭省、自治区、直辖市公安、环保和卫生行政部门联合发给的《放射性药品使用许可证》，申请办理订货。

2. 放射性药品的进出口　放射性药品的进口业务，由对外经济贸易部指定的单位，按照国家有关对外贸易的规定办理。进出口放射性药品，应当报卫生部审批同意后，方得办理进出口手续。进口的放射性药品品种，必须符合我国的药品标准或者其他药用要求。进口放射性药品，必须经中国药品生物制品检定所或者卫生部授权的药品检验所抽样检验；检验合格的，方准进口。对于经卫生部审核批准的短半衰期放射性核素的药品，在保证安全使用的情况下，可以采取边进口检验，边投入使用的办法。进口检验单位发现药品质量不符合要求时，应当立即通知使用单位停止使用，并报告卫生部和能源部。

(四)放射性药品的包装和运输

1. 放射性药品的包装　放射性药品的包装必须安全实用，符合放射性药品质量要求，具有与放射性剂量相适应的防护装置，包装必须分内包装和外包装两部分，外包装必须贴有商标、标签、说明书和放射性药品标志，内包装必须贴有标签。标签必须注明药品品名、放射性比活度、装量。说明书除注明前款内容外，还须注明生产单位、批准文号、批号、主要成分、出厂日期、放射性核素半衰期、适应证、用法、用量、禁忌证、有效期和注意事项等。

2. 放射性药品的运输　放射性药品的运输，按国家运输、邮政等部门制订的有关规定执行。严禁任何单位和个人随身携带放射性药品乘坐公共交通运输工具。

(五)放射性药品的使用

医疗单位设置核医学科、室（内位素室），必须配备与其医疗任务相适应的并经核医学技术培训的技术人员。非核医学专业技术人员未经培训，不得从事放射性药品使用工作。

医疗单位使用放射性药品，必须符合国家放射性同位素卫生防护管理的有关规定。所在地的省、自治区、直辖市的公安、环保和卫生行政部门，应当根据医疗单位核医疗技术人员的水平、设备条件，核发相应等级的《放射性药品使用许可证》，无许可证的医疗单位不得临床使用放射性药品。

《放射性药品使用许可证》有效期为五年，期满前 6 个月，医疗单位应当向原发证的行政部门重新提出申请，经审核批准后，换发新证。持有《放射性药品使用许可证》的医疗单位，在研究配制放射性制剂并进行临床验证前，应当根据放射性药品的特点，提出该制剂的药理、毒性等资料，由省、自治区、直辖市卫生行政部门批准，并报卫生部备案。该制剂只限本单位内使用。持有《放射性药品使用许可证》的医疗单位，必须负责对使用的放射性药品进行临床质量检验，收集药品不良反应等项工作，并定期向所在地卫生行政部门报告。由省、自治区、直辖市卫生行政部门汇总后报卫生部。

放射性药品使用后的废物（包括患者排出物），必须按国家有关规定妥善处置。

五、易制毒化学药品的管理

（一）易制毒化学药品的分类

第一类是可以用于制毒的主要原料，第二类、第三类是可以用于制毒的化学配剂。易制毒化学品的具体分类和品种，见附表。

（二）易制毒化学药品的生产、经营管理

1. 生产管理　生产第一类易制毒化学品，应当具备下列条件，并经规定的行政主管部门审批，取得生产许可证后，方可进行生产。

（1）属依法登记的化工产品生产企业或者药品生产企业；

（2）有符合国家标准的生产设备、仓储设施和污染物处理设施；

（3）有严格的安全生产管理制度和环境突发事件应急预案；

（4）企业法定代表人和技术、管理人员具有安全生产和易制毒化学品的有关知识，无毒品犯罪记录；

（5）法律、法规、规章规定的其他条件。

申请生产第一类中的药品类易制毒化学品，还应当在仓储场所等重点区域设置电视监控设施以及与公安机关联网的报警装置。

申请生产第一类中的药品类易制毒化学品的，由国务院食品药品监督管理部门审批；申请生产第一类中的非药品类易制毒化学品的，由省、自治区、直辖市人民政府安全生产监督管理部门审批。

2. 经营管理　申请经营第一类易制毒化学品，应当具备下列条件，并经规定的行政主管部门审批，取得经营许可证后，方可进行经营。

（1）属依法登记的化工产品经营企业或者药品经营企业；

（2）有符合国家规定的经营场所，需要储存、保管易制毒化学品的，还应当有符合国家技术标准的仓储设施；

（3）有易制毒化学品的经营管理制度和健全的销售网络；

（4）企业法定代表人和销售、管理人员具有易制毒化学品的有关知识，无毒品犯罪记录；

（5）法律、法规、规章规定的其他条件。

申请经营第一类中的药品类易制毒化学品的，由国务院食品药品监督管理部门审批；申请经营第一类中的非药品类易制毒化学品的，由省、自治区、直辖市人民政府安全生产监督管理部门审批。

取得第一类易制毒化学品生产许可或者依照《易制毒化学品管理条例》第十三条第一款规定已经履行第二类、第三类易制毒化学品备案手续的生产企业，可以经销自产的易制毒化学品。但是，在厂外设立销售网点经销第一类易制毒化学品的，应当依照本条例的规定取得经营许可。

第一类中的药品类易制毒化学品药品单方制剂，由麻醉药品定点经营企业经销，且不得零售。

取得第一类易制毒化学品生产、经营许可的企业，应当凭生产、经营许可证到工商行政管理部门办理经营范围变更登记。未经变更登记，不得进行第一类易制毒化学品的生产、经营。

（三）购买管理

申请购买第一类易制毒化学品，应当提交下列证件，经规定的行政主管部门审批，取得购买许可证。

（1）经营企业提交企业营业执照和合法使用需要证明；

（2）其他组织提交登记证书（成立批准文件）和合法使用需要证明。

申请购买第一类中的药品类易制毒化学品的，由所在地的省、自治区、直辖市人民政府食品药品监督管理部门审批；申请购买第一类中的非药品类易制毒化学品的，由所在地的省、自治区、直辖市人民政府公安机关审批。

持有麻醉药品、第一类精神药品购买印鉴卡的医疗机构购买第一类中的药品类易制毒化学品的，无须申请第一类易制毒化学品购买许可证。个人不得购买第一类、第二类易制毒化学品。购买第二类、第三类易制毒化学品的，应当在购买前将所需购买的品种、数量，向所在地的县级人民政府公安机关备案。个人自用购买少量高锰酸钾的，无须备案。

经营单位销售第一类易制毒化学品时，应当查验购买许可证和经办人的身份证明。对委托代购的，还应当查验购买人持有的委托文书。经营单位在查验无误、留存上述证明材料的复印件后，方可出售第一类易制毒化学品；发现可疑情况的，应当立即向当地公安机关报告。经营单位应当建立易

制毒化学品销售台账，如实记录销售的品种、数量、日期、购买方等情况。销售台账和证明材料复印件应当保存 2 年备查。

第一类易制毒化学品的销售情况，应当自销售之日起 5 日内报当地公安机关备案；第一类易制毒化学品的使用单位，应当建立使用台账，并保存 2 年备查。第二类、第三类易制毒化学品的销售情况，应当自销售之日起 30 日内报当地公安机关备案。

（四）运输管理

跨设区的市级行政区域（直辖市为跨市界）或者在国务院公安部门确定的禁毒形势严峻的重点地区跨县级行政区域运输第一类易制毒化学品的，由运出地的设区的市级人民政府公安机关审批；运输第二类易制毒化学品的，由运出地的县级人民政府公安机关审批。经审批取得易制毒化学品运输许可证后，方可运输。

运输第三类易制毒化学品的，应当在运输前向运出地的县级人民政府公安机关备案。公安机关应当于收到备案材料的当日发给备案证明。

申请易制毒化学品运输许可，应当提交易制毒化学品的购销合同，货主是企业的，应当提交营业执照；货主是其他组织的，应当提交登记证书（成立批准文件）；货主是个人的，应当提交其个人身份证明。经办人还应当提交本人的身份证明。

公安机关应当自收到第一类易制毒化学品运输许可申请之日起 10 日内，收到第二类易制毒化学品运输许可申请之日起 3 日内，对申请人提交的申请材料进行审查。对符合规定的，发给运输许可证；不予许可的，应当书面说明理由。易制毒化学品运输许可证应当载明拟运输的易制毒化学品的品种、数量、运入地、货主及收货人、承运人情况以及运输许可证种类。

对许可运输第一类易制毒化学品的，发给一次有效的运输许可证。对许可运输第二类易制毒化学品的，发给 3 个月有效的运输许可证；6 个月内运输安全状况良好的，发给 12 个月有效的运输许可证。

运输供教学、科研使用的 100 克以下的麻黄素样品和供医疗机构制剂配方使用的小包装麻黄素以及医疗机构或者麻醉药品经营企业购买麻黄素片剂 6 万片以下、注射剂 1.5 万支以下，货主或者承运人持有依法取得的购买许可证明或者麻醉药品调拨单的，无须申请易制毒化学品运输许可。

接受货主委托运输的，承运人应当查验货主提供的运输许可证或者备案证明，并查验所运货物与运输许可证或者备案证明载明的易制毒化学品品种等情况是否相符；不相符的，不得承运。运输易制毒化学品，运输人员应当自启运起全程携带运输许可证或者备案证明。公安机关应当在易制毒化学品的运输过程中进行检查。运输易制毒化学品，应当遵守国家有关货物运输的规定。

因治疗疾病需要，患者、患者近亲属或者患者委托的人凭医疗机构出具的医疗诊断书和本人的身份证明，可以随身携带第一类中的药品类易制毒化学品药品制剂，但是不得超过医用单张处方的最大剂量。医用单张处方最大剂量，由国务院卫生主管部门规定、公布。

（五）进口、出口管理

申请进口或者出口易制毒化学品，应当提交下列材料，经国务院商务主管部门或者其委托的省、自治区、直辖市人民政府商务主管部门审批，取得进口或者出口许可证后，方可从事进口、出口活动。

（1）对外贸易经营者备案登记证明（外商投资企业联合年检合格证书）复印件；

（2）营业执照副本；

（3）易制毒化学品生产、经营、购买许可证或者备案证明；

（4）进口或者出口合同（协议）副本；

（5）经办人的身份证明。

申请易制毒化学品出口许可的，还应当提交进口方政府主管部门出具的合法使用易制毒化学品的证明或者进口方合法使用的保证文件。

受理易制毒化学品进口、出口申请的商务主管部门应当自收到申请材料之日起 20 日内，对申请材料进行审查，必要时可以进行实地核查。对符合规定的，发给进口或者出口许可证；不予许可的，应当书面说明理由。

对进口第一类中的药品类易制毒化学品的，有关的商务主管部门在作出许可决定前，应当征得国务院食品药品监督管理部门的同意。

麻黄素等属于重点监控物品范围的易制毒化学品，由国务院商务主管部门会同国务院有关部门核定的企业进口、出口。

国家对易制毒化学品的进口、出口实行国际核查制度。易制毒化学品国际核查目录及核查的具体办法，由国务院商务主管部门会同国务院公安部门规定、公布。

国际核查所用时间不计算在许可期限之内。

对向毒品制造、贩运情形严重的国家或者地区出口易制毒化学品以及本条例规定品种以外的化学品的，可以在国际核查措施以外实施其他管制措施，具体办法由国务院商务主管部门会同国务院公安部门、海关总署等有关部门规定、公布。

进口、出口或者过境、转运、通运易制毒化学品的，应当如实向海关申报，并提交进口或者出口许可证。海关凭许可证办理通关手续。

易制毒化学品在境外与保税区、出口加工区等海关特殊监管区域、保税场所之间进出的，适用前款规定。

易制毒化学品在境内与保税区、出口加工区等海关特殊监管区域、保税场所之间进出的，或者在上述海关特殊监管区域、保税场所之间进出的，无须申请易制毒化学品进口或者出口许可证。

进口第一类中的药品类易制毒化学品，还应当提交食品药品监督管理部门出具的进口药品通关单。

进出境人员随身携带第一类中的药品类易制毒化学品药品制剂和高锰酸钾，应当以自用且数量合理为限，并接受海关监管。

进出境人员不得随身携带前款规定以外的易制毒化学品。

(六)监督检查

县级以上人民政府公安机关、食品药品监督管理部门、安全生产监督管理部门、商务主管部门、卫生主管部门、价格主管部门、铁路主管部门、交通主管部门、工商行政管理部门、环境保护主管部门和海关，应当依照本条例和有关法律、行政法规的规定，在各自的职责范围内，加强对易制毒化学品生产、经营、购买、运输、价格以及进口、出口的监督检查；对非法生产、经营、购买、运输易制毒化学品，或者走私易制毒化学品的行为，依法予以查处。

对依法收缴、查获的易制毒化学品，应当在省、自治区、直辖市或者设区的市级人民政府公安机关、海关或者环境保护主管部门的监督下，区别易制毒化学品的不同情况进行保管、回收，或者依照环境保护法律、行政法规的有关规定，由有资质的单位在环境保护主管部门的监督下销毁。其中，对收缴、查获的第一类中的药品类易制毒化学品，一律销毁。

易制毒化学品违法单位或者个人无力提供保管、回收或者销毁费用的，保管、回收或者销毁的费用在回收所得中开支，或者在有关行政主管部门的禁毒经费中列支。

易制毒化学品丢失、被盗、被抢的，发案单位应当立即向当地公安机关报告，并同时报告当地的县级人民政府食品药品监督管理部门、安全生产监督管理部门、商务主管部门或者卫生主管部门。接到报案的公安机关应当及时立案查处，并向上级公安机关报告；有关行政主管部门应当逐级上报并配合公安机关的查处。

生产、经营、购买、运输或者进口、出口易制毒化学品的单位，应当于每年 3 月 31 日前向许可或者备案的行政主管部门和公安机关报告本单位上年度易制毒化学品的生产、经营、购买、运输或者进口、出口情况；有条件的生产、经营、购买、运输或者进口、出口单位，可以与有关行政主管部门建立计算机联网，及时通报有关经营情况。

(七)法律责任

未经许可或者备案擅自生产、经营、购买、运输易制毒化学品，伪造申请材料骗取易制毒化学品生产、经营、购买或者运输许可证，使用他人的或者伪造、变造、失效的许可证生产、经营、购买、运输易制毒化学品的，由公安机关没收非法生产、经营、购买或者运输的易制毒化学品、用于非法生产易制毒化学品的原料以及非法生产、经营、购买或者运输易制毒化学品的设备、工具，处非法生产、经营、购买或者运输的易制毒化学品货值 10 倍以上 20 倍以下的罚款，货值的 20 倍不足 1 万元的，按 1 万元罚款；有违法所得的，没收违法所得；有营业执照的，由工商行政管理部门吊销营业执照；构成犯罪的，依法追究刑事责任。

对有前款规定违法行为的单位或者个人，有关行政主管部门可以自作出行政处罚决定之日起 3 年内，停止受理其易制毒化学品生产、经营、购买、运输或者进口、出口许可申请。

走私易制毒化学品的，由海关没收走私的易制毒化学品；有违法所得的，没收违法所得，并依照海关法律、行政法规给予行政处罚；构成犯罪的，依法追究刑事责任。

有下列行为之一的，由负有监督管理职责的行政主管部门给予警告，责令限期改正，处 1 万元以上 5 万元以下的罚款；对违反规定生产、经营、购买的易制毒化学品可以予以没收；逾期不改正的，责令限期停产停业整顿；逾期整顿不合格的，吊销相应的许可证。

(1)易制毒化学品生产、经营、购买、运输或者进口、出口单位未按规定建立安全管理制度的；

(2)将许可证或者备案证明转借他人使用的；

(3)超出许可的品种、数量生产、经营、购买易制毒化学品的；

(4)生产、经营、购买单位不记录或者不如实记录交易情况、不按规定保存交易记录或者不如实、不及时向公安机关和有关行政主管部门备案销售情况的；

(5)易制毒化学品丢失、被盗、被抢后未及时报告，造成严重后果的；

(6)除个人合法购买第一类中的药品类易制毒化学品药品制剂以及第三类易制毒化学品外，使用现金或者实物进行易制毒化学品交易的；

(7)易制毒化学品的产品包装和使用说明书不符合本条例规定要求的；

(8)生产、经营易制毒化学品的单位不如实或者不按时向有关行政主管部门和公安机关报告年度生产、经销和库存等情况的。

企业的易制毒化学品生产经营许可被依法吊销后，未及时到工商行政管理部门办理经营范围变更或者企业注销登记的，依照前款规定，对易制毒化学品予以没收，并处罚款。

运输的易制毒化学品与易制毒化学品运输许可证或者备案证明载明的品种、数量、运入地、货主及收货人、承运人等情况不符，运输许可证种类不当，或者运输人员未全程携带运输许可证或者备案证明的，由公安机关责令停运整改，处 5000 元以上 5 万元以下的罚款；有危险物品运输资质的，运输主管部门可以依法吊销其运输资质。

个人携带易制毒化学品不符合品种、数量规定的，没收易制毒化学品，处 1000 元以上 5000 元以下的罚款。

生产、经营、购买、运输或者进口、出口易制毒化学品的单位或者个人拒不接受有关行政主管部门监督检查的，由负有监督管理职责的行政主管部门责令改正，对直接负责的主管人员以及其他直接责任人员给予警告；情节严重的，对单位处 1 万元以上 5 万元以下的罚款，对直接负责的主管人员以及其他直接责任人员处 1000 元以上 5000 元以下的罚款；有违反治安管理行为的，依法给予治安管理处罚；构成犯罪的，依法追究刑事责任。

易制毒化学品行政主管部门工作人员在管理工作中有应当许可而不许可、不应当许可而滥许可，不依法受理备案，以及其他滥用职权、玩忽职守、徇私舞弊行为的，依法给予行政处分；构成犯罪的，依法追究刑事责任。

易制毒化学品的分类和品种目录

第一类

1. 1－苯基－2－丙酮

2. 3,4－亚甲基二氧苯基－2－丙酮

3. 胡椒醛

4. 黄樟素

5. 黄樟油

6. 异黄樟素

7. N－乙酰邻氨基苯酸

8. 邻氨基苯甲酸

9. 麦角酸*

10. 麦角胺*

11. 麦角新碱*

12. 麻黄素、伪麻黄素、消旋麻黄素、去甲麻黄素、甲基麻黄素、麻黄浸膏、麻黄浸膏粉等麻黄素类物质*

第二类

1. 苯乙酸

2. 醋酸酐

3. 三氯甲烷

4. 乙醚

5. 哌啶

第三类

1. 甲苯

2. 丙酮

3. 甲基乙基酮

4. 高锰酸钾

5. 硫酸

6. 盐酸

说明：

①第一类、第二类所列物质可能存在的盐类，也纳入管制。

②带有*标记的品种为第一类中的药品类易制毒化学品，第一类中的药品类易制毒化学品包括原料药及其单方制剂。

六、高危药品的管理

美国药品安全使用协会(ISMP)对高危药品定义为：由于使用错误而可能对病人造成严重伤害的药品。临床上一般指药理作用显著且迅速、易危害人体的药品，包括高浓度电解质、肌松药及细胞毒药品等。

(一)高危药品的储存与保管

(1)各调剂部门需设置专门药架存放高危药品，不得与其他药品混合存放。护理单元需设高危药品专柜放置。高危险药品存放药架(药柜)应标识醒目，设置黑色警示牌提醒药学及护理人员注意。

(2)高危药品实行专人管理。调剂室负责人指定药师以上技术职称专业技术人员负责高危药品的养护、清点等工作，严格按照药品说明书进行储存、保养。护理单元护士长指定专人负责本单元高危药品的管理，保证高危药品质量安全。

(3)加强高危险药品的效期管理，做到"先进先出"、"近效期先用"，确保药品质量。

(二)高危药品的调剂与使用

(1)高危险药品使用前要进行充分安全性论证，有确切适应证时才能使用。

(2)高危药品的调剂实行双人复核制度，并做到"四查十对"，确保调剂准确无误。

(3)护理单元需严格限定使用人员资格，不具备独立值班能力的护士不得独立进行该类药品的配制与使用。护理人员进行该类药品的配制与使用时，须严格执行查对制度，并且行双人复核，确保配制与使用准确无误。

(三)高危药品的监管

(1)护理单元原则上不常备高危药品(抢救药除外)，如确有需要，可少量存放，严格管理。

(2)加强高危药品的不良反应监测。

(3)药剂科定期对高危药品目录进行更新，并将新引进高危药品信息及时告知相关科室和护理单元。

(4)定期对高危药品管理及使用情况进行督导检查，对检查中发现的问题及时分析、反馈、整改。

(四)高危药品分级管理策略

1. 高危药品的管理可以采用"金字塔式"的分级管理模式　见图6-2。

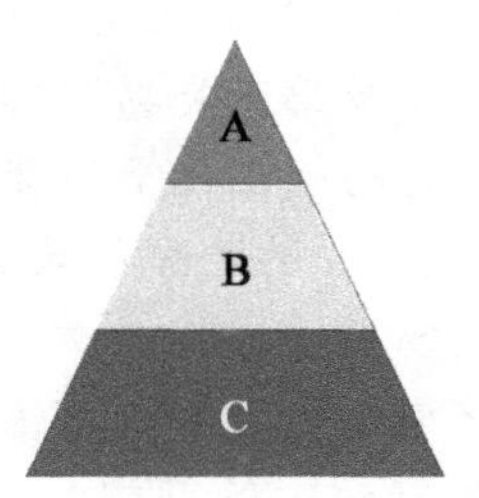

图6-2　高危药品"金字塔式"的分级管理模式图

2. 高危药品分级管理中各级别的特点

(1)A级高危药品

1)A级高危药品是高危药品管理的最高级别，是使用频率高，一旦用药错误，患者死亡风险最高的高危药品，医疗单位必须重点管理和监护，具体包含如下几类(表6-8)

表6-8　A级高危药品

编号	药品种类	编号	药品种类
1	静脉用肾上腺素能受体激动药(如肾上腺素)	8	硝普钠注射液
2	静脉用肾上腺素能受体拮抗药(如普萘洛尔)	9	磷酸钾注射液
3	高渗葡萄糖注射液(20%或以上)	10	吸入麻醉或静脉麻醉药(丙泊酚等)
4	胰岛素，皮下或静脉用	11	静脉用强心药(如地高辛、米力农)
5	硫酸镁注射液	12	静脉用抗心律失常药(如胺碘酮)
6	浓氯化钾注射液	13	浓氯化钠注射液
7	100ml以上的灭菌注射用水	14	阿片酊

2)A级高危药品管理措施

①应有专用药柜或专区储存，药品储存处有明显专用标识。

②病区药房发放A级高危药品须使用高危药品专用袋，药品核发人、领用人须在专用领单上签字。

③护理人员执行A级高危药品医嘱时应注明高危，双人核对后给药。

④A级高危药品应严格按照法定给药途径和标准给药浓度给药。超出标准给药浓度的医嘱医生须加签字。

⑤医生、护士和药师工作站在处置A级高危

药品时应有明显的警示信息。

(2)B 级高危药品

1)B 级高危药品是高危药品管理的第二层，包含的高危药品使用频率较高，一旦用药错误，会给患者造成严重伤害，但给患者造成伤害的风险等级较 A 级低，具体有如下几类(表 6-9)。

表 6-9　B 级高危药品

编号	药品种类	编号	药品种类
1	抗血栓药(抗凝血药，如华法林)	8	心脏停搏液
2	硬膜外或鞘内注射药	9	注射用化疗药
3	放射性静脉造影剂	10	静脉用催产素
4	全胃肠外营养液(TPN)	11	静脉用中度镇静药(如咪达唑仑)
5	静脉用异丙嗪	12	小儿口服用中度镇静药(如水合氯醛)
6	依前列醇注射液	13	阿片类镇痛药，注射给药
7	秋水仙碱注射液	14	凝血酶冻干粉

2)B 级高危药品管理措施

①药库、药房和病区小药柜等药品储存处有明显专用标识。

②护理人员执行 B 级高危药品医嘱时应注明高危，双人核对后给药。

③B 级高危药品应严格按照法定给药途径和标准给药浓度给药。超出标准给药浓度的医嘱医生须加签字。

④医生、护士和药师工作站在处置 B 级高危药品时应有明显的警示信息。

(3)C 级高危药品

1)C 级高危药品是高危药品管理的第三层，包含的高危药品使用频率较高，一旦用药错误，会给患者造成伤害，但给患者造成伤害的风险等级较 B 级低，具体有如下几类(表 6-10)。

表 6-10　C 级高危药品

编号	药品种类	编号	种类
1	口服降糖药	5	肌肉松弛药(如维库溴铵)
2	甲氨蝶呤(口服)，非肿瘤用途	6	口服化疗药
3	阿片类镇痛药(口服)	7	腹膜和血液透析液
4	脂质类药物	8	中药注射剂

2)C 级高危药品管理措施

①医生、护士和药师工作站在处置 C 级高危药品时应有明显的警示信息。

②门诊药房药师和治疗班护士核发 C 级高危药品应进行专门的用药交代。

附：高危药品目录

序号	药品类别	药品名称
一	高浓度电解质	10%氯化钾注射液、10%氯化钠注射液、25%硫酸镁注射液、氯化钙注射液
二	胰岛素制剂	各类胰岛素制剂
三	肌松药	维库溴铵、氯化琥珀胆碱、罗库溴铵
四	细胞毒性药物	羟基脲片、他莫昔芬、来曲唑、甲羟孕酮、奥沙利铂、亚砷酸、亚叶酸钙、纤溶酶、米托蒽醌、门冬酰胺酶、顺铂、卡铂、环磷酰胺、甲氨蝶呤、氟尿嘧啶、替加氟、阿糖胞苷、吉西他滨、卡培他滨、丝裂霉素、柔红霉素、博来霉素、多柔比星、表柔比星、羟喜树碱、长春新碱、长春地辛、长春瑞宾、依托泊苷、紫杉醇、多西他赛

（续　表）

序号	药品类别	药品名称
五	静脉用肾上腺素受体激动药	肾上腺素、去氧肾上腺素、去甲肾上腺素、异丙肾上腺素、间羟胺、多巴胺、多巴酚丁胺
六	静脉用肾上腺素受体拮抗药	美托洛尔、拉贝洛尔、艾司洛尔、乌拉地尔
七	吸入或静脉全麻药	丙泊酚、氯胺酮
八	静脉抗心律失常药	利多卡因、胺碘酮
九	抗血栓药物（抗凝血药）	华法林、低分子肝素、注射用普通肝素、阿特普酶、替罗非班
十	腹膜透析液和血液透析液	
十一	高渗糖（20%或以上）	右旋糖酐40、20%葡萄糖注射液、50%葡萄糖注射液
十二	口服降糖药	格列吡嗪、格列齐特、格列苯脲、瑞格列奈、二甲双胍、阿卡波糖、伏格列波糖
十三	静脉用改变心肌力药	米力农、毛花苷C
十四	静脉用中度镇静药	咪达唑仑
十五	镇痛药	吗啡、可待因、芬太尼、哌替啶等麻醉药品、曲马朵
十六	静脉用造影剂	钆喷葡胺、泛影葡胺、碘普罗胺、碘克沙醇
十七	全肠外营养	卡文、脂肪乳注射液
十八	其他	缩宫素注射液、硝普钠注射剂、磷酸钾注射液、异丙嗪注射液

（武新安　王燕萍）

第四节　仓储管理与医院制剂管理

一、仓储管理

药品作为一种特殊的商品，它的质量优劣直接关系到人民群众的身体健康。医院药品供应是药品流通环节的终端，是用到患者身上的最后一个环节，医院药品供应的好坏直接影响人民群众用药的安全有效，因此保证医院药品的质量尤为重要，而规范医院药品的仓储管理是保证药品质量的重要一环。

（一）药库的分类

《药品经营质量管理规范》和《药品经营质量管理规范实施细则》中对储存库房的设施、设备与温度有较为具体的要求。库房的相对湿度应保持在35%～75%。药库按库内温度分为常温库、阴凉库和冷库。常温库的库内温度应保持在0～30℃，用于一般化学性质较稳定的药品的存放与保管。阴凉库的库内温度应不高于20℃，用于存放药品质量易受高温影响的药品及中药材。冷库的库内温度应保持在2～10℃，用于一般化学性质不稳定的药品，以及生物制品、血液制品、基因药物等受热易变质的药品的存放与保管。另外医院应设专用药品库，包括麻醉药品、第一类精神药品库、存放医疗用毒性药品的毒品库；存放易燃、易爆药品的危险品库；以及存放放射性药品的库房。放射性药品的库房应设在核医学科，由核医学科负责管理。

（二）药库环境的要求

药库周围环境整洁，地面干燥，无粉尘和有害气体以及污水等严重污染源。库区内不得种植易长虫的花草、树木，地面应平坦整洁，无积水和垃圾，沟道畅通。库房内墙壁和顶棚表面光洁，地面平整、无缝隙、门窗结构严密，具有防盗设施。库房有可靠的安全防护措施，能够对无关人员进入实行可控管理，防止药品被盗、替换或者混入假药。库房有防止室外装卸、搬运、接收、发运等作业受异常天气影响的措施。

（三）药库的管理（药品的养护）

药库应分为药品储存作业区，辅助作业区、办公区和生活区，各区应分开一定距离或者有隔离措施。药品储存应实行色标管理。其统一标准是：待验药品库（区）、退货药品库（区）为黄色；合格药品库（区）、零货称取库（区）、待发药品库（区）为绿色；不合格药品库（区）为红色。

药品应按质量性能要求分类储存，分别存放于普通库、阴凉库、冷库、麻醉药品和第一类精神药品库、医疗用毒性药品库和危险品库。广泛采用“分区分类，货位编号”的管理方法，即药品常按剂型分成注射剂、片剂、胶囊剂、糖浆剂、软膏剂和栓剂等类别，采取同类药品集中存放的办法保管，做到内服药与外用药分开、注射剂与口服药分开、品名易混淆的分开、性能易相互影响或易串味的分开；选择每一类药品最适宜存放的地点，把存放地点划分为若干个货区，每个货区又划分为若干货位，并按顺序编号。

使用药品码垛时，应注意垛间距不小于 5cm，与库房内墙、顶、温度调控设备及管道等设施间距不小于 30 cm，与地面间距不小于 10 cm。库房内通道宽度不小于 200cm，照明灯具垂直下方不堆放药品，垂直下方与货垛的水平距离不小于 50cm。药箱码放须平稳、整齐，不得倒置。对一些包装不坚固或过重药品，不宜码放过高，以防下层受压变形。长期存放药品应定期翻码整垛。

(四)药库的设备和设施

药品储存库内应有温、湿度测定仪；冷库和阴凉库应有温、湿度调控设备；适当材料做成的垫底；避光设施；防虫、防鼠设施；通风排水设施；搬运设施。药库应配置消防设施及符合安全要求的照明设施。

(五)药品采购的管理

制定适宜的药品采购计划是做好药品供应工作的关键。药品采购计划的制订首先应保证临床用药，做到基本药物优先保证，贵重药物、新药限量采购；其次要合理分配资金，尽量减少库存，防止药品积压，加速周转。《三级综合医院评审标准实施细则》要求 85%以上药品库存周转率少于 10～15d。

(六)药品验收入库

由于药品种类品种繁多、规格不一、性质复杂，有些经过长途运输，易受外界因素影响，因此加强药品的入库验收工作，是保证药品质量的一个重要环节。药品验收的内容包括数量、包装及质量三个方面。

1. 数量验收，包括检查来货与入库通知单上所列的供应单位、药品名称、规格、生产厂家及数量是否相符，若有不符或破损应做好原始记录，及时查明原因，按规定进行处理。

2. 包装验收，包括药品外包装和药品内包装。药品的外包装包括木箱、纸箱、木桶、纸桶、金属盛器及包装衬垫物等。外包装应检查包装是否坚固耐压、防潮、防震；包装用衬垫物是否塞紧，瓶与瓶之间有无空隙；纸箱应封实，捆扎应牢固；木箱应钉牢，封签封条不得严重破损。药品内包装主要指直接接触药品的包装，包括玻璃瓶、塑料瓶、泡罩包装、纸袋、塑料袋、瓶盖、瓶塞、瓶内填充物等。内包装应清洁、无毒、干燥；封口应严密，无渗漏、无破损。药品内包装上应有药品标签，应检查药品标签是否破损，有无错贴、错装现象，是否与实物一致。

3. 质量验收，包括观察药品外观有无变形、开裂、熔(溶)化、变色、结块、沉淀、浑浊、霉变、污染、挥发等异状；药品有无异常味道。要全面确定药品质量情况，还必须进行实验室检查，一般应与供药商联系、请其送药品检定所检查。对验收合格的药品应及时入账。

验收药品时应注意的事项：在我国生产并销售的药品，其包装、标签及说明书必须使用简体中文；在我国市场销售的进口药品，外包装必须有中文名称，并附有中文说明书。进口药品要验收口岸药品检验所的药品检验报告单复印件，并应盖有销售单位的红色印章，保留复印件备查。验收人员必须对入库通知单所列的项目逐一核对，包括品名、规格、数量、注册商标、批准文号、生产批号、有效期、药品合格证等，并做好记录，记录保存 5 年。

(七)药品出库管理

药品出库是药库向各调剂部门发出药品的过程，应遵守："先进先出、易变先出、近期先出"的原则，确保库存药品始终保持在远效期的状态。发出的药品有效期在半年以上。药品发出后及时销账。

(八)药库的信息化管理

随着科学技术的发展，计算机及其网络已被应用于各个领域，计算机网络管理系统也被用于医院药品库房管理中，使得医院药库的信息化管理成为现实，具有"金额管理、数量统计、实耗实销"的药品管理功能。药库引入信息化管理手段后，药品库房工作人员摆脱了繁重的手工工作，提高了工作效率和工作质量。

二、医院制剂法规简介

新中国成立初期，人民群众健康亟待改善，用药需求不断增长，而我国的制药工业十分落后，药品生产远远满足不了用药需求，国外引进的药品数量又非常有限。为缓解供需矛盾，国家鼓励和发展医院制剂，满足临床医疗的用药需求。20 世纪 80 年代，我国第一部《药品管理法》颁布，医院制剂从此拥有了合法成分。1981 年 4 月颁布《医院药剂工作条例》对医院制剂的生产、检验和调配等方面做了初步的规定。2001 年 3 月颁布的《医疗机构制剂配制质量管理规范》(试行)对医院制剂的质量管理提出了严格要求。2001 年国家重新修订了《中华人民共和国药品管理法》,明确规定医疗机构配制的制剂,应当是本单位临床需要而市场上没有供应的品种,并须经所在地省级以上药品监督管理部门批准后方可配制;配制的制剂必须按规定进行质量检验合格后,凭医师处方在本医疗机构使用,不得在市场销售。紧接着当时的国家卫生部和药品监督管理部门又下达了一系列对医院制剂管理的相关文件,包括《医疗机构制剂配制监督管理办法》(试行)、《医疗机构制剂注册管理办法》(试行)等,对医院制剂提出了更高的硬件、软件标准和要求。下面分别对《中华人民共和国药品管理法》《中华人民共和国药品管理法实施条例》《医疗机构制剂配制质量管理规范》(试行)、《医疗机构制剂配制监督管理办法》(试行)、《医疗机构制剂注册管理办法》(试行)进行简单介绍。

(一)《中华人民共和国药品管理法》和《中华人民共和国药品管理法实施条例》

2001 年 2 月 28 日国家颁布的《中华人民共和国药品管理法》以及之后实施的《中华人民共和国药品管理法实施条例》对医疗机构制剂配制、调剂使用、质量检验等进行了规定。第一次明确规定医疗机构制剂须经所在地省、自治区、直辖市人民政府卫生行政部门审核同意,由省、自治区、直辖市人民政府药品监督管理部门批准,发给《医疗机构制剂许可证》。无《医疗机构制剂许可证》的,不得配制制剂。《医疗机构制剂许可证》有效期为 5 年,到期应重新审查发证。医疗机构新增配制剂型或者改变配制场所的,应当经验收合格后,按规定办理《医疗机构制剂许可证》变更登记。医疗机构配制制剂,必须按照国务院药品监督管理部门的规定报送有关资料和样品,经所在地省、自治区、直辖市人民政府药品监督管理部门批准,并发给制剂批准文号后,方可配制。医疗机构配制的制剂,应当是本单位临床需要而市场上没有供应的品种,不得在市场上销售或者变相销售,不得发布医疗机构制剂广告。发生灾情、疫情、突发事件或者临床急需而市场没有供应时,经国务院或者省、自治区、直辖市人民政府的药品监督管理部门批准,在规定期限内,医疗机构配制的制剂可以在指定的医疗机构之间调剂使用。医疗机构审核和调配处方的药剂人员必须是依法经资格认定的药学技术人员。医疗机构配制制剂,必须具有能够保证制剂质量的设施、管理制度、检验仪器和卫生条件。配制的制剂必须按照规定进行质量检验;合格的,凭医师处方在本医疗机构使用。

(二)《医疗机构制剂配制质量管理规范》(试行)

2001 年 3 月 13 日开始施行《医疗机构制剂配制质量管理规范》(试行),这是新中国成立以来,国家第一次针对医院制剂生产全过程的质量控制制定的管理标准。该《规范》从机构与人员、房屋与设施、设备、物料、卫生等方面对医疗机构制剂的配制做了详细的规定,如规定医疗机构制剂配制应设制剂室、药检室和质量管理组织。制剂室和药检室的负责人应具有大专以上药学或相关专业学历。从事制剂配制操作及药检人员,应经专业技术培训,具有基础理论知识和实际操作技能。凡有特殊要求的制剂配制操作和药检人员还应经相应的专业技术培训。对房屋与设施的要求包括制剂室要远离各种污染源,有防止污染、昆虫和其他动物进入的有效设施,制剂室的房屋和面积必须与所配制的制剂剂型和规模相适应,应设工作人员更衣室,各工作间应按制剂工序和空气洁净度级别要求合理布局等。制剂配制和检验应有与所配制制剂品种相适应的设备、设施与仪器。用于制剂配制和检验的仪器、仪表、量具、衡器等,其适用范围和精密度应符合制剂配制和检验的要求,应定期校验,并有合格标志。设备应由专人管理,定期维修、保养,并做好记录。制剂配制所用的物料应符合药用要求,不得对制剂质量产生不良影响。制剂的标签、使用说明书必须与药品监督管理部门批准的内容、式样、文字相一致,不得随意更改;应专柜存放,专人保管,不得流失。洁净室工作服的质地应光滑、不产生静电、不脱落纤维和颗粒性物质。无菌工作服必须包盖全部头发、胡须及脚部,能阻留人体脱落物并不得混穿。不同洁净度级别房间使用的工作服应分别定期清洗、整理,必要时应消毒或灭菌。洁净室(区)仅限于在该室的配制人员和经批准的人员进入。进入洁净室(区)的人员不得化妆和佩戴饰物,不得裸手直接接触药品。配制人员应有健康档案,并每年至少体检一次。传染病、皮肤病患者和体表有伤口者不得从事制剂配制工作。配制规程和标准操作规程不得任意修改。如需修改时必须按制定时的程序办理修订、审批手续。

(三)《医疗机构制剂配制监督管理规范》(试行)

2005 年 6 月 1 日实施的《医疗机构制剂配制监督管理规范》(试行)对(食品)药品监督管理部门依法对医疗机构制剂配制条件和配制过程等进行审查、许可、检查的监督管理活动做出了详细的规定。

规定了国家食品药品监督管理总局负责全国医疗机构制剂配制的监督管理工作，省、自治区、直辖市（食品）药品监督管理部门负责本辖区医疗机构制剂配制的监督管理工作。规定了医疗机构设立制剂室，应当向所在地省、自治区、直辖市（食品）药品监督管理部门提交的材料，以及省、自治区、直辖市（食品）药品监督管理部门收到申请后，应当做出的处理。规定了《医疗机构制剂许可证》的法律效力和有效期，《医疗机构制剂许可证》应载明的内容，以及《许可证》变更、撤销等的具体操作事项。还特别对"医院"类别医疗机构中药制剂委托配制的管理进行了规定，包括规定只有经省、自治区、直辖市（食品）药品监督管理部门批准，具有《医疗机构制剂许可证》且取得制剂批准文号，并属于"医院"类别的医疗机构的中药制剂，可以委托本省、自治区、直辖市内取得《医疗机构制剂许可证》的医疗机构或者取得《药品生产质量管理规范》认证证书的药品生产企业配制制剂。委托配制的制剂剂型应当与受托方持有的《医疗机构制剂许可证》或者《药品生产质量管理规范》认证证书所载明的范围一致。规定了委托方应提交的中药制剂委托配制申请材料，以及省、自治区、直辖市（食品）药品监督管理部门收到申请后，应当做出的处理。

（四）《医疗机构制剂注册管理办法》（试行）

2005年8月1日实施的《医疗机构制剂注册管理办法》（试行）是新中国成立以来第一个针对医疗机构制剂注册管理的文件，与国家药品注册管理办法的规定相一致，使医疗机构制剂生产品种由原来的备案制变为审批制。该《管理办法》明确规定了医疗机构制剂是指医疗机构根据本单位临床需要经批准而配制、自用的固定处方制剂。该《管理办法》还规定了除市场上已有供应的品种不得作为医疗机构制剂申报外，对于含有未经国家食品药品监督管理总局批准的活性成分的品种；除变态反应原外的生物制品；中药注射剂；中药、化学药组成的复方制剂；麻醉药品、精神药品、医疗用毒性药品、放射性药品等也不得作为医院制剂申报。医疗机构制剂的申请人，应当是持有《医疗机构执业许可证》并取得《医疗机构制剂许可证》的医疗机构。未取得《医疗机构制剂许可证》或者《医疗机构制剂许可证》无相应制剂剂型的"医院"类别的医疗机构可以申请医疗机构中药制剂，但是必须同时提出委托配制制剂的申请。接受委托配制的单位应当是取得《医疗机构制剂许可证》的医疗机构或者取得《药品生产质量管理规范》认证证书的药品生产企业。委托配制的制剂剂型应当与受托方持有的《医疗机构制剂许可证》或者《药品生产质量管理规范》认证证书所载明的范围一致。《管理办法》还对医疗机构制剂的申请做了详细的规定，如医疗制剂申报前应当进行相应的临床前研究，申请医疗机构制剂注册所报送的资料应当真实、完整、规范。申请制剂所用的化学原料药及实施批准文号管理的中药材、中药饮片必须具有药品批准文号，并符合法定的药品标准等。对于医疗机构制剂的临床研究也做了相应的规定，如医疗机构制剂的临床研究，应当在获得《医疗机构制剂临床研究批件》后，取得受试者知情同意书以及伦理委员会的同意，按照《药物临床试验质量管理规范》的要求实施。临床研究用的制剂，应当按照《医疗机构制剂配制质量管理规范》或者《药品生产质量管理规范》的要求配制，配制的制剂应当符合经省、自治区、直辖市（食品）药品监督管理部门审定的质量标准。医疗机构制剂的临床研究，应当在本医疗机构按照临床研究方案进行，受试例数不得少于60例等。

三、医院制剂的生产管理

优良的医院制剂质量，不是依靠后期药检室检验出来的，而是通过制剂室精心设计和生产出来的。医院制剂的生产必须严格遵循《药品管理法》《医疗机构制剂配制质量管理规范》和《医疗机构药事管理暂行办法》的规定，确实加强医院制剂室的生产管理，从而确保制剂质量符合要求。

医院制剂室配制制剂应当具备两大类条件。第一类是"硬件"条件，指厂房、设施、设备等。第二类是"软件"条件，主要是指应当建立健全有关保证制剂质量的管理制度，如制剂原辅料的管理制度、制剂的生产工艺规程、制剂的质量检验制度、卫生制度、保管制度等。

（一）医院制剂室的硬件设置

医院制剂室的硬件设置必须与所配制制剂的品种要求和规模相适应，按照制剂工序和空气洁净度级别要求合理布局，人流物流分开，一般区和洁净区分开，内服制剂与外用制剂分开，无菌制剂与其他制剂分开，配制、分装与贴签、外包装分开，办公室、休息室、药检室与配制室分开，并应有与所配制制剂品种相适应的仪器设备。根据制剂的配制工艺设置合理的操作间，人流、物流走向应合理，有防止交叉污染的措施。

1. 总体要求 制剂室周围环境必须保证制剂质量的要求。距离制剂室30m以内不得有公厕、锅炉房、太平间、传染病房、动物房、垃圾堆以及其他污染源，10m以内不得有露土地面。必要时，应当采取有效防护措施，如应具有“五防”(防尘、防污染、防昆虫、防鼠、防异物)设施。应当具有与所配制剂相适应的原辅料、包装材料、成品等库房，通风、防潮设施良好。各种制剂应根据剂型需要设置操作间，每个剂型按工序划分操作岗位，进入洁净区应设有一次更衣、二次更衣和洗手、消毒等设施。易燃、易爆、有毒、有害物质的配制、储存和消防设施应符合国家有关规定。

洁净室内人员和物料的出入门必须分别设置，物料传递路线尽量要短。原料和成品的出口宜分开。生产区域布局要顺应工艺流程，减少生产流程的迂迴、往返。操作区内只允许放置与操作有关的物料和设备。不同洁净度区域，应按级别高低，由里向外布局。

人员和物料进入洁净室要经过净化，有净化室。洁净室(区)的窗户、技术夹层及进入室内的管道、风口、灯具与墙壁或天棚的连接部位均应密封。洁净室内各种管道、灯具、风口以及其他公用设施，在设计和安装时应避免出现不易清洁的部位。洁净室(区)的内表面应平整光滑、无裂缝、接口严密，无颗粒物脱落，并能耐受清洗和消毒，墙壁与顶棚、地面等交界处宜成弧形或采取其他措施。洁净室(区)的温度和相对湿度应与制剂配制工艺要求相适应，一般温度应控制在18～26℃，相对湿度应控制在45%～65%。洁净室(区)应有足够照明，主要工作间的照度应当达到300lx。空气洁净度等级不同的相邻房间的静压差应＞5Pa，洁净室(区)相对于非洁净区为正压，压差应＞10Pa，并有指示压差的装置与记录。

洁净室的气流组织有非层流方式或层流方式两种。用高度净化的空气把车间内产生的粉尘稀释，叫做非层流方式。用高度净化的气流作为载体，把粉尘排出，叫做层流方式。层流方式有垂直层流和水平层流方式。从房顶方向吹入清洁空气通过地平面排出叫垂直层流式，从侧壁方向刮入清洁空气，从对面侧壁排出叫水平层流式。层流洁净技术具有以下优点：①粒子流的连续稳定运动形式，粒子不易凝结且能提高空气流速，使粒子能在空气中浮动不沉降蓄积；②室内空气持续运动不停滞；③在外界空气经过净化后进入室内，使其达到无菌状态；④气流能快速带走洁净室内的污染物；⑤避免不同的粉末交叉污染，保证质量。

根据制剂工艺要求，洁净室内应划分空气洁净度等级(表6-11和表6-12)，其尘埃粒子数、浮游菌数或沉降菌数应符合规定，每年应至少全项检测一次并记录。

表6-11 制剂配制环境空气洁净度要求表

剂型品种或制剂工艺段	要求洁净级别
最终灭菌的≥50ml注射剂	
称量、配液、过滤	10 000级
灌封	100级
最终灭菌的＜50ml注射剂	
称量、配液	10 000级
过滤、灌封	10 000级
非最终灭菌制剂	
灌封、灌装前不需除菌过滤的制剂的配制	100级
灌装前需除菌过滤的制剂的配液环境	10 000级
灌装环境	100级
眼用制剂、深部组织创伤外用制剂	
称量、配液、过滤	10 000级
灌封	100级
全肠外营养(TPN)的配制	100级
非无菌制剂	
非最终灭菌口服液体制剂、除直肠用药外的腔道制剂的配制、分装	100 000级
非无菌制剂	
最终灭菌口服液体制剂、口服固体制剂、表皮外用制剂、直肠用药制剂的配制、分装	300 000级

表 6-12　洁净区空气洁净度等级表

洁净级别	尘粒最大允许数/m^3		微生物最大允许个数		换气次数
	≥0.5μm	≥5μm	浮游菌/m^3	沉降菌/皿	
100	3500	0	5	1	
10 000	350 000	2000	100	3	≥20/h
100 000	3 500 000	20 000	500	10	≥15/h
300 000	10 500 000	60 000	1000	15	≥12/h

注:(1)表中数值为平均值

(2)沉降菌用 ϕ90mm 培养皿取样,暴露时间不低于是 30min

(3)100 级洁净室(区)的垂直层流 0.3m/s,水平层流 0.4m/s

配制青霉素类等高致敏性药品应使用独立的厂房与设施、独立的空气净化系统,分装室应保持相对负压。排至室外的废气应经净化处理并符合要求,排风口应远离其他空气净化系统的进风口。配制其他β-内酰胺结构类制剂应使用专用设备和独立的空气净化系统,并与其他制剂配制区域严格分开。配制口服或注射的激素类、抗肿瘤类化学药品等高风险制剂品种应避免与其他制剂使用同一设备和空气净化系统;不能避免与其他制剂交替使用同一设备和空气净化系统时,应采取有效的防护、清洁措施并进行必要的验证。

制剂室应具有与所配制制剂剂型和品种相适应的设备、衡器、量具等,设备的选型、安装应符合制剂配制质量要求,应当易于清洗、消毒或灭菌,便于操作和维修、保养。设备的使用、维护、保养和检修应按规定进行并要记录。

2. *普通制剂室特殊要求*　普通制剂室的功能主要是配制内服溶液、外用溶液、乳膏剂、栓剂、膜剂以及片剂、胶囊剂、颗粒剂等,应按生产任务配备相应的工作用房和仪器设备。内服制剂与外用制剂应分室配制、分室包装、分室保管,所用器具应当分开,毒性药材的处理应当使用专用设备和容器。

3. *中药制剂室特殊要求*　中药制剂室的功能主要是配制中药制剂。中药材的前处理、提取、浓缩等必须与其后续工序严格分开,并应有有效的除尘、排风、防止污染及交叉污染等设施。需灭菌和无菌操作的中药制剂(如注射液、口服液、滴眼液等),其后续生产工序应按照灭菌制剂室的要求;其他中药制剂(如丸剂、片剂、胶囊剂、冲剂、糖浆剂、外用溶液剂、乳膏剂等),其后续生产工序应按照普通制剂室的要求。中药配制的非洁净厂房地面、墙壁、天棚等内表面应平整,易于清洁,不易脱落,无霉迹。

4. *灭菌制剂室特殊要求*　灭菌制剂室的功能主要是配制大输液、小针剂、口服液、眼药水等,必须具备与制剂品种相适应的洗涤、制水、更衣、缓冲、配液、灌装、消毒、灯检、中转仓库及其他必要的工作室。

配制大容量注射剂的关键岗位应符合洁净级别要求,灌封岗位的洁净级别应为 100 级,稀配、滤过和直接接触药品的包装材料的最终处理岗位为 10 000 级,浓配、称量、配料等岗位应为 100 000 级。大容量注射剂的灭菌器应当采用双扉灭菌柜。配制无菌制剂应当符合洁净级别要求,灌装前需除菌过滤的制剂配液环境应当为 10 000 级,灌封环境应当为 100 级;灌封、灌装前不需除菌过滤的制剂应当在 100 级净化条件下配制。

纯化水、注射用水的制备、储存和分配应能防止微生物的滋生和污染。储罐和输送管道所用材料应无毒、耐腐蚀,管道的设计和安装应避免死角、盲管,应规定储罐和管道清洗、灭菌周期。注射用水必须为纯化水经多效蒸馏制备。注射用水储存时,储罐的通气孔应当安装不脱落纤维的疏水性除菌器,并采用 80℃以上保温、65℃以上保温循环或 4℃以下存放。

(二)医院制剂生产的软件管理

医院制剂生产不仅应具备与所配制制剂相适应的硬件设置,还必须具有完善的软件管理系统,这一点对于医院制剂质量的保证影响很大。

1. *物料管理*　配制制剂所用物料的购入、储存、发放与使用等应当有相应的管理制度。配制制剂的原料应当符合法定药品标准,辅料及直接接触药品的包装材料应符合法定标准,内服制剂的辅料应符合药用或食用标准。原辅料和包装材料应从合法生产单位、合法渠道购入,并妥善保存有关记录和凭证。部分原、辅料无药品批准文号或标准,则按注册或再注册时，医疗机构制剂室申请提供的原辅料生产厂家和标准执行。有药典标准按标准进行检验，无药典标准，按企业注册标准制定内控标准。配制外用溶液剂的原料药(如硫代硫酸钠、醋酸)，若市场没有具有药品批准文号的原料药供应，原料药应按药典标准检验合格后方可投料。

采购的物料应按规定进行验收、检验。①原料、辅料必须批批全检；②可以委托药品检验机构或其他有资质的单位检验；医疗机构间签订统一采购协议的，可以共同委托药品检验机构或其他有资质的单位检验；③包材可以根据需要，制定部分检验指标，但必须有厂商的检验报告；④制剂配制用中药材、中药饮片应按质量标准购入，产地应保持相对稳定；⑤购入的中药材、中药饮片应有详细验收记录，包括品名、规格、数量、产地、采收(加工)日期、供货单位等；⑥直接入药的药材粉末，配料前应做微生物限度检查。

应有能准确反映物料数量变化及去向的相关记录。物料应按品种、规格、批号分别存放。合格物料、待验物料及不合格物料应分区存放，且有易于识别的明显标识，不合格物料应按照有关规定及时处理并记录。

制剂标签、说明书应按照品种、规格专柜存放，专人保管，按实际需要量领用；标签、说明书入库，领用、销毁应有记录，不得流失。制剂标签、说明书必须印制清楚，与审批部门批准的内容、式样、文字相一致，不得随意更改。不同给药途径制剂应当有明显标志，标签容纳不下的应附说明书。

2. 卫生管理　制剂室应制定卫生清洁制度与清洁规程。包括房屋、设备、清洁工具、工作服与人员的清洁，并由专人负责。配制间和制剂设备应按配制和空气洁净度等级的要求制定厂房、设备、容器清洁规程，内容包括：清洁方法、程序、间隔时间、使用的清洁剂或消毒剂、清洁工具的清洁方法和存放地点等。洁净室(区)内应使用无脱落物、易清洗、易消毒的卫生工具，并存放于对产品不造成污染的指定地点，限定使用区域。需要配制消毒剂的应制定消毒剂的配制规程，并有配制记录。配制人员不得化妆和佩戴饰物，不得裸手直接接触药品；100级洁净室(区)内操作人员不得裸手操作，当不可避免时手部位应及时消毒。

工作服的选材、式样及穿戴方式应与配制操作和洁净度等级要求相适应，不得混穿。洁净室工作服的质地应当光滑，不产生静电，不脱落纤维和颗粒性物质。无菌工作服必须包盖全部头发、胡须及足面，并能阻留人体脱落物。不同洁净级别房间使用的工作服(鞋、帽、口罩)应分别定期清洗、整理，必要时应当消毒或灭菌。洗涤时不应当带入附加的颗粒物质。

3. 验证和自检管理　制剂配制的关键工艺、主要设备等影响制剂质量的主要因素应当进行验证。配制一定周期后，应再次进行验证。验证文件包括验证方案、验证记录、验证报告、评价和意见、批准人等，口服抗微生物制剂验证内容应包括清洁验证，配制口服或注射的激素类、抗肿瘤类化学药品的验证内容应包括设备和空气净化系统验证，验证文件应归档保存。

质量管理组织应定期按照预定的程序组织自检，每年至少一次，对人员、设施、设备、物料、卫生、文件、配制、质量控制、使用管理情况等项目进行检查。自检应当有记录并写出自检报告，不符合项应有改进措施和再检查报告。

4. 配制管理　配制制剂必须按审批部门批准的处方工艺和相应的配制规程进行，不得随意改变。如需修改，必须按照规定的程序办理修订、审批手续。每批制剂均应当按照投入和产出的物料平衡进行检查，如有显著差异，必须查明原因，在得出合理解释、确认无潜在质量事故后，方可按照正常程序处理。

根据制剂配制规程选用制剂用水，制剂用水必须符合现行版药典标准并定期检验，每次检验应有详细记录。每次配制后应当清场，并填写清场记录。每次配制前应当确认无上次配制的遗留物。不同制剂(包括同一制剂的不同规格)的配制操作不得同时在同一操作间内进行，如确实无法避免，必须在不同的操作台配制，并应采取有效措施防止污染和混淆。配制过程中使用的关键容器或大容量容器必须有醒目的状态标识，标明物料名称、批号、状态及数量等。液体制剂配制、过滤、灌封、灭菌等过程应在规定时间内完成。配制中的中间产品或半成品应规定储存期和储存条件。配制含麻醉药品、精神药品和医疗用毒性药品制剂应严格执行有关规定。

每批制剂都应有一套能反映配制各个环节可追溯的详细记录，且应归档并至少保存5年。操作人员应及时填写记录，应当字迹清楚、内容真实、数据完整，并由操作人、复核人及清场人签字。记录应保持整洁，不得撕毁和任意涂改，需要更改时，更改人应在更改处签字，并使被更改部分可以辨认。

5．生产档案管理　制剂室应当建立并存有下列制度、规程和记录：①各类人员岗位职责，验证及自检制度，配制制剂所用物料的购入、储存、发放与使用等管理制度，物料领发、消耗和投料、配制、分装、清场、核对制度，制剂室操作间、仪器设备的使用、保养、维修和检定等制度，制剂抽样、留样制度，洁净室的使用和监测制度，人员培训、考核制度，配制返工、物料退库、报损、特殊情况处理等制度，消毒防染制度，安全管理制度；②配制规程，包括制剂名称、剂型、处方、配制工艺的操作要求，原料、中间产品、成品的质量标准和技术参数及储存注意事项，成品容器、包装材料的要求等；③标准操作规程，包括配制过程中涉及的单元操作如加热、搅拌、振摇、混合等具体规定和应达到的要求，以及仪器设备的标准操作规程；④配制记录，包括编号、名称、配制日期、批号、各工序的操作者、复核者、清场者的签名，有关设备与操作记录、原辅料名称、用量、半成品和成品数量、配制过程的控制记录与特殊情况处理记录等。

6．普通制剂室特殊要求　各种物料应当按照其性能与用途合理存放，固体原料和液体原料、内服和外用原料应分开储存。对温度、湿度、光线有特殊要求的物料，应按照规定条件储存。挥发性物料或易燃物料应存放在安全处，避免污染其他物料。麻醉药品、精神药品、医疗用毒性药品及易燃、易爆和其他危险品的储存、保管、使用，应当严格执行国家的有关规定。外用制剂与内服制剂标签间应有明显区别，通常外用制剂标签上有红色“外”字。

7．中药制剂室特殊要求　制剂所有的中药材或中药饮片应符合国家或地方标准，包装上应有明显标签，注明品名、规格、数量、产地、生产企业、来源等。毒性药材等有特殊要求的，外包装上应当有明显的规定标志，并合理储存和保管。

8．灭菌制剂室特殊要求　灭菌制剂室应当至少配备2名以上专业技术人员，从事灯检的工作人员，校正视力应在5.0以上，无色盲、色弱。

配制大容量注射剂用的输液瓶（袋）和胶塞必须符合国家有关规定，且不得重复使用。灭菌制剂的验证内容包括灭菌工艺、药液滤过、灌封（分装）工艺及净化环境等。灭菌制剂的药液从配制到灭菌的时间间隔应有规定。在配制输液的洁净区内使用的工作服（鞋、帽、口罩）应当在制剂室内设专用洗衣设备进行清洗、整理、消毒或灭菌。

（三）医院制剂的生产管理

1．生产计划管理　按照医院制剂的临床使用情况及稳定性制定生产计划，对于用量大、稳定性好的品种可以按月制订生产计划，对于用量一般、稳定性一般的品种可以按周制订生产计划，对于用量小、稳定性差的品种可以作为临时计划安排生产。为了保证制剂生产工作的有序，通常将上述三种方法结合起来考虑，制订一周生产计划，于每周五将下一周的生产计划排出作为生产指令，配制人员按照生产指令准备。

2．生产记录管理　配制人员根据生产指令组织每批制剂的生产，每批制剂都应有一套能反映生产各个环节可追溯的详细记录。批生产记录应体现制剂生产的所有细节，涉及原辅料及包装材料的领用、制剂配制、分装、包装、检验、入库到发放使用等所有环节。操作人员应及时填写记录，要求字迹清楚、内容真实、数据完整，并由操作人、复核人及清场人签字，实现“写好要做的，做好所写的，记下所做的”管理要求。

附：胶囊剂批生产记录目录

①胶囊批生产指令；②胶囊物料收发记录；③胶囊原辅料预处理记录；④胶囊制粒记录；⑤胶囊整粒、总混记录；⑥胶囊充填记录；⑦中间品请验单；⑧中间品检验报告单；⑨胶囊充填记录；⑩胶囊铝塑包装记录；⑪胶囊批包装指令；⑫胶囊外包装记录；⑬胶囊外包材发放记录；⑭打印有批号、生产日期、有效期的小盒；⑮产品使用说明书；⑯装箱单；⑰外包装工序清场记录；⑱中间品库流通记录；⑲成品请验单；⑳成品检验报告单；㉑成品放行审核单；㉒产品合格证；㉓入库单。

3．生产成本管理　与药厂规模化生产相比，医院制剂具有生产批量小、生产批次多、生产成本高、利润空间少等特点，因此必须加大医院制剂的成本管理力度，精打细算，严格执行医院制剂价格核算办法，确保医院制剂的微薄利润。具体可以采取以下做法。

（1）实行物料集中采购与管理：医院制剂室通常被分成普通制剂室、中药制剂室、灭菌制剂室，物料采购与保管通常也被分开，容易造成物料的重复采购和积压，而且价格也难以下降，因此很有必要将物料的分散管理模式进行集中，归并同种物料，实行集中采购，从而提高物料利用率和减少采购成本。

(2)实行全员管理模式:制剂室人员通常被分散在普通制剂室、中药制剂室、灭菌制剂室,相互之间协调不够,容易造成人力浪费,因此很有必要将人员的分散管理模式进行改革,采用全员管理模式,将整个制剂室的各类人员按能力不同重新安排,实行绩效考核,充分发挥各类人员的工作积极性,提高工作效率,从而减少人力成本。

四、医院制剂的质量管理

医院制剂是医疗机构根据本单位临床需要而常规配制、自用的固定处方制剂,其作为市售药品的补充,具有适用性强、供应及时方便、价格较低廉等特点,是对现代制药工业制剂不足的有效补充,是医院临床用药的组成部分,尤其是一些传统的中药古方、秘方、验方,更是民族的瑰宝。

同样是药品生产,与药品生产企业相比,医院制剂室的软硬件条件还有相当的差距,而且医院制剂又具有品种多、规格多、剂型多、批量小、批次多的特点,因此,为保证医院制剂的质量,保证人民群众用药安全、有效,加强医院制剂的质量管理显得尤为重要。

医院制剂的质量管理包括质量保证(QA)和质量控制(QC),涉及取样、质量标准、检验、物料或产品批准放行,包括与产品质量有关的所有问题。质量保证是个广义的概念,包括影响产品质量的所有个别或综合因素,是为确保产品符合预定质量要求而采取的所有计划与活动的总和。而质量控制包括取样、质量标准、检验以及组织机构、文件系统和产品的发放程序等,旨在确保所有物料和产品只有经过其质量符合要求后方可发放使用或发放上市。

目前,医院制剂的质量管理存在四大问题。首先,很多医院制剂质量标准低、不规范,检验项目少,检验方法几乎没有修订与改进,制剂的稳定性研究较少,药理与毒理研究更少,制剂的安全性评价工作不够深入;其次,很多医院制剂室厂房布局不够合理,仪器设施维护和检修不力,生产和检验设备老化,制剂生产相对落后,生产效率低下,对制剂质量造成很大影响;再次,医院制剂生产使用的原料品种多、数量少,生产需要的原料药缺乏适用的小包装规格,加之难以买到药用标准的辅料,制约了医疗机构制剂的生产质量;最后,医院制剂存在制剂品种的配制工艺与批准的工艺不一致的情况,加上医院的制剂配制人员对于工艺的确定性和规范性认识不够,随意调整反应条件,制剂的稳定和均一难以控制。

《药品管理法》《医疗机构制剂配制质量管理规范》(GPP)和《医疗机构制剂许可证验收标准》等一系列法律法规的颁布,将医院制剂的质量管理纳入了法制轨道,对其提出了更高的要求。验收标准的出台,进一步明确了国家以GMP标准来规划和管理医院制剂的具体要求。法律法规的实施和开展,医院卫生事业的发展和临床用药的需要,对医院制剂的质量要求越来越高。因此进一步规范医院制剂的管理,提高制剂配制水平,以适应发展的需要,是医院制剂质量管理面临的重要课题。

(一)改进硬件技术,改善医院制剂生产和管理条件

硬件是制剂生产和质量管理的基本条件和保证,也是提高医院制剂质量的先决条件,硬件不足对制剂质量的影响是无法靠软件来弥补的,只有切实改善制剂硬件条件,才能从根本上保证生产出高质量的制剂。

厂房、设施与设备对药品生产及质量起着至关重要的决定作用。因此,应加大检验设施的投入力度,配备必需的仪器设备,彻底改变仪器缺乏设备老化等落后现象,从而有效防止由于硬件因素影响质量标准的技术含量。对临床疗效好、市场没有供应而又需要高新检测技术或大型精密仪器进行质量控制的特殊品种,可以委托有条件的药检所进行质量检验,以减少不必要的资源浪费。对于原辅料的质量控制,制剂部门也应配备相应人员和仪器,并加强有关的培训。

此外,制剂室工艺布局应合理,要做到人流、物流分开,并应根据不同类型制剂配制设置不同的操作间;制剂室要按照生产工艺所需的洁净度要求,安装相应级别的空调净化设备和与之相配套的室内压力、温度和湿度监控装置;纯化水系统应能提供生产所需的符合规定质量的纯化水。

(二)加强软件建设,规范医院制剂质量管理

要提高制剂质量,除硬件是基础外,软件也是必不可少的保证,这就需要整理和制定出一套完整的、切实可行的规章制度、规程、标准等管理文件,来监控制剂室的每一个环节,实施规范化的科学管理。切实按制度管理、按规程操作、按标准执行、按方案实施、按职责履行,实行岗位责任制,把各项制度、规程、标准、方案、职责落实到实处。

软件建设的目标,就是要有效地发挥指导、规范管理的作用,消除人的懈怠,有利于防止因各种

意外而引起的质量问题，把人为错误降至最低。按目的可把软件大致分为指导软件、规范行为软件、记录软件和其他软件。指导性软件主要是用于指导制剂生产过程中各环节的标准操作，如配制规程、标准操作规程、清场规程、检验规程、岗位操作法等。制定这类软件总的宗旨就是制定出标准规程的具体操作方法细则，解决好怎样标准规范操作。规范行为软件主要指的是一些规章制度，它是适用于一定范围的具体的硬性规定，必须遵守，是强制性执行文件，如各室的工作制度。这类文件应围绕 GPP 的要求、工作目的、管理规范而制订出管理细则。通俗地讲是从“战略”高度加以约束的软件。一般涉及范围较广，如各工作室制度的制订可按 GPP 的要求从该室的设备管理、人员职责、物料管理、清洁卫生要求及实施办法、消毒处理条款、工作质量考核、人员行为准则等方式加以约定成文。记录软件是记录配制人员所做的各项工作，如配制记录，成品、半成品检验记录，仪器设备操作记录，生产前、后清场记录，成品出入库记录等，清楚地记录制剂每一环节、每一步骤的行为，反映出制剂的整个过程，一旦出现质量问题，便可及时追踪。总之，软件的建设可确保制剂各环节管理，做到一切行为有标准，一切操作有记录，一切过程可监控，一切差错可追溯。

具体措施为：①责任要明确，把每一项管理制度落实到具体的人负责执行，让生产中的每一个工作环节或岗位都有人负责，每一个地点或区域都有责任人；②制度要严明，定期检查各项管理制度执行的情况；③奖惩要分明，真正做到事事有人做，人人有事做，处处有人负责，层层有人把关，建立制剂生产全过程的质量管理体系，确保制剂质量。

(三)完善生产过程，确保医院制剂质量

1. 物料管理　物料是指制剂生产中的原料、辅料以及包装材料。制剂配制所用物料的购入、验收、储存应制订严格的管理制度。要生产出合格的产品，首先要把好物料的质量关。对物料的购入应索取有关资料，建立供货单位档案和产品档案。供货单位档案包括供货单位加盖原印章的《药品经营许可证》和营业执照的复印件，企业法人授权书，销售人员身份证复印件以及供货单位的合法票据。产品档案包括加盖供货单位原印章的销售制剂原辅料的《药品生产许可证》或批准证明文件、药品《生产质量管理规范》(GMP)证书、检验报告复印件。物料验收时，应对制剂物料的包装、标签、说明书和质量状况进行逐批检查。制剂原辅料、包装的标签和所附说明书上应有生产企业的名称、地址，药品名称、规格、批准文号，产品批号、生产日期、有效期等。如一次收货的物料是由数个批次构成，应按批取样、检验，验收制剂原辅料应建立真实完整的购进验收记录，验收人员应签名并连同供货单位或药品检验报告单一起交质管部门抽样检验，经检验合格方能投入生产，不符合要求的原辅料应作退库处理并建立不合格台账。原辅料应按照药品属性分类存放，药品级制剂原辅料与非药品级分开存放，内服制剂原辅料与外用制剂原辅料应分类存放，中药(饮片)分库存放，易串味制剂原辅料单独存放，易燃、易爆、强腐蚀性等危险性制剂原辅料必须设立危险品仓库专库存放。购进验收记录保存至使用该批制剂原辅料生产的药品有效期后 1 年，且不少于 3 年。

2. 制剂生产　制剂生产的整个生产过程都必须按照 GPP 的要求来实施。按照生产指令做好生产前环境的清场、清洁、消毒等工作，配制前首先要核对原料药名称、投料量等内容，配制要严格按照制剂注册工艺的具体要求进行，对关键工序要重点监控，并做好配制记录、分装记录、质量检验记录、设备使用记录，将原料生产厂家及原料批号等写入批生产记录中；对原辅料、包装材料、制药用水、半成品、成品的检验批批留样，做好留样观察的各种记录，为质量分析及提高制剂稳定性提供资料。

3. 成品检验　制剂室应提升药品检验水平，改善药品检验基础设施设备，利用科学技术水平，严把检验关。要安排作风严谨、经验丰富并具有相当专业水平的人员担任检验工作。要严格按照规定进行药品检验，只有检验合格的制剂才能放行。对于有质量问题的药品予以销毁，以确保进入临床的药品都是合格品。

4. 监督检查　要定期或不定期对制剂室各部门进行管理文件实施情况的检查，发现问题及时纠正。批生产记录应做到指令与记录的合一，应能反映制剂配制全过程，要求能从中看出配制是否按工艺规程进行，各工艺参数是否在要求的范围内。配制规程和标准操作规程不得任意修改，如需修改必须按制定时的程序办理修订、审批手续。每批制剂均应检查投入和产出的物料平衡，如有显著差异，必须查明原因，在确认没有潜在的质量事故后，方可按正常程序处理。应设立不合格制剂的质量跟踪制度，连续跟踪抽样，查明原因，切实保证制剂质量。

5. 验证工作　验证是证明任何程序、生产过程、设备、物料、活动或系统确实能达到预期结果的有文件证明的一系列活动。要对制剂室设施及设备、制剂处方、工艺、质控方法的有效性进行验证，通过验证证明药品生产中的任何程序、生产过程、设备、物料、活动或系统确实能达到预期结果。当影响制剂质量的主要因素，如配制工艺或质量控制方法、主要原辅料、配制设备等发生改变（如设备维修后），以及配制一定周期后，应进行再验证。应定期监测洁净室的尘粒数和微生物限度。

（四）深化药物研究，完善医院制剂质量标准

医疗机构应科学严谨修订和起草医院制剂的质量标准，应坚持质量第一，充分体现“安全有效，技术先进，经济合理”的原则，并尽可能采用国内外药典的标准；从生产、贮藏、使用各环节了解影响制剂质量的因素，有针对性地规定检查项目，切实加强对制剂内在质量控制；根据“准确、灵敏、简捷、快速”的原则选择检验方法，既要考虑实际条件，又要反映新技术的应用和发展；质量标准中各种限度的规定密切结合实际，要能保证制剂生产、储存、使用过程中的质量；检验内容应尽可能反映制剂的质量水平，结合制剂的具体特点，制定能反映现代生产和分析检验先进水平的制剂质量标准。

（五）加强人员培训，提高人员素质

人是质量管理的主题，人员素质对质量体系的运行有极为深刻的影响，再好的设备和SOP规程，都离不开高素质的人去操作。培训是提高人员素质的重要途径，要达到这一目的，必须使培训工作做到有计划、有教材、有考核、有记录档案，如定期组织制剂人员及管理人员系统学习GMP、GPP规范，有计划、有组织进行岗前培训，岗位培训，定期考核。增强制剂人员参与管理和接受管理的意识，不断提高管理人员和操作人员的业务技术技能，增强质量意识，牢记“规范是保证，质量是根本”这一制剂准则，养成良好的工作责任心和执行制度的自觉性。同时要重视制剂人员的在职教育和培养，营造一种良好的学习气氛，采取各种形式，如通过自我学习、外出参观、脱产进修、轮训培养、有针对性的单项技术培养等，提高各岗位人员在本岗位工作中解决实际问题的能力。

综上所述，医院制剂要顺应形势发展的需要，就必须严格按照GMP、GPP等法规政策的具体要求去做，全面实施规范化管理，提高制剂质量，同时尽可能地掌握和应用新的技术和科学，逐步实现由单纯供应向供应、技术服务及技术开发型转变，科教兴药，运用掌握的专业技术知识和现代生产手段，为临床的预防、治疗、教学和科研服务，向患者提供高质量、高疗效、高效益的制剂，为人民防治疾病。

（阚全程　刘皋林　席宇飞　丁雪鹰　顾圣莹）

第五节　药事管理相关法律、法规、规章

一、概　述

（一）药品管理立法与药事管理法

1. 药品管理立法的概念　药品管理立法（legislation of drug administration）是指由特定的国家机关，依据法定的权限和程序，制定、认可、修订、补充和废除药品管理法律规范的活动。

药品管理立法是一种活动，不仅指立法的法定程序，也意味着药品管理立法是动态的，有其历史发展过程。药品管理立法的直接目的是产生和变动这种特定的社会规范，故药品管理立法也可指药品法律法规的总和。

2. 药品管理立法遵循的原则　实事求是，从实际出发；规律性与意志性相结合；原则性与灵活性相结合；统一性与协调性相结合；现实性与前瞻性相结合；保持法的稳定性、连续性与适时立、改、废相结合；总结本国经验与借鉴外国立法相结合。

3. 药事管理法　药事管理法是指由国家制定或认可，并由国家强制保证实施，具有普遍效力和严格程序的行为规范体系，是调整与药事活动相关的行为和社会关系的法律规范的综合。药事管理法具有规范性、国家意志性、国家强制性、普遍性、程序性。

药事管理法是广义的概念，是指药事管理法律体系（the legal system of pharmacy administration），包括药事管理的法律、行政法规、规章、规范性文件等。

4. 药事管理法的法律关系　药事管理法律关系是指国家机关、企事业单位、社会团体、公民个人在药事活动、药学服务和药品监督管理过程中，依据药事管理法律规范所形成的权利与义务关系。

药事管理法律关系主体包括国家机关、机构组

织、公民个人。药事管理关系客体包括药品、人身、精神产品、行为结果。

药事管理法律关系的内容，指主体之间的法律权利和义务，是法律规范的行为模式在实际的社会生活中的具体落实，是法律规范在社会关系中实现的一种状态。

（二）药品管理立法的基本特征

药品管理立法具有的特征包括立法目的是维护人们健康；以药品质量标准为核心的行为规范；药品管理立法具有系统性；药品管理法内容国际化。

（三）我国的药品管理立法

我国现代药品管理立法，始于 1911 年辛亥革命后。1984 年制定颁布了我国第一部药品管理法律。现行药品管理法是 2001 年 2 月 28 日修订颁布的。我国药品管理立法大体经历了四个阶段：1911－1948 年开始制定药政法规；1949－1983 年新中国大力加强药政法规建设；1984－2000 年国家制定颁布实施《中华人民共和国药品管理法》；修订颁布《药品管理法》，公布《实施条例》。

二、我国药事管理的法律体系

（一）宪法

宪法规定了国家的根本制度和根本任务，是国家的根本法。宪法是药事管理立法的依据。

（二）法律

1. *药事管理的基本法*　《中华人民共和国药品管理法》1984 年 9 月 20 日由第六届全国人民代表大会常务委员会第七次会议通过，自 1985 年 7 月 1 日起实施。2001 年 2 月 28 日，经九届全国人大常委会第二十次会议审议通过修订，自 2001 年 12 月 1 日起实施。药品管理法依据宪法，总结历史上药事管理的经验，借鉴发达国家的药事管理办法，立足于我国的实际情况，在广泛征求各方面意见的基础上加以修订，是制定药事管理法规和行政规章的基本法，为建立和完善我国药事管理法律体系提供了法律依据。

2. *涉及药事管理的法律*　包括《中华人民共和国刑法》《中华人民共和国行政处罚法》《中华人民共和国行政复议法》《中华人民共和国产品质量法》《中华人民共和国广告法》《中华人民共和国价格法》《中华人民共和国专利法》《中华人民共和国商标法》《中华人民共和国计量法》《中华人民共和国野生动物保护法》《中华人民共和国标准化法》《中华人民共和国反不正当竞争法》等。

（三）国务院制定、公布施行的药事行政法规

《药品管理法》实施后，国务院相继出台了一系列管理药品的行政法规，逐步建立了社会主义市场经济体制要求的药品监督管理法规体系。

药事行政法规包括《中华人民共和国药品管理法实施条例》《麻醉药品管理办法》《精神药品管理办法》《医疗用毒性药品管理办法》《放射性药品管理办法》《中药品种保护条例》《药品行政保护条例》《野生药材资源保护条例》《血液制品管理条例》《医疗器械监督管理条例》《互联网信息服务管理办法》《中华人民共和国中医药条例》等。

（四）我国药事管理的行政规章

国务院有关部委、局相继制定和公布了药品监督和药品研制、生产、经营、使用、广告各环节各方面配套的药事管理行政规章。行政规章的内容涉及药品审批、药品生产、经营、医疗机构制剂、药品进出口、药品包装、标签、说明书管理、中药材生产质量管理等方面。

1. *行政监督管理*　包括《药品监督行政处罚程序规定》《国家药品监督管理局行政复议暂行办法》《国家药品监督管理局行政立法程序规定》《药品生产监督管理办法》《药品流通监督管理办法》《药品质量监督抽验管理规定》等。

2. *药品管理*　包括《药品注册管理办法》《处方药与非处方药分类管理办法》《药品包装、标签和说明书管理规定》《生物制品批签发管理办法》《药品不良反应监测管理办法》《戒毒药品管理办法》《麻黄素管理办法》等。

3. *药物研究*　包括《药物非临床研究质量管理规范》(GLP)《药物临床研究质量管理规范》(GCP)等。

4. *药品生产管理*　有《药品生产质量管理规范》《药品生产质量管理规范认证管理办法》《直接接触药品的包装材料和容器管理办法》《药品包装、标签和说明书管理规定》《药品包装标签规范细则》《中药材生产质量管理规范》等。

5. *药品经营管理*　包括《药品经营质量管理规范》(GSP)《药品经营质量管理规范实施细则》《药品经营质量管理规范认证管理办法》《麻醉药品经营管理办法》《国家医药管理局、卫生部关于麻醉药品、一类精神药品经营管理的若干补充规定》《医药商品质量管理规范》《医药行业质量管理若干规定》《零售药店设置暂行规定》等。

6. 医疗机构管理　包括《医疗机构制剂配制管理规范》《医疗机构制剂审批管理办法》《医疗机构药事管理规定》等。

7. 医疗器械管理　包括《医疗器械分类规则》《医疗器械注册管理办法》《医疗器械说明书管理规定》等。

8. 中药管理　《中药材生产质量管理规范》等。

9. 广告和价格管理　《药品广告审查办法》《药品广告审查标准》《药品价格管理暂行办法》等。

另外，还有地方性法规。我国参加或承认的涉及药品管理方面内容的国家间的条约或协定，也是我国药品管理法的渊源。如《联合国禁止非法贩运麻醉药品和精神药品公约》《1961 年麻醉品单一公约》《1971 年精神药物公约》等。

三、我国药品管理法及实施条例

《中华人民共和国药品管理法》是我国法律体系中的重要组成部分，是所有药事部门进行药品监督管理的法律依据。《中华人民共和国药品管理法实施条例》简称《实施条例》，是《药品管理法》的配套实施的行政法规，按照《药品管理法》体例，并与其章节相对应，均为 10 章。包括：总则；药品生产企业管理；药品经营企业管理；医疗机构的药剂管理；药品管理；药品包装的管理；药品价格和广告的管理；药品监督；法律责任；附则。《药品管理法》共 106 条，《实施条例》共 86 条。《药品管理法》及《实施条例》为药品监督管理部门依法行政提供了法律依据，为人民群众维护自己的合法权益提供了有力武器，为医药事业的健康发展提供了可靠的保证。

（一）颁布《药品管理法》及《实施条例》的目的和意义

制定药品管理法律的目的是加强药品管理，保证药品质量，保障人体用药安全，维护人民身体健康和用药的合法权益。颁布和制定《药品管理法》《实施条例》具有划时代的意义，它标志着我国药品监督管理工作进入法制化的新阶段，促使药品监督管理工作有法可依，依法办事。它的颁布实施有利于发挥人民群众对药品质量的监督作用；有利于和国际药品管理工作接轨；使药品经济活动在法律的保护和制约下健康高速的发展。

（二）《药品管理法》的主要内容

1. 总则　第一章“总则”共 6 条。主要包括药品管理法立法的宗旨；适用范围；国家发展药品的方针政策；药品监督管理体制；药品检验机构设置。

(1)立法宗旨：加强药品监督管理，保证药品质量，保障人体用药安全，维护人民身体健康和用药的合法权益。

(2)适用范围：在中华人民共和国内从事药品研制、生产、经营、使用和监督管理的单位或者个人。

(3)国家发展药品的方针政策：国家发展现代药和传统药，充分发挥其在预防、医疗和保健中的作用。国家保护野生药材资源，鼓励培育中药材。国家鼓励研究和创制新药，保护公民、法人和其他组织研究、开发新药的合法权益。

(4)药品监督管理体制：国务院药品监督管理部门主管全国药品监督管理工作，省、自治区、直辖市人民政府药品监督管理部门负责本行政区域内的药品监督管理工作。国务院有关部门和地方各级人民政府有关部门在各自职责范围内负责与药品有关的监督管理工作。

(5)药品检验机构设置：药品监督管理部门设置或者确定的药品检验机构，承担依法实施药品审批和药品质量监督检查所需的药品检验工作。

2. 药品生产企业管理和药品经营企业管理　第二章“药品生产企业管理”共 7 条，第三章““药品经营企业管理”共 8 条，主要包括开办药品生产、经营企业的审批规定和程序；开办药品生产、经营企业必须具备的条件；《药品生产质量管理规范》(GMP)《药品经营质量管理规范》(GSP)制度；药品生产、经营必须遵守的规定，城乡集贸市场可以出售中药材的规定。

规定了开办药品生产、经营企业的法定程序和必须具备的条件。实施《药品生产质量管理规范》《药品经营质量管理规范》，企业按照《药品生产质量管理规范》《药品经营质量管理规范》组织生产经营，药品监督管理部门按照规定对药品生产、经营企业是否符合《药品生产质量管理规范》《药品经营质量管理规范》要求进行认证，对认证合格的，发给认证证书。

药品必须按照国家药品标准和管理部门批准的生产工艺进行生产，生产记录必须完整准确，中药饮片必须按照国家药品标准生产炮制；国家药品标准没有规定的，按照省级药品监督管理部门制定的炮制规范炮制。生产药品所需的原料、辅料，必须符合药用要求。药品生产企业必须对其生产的药品进行质量检验，不符合规定要求的不得出厂。

药品经营企业购进药品，必须建立并执行进货检查验收制度，验明药品合格证明和其他标识。药品经营企业购销药品，必须有真实完整的购销记录。销售药品必须准确无误，并正确说明用法、用量和注意事项。

药品经营企业销售中药材，必须标明产地。药品经营企业必须制定和执行药品保管制度，采取必要的措施，保证药品质量。城乡集市贸易市场可出售中药材，持有药品经营许可证的药品零售企业在规定的范围内可以在城乡集贸市场设点出售中药材以外的药品。

3. *医疗机构的药剂管理*　第四章“医疗机构的药剂管理”共7条，主要包括：对医疗机构药剂技术工作人员的规定；医疗机构配制制剂的规定；对医疗机构购进药品、调配处方和药品保管的规定。

医疗机构的药剂人员调配处方，必须经过核对，对处方所列药品不得擅自更改或者代用。对有配伍禁忌或超剂量的处方，应当拒绝调配；必要时，经处方医师更正或者重新签字，方可调配。

医疗机构配制制剂，应当是单位临床需要而市场上没有供应的品种，须经所在地省级卫生行政部门审核同意，由省级药品监督管理部门批准，并发给《医疗机构制剂许可证》方可配制。

特殊情况下，经省级以上药品监督管理部门批准，医疗机构配制的制剂可以在指定的医疗机构之间调剂使用。

4. *药品管理*　《药品管理法》第五章“药品管理”共23条，对药品管理提出了具体的、基本的要求。主要包括：药品注册管理（含新药审批、已有国家标准药品的审批、进口药品审批、药品的批准文号等）；国家药品标准；药品审评和再评价；药品采购；特殊管理的药品；中药材管理；假药、劣药定义。本章各条都具有配套的行政法规和规章。

（1）新药研制、临床试验和审批：研制新药必须经国务院药品监督管理批准后，方可进行临床试验；药物临床试验机构资格的认定办法，由国务院药品监督管理部门、国务院卫生行政部门共同制定。完成临床试验并通过审批的新药，由国务院药品监督管理部门批准，发给新药证书后，才能依法转让新药技术，生产上市。药品进口须经国务院药品监督管理部门审查批准，并发给进口药品注册证书。

（2）药品批准文号：生产新药或者已有国家标准的药品须经国务院药品监督管理部门批准，并取得药品批准文号。

（3）国家药品标准：药品必须符合国家药品标准，包括《中华人民共和国药典》和国务院药品监督管理部门颁布的药品标准。

（4）禁止生产、销售假劣药。有下列情形之一的为假药：①药品所含成分与国家药品标准规定的成分不符的；②以非药品冒充药品或者以他种药品冒充此种药品的。按假药论处的六种情形：①国务院药品监督管理部门规定禁止使用的；②依照本法必须批准而未经批准生产、进口，或者依照本法必须检验而未经检验即销售的；③变质的；④被污染的；⑤使用依照本法必须取得批准文号而未取得批准文号的原料药生产的；⑥所标明的适应证或者功能主治超出规定范围的。

药品成分的含量不符合国家药品标准的，为劣药。按劣药论处的六种情形：①未标明有效期或者更改有效期的；②不注明或者更改生产批号的；③超过有效期的；④直接接触药品的包装材料和容器未经批准的；⑤擅自添加着色剂、防腐剂、香料、矫味剂及辅料的；⑥其他不符合药品标准规定的。

（5）药品管理制度及有关规定：对麻醉药品、精神药品、医疗用毒性药品、放射性药品，实行特殊管理。对药品实行处方药与非处方药分类管理制度。实行中药品种保护制度。实行药品储备制度。

列入国家药品标准的药品名称为药品的通用名称，不得作为药品商标使用。

直接接触药品的工作人员进行健康检查的规定药品生产企业、药品经营企业和医疗机构直接接触药品的工作人员，必须每年进行健康检查。患有传染病或者其他可能污染药品的疾病的，不得从事直接接触药品的工作。

5. *药品包装管理*　第六章“药品包装的管理”共3条。主要包括：药品的包装材料和容器的管理；药品标签和说明书的管理。

直接接触药品的包装材料和容器，必须符合药用要求，符合保障人体健康、安全的标准，并由药品监督管理部门在审批药品时一并审批。

药品包装必须适合药品质量的要求，方便储存、运输和医疗使用。药品包装必须按照规定印有或者贴有标签并附有说明书。

6. *药品价格和广告的管理*　第七章“药品价格和广告的管理”共9条。主要包括：药品定价原则规定、沟通和公开药品价格信息、禁止在药品购销中行贿受贿；药品广告审批管理、药品广告内容管理。

国家对药品价格实行政府定价、政府指导价或者市场调节价。药品的生产企业、经营企业和医疗机构必须执行政府定价、政府指导价，不得以任何形式擅自提高价格。药品生产企业应当依法向政府主管部门如实提供药品的生产经营成本。依法实行市场调节价的药品，按照公平、合理和诚实信用、质价相符的原则制定价格，为用药者提供价格合理的药品。实施药价监测；保护用药者权利并受其监督；禁止非法的行销手段。

发布药品广告须取得药品广告批准文号；对处方药的广告予以限制；药品广告必须真实、合法，不得含有虚假内容；非药品广告不得涉及药品的宣传；加强对药品广告的监督检查。

7. 药品监督和法律责任　第八章“药品监督”共 9 条，主要包括药品监督管理部门监督检查的范围及其义务；药品质量的抽查检验，GMP 和 GSP 认证后的跟踪检查，有关行政强制措施及行政处理；药品不良反应报告制度；药品质量抽查检验结果公告制度；药品检验结果异议复验制度等规定。明确了药品监督行政主体和行政相对方的权利、义务及禁止，并规定了药品监督收费原则。

第九章“法律责任”共 29 条，主要是对药品研究、生产、销售、进口、使用、价格、广告、药品采购、保管、收受回扣等违法行为的处罚以及对药品监督管理机构和工作人员违法的处罚。包括违反《许可证》及药品批准证明文件管理应当承担的法律责任；生产、销售假、劣药及为假、劣药提供运输、保管、仓储等便利条件应当承担的法律责任；违反药品管理法其他有关规定应当承担的法律责任；药品监督管理部门及设置、确定的药品检验所违法药品管理法规定应当承担的法律责任。

8. 附则　第十章“附则”共 5 条。主要包括用语定义；有关管理办法的制定；施行时间规定。

药品，是指用于预防、治疗、诊断人的疾病，有目的地调节人的生理功能并规定有适应证或功能主治、用法和用量的物质，包括中药村、中药饮片、中成药、化学原料药及制剂、抗生素、生化药品、放射性药品、血清、疫苗和诊断药品等。

辅料，是指生产药品或调配处方时所用的赋形剂和附加剂。

国家对预防性生物制品的流通施行特殊管理。

四、常用行政法规规章的内容要点概述

（一）《医疗机构药事管理规定》

本规定分七个章节，分别为总则；组织机构；药物临床应用管理；药剂管理；药学专业技术人员配置与管理；监督管理；附则，共四十六条。

本规定所称医疗机构药事管理，是指医疗机构以病人为中心，以临床药学为基础，对临床用药全过程进行有效的组织实施与管理，促进临床科学、合理用药的药学技术服务和相关的药品管理工作。

本规定明确、具体地规定了药物临床应用管理内容。包括临床药学专业技术人员应参与临床药物治疗方案设计，逐步建立临床药师制。医务人员如发现可能与用药有关的严重不良反应，在做好观察与记录的同时，应报告本机构药学部门和医疗管理部门，并按规定上报药品监督管理部门和卫生行政部门。药学专业技术人员发现处方或医嘱所列药品违反治疗原则，应拒绝调配；发现滥用药物或药物滥用者应及时报告本机构药学部门和医疗管理部门，并按规定上报药品监督管理部门和卫生行政部门。医疗机构开展新药临床研究必须严格执行国家卫生行政部门和国家药品监督管理部门的有关规定。

（二）麻醉药品和精神药品管理条例

本条例分九个章节，分别为总则；种植、实验研究和生产；经营；使用；储存；运输；审批程序和监督管理；法律责任；附则，共 89 条。

（三）医疗机构麻醉药品、第一类精神药品管理规定

本规定分五个章节，包括总则；麻醉药品、第一类精神药品的管理机构和人员；麻醉药品、第一类精神药品的采购、储存；麻醉药品、第一类精神药品的调配和使用；麻醉药品、第一类精神药品的的安全管理；共 33 条。

（四）处方药与非处方药分类管理办法

该办法中规定，根据药品品种、规格、适应证、剂量及给药途径不同，对药品分别按处方药与非处方药进行管理。

（五）药品说明书和标签管理规定

药品说明书应当包含药品安全性、有效性的重要科学数据、结论和信息，用以指导安全、合理使用药品。麻醉药品、精神药品、医疗用毒性药品、放射性药品、外用药品和非处方药药品等国家

规定有专用标识的，其说明书和标签必须印有规定的标识。

(六)处方管理办法

处方是指由注册的执业医师和执业助理医师在诊疗活动中为患者开具的，由取得药学专业技术职务任职资格的药学专业技术人员审核、调配、核对，作为患者用药凭证的医疗文书。

药师调剂处方时必须做到“四查十对”：查处方，对科别、姓名、年龄；查药品，对药品、剂型、规格、数量；查配伍禁忌，对药品性状、用法用量；查用药合理性，对临床诊断。

五、特殊药品的管理

(一)麻醉药品管理

麻醉药品只限于医疗、教学和科研使用；具备相应条件并申请后经过批准的医疗机构才能使用麻醉药品；使用麻醉药品的医务人员必须具有医师以上职称并经考核能够正确使用麻醉药品取得麻醉药处方权；麻醉药品的处方有限量；经诊断确需使用麻醉药品止痛的危重患者；对麻醉药品要有专人负责、专柜加锁、专用账册、专用处方、专册登记，处方保存 3 年备查。

(二)精神药品管理

第一类精神药品只限指定的医疗机构中使用，第二类精神药品可供各医疗机构使用；除特殊需要外，第一类精神药品的处方每次不超过 3 日常用量，处方保存 3 年备查；第二类精神药品的处方每次不超过 7 日常用量，处方应保存 2 年备查；医疗机构应建立精神药品收支账目，定期盘点，做到账物相符，发现问题及时报告有关部门。

(三)医疗用毒性药品管理

我国有关部门规定毒性药品的管理品种中，毒性中药 28 种；西药毒药品种 11 种。毒性药品生产记录保存 5 年备查。每次处方剂量不得超过2 日剂量。处方一次有效，取方后处方保存 2 年备查。

六、抗菌药物临床应用管理

国家卫生部门相继出台了一系列相关措施并逐渐加大对抗菌药物临床合理用药的整治力度。2004 年公布的《抗菌药物临床应用指导原则》是我国针对抗菌药物临床应用的第一部指导性意见，对于提高临床医生合理使用抗菌药物水平、规范医疗机构抗菌药物用药行为、改善抗菌药物的治疗效果、减少细菌耐药和保证医疗质量和医疗安全起到了重要的作用。卫生部发布的《关于进一步加强抗菌药物临床应用管理的通知》(卫办医政发[2008]48 号)、《关于抗菌药物临床应用管理有关问题的通知》(卫办医政发[2009]38 号)，就严格控制 Ⅰ 类切口手术预防用药、严格控制氟喹诺酮类药物临床应用、严格执行抗菌药物分级管理制度、加强临床微生物检测和细菌耐药性检测工作做了详细的规定，对于我国医疗机构规范合理使用抗菌药物起到了积极的推动作用。

为进一步加强医疗机构抗菌药物临床应用管理，规范抗菌药物临床应用行为，提高抗菌药物临床应用水平，促进临床合理应用抗菌药物，控制细菌耐药，保障医疗质量安全，根据相关法律法规，卫生部制定了并颁布了《抗菌药物临床应用管理办法》(卫生部令第 84 号)，自 2012 年 8 月 1 日起施行。《抗菌药物临床应用管理办法》是对我国十余年来抗菌药物临床应用管理实践经验的提炼和固化，其发布标志着我国抗菌药物临床应用管理迈入法制化和制度化轨道，为逐步建立抗菌药物临床应用管理长效机制奠定了基础。《抗菌药物临床应用管理办法》中重点规定了四个方面的内容：建立抗菌药物临床应用分级管理制度；明确医疗机构抗菌药物遴选、采购、临床使用、监测和预警、干预与退出全流程工作机制；加大对不合理用药现象的干预力度，建立细菌耐药预警机制；明确监督管理和法律责任。

(阚全程　刘皋林　孙　搏)

参考文献

[1]　吴永佩，张钧. 医院管理学：药事管理分册[M]. 第 2 版. 北京：人民卫生出版社，2011：1-15.

[2]　张静华. 医院药学[M]. 北京：中国医药科技出版社，2001：1-17.

[3]　中华人民共和国卫生部. 抗菌药物临床应用管理办法[S]. 第 84 号令.

[4]　中华人民共和国卫生部，国家中医药管理局，总后卫生部. 关于施行《抗菌药物临床应用指导原则》的通知[S]. 卫医发[2004]285 号.

[5]　中华医学会呼吸病学分会. 社区获得性肺炎诊断和治疗指南[J]. 中华结核和呼吸杂志，2006，29(10)：651-655.

[6]　卫生部办公厅. 关于印发《外科手术部位感染预防与控制技术指南(试行)》等三个技术文件的通知[S]. 卫

办医政发〔2010〕187 号.

[7] 卫生部办公厅.关于抗菌药物临床应用管理有关问题的通知[S].卫办医政发〔2009〕38 号.

[8] 国家卫生和计划生育委员会办公厅.关于进一步开展全国抗菌药物临床应用专项整治活动的通知[S].卫办医政发〔2013〕37 号.

[9] 黄庶亮.中国药事法规[M],第 2 版.北京:中国医药科技出版社,2010.

[10] 田侃.中国药事法[M].南京:东南大学出版社,2004.

[11] 国家食品药品监督管理局.医疗机构制剂配制质量管理规范(试行).(2001-3-13).http://www.sda.gov.cn/WS01/CL0053/24467.html.

[12] 国家食品药品监督管理局.医疗机构制剂配制监督管理办法(试行).(2005-4-14).http://www.sda.gov.cn/WS01/CL0053/24515.html.

[13] 王志超.医院制剂生产质量管理存在的问题及建议.中国药事,2003,17(8):469-471.

[14] 黄福裕,曹洪江,黄昱.论医院制剂的生产质量管理.中国中医药杂志,2006,4(2):56-56.

[15] 王剑虹.医院制剂室制剂生产记录软件的程序设计和应用.中国药房,2004,15(8):473-474.

[16] 吕华,吴涓,张文英,等.医院普通制剂批生产记录单的设计.同济大学学报(医学版),2006,27(9):95-95,97.

[17] 上海市食品药品监督管理局药品注册处.医疗机构制剂质量管理现状与对策研究.上海食品药品监管情报研究.2009,100:13-17.

[18] 凌俐,王东.医疗机构加强制剂管理预防风险的思考.齐鲁药事.2012,31(1):29-30.

[19] 杨茂春.建立现代医院制剂质量保证系统的探讨.中国药事.2003,17(3):139-141.

[20] 黄丽萍,李艳民.医院制剂室建设与管理之我见.海峡药学.2010,22(1):186-187.

[21] 安呈华.基层医院制剂质量控制与追踪.中国药房.2010,21(12):1144-1145.

[22] 李连新,吴小琼.加强医院制剂质量管理的体会.中国药业.2012,21(4):9-10.

[23] 石嫱.论医院制剂的风险成因和风险管理措施.中国药师.2009,12(11):1653-1655.

[24] 庄华玲,朱才谆.浅谈医院制剂室持续性实施 GPP 的方法.中国药房.2008,19(4):272-273.

[25] 刘梅,邢丽.规范实施医院制剂质量管理系统的探讨.天津药学.2003,15(2):78-89.

[26] 余惠珍,璟琍,姜胜琴.谈如何加强医院制剂质量管理工作.时珍国医国药.2006,17(7):1352.

第7章

药物代谢动力学与生物利用度研究

第一节　药物体内过程及其影响因素

药物体内过程指机体对药物的处置，包括吸收(absorption)、分布(distribution)、代谢(metabolism)和排泄(excretion)，简称ADME过程。

这些过程涉及细胞膜、细胞内细胞器膜等生物膜对药物的转运。生物膜由镶嵌有蛋白质的双层流动态类脂质分子构成，其间有直径约0.6nm的小孔。根据生物膜对药物的转运方式是否耗能分为主动转运和被动转运两类。

1. *主动转运*　生物膜可通过其间镶嵌的某些特异性载体蛋白消耗能量转运某些药物。主动转运的最大特点是可逆浓度差进行，经同一载体转运的药物间存在竞争性抑制。主动转运仅限于极少数本身即为内源性活性物质，或与内源性物质有极相近结构的药物。

2. *被动转运*　包括所有不消耗能量、能顺浓度差进行的跨膜转运。被动转运包括扩散、滤过和易化扩散。由于不消耗能量，被动转运不能逆浓度差进行。

(1)扩散：指穿过生物膜类脂质双分子层的药物跨膜被动转运过程。影响药物扩散速度的因素除膜两侧的浓度差外，主要为药物脂溶性。虽然药物本身的化学结构决定其脂溶性，但由于多数药物均为弱酸或弱碱性物质，在不同pH溶液发生不同程度的解离，均影响药物的脂溶性。

同一物质其解离态的脂溶性低于分子态。因此，生理状态下膜两侧存在pH差时(如细胞内、外液间)，必然在膜两侧产生以10的指数次方变化的解离度差。理论上讲，只有分子态脂溶性高的药物，才能以扩散方式被动扩散，因此膜两侧有无浓度差仅对分子态药物而言。当膜两侧存在pH差时，尽管分子态被动扩散达到平衡，膜两侧总药物浓度(包括解离态)可存在较大不同。

(2)滤过：指通过小孔进行的被动转运。由于生物膜上的小孔直径过小，只有少数分子量＜100的药物如尿素、乙醇等，可以通过滤过方式被动转运。但毛细血管内皮细胞间呈疏松连接，存在8nm左右的间隙，除少数大分子蛋白药物外，允许绝大多数药物自由通过。因此，药物通过毛细血管进行吸收、分布，或通过肾小球进行排泄时，滤过为主要转运方式。

(3)易化扩散：借助膜上特异载体但不耗能的被动转运方式，此种方式在药物转运中极少见。

一、药物吸收及影响因素

药物由给药部位进入血液循环的过程称为吸收。药物可经多种给药途径进入机体，但大致可分为两类，血管外给药和血管内给药。给药途径不同，药物吸收的速度和程度也不同。血管外给药，药物吸收的快慢依次为吸入＞舌下＞直肠＞肌内注射＞皮下注射＞口服＞皮肤。血管外给药，药物必须经过吸收才能进入血液循环，然后随血液转运至其他靶器官或靶组织。而静脉给药，药物直接进入体循环，不存在吸收过程。

除了给药途径之外，药物的理化性质、剂型、机体的生理、病理状态也影响药物的吸收。以下将按照不同的给药途径详细阐述药物吸收及影响吸收的因素。

(一)口服给药

口服是最常用的给药方式，吸收部位主要为小肠，吸收方式主要为被动转运。吸收速率受药物本身的理化性质和胃肠道的生理病理状态影响，药物相互作用等因素也影响药物的吸收。

1. 影响药物胃肠道吸收的药物因素

（1）解离度与脂溶性：药物多为有机弱酸或有机弱碱，在不同的 pH 环境中解离型和未解离型的比例不同。未解离型的有机弱酸或有机弱碱呈分子状态，脂溶性较大，较易通过消化道上皮细胞的脂质膜。而解离型的有机弱酸或有机弱碱呈离子状态，水溶性较大，相对未解离型的分子较难吸收。同时，药物的吸收速率又与油/水分配系数有关，这种关系称为 pH-分配学说。

弱酸性药物在胃中主要以未解离型形式存在，吸收较好；而弱碱型药物在 pH 较高的小肠中更有利于吸收。两性药物则在等电点 pH 时吸收最好。

（2）溶出速度：固体剂型如片剂、丸剂、胶囊剂等口服给药，必须先经历崩解、释放、溶解后，才可能被上皮细胞膜吸收。对难溶性药物或溶出速度很慢的药物及其制剂，药物从固体制剂中的释放溶出过程往往成为吸收过程的限速阶段。药物的溶出速度与其表面积、溶解度和溶出速率常数呈正比。①粒子大小：药物粒子越小，与体液的接触面积越大，其溶出速度就越快。为增加某些难溶性药物的溶出和吸收速度，可采用药物微粉化技术、固体分散技术，或控制结晶方法制备微晶。但对于胃液中不稳定的药物如青霉素、红霉素等，对胃肠刺激性强的药物如呋喃嘧啶等，则不宜采用微粉化技术制备制剂。②多晶型：化学结构相同的药物，可因结晶条件不同而得到不同的晶型这种现象称为多晶型。有机化合物的多晶型现象极为普遍。晶型不同，其物理性质如密度、熔点、溶解度和溶出速度也不同。一定温度和压力条件下，多种晶型中只有一种是稳定型，其熵值最小，熔点最高，溶解度最小，化学稳定性最佳。其他晶型为亚稳定型，可最终转化为稳定型。亚稳定型熵值高，熔点低、溶解度大，故溶出速度也较快。因此同一种药物可因晶型不同而具有不同的生物利用度，与亚稳定晶型相比，稳定晶型药物往往低效甚至无效。③溶剂化物：一般溶出速率大小依次为有机溶剂化物＞无水物＞水合物。④成盐：难溶性的弱酸制成钾盐或钠盐，难溶性弱碱制成盐酸盐或其他强酸盐后，由于溶解度增加，能够在胃肠液中迅速溶解，可使制剂的溶出速度增加，生物利用度提高。

（3）药物在胃肠道中的稳定性：有些药物在胃肠道中很不稳定，易被胃液或肠液 pH、消化道中细菌以及消化道内皮细胞产生的酶破坏，使药物降解或失活，故不能口服给药，只能采用注射或其他途径给药。

（4）药物剂型与给药途径：剂型是药物应用的必要形式，药物必须通过剂型才能发挥作用。同一药物不同剂型可呈现不同的效应，如药物的起效时间、作用强度、作用部位及持续时间、毒性反应等。剂型、用药部位及给药途径不同，可影响药物在体内的吸收、分布、代谢及排泄，从而影响药理效应。

口服制剂吸收后被肝摄取，其中部分经肝中的药物代谢酶代谢后再进入体循环，使吸收总量低于静脉注射给药。一般认为，口服剂型药物的吸收顺序大致为水溶液＞混悬液＞散剂＞胶囊剂＞片剂＞包衣片剂。

药物剂型、制剂工艺和给药途径影响药物的吸收速度和程度。如控释制剂可控制药物以零级动力学方式恒速或近恒速释放，从而保持药物平稳吸收，避免血浓度峰谷现象，即减少服药次数，又产生稳定治疗效应。胰岛素因制剂工艺不同有速效、中效、长效之分，与鱼精蛋白含量有关。鱼精蛋白带有大量正电荷，其碱性 pH 可使胰岛素维持离子化状态，从而延缓其吸收。每单位胰岛素加入不同量的鱼精蛋白，制成速效、中效（3～6μg 鱼精蛋白/单位胰岛素）、长效（10～15μg 鱼精蛋白/单位胰岛素）胰岛素，从而满足不同糖尿病患者需要。普通胰岛素皮下注射 20～30min 起效，作用持续 6～8h；中效胰岛素，皮下注射 3h 起效，作用持续 14～16h；长效胰岛素，皮下注射后 4h 起效，作用可持续 24h。抗心绞痛药物硝酸甘油片，舌下含服给药吸收速度远大于吞服给药，从而更快产生效应。

（5）首关效应（first-pass effect）：指经口服给药的部分药物于胃肠道内或经肠壁进入肝发生氧化或还原反应或被酸或酶水解，生成新的代谢产物、复合物或结合物等，使原型药物进入体循环的量减少、药理活性减弱。肠道外给药，可减少或避免首关效应，如静脉注射直接入血，肌内及皮下注射吸收入血，栓剂直肠给药、舌下含服或鼻腔、口腔气雾剂喷雾给药经黏膜吸收或经肺部吸收，药物不经肝直接进入体循环。但首关效应具有饱和性，若给药剂量过大，虽有首关效应存在，仍可使血中药物浓度明显升高，药物毒性和不良反应也相应增加。

（6）药物一药物间、药物一食物间的相互作用：由于某些患者可能同时患有多种疾病，同时接受多种药物治疗，不可避免地存在联合用药的情况。因此，极易发生胃肠道内药物－药物或药物－食物相互作用，导致药物吸收速度和程度发生改变。四环素与金属 Fe^{2+}、Ca^{2+} 等因络合形成不溶性复合物，互相影响吸收。某些药物空腹服用吸收迅速完全，而有些药物受食物影响延缓吸收，如食物可延缓利福平、异烟肼、左旋多巴等药物的吸收。促进胃排空的药物，如甲氧氯普胺，加速药物的吸收；抑制胃排空的药物，如抗 M 胆碱能药物，延缓药物吸收。加快胃排空能减少吸收缓慢的灰黄霉素的吸收，而减慢胃排空使胃中易被破坏的左旋多巴吸收减少。

2. 影响药物在胃肠道吸收的生理因素

(1)胃肠液成分和性质：胃液 pH 变化，可使弱酸性药物在胃中吸收发生变化。药物吸收部位的 pH 影响很多药物，特别是有机弱酸或弱碱类药物的吸收。大多数有机药物均呈弱酸性或弱碱性，消化道中不同部位 pH 或因其他药物或食物作用发生变化时，进一步影响药物的解离状态，从而影响其吸收和生物利用度。如弱酸性药物，在 pH＝1 时比 pH＝8 时吸收更迅速，而弱碱性药物则相反。主动转运吸收的药物在特定部位由载体或酶促系统参与进行，一般不受消化道 pH 变化的影响。

胆汁中胆酸盐对难溶性药物有增溶作用，可促进其吸收，但与新霉素和卡那霉素等生成不溶性物质而影响吸收。

(2)胃排空对吸收的影响：胃排空速率影响药物在消化道中的吸收。由于大多数药物于小肠吸收，胃排空加快，药物到达小肠部位时间缩短，有利于吸收，生物利用度提高，出现效应时间也快。少数主动吸收的药物如核黄素等在十二指肠由载体转运吸收，胃排空速率快，较多核黄素同时到达吸收部位，吸收达到饱和，因而只有一小部分药物被吸收；若饭后服用，胃排空速率小，可使吸收量增加。某些抗胆碱能药、抗组胺药、麻醉药可使胃排空速率下降。

(3)胃肠道蠕动对吸收的影响：胃蠕动可使食物与药物充分混合，有利于胃中药物的吸收。小肠的固有运动能促进固体制剂的进一步崩解和溶解，使之与肠液充分混合溶解，增加药物与吸收黏膜表面的接触，尤其是微绒毛蠕动使肠腔内不流动水层的厚度减少，有利于药物的吸收。但是肠蠕动加快又使另一些溶解度小的药物如季铵类化合物等，或经主动转运的药物，在肠内存留时间缩短，导致吸收不完全。

(4)循环系统对吸收的影响：循环系统的循环途径和流量大小影响药物吸收。在胃、小肠和大肠吸收的药物经门静脉进入肝。肝中丰富的酶系统对经过的药物具有强代谢作用，药物的首关作用越大，药物被代谢得越多，其有效血浓度也越低。休克病人微循环出现障碍，药物吸收速度减慢或停滞。

药物可经消化道向淋巴系统转运。经淋巴系统吸收的药物不受肝首关效应的影响，因而肝首关效应强的药物，如某些抗癌药，淋巴系统的定向吸收和转运有更重要的临床意义。

(5)食物对吸收的影响：食物通常能减慢药物的胃排空速率，故主要在小肠吸收的药物大多会推迟吸收。含有高脂肪的食物，由于能促进胆汁分泌，增加血液循环，特别是增加淋巴液的流速，能增加溶解度特别小的药物如灰黄霉素的吸收量。另一方面由于油和脂肪类食物可促进脂溶性药物的吸收，所以服用驱虫药时，应尽可能少进食油性或高脂肪食物，这样既有利于提高药物在肠道的驱虫疗效，又能降低药物吸收后产生的毒性。食物对不同药物在胃肠道的吸收影响不一。食物可延缓利福平、异烟肼等药物的吸收，食物纤维与地高辛等药物形成复合物使吸收减慢；但另一方面，食物却促进硝基呋喃妥因的吸收。

(6)疾病对药物吸收的影响：胃肠道疾病影响药物吸收，但与病变部位及严重程度无直接关系，故难以预测。腹腔患病可增加胃排空速率，升高腔内 pH，降低某些药物如普萘洛尔的溶解度；可增加肠黏膜的通透性，改变肠道中某些药物的水解和代谢过程。脂肪泻(steatorrhea)时，脂溶性药物吸收不良，胆酸的肝肠循环减少。

(二)直肠给药

药物在直肠吸收主要有三条途径：第一条途径是通过直肠上静脉，经门静脉进入肝，代谢后再由肝进入体循环；第二条途径是通过直肠下静脉和肛门静脉，经髂内静脉绕过肝进入下腔大静脉，而进入体循环；第三条途径是通过直肠淋巴系统吸收，淋巴系统对直肠给药药物的吸收几乎与血液处于相同的地位。直肠给药大部分药物仍可经直肠上静脉通路进入门静脉到达肝。因此，经直肠给药仍难以避免首关效应。由于直肠吸收表面积小($0.02m^2$)，肠腔内液体量少，故许多药物直肠给药的吸收速度反而不如口服给药。因此，直肠给药的优点仅在于可避免药物对上消化道的刺激性。

1. 影响栓剂直肠吸收的药物因素

(1)药物的理化性质：①解离度：直肠黏膜 pH 对药物的吸收速度起重要作用，4.3<pKa<8.5 的药物主要以分子状态存在，易吸收。②粒度：药物在基质中以混悬分散状态存在时的粒度大小影响药物的释放、溶解及吸收。混悬型栓剂药物粒径愈小愈易溶解，吸收亦愈快。③溶解度：为吸收的限速过程。药物溶解度小，直肠中溶解的少，吸收也少。

(2)栓剂基质：直肠给药后药物先从栓剂扩散面的基质中释放出来，分散或溶解到周围的水性体液中，尔后被黏膜吸收产生疗效。用作全身治疗的栓剂，要求药物从基质中迅速释放，而基质对药物释放有一定影响。药物从基质中释放迅速，可产生较快而强烈的作用，反之则作用缓慢而持久。由于基质种类和性质不同，释放药物的速度和对药物影响的机制亦不同。基质的溶解性与药物相反时，利于药物的释放与吸收。

(3)吸收促进剂及表面活性剂：栓剂基质中加入适宜的表面活性剂可促进药物的释放与吸收。表面活性剂能增加药物的亲水性，促进药物向分泌液转移，因而有助于药物的释放。但表面活性剂浓度不宜过高，否则能在分泌液中形成胶团而使其吸收率下降，得到相反的效果。吸收促进剂可直接与肠黏膜起作用，改变膜通透性，加快药物的转运。

(4)栓剂中药物含量：栓剂中药物的量影响栓剂的吸收速度与程度。一般情况下，栓剂中药物的量至少相当于口服剂量，或为口服剂量的 1.5～2 倍，但毒性药物则不应超过口服剂量。适宜的直肠给药量以及栓剂的大小、形状、基质种类，应根据药物的理化性质(如物理状态、溶解性及分配系数等)及基质性质(如熔点、溶解性及表面活性)等而定。

2. *影响栓剂直肠吸收的生理因素*

(1)纳入肛门深度：愈靠近直肠下部，栓剂所含药物在吸收时不经肝摄取的量愈多。因此，栓剂用药部位应在距肛门 2cm 为宜。

(2)保留时间：栓剂于直肠内保留时间愈长，吸收愈完全。

(3)结肠内容物：粪便充满直肠时栓剂药物吸收量比无粪便时少。无粪便存在时，药物有更大机会接触直肠和结肠吸收表面，所以在应用栓剂前灌肠排便有利于栓剂吸收。其他情况如腹泻、结肠梗死以及组织脱水等均影响药物经直肠吸收的速率和程度，无粪便存在有利于药物的扩散及与肠黏膜的接触。

(4)pH 及直肠液缓冲能力：直肠液 pH 为 7.4，由于直肠液基本呈中性而无缓冲能力，给药方式，无论是保留灌肠、直肠点滴，还是栓剂塞入给药，一般不受直肠环境影响，而溶解的药物决定直肠的 pH。弱酸、弱碱比强酸、强碱、强电离药物更易吸收，分子型药物易透过肠黏膜，而离子型药物则不易透过。

(三)口腔黏膜给药

口腔黏膜给药是指在口腔内使用，经口腔黏膜吸收而发挥局部或全身治疗作用的给药途径。口腔黏膜给药可避开肝的首关效应，起效迅速，与鼻黏膜给药相比黏膜损害更小。

1. *影响口腔黏膜吸收的药物因素*　药物在口腔黏膜的吸收一般为被动扩散，并遵循 pH 分配假说，即脂溶性药物及在口腔 pH 条件下不解离的药物易于吸收。另外，制剂中加入吸收促进剂也可促进生物大分子的吸收。

2. *影响口腔黏膜吸收的生理因素*　口腔内不同部位黏膜结构、厚度、血液供应不同，黏膜渗透性强弱顺序为舌下黏膜>颊黏膜>硬腭黏膜(表 7-1)。舌下黏膜上皮层相对较薄，药物吸收迅速，给药方便，但舌下给药的主要缺点是易受唾液冲洗作用影响、保留时间短。因此舌下黏膜适于速释给药。颊黏膜面积大，受唾液影响小，药物能在黏膜保持较长时间，适于缓控释给药。

表 7-1　颊黏膜与舌下黏膜解剖与生理特性比较

项目	颊黏膜	舌下黏膜
吸收面积(cm^2)	50.2	26.5
上皮细胞层厚度(μm)	500～600	100～200
上皮细胞层数	40～50	<40
角化层	无	无
渗透性	一般	强
吸收速度	慢	极快
生物利用度	低	高
受口腔运动的影响	小	大

(四)皮肤给药

经皮吸收是指药物从特殊设计的装置中释放，通过完整的皮肤吸收、进入全身血液系统的一种给药途径，通常制成经皮给药系统(transdermal drug delivery systems，TDDS)。TDDS 可避免药物在胃肠道的灭活及肝首关效应，血浓度平稳并能较长时间保持在有效浓度范围内，可减少药物对胃肠道的刺激性，提高安全性。影响皮肤吸收的因素有以下方面。

(1)药物性质：脂溶性和未解离分子型药物更易透过表皮细胞膜，但组织液是极性的，故同时具有脂溶性和水溶性的药物皮肤穿透性更佳。另外，药物分子大小与吸收量成反比。

(2)基质性质：一般药物乳剂基质释放最快，水溶性基质次之，油脂性基质特别是烃类基质最慢。基质还可影响皮肤的水合作用，油脂性基质有较好促进水合作用，可增加药物的透过性，W/O 乳剂型基质次之，O/W 型再次之，水溶性基质则几乎无促水合作用。

(3)透皮吸收促进剂：适宜的透皮吸收促进剂，如氮酮(azone)、二甲基亚砜、月桂酸等，可增加药物的透皮吸收。

(4)皮肤状况：受损或患病皮肤通透性比正常的完整皮肤高。皮肤含水量对皮肤渗透性也有影响。皮肤部位、表皮层厚薄、毛孔粗细或多少等与药物渗透有关。一般角质层厚的部位药物不易透入，儿童皮肤较成年人易透过，黏膜吸收比皮肤更快。不同部位皮肤吸收不同，透过速度依下列次序增加，即足底＜前下臂＜脚背、颅顶盖＜大腿上部及耳郭后部，毛囊较大或较多部位吸收较多，而角质层较厚部位吸收较小。

(五)鼻黏膜给药

鼻黏膜极薄，黏膜内毛细血管丰富，药物吸收后可直接进入体循环，从而避免肝的首关作用及药物在胃肠道中的降解。鼻黏膜为类脂质，脂溶性药物易于吸收。分子量越大吸收越差，分子量大于 1000 吸收较少。鼻黏膜带负电，故带正电荷的药物易于吸收。

(六)肺部给药

肺部给药是指一些气体及挥发性药物(如吸入麻醉药、亚硝酸异戊酯等)经呼吸道直接进入肺泡、由肺泡表面吸收产生局部或全身作用的给药方式。由于肺泡表面积大(约 $200m^2$)，与血液只隔肺泡上皮及毛细血管内皮，且毛细血管内血流量大，故药物只要能到达肺泡，则吸收极其迅速。药物脂溶性、油水分配系数和分子量大小影响肺部给药药物的吸收。

(七)注射给药

注射给药包括静脉注射、动脉注射、皮下注射、肌内注射、关节腔注射和脊髓腔注射。除了血管内给药没有吸收过程，其他途径如皮下注射、肌内注射都有吸收过程。

1. 静脉注射　静脉注射是将药物直接注入静脉血管进入血液循环，不存在吸收过程，注射结束时血药浓度最高，作用迅速。

2. 肌内注射　肌内注射药物先经结缔组织扩散，再经毛细血管及淋巴管内皮细胞间隙迅速通过膜孔转运吸收进入体循环。一般肌内注射的吸收程度与静注相当，但少数药物肌内注射吸收不比口服更好。

3. 皮下注射与皮内注射　由于皮下组织血管少，血液流动速度较其他组织低，药物吸收较肌内注射慢，但需延长药物作用时间时可采用皮下注射。皮内注射吸收差，只用于诊断和过敏试验。

影响注射给药药物吸收的因素包括生理因素，如注射部位血流状态影响药物的吸收速度，局部热敷可促进吸收；剂型因素，不同注射剂中药物的释放速率为水溶液＞水混悬液＞O/W 乳剂＞W/O 乳剂＞油混悬剂。

二、药物分布及影响因素

(一)药物分布

药物分布是指药物从给药部位吸收进入血液后，由循环系统运送至体内各组织器官的过程。

药物吸收后，以分子或微粒子形式分散在体液中，并随体液的流动，特别是血液循环，而分布到各组织器官。由于不同器官血液灌注存在差异、药物与组织结合力不同，各部位 pH 和细胞膜通透性不同，药物分布各有不同。有的分布比较均匀，如磺胺类药物；有的则不均匀，如碘化物在甲状腺组织分布量特别高。药物吸收进入体循环后，即可迅速分布于全身。但药物从血液转移到机体组织的过程较慢。药物渗入不同组织的速度取决于其穿透细胞膜的能力。一般而言，脂溶性药物比水溶性药物更易透过细胞膜，分布速度亦更快。硫喷妥钠对脂肪组织亲和力较大，易于透过血脑屏障，故作用迅速。

药物于组织或器官分布量与疗效有关。有的药物易在含血液和肌肉较多的含水组织聚集，而另一些则易在甲状腺、肝和肾聚集，如氯喹在肝内分布较多，有利于阿米巴肝脓肿的治疗；有的药物可通过胎盘从母体进入胎儿体内，影响胎儿健康。

(二)影响药物分布的因素

影响药物分布的因素很多，有药物本身因素，也有机体因素。

1. 药物的理化性质 大多数药物以简单扩散方式透过细胞膜。这种被动转运方式与药物的理化性质密切相关。除了药物的脂溶性、分子量、解离度、异构体理化性质外，采用现代制剂技术制备的络合物、乳剂、脂质体、微球、纳米粒等也影响药物的分布。

2. 药物的血浆蛋白结合率 药物在血液中转运时，部分以游离形式存在，部分则与血浆蛋白相结合(结合型)。酸性药物多与血清蛋白结合，碱性药物多与 α1 酸性糖蛋白和脂蛋白结合，还有少数药物与球蛋白结合。药物与血浆蛋白结合的程度，即血液中与蛋白结合的药物与总药量的比值称为血浆蛋白结合率。

药物与血浆蛋白的结合是可逆的，结合型药物分子量增大，不能跨膜转运、代谢和排泄，并暂时失去药理活性。只有游离型的药物才能发挥药理作用。药物与蛋白结合除了受药物的理化性质、给药剂量、药物与蛋白的亲和力及药物相互作用等因素影响外，还与性别、生理和病理状态有关。药物与血浆蛋白的结合具有饱和性和竞争性，如保泰松、小檗碱、硫喷妥钠可与双香豆素竞争血浆蛋白，使游离双香豆素浓度升高，增加出血风险。

3. 血管通透性 除了中枢神经系统外，药物穿过毛细血管壁速度的快慢主要取决于血液循环的速度，其次为毛细血管的通透性。如肝中的肝窦分布着不连续性的毛细血管，壁上有很多缺口，即使分子量较大的药物也比较容易通过。而脑和脊髓的毛细血管内壁致密，细胞间隙极少，水溶性药物及极性药物很难透过入脑和脊髓。

4. 药物与组织亲和力 药物于体内的选择性分布，除取决于生物膜的转运特性外，也取决于不同组织对药物亲和力的不同。除血浆蛋白外，其他组织细胞内存在的蛋白、脂肪、DNA、酶以及黏多糖等高分子物质，亦能与药物发生特异性和非特异性结合。

药物的结合多在水相环境中进行，也发生于脂肪组织。药物与血浆蛋白的结合及药物与组织蛋白的结合存在一定的比例关系，与所结合的血浆和组织的成分有关。如果与组织蛋白有较大亲和力，则主要分布于组织。药物与血浆和组织蛋白的结合存在动态平衡。

5. 血脑屏障(blood-brain barrier) 血脑屏障由介于血循环与脑实质间的软脑膜、脉络丛的脑毛细血管壁和包于壁外的胶质膜组成，能阻挡病原生物和大分子物质由血循环进入脑组织和脑室，是血-脑、血-脑脊液和脑脊液-脑三种屏障的总称。药物进入中枢神经系统必须经过血脑屏障。决定药物通过血脑屏障的因素包括药物与蛋白的结合能力、解离度、油水分配系数。脂溶性越高的药物通过屏障进入脑组织的速度越快。未与血浆蛋白结合的游离药物更易于进入脑组织。

6. 胎盘屏障(placenta barrier) 胎盘屏障位于母体循环系统与胎儿循环系统之间，是胎盘绒毛与子宫血窦间的屏障。由于母亲与胎儿间交换营养成分与代谢废物的需要，胎盘屏障通透性与一般毛细血管无明显差别，只是由于到达胎盘的母体血量少，药物进入胎儿循环速度更慢，数量也因药物性质而异。非离子型、脂溶性高的药物易于通过，而脂溶性低、易解离的药物则较难通过。与血浆蛋白结合的药物也易于通过胎盘屏障进入胎儿。几乎所有药物都能穿透胎盘屏障进入胚胎循环，因此妊娠期间应禁用对胎儿发育有影响的药物。

机体的屏障系统很多，除血脑屏障和胎盘屏障外，还有其他屏障，如血眼屏障。所有屏障都是机体器官对外源性物质的防御机构，具有重要的生理功能。

(三)药物再分布

吸收的药物通过体循环迅速向全身组织输送，首先分布于血流丰富的器官，如心、脑、肾等，然后转移向血流量小的组织，如脂肪、肌肉组织，这种现象称为再分布(redistribution)。药物一经进入血液，则分布与再分布不断进行，直到从体内完全清除为止。如硫喷妥钠先在血流量大的脑中发挥麻醉效应，然后向脂肪等组织转移，效应很快消失。经过一段时间后血药浓度趋向“稳定”，分布达到“平衡”，但各组织并不均等，血浆浓度与组织浓度也不相等。这是由于药物与组织蛋白亲和力不同所致。因此，这种“平衡”称为假平衡(pseudoequilibrium)，假平衡时血浆药物浓度高低可反映靶器官药物结合量的多少。药物靶器官浓度决定药物效应强弱，故测定血浆药物浓度可以估算药物效应强度。某些药物可分布至脂肪、骨质等无生理活性组织形成药物储库，或结合于毛发指(趾)甲组织。药物 pKa 及体液 pH 是决定药物分布的另一因素，细胞内液 pH(约为 7.0)略低于细胞外液(约 7.4)，弱碱性药物细胞内液浓度略高，弱酸性药物细胞外液浓度略高。根据这一原理，弱酸性药物苯巴比妥中毒，给予碳酸氢钠碱化血液及尿液可促进脑细胞中苯巴比妥向血浆转移并加速自尿中的排泄，是重要救治措施之一。如药物被组织高度摄取，则血浆药物浓度必然很快下降，使表观分布容积变大。

三、药物代谢及影响因素

药物进入机体后一方面影响机体一种或多种生理生化功能而发挥药理效用，同时机体也作用于药物使之代谢、转化、失活。药物在体内各种酶、肠道菌群以及体液环境作用下，发生一系列化学反应，导致化学结构的改变，这就是药物代谢过程，又称为生物转化。

大多数药物为脂溶性的弱电解质化合物，进入体内后经生物转化，生成极性较大的化合物而易于从肾和胆汁排泄。生物转化一般为灭活反应，使药物的作用和毒性减弱或消失；但也有些药物的代谢物仍有活性或活性更强；还有些药物本身并无活性，经过体内代谢后生成活性代谢物发挥作用。

(一)药物代谢部位和药物代谢酶

1. *药物代谢部位*　药物代谢反应的主要部位是肝，最重要的代谢反应、氧化还原反应几乎全部在肝进行。但水解及葡萄糖醛酸、硫酸、甘氨酸等的结合反应也可在肝以外的部位进行。肝以外的药物代谢部位主要是消化道和肠黏膜，一些水解反应可在血浆和其他体液进行，有些内源性化合物是在其作用部位被代谢，如去甲肾上腺素在神经末梢代谢。

2. *药物代谢酶*　参与药物体内代谢的酶统称为药物代谢酶。体内药物代谢酶主要有微粒体药物代谢酶系与非微粒体药物代谢酶系。

(1)微粒体药物代谢酶系：微粒体是指肝组织匀浆、离心后除去细胞核和线粒体，沉淀下来的内质网囊泡碎片。微粒体主要为膜囊泡碎片和夹杂少量游离核糖体、线粒体及高尔基体的膜碎片。微粒体包括滑面和粗面内质网两部分。粗面内质网外层表面黏附大量核糖体，滑面内质网无核糖体黏附。药物代谢酶在两种内质网均有存在，但滑面内质网肝药酶含量、特异性及其氧化活性通常高于粗面内质网。

细胞色素 P_{450} 酶(cytochrome，P_{450}，CYP)，又称混合功能氧化酶(mixed function oxidase)和单加氧酶(monooxygenase)，主要存在于肝微粒体，在药物的生物转化中起着十分重要的作用，其活性决定药物的代谢速率，与药物的清除速率有直接关系。

P_{450} 酶分布广泛，在人体内除肝含有丰富的 P_{450} 酶外，肾、脑、肺、皮肤、肾上腺、胃肠等器官和组织均有 P_{450} 酶系存在，不仅内质网，线粒体或核膜内均有 P_{450} 酶系的存在。因此由 P_{450} 酶催化的还原反应可发生在机体不同的部位。但人体内 P_{450} 酶主要存在于肝，肝 P_{450} 酶系由三部分组成，血红素蛋白(P_{450})、黄素蛋白(NADPH-细胞色素 C 还原酶)和磷脂(磷脂酰胆碱)。

由 P_{450} 酶催化的Ⅰ相反应是药物体内代谢的关键，是药物从体内消除的限速步骤，可影响药物的生物利用度，而药物在体内药动学的个体差异是由于参与代谢的肝 P_{450} 酶活性的个体差异所致。肝 P_{450} 酶的活性决定药物的代谢速率，与药物的清除率有直接关系，如果代谢某种药物的酶缺乏或受抑制时，可表现为该药物的血药浓度升高，半衰期延长，进而导致毒性反应。两药被同一酶代谢或其中之一为另一药酶的抑制剂抑制或诱导剂诱导时，均可导致药理效应的改变。药物的生物转化一般为灭活反应，即促进底物羟化、脱烃基等，分子内形成极性基团。第二步，即结合反应，药物从胆汁或尿中排出体外，使药物的作用减弱或消失。但也有些药物的代谢物仍有活性或活性更强；还有些药物本身并无活性，只有经过体内代谢后生成活性代谢物才起作用。另外，生物转化可能带来不利的一面，P_{450} 酶参与许多前致癌物和前毒物的代谢活化，生成亲电性很强的中间产物或终产物，与细胞内大分子物质如 DNA、RNA、蛋白质的亲核基团等相互作用，破坏细胞结构，使酶失活或发生异常，诱发基团突变或抑制一些基因的表达，造成细胞损害，诱导程序性死亡，甚至引发肿瘤。如特非那丁与酮康唑合用时，由于酮康唑是 CYP3A 的强效抑制药，而特非那丁在体内主要由 CYP3A 代谢，因此酮康唑可显著抑制特非那丁的代谢，造成特非那丁血浓度明显升高，从而导致致命性室性心律失常。

(2)非微粒体酶系：非微粒体酶系又称Ⅱ型酶，主要催化葡萄糖醛酸化、硫酸化和乙酰化反应。非微粒体酶在肝、血浆、胎盘、肾、肠黏膜及其他组织中均有存在。一般说来，凡属结构类似于机体内源性物质、脂溶性小、水溶性较大的药物，均由非微粒体酶系代谢。

细胞质中酶系包括醇脱氢酶、醛氧化酶、黄嘌呤氧化酶等。药物经微粒体酶系氧化生成醇或醛后，再由这组酶继续代谢。

线粒体中酶系包括胺氧化酶、脂环族芳香化酶等。其中胺氧化酶与药物关系较密切，能使各种内源性胺类和外源性胺类物质氧化脱氨生成醛，再进一步氧化灭活。

血浆中酶系包括胺氧化酶、酰胺酶和胆碱酯酶等。

（二）药物代谢反应的类型

1. 氧化反应　氧化反应由肝微粒体酶系催化，包括脂肪族化合物的羟基化、芳香族化合物的羟基化、环氧化，叔胺类化合物的N-氧化、S-氧化及脱S作用、O-、S-、N-脱烃、脱氨作用、N-羟基化等。氧化反应是药物的重要代谢途径。

2. 还原反应　还原反应也由肝微粒体酶系催化。带有羰基、硝基、重氮等功能基团的药物，经过还原反应形成新的极性基团，如羟基、氨基等，这些基团可较容易地进行结合反应，或进一步代谢转化，使其易于排出体外。还原反应主要依赖烟酰胺腺嘌呤二核苷酸（NADPH）-细胞色素 P_{450} 还原酶及还原型黄素腺嘌呤二核苷酸（FADH）酶系催化。

还原反应包括偶氮还原（如偶氮化合物受偶氮还原酶的作用生成相应的伯胺）、硝基还原、羰基还原和还原脱卤素。

3. 水解反应　酯、酰胺、肼等化合物发生水解生成极性更强的羧酸、醇及胺，使易于进一步发生结合反应而排出体外。这种水解酶普遍存在于体内，如肝、肾、血浆、小肠等，催化酯及酰胺的水解反应。

羧酸酯酶存在于各种组织内，有不同的底物及抑制剂。水解脂肪酯、芳香酯的酶以及血浆假性胆碱酯酶特异性很低，能水解脂肪族酯及芳香族酯等酯键。乙酰胆碱酯酶属于高度特异性酶，特异地分布在释放乙酰胆碱的神经突触和神经末梢。虽然血浆中不含乙酰胆碱酯酶，但在红细胞中该酶含量丰富，能特异性地水解乙酰胆碱。芳香酸的腈通常环羟化而被代谢，是一个氧化过程，但也可水解成一定量的酸。而脂肪族腈，如乙腈，代谢过程释出氰离子（CN）。氰化物有剧毒，与硫代硫酸盐反应转化成硫氰酸盐而解毒。酰胺和酰肼的水解一般比酯类水解慢，受蛋白水解酶催化，如普鲁卡因胺比普鲁卡因更稳定。

4. 结合反应　结合反应属于药物转化的第Ⅱ相反应。药物经第Ⅰ相转化，生成带有羟基、氨基、羧基等功能团的代谢产物，但不一定能起到失活或亲水性增加的作用。体内第Ⅱ相酶或结合酶可给第Ⅰ相转化产物或药物本身分子中导入内源性小分子，如葡萄糖醛酸、硫酸、甘氨酸等，形成水溶性大、极性强、无药理活性的结合物，迅速自尿或胆汁排出体外。药物的活性代谢物发生第Ⅱ相结合反应，如与葡萄糖醛酸相结合，可避免对生物大分子（如RNA、DNA、蛋白）的损伤，为机体解毒过程。但也有一些属于第Ⅱ相反应如甲基化、乙酰化的结合产物，并不能导致极性、水溶性增加或活性降低。

结合反应包括葡萄糖醛酸结合、硫酸结合、氨基酸结合、谷胱甘肽或巯基尿酸结合、乙酰化、甲基化、脂肪酸结合反应和缩合反应。

（三）影响药物代谢的因素

影响药物代谢的因素主要有疾病、遗传所致的代谢酶异常、生理状态以及药物相互作用、给药途径、给药剂量等。

1. 肝疾病　肝是药物体内代谢的主要器官，肝功能障碍，可影响机体的药物代谢。一般来说，药物代谢受影响的程度与肝疾病的严重程度成正比。影响药物肝代谢因素包括肝药酶活性、肝血流量、有效肝细胞数、门静脉血液分流等，其中以肝药酶活性和肝血流量的影响较为明显。慢性肝炎和肝硬化患者，肝内微粒体酶合成减少，细胞色素 P_{450} 含量降低，可减慢多种药物的代谢，使药物清除半衰期延长。

2. 遗传多态性　细胞色素 P_{450} 酶遗传多态性也称基因多态性（genetic polymorphism），是指由一个或多个等位基因发生突变而产生的遗传变异，在人群中呈不连续多峰曲线分布，是药物代谢种族及个体差异的一个重要来源。P_{450} 酶存在着种属、年龄及性别的差异，其中种属差异最为明显，不同种属的 P_{450} 同工酶其组成不同；在 P_{450} 的基因表达调节上，不同种属的 P_{450} 的表达有质和量的差异，且不同地区，不同种族、民族之间 P_{450} 酶的遗传多态性也有很大的差异。基因突变的多样性决定了其表型的多样性。等位基因的突变使酶活性降低，对药物代谢的能力随着等位基因的不同组合而呈现一定的规律性，表现出正常基因纯合子＞正常基因与突变基因杂合子＞突变基因纯合子或杂合子的变化趋势。

细胞色素 P_{450} 酶遗传多态性可导致同一种属不同个体间某一 P_{450} 酶的量存在较大差异，通过检测个体的药物代谢能力可间接判断其代谢酶表型，选择某些药物代谢酶的特定底物作为探针药物，根据受试者对某些药物在体内代谢的快慢，大致分为四类：慢代谢型（poor metabolism，PM），中间代谢型(intermediated metabolism,IM),快代谢型(extensive metabolism,EM),超快代谢型(ultra metabolism,UM)。人体内许多 P_{450} 酶表现出多态性,其中以CYP2D6和CYP2C19的多态性最为典型。

3. 药物相互作用　影响药物代谢的相互作用具有重要的临床意义。药物可通过两种作用形式干扰肝药酶,继而影响另一药物的代谢。表7-2为最常见的各种细胞色素 P_{450} 酶的底物、抑制和诱导。

表7-2　主要细胞色素 P_{450} 酶常见底物、抑制和诱导

CYP酶	底物	诱导药	抑制药
1A2	咖啡因、茶碱、丙米嗪、美西律、非那西丁	奥美拉唑、兰索拉唑、利福平、苯巴比妥	喹诺酮类、环苯贝特、氟伏沙明
2A6	香豆素	地塞米松	香豆素
2B6	环磷酰胺	苯巴比妥	
2C8	紫杉醇	利福平	磺胺苯吡唑
2C9	甲苯磺丁脲、苯妥英	利福平、巴比妥类	磺胺苯吡唑、氟康唑、苯妥英、华法林
2C19	S-美芬妥英、奥美拉唑	利福平、巴比妥类	氟伏沙明、甲苯磺丁脲
2D6	氟西汀、普罗帕酮、美托洛尔、普萘洛尔、丙米嗪		氟西汀、帕罗西汀、去甲替林、奎尼丁
2E1	氯唑沙宗、乙醇、对乙酰氨基酚、氟烷	异烟肼、乙醇	红霉素、环孢素、双硫仑
3A4	环孢素、特非那定、硝苯地平、胺碘酮	糖皮质激素类、卡马西平、利福平、苯妥英	酮康唑、红霉素、西咪替丁、西柚汁

(1)酶诱导作用:一些药物能增加肝药酶的合成或提高肝药酶的活性,称为酶诱导作用。产生酶诱导作用的药物称为诱导药。酶诱导作用可使其他药物代谢加速,导致其血浆浓度及药理作用降低。但对于前体药物,则可使其加速或更多转化为活性物而增强作用。具有酶诱导作用的药物不仅促进其他药物的代谢,也可促进自身的代谢。

(2)酶抑制作用:与上述酶诱导作用相反,某些药物能抑制肝药酶的合成或者降低肝药酶的活性,称为酶抑制作用。产生酶抑制作用的药物称为抑制药。酶抑制作用的结果是延长受影响药物的半衰期,并增加药效作用,增加毒性反应的发生率。

酶抑制能否引起有临床意义的药物相互作用取决于以下几种因素:①药物毒性及治疗窗的大小,如酮康唑等CYP3A4抑制药可使特非那定血浓度显著上升,导致QT间期延长和扭转性室速,威胁生命;②药物是否存在其他代谢途径,如唑吡坦可分别由CYP3A4(61%)、CYP2C9(22%)、CYP1A2(14%)、CYP2D6(<3%)、CYP2C19(<3%)代谢,而三唑仑几乎完全经CYP3A4代谢,当合用CYP3A4抑制药时,唑吡坦AUC增加67%,而三唑仑AUC增加12倍之多;③细胞色素 P_{450} 酶的遗传多态性,人群中某些细胞色素 P_{450} 酶存在明显遗传多态性,分为快代谢型和慢代谢型。CYP2D6慢代谢型患者服用抗抑郁药地昔帕明(CYP2D6底物)时,合用CYP2D6抑制药并不出现预期的地昔帕明血浓度升高。

4. 饮食　食物可改变人体内各种 P_{450} 异构酶的含量、活性和组成。有些食物是某些 P_{450} 异构酶的诱导药,而有些则是抑制药。食物中各种营养素,如蛋白质、脂肪、糖类、维生素、微量元素等都对各种 P_{450} 异构酶的量或活性有调节作用,从而影响相关药物的代谢和多种外源性化学物质的毒性及致癌力。如蛋白质缺乏通常减少 P_{450} 异构酶的含量,从而减慢代谢;而维生素 B_1 缺乏则增加肝微粒体中细胞色素 P_{450} 2E1含量,加快氨基比林、对乙酰氨基酚、乙基吗啡、苯胺及苯巴比妥类等药物的代谢。

5. 给药途径和剂量　给药途径所产生的代谢差异主要与药物代谢酶的体内分布器官和组织血流量有关。由于肝和胃肠道存在众多药物代谢酶,口服药物的“首关效应”明显,因此,“首关效应”是导致药物体内代谢差异的主要原因。

通常药物代谢速度和体内药量成正比,药物代

谢随着给药剂量的增加而加快。当体内药物量增加到一定程度，达到药物代谢酶的最大代谢能力时，代谢反应则出现饱和现象，不再随剂量增加而增加。此时可导致体内血药浓度异常升高，引起中毒反应。

四、药物排泄及影响因素

体内药物以原型或代谢物的形式通过排泄器官排出体外的过程，称为药物排泄。药物的排泄与药物效应、效应维持时间及毒副作用等密切相关。药物排泄速度增加，血中药物量减少，效应降低。由于药物相互作用或受疾病等因素影响，药物排泄速度降低，血中药物量增大，如不调整剂量，往往会产生副作用，甚至中毒。

药物主要通过肾、胆汁及肠道排出。挥发性药物可从呼吸道排出，其他如汗腺、唾液、乳汁等也可排出少量药物。

(一)肾排泄及其影响因素

肾是药物排泄的主要器官，药物及代谢产物主要经肾以下列三种方式排泄。

1. 肾小球滤过　肾小球毛细血管的基底膜通透性较强，除了血细胞、大分子物质以及与血浆蛋白结合的药物外，绝大多数非结合型药物及代谢产物均可经肾小球滤过，进入肾小管管腔排出体外。

肾小球滤过速度受肾小球滤过率及血浆蛋白结合程度的影响。肾小球滤过率降低或血浆蛋白结合率增加，可使滤过的药量减少。

(1)年龄：老年人由于肾血流量减少，肾小球滤过率降低，肾小管的主动分泌功能降低，药物排泄能力下降。新生儿、儿童肾正处在发育阶段，肾小球滤过率低，肾小管的主动分泌功能发育不全，药物排泄的能力也较弱。

(2)疾病：急性肾小球肾炎及严重肾缺血时，肾小球滤过率明显降低，使主要经肾小球滤过的药物血浓度增加；低蛋白血症时，药物血浆蛋白结合率降低，游离型药物浓度增高，药物经肾小球滤过排泄增多；肾病综合征患者肾小球滤过膜的完整性被破坏，结合型和游离型药物均可滤出。

2. 肾小管重吸收　肾小管重吸收是指被肾小球滤过的药物在通过肾小管时重新转运至血液的过程。重吸收是生物体的一种必要生理功能，水、钠、氯、钾等机体必需物质可被重吸收，而代谢产生的废物、尿素和尿酸等则几乎不被重吸收，肌酐则完全不被重吸收。肾小管重吸收存在主动重吸收和被动重吸收两种形式。

重吸收的程度与药物脂溶性、尿 pH 和尿量有关。

(1)脂溶性：脂溶性高、非解离型药物及代谢产物几乎全部重吸收，很少从尿中排泄。而水溶性药物重吸收少，易从尿中排出。

(2)尿 pH：改变尿液 pH 可影响药物的解离度，从而改变药物的重吸收程度。碱化尿液可促进弱酸性药物苯巴比妥和阿司匹林的排泄，而酸化尿液则可加速某些碱性药物如甲基苯丙胺、哌替啶、氨茶碱、阿托品等的排泄。影响程度取决于尿排泄在总消除中所占的比例、非解离型极性药物和分子型药物的解离程度。

(3)尿量：由于肾小管重吸收以被动转运为主，重吸收速率依赖于肾小管内液的药物浓度。因此，增加尿量可使药物浓度下降，减少药物的重吸收。

3. 肾小管主动分泌　肾小管分泌是指药物由血管侧通过上皮细胞侧底膜摄入细胞，再从细胞内通过刷状缘膜向管腔侧流出的过程。该过程是主动转运的过程，需要载体介入并消耗能量。肾小管上皮细胞内有两类主动分泌的转运系统，即有机酸转运系统和有机碱转运系统，分别转运弱酸性药物和弱碱性药物。分泌机制相同的两类药物经同一载体转运，还可发生竞争性抑制，如丙磺舒可抑制青霉素的主动分泌，依他尼酸可抑制尿酸的主动分泌等。

(二)胆汁排泄及其影响因素

除肾排泄外，胆汁排泄也是药物排泄的重要途径。药物在肝内代谢生成极性大、水溶性高的代谢物(如与葡萄糖醛酸结合)，从胆道随胆汁排至十二指肠，然后随粪便排出体外。如红霉素、利福平等可大量从胆道排泌，并在胆汁中浓缩，在胆道内形成较高浓度，从而有利于肝胆系统感染的治疗。

肝肠循环(hepato-enteral circulation)是指药物或代谢物随胆汁进入肠道，并由肠道吸收，经肝门静脉返回肝，重新进入全身循环的过程。有肝肠循环的药物在体内停留时间较长，如己烯雌酚、洋地黄毒苷、卡马西平、氨苄青霉素、吲哚美辛、螺内酯等。

药物及其代谢产物需要经过主动分泌过程才可逆浓度梯度跨胆道上皮转运进入胆汁。这种转运机制可因血浆药物浓度过高而达到饱和，具有相似性质的物质可通过相同机制而发生竞争排泄。分子量＞300g/mol 的药物以及同时存在极性基团和亲脂性基团的物质易经胆汁排泄。某些结合物，特别是葡糖醛酸相结合物也易经胆汁排泄。

(三)其他排泄及其影响因素

药物的其他排泄途径还包括乳汁、肺、汗液及唾液排泄。

1. 乳汁排泄　大多数药物可通过乳汁排泄。一般药物乳汁浓度较低，乳汁排泄量不足以引起婴儿治疗效应。但有些药物乳汁排出较多，如红霉素、卡马西平、地西泮和巴比妥酸盐等。

影响乳汁排泄的因素包括：①药物浓度梯度：乳汁药物浓度与血药物浓度有关，游离药物浓度越高，药物从血浆向乳汁转运得越快；②药物的脂溶性：乳汁脂肪含量比血浆高，脂溶性大的药物易透过生物膜进入乳汁；③血浆与乳汁 pH：乳汁正常 pH 范围为 6.4～7.6，比血浆略低，通常弱酸性药物乳汁浓度低于其血浆浓度；④药物分子大小：药物分子越小，越容易转运。

2. 肺排泄　一些分子量较小、沸点较低的物质如吸入麻醉药、二甲亚砜及某些代谢废气可随肺呼气排出。

3. 汗液排泄　药物从汗腺排泄的机制主要是分子型的被动扩散，可经汗腺排泄的药物或代谢产物包括磺胺类、盐类、苯甲酸等。

4. 唾液排泄　药物唾液浓度几乎等同于血浆游离药物浓度。唾液排泄对药物的消除没有临床意义。但由于唾液药物浓度与血浆药物浓度比值相对恒定，可以用唾液浓度代替血浓度，进行药物动力学研究和治疗药物监测。

（阚全程）

第二节　药物代谢动力学

药物代谢动力学(pharmacokinetics)是近 30 年迅速发展起来的一门新学科。“药物代谢动力学”中“代谢”二字是广义的，包括药物在体内的吸收、分布、代谢(生物转化)与排泄，而非狭义地指药物在体内生物转化的动力学。药物代谢动力学对于药理学、临床药学、药效学、药物设计及生物药剂学等研究都具有重要指导意义，如可根据药物的药代动力学特征，设计新药、改进药物剂型以提高其吸收或延长其作用持续时间，优选给药方案以发挥其最大疗效或减少其毒副反应等。

一、基本概念

药物代谢动力学应用动力学原理与数学模型，定量描述药物在生物体内吸收、分布、代谢和排泄过程随时间变化的动态规律，研究体内药物的存在位置、数量与时间之间的关系。药物代谢动力学从速度论的观点出发，研究体内药量的变化规律，通过数学公式表示药物在体内的位置(隔室)、数量(或浓度)与时间的关系。体内药物动力学研究，根据药物的移行(转运)速度与药物的量(或浓度)之间的关系，将转运速度分为零级速率(或零级动力学、非线性动力学)、一级速率(或一级动力学、线性动力学)等。

(一)线性与非线性动力学过程

药物在机体内的生物转化、肾小管分泌以及胆汁排泄通常需要酶或载体系统参与，这些系统具有较高的专属性，且有一定的能力限度，即饱和。该饱和过程的动力学可用米氏动力学(Michaelis-Menten Kinetics)方程表示：

$$-\frac{dC}{dt}=\frac{V_mC}{k_m+C} \tag{7-1}$$

式中，$-dC/dt$ 为药物在 t 时间浓度下降的速率；V_m 为该过程的理论最大速率；k_m 为 Michaelis 常数；C 表示时间 t 时的药物浓度。

若令 $-dC/dt=V_m/2$，求 C，则知当该过程中的速率等于理论上最大速率的一半时，k_m 等于该时间的药物浓度 C。

米氏动力学方程式在表征离体、在体及体内某些速率过程方面有重要价值。由于体内系统常数 V_m 和 k_m 受药物分布及其他因素影响，所以，应将其看作有函数性质、与模型有关的常数。

米氏动力学过程存在以下两种特殊情况。

1. 当 $k_m \geqslant C$ 时，米氏动力学方程可简化为：

$$-\frac{dC}{dt}=\frac{V_m}{k_m}C \tag{7-2}$$

令 $k_e=V_m/k_m$，则：

$$-\frac{dC}{dt}=k_eC \tag{7-3}$$

药物在某部位的转运速率与该部位的药量或浓度的一次方成正比，即单位时间内转运恒定比例的药量，为一级消除动力学过程。常规治疗剂量范围内，多数药物的体内转运为简单扩散，属于一级速率过程，即线性动力学过程，其特点是药物体内动力学过程，可用线性微分方程描述。线性动力学分析基于以下三点假设。

(1)相对消除而言，药物分布过程迅速完成；

(2)药物消除(包括生物转化和排泄)可作为一级速率过程处理；

(3)药物吸收或可作一级速率过程处理，或因迅速完成而忽略不计。

若采用酶诱导剂使酶量增加(V_m增加)，那么，此消除过程的一级速度常数亦相应增加。事实上，通常所观察到的药物一级消除速度过程是表观一级动力学，因为对大多数药物，通常治疗方案和剂量所产生的血浓度比 k_m 小得多。

2. 当 $k_m \leqslant C$ 时，米氏动力学方程可简化为：

$$-\frac{dC}{dt}=V_m \tag{7-4}$$

此时，药物的消除速度与浓度无关，该过程以恒定的速度 V_m 进行，相当于零级动力学过程。如果一种药物的动力学过程不完全符合线性动力学假设，就会偏离线性，而具有某些非线性动力学的特点。因此，大剂量给药时，血浓度较高($k_m \leqslant C$)，米氏动力学可用零级(非线性)动力学近似地描述。

零级(非线性)动力学药物转运速度以恒定数量转运，即在一定时间内转运一定数量的药物，药物消除半衰期随剂量的增加而延长。例如，水杨酸钠静脉注射剂量为 0.25g 时，$t_{1/2}$ 为 2.4h，剂量增至 10～20g 时，$t_{1/2}$ 增至 19h。

具有非线性药物动力学特性的药物，若以消除速率($-dC/dt$)对血浓度 C 作图，可发现开始血药浓度很低时，消除速率随浓度呈线性上升，表现为一级动力学特点。血浓度 C 进一步增加，则消除速率以低于与浓度成比例的速度上升。最后，消除速率逐渐接近于 V_m，此时，消除速率不再增大，与浓度无关，即为零级动力学过程。

线性动力学与非线性动力学存在着原则的区别，但实际上两者又不易区分。非线性药物动力学过程只能用非线性微分方程描述；血浓度及 AUC 与给药剂量不成正比关系。一个非线性动力学的药物，可因试验设计，或受检验水平限制，而未能发现其非线性特征。实际工作中，识别非线性药物动力学的方法可归纳为以下三种。

(1)以若干不同剂量静脉注射某一药物，分别在不同时间测定血清或血浆药物浓度，然后各个浓度数据分别除以相应剂量，并对时间 t 做图。若所得曲线明显不重叠，则可以预测该药物存在非线性过程；或各个浓度-时间曲线下面积分别除以相应剂量，若所得各个比值明显不同，则可认为该药物存在非线性过程。

(2)将每个浓度-时间数据按线性模型处理，计算各动力学参数，若某些或所有的药代动力学参数明显随剂量不同而改变，则可认为存在非线性过程。

(3)动物静脉单次给药，测定不同时间、不同剂量的组织和血浓度，如果是线性动力学过程，则以组织浓度对相应的游离药物浓度作图，数据应呈直线分布，且通过零点。如果不呈直线分布，则存在非线性过程。

(二)房室模型

为了分析药物在体内运动(转运和转化)的动态规律，并以数学方程式加以表示，就需要建立一个模型模拟机体(动力学模型)，故将机体视为一个系统，并将该系统内部按动力学特点分为若干房室(隔室，Compartment)，也就是说，机体模型由若干房室组成，房室是模型的组成单位，是动力学上彼此可以区分的药物“储存处”。

1937 年，Teorell 首次应用多室模型模拟体内药物分布的动态过程。模型中的两个房室由代表血管内腔的中央室及代表非代谢组织的外周室组成。房室的划分主要是根据药物在体内转运速率不同而概括为不同的房室，解剖学上大体并不存在这种房室。机体解剖位置上不同的各组织器官，只要药物在其间的转运速率相同，则被归纳成为一个房室。然而，房室概念又与体内各组织器官的解剖生理学特性(如血流量、膜通透性等)有一定联系。

通常根据药物代谢动力学特性，将房室数目分作一室(单室)、二室乃至多室模型。一室模型指给药后药物一经进入血液循环，即均匀分布至全身，因而把整个机体视为一个房室。二室模型将身体分为二个房室，即中央室与周边(外周)室。中央室是药物首先进入的区域，除血浆外通常还有细胞外液及心、肝、肾、脑等血管丰富、血流畅通的组织。药物可在数分钟内分布到整个中央室，血浆浓度和这些组织浓度可迅速达到平衡，并维持平衡状态。周边室一般是血管稀少、血流缓慢的组织，如脂肪组织、静止状态的肌肉等，药物进入这些组织缓慢。一室和二室模型的血药浓度一时间曲线如图 7-1。

对于一个具体药物来说，判断属于哪种房室模型，需根据试验结果所绘制的血药浓度-时间曲线

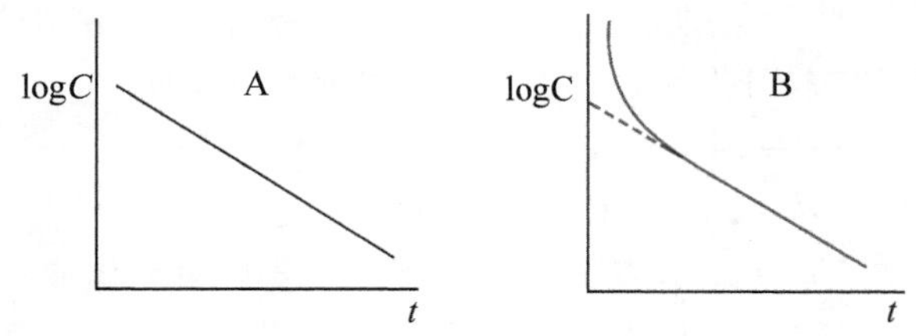

图 7-1　血药浓度-时间曲线

A　一室模型　B　二室模型

具体分析，常用的有以下几种方法。

1. *根据图形判断*　以 lg$C$ 对 t 作图，直线者为单室模型。若不是直线，则可能是多室模型。

2. *残差平方和判断法*　按假定的模型计算血药浓度拟合值，拟合值与实测值之差的平方和小的，为合理的房室模型。

3. *拟合度判别法*　根据假定的模型计算血药浓度拟合值，进一步计算拟合度，拟合度 r^2 越大选择的房室模型越合理。

4. AIC *判别法*　采用残差平方和及拟合度法仍然不能进行很好的判断时，可采用 AIC 法。采用最小二乘法计算血药浓度估计值，进一步计算 AIC 值。权重系数相同时，AIC 值越小，说明拟合越好。

5. F *检验法*　计算各种权重下不同房室模型的 F 值，并与 F 值表中自由度为（df_1-df_2）及 df_2 的 F 界值比较判定。

如药物体内符合线性动力学模型，则每一个体可分别计算出一、二、三房室各用 1、1/C、1/C/C 三种权重的结果。如符合非线性动力学模型，则仅计算出一房室三种权重的结果。

（三）统计矩模型

经典的药物代谢动力学研究是以房室模型理论为基础的分析方法，计算药代动力学参数过程较为复杂，且模型的确定受试验设计和药物浓度测定方法的影响。有时一种药物以不同途径给药，或药物浓度测定方法不同可以有不同的房室模型。

以统计矩理论为基础的非房室模型分析方法在药物浓度-时间曲线下面积的基础上估算药代动力学参数，不需要预先设定药物或其代谢产物属于何种房室模型。如果药物体内过程符合线性药物动力学特性，该方法适用于任何房室模型。非房室模型分析方法可用于估算药物制剂的生物利用度、体内总清除率、生物半衰期、表观分布容积、平均稳态血浓度、消除速率常数和吸收速率常数等药物动力学参数。

概率统计采用矩表示随机变量的某种分布特征。在药代动力学研究过程中，以一定剂量给药，不论是在给药部位或在整个机体内，药物滞留时间的长短均属随机变量。药物的吸收、分布及消除可视为这种随机变量相应的总体效应。因此，药物浓度-时间曲线可看作是药物在体内滞留时间的概率分布曲线。设给药后的时间为 t，血药浓度为 C，则药物浓度-时间曲线下的总面积为 $AUC_{0-\infty}$。

$$AUC_{0-\infty}=\int_0^{\infty}Cdt \tag{7-5}$$

设随机变量 x 的概率密度函数 $f(x)(-\infty<x<+\infty)$，则 x 的 k 阶原点矩 μ_k 为：

$$\mu K=\int_{-\infty}^{+\infty}x^k\cdot f(x)dx \tag{7-6}$$

因此，药物浓度-时间曲线下面积 AUC 实际上是上式 $k=0$ 时的值，称为零阶距。随机变量药物体内滞留时间概率密度函数为：

$$f(t)=\frac{C}{AUC}(0\leqslant x\leqslant+\infty) \tag{7-7}$$

f(t)的一阶矩为药物体内平均滞留时间（mean residence time，MRT），表示完整药物分子通过机体（包括机体内药物释放、吸收、分布和消除过程）所需要的平均时间。

$$MRT=\int_0^{\infty}t\cdot f(t)dt=\int_0^{\infty}\frac{t\cdot C}{AUC}dt=$$

$$\frac{1}{AUC}\int_0^{\infty}t\cdot Cdt=\frac{AUMC}{AUC} \tag{7-8}$$

理论上，正态分布的累积曲线“平均”发生在样本总体水平的 50%处，对数正态分布的累积曲线“平均”则发生在样本总体水平的 63.2%处。MRT 即表示从给药后到药物消除 63.2%所需要的时间。

由于在实际工作中，不可能测到给药后所有时间的血浓度，只能测到某一时间点 t_n 时的血药浓度 C_n，从零到 t_n 时的药物浓度-时间曲线下面积 AUC_{0-t} 可用梯形法计算，从 t_n 到无限大时的药物浓度-时间曲线下面积可用外延公式求得。

$$AUC=\sum_{i=0}^{n-1}\frac{t_{i+1}-t_i}{2}(C_{i+1}+C_i)+\frac{C_n}{\lambda} \tag{7-9}$$

$$AUMC=\sum_{i=0}^{n-1}\frac{t_{i+1}-t_i}{2}(t_{i+1}\cdot C_{i+1}+t_i\cdot C_i)+$$

$$\frac{C_n}{\lambda}(t_n+\frac{1}{\lambda}) \tag{7-10}$$

式中，λ 为 $\lg C \rightarrow t$ 作图得末端指数项的斜率与 2.303 的乘积。为确保 MRT 计算的准确性，必须准确求算 *AUC* 和 *AUMC*。在计算 *AUC* 和 *AUMC* 时，一般要求由 3 对以上处在消除相的 $C \rightarrow t$ 数据，用最小二乘法拟合单指数函数，求得 λ 值。若 λ 的估算值误差较大，则 1/λ 的误差通常会更大。因此，控制 λ 的误差至关重要。另一方面，所建立的分析方法所能测得的 C_n 最小值对计算结果的准确性影响也很大。一般当能够测到峰浓度的 5%时，*AUC* 和 *MRT* 的实际误差将分别小于 5%和 10%；当测量到峰浓度的 1%时，则 *AUC* 和 *MRT* 实际误差将分别小于 1%和 2%。

(四)主要药代动力学参数

临床用药设计方案的基本要求是使血浓度保持在有效的治疗范围之内，有效且不引起毒性。药物的体内过程可以药代动力学参数表示，如生物半衰期、表观分布容积、峰浓度、消除速率常数、稳态血药浓度、生物利用度等，对确定临床用药方案、预测药物疗效和毒性以及合理用药有着重要意义。

1. *表观分布容积*(apparent volume of distribution，*Vd*)　房室的大小用表观分布容积表示。表观分布容积是一个重要的药代动力学参数，但其数值并非表示身体中的真正容积，也就是说不应把表观分布容积看成体内的特殊生理空间，而只是一种比例因素或数学概念。根据表观分布容积可以推测某一药物在体液和组织中的摄取、分布情况，如表观分布容积大，表示其分布广，或提示药物与生物大分子有大量结合，或兼而有之；表观分布容积小，表示分布有限。

表观分布容积(*Vd*)值根据体内某一时间 *t* 的药量(*Dt*)除以该时间的游离药物血浆浓度(*Ct*)计算，计算公式如下：

$$V_d = \frac{D_t}{C_t} \tag{7-11}$$

表观分布容积值的单位可用 L 或 L/kg 表示，如一个 70kg 的机体 *Vd* 为 35L，也可表示为 0.5L/kg。正常成年人体液分布情况见表 7-3。

表 7-3　正常成年人体液分布情况

体液	细胞外液		细胞内液	总计
	血浆	血管外		
容量(L)	3	9	28	40
占体重(70kg)的%	4	13	41	58

将药物的表观分布容积与机体体液的数值进行比较，可推测药物在体内分布的情况，如：

Vd＝5L，表示药物基本分布于血浆；

Vd＝10～20L，表示药物分布于体液中；

Vd＝40L，表示药物分布于全身血浆和体液；

Vd＝100～200L，表示药物大量储存在某一器官或组织，或药物与组织或血浆蛋白大量结合。

2. *总清除率*(total body clearance，CL)　机体总清除率是指单位时间内从体内清除的药物的血液容积数。以下列公式计算，单位为 L/h。

$$CL = \frac{-dx/dt}{C} \tag{7-12}$$

式中，$-dx/dt$ 为单位时间消除的药物量；*C* 为血药浓度。在单室模型中，$-dx/dt=k_e x$，代入上式得：

$$CL = \frac{k_e x}{C} = k_e Vd \tag{7-13}$$

因此，对于单室模型的药物，机体总清除率可用药物的消除速率常数与表观分布容积的乘积表示。

3. *消除速率常数*(k_e)　药物代谢动力学研究经常涉及通过生物膜的药量及其转运速率。按转运速率不同，机体可分为若干房室，并设想房室为一个均匀的系统，药物进入某一房室后，可在该房室内迅速地自由扩散。但在房室之间或房室内外则设想存在屏障，其出入必须遵从一定的规律，出入的快慢用转运速率常数 *k* 表示，而且出与入的速率常数常不相等。转运速率常数不随时间发生变化，可定量描述药物体内过程的快慢，*k* 值越大，转运速率越快。

药物自机体或房室的消除速度常以消除速率常数 k_e表示。某一药物的消除速率常数是根据该药物所测定的血浓度所做血浓度-时间曲线，确定其房室模型种类，按一定公式计算所得。不同房室模型的药物消除速率常数的计算不相同。

单室模型被动转运消除的药物，消除速率常数常用 k_{10} 或 *ke* 表示。其计算公式为：

$$k_{10}(k_e)\quad \frac{(\log C_t - \log C_0)\cdot 2.303}{-t} \tag{7-14}$$

其中，C_0 为原始血药浓度，C_t 为一定时间后的血药浓度，*t* 为血药浓度由 C_0 变为 C_t 所经过的时间。

例如静脉注射某药物，其原始血药浓度为 0.9mg/ml，2h 后血药浓度为 0.7mg/ml，则其消除速率常数为：

$$k_{10}(k_e)=\frac{(\log 0.7-\log 0.9)\cdot 2.303}{-2}=0.1256/\text{h}$$

二室模型经被动转运消除的药物消除速率常

数由各房室的消除速率常数计算而得。二室模型的药物消除如图 7-2 所示，各房室的消除速率常数常用 k_{12}、k_{21}、k_{10}、k_{20} 表示，计算方法同单室模型，总消除速率常数(k)为各房室的消除速率常数之和。

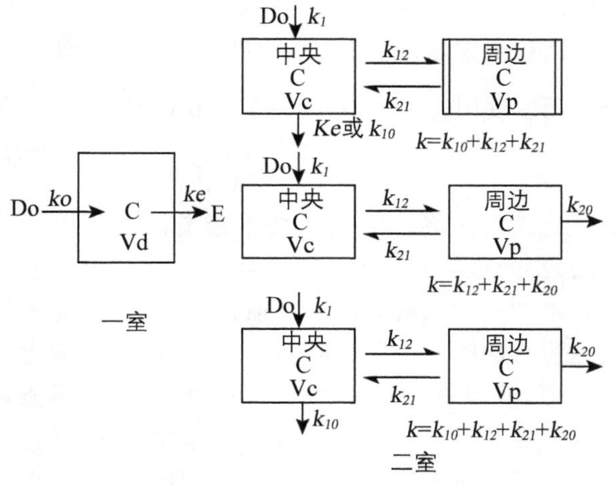

图 7-2　一室和二室模型药物的消除

4. 生物半衰期(biological half life,$t_{1/2}$)　药物自体内消除一半(或药物浓度减少 50%)所需的时间即为药物的生物半衰期。一级动力学(一级速率)的半衰期可从药物血药浓度及消除速率常数 k_e 计算：

因为，$\log C_t=\log C_0-\dfrac{k_e}{2.303}t$

$$\log C_t-\log C_0=-\frac{k_e}{2.303}t$$

$$\log\frac{C_t}{C_0}=-\frac{k_e}{2.303}t$$

所以，当$\dfrac{C_t}{C_0}=0.5$ 时，即 t 为 $t_{1/2}$时：

$$t_{1/2}=\log(0.5)\times-\frac{2.303}{k_e}=\frac{0.693}{k_e}$$

呈零级动力学的半衰期则需用下列公式计算：

$$t_{1/2}=\frac{0.5C_0}{k_0}$$

其中 k_0为零级速率常数。

$t_{1/2}$是药物代谢动力学中很重要的、最基本的一个参数，对制订给药方案和调整给药方案具有重要的作用。药物半衰期与其在体内蓄积量及排泄量的关系如表 7-4 所示。

表 7-4　药物半衰期与其在体内蓄积量及排泄量的关系

经过半衰期数	单次给药后体内残留量	单次给药后累积排泄量	每隔一个半衰期给药一次后体内蓄积量
1	50%	50%	50%
2	25%	75%	(50+100)%×1/2
3	12.5%	87.5%	(75+100)%×1/2
4	6.25%	93.8%	(87.5+100)%×1/2
5	3.13%	96.9%	(93.8+100)%×1/2
6	1.57%	98.5%	(96.9+100)%×1/2
7	0.79%	99.3%	(98.5+100)%×1/2

5. 血药浓度-时间曲线下面积(area under curve,AUC)　血药浓度-时间曲线下面积简称药-时曲线下面积，是指在直角坐标系中，以血药浓度为纵坐标，时间为横坐标，以血药浓度对时间描点作图所得曲线与横坐标所围成曲线下面积，用 AUC 表示。

单剂量给药，药-时曲线下面积用公式表示为：

$$AUC_{0-\infty}=\int_0^{\infty}Cdt \qquad (7\text{-}15)$$

多剂量给药达稳态血药浓度时，任一给药间隔药-时曲线下面积都相等，用公式表示为：

$$AUC_{0-\tau}=\int_0^{\tau}Cdt \qquad (7\text{-}16)$$

6. 生物利用度(bioavailability,F)　生物利用度是指药物剂型中能被吸收进入体循环的药物相对分量及相对速率，一般用百分数表示。生物利用度是一个相对概念，与疗效的意义并不相等，仅仅是比较各种制剂之间利用度的尺度。

测定制剂的生物利用度时，需要一个吸收比较完全的剂型作为标准，通常用同一种药物的静脉注射(IV)剂作为标准与被测制剂(如片剂)进行对照，计算该被测制剂的绝对生物利用度，以下列公式计算：

$$F=\frac{AUC_{p.o.}/D_{p.o.}}{AUC_{i.v.}/D_{i.v.}} \qquad (7\text{-}17)$$

同一药物的制剂由于各药厂的生产工艺不同，甚至同一药厂生产批号不同的同一制剂，生物利用度也可有较大的差异。可用相同剂型中质量比较好的制剂作为标准与被测制剂进行对照，计算该制剂的相对生物利用度。如 A、B 两种制剂的相对生物利用度可用下列公式计算：

$$F=\frac{AUC_A/D_A}{AUC_B/D_B} \tag{7-18}$$

7. 达峰时(T_{max})与峰浓度(C_{max}) 单室模型血管外途径给药，当药物按一级速率吸收进入体内，则血药浓度-时间曲线为一单峰曲线。单次血管外途径给药，血药浓度达到最大值所需的时间即为达峰时；药物吸收后，血药浓度达到的最大值即为峰浓度。药物制剂的达峰时和峰浓度可表明该制剂中药物吸收的快慢和程度。如某口服制剂能很快崩解和较好地被吸收，则达峰时短，峰浓度高。

对于给定药物，若 k_a、k_e、V_d、D 和 F 已知，可应用微积分求极值方法，根据下列公式计算峰浓度和达峰时。

$$T_{max}=\frac{2.303}{k_e-k_a}\lg\frac{k_e}{k_a} \tag{7-19}$$

$$C_{max}=\frac{FD}{V_d}\left(\frac{k_e}{k_a}\right)^{-\frac{k_e}{k_e-k_a}} \tag{7-20}$$

8. 稳态血药浓度(steady-state plasma concentvation，Css) 临床若按一定剂量、一定时间间隔多次重复给药，体内血药浓度逐渐增加，并趋向达到稳定状态。此时，任一剂量间隔时间内，血药浓度-时间曲线下面积相同，药物摄入量等于消除量，这时的血药浓度称之为稳态血药浓度，用 C_{ss} 表示，平均稳态血药浓度用 $\overline{C_{ss}}$ 表示，可用以下公式计算：

$$\overline{C_{ss}}=\frac{AUC}{\tau}=\frac{FD}{V_d\beta\tau} \tag{7-21}$$

连续恒速滴注给药或按半衰期的间隔时间恒量给药，经过 4～6 个半衰期可基本到达稳态血浓度。增加用药量则只能增加血药浓度，而不能缩短到达稳态的时间。单位时间内用药量不变，缩短给药间隔，只能减少血药浓度的波动范围，也不能影响稳态血药浓度和到达稳态血药浓度的时间。如反复给药的间隔时间为一个半衰期，首次剂量加倍，则可迅速到达稳态血药浓度。不同剂量不同给药间隔恒量、恒速(间隔)给药，到达稳态血药浓度所需时间及稳态血药浓度高低和波动情况见图 7-3。

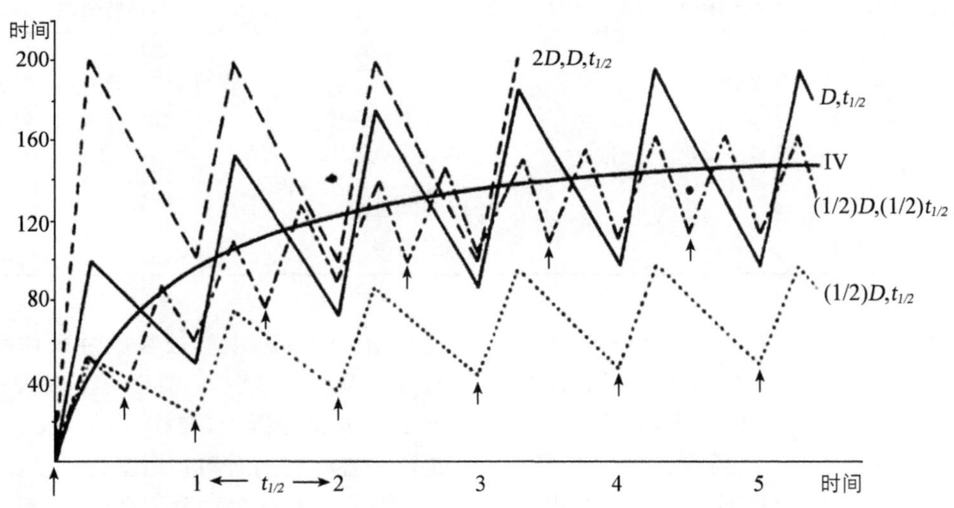

图 7-3 恒量、恒速(间隔)给药，到达稳态血药浓度(C_{ss})所需时间及稳态血药浓度高低和波动情况示意图

1. 剂量为 D，静脉(IV)滴注，到达 C_{ss} 需要 5～6 个 $t_{1/2}$；
2. 剂量为 D，间隔时间为 $t_{1/2}$，到达 C_{ss} 需要 5～6 个 $t_{1/2}$；
3. 剂量减少为(1/2)D，间隔时间为 $t_{1/2}$，到达 C_{ss} 需要 5～6 个 $t_{1/2}$，但 C_{ss} 水平比 2 者为低；
4. 剂量减少为(1/2)D，间隔时间缩短为(1/2)$t_{1/2}$，到达 C_{ss} 仍需 5～6 个 $t_{1/2}$，但 C_{ss} 的波动比 2 者小；
5. 先给以负荷剂量 $2D$，再按间隔时间为 $t_{1/2}$ 给以剂量 D，则可达到 C_{ss}，但 C_{ss} 波动较大稳态最大血药浓度($C_{ss,max}$)与稳态最小血药浓度($C_{ss,min}$)之差与平均稳态血药浓度的比值为波动度(Degree of fluctuation,DF),可表示为:

$$C_{ss.\max} = \frac{FD}{V_d(1-e^{-\beta\tau})} \quad (7\text{-}22)$$

$$C_{ss.\min} = \frac{FDe^{-\beta\tau})}{V_d(1-e^{-\beta\tau}))} \quad (7\text{-}23)$$

$$DF(\%) = \frac{C_{ss,\max}-C_{ss,\min}}{C_{ss}} = \beta\tau \quad (7\text{-}24)$$

式中,β为双室模型消除相混杂参数,单室模型该值为一级消除速率常数 k_e。

某些药物制剂吸收特性易造成血药浓度的谷峰现象,使血药峰浓度超过药物的中毒量,发生严重的毒副反应,对此类药物应进行制剂改进,如改为缓控释制剂,可使释药缓慢,血浓度平稳,减小波动度,延长作用时间,减少毒副作用。

二、研究方法与研究内容

药物代谢动力学研究旨在全面阐明药物体内的吸收、分布、代谢和排泄规律。生物样品中药物及其代谢物浓度一般很低,且生物样品成分复杂,内源杂质较多,因此直接从尿液、胆汁、血液中分离检测代谢物较为困难。另外,体内整体动物实验周期长,受干扰因素多,生物样品处理复杂,尤其不能适应现代药物开发研究的高通量代谢筛选要求。因此,在进行体内药代动力学研究之前,可首先进行体外研究,如观察动物和人肝等组织匀浆、细胞悬液、微粒体或灌流器官对药物的代谢作用,为全面认识药物体内处置过程提供依据。

(一)体外药代动力学研究

采用体外方法研究代谢途径和动力学特点不仅方便,还可节省动物资源,获得更多信息,例如代谢模式、代谢酶对药物作用的动力学参数、药物及其代谢物与蛋白、DNA 等靶分子的亲和力等。这些信息有利于补充说明体内研究结果,进一步阐明药理和毒理作用机制。体外代谢研究还可排除体内因素干扰,直接观察酶对底物的选择代谢性,为整体试验提供可靠的理论依据。对于体内代谢转化率低、毒性大及缺乏灵敏检测手段的药物,体外代谢研究为良好的研究手段。随着新药研究水平的不断提高,一些新的体外药代动力学研究手段也逐渐成熟,如体外吸收模型(Caco-2 细胞模型)、体外肝代谢系统研究等。

1. *血浆蛋白结合率* 研究药物与血浆蛋白结合可采用多种试验方法,如平衡透析法、超过滤法、分配平衡法、凝胶过滤法、光谱法等。根据药物的理化性质及试验条件,可选择使用一种方法进行至少三个浓度(包括有效浓度)的血浆蛋白结合试验,每个浓度至少重复三次,以了解药物的血浆蛋白结合率是否有浓度依赖性。

一般情况下,只有游离型药物才能通过脂膜向组织扩散,被肾小管滤过或被肝代谢,因此药物与蛋白结合可明显影响药物分布与消除的动力学过程,并降低药物在靶部位的作用强度。根据药理毒理研究所采用的动物种属,进行动物与人血浆蛋白结合率比较试验,以预测和解释动物与人药效和毒性反应的相关性。

蛋白结合率高于 90%以上的药物应开展体外药物竞争结合试验,即选择临床上有可能合并使用的高蛋白结合率药物,考察对所研究药物蛋白结合率的影响。

2. *药物体外代谢研究* 肝是药物代谢的重要器官,是机体进行生物转化的主要场所,富含参与药物代谢的细胞色素 P_{450}混合功能氧化酶系统,多数药物的Ⅰ相反应和Ⅱ相反应均依赖于肝脏酶系统。以肝为基础的体外代谢模型以其特有的优势在药物代谢研究中得到广泛应用。

对于创新药物,应观察药物对药物代谢酶,特别是细胞色素 P_{450}同工酶的诱导或抑制作用。在临床前阶段可采用底物法观察对动物和人肝微粒体 P_{450}酶的抑制作用,比较种属差异。药物对酶的诱导作用可观察整体动物多次给药后的肝 P_{450}酶或药物反复作用后的肝细胞(最好是人肝细胞)P_{450}酶活性的变化,以了解该药物是否存在潜在的代谢性相互作用。

常用的肝体外代谢研究方法有肝微粒体体外温孵法、肝细胞体外温孵法、离体肝灌流法及器官组织切片法等,这些方法广泛应用于药物的代谢途径、体内代谢清除及药物间相互作用等研究。

(1)肝微粒体体外温孵:肝微粒体法是以制备的肝微粒体辅以氧化还原型辅酶,在模拟生理温度及生理环境条件下进行生化反应的体系。首先采用差速离心法制备肝微粒体,然后运用肝微粒体及 $NADP^+$与异柠檬酸还原酶系再生 NADPH 系统进行药物体外代谢途径的研究。细胞色素 P_{450}($CYP_{450\,S}$)是肝微粒体混合功能氧化酶系的主要成分,是一组由许多同工酶组成的超基因大家族,涉及大多数药物代谢的 P_{450}酶系主要有 CYP1、

CYP2、CYP3 三个家族，根据代谢转化的特点，可有目的地进行诱导，影响酶亚型，使其对底物的代谢选择性更强，转化率更高。

肝微粒体体外温孵法与其他体外肝代谢方法相比，酶制备技术简单，代谢过程快，结果重现性好，易大量操作，便于积累代谢样品供结构研究。同时，该方法可用于药酶抑制及体外代谢清除研究，因而实际工作中应用较为普及。但肝微粒体体外温孵法同其他体外肝代谢方法相比，与体内的一致性存在不足，因而结果用于预测体内代谢仍需进一步的确证。目前越来越多运用肝微粒体体外温孵法预测药物在体内的代谢清除，一般通过测定药物体外代谢酶促动力学获得 V_m 及 K_m（米氏常数），运用合理的药代动力学模型推断体内药物的代谢清除。

（2）基因重组 P_{450} 酶系：基因重组 P_{450} 酶即利用基因工程及细胞工程，将调控 P_{450} 酶表达的基因整合到大肠杆菌或昆虫细胞，经细胞培养，表达高水平的 P_{450}，纯化后获得较纯的单一 P_{450} 同工酶。

基因重组 P_{450} 酶系具有分子水平的优势，因而对于药酶特异性和选择性研究优于其他体外方法，并可为药物与酶结合位点的相互作用研究提供更多的信息。基因重组 P_{450} 酶系还可用于人 P_{450} 酶系功能和特异性研究及药物的高通量筛选。因研究结果的实用性和科学性更强，故适于药物代谢领域的微观研究。但成本较高，难以大范围推广普及。

（3）肝细胞体外温孵：肝细胞体外温孵法与肝微粒体法相似，也是以制备的肝细胞辅以氧化还原型辅酶，在模拟生理温度及生理环境条件下进行生化反应的体系。适于研究蛋白及 mRNA 水平药物代谢酶诱导及酶活性，被广泛用于评估药物代谢过程中药物-药物间相互作用。但肝细胞制备技术较复杂，目前以胶原酶灌注技术为主。体外肝细胞活性仅能维持 4h，不利于储存和反复使用。为了解决肝细胞活性在体外维持时间短的问题，减少新鲜肝组织消耗，Hengstler 等研究出优化肝细胞冷冻技术，与新鲜肝细胞相比，经过该技术冷冻储藏的肝细胞活性仍为新鲜肝细胞的 80%以上，而其Ⅰ相、Ⅱ相代谢酶的活性>60%。因此该冷冻的肝细胞可用于温孵时间不超过 8h 的代谢研究，亦可用于药酶的诱导研究。

肝细胞体外温孵法同肝微粒体法相比，在代谢物生成、体外代谢清除等研究方面有许多相似性，但针对具体药物在代谢物种类、生成主要代谢物及所反映的代谢特性上存在着程度不同的质或量的差异。在药物代谢酶诱导研究中，肝细胞体外温孵法占主导地位，且随着肝细胞冷冻技术的发展，因肝细胞在体外活性维持时间短而应用受限的状况也会不断得到改善。

（4）离体肝灌流：与肝微粒体法、肝细胞体外温孵法比，离体肝灌流法一方面保留着完整细胞的天然屏障和营养液的供给，能在一段时间内保持肝的正常生理活性和生化功能；另一方面，具有离体系统的优点，能够排除其他器官组织的干扰，控制受试物质的浓度，定量观察受试物质对肝的作用。

由于具有器官水平的优势，兼备体外实验和整体动物实验的优点，离体肝灌流法更适于定量研究药物体外代谢行为和特点，解决其他体外肝代谢模型和整体动物实验不能解决的难点，因而在药理学和毒理学的研究中受到广泛重视。同时离体肝灌流亦应用于对药物药代动力学参数的考察。但由于本方法对实验设备及技术有较高要求，一定程度上限制了其应用。

（5）器官组织切片法：器官组织切片法也是研究药物代谢及其毒性的有效的体外系统，该方法不破坏器官的细胞构成和组织结构，所得结果与体内法相近。在各种器官组织切片中以肝切片应用最多。相对于纯化的 P_{450} 同工酶、P_{450} 混合酶、肝微粒体、游离的肝细胞，肝切片不仅完整保留了所有肝药酶及各种细胞器的活性，而且保留了细胞与细胞间的联系及一定的细胞间质，更能反映药物在体内生理情况下的实际代谢过程，且可在较长的孵育时间(8～24h)内保持代谢活性。其缺点为切片机价格昂贵，使用受限。DeKanter 等以利多卡因、睾酮及 7-乙氧基香豆素为探针药物，进行了器官切片温孵实验，结果表明该系统具有Ⅰ相及Ⅱ相多相代谢途径，且易于比较不同器官组织的代谢差别。

以上各种方法具有各自的特点，不同方法得出的结果也会有很大差异，应根据不同的要求和目的选择合适的方法。例如，Alison 等对选择性的 5-HT_4 受体药物替加色罗的体外代谢途径的研究结果表明，O-去甲基化物是其在肝微粒体代谢中的主要产物。而应用人肝组织切片及小肠组织切片的代谢研究，采用 LC/MS 分析技术，N-葡萄糖醛酸化产物为其主要的代谢产物，未检出 O-去甲基化产物。说明肝微粒体与肝组织切片代谢酶系组成存在差异，催化不同的代谢途径，而哪一种更接近于体内情况仍需进一步的研究。

体外肝代谢研究可针对先导化合物代谢过快或生成毒性代谢物的特性进行结构改造，以获得安全稳定的候选物，并根据候选物的代谢特征（如药酶诱导、抑制、参与代谢的药酶种类、活性代谢物的生成等）确定药物的开发价值，因而具有广阔的应用前景。

（二）体内药代动力学研究

整体动物或人体药代动力学研究最能反映药物代谢的体内整体特征，但出于伦理考虑，一般先于成年健康动物，如小鼠、大鼠、兔、犬、小型猪和猴等进行非临床（临床前）研究，再于人体进行临床研究。

1．非临床药代动力学研究　首选动物类型应尽可能与药效学和毒理学研究一致，尽量在清醒状态于同一动物多次采样；一般应选用两种或两种以上的动物，其中一种为啮齿类动物，另一种为非啮齿类动物（如犬、小型猪或猴等）。如选用一种动物，应首选非啮齿类动物；经口给药不宜选用兔等食草类动物。高等动物如小型猪、灵长类动物，由于生理结构上更接近人体，可提供更多有关人体代谢的信息。

非临床药代动力学研究通过动物体内、外和人体外研究方法，揭示药物体内动态变化规律，获得药物的基本药代动力学参数，阐明药物的吸收、分布、代谢和排泄的过程和特点。

非临床药代动力学研究在新药研究开发的评价过程中起着重要作用。药物或活性代谢物浓度数据及其相关药代动力学参数是产生、决定或阐明药效或毒性大小的基础，可提供药物对靶器官效应（药效或毒性）的依据，可用于评价药物制剂特性和质量，可为设计和优化临床研究给药方案提供有关参考信息。

动物体内药代动力学研究应至少设置三个剂量组，高剂量接近最大耐受剂量，中、小剂量根据动物有效剂量的上下限范围选取。主要考察所试剂量范围，药物的体内动力学过程是属于线性还是非线性，以利于解释药效学和毒理学研究中的发现，并为新药的进一步开发和研究提供信息。所用的给药途径和方式，应尽可能与临床一致。

（1）吸收：对于经口给药的新药，应进行整体动物实验，尽可能同时进行血管内给药实验，获得绝对生物利用度数据。如有必要，可进行在体或离体肠道吸收试验以阐述药物吸收特性。而对于其他血管外给药的药物及某些改变剂型的药物，应根据立题目的，尽可能获得绝对生物利用度数据。

（2）分布：选用大鼠或小鼠做组织分布实验较为方便。选择一个剂量（一般以有效剂量为宜）给药，测定其在心、肝、脾、肺、肾、胃肠道、生殖腺、脑、体脂、骨骼肌等组织浓度，以了解药物主要分布组织。应特别注意药物浓度高、蓄积时间长的组织和器官，以及在效应或毒性靶器官的分布（如影响造血系统的药物，应考察骨髓分布）。参考血药浓度-时间曲线的变化趋势，选择至少3个时间点分别表示吸收相、平衡相和消除相的分布。若某组织药物浓度较高，应增加观测点，进一步研究该组织中药物消除的情况。每个时间点，至少应有5个动物的数据。组织分布实验必须注意取样的代表性和一致性。

核素标记物的组织分布试验应提供标记药物的放化纯度、标记率（比活性）、标记位置、给药剂量等参数；提供放射性测定所采用的详细方法，如分析仪器、本底计数、计数效率、校正因子、样品制备过程等；提供采用放射性示踪生物学试验的详细过程，以及在生物样品测定时对放射性衰变所进行的校正方程等；尽可能提供给药后不同时相的整体放射自显影图像。

（3）代谢：对于创新性药物，尚需了解其体内生物转化情况，包括转化类型、主要转化途径及其可能涉及的代谢酶。对于新的前体药物，除对其代谢途径和主要活性代谢物结构进行研究外，尚应对原形药和活性代谢物进行系统的药代动力学研究。而对在体内以代谢消除为主的药物（原形药排泄＜50%），生物转化研究则可分为两个阶段进行。临床前可先采用色谱方法或放射性核素标记方法分析和分离可能存在的代谢产物，并用色谱-质谱联用等方法初步推测其结构。如果Ⅱ期临床研究提示其在有效性和安全性方面有开发前景，在申报生产前进一步研究并阐明主要代谢产物的可能代谢途径、结构及代谢酶。但当多种迹象提示可能存在有较强活性的代谢产物时，应尽早开展活性代谢产物研究，以确定开展代谢产物动力学试验的必要性。

（4）排泄：尿和粪便药物排泄研究一般采用小鼠或大鼠，将动物放入代谢笼内，选定一个有效剂量给药后，按一定的时间间隔分段收集全部尿或粪样品，测定药物浓度。粪样品晾干后称重（不同动物粪便干湿不同），按一定比例制成匀浆，记录总体积，取部分样品进行药物含量测定。计算药物经此途径排泄的速率及排泄量，直至收集到的样品测定不到药物为止。每个时间点至少有5只动物的实验数据。应采取给药前尿及粪样，并参考预试验的结果，设计给药后收集样品的时间点，包括药物从尿或粪中开始排泄、排泄高峰及排泄基本结束的全过程。

胆汁排泄研究一般用大鼠在乙醚麻醉下作胆管插管引流，待动物清醒后给药，并以合适的时间间隔分段收集胆汁，进行药物测定。

同时，应记录药物自粪、尿、胆汁排出的速度及总排出量（占总给药量的百分比），提供物质平衡数据。

(5)对药物代谢酶活性的影响：对于创新药物，应观察药物对药物代谢酶，特别是细胞色素P_{450}同工酶的诱导或抑制作用。在临床前阶段可以用底物法观察对动物肝微粒体P_{450}酶的抑制作用。药物对酶的诱导作用可观察整体动物多次给药后的肝P_{450}酶活性的变化，以了解该药物是否存在潜在的代谢性相互作用。

(6)毒代动力学研究：毒代动力学研究通常结合毒性研究进行，将获得的药代动力学资料作为毒性研究的组成部分，以评价全身暴露结果。药代动力学和毒代动力学研究的目的不同，但两者相互联系，分析方法相同，技术可以共享或相互借鉴。已获取的药代动力学参数可以为毒代动力学和毒性试验给药方案的设计提供参考。三个剂量的药代动力学试验，最高剂量采用接近动物最大耐受量所得到的动力学参数，对毒代动力学试验设计有直接参考价值。药物组织分布研究结果可为评价药物毒性靶器官提供依据。药物与血浆蛋白结合试验结果可为估算血药浓度与毒性反应关系提供依据，因为毒性反应与血中游离药物浓度-时间曲线下面积的相关性优于总的药物浓度-时间曲线下面积。生物转化研究所提供的代谢产物资料有助于判断可能引起毒性反应的成分和毒代动力学研究应检测的成分。

2. 临床药代动力学研究　临床药代动力学研究旨在阐明药物在人体内的吸收、分布、代谢和排泄的规律。药物体内处置过程的研究，是全面认识人体与药物间相互作用不可或缺的重要组成部分，是临床制定合理用药方案，实现个体化药物治疗的科学依据。由于各种疾病的病理状态均可不同程度的对药物的药代动力学产生影响，为了客观反映人体药代动力学特征，故多选择健康受试者。但如果试验药品的安全性较小，试验过程中可能对受试者造成损害，在伦理上不允许在健康受试者中进行时，可选用相应适应证的患者作为受试者。

药代动力学研究一般包括单次与多次给药的药代动力学研究、进食对口服药物制剂药代动力学影响的研究、药物代谢产物的药代动力学研究、药物-药物药代动力学相互作用研究。

(1)单次给药药代动力学研究：单次给药人体药代动力学研究一般应选择18～45岁、体重不低于50kg、体重指数在19～24的健康受试者。因临床上大多数药物均不按体重计算给药剂量，所以同批受试者的体重应比较接近。受试者例数一般为每组8～12例。原则上男性和女性兼有，一般男、女各半，这不仅可了解药物在人体的药代动力学特点，同时也能观察到该药的药代动力学是否存在性别的差异。但女性作为受试者往往受生理周期或避孕药物的影响，因某些避孕药物具有药酶诱导作用或抑制作用，可能影响其他药物的代谢消除过程，因而改变试验药物的药代动力学特性。另外，一些有性别针对性的药物，如性激素类药物、治疗前列腺肥大药物，治疗男性性功能障碍药物及妇产科专用药等则应选用相应性别的男性或女性受试者。

剂量确定主要根据耐受性试验结果，并参考动物药效学、药代动力学及毒理学试验结果，以及经讨论后确定的拟在Ⅱ期临床试验采用的治疗剂量推算。一般选用低、中、高三种剂量，高剂量必须小于或等于人最大耐受剂量，但一般应高于治疗剂量。

采样点的确定对药代动力学研究结果具有重大的影响。服药前采集空白血样品，一个完整的血药浓度-时间曲线，应包括药物各时相的采样点，即采样点应包括给药后的吸收分布相、平衡相（峰浓度）和消除相三个时相。一般在吸收分布相至少需要2～3个采样点，平衡相至少需要3个采样点，消除相至少需要6个采样点。一般不少于11个采样点，应持续3～5个消除半衰期，或采样持续到血药浓度为C_{max}的1/10～1/20。

如果同时收集尿样，则应收集服药前尿样及服药后不同时间段的尿样。取样点的确定可参考动物药代动力学中试验药物的排泄特点，应包括开始排泄时间、排泄高峰及排泄基本结束的全过程。

采用药代动力学统计软件统计所得药代动力学参数，并进行分析，说明其临床意义，并对Ⅱ期临床研究方案提出建议。药代动力学统计软件主要用于数据处理、计算药代动力学参数、模型判断、统计学分析及图形显示等。目前国内外常用的药代动力学软件有WinNonlin、NONMEN、3P87(3P97)、DAS、PKBP-N1、NDST及ABE等，实际工作中可根据需要合理选用。

根据所测各受试者的血药浓度-时间数据，绘制各受试者的药-时曲线及平均药-时曲线，计算药物的主要药代动力学参数，以全面反映药物在人体内吸收、分布和消除特点。主要药代动力学参数Ka、T_{max}(实测值)、C_{max}(实测值)、AUC(梯形法求算)，主要反映药物吸收速率和程度；Vd主要反映理论上药物在体内占有的分布容积；而Ke、$t_{1/2}$、MRT和CL等主要反映药物从血液循环中消除的特点。药物经肾排泄的速率和总量可从尿药浓度估算。应能够根据研究结果对药物的药代动力学特性作出判断，如该药呈线性或非线性药代动力学特征等，以及根据剂量与体内药物浓度的关系，为临床合理用药及药物监测提供有价值的参考信息。

(2)多次给药药代动力学研究：如果药物需临床上连续多次应用，应考虑多次给药可能引起的体内蓄积或药代动力学参数改变，需进行多次给药的药代动力学研究。该研究旨在考察药物多次给药后的稳态浓度(C_{ss})，达到稳态浓度的速率和程度，药物谷、峰浓度和波动系数(DF)，药代动力学特点是否发生改变，是否存在药物蓄积作用及C_{ss}和临床药理效应(药效和不良反应)的关系。如不进行多次给药试验应有充足理由，并需提供相应文献或试验依据。

根据单次给药的药代动力学参数中消除半衰期和Ⅱ期临床试验给药方案中制订的服药间隔以及给药日数，确定总服药次数和总剂量。根据单剂量药代动力学研究求得的消除半衰期，估算药物可能达到稳态浓度的时间，应连续测定3次(一般为连续3d的)谷浓度(给药前)以确定已达稳态浓度。一般采样点最好安排在早上空腹给药前，以排除饮食、时辰以及其他因素的干扰。当确定已达稳态浓度，最后一次给药后采集各时相(同单次给药)系列血样，以测定稳态血药浓度，并绘制药物浓度-时间曲线。

根据试验中测定的三次谷浓度及稳态血药浓度-时间数据，绘制多次给药后药-时曲线，求得相应的药代动力学参数，包括峰时间(T_{max})、峰浓度(C_{max})、消除半衰期($t_{1/2}$)、清除率(CL)、谷浓度(C_{min})、平均稳态血药浓度(C_{av})、稳态血药浓度-时间曲线下面积($AUCss$)及DF(波动系数)等。对试验结果进行分析，说明多次给药时药物在体内的药代动力学特征，同时与单剂量给药的相应药代动力学参数进行比较，观察单次与多次给药是否存在明显的差异，吸收和消除等有否显著改变。

(3)进食对口服药物制剂药代动力学影响的研究：许多口服药物制剂的消化道吸收速率和程度受食物的影响，食物可能减慢或减少药物的吸收，亦可能促进或增加某些药物的吸收。故应进行口服药物在饮食前、后服药时药物药代动力学比较研究，观察食物对药物的吸收过程的影响，为后续临床研究制订科学、合理的用药方案提供依据。研究时所进试验餐应是高脂、高热量配方，以便使食物对胃肠道生理状态的影响达到最大，使进食对所研究药物的药代动力学行为的影响达到最大。

进食试验餐应从开始进食试验餐起计时，以排除进餐速度对服药时间的影响。试验餐应在开始进食后30min内吃完，且两个试验周期应保证试验餐的配方一致。餐后服药组应在进餐开始30min后给药，200～250ml水送服。试验可采用随机双周期交叉设计，也可根据药物的代谢特性与单剂量交叉试验结合在一起进行。

(4)药物代谢产物的药代动力学研究：如果药物主要以代谢方式消除，其代谢物可能具有药理活性或毒性作用，或作为酶抑制药而使药物的作用时间延长或作用增强，或通过竞争血浆和组织结合部位而影响药物的处置过程，则代谢物的药代动力学行为可能影响药物的疗效和毒性。

对于具有上述特性的药物，应在非临床体内外生物转化和代谢物研究的基础上，通过体外和(或)体内方法进一步研究，明确药物的代谢物数目、结构、活性和负责代谢的酶系。鼓励开展放射性核素标记化合物和P_{450}同工酶研究，提供代谢途径的框图，并与相应的动物研究资料进行比较。应在进行母体药物临床药代动力学研究的同时考虑进行代谢物的药代动力学研究，以便更好地了解原型药物的作用、毒性、滞后作用及体内处置过程等。

(5)药物-药物的药代动力学相互作用研究：两种或两种以上的药物同时或先后应用，可能在吸收、与血浆蛋白结合、诱导/抑制药酶、存在竞争排泌或重吸收等方面存在相互影响，从而影响它们在体内的过程，进而影响各自的效应。因此，应根据需要进行药物-药物的药代动力学相互作用研究，尽可能明确引起相互作用的因素或机制，为制订科学、合理的联合用药方案提供依据。大多数药代动力学相互作用研究在健康受试者中进行。

药物在人体内的代谢过程需各种药酶的参与，因此药物可通过诱导/抑制药酶而去影响另一药物的代谢，导致血药浓度的改变。当所研制的药物临床上可能与其他药物联合使用，且药物的安全范围又较窄时，应考虑药物-药物相互作用中血药浓度的改变以及肝药酶诱导剂或抑制剂的作用。

很多消除代谢途径，包括大多数通过细胞色素 P_{450} 酶系代谢的途径，都可被合并使用的治疗药物所抑制、激活或诱导。已经观察到的由于代谢性药物-药物相互作用导致的变化可能是药物或代谢产物在血液和组织浓度中严重地减少或增加的变化，可能还包括毒性代谢产物的形成，或增加毒性母体药物的暴露量。许多药物因合并另一种药物导致其暴露量发生重大改变，如合并酮康唑或红霉素（抑制 CYP3A4），导致特非那定、西沙必利或阿司咪唑浓度增加；合并咪拉地尔或伊曲康唑（抑制 CYP3A4），导致辛伐他汀及其酸性代谢产物浓度增加；合并氟西汀、帕罗西汀或奎尼丁（抑制 CYP2D6），导致地昔帕明浓度增加；合并利福平（诱导 CYP3A4），导致卡马西平浓度降低。这些暴露量的显著变化很大程度上影响了药物和（或）其活性代谢产物的安全性和有效性。对于治疗窗窄的药物，这种改变最为明显，但对非治疗窗窄的药物，如 HMG 辅酶 A 还原酶抑制药，也可能如此。根据药物相互作用的程度和因果关系，由于一个药物的代谢可被其他药物显著抑制，或这个药物自身可抑制其他药物的代谢，可能需要对该药物或它所相互作用的药物的说明书中用法用量进行较大的调整。因此，应该在药物开发早期进行试验药物对其他药物代谢影响和其他药物对试验药物代谢影响的研究，从而可在后期临床试验中对药物相互作用的临床意义进行尽可能充分的研究。

（6）特殊人群人体药代动力学研究：肝是药物消除的重要器官，许多药物进入体内后在肝被消除，或在肝被代谢后，以代谢物的形式经胆汁排泄，或以原形从胆汁直接排泄。由于肝是药物处置过程中非常重要的器官，因此肝功能损害患者是组成这一特殊群体的重要亚群。因此肝损害必然会对这些药物经肝的代谢和排泄产生影响。前药或其他需经肝代谢活化的药物，可使活性代谢物的生成减少，从而导致疗效的降低；对于经肝代谢灭活的药物，可使其代谢受阻，原形药物浓度明显升高，导致药物蓄积，出现严重的不良反应。药代动力学研究可用于确定特殊的患者亚群，这些患者，出于有效性和（或）安全性考虑而可能需要调整给药方案。

对临床前研究确定的可能受肝功能影响的毒性代谢产物，应收集血浆（或全血）对母体药物和已知或可疑的所有活性代谢产物（具治疗作用或有副作用）进行分析评估。同时，对于肝功能正常患者体内无活性的代谢产物，如果大量蓄积，也可能达到活性/毒性水平。因此，也应考虑对这样的代谢产物进行评估。血浆样品采样的频度和持续时间应足够准确评估母体药物和代谢产物的相关药代动力学参数。

肝功能不全患者药代动力学研究的主要目的在于确定推荐剂量，使患者和医生了解肝疾病患者应当改变剂量和给药间隔，并注意其后谨慎地逐渐增加剂量。如果肝功能受损对药物药代动力学行为的影响显著（如 AUC 增加 2 倍或更多），说明书应建议调整剂量。肝功能受损患者应注意前药（即药物大部分的活性源自肝产生的代谢产物）可能需增加剂量或缩短给药间隔。同时，基于所研究药物可利用的信息，如剂量和（或）浓度-效应研究，或应用可信区间方法，证明肝功能受损不改变药物的药代动力学行为也很重要。

肾疾病或从四十岁开始随着年龄而出现的肾功能衰减都可引起肾功能降低。对于主要经肾排泄消除的药物，肾损害可能改变药物的药代动力学行为，与肾功能正常的人相比，需改变给药方案。肾损害不仅与药物及其代谢产物排泄降低有关，还与吸收、分布、代谢、血浆蛋白结合改变有关，严重肾功能损害患者尤为显著。此外，肾损害患者的药效学也可能发生改变，见表 7-5。

表 7-5　肾功能分组简表

组别	肾功能	肌酐清除（ml/min）
1	正常	＞80
2	轻度损害	50～80
3	中度损害	30～50
4	重度损害	＜30
5	肾病末期（ESRD）	需要透析

各肾功能组年龄、性别、体重等应具有可比性。不同药物，需考虑对所研究药物药代动力学行为具有明显潜在影响的其他因素（如饮食、吸烟、饮酒、

合并用药、种族)。纳入研究的患者数应足以测得足够大的差异,以作为剂量调整的依据。

单次给药研究,峰浓度较小受肾功能影响,无论肾功能如何,通常均给予所有病人相同剂量。多次给药研究,则易发生原形药物和代谢产物蓄积,应随肾功能下降程度相应减少剂量和降低频度,并给予足够长时间以达到稳态。

肾功能不全患者,经肾排泄的原形药物或代谢产物极易发生蓄积。应增加血、尿标本采集频率,延长采集时间,以便精确计算原形药物及其代谢产物的药代动力学参数,评估其药代动力学特征。

透析可显著改变药物的药代动力学特性。当部分药物或活性代谢产物被透析清除时,可能需要对剂量方案进行调整,例如在透析结束后给予补充剂量等。即使药物不是主要通过肾途径排除,也有可能被透析清除。

急性肾衰患者通常采用持续性血液滤过/血液透析治疗方法。将间歇性血液透析对药物药代动力学的影响作用直接外推至持续性血液滤过或血液透析可能是困难的。但根据现有的数据(如间歇性血透、相似药物数据、体外数据等),可尝试为这些患者提供适宜的推荐剂量。

通常情况下,只有在透析对药物或其活性成分消除无明显影响时才可省略透析对药代动力学影响的研究。此类药物包括具有巨大非结合分布容积或非结合非肾清除的药物和活性成分。如果某药物和代谢产物有巨大非结合分布容积,则体内只有一小部分被透析排除。如果药物和代谢产物具有巨大的非结合非肾清除的特点,透析对全部非结合肾清除的作用相对较小。

当采用简化试验设计或等效方法时,可以通过统计分析证明不需进行剂量调整。为了能够说明严重肾损害没有影响,严重肾损害患者的药代动力学参数与对照组比值的 90% 可信区间应在预先设定的范围内,而此预先设定的范围应根据目标标准设定。

不论是否提出特异性降低剂量的建议,仍需要提供推荐剂量下的稳态暴露量的模拟情况。模拟可包括浓度(总浓度,以及相关非结合浓度)随时间变化的图例说明,同时也应显示群体预期差异。还应提供相关的稳态药代动力学参数对应于肾功能的图例说明,其中应包括对变异性的评估。

(7)老年人药代动力学研究:老年人不仅患病率高,且往往同时患有多种疾病,应用药物的品种也较多,约有 25% 的老年患者可能同时使用 4～6 种药物。因此,老年人群进行药物代谢动力学研究具有重要临床意义。

药物与年龄相关的差异可由药代动力学差异和药效学差异引起。已知,多数老年人与年轻人之间重要的效应差异来自于药代动力学差异。与正常成年人不同,老年人胃酸分泌减少,消化道运动功能减退,消化道血流减慢,体内水分减少,脂肪成分比例增加,血浆蛋白含量减少,肾单位、肾血流量、肾小球滤过率均下降,肝血流量减少,功能性肝细胞减少等,以上因素均可导致药物在老年人体内吸收、分布、代谢、排泄发生相应改变。因此,进行详细的试验设计评价老年人药代动力学改变对药物作用的影响,将为药物研发和评价提供重要信息,并为上市后临床合理应用提供依据。

老年人药代动力学研究的目的是确定老年患者的药代动力学行为与成年人是否存在差异,并明确引起差异的因素(如肝肾功能不全等)。老年人的药代动力学研究可选择老年健康受试者或患者,酌情在四个阶段的临床试验期间进行。应选择等于或大于 65 岁(尽可能选择 75 岁或＞75 岁)健康老年人或需要用该药物治疗的患者,进行老年人体药代动力学研究。可首先在小范围老年人与年轻受试者或患者进行初始药代动力学研究,如要发现统计学差异则可在更大范围作单一剂量药代动力学研究,或进一步进行多剂量且患者例数充分的药代动力学研究。

(8)儿科人群药代动力学研究:不同年龄阶段,小儿生长、发育有其各自的特点,药代动力学行为也各不相同。因此,儿科人群药代动力学研究,应根据拟用疾病、人群、药物特点等,酌情选取不同发育阶段的目标疾病受试者,或根据药物特点、所治疗的疾病类型、安全性及可选择的其他治疗措施的有效性和安全性等,酌情在Ⅰ～Ⅳ期临床试验进行。儿科人群药代动力学研究的目的在于为使小儿用药方案达到与成年人相同的安全、有效的药物体内暴露水平提供依据。

鉴于新生儿及婴幼儿用药剂量的安全性知识、信息有限,研究剂量的确定应考虑新处方与成年人处方相对生物利用度的比较、儿科人群的年龄范围、药物的治疗指数、成年人药代动力学参数,儿科研究人群的身体指标等因素。

由成年人剂量推算儿童初始剂量应基于 mg/

kg 体重或 mg/m^2 体表面积。

成年人药代动力学参数与儿童的特殊生长发育特征相结合确定初始剂量，并结合儿科用药经验，最初考虑给予成年人暴露量计算所得药量的一部分。进一步的临床观察及药物或(和)其活性代谢产物分析可指导儿童剂量调整。在成年人呈线性药代动力学特点的药物，可仅进行儿童单剂量研究；在成年人呈任何非线性吸收、分布、消除及存在任何时-效关系改变的药物，均需在儿童进行稳态药代动力学研究。

许多儿科实验可用群体药代动力学研究方法代替标准药代动力学方法，甚至首选群体药代动力学研究方法。这种方法指选取大样本量少次采集标本的方法获得相应的药代动力学参数。群体药代动力学研究方法通常适用于接受药物治疗的患儿。

(9)不同种族的药代动力学研究：中国人在遗传学、生理和病理情况、生活饮食习惯以及生活环境、社会经济、教育状况、医疗措施、药物依从性等方面与外国人存在明显差异。因此，直接将国外药品的药代动力学和安全性数据用于指导中国人的临床用药缺乏科学依据，也有悖于药品评价的安全、有效原则。同时，药物种族差异在实际中也并不是大得无法接受，种族间差异导致临床用药剂量变化的相关性并不大于种族内个体差异。故评价药物不同个体、种族的药代动力学差异应当遵循客观和实事求是的原则。

如果药物的代谢行为是一个主动耗能的生物学过程，其代谢参数具有种族差异的可能性就越大。循着 ADME 途径，可能具有代谢种族差异的药物包括：①消化道主动吸收或首关代谢或饮食对吸收影响较大的药物；②血浆蛋白结合率较高，特别是结合于酸性糖蛋白的药物；③经 CYP2C9、2C19、2D6、1A2、2A6 和 N-乙酰转移酶等代谢的药物可能具有种族差异，多酶代谢的药物一般难以判定其代谢是否存在种族差异，需要新的临床试验进一步的求证；④具有肾小管排泌过程的药物。对药物代谢动力学种族差异的评价应阐明药物在不同种族人群的吸收、分布、代谢和排泄，以及食物-药物、药物-药物的相互作用。饮食、吸烟、饮酒可能影响药物吸收和生物利用度；种族因素如基因多态性、身高、体重、疾病状况则可能影响药物的清除、吸收、分布、代谢等药代动力学过程。

三、药代动力学与药物治疗方案设计

药物的药代动力学参数及其方程式可用于估算给药剂量(D 或 X)和给药间隔(τ)，预测在体内可达到和维持稳态血药浓度(Css)，制订一般给药方案。制订个体化给药方案，则需考虑其肝、肾、心功能，有无酸、碱中毒，尿液 pH 等。根据所需达到的有效浓度确定剂量和给药间隔(或静滴速度)，如可以固定剂量调整给药间隔，也可固定给药间隔调整剂量。

(一)静脉滴注给药

某些治疗指数小、半衰期短的药物，为保持恒定有效的血药浓度，减小波动性，临床常采用静脉滴注给药方案。

单室模型恒速静脉滴注给药，同时存在两个过程，即药物以零级动力过程进入体内，进入体内药物又以一级动力学过程消除。体内药量随滴注时间的增加而增大。体内药量 X 与时间 t 的函数关系可用以下公式表示：

$$X=\frac{k_{i.v.}}{k_e}(1-e^{-k_e t}) \qquad (7\text{-}25)$$

式中，$k_{i.v.}$ 为静脉滴注速率常数，k_e 为一级消除速率常数，X 为体内药物量，t 为滴注时间。体内血药浓度 C 与时间 t 的关系为：

$$C=\frac{k_{i.v.}}{k_e V_d}(1-e^{-k_e t}) \qquad (7\text{-}26)$$

滴注开始血药浓度随时间的增加而急剧增加，此后逐渐趋于稳态，稳态血药浓度 Css 与时间的关系可表示为：

$$\lim_{t\to\infty}C=\lim_{t\to\infty}\frac{k_{i.v.}}{k_e V_d}(1-e^{-k_e t}) \qquad (7\text{-}27)$$

此时，$e^{-k_e t}$ 接近于 0，故 $C_{ss}=\frac{k_{i.v.}}{k_e V_d}$ (7-28)

经过 n 个半衰期，体内血药浓度可用以下公式表示：

$$C=C_{ss}\cdot(1-e^{-k_e\cdot n\cdot t_{1/2}})=C_{ss}\cdot(1-e^{-0.693\cdot n}) \qquad (7\text{-}29)$$

例 1　以利多卡因静脉滴注治疗心律失常患者，期望能达到的利多卡因稳态血浓度 Css 为 3μg/ml，该患者体重 60kg，应以什么滴注速度恒速滴注？利多卡因的 $k_e=0.46/h$；$V_d=100L$。

因为，$C_{ss}=\frac{k_{i.v.}}{k_e V_d}$

所以，$k_{i.v.}=Css\cdot V_d\cdot k_e=3\times100\times0.46=138(mg/h)$

例 2　已知某药物的半衰期为 1.9h，表观分布容积为 100L。若以 150mg/h 的速度静脉滴注，求稳态血药浓度是多少？滴注 10h 后血药浓度是多少？经过几个半衰期能达稳态血药浓度的 95%？

$$C_{ss}=\frac{k_{i.v.}}{k_eV_d}=\frac{150}{\frac{0.693}{1.9}\times 100}=4.1(\mu g/ml)$$

$$C=\frac{k_{i.v.}}{k_eV_d}(1-e^{-k_et})=C_{ss}\cdot(1-e^{-k_et})=$$

$$4.1\times(1-e^{-\frac{0.693}{1.9}\times 10})=4.0(\mu g/ml)$$

因为，$C=C_{ss}\cdot(1-e^{-0.693\cdot n})$

所以，$n=\frac{-2.303\cdot\log\left(1-\frac{C}{C_{ss}}\right)}{0.693}=\frac{-2.303\cdot\log(1-0.95)}{0.693}=4.3$

(二)血管外单次给药

单室模型的药物体内的吸收和消除均为一级动力学过程，单剂量血管外给药，体内血药浓度随时间的变化规律为：

$$C=\frac{Fk_aD}{V_d(k_a-k_e)}(e^{-k_et}-e^{-k_at})\qquad(7\text{-}30)$$

式中，F 为生物利用度，D 为给药剂量，ka 为一级吸收速率常数，ke 为一级消除速率常数，Vd 为表观分布容积。

例 3　某口服药物生物利用度为 80%，$k_a=1.0/h$，$k_e=0.1/h$，$V_d=10L$。若服药剂量为 250mg，求服药后 3h 血药浓度，口服给药体内血药浓度达峰时间及峰浓度为多少？

$$C=\frac{Fk_aD}{V_d(k_a-k_e)}(e^{-k_et}-e^{-k_at})=\frac{0.8\times 250\times 1.0}{10\times(1.0-0.1)}(e^{-0.1\times 3}-e^{-1.0\times 3})=15.4(mg/L)$$

$$T_{max}=\frac{2.303}{k_e-k_a}\lg\frac{k_e}{k_a}=\frac{2.303}{0.1-1.0}\lg\frac{0.1}{1.0}=2.56(h)$$

$$C_{max}=\frac{FD}{V_d}\left(\frac{k_e}{k_a}\right)^{-\frac{k_e}{k_e-k_a}}=\frac{0.8\times 250}{10}\left(\frac{0.1}{1.0}\right)^{-\frac{0.1}{0.1-1.0}}$$

$$=15.5(mg/L)$$

(三)血管外多次给药

多次血管外给药，平均稳态血药浓度可反映长期用药后体内血药浓度，并有以下公式：

$$\overline{C_{ss}}=\frac{FD}{V_d\beta\tau}\qquad(7\text{-}31)$$

$$C_{ss.\max}=\frac{FD}{V_d(1-e^{-\beta\tau})}\qquad(7\text{-}32)$$

$$C_{ss.\min}=\frac{FDe^{-\beta\tau}}{V_d(1-e^{-\beta\tau})}\qquad(7\text{-}33)$$

式中，F 为生物利用度，D 为给药剂量，β 为双室模型消除相混杂参数(或单室模型中一级消除速率常数 k_e)，Vd 为表观分布容积。

例 4 某患者静脉注射某药物，已知该药 $t_{1/2}$ 为 7h，Vd 为 25L。

①若每隔 6h 注射一次，要维持平均稳态血药浓度 0.01mg/L，维持剂量应为多少？

$$D=\frac{1}{F}\cdot\overline{C_{ss}}\cdot V_d\cdot\beta\cdot\tau=0.01\times 25\times\frac{0.693}{7}\times 6=0.15(mg)$$

②若每次静脉注射量为 0.2mg，要维持平均稳态血药浓度 0.01mg/L，给药间隔应为多长时间？

$$\tau=\frac{FD}{V_d\beta\overline{C_{ss}}}=\frac{0.2}{25\times\frac{0.693}{7}\times 0.01}=8(h)$$

例 5 已知普鲁卡因酰胺胶囊的生物利用度为 0.85，$t_{1/2}$ 为 3.5h，Vd 为 2.0L/kg。

①若患者每 4h 口服一次，剂量为 7.45mg/kg，多次给药达稳态后，平均稳态血药浓度为多少？

$$\overline{C_{ss}}=\frac{FD}{V_d\beta\tau}=\frac{0.85\times 7.45}{2.0\times\frac{0.693}{3.5}\times 4}=4(mg/L)$$

②若患者每 4h 口服给药一次，要保持平均稳态血药浓度为 6mg/L，给药剂量应为多少？

$$D=\frac{1}{F}\cdot\overline{C_{ss}}\cdot V_d\cdot\beta\cdot\tau=\frac{1}{0.85}\times 6\times 2.0\times\frac{0.693}{3.5}\times 4=11.18(mg/kg)$$

③若体重为 70kg 患者口服剂量为 500 mg，要维持平均稳态血药浓度 4mg/L，则给药周期应为多少？

$$\tau=\frac{FD}{V_d\beta\overline{C_{ss}}}=\frac{0.85\times 500}{2.0\times\frac{0.693}{3.5}\times 4\times 70}=3.83(h)$$

例 6 某双室模型药物，口服生物利用度为 80%，中央室表观分布容积 V_1 为 5L，k_{10} 为 0.1/h，最佳血药浓度为 20mg/L，若每隔 8h 给药一次，给药剂量应为多少才可使多次给药后平均稳态血药浓度维持在最佳血药浓度？

$$D=\frac{1}{F}\cdot\overline{C_{ss}}\cdot V_d\cdot\beta\cdot\tau=\frac{1}{0.8}\times 20\times 5\times 0.1\times 8=100(mg)$$

四、药代动力学与创新药物研究

组合化学和高通量筛选使短期合成大量化合

物成为可能，生命科学和基因组学的发展，也为新药设计和化合物的筛选提供了大量的新靶点。但是，能够顺利通过各期临床试验获得上市的新药并未增加。造成新的化学实体在研发后期退出的主要原因并不是活性不高，而是由于其药代动力学性质不好，或生物利用度低，或口服吸收不佳，或不易代谢，或毒性过大等。

创新药物研究的常规方法是经药效学筛选确定化合物后，再对其进行药代动力学和安全性评价。在这些过程中所产生的各种不定参数又导致反复的结构优化。如果在药物发现和优化阶段就考虑到这些因素，将会大大降低候选药物上市失败的风险，提高新药研发的效率。创新药物研制过程中，药代动力学研究已成为药物临床前研究和临床研究的重要组成部分，与药效学研究、毒理学研究处于同等重要的地位。

高通量筛选虽然有效，但成本高。计算ADME(computational ADME)研究，又称为虚拟计算 ADME(in silico ADME)研究，是目前药物研发中的前沿领域之一。计算 ADME 可以加速药物理化性质筛选，进行活性预测，指导分子定向优化等，从而节省药物开发成本，提高成功率。

计算 ADME 模型能合理有效地利用有限的体内实验资源评价潜在的开发成功率高的先导化合物，结合药物脂水分配系数、水溶性、小肠吸收、血脑屏障通透性、生物利用度等，通过优化设计改善药物的溶解、吸收、代谢的性质。计算模型不需精确预测口服生物利用度，但能可信地预测化合物在人和动物体内生物利用度是否令人满意。由于涉及多种因素，使生物利用度的预测具有较大的挑战性，但近年来，多种体外测定结合计算预测的方法已经取得了长足进展。

先导化合物相关药代动力学参数如组织渗透、稳定性、肠吸收、代谢和清除可通过体外系统获得。这些体外体系包括微粒体、肝细胞、用于确定代谢和评价代谢路径和速率的组织切片、评价细胞转运吸收的 Caco-2 细胞系。毒性数据可以通过器官特异性细胞系获得。对早期先导化合物及其可能代谢产物潜在毒性的认识是药物成功开发的关键。大多数药物候选化合物在这一阶段失败，只有少数被认为足够安全和有效，进入下一阶段的开发。临床前研究的目标不仅是确定最有效且最安全的先导化合物，而且能选择最接近人类的动物物种进行研究。了解所选化合物的药代动力学和代谢特征有助于设计合适的临床试验。

体外方法的优点首先是可以采用微量化、自动化等手段建立高通量或中等通量的模型；其次是可以利用来自人体的组织细胞成分进行研究，以消除人类和动物之间存在的种属差异，提高药物研发的成功率。但体外研究缺乏体内研究所存在的血流、生化因子以及多种转运蛋白等影响因素。化合物配制过程中使用的有机溶剂可能掩盖药物在体内的溶解性能，影响药物代谢酶的活性。

(一)口服药物吸收评价

口服吸收与药物在胃肠道内容物中的溶解度、解离度以及跨胃肠细胞膜的能力有关。因此化合物的理化性质是其小肠通透性的重要决定因素。在创新药物研发阶段，常采用计算机辅助虚拟筛选确定药物吸收特征方法。

第一种方法为 Lipinski 五规则法。该方法将化合物结构中 N 和 O 原子看作氢键的受体，而将 N-H、O-H 基团看作氢键的供体，计算脂水分配系数(partition coefficient log P，ClgP)。如果一个化合物满足下列两个以上条件

(1)氢键供体数>5；

(2)氢键受体数量>10；

(3)脂水分配系数 ClgP>5；

(4)相对分子质量 MW>500 Da。

则这个化合物将被给予开发警告标志，未来的成药性有较大疑问。本方法不适合存在主动转运机制口服药物的药代动力学特征的预测。

另外一种预测吸收的方法为定量模型与 Lipinski 五规则结合的方法。该方法根据分子亲脂性及分子大小，以绘图方式预测化合物以被动扩散方式吸收的情形。以生理 pH 化合物内在亲脂性(ClgD)与用于测定分子大小的计算分子折射率(calculated molecular refraction，CMR)绘图，得化合物分布象限图，见图 7-4。如化合物在第 1 和第 3 象限，则具有适当亲脂性，可跨膜转运吸收；如化合物在第 2 象限，则分子小，亲水性强，可通过细胞间隙吸收，即透过细胞间隙而非跨膜吸收；而在第 4 象限的化合物，因分子量大，难以通过细胞间隙吸收，而因亲水性强，难以跨膜转运吸收。因此，根据化合物所在的象限不同可预测化合物的可吸收性，和化合物的理化性质，并进行结构修饰，进而获得期望的吸收特性。

另外，还可采用药物分子极性表面积(polar surface area，PSA)作为药物吸收的预测方法。

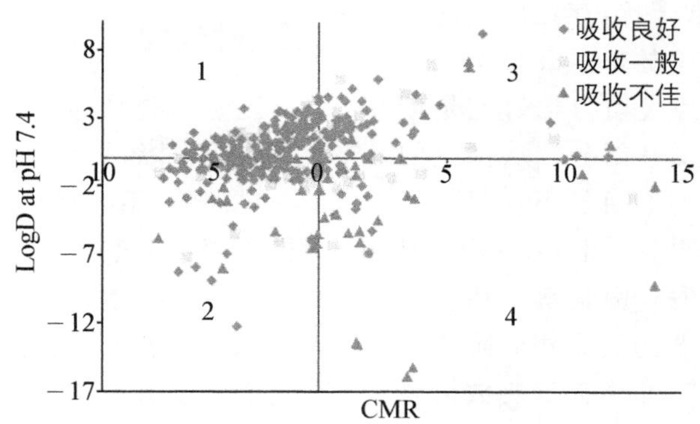

图 7-4　LogD 对理论分子折射率(CMR)象限图

位于第 4 象限的药物一般吸收较差;位于第 1、2、3 象限的药物易于通过细胞膜或细胞间隙吸收[摘自:David J. M. Spalding, at al. Drug Disc. Today, 2000, 5 (12): s70-76]

PSA 和分子量与 Caco-2 细胞试验获得的表观通透性具有良好相关性。

药物进入体内循环,需要在口服给药后经过胃部的低 pH 环境,进入十二指肠和小肠,由小肠上皮细胞吸收入血。目前常见的口服药物小肠吸收评价模型有 Caco-2 细胞系、MDCK 细胞系、PAMPA 人工膜方法。其中 PAMPA 是基于被动扩散方式的吸收评价模型,属于高通量研究方法。

(二)代谢稳定性研究

药物进入体内后作为外来物经历由药物代谢酶所催化的生物转化。肝脏是体内最大的代谢器官,P_{450} 酶是体内主要的代谢酶,CYP1A2、CYP2A6、CYP281、CYP2C9、CYP2C19、CYP2D6、CYP2E1、CYP3 A4 是与药物代谢有关的重要亚型。代谢稳定性是药物的一个重要特性,代谢不稳定的药物需要频繁给药才能保持有效的治疗浓度。

由于药物代谢存在种属差异,在药物研发阶段使用人体组织、细胞获得的结果与临床结果更接近。酶代谢稳定性研究使用的体外系统主要为人类肝微粒体、肝细胞。目前已知肝微粒体含有的 P_{450} 酶及其比例与肝组织中的比例接近,肝微粒体易于保存,可进行高通量的酶稳定性研究。肝细胞中含有完整酶系,不需要添加辅助因子,但肝细胞保存时间短,来源受限。

(三)药物相互作用研究

为避免药物因药代动力学相互作用而撤回,在药物研发阶段应确定药物体内代谢的关键酶,评价待测药物与抑制药或诱导药之间的潜在相互作用。如果一个药物主要由 CYP3A4 代谢,则这个药物可能与 CYP3A4 抑制药如酮康唑、红霉素、伊曲康唑或诱导药如利福平、苯妥英间产生药物相互作用。药物相互作用研究可以使用提取的肝微粒体、重组表达的肝微粒体、肝细胞。重组表达的肝微粒体可用于确定药物代谢酶;肝微粒体和某-P_{450} 同工酶抑制药合用可用于推测药物代谢酶。

如果一个化合物是药物代谢酶的抑制药,则可以与该酶的药物底物产生药物相互作用。使用肝微粒体和特殊的药物底物可以进行酶抑制研究,根据计算得到的 IC50 或 Ki 值,判断药物相互作用潜力。也可以使用重组表达的肝微粒体以及肝细胞进行药物相互作用研究。如果一个药物可诱导肝细胞过度表达某个代谢酶,则该药物与该药物代谢酶的底物存在药物相互作用。如已知 PXR 是介导 CYP3A4 基因表达的受体,药物与 PXR 结合会上调 CYP3A4 表达量,提示该药物是 CYP3A4 的诱导剂。

另外,还需要关注药物转运蛋白所引起的药物相互作用;分析抑制机制,区分是竞争性酶抑制还是机制依赖性酶抑制。机制依赖性酶抑制引起的药物相互作用的发生率更高。

(四)体内药代动力学研究

体内药代动力学研究拥有体外研究所没有的血流、各种因子等影响因素,是新药研究中不可缺少的一项。创新性药物应首先选用两种或两种以上的动物,如小鼠、大鼠、兔、豚鼠、犬、小型猪和猴等进行药物体内代谢过程研究。其中一种为啮齿类动物,另一种为非啮齿类动物(如犬、小型猪或猴等),然后进行人体药代动力学研究。

由于药物代谢受多种因素干扰，存在明显的代谢种属差异性，因此从动物获得的信息外推至人体具有风险性及欺骗性。人体药代动力学研究是创新药物临床药理学研究的重要一部分。从拟就的说明书分析而言，临床药理学研究目的不仅仅是为了描述药物的吸收、分布、代谢与排泄（ADME）特征，为整个临床试验结束时撰写产品说明书相应项目下的内容提供数据，更为重要的是为相应阶段的临床试验提供药代动力学支持，并作为重要数据与进行安全、有效性评价为目的的临床试验有机整合，从而发挥其在量化评价方面的重要作用。

一般而言，人体药代动力学研究应获取以下几个方面的数据：①药物或活性代谢物的药代动力学特征（ADME）数据；②药物剂量与血药浓度或靶位浓度的量效关系数据；③与适应证治疗相关的常见合并用药的相互作用数据；④性别或年龄对药代动力学参数的影响。其目的为量化评价耐受性试验结果提供支持，也为后续的临床试验提供包括推荐剂量在内的药代动力学方面的支持。临床药代动力学通过以下几种形式的研究来提供临床试验所需要的数据支持，包括单次给药研究、多次给药研究、食物影响、药物相互作用、不同人群等。研究人群应包括所有可能使用研究药物的适应证人群和健康受试者。患者人群包括一般患者和特殊人群。特殊人群包括孕妇、哺乳期妇女、儿童患者、老年患者及心、肝、肾等重要脏器功能不全的患者。

基于药物研发的复杂多样性，创新药物的药代动力学研发可以在任何临床试验阶段进行；药代动力学研究服从于研究药物的整体临床试验开发目标或具体临床试验的阶段性目标；任何以疗效和安全评价为目的的临床试验，都应该有清晰的药代动力学轮廓；药代动力学研究与临床试验整合，可以评价量化安全性和有效性；各个临床试验阶段的目标决定了各个阶段的药代动力学研究内容，由临床试验总体目标统领下的各个阶段的目标，为临床药代动力学研究的脉络或主线。如果研究药物拟最大限度地覆盖用药人群，所要进行的临床试验就要最大限度地纳入包括特殊人群在内的用药人群，所要进行的以安全、有效性评价为目的的临床试验都需要对上述人群的药代动力学研究支持，所以在临床试验的较早阶段，需要收集包括特殊人群在内的药代动力学数据。此种临床试验研发周期长，成本高，风险大，但一旦开发成功，会有较大的市场收益。

五、药代动力学与药效动力学相关性研究

药物的监测和量化可发生于体外分子和细胞水平、体内外组织和器官水平或整体水平的。即使同一种药物，不同水平用于测量效应的终点指标也可能不同。在整体水平，药物的药理学作用是多种药物效应与机体对这些药物效应生理反应的总和。一般认为，药物效应包括治疗效应和毒性效应，与药物血浓度有直接的关系。但由于血浆并非大多数药物发挥作用的场所，药物由中央室到周边室或效应室需要时间，或者某些药物到达效应部位很快，但起效很慢，使直接拟合血药浓度与效应曲线比较困难。因此，药物效应与血药浓度相比常常存在一定的滞后，即效应变化滞后于浓度的变化，从而使血浆药代动力学预测的相关效应被延迟。

剂量或浓度效应关系研究有助于认识药物的作用靶点，选择剂量和设计给药方案，测定药物的效价和效能，阐明药物间的相互作用。任何新药临床前和临床评价，都包括在预期剂量范围内定量描绘量-效关系，分析药物的疗效和毒性反应。根据药效学和药动学知识制定合理的个体化药物治疗方案，包括合理的剂量选择，衡量风险/效应比等。某些情况下，将描述药物分布动力学某一特征的房室确认为药物作用部位，具有生物学上的可能性。如注射胰岛素后血糖利用的时程与三室胰岛素分布模型中慢平衡房室所预期胰岛素浓度是一致的。因为药物在此房室的动力学与骨骼肌组织间液中胰岛素的浓度相对应，因此有理由使用药动学房室预测胰岛素的特定效应。

如果效应的终点指标（如血压变化）可连续测量，则剂量-效应关系可以进行量化；而对于全或无的终点，如存活与死亡，剂量-效应关系是质化的。量反应型剂量-效应关系在一定剂量范围内可以在单一生物学单位内进行测量，且药物剂量或浓度与效应强度相关。质反应型剂量-效应关系通过在一定剂量范围内对用药患者数量进行测定，每一水平剂量与全或无效应的发生频率相关。

为了更精确地描述药物剂量与药物效应之间的关系，Sheiner 等在经典药代动力学研究中加入效应室，利用血药浓度-时间-效应数据，经模型分析，拟合出血药浓度及其效应经时过程的曲线，推导出产生效应部位的药物浓度，定量地反映浓度与效应的关系，称为 PK/PD（pharmacokinetics/pharmacodynamics）模型。效应室（effect compartment)是描述效应部位药量变化规律的假想室，与中央室(血液室)相连接。为方便数学分析，假设效应室内药物不返回中央室，直接从效应室消除，因为从中央室转运到效应室的药量非常小，这样做不影响经典药代动力学模型的计算精度。目前还没有直接测定效应部位药物浓度的方法，一般以药物在体内达到平衡时的血药浓度代替，或使用 PK/PD 结合模型模拟计算。

(一)药效学模型

药效学模型将药物的药理作用与效应部位浓度从数字上联系起来。目前常用的药效学模型包括固定效应模型、线性/对数线性模型及最大效应模型。与药动学模型不同，药效学模型与时间无关。

1. 固定效应模型　当药物效应是全或无的，如睡眠；或是连续状态的特定中断，如高血压患者的舒张压＜90 mmHg，即当药物浓度高于阈浓度时特定的药理作用就出现，当药物浓度低于阈浓度时就消失，可选用固定效应药效学模型。不同患者阈浓度不同，根据阈浓度分布情况，固定效应模型量化了特定的给药浓度产生全或无效应的可能性，主要用于临床剂量研究。如根据地高辛浓度和毒性关系研究，地高辛浓度为 3 ng/ml 时毒性反应的发生率为 50%。固定效应模型是联系药物浓度和药理作用的简单模型。

2. 线性/对数线性模型　某些药物效应与浓度呈直线关系，可用线性模型预测药物效应。

$$E=\beta \cdot C_p+E_0 \tag{7-34}$$

式中，E 为效应，β 为直线的斜率，C_p 为血药浓度。E_0 为截距，即当 $C_p=0$ 时的效应，称为基线效应(baseline effect)。

类似地，当药物效应强度与浓度对数呈直线关系，或者药物效应强度对数与浓度对数呈直线关系时，可用对数线性模型预测药物效应。

$$E=\beta \cdot lgC_p+I \tag{7-35}$$

式中，I 为任意常数，无意义。该模型不能预测浓度为零时的基线效应，缺乏确定最大效应的能力。

线性模型和对数线性模型是描述药物浓度和一定范围内效应关系的简单模型，只能预测 20%～80%E_{max} 的药物效应，当预测高于 80%E_{max} 或低于 20%E_{max} 的效应时将发生较大偏差。对于大部分药物，浓度与药效间关系的线性仅存在于中间范围，而在高或低浓度时，该模型不能准确预测药物效应。

3. 最大效应模型(E_{max} 和 S 形 E_{max})　某些药物效应随浓度呈饱和曲线增加，当药物不存在时，无药理效应；当药物浓度接近于某一极限水平时，再增加浓度，效应增加有限。此时，可用 S 形 E_{max} 模型将连续的效应和药物浓度联系起来。

$$E=\frac{E_{max}\times C^n}{C^n+EC_{50}^n} \tag{7-36}$$

式中，E_{max} 是药物所能产生的最大效应，EC_{50} 是产生 50%E_{max} 时的药物浓度，C 为药物浓度，n 为指数常数，由 S 形曲线的斜率决定。该模型可预测最大效应，用 E_{max} 和 EC_{50} 两个参数描述。

E_{max} 模型是 $n=1$ 时 S 形 E_{max} 模型的简单形式，即

$$E=\frac{E_{max}\times C}{C+EC_{50}} \tag{7-37}$$

该方程形式上与米氏方程相同，当药物浓度的大量增加仅引起效应的小量增加时，该模型不仅可预测一种药物所能达到的 E_{max}，还可预测没有药物存在时无效应的临床表现，显示了与临床常见效应相一致的结果。

最大效应模型描述了浓度和效应之间的双曲线型关系，即在未用药时没有效应，当浓度接近于无限大时出现最大效应 E_{max}，当浓度超过 EC_{50} 后，效应的升高幅度减小。

当药物效应为抑制某种生物现象的度量时，上述方程可改写为：

$$E=E_0-\frac{E_{max}\times C}{C+IC_{50}} \tag{7-38}$$

式中，E_0 为不给予药物时出现的效应，IC_{50} 是产生 50%最大抑制效应所需的浓度，该模型又称为抑制性 E_{max} 模型。

(二)PK/PD 结合模型

在非稳态情况下，血液浓度与效应部位浓度不存在平衡，药物进入作用部位需要一定时间，因此效应部位浓度与血液浓度相比存在一定的滞后，使直接拟合血浓度与效应十分困难。

Sheiner 等提出的效应室模型的方法较好地克服了这一困难，并得到了广泛的应用。效应室模型将经典的药代动力学模型加以扩展，提出一个假设的“效应室”。由中央室到效应室的药物转运速率是一级过程，但其速率常数 k_{1e} 远小于药代动力学模型中的其他速率常数，从而药物往效应室的转运量不会改变药代动力学模型原有的特性，可忽略不

计，但药物从效应室消除则用第2个一级速率常数k_{e0}表示。求出药代动力学参数后，给予k_{e0}一个初始值，可采用一定数学模型，估算效应室浓度Ce，结合效应观测值就可拟合出合适的效应模型，求出k_{e0}值及效应模型参数。

Fuseau和Sheiner提出非参数效应模型方法，可不必假设效应模型，效应室消除速率常数k_{e0}通过拟合，使效应室预测浓度Ce与效应(E)的滞后环消失。k_{e0}为Ce-E曲线的上下支重叠为一支时k_{e0}的优化值。另一扩展的非参数法，药代动力学和药效学指标都用非参数表示，在模型不确定时有独特的优点。

1. *参数法*　在非稳态下，根据外周室浓度-时间数据(C_p-t)求出药代动力学参数，只要引入效应室消除速率常数k_{e0}，就可估算出效应室浓度，然后选择合适的药效学模型。对药效学数据进行拟合，则可求出k_{e0}及药效学模型参数。如E_{max}模型PK/PD参数估算步骤如下。

PK模型：$C=C_0\times e^{-\lambda t}$　(7-39)

PD模型：$E=\frac{E_{max}\times C_e}{C_e+EC_{50}}=\frac{E_{max}}{1+EC_{50}/C_e}$　(7-40)

连接模型：$dC_e/dt=k_{e0}(C_p\text{-}C_e)$　(7-41)

按照药代动力学模型拟合C_p数据得到C_0和λ，积分求出效应室浓度：

$$C_e=\int_0^t\frac{dC_e}{dt}=C_0\,\frac{k_{e0}}{k_{e0}-\lambda}(e^{-\lambda t}-e^{-k_{e0}t})\tag{7-42}$$

将求出的C_o、λ代入PK模型公式，再按PD模型公式拟合效应(E)数据。

2. *非参数效应模型方法*　若效应室药量忽略不计，则效应室浓度的变化是k_{e0}及药代动力学参数的函数。图7-5中药物浓度上升、下降，药效(E)也一样，但有些滞后。

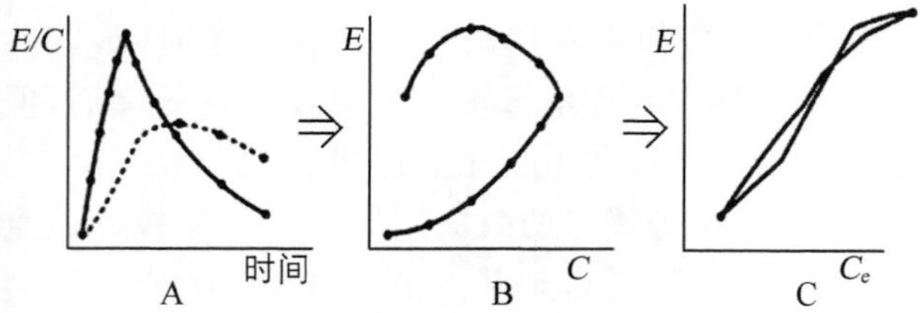

图7-5　A. 浓度(实线)和效应(虚线)的时间过程；B. 浓度与效应作图显示滞后环；C. 效应室浓度与效应拟合图

以C_i对E_i作图形成一滞后环，环在最大C处分为上升支和下降支。该法不需假设药效学模型，只是选择合适的k_{e0}使C_e对E曲线的两支重叠。拟合好坏的依据(重叠)是由C_e对E作图所形成环的上升支和下降支的垂直距离(图7-6)。

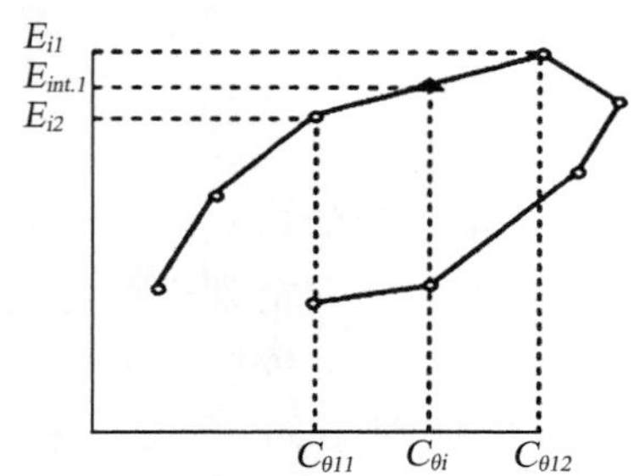

图7-6　滞后环二支重叠程度的测量

给予k_{e0}初值，由药代动力学参数和连接模型可得出预测的C_{ei}，与每个C_{ei}相对应的效应预测值$E_{int.i}$由线性差值方法得出。对效应观测值与预测值差值的平方均值的极小化可求出k_{e0}。

$$OF(k_{e0})=\frac{1}{n}\sum_{k=1}^{n}(E_k-E_{\text{int},k})^2\tag{7-43}$$

$$OF(k_{e0})=MinOF(k_{e0})\tag{7-44}$$

其中n为浓度-效应对数，OF为目标函数。曲线两支的距离通过对应的效应差值与实测值的差值求得。k_{e0}是对效应差值的最小二乘拟合值。

3. *扩展的非参数*　Jashvant等进一步提出，不仅药效学模型适用于非参数法，而且浓度变化规律也可用非参数法(如差值)描述。由连接模型知：

$$dC_e/dt=k_1C_p\text{-}k_{e0}C_e\tag{7-45}$$

如果测得系列浓度-时间数据$C_{pi}(t)(i=1,N)$，则可用数值差值的方法求得任一时间的浓度变化。对上式积分，得

$$C_e(t)=k_{e0}\int_0^t C_p(\tau)e^{-k_{e0}(t-\tau)}d\tau\tag{7-46}$$

非参数PK/PD模型法计算参数步骤：

(1)给予k_{e0}初始值；

(2)差值求出$C_p(t)$的变化规律；

(3)数值积分得到$C_{ei}(t)$，t；

(4)差值得到$E_{int,i}$，t_i，同非参数药效模型方法；

(5)计算垂直距离，同非参数药效模型方法；

(6)选择k_{e0}使垂直距离最小，求出k_{e0}。

以上三种方法各有优缺点，处理实际数据可比

较使用。如用非参数法求得k_{e0}值作为初值，再用参数法进行拟合，求出一些有意义的药效学参数，如EC_{50}、E_{max}等。但必须注意数据好坏直接影响处理结果的正确性，因此，数据的采集不仅必须兼顾药代动力学特征，而且必须兼顾其药效学特点。最好在药效上升和下降区域均有数据点（与药物浓度的采集类似）。

尽管基于药物-受体相互作用的 PK/PD 模型有很大进展，但由于药物可与不同受体发生相互作用，引起不同的 PD 反应，使原发作用的效应-浓度关系变得模糊，干扰了模型的精确性。PK/PD 结合模型研究的药效指标必须符合以下标准。

（1）药物效应指标最好能用定量参数描述，且有一定变化规律，这样以药物效应对药物浓度作图，可以得到浓度-效应曲线，从而得以用 PK/PD 理论分析两者之间的关系。

（2）药物效应指标的变化对浓度相对敏感，这样允许在相对窄的浓度范围内对浓度－效应关系有较全面的反映。

（3）药物效应指标必须在个体间和个体内具有良好的重复性，不然药效测定方法误差会被错误地认为是个体间或个体内药效学的变异，造成不正确的结论。

（4）同一个体的药物效应指标应能反复测量，不至因耐受性或学习效应（learning effect）产生而改变。这样不必在大量不同的个体中收集浓度－效应数据，只要在某一个体上就可以得到足够多的能反映浓度－效应关系的数据。

（5）药物效应指标最好是客观的而不是主观的，如有些中枢神经系统（CNS）药物的效应，有时采用主观判断方法评价药效，但 PK/PD 研究原则上应采用客观的指标。

（6）所选择的药物效应指标要有临床意义，而且可靠，最好可作为治疗的指针。如某些药物的脑电图（EEG）效应，如不与某些临床药效联系起来，则无实际参考价值。

某些情况下，可采用合适的替代指标评价药物治疗后的临床症状、体征或疗效。药效学研究水平的提高，可促进 PK/PD 结合模型研究。另外，某些药理反应如依赖、戒断和耐受性等受内环境稳定机制所调节，并非药物与受体结合所致，这些情况下，药物的输入速率可改变效应-浓度关系。因此发展更为精细的、涉及各种作用机制的模型可能是发展趋势之一。

近年来人工神经网络已经在 PK/PD 研究中得到广泛应用。人工神经网络的特点在于不需要先假定一个特定的模型，而只需从提供的数据中建立输入与输出的关系，从而极大地简化了传统药代动力学数据分析所需的建模工作。Minor 等的研究表明，人工神经网络能够将给药情况与 PD、给药情况与 PK、PD 与 PK 或其他与治疗相关的因素直接关联起来，获得各要素之间的关系。

临床效应指标和替代指标的发展及规范化十分重要，药物治疗作用通常不是单一的，而是包含所有作用的总和，因此临床效应采用药物的治疗效果评估最为合适。但多数 PK/PD 研究，效果难以定量，只能选择较易测定的替代指标。替代指标应能反映各种效应。但由于替代指标种类繁多，检测方法各异，尚难满足临床效果评价的要求，已成为 PK/PD 深入发展的限制因素。因此迫切需要横向比较 PK/PD 研究结果，发现新的替代指标并使之规范化和标准化。数据库和计算机程序的深入开发与合理应用十分必要，提倡相互协作，分享已有的药理和临床试验数据，建立相应的数据库，以便有效分析新的假设和研究目标，建立新的模型，得出新的结果和概念。

（郭瑞臣　魏春敏）

第三节　群体药代动力学

近年来，随着新药研发成本、失败率的不断增加，新药研发周期的延长，新药研发的日益规范，以及人们对药物治疗效应与患者生理、病理等多种因素相关性的认识，充分利用新药研究及其临床应用所获得的数据，发现隐藏其中的科学规律，从而形成知识体系，进一步提高对药物总体特征的认识，并优化药物治疗方案，获得最佳治疗效应和最小毒性效应，就显得格外重要和必要。群体药代动力学（population pharmacokinetics，PPK）顺应这种需要产生，并作为一门新兴药学与数学学科间的边缘科学，获得迅速发展。目前，群体药代动力学已经形成独立的学科领域和完善的知识体系，在新药研发和优化临床药物治疗方案两大方面都起着不可或缺的重要作用。

一、群体药代动力学研究方法

(一)群体药代动力学的概念和发展历史

1. *群体药代动力学的提出*　群体药代动力学是在药代动力学或称药动学发展的基础上提出的。为了清楚地了解药物的体内处置行为,并作为制定给药方案的依据,明确药物的安全性和有效性,就必须进行药动学的研究。药动学研究的基本方法已经渗入到生物药剂学、分析化学、临床药理学、药物治疗学等多学科领域,与这些学科密切相关,推动着各个学科的发展。

药动学研究旨在评价药物在体内的处置过程,使人们了解药物的吸收、分布、代谢和排泄规律。但同时也必须看到,药物体内的动态变化在不同疾病群体中存在很大差异。经典药动学研究采用个体全息法,即研究着眼于个体对象,试验设计是为了得到药物在个体对象中动态变化的详细数据,全程采血,即血样数据涵盖吸收、分布、代谢和排泄的全过程,通常 11～14 个血样点。但从临床治疗实际和医学伦理学出发,密集采血相对困难。传统方法频繁取血、严格取样时间的药动学研究不适于重病患者、儿童及老年人群。同时,经典药动学所获得的药动学参数是以个体为单位,得到某一个体的药动学参数,然后将其进行平均,从而得到最终的药动学参数的平均值和标准偏差。这种结果处理方法不可避免地产生一个问题,即在个体差异较大的情况下,某一个体的药动学行为对整体结果影响较大,使最终结果产生较大偏倚。这是因为研究样本数较少,一个样本在总体样本中所占的权重较大,某个个体的偏差对结果造成的误差不能轻易消除。因此,为了表征与描述来自各个受试者参数的离散程度与分布情况,确定能够代表特定群体的药动学特征结果,以及能研究相关影响因素对药动学的影响,就必须提出新的方法进行药动学研究。

2. *群体药代动力学的定义*　群体药代动力学是广义的名词,通常泛指定量药理学(pharmacometrics,PM),是应用数学和统计学模型方法探讨、描述和预测药物在特定群体中的药动学、药效学以及生物标识物-效应关系的特征行为的一门科学。群体药代动力学是基于模型(modeling)和仿真(simulation)研究药物与机体作用的全新方法,将药动学/药效学模型与统计学模型相结合,研究特定剂量方案下药物在特定群体中的药动学/药效学的特征及变异性的大小,定量研究特定群体中药物浓度/效应的决定因素。

这里所谓"群体"是指根据研究目的所确定的研究对象或者患者的总体。由于所研究对象的健康、生理特征、营养、遗传等都存在差异,因此不同研究对象对于同一药物的体内处置过程可能存在较大的差别。群体药代动力学研究是针对某一特定群体,探讨和预测药物在该群体中的体内处置特征。影响药物体内药动学、药效学的因素,如年龄、体重、基因型、性别、疾病状态、药物-药物相互作用等,在群体药代动力学研究领域称之为"协变量(covariate)"。协变量的集合可以看作是不同的"亚群体"。例如,如果性别对药物的药动学行为产生影响,那么男性和女性则应分别作为所研究特定群体中的亚群体。而多个协变量所造就的"亚群体"的叠加,实际上就接近个体。个体实际上就是多个特定协变量叠加的"亚群体"。例如一个体重 60 kg、年龄 40 岁、CYP2C19 慢代谢的男性个体就是体重、年龄、基因型和性别这些群体药代动力学研究中协变量叠加的"亚群体"。当然,协变量越多、越具体,就越接近真实的个体。因此,群体药代动力学可用于优化个体化给药方案,即充分了解个体的这些协变量对药动学/药效学的影响,从而根据这些特征优化的药物治疗方案,达到最佳疗效和最少不良反应的目的。

3. *群体药代动力学的发展历史*　群体药代动力学起源于 20 世纪 70 年代,1977 年美国 Sheiner 教授首次提出应用群体模型估算临床试验数据中的群体参数。随着群体药代动力学模型的发展,相继提出应用稀疏数据,接着又提出估算药动学参数的变异。这些最初群体药代动力学模型概念首先大量应用于治疗药物监测(TDM)的临床数据,利用稀疏数据得到药动学的典型参数和变异值。20 世纪 80、90 年代,该方法逐步将 TDM 数据模型与 Bayesian 回归方法相结合,进行个体药动学参数的估算以及个体给药方案的优化。

1982 年,群体药代动力学(定量药理学)定义首次在 Journal of Pharmacokinetics and Biopharmaceutics 杂志中提出,当时将定量药理学定义为"应用模型进行分析复杂药动学和生物药剂学特征的科学"。从那时起,群体药代动力学在药物研发和药物治疗中的作用逐渐被认识,越来越广泛地被认可和接受。大量相关研究的相继发表,更进一步地推动了该学科的发展。

模型仿真的应用是除了群体药代动力学模型

之外的另一个促进群体药代动力学发展的因素。模型仿真于 1971 年由 Maxwell 等在 Clinical pharmacology and therapeutics 杂志中首次提出，但直到 1998 年 Hale 等才真正将模型仿真技术应用于临床试验模型数据的检验。这一应用极大地推动了群体药代动力学的学科发展。同年，美国食品和药品监督管理局（FDA）表现出对此技术的极大兴趣，认为模型仿真是进行临床试验设计非常有用的工具，并且将其用于评价不同试验设计间的优劣。自此模型仿真被广泛地应用于各期的临床试验过程，进一步促进了群体药代动力学的发展。

群体药代动力学学科的快速发展使得美国 FDA 和欧洲药品监督管理局（EMEA）相继出台指南将该方法用于药物研发。1998 年美国 FDA 药品评价中心的《儿童药动学研究指南》中提出除了进行传统的药动学研究外，还应进行群体药代动力学研究。1999 年，该机构提出的《肝功能不全患者药动学研究指南》中也提到相关问题。同年，FDA 颁布了《药物研发中群体药代动力学研究指南》，明确提出新药研发中如何进行群体药代动力学研究以及报告的具体内容。2000 年，人用药品注册技术规定国际协调会议（ICH）推荐在儿童患者药物临床研究中应进行群体药代动力学研究。目前在美国和欧洲，群体药代动力学研究已为药物研发必不可少的部分。同时群体药代动力学研究方法也被广泛应用于临床药物治疗的各个方面，并发挥着日益重要的作用。

（二）群体药代动力学的研究内容

研究目的不同，群体药代动力学的研究内容也有所侧重。总体来说，群体药代动力学的研究内容包括：

1. 明确和预测药物在特定群体的药动学和药效学行为的典型特征　研究目标群体中药物的药动学和药效学的总体特征，通常应用典型患者来表示，称之为群体参数（population parameter）或者群体典型值（population typical value）。群体典型值表征目标群体的整体特征，用于表述整个群体的平均状态或者群体典型患者的特征。

2. 定量相关影响因素（协变量）对群体药代动力学和药效学的影响　协变量是指所有对药动学和药效学产生影响的因素，包括生理因素（例如年龄、性别、种族、基因型、体重、体表面积、胖瘦等）、病理因素（例如疾病状态、并发症、肝肾功能状况等）、药物-药物相互作用和药物-食物相互作用，以及其他因素（昼夜节律等）。协变量可以指证个体与群体的差别，前面提到个体是多个“亚群体”反复叠加的结果，而不同“亚群体”是不同协变量的集合。因此，定量研究协变量对群体药代动力学和药效学的影响可以将研究从群体水平拉近到个体水平，预测个体的药动学和药效学行为特征。

3. 估算药动学和药效学参数的随机变异　群体药代动力学中的随机变异包括个体间变异（inter-individual variability，IIV 或者 Between-subject variability，BSV）、周期间变异（inter-occasion variability，IOV 或者 between-occasion variability，BOV）和个体内变异（intra-individual variability）或称残差变异（residual variability），与随机因素相关。这类因素确定存在，但却是未知和无法测量的。个体间变异是指不同个体间的差别大小，协变量是导致个体间变异的主要来源。周期间变异是指同一个体在不同试验周期中的差别，与试验设计相关。残差变异或者个体内变异是指同一个体在不同时间或者重复试验时依然存在的差别，与测定误差、模型偏倚或者剂量误差等相关。在群体药代动力学中，所有变异都用百分数（%）表示。

4. 充分发掘隐藏在临床数据中的科学规律　从而为药物研发和药物治疗决策提供充分合理的理论依据。药物研发和临床应用过程中会产生大量的数据，从传统药动学方法中获得的知识、信息非常有限。而基于大量临床数据的群体药代动力学、药效学模型、统计学模型、图形等方法的应用，可以充分发掘隐藏在临床数据中科学规律。越多的科学规律被认识，能更好地提高临床药物治疗。

（三）群体药代动力学的优势

与传统药动学相比，群体药代动力学的应用更加广泛，其优势主要包括：

1. 数据类型可以是富集数据，也可以是稀疏数据　这一优势特别适用于治疗药物监测数据，以及临床难以采样的特殊患者，包括儿童、孕妇、肿瘤患者等。稀疏数据同样可以作为有效信息纳入到药物研究中，提供药物的相关信息。

2. 可以进行多个临床试验数据的集合研究　具体到一个临床试验，其入选人群和样本量非常有限，因此从中所获得的信息量也相应受到限制。群体药代动力学可以将多个不同试验设计的临床数据进行集合分析，获得远远超出单一临床试验的更为丰富的信息与知识，这是群体药代动力学最显著的特点与优势之一。

3. 可以对不同试验方案设计进行模型仿真，从而进行临床试验模拟。

4. 可以明确药动学/药效学的变异性，从而进行给药方案优化。

5. 可以通过群体模型进行试验方案的设计和剂量选择。

6. 可以进行药物-药物/食物相互作用研究，群体模型分析可以明确药物相互作用的机制。

7. 可以进行种属间外推，也可以明确不同种属间的差异大小。

8. 可充分发掘药物研发中各期临床试验的药动学/药效学科学规律。

(四)非线性混合效应模型(Nonlinear mixed effect modeling,NONMEM)

群体药代动力学研究目前最为常用的是NONMEM法，是在传统药动学研究方法的基础上，针对传统药动学研究方法的缺点进一步发展起来的。

1. *传统药动学的研究方法*

(1)简单合并数据法(naive pool data,NPD)：简单合并数据法将所有个体的数据合并之后进行处理，假设这些数据均来自于同一个体，不考虑个体间的差异，均一对合并数据进行拟合，求出药物动力学参数。

简单合并数据法的最大特点是简单易行。只要实验设计合理，所有数据类型都可以应用。但是，这种方法的缺点也十分明显。首先，它无法区分个体间变异与随机效应。虽然在拟合过程中可以给出观测值与拟合值之间的残留误差及其分布特征，但是这种误差是协变量和随机效应之和，简单合并法不能将两者进一步区分。其次，数据合并后无法再求算每个个体的药代动力学特征，只能得到笼统的药动学参数，无法得到个体信息。

(2)简单平均数据法(naive average data,NAD)：简单平均数据法是先将每个时间点的个体数据进行平均，然后再对数据进行拟合，求出药物动力学参数。在拟合中可以对各数据点以相应的标准差进行加权。这种方法要求个体之间的采样时间必须一致。与简单合并数据法相似，简单平均数据法的优点同样是简单。但是这种方法的缺点也很明显。首先，容易导出错误模型。单一个体的数据本来可应用单指数项公式模型进行拟合，但是平均之后可能会发现多指数项公式拟合的结果更好。其次，平均之后使数据平滑化，可能掩盖一些有意义的药物浓度-时间曲线特征(如肠肝循环等)。第三，因为所有个体的数据已经平均，所以无法具体分析不同亚群之间差异的特征。最后，与NPD方法一样，NAD也无法区分个体间和个体内的随机差异，所得出的观测值与拟合值之间的差异来自于个体间和个体内等几个部分之和，无法进一步区分。

(3)标准两步法(standard two stage,STS)：标准两步法是传统药动学中最常用的方法，分两步进行。第一步：对每一个体数据分别进行拟合，得出每一个体的药动学参数；第二步：求算个体参数的平均值和方差，作为最终的群体参数。STS要求每一个体必须全程采集样本，必须有各自的药物浓度-时间曲线。

STS法应用简单，一般的药物动力学软件即可以完成。与NPD和NAD方法相比有优势，它可以得到每一个体的药动学参数。STS法的局限性在于该方法必须先对所有个体应用相同的模型进行拟合。与NPD和NAD方法一样，STS也无法区分个体间和个体内误差。STS方法的局限只有在群体药物动力学方法时才能得以克服。

另外，STS法过分地放大了个体数据对最终结果的影响，因为最终参数仅仅是所有个体参数的简单平均，如果出现个别异常数据对结果将产生非常大的偏差。因此这种方法仅适用于个体间变异较小的情况。而随着残留误差值的增大，标准两步法给出的个体间差异也会出现偏大的倾向。这时就应当使用群体药代动力学的混合效应模型化方法进行分析。

2. *传统药动学的缺点*　传统药动学最主要的缺点归纳起来有四点：

(1)药动学研究必须密集采样；

(2)无法定量药动学参数的变异性(个体内和个体间变异)；

(3)无法进行不同人群或者给药方案间的外推和预测；

(4)无法进行复杂体系中药动学/药效学相互关系研究。

3. *非线性混合效应模型法(NONMEM法)*　NONMEM法解决了传统药动学研究方法的主要缺点，用FORTRAN语言编制。目前的最新版本为NONMEM 7。由于FORTRAN语言的不友好，因此通常需要其他程序作为辅助进行模型建立，最常用的包括Perl speak NONMEM(PsN)、Pdxpop、

Pirana、Census 等。

之所以称之为“混合效应模型”是因为在模型中同时用到固定效应模型和随机效应模型。固定效应指的是群体典型值的估算,包括协变量模型;而随机效应模型指的是估算变异性,包括个体间变异、周期间变异和个体内变异(残差变异)。NONMEM 模型通常可以用下面的公式来表述:

$$y_{ijk} = f(x_{ijk}, P_{ik}) \qquad (7\text{-}47)$$

其中 y_{ijk} 是第 i 个体在 k 周期的第 j 个观察点,y_{ijk} 是个体药动学参数 P_{ik} 和独立变量 x_{ijk}(通常为时间或者剂量)的函数。

个体药动学参数是群体典型值和随机效应参数的函数,通常认为个体药动学参数服从对数正态分布,随机效应模型可以用下面的公式表述:

$$P_{ik} = \theta_p \cdot e^{\eta_i + k_i} \qquad (7\text{-}48)$$

其中 P_{ik} 是个体 i 在 k 周期的个体药动学参数,θ_p 是估算的群体典型值,η_i 和 k_i 分别是个体间变异和周期间变异。变量 η_i 和 k_i 假设服从均值为 0、方差分别为 ω^2 和 π^2 的正态分布。通常药动学和药效学参数被假设为对数正态分布,因此 IIV 和 IOV 在公式中表述为指数形式。

协变量是个体间变异的重要来源,可以解释部分个体间变异。群体典型值通常是协变量的函数,这就是说协变量的改变会影响药动学/药效学参数的典型值。如果表观分布容积(V)随着体重的增加而增加,那么药动学参数 V 就是体重的函数,至于具体函数表达方式,即模型化的过程,在后面的数据分析过程中将详细进行讲解。

个体内变异(残差变异)用于表述个体预测值与实际观察值之间的差异。残差变异通常由于测定误差、模型偏倚、给药或者采样误差造成。残差变异最常用的表达方式包括加法模型和比例模型两种形式。通常可以用下面的公式表述:

$$y_{ijk} = f(x_{ijk}, P_{ik}) + \varepsilon_{ijk} \qquad (7\text{-}49)$$

其中 y_{ijk} 是第 i 个体在 k 周期的第 j 个观察点;$f(\cdots)$ 是个体药动学参数预测值,是 P_{ik} 和独立变量 x_{ijk}(通常为时间或者剂量)的函数;ε_{ijk} 是残差变异,用于描述个体预测值与实际观察值之间的差别,ε 假设服从均值为 0、方差为 δ^2 的正态分布。

与传统药动学分析方法相比,群体药代动力学方法作为强有力的工具可以对不同来源的大规模数据进行分析,探讨它们间的相互关系。Sheiner 教授作为群体药代动力学理论的奠基人,在提出群体药代动力学方法时认为该方法体现了学习-验证的过程。随着群体药代动力学学科领域的不断深入,目前认为群体药代动力学研究过程是一个学习-验证-再学习-再验证的循环过程。新的知识和信息被加入群体模型,并用于验证以前知识的正确性,进一步优化模型,从而又获得新的知识。群体药代动力学模型建立的过程实际上是验证已知理论并获得新知识的过程,因此群体药代动力学研究不能简单地认为是数据处理,它已经是一个学科体系,一个系统研究过程。有些复杂模型需要几年时间去建立,从而发现新的、重大的科学规律。

(五)群体药代动力学研究过程

如前所述,群体药代动力学的数据分析不是普通意义上简单的数据分析,而是一个系统的研究过程,因此通常需要系统的研究计划。为了更有效率地提高群体药代动力学的研究过程(包括数据分析过程),需要系统地了解如何设计和进行群体药代动力学的研究。通常一个群体药代动力学研究的过程可用图 7-7 表示。

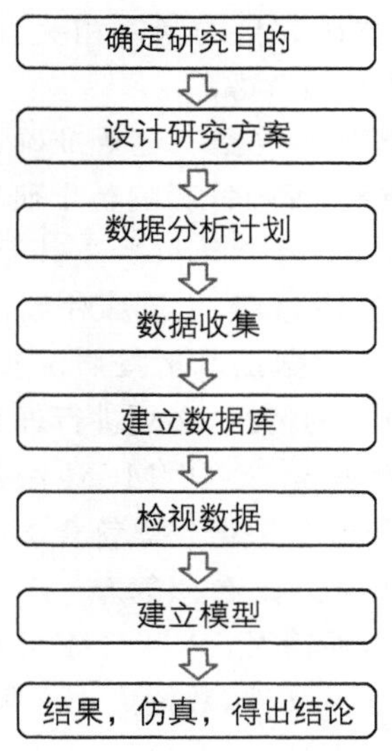

图 7-7　群体药代动力学研究过程

1. *确定研究目的*　群体药代动力学研究最为重要的就是要明确研究目的,不同研究目的将导致研究方案设计以及整个模型化过程不同。群体药物动力学研究目的的不同,模型建立的过程和重点有所不同。充分理解研究目的是进行群体药代动力学研究的重要前提,只有首先明确研究目的,才能进一步确立研究方案和接下来的数据分析计划。整个群体药代动力学研究将围绕研究目的分级展开。

2. 设计研究方案　研究方案将根据研究目的和模型分析方法进行设计，简单来说研究方案必须使所选择的模型分析方法完全满足或达到研究目的。因此研究方案设计必须确定哪些假设是可行的，哪些是不可行的，哪些信息是研究必须提供的，哪些信息是可以通过现有知识获得的，从而提高研究的效率和可行性。否则，有可能由于研究方案设计不恰当，无法获得有用信息，因而无法达到研究的目的。研究方案的设计可以借助很多理论和有用工具，群体药代动力学本身也是研究方案设计的有用工具之一，以往群体药代动力学的研究结果进行仿真可以帮助设计新的研究方案。

3. 制订数据分析计划　美国 FDA《新药研发群体药代动力学指南》指出，必须明确给出群体药代动力学数据分析计划。数据分析计划可以包含在试验方案中，也可以作为独立文件提供。同时，指南明确指出数据分析计划在数据得到之前完成，也就是说数据分析计划并不要求一定在试验开始前得到，但由于数据分析计划主要描述具体如何进行数据分析，与研究目的紧密相关，因此通常在研究最初阶段就必须考虑。

4. 收集数据　数据一定要准确、可靠，数据采集必须保证质量，否则将影响整个研究的质量。如果数据出现错误，将会导致严重甚至错误的结果。因此，数据收集的过程一定要对数据进行逐一核对，确保采集的数据是严格按照试验方案获得，如果出现偏离方案的情况，必须进行详细的记录。

5. 建立数据库　NONMEM 法进行数据分析前，必须先将所收集数据建立符合 NONMEM 规定的数据库。这项工作看似简单，其实工作量比较大，往往容易出现错误。NONMEM 的数据库通常为 .txt 或者 .csv 文件，数据库中必须字段包括：患者 ID、剂量、给药时间、浓度或者药效指标、周期、是否定量下限数据、MDV（是否缺省数据）、EVID（NONMEM 指证数据运算类型的参数）。如果是药动学-药效学结合模型或者多种药物，还需要 CMT 字段，用于标识不同药物和数据类型。另外其他协变量信息如果需要考察，如基因型、年龄、体重等，也必须包括在数据库中。完成数据库后，要确保所有录入信息准确无误，之后锁定数据库，接下来所有的数据分析就在这一数据库的基础上完成。

6. 检视数据　群体药物动力学研究通常包含大量的数据，例如血、尿中药物浓度、代谢物浓度、药效指标、药物相互作用以及大量的协变量信息。对这些庞大信息进行初步的分析和了解，对于群体药代动力学模型建立至关重要，可以大大节约时间，提高效率。数据检视可以采用列表、作图、初步的统计分组等方法。通过数据检视可以了解数据的基本情况，了解各变量、各因素之间可能存在的相互关系，为建立模型提供可行的思路。同时在数据的检视过程还可以发现部分异常数据（outlier），为下一步对这些数据的处理确定思路。针对低于定量下限或异常的数据，可以选用不同的方法进行分析处理，对结果的影响也有很大不同。

7. 建立模型　通过对数据检视，可以对所研究数据有了初步的了解，为模型建立提供了可行的思路。模型建立的顺序依次是药动学/药效学基本结构模型的建立，固定效应（协变量或者相关因素）和随机误差模型的加入，求算群体参数和个体预测值，分析协变量与药动学和药效学参数之间的关系，并不断通过模型验证考察模型的准确度，最后得到最终模型。

模型建立的一般的原则是从简单模型出发，由简入繁逐步推进。任何模型都只是对真实情况的模拟和近似，没有一种模型是完全准确或绝对真实的。所谓的最佳模型只是更加接近真实，最能达到研究目的的模型。不同研究目的可能导致模型的差异。

NONMEM 法应用扩展的最小二乘法来定义目标函数值（objective function value，OFV）。目标函数用于表征模型拟合值与真实值之间的偏差，因此模型拟合过程实际上是寻求目标函数最小化的过程。模型优化过程需要注意两点：①避免目标函数局部最小化。目标函数有时候因为初值选择不合适，会达到一个局部的最小值，而不是真正的最小值。②过度引入不恰当的参数。参数的增加通常会降低目标函数，但不能单纯引入参数，而要判断是否有统计学意义。根据显著性水平，通常显著性水平定为 0.05，但对于衡量某些参数是否可以从模型方程中去除，也就是这一参数是否确实对模型有显著性影响，通常会将显著性水平定义在 0.01。

模型参数的优化除了用 OFV 作为标准，还必须判断是否有生理学意义。因为模型仅仅只是数学表达方式，可以是任何形式，但它反映的是药物对机体或者机体对药物的反应，必须符合科学规律。同时随机误差的变化也可以判断参数的加入是否合理，不同参数的随机散点图也是非常重要的工具，如果散点图的分布存在偏态，则说明模型存在偏差。

最佳模型应当具有以下特征：由其生成的拟合值与所对应的观测值最为接近，即 OFV 最小。没有多余不符合生理和药物科学规律的参数，模型尽可能简单，并且可以解释。同时模型中不可测的、个体间随机误差和个体内随机误差在合理的范围内。也就是说模型中协变量为充分解释的个体间变异的来源。

(1)结构模型(structural model)：结构模型通常分为吸收和处置模型。吸收模型包括零级、一级以及渐变房室吸收模型等；处置模型对于药动学数据来说指的是一、二、三室等房室模型，对于药效学数据来说通常包括线性模型或 Sigmoid 模型等。

结构模型的建立可以通过前述的 NPD 法和 NAD 法初步获得，或通过文献报道获得，或通过目标函数的比较、数据拟合结果的图形以及各参数的合理性(其可能的生理学、临床可接受的范围之内)进行选择和判断。

(2)随机误差模型(random error model)：在结构模型建立的基础之上加入随机误差模型。引入随机误差模型有一点至关重要，那就是 NONMEM 法中假设数据符合对数正态分布。如果所研究的数据呈现偏态，就必须设法对数据进行矫正，使矫正后的数据达到对数正态分布。通常包括加法和比例两种模型，加法模型中变异不随群体典型值的变化而变化，与典型值的大小无关，变异为绝对值。而比例模型中的变异随群体典型值的变化而变化，与典型值大小相关，变异为相对值。如果模型拟合过程中应用对数数据，则只能用比例模型。

(3)协变量模型(covariate model)：协变量模型的优化是群体模型建立过程中最为复杂和重要的部分，很多方法可以应用。Uppsala 大学专门有为期一周的针对协变量模型建立的课程，介绍各种优化协变量的方法。不同的数据类型可采用不同的工具进行研究，其中 PsN 中的 SCM 模块可以通过用户定义条件自动筛选协变量。但这些都只能作为工具，真正协变量模型的选择必须通过建模者丰富的临床药理学知识背景做支撑。

(4)模型参数的初始值(model initial parameter value)：结构模型搭建起来后，必须赋予所有参数初始值，NONMEM 程序会以初始值为起点，不断拟合寻求拟合值与真实值的偏差最小，即目标函数最小的点。前面也提到在模型优化过程中需要避免目标函数局部最小化，这和参数初值有很大关系。非线性拟合是否成功，标准之一是看是否找到了一组适当的参数使得目标函数得以收敛(convergence)。对于复杂模型的拟合，则不能保证每次都可以得到收敛的结果。导致模型无法收敛的因素很多，参数初始值是否处于适当的范围之内是其中很重要的一个。

文献值或已往的实验结果、单纯聚集数据分析法(naive pooled data analysis，NPD)、非房室模型法(non-compartmental analysis，NCA)、数据检视等方法可以帮助选择参数初值。NCA 不依赖于模型，因此人为因素的干扰较少。由 NCA 得出的药物消除半衰期、系统清除率和表观分布容积等参数均可为初始值的选择提供有力的帮助；通过数据检视可以初步判断参数是否存在相互关联以及变异度的大小。

8. **模型验证**　模型验证贯穿在模型建立的始终，用于评价现有模型的适宜性、准确性和稳定性。图形和统计学方法是最为广泛使用的模型验证的方法，尤其是图形工具是最强有力的工具，可以形象地告知模型预测能力。目前有很多常用的模型验证工具，其中一些依赖于模型仿真评价模型在不同方面的适宜性，但每一种方法都有其优点和不足的地方。国际上最认可的模型验证方法包括“模型拟合图形”(goodness of fit plots，GOFs)、“视觉预测检验”(visual predictive check，VPC)和“自举取样法”(bootstrap)。

GOFs 包括群体预测值(PRED)和个体预测值(IPRED)与实际观察值的诊断曲线，以及个体权重残差(individual weighted residuals，IWRES)(IWRES＝实际观察值-IPRED)和条件权重残差(conditional weighted residues，CWRES)的分布诊断曲线。同时，NONMEM 7 还提出一种新的诊断曲线，即以正态分布预测分布误差(normalized prediction distribution error，NPDE)。这种误差不是真正意义的残差，但与数据的多级仿真相关，是比 CWRES 更加可靠的诊断方法。

VPC 是公认的最为强大的模型验证工具，是基于模型仿真和图形判断模型仿真的数据是否分布在观察数据的可信置信区间内，因为该方法通过大量的仿真完成，因此可以准确判断模型的稳定性与适宜性。

Bootstrap 是另一个用于模型验证的方法。它通过从原始数据中重新取样，比较参数的平均值、标准差和95%置信区间，验证所建立模型的稳定性和准确性。Bootstrap所需时间较长，通常用于最终模型的评价，很少用于模型优化过程。

9. 仿真　模型建立标志着群体药代动力学研究已经完成了最重要的部分。接下来就是根据研究目的来进行模型仿真，从而达到最终的研究目的。例如在临床药物治疗中可以进行最优给药方案设计，在药物研发中可以为进一步研究设计剂量方案，以及及时判断该药物是否有继续研究的前途等等。这部分内容将在下面的小节中具体详细介绍其应用。

二、群体药代动力学与药物治疗方案设计

群体药代动力学可以用于优化药物治疗方案，从而提高临床药物治疗效果。群体药代动力学用于药物治疗方案设计主要包括治疗药物监测、药物-药物相互作用、不同疾病状态下的药物治疗（疾病模型）、特殊患者（例如儿童、老年患者、肝肾功能不全患者）的药物治疗，其他如患者依从性研究、不同人群或种属间比较和外推等研究。

无论是以上哪种情况，哪种数据类型，通常进行群体药代动力学研究的目的是为了面对复杂的临床体系，进行最佳治疗方案设计。当然，具体到某一个药物，就会有更加明确和具体的目的，但通常都需要进行群体药代动力学的试验设计。

（一）群体药代动力学试验设计

通常需要根据试验目的进行试验设计。另外，临床实际有时候决定了所能采集数据的类型。很多临床数据是不连续数据，例如麻醉水平分级，通常用不同评分表示。还有些数据是全或者无数据，用0或者1表示。针对不同数据会有不同的试验设计考虑，这里仅仅提供一些常规的试验设计方法。

1. 样本采集　这里重点讨论稀疏数据，如果可以密集采样，按照药动学的特点进行全程采集。稀疏样本通常采集2～4个样本点，Ette等针对取样时间进行了研究，对于静脉给药方式，以下原则可以参考。

（1）如果采集2个样本，那么第一个样本采集时间点越早越好，第二个样本在1.4～3倍消除半衰期的时间点采集较好。

（2）如果采集3个样本，那么第一个取样点和第三个取样点采用上述原则，第二个样本取样时间可以变动，不同患者在不同时间点采集优于同一时间点采集。

（3）如果采集4个样本，那么第一个取样点仍然是越早采集越好，第二个取样点通常在1/3的消除半衰期的时间点采集，第三个取样点在0.7～2.5倍半衰期的时间点采集，第四个取样点在3倍消除半衰期附近采集。

以上原则不是绝对不变的，根据研究的特点和目的不同可有所改变。上述这些原则来自于经验，如果需要精确的试验设计，可借助专业工具软件和方法实现，常用软件包括PopDes、PFIMOPT（PFIM）、PopED、POPT等。

2. 样本量　群体药代动力学研究没有特定的规定需要多少样本量。样本量取决于数据的类型、药物药动学特点、研究目的和个体样本数。但普遍认为，样本量过少无法表征群体的特征，因此希望样本量越大越好，即使个别患者只有一个样本，也希望纳入到研究中，因为患者人数越多越能更好地反映群体的总体特征。尤其对于协变量的分析，患者人数过少很难获得具有统计学意义的协变量。如果依据少数样本量进行试验方案的优化，就无法符合临床实际，使制定的给药方案与临床实际出现较大偏差。

3. 药物治疗方案优化　群体药代动力学进行药物治疗方案优化时，需要按照前面所述的群体药代动力学研究方法，根据研究目的建立群体药代动力学模型。如果已有确定模型可以应用，可以将现有数据纳入模型，估算患者个体的药动学参数，从而根据患者药动学特点进行给药方案设计。如果没有确定模型可以应用，需要按照前面所述方法分别建立结构模型、随机误差模型和协变量模型，并通过模型优化，确定最终模型。

前面已经提到模型仿真是进行药物治疗方案优化的一个有力工具。通过模型仿真进行不同种属以及不同给药方案间的外推，预测不同给药方案下的药动学和药效学行为，从而判断何种药物治疗方案为最优，为临床复杂情况下药物治疗方案的制定提供理论依据。仿真可以根据不同的目的进行，选择不同的群体或者不同的给药方案，得到患者个体的药动学参数，例如曲线下面积（AUC）或者清除率（CL）等。可参考下面的应用举例了解群体药代动力学进行药物治疗方案设计的过程。

（二）应用举例

1. 研究背景　利托那韦（ritonavir，RTV）和洛

匹那韦(lopinavir,LPV)是儿童抗 HIV 治疗的一线药物。LPV 单独使用生物利用度低,无法达到有效的抗病毒浓度。RTV 是 CYP3A4 酶的抑制药,与 LPV 合用可以大大提高其生物利用度,达到临床治疗效果。对于合并结核感染的患者,临床需要同时给利福平(rifampicin,RIF)进行抗结核治疗。但 RIF 是 CYP3A4 酶的强诱导药,同时应用使 LPV 的 AUC 降低 75%。此时常规剂量的给药方案无法达到临床治疗效果。

2. *研究目的*　儿童 HIV 合并结核感染患者,临床需要同时给予 LPV、RTV 和 RIF,应该如何给药才能达到治疗效果?

3. *研究方案*　共 68 名儿童患者参与研究,年龄从 6 个月到 4.5 岁。部分患者给予 LPV 和 RTV,部分患者给予不同剂量的 LPV、RTV 和 RIF。每名患者采集 4～8 个血药浓度样本。整个研究过程,见图 7-8。

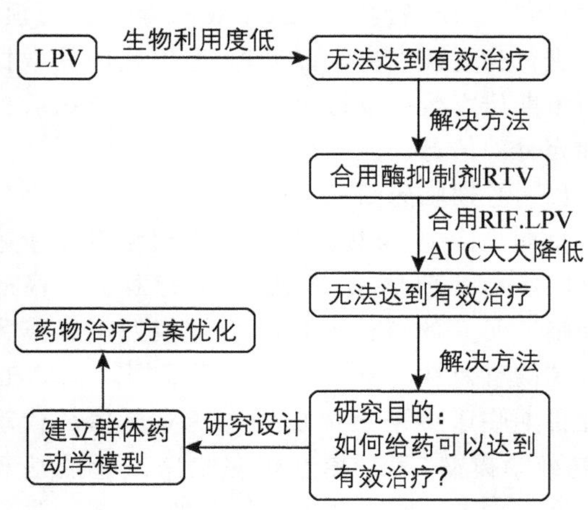

图 7-8　研究过程示意图

4. *群体药代动力学研究*

(1)群体药代动力学模型建立:本研究的目的是要研究存在复杂药物-药物相互作用情况下如何制定给药方案。因此,在模型建立时首先要明确三种药物间相互作用的定量关系,其次必须明确影响药物体内处置过程的协变量因素,再次明确研究群体的群体参数和个体数以及各种变异的大小,最后还需要明确药动学参数间是否存在相互关联,以及是否存在其他相关影响,如是否存在昼夜节律,是否存在肝肠循环等等。

通过分析明确研究目的,需要针对研究数据建立模型。具体模型建立过程按照前面所述的结构模型-随机误差模型-协变量模型的顺序,通过模型验证工具不断优化模型。所得的最终模型的结构,见图 7-9。研究表明 LPV 符合一级吸收一房室消除模型,RTV 符合渐进吸收一房室消除模型。RIF 可使 LPV 的生物利用度降低 16.7%,RTV 的清除率降低 50%。随着 RTV 浓度的增加,LPV 的清除率降低。LPV 清除率与 RTV 浓度相关关系符合 Emax 模型,其中 EC_{50} 为 0.0519 mg/L。研究发现,LPV 和 RTV 的清除率存在线性正相关关系,即随着 LPV 的清除率增加,RTV 的清除率也随之增加,相关系数为 0.9。另外,LPV 和 RTV 的清除率与表观分布容积都随着体重的增加呈非线性增加。

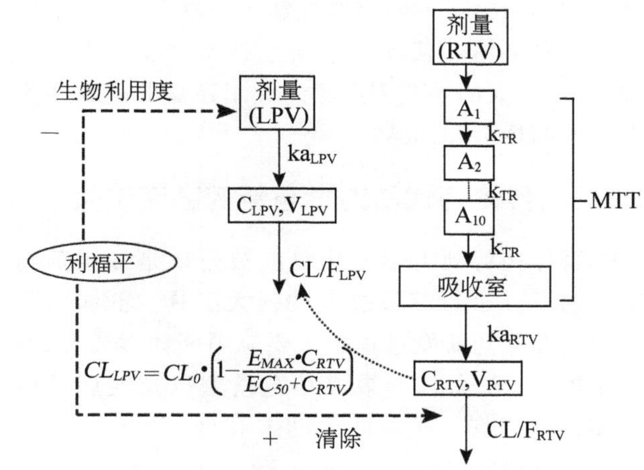

图 7-9　最终群体药代动力学模型结构图

得到最终模型后,明确了 LPV 和 RTV 的体内药动学行为,以及 LPV、RTV 和 RIF 之间药物-药物相互作用和所有药动学参数以及变异大小。这时就可以进行给药方案的设计与优化。

(2)给药方案优化:根据研究目的,我们希望所制定的 LPV/RTV 给药方案可以使 95%的临床患者在合并 RIF 时能够达到有效浓度。按照这一目标,应用最终群体药动学模型进行模型仿真。选择 1000 个符合所研究群体的典型特征的患者进行仿真。因为本研究中发现体重显著影响药物的体内处置过程,不同体重患者所需临床剂量也不同,因此必须按照体重进行个体化给药方案设计。最终的优化给药方案,见表 7-6。研究表明如果按照 LPV∶RTV＝4∶1比例,每 12h 给药,低体重儿童所需的剂量太高,临床极易发生不良反应,因此建议临床改为每8h给药方案,适当降低给药剂量。而

表 7-6　药物治疗方案优化结果

体重(kg)	LPV∶RTV＝4∶1		LPV∶RTV＝1∶1
	12h LPV 剂量(mg/kg)	8h LPV 剂量(mg/kg)	12h LPV 剂量(mg/kg)
3.0～5.9	52	27	22
6.0～9.9	40	21	16
10.0～13.9	35	20	14
14.0～19.9	30	18	12

如果按照 LPV∶RTV＝1∶1比例，可以按照每 12h 的方案给药。研究表明随着体重的增加，所需的单位公斤体重剂量减少。

5. 小结　本案例简单地展示了群体药代动力学研究的思路与步骤，案例中很多细节由于篇幅原因无法详细展开。但通过该案例，读者可以了解群体药代动力学研究的重要性和实用性。当然，本研究仅仅是群体药代动力学研究领域中非常小的一部分，它强大的功能和广泛的应用还需要读者在实践中不断体会和总结。

三、群体药代动力学与新药临床试验

群体药代动力学方法目前被公认是加快药物研发速度并进行有效决策的强大工具。群体药代动力学在新药研发过程中主要应用药动学模型、药效学模型、药动学-药效学结合模型以及疾病进展模型描述药物与机体间的动态变化过程。整个群体药动学研究过程贯穿学习-验证-再学习的循环，被广泛应用于新药 Ⅰ～Ⅳ期临床试验以及生物等效性研究，极大地推动了药物研发的进程。

(一)Ⅰ期临床研究

Ⅰ期临床研究包括确定药物的耐受剂量以及单剂量和多剂量的药动学特征，从而初步认识药物的浓度-效应关系。Ⅰ期临床试验有时还研究食物和性别对药动学的影响，药物-药物相互作用以及特殊人群的药动学，例如肝肾功能不全、儿童患者等。Ⅰ期研究可以应用传统的标准两步法和群体药代动力学方法进行分析。群体药代动力学可以提供标准两步法无法提供的重要信息。

Ⅰ期临床试验中最关键是确定起始药物剂量。起始剂量过高，容易出现不良反应；起始剂量过低，探索合适的剂量势必浪费过多时间和人力、物力。群体药代动力学模型可进行临床前数据的种属间外推，从而帮助确定Ⅰ期临床研究的合适剂量。针对特殊患者的Ⅰ期临床研究，群体药代动力学方法由于可以利用稀疏数据，从而提高了研究的可操作性和可行性。Ⅰ期临床试验数据的群体药代动力学-药效学模型可优化和确定Ⅱ期临床试验的剂量和方案。

(二)Ⅱ期临床研究

Ⅱ期临床研究探索性确定药物的有效性和安全性。Ⅱ期临床需要回答下列问题，即药物是否有效，药物如何起作用，药物剂量-效应关系如何，不同人群药理作用是否存在差异。生物标识物在Ⅱ期研究中起到非常重要的作用，生物标识物是非常好的早期疗效和毒性的指标，可以建立群体药代动力学/药效学模型对药物的疗效和毒性进行预测，从而进行药物研发决策。另外，Ⅱ期临床的数据可以与Ⅰ期研究数据进行对比，为Ⅲ期临床试验提供更加充分的信息。

(三)Ⅲ期临床研究

Ⅲ期临床中，群体药代动力学模型有助于确定最终临床给药剂量、适应证人群、疗程等。高质量Ⅲ期临床研究的群体药代动力学模型可以作为新药申请的有效性和安全性的重要证据。FDA 也建议在Ⅲ期临床中采集稀疏样本建立群体药代动力学-药效学模型，通过模型预测临床试验成功和失败概率，从而大大加快新药研发进程，节约临床试验的成本。

(四)Ⅳ期临床研究

这一阶段的临床研究往往与药物治疗相关。如前所述，群体药代动力学可用于评价药物-药物相互作用，优化药物治疗方案，评价临床治疗的疗效。另外，群体药代动力学还可以用于特殊患者的药物治疗方案优化。

(五)生物等效性研究

群体药代动力学研究方法可用于生物等效性研究。尤其适用于无法获得密集采样的患者人群，例如肿瘤患者或者儿童患者，这些患者中的药动学研究无法通过传统的药动学方法获得个体的 AUC 和 C_{max}，但可以通过群体模型进行生物等效性评价。除此之外，群体药代动力学还可以用于评价不同人群间的“等效性”，寻找不同人群间的相似与差异。另外一些传统药动学方法无法完成的特殊的生物等效性研究也可以应用群体药代动力学进行。例如某些情况下需要评价不同剂型的生物等效性情况，这时剂型作为一个协变量会影响药物的药动学和药效学行为。

虽然群体药代动力学有很多优点，但是群体药代动力学进行生物等效性研究也存在一定偏差。群体药代动力学模型的优劣与建模者的水平密切相关，任何模型上的偏倚可能会给结果造成偏差，因此带来一定程度的复杂性。

（六）疾病进展模型

疾病进展模型是近年来群体药代动力学领域较新的研究方向。其实早在上个世纪 70 年代就有学者和临床医生试图研究疾病的自然发展状态对药物治疗的影响，只是当时还未发展到定量阶段。2004 年 FDA 提出疾病进展模型是进行药物研究的要素之一。疾病进展模型主要探讨疾病随着时间的自然变化趋势和过程。疾病状态可以通过某一生物标识物或者临床终点指标反映。疾病随着时间可能改善或者恶化，也有可能出现循环反复的状态，例如随季节周期性变化的抑郁症就是这种情况。疾病模型不考虑药物的治疗，仅仅单纯探讨疾病本身随时间的自然变化。因此将疾病模型合并药物模型（药动学和药效学模型）就可以全面评价药物对疾病的治疗效应，预测疾病不同阶段药物治疗的效果，从而根据疾病进展进行治疗方案的调整。

疾病模型通常包括线性疾病进展模型、渐进疾病模型、动态成长疾病模型等。模型的定义需要根据疾病的特点，并且通过临床数据估算疾病进展的速度与程度。疾病模型与药动学和药效学模型相结合是更加复杂的课题，目前有很多针对此研究方向的文章发表。由于方法比较复杂，这里就不作展开讲解。

（单爱莲）

第四节　生物药剂学与生物利用度评价

药物制剂中活性成分应在预期时间内释放并被吸收、转运到作用部位，并达到预期的有效浓度才能产生最佳疗效。大多数药物须进入血液循环产生全身治疗效果，作用部位药物浓度和血液中药物浓度存在一定的比例关系，因此可以通过测定血液中药物浓度来获得反映药物体内吸收程度和速度的主要药代动力学参数，间接预测药物制剂的临床治疗效果，以评价制剂的质量。允许这种预测的前提是制剂中活性成分进入体内的行为一致并且可重现。

生物利用度（bioavailability，BA）是反映药物活性成分吸收进入机体的程度和速度的指标。通过在不同时间点采集血样，测定血液中活性化合物或其活性代谢物含量获得系统暴露量的数据。因此生物利用度数据既反映活性化合物从制剂中释放的过程，也反映其释放后进入血液循环系统前的代谢作用，是一系列作用的结果。以往发生的由于制剂生物利用度不同而导致的药物不良事件，使人们认识到确有必要对制剂中活性成分生物利用度的一致性或可重现性进行验证或评价，尤其是含有相同活性成分的仿制产品替代其原创药的研发和临床使用。鉴于药物浓度与治疗效果相关，假设同一受试者、相同的血药浓度-时间曲线意味着在作用部位能达到相同的药物浓度，并产生相同的疗效，那么就可以药代动力学参数作为替代的终点指标建立等效性，即生物等效性（bioequivalence，BE）。

生物等效性用于区别药物的可处方性（prescribability）和可互换性（switch-ability）。可处方性指医生首次开处方给患者时，对药品一般的性能特征较为清楚，已经经过相关临床研究（包括生物等效性研究）验证了其有效性和安全性。可互换性是指在治疗过程中，医生要让某一患者从一种药转用另一种含相同活性成分制剂治疗的情况，此时医生可以肯定新用药品的安全性和有效性与被替换药有可比性。以上两种情况体现了不同的临床需求，但目标都是保障患者用药的安全有效性。

一、生物药剂学及其分类

（一）生物药剂学

20 世纪 50 年代初，人们普遍认为“化学结构决定药效”，药剂学只是为改善外观、掩盖不良嗅味或便于服用。随着大量的临床实践，人们逐渐认识到剂型和生物因素对药效的影响。因此研究药物在代谢过程的各种机制和理论及各种剂型和生物因素对药效的影响，对控制药物制剂的内在质量，确保最终药品的安全有效，提供新药开发和临床用药的严格评价，都具有重要的意义。

生物药剂学是20世纪60年代迅速发展起来的药剂学新分支，主要研究药物及其剂型在体内的吸收、分布、代谢与排泄过程，阐明药物的剂型因素、用药对象的生物因素与药效三者之间的关系。为正确评价药物制剂质量、设计合理的剂型和制备工艺以及指导临床合理用药提供科学依据，以确保用药的有效性和安全性。对指导给药方案的设计，探讨人体生理及病理状态对药物体内过程的影响，疾病状态时的剂量调整，剂量与药理效应间的相互关系及对药物相互作用的评价等有着重要的作用。

但生物药剂学与药理学、生物化学的研究重点具有原则区别，既不是药理学研究对机体某些部位的作用方法和机制，也不是生物化学把药物如何参与机体复杂的生化过程作为中心内容。生物制剂学主要是研究药理上已证明有效的药物，当制成某种剂型，以某种途径给药后是否很好地吸收，从而及时分布到体内所需作用的组织及器官（或称靶器官或靶组织），在这个作用部位上只要有一定的浓度以及在一定时间内维持该浓度，就能有效地发挥药理作用。

（二）生物药剂学的研究内容

1. *剂型因素*　研究药物剂型因素与效应间的关系。这里所指的剂型不仅指片剂、注射剂、软膏剂等剂型概念，还包括跟剂型有关的各种因素，如药物的理化性质（粒径、晶型、溶解度、溶解速度、化学稳定性等），制剂处方（原料、辅料、赋型剂的性质及用量），制备工艺（操作条件）以及处方中药物配伍及体内相互作用等。

2. *生物因素*　研究机体的生物因素（年龄、种族、性别、遗传、生理及病理条件等）与效应间的关系。

3. *体内吸收机制*　研究药物在体内的吸收、分布、代谢和排泄的机制对药物效应的影响，保证制剂有良好的生物利用度和安全有效。

（三）生物药剂学的科学意义

生物药剂学与生物化学、药理学、物理药学、药物动力学、药物治疗学等密切相关，并相互渗透、相互补充。生物药剂学与药物动力学的关系更为密切。

（四）药物的生物药剂学分类系统（Biopharmaceutics Classification System，BCS）

依据药物基本的生物药剂学性质-溶解性和肠道通透性特征，将其分成四种类型：Ⅰ型（高溶解性、高通透性）；Ⅱ型（低溶解度、高通透性）；Ⅲ型（高溶解性、低通透性）和Ⅳ型（低溶解性、低通透性）。药物的生物药剂学性质可用于预测药物在肠道的吸收，确定限速步骤，并根据这两个特征参数预测药物在体内体外的相关性。吸收数（An）、剂量数（Do）和溶出数（Dn）是药物理化性质和胃肠道生理因素的有机结合，可以用来定量描述药物吸收特征。

高溶解性药物指最高剂量规格的制剂能在pH为1.0～8.0的250ml或更少体积的水溶液中溶解的药物。高渗透性药物指绝对生物利用度超过85%的药物。当根据质量平衡测定方法或与静脉对照剂量相比，人体吸收程度为85%或更高的活性药物成分被认为具有高渗透性。

Ⅰ型药物具有高溶解性、高通透性、溶出速度快等特点，表现为低Do值、高Dn值和高An值，吸收的主要限速步骤是胃排空速率；Ⅱ型药物具有低溶解度、高通透性和溶出速度慢等特点，但由于剂量、溶解度大小不一，表现为低Dn值、高An值，Do值大小不一，主要限速步骤是药物的溶出；Ⅲ型药物具有溶解度大、通透性差和溶出速度快等特点，表现为低Do值、高Dn值、低An值，吸收的限速步骤是跨膜转运；Ⅳ型药物具溶出速度慢、通透性差等特点，但由于受剂量、溶解度差异影响，表现为低Dn值、低An值，Do值大小不一，影响吸收的因素多种多样。

（五）药物生物药剂学分类系统的应用

了解药物的生物药剂学分类，有利于判断药物是否可以申请生物学实验豁免，可用于筛选候选药物，有效降低新药开发风险；可用于指导剂型设计、剂型选择，有针对地解决影响药物吸收的关键问题，有效地提高其生物利用度；有助于解释固体制剂溶出度试验与体内外相关的可能性；有助于预测并阐述药物与食物的相互作用等。

二、生物利用度和生物等效性评价方法

生物等效性研究是在试验制剂和参比制剂生物利用度比较基础上进行的等效性评价。目前推荐的生物等效性研究方法包括体内和体外的方法。按方法的优先考虑程度从高到低依次为：药代动力学研究方法、药效动力学研究方法、临床比较试验方法、体外研究方法。

1. *药代动力学研究方法*　即采用人体生物利

用度比较研究的方法，为常用生物等效性试验研究方法。通过测量不同时间点的生物样本（如全血、血浆、血清或尿液）中药物浓度，获得药物浓度-时间曲线（concentration-time curve，C-T）反映药物从制剂中释放吸收到体循环中的动态过程。并经过适当的数据处理，得出与吸收程度和速度有关的药代动力学参数，如药物浓度-时间曲线下面积（AUC）、峰浓度（C_{max}）、达峰时间（T_{max}）等，通过对以上参数的统计学分析比较，判断两制剂是否生物等效。

2. *药效动力学研究方法*　药效动力学研究为在无可行的药代动力学研究方法进行生物等效性研究时（如无灵敏的血药浓度检测方法，或浓度和效应之间不存在线性相关，或口服极少吸收），可以考虑用明确的、可分级定量的、客观的人体药效学指标，通过效应-时间曲线（effect-time curve）与参比制剂比较确定生物等效性的研究方法。使用该方法同样应严格遵守临床试验相关管理规范，并经过充分的方法学确证。如降血糖药物伏格列波糖，属于α-葡萄糖苷酶抑制药，在肠道内抑制将双糖分解为单糖的双糖类水解酶（α-葡萄糖苷酶），因而延缓肠道内碳水化合物吸收而达到降糖作用，从而改善餐后高血糖。可以血糖和胰岛素AUC_{0-t}及ΔC_{max}评价伏格列波糖口服制剂的生物等效性。

3. *临床试验方法*　当无适宜的药物浓度检测方法，也缺乏明确的药效学指标时，也可以通过以参比制剂为对照的临床随机对照试验，以综合的疗效终点指标验证两制剂的等效性。然而，作为生物等效研究方法，对照的临床试验可能因为样本量不足（一般要求采用≥100对病例）或检测指标不灵敏而缺乏足够的把握度检验差异。增加样本量或严格的临床研究实施过程一定程度上可以克服以上局限性。

4. *体外研究方法*　一般不提倡采用体外的方法确定生物等效性，因为体外并不能完全代替体内行为。但在某些情况下，如能提供充分依据，可以采用体外的方法间接证实两制剂的生物等效性。根据生物药剂学分类属于高溶解度、高渗透性、快速溶出的药物的口服制剂可以采用体外溶出度比较研究方法验证生物等效，对于难溶但高渗透性的药物，如已建立良好的体内外相关关系，也可采用体外溶出研究替代体内研究。

三、生物利用度和生物等效性研究的规范要求

规范要求应贯穿于试验设计、受试者筛选、过程监控、样本检测、数据处理等全过程，旨在减少或消除生物学因素和给药方法对生物利用度的影响。如受试者性别、年龄、体重应控制在规定范围内，且应身体状况良好；严格的自身对照、随机分组的试验设计；为排除食物对试验结果的影响，若无特殊情况，采用空腹给药，对于不适宜空腹给药的，如非甾体消炎药尼美舒利（空腹给药对胃黏膜刺激性很大，可以造成急性药物性胃炎，宜饭后服用）等，需要进食统一的试验餐；控制饮水量和饮用水水温以减少水量和水温对药物吸收的影响；含黄嘌呤类物质和乙醇饮料能影响胃肠道生理状态，烟草中尼古丁能影响胃蠕动，受试者应无烟酒嗜好，试验过程应禁烟、酒、茶和咖啡；避免受试者参加剧烈运动或静卧，因剧烈的活动可减少尿量，降低尿pH，影响药物的肾排泄，静卧则通过影响胃肠道运动而影响药物吸收。对检测方法也有严格要求，力求减少检测方法误差对结果造成的影响。

以药代动力学参数为终点指标的研究方法是目前普遍采用的生物等效性评价方法，完整的生物等效性研究包括试验设计、生物样本分析、统计分析、结果评价等，需严格遵守相关研究规范。

（一）试验设计要求

1. *研究机构的基本条件*　生物等效性研究属于新药临床试验的研究内容，研究机构须具备临床试验管理规范（GCP）要求的各项必要条件，并按规范要求进行试验。研究机构是国家食品药品监督管理总局（CFDA）认证的药物临床试验机构，具有独立的伦理委员会、良好的医疗监护条件、良好的分析测试条件和良好的数据分析处理条件。是多学科、多部门协同合作的临床研究工作，研究人员应包括获得GCP培训合格证书的临床药动学研究人员、临床医师、分析检验技术人员和护理人员等。试验方案必须经过独立的伦理委员会批准。试验前，应获得所有参加试验的受试者签署的书面知情同意书。

2. *试验制剂和参比制剂*（test and reference，T and R）　参比制剂的质量直接影响生物等效性试验结果的可靠性，一般应选择国内已经批准上市相同剂型中的原创药。若为完成特定研究目的，可选用相同药物的其他药剂学性质相近的上市剂型作为参比制剂，这类参比制剂亦应是已上市且质量合格产品。参比制剂和试验制剂含量差别不能超过5%。因为有些情况下，即使试验制剂和参比制剂均在质量标准含量范围内，若两制剂实际含量分别

处在标准范围的上限和下限，可能直接导致不等效结果。

试验制剂应为符合临床应用质量标准的中试生产规模的产品。应提供其体外溶出度、稳定性、含量或效价测定、批间一致性报告。某些药物尚需提供多晶型及光学异构体的资料。

试验制剂和参比制剂均应注明研制单位、批号、规格、保存条件、有效期。

试验结束后试验制剂和参比制剂应保留足够长时间直到产品批准上市，以备有关单位核查。

3. 受试者的选择

(1)受试者入选条件：受试者选择应尽量减小个体间差异，以能检测出制剂间的差异。试验方案应明确入选和剔除条件。

一般为男性健康受试者。儿童用药因伦理学要求，一般以健康成年人作受试者；特殊作用的药品，则应根据具体情况选择。选择健康女性受试者应避免怀孕可能性。如待测药物存在已知的不良反应，可能带来安全性担忧，则应选择目标适应证患者作为受试者。

年龄一般为 18～40 周岁，同一批受试者年龄不宜相差 10 岁以上。

体重不应低于 50kg。按体重指数(body mass index，BMI)＝体重(kg)/身高^2(m^2)计算，应在标准体重范围内。同一批受试者体重(kg)不宜悬殊过大，因为受试者服用的药物剂量是相同的。

受试者应经过全面体格检查，身体健康，无心、肝、肾、消化道、神经系统、精神异常及代谢异常等病史，无过敏史，无体位性低血压史；体格检查显示血压、心率、心电图、呼吸状况、肝、肾功能和血象无异常，以减少疾病对药物体内过程的干扰。根据药物类别和安全性，还应在试验前、试验期间、试验后进行特殊实验室项目的检查，如降糖药应检查血糖水平。

为避免其他药物干扰，试验前两周内及试验期间禁服任何其他药物。试验期间禁烟、酒及含咖啡因的饮料，或某些可能影响代谢的果汁等，以免干扰药物体内代谢。受试者应无烟、酒嗜好。如有吸烟史，在讨论结果时应考虑可能的影响。

如已知药物存在代谢酶、转运体的遗传多态性，可能导致代谢或转运的个体差异，应考虑受试者由于基因突变可能出现的安全性等问题。

(2)受试者例数：应符合统计学要求，对于目前的统计方法，18～24 例可满足大多数药物对样本量的要求，但对某些变异性大的药物则需要适当增加例数。

临床试验受试者例数由三个基本因素决定：①显著性水平，即 α 值大小，通常取 0.05 或 5%；②把握度，即 1-β 值大小，一般不小于 80%，其中 β 是犯第Ⅱ类错误的概率，也就是把实际有效误判为无效的概率；③变异性(CV%)和差别(θ)，两药等效性检验中检测指标变异性和差别越大则所需受试者例数越多。但试验前并不知道 θ 和 CV%，只能根据参比制剂的参数估算或进行预试验。另外，生物利用度试验结束后，也可以根据 θ、CV%和把握度等参数计算 N 值，并与试验所选择例数进行对比，检验试验所采用例数是否合适，应避免发生因例数过少得出假阴性的错误，即实为两制剂等效却误判为不等效。

(3)受试者分组：采用随机方法分组，组间应具有可比性。通常两组例数最好相等。

4. 试验设计　由于生物利用度和生物等效性研究影响因素多，为使结果能真实揭示剂型因素间的差异，应尽量避免生物因素与给药方法对结果产生影响。试验设计的主要目的是消除个体差异与试验周期对结果的影响。

交叉试验设计是目前应用最多最广的方法，因为多数药物吸收和清除在个体之间均存在很大变异，个体间变异系数远大于个体内变异系数，因此生物等效性研究一般要求按自身交叉对照的方法设计。将受试对象随机分组，按一定顺序处理，一组受试者先服用试验制剂，后服用参比制剂；另一组受试者先服用参比制剂，后服用试验制剂。两顺序间应有足够长的间隔时间，为清洗期(Wash-out Period)。这样，对每位受试者都连续接受两次或更多次的处理，相当于自身对照，可以将制剂因素对药物吸收的影响与其他因素区分开来，从而减少不同试验周期和个体间差异对试验结果的影响。

根据试验制剂数量不同一般采用 2×2 交叉、3×3 交叉设计。如果是两种制剂比较，则采用双处理、双周期、两序列的交叉设计。如试验包括 3 个制剂(2 个试验制剂和 1 个参比制剂)，宜采用 3 制剂 3 周期二重 3×3 拉丁方试验设计。

例如，制剂 T 欲进行生物等效性研究，所选参比制剂为 R，若受试者为 24 人，则将 24 例受试者随机分为 A、B 两组，每组 12 例受试者，按表 7-7 安排进行试验。每一受试者均接受两种制剂，从而可最大限度排除个体差异对试验结果的影响。

表7-7　两制剂双周期交叉试验设计

组别	试验周期	
	1	2
A	T	R
B	R	T

又如，有T1和T2两个试验制剂欲同时进行生物等效性研究，所选参比制剂为R，若受试者为24人，则将24名受试者随机分为A、B、C、D、E、F组，每组4名受试者，按表7-8安排，每一受试者均接受三种制剂的试验，从而可排除个体差异对结果的影响。三种制剂组合成的6种顺序均在试验中出现，从而避免用药顺序对试验结果的影响。

表7-8　三制剂三周期二重3×3拉丁方交叉试验设计

	组别	A	B	C	D	E	F
周期	1	T1	T2	R	T1	R	T2
	2	T2	R	T1	R	T2	T1
	3	R	T1	T2	T2	T1	R

各周期间应有足够的清洗期。清洗期可消除两制剂的互相干扰，避免上个周期内的处理影响到随后一周期的处理。清洗期一般不应小于7个消除半衰期。

但有些药物或其活性代谢物半衰期很长，难以按此方法设计实施，此情况下应采用平行试验设计，但样本量要适当增加。

对于某些高变异性药物（highly variable drug），根据具体情况，除采用增加例数的办法外，也可采用重复交叉设计，测定对同一受试者2次接受同一制剂时可能存在的个体内差异。表7-9为四周期、两顺序、两制剂设计方案，该方案服用试验制剂和参比制剂次数相同，每周期间均有足够的清洗期。

表7-9　两制剂四周期交叉试验设计

顺序	周期			
	1	2	3	4
1	T	R	T	R
2	R	T	R	T

5. 给药剂量　口服制剂的BA和BE研究，给药剂量一般应与临床单次用药剂量一致，不得超过临床推荐的单次最大剂量或已经证明的安全剂量；一般应服用相等剂量，需要服用不相等剂量时，应说明理由，并提供所用剂量范围内的线性药代动力学特征依据，并以剂量校正方式计算生物利用度。

普通制剂仅进行单剂量给药研究即可，但某些情况下，可能需要考虑进行多次给药研究，如受试药单次服用后原形药或活性代谢物浓度很低，难以用相应分析方法精密测定其血浆浓度；药物生物利用度有较大个体差异；药物吸收程度相差不大，但吸收速度有较大差异；缓控释制剂，应进行多次给药研究，按临床推荐的给药方案，至少连续3次测定谷浓度确定血药浓度达稳态后选择一个给药间隔取样，并据此计算药代动力学参数。

6. 样本采集　取样点的设计有助于保证试验结果可靠性及药代动力学参数计算的合理性，通常应有预试验或国内外相关文献为依据。应用血药浓度测定法时，采血点应兼顾到吸收相、平衡相（峰浓度）和消除相，各时相及预计达峰时间前后应有足够采样点，使药物浓度-时间曲线能全面反映药物在体内处置的全过程。服药前应先取空白血样。总采样（不包括空白）不少于12个点，一般在吸收相部分取2～3个点，峰浓度附近至少需要3个点，消除相取3～5个点。应避免第一个点即为C_{max}，持续到药物原形或其活性代谢物的3～5个半衰期时，或血浆浓度为C_{max}的1/10～1/20，$AUC_{0-t}/AUC_{0-\infty}$通常应＞80％。半衰期长的药物，应尽可能持续到比较完整的吸收过程（因为末端消除对吸收过程的评价影响不大）。多次给药研究中，对于已知生物利用度受昼夜节律影响的药物，则应该连续24h取样。

当不能采用血浆浓度测定方法进行生物等效性评价时，若其原形或活性代谢物主要由尿排泄（大于给药剂量的70％），则可以考虑尿药法，以尿液中药物的累积排泄量反映药物摄入量。试验药品和试验方案应符合生物利用度测定要求。尿样采用分段收集法，其收集频度、间隔时间应满足估算受试药原形或活性代谢物经尿排泄的程度。但该方法不能反映药物吸收速度，产生误差的因素较多，一般不提倡采用。

某些药物在体内迅速代谢，无法测定生物样品中原形药物，也可测定生物样品中主要代谢物浓度，进行生物利用度和生物等效性研究。

7. 研究过程的质量控制　整个研究过程应当标准化，以使除制剂因素外，其他各种因素引起的体内药物释放、吸收差异减至最小，包括受试者进食、饮水、活动都应控制。受试者服药后避免剧烈活动。受试者禁食过夜(10h以上)，于次日早晨空腹服用试验制剂或参比制剂，200～250ml温开水送服。服药2h后方可饮水，4h后进统一标准餐。受试者于服药后，按要求在不同时间采集肘静脉血。根据需要取血浆、血清或全血，并冷冻储存，备测。

生物等效性首选在禁食状态下进行，但对于空腹给药生物利用度非常低、易出现胃肠道功能紊乱等强烈副作用的药物，可改为餐后给药。

试验应在Ⅰ期临床试验病房进行。受试者应得到医护人员的监护。试验期间发生任何不良反应，均应及时处理和记录，必要时停止试验。

8. *药代动力学参数计算*　一般采用非房室数学模型分析方法估算药代动力学参数。采用房室模型方法，不同软件药代动力学参数可能有较大差异。研究者可根据具体情况选择，但所用软件必须经确证并在研究报告中注明。生物等效性研究中，主要测量参数 C_{max} 和 T_{max} 均以实测值表示，AUC_{0-t} 以梯形法计算，以减少数据处理程序的影响。

(二)生物样本分析方法的建立和确证

生物样品一般指全血、血清、血浆、尿液或其他组织，具有取样量少、药物浓度低、内源性杂质多(如无机盐、脂质、蛋白质、代谢物)以及个体差异大等特点，必须根据待测物的结构、生物介质和预期的浓度范围，建立适宜的生物样品定量分析方法，并对方法进行确证。

1. *常用分析方法*　生物样品中药物及其代谢产物定量分析方法的专属性和灵敏度，是生物利用度和生物等效性试验成功的关键。首选色谱法，如HPLC、GC及GC-MS、LC-MS、LC-MS-MS联用技术，一般采用内标法定量。

必要时也可采用其他方法，如免疫学方法，包括放射免疫分析法、酶免疫分析法、荧光免疫分析法等，多用于蛋白质多肽类物质检测；微生物学方法，主要用于抗生素类药物的定量测定。

2. *方法学确证*(method validation)　应建立可靠和可重现的定量分析方法，并进行充分的方法确证。

(1)特异性：指样品中存在干扰成分的情况下，分析方法能够准确、专一地测定分析物的能力。必须提供证明所测定物质是受试药品的原形药物或特定活性代谢物，生物样品所含内源性物质和相应代谢物、降解产物不得干扰样品的测定。应确定保证分析方法特异性的最佳检测条件。色谱法至少要考察6个来自不同个体的空白生物样品色谱图、空白生物样品外加对照物质色谱图(注明浓度)及用药后生物样品色谱图，以反映分析方法的特异性。对于复方制剂，特异性研究有助于排除相互间干扰。对于以软电离质谱为基础的检测方法(LC-MS、LC-MS-MS)应考察分析过程中的基质效应，如离子抑制效应等。

(2)标准曲线和定量范围：标准曲线反映所测定物质浓度与仪器响应值之间的关系，一般用回归分析方法(如用加权最小二乘法)所得的回归方程评价。应提供标准曲线的线性方程和相关系数，说明其线性相关程度。标准曲线高低浓度范围为定量范围，在定量范围内浓度测定结果应达到试验要求的精密度和准确度。

标准样品配制应使用与待测样品相同的生物介质，不同生物样品应制备各自的标准曲线，用于建立标准曲线的标准浓度个数取决于分析物可能的浓度范围和分析物/响应值关系的特性。至少采用6个浓度建立标准曲线，非线性相关的药物需要更多浓度点。定量范围要覆盖全部待测生物样品浓度范围，不得用定量范围外推的方法求算未知样品浓度。建立标准曲线时应随行空白生物样品，但计算时不包括该点，仅用于评价有无干扰存在。

如果标准曲线各浓度点实测值与标示值之间的偏差在可接受的范围内，则可判定标准曲线合格。可接受范围一般规定为最低浓度点的偏差在±20%以内，其余浓度点的偏差在±15%以内。只有合格的标准曲线才能对待测样品进行定量计算。线性范围较宽情形，推荐采用加权法计算标准曲线，以增加低浓度点计算值的准确性。偏差的计算公式如下：

$$偏差=\frac{实侧值-标示值}{标示值}\times 100\%$$

(3)定量下限(LLOQ)：是标准曲线上的最低浓度点，表示测定样品中符合准确度和精密度要求的最低药物浓度。LLOQ应能满足测定3～5个消除半衰期或能检测出1/20～1/10 C_{max} 时的药物浓度。准确度应在真实浓度的80%～120%范围内，相对标准差(RSD)应<20%，且应至少由5个标准样品测试结果证明。

(4)精密度与准确度：精密度是指在确定的分析条件下，相同介质中相同浓度样品的一系列测量值的分散程度。通常用质控样品的批内和批间 RSD 考察方法的精密度。一般 RSD 应＜15%，LLOQ 附近应＜20%。

准确度是指在确定的分析条件下，测得的生物样品浓度与真实浓度的接近程度(即质控样品的实测浓度与真实浓度的偏差)，重复测定已知浓度分析物样品可获得准确度。一般应在 85%～115%，LLOQ 附近应在 80%～120%。

一般要求选择高、中、低 3 个浓度的质控样品同时进行方法的精密度和准确度考察。低浓度选择在 LLOQ 的 3 倍以内，高浓度接近于标准曲线上限，中间选一个浓度。批内精密度，每一浓度至少制备并测定 5 个样品。批间精密度应至少在不同天连续制备并测定 3 个合格的分析批，至少 45 个样品。

(5)样品稳定性：根据具体情况，对含药生物样品在室温、冷冻或冻融条件下以及不同存放时间进行稳定性考察，以确定生物样品的存放条件和时间。还应注意考察储备液的稳定性以及样品处理后的溶液中分析物的稳定性，以保证检测结果的准确性和重现性。

(6)提取回收率：从生物样本基质中回收得到分析物的响应值除以纯标准品产生的响应值即为分析物的提取回收率。也可以说是供试生物样品中提取出来供分析分析物的比例。应考察高、中、低 3 个浓度的提取回收率，其结果应一致、精密和可重现。

(7)基质效应：当使用质谱方法时，应考察基质效应。使用至少 6 批基质，如果适用，应包括溶血的或来自受试患者人群的样品基质。

每批基质，应通过计算基质存在下的峰面积(由分析加入最高 3 倍于 LLOQ 浓度的空白基质提取后测得)，与基质不存在下的峰面积(分析物的纯溶液)比值，计算每一分析物和内标的基质因子(MF)。或通过分析物 MF 除以内标 MF，计算经内标归一化的 MF。6 批基质计算的内标归一化的 CV 不得大于 15%。如果不适用上述方式，例如采用在线样品预处理的情况，则应通过分析至少 6 批基质，加入最高 3 倍于 LLOQ 的浓度，3 次测定获得批间的变异。确证报告应包括分析物和内标的峰面积，以及每一样品的计算浓度。该浓度总体 CV 不得大于 15%，平均浓度应在标示浓度的 15%范围内。应每批基质报告该平均浓度；对于任何一批基质，如果该均值与标示浓度的偏差大于 20%，都将进一步考察可能存在的基质效应。

如果给予受试者一种注射剂型，含有已知能产生基质效应的药用辅料，例如聚乙二醇或聚山梨醇酯，则应在空白基质效应之外，用含有这些辅料的基质研究基质效应。用于这一评价的基质应从给予该辅料的受试者处获得，除非已经证明该辅料不被代谢或不在体内转化。

(8)稀释效应：样品稀释不应影响准确度和精密度。应该通过向基质中加入分析物至高于定量上限(upper limit of quantification，ULOQ)浓度，并用空白基质稀释该样品(每个稀释因子至少 5 个测定值)，证明稀释的可靠性。准确度和精密度应在设定的标准之内，即在±15%之内。稀释的可靠性应覆盖试验样品所用的稀释倍数。

(9)残留效应：应在方法建立中考察残留并使之最小。残留可能不影响准确度和精密度。应通过在注射高浓度样品或校正标样后，注射空白样品确证残留。如果残留不可避免，则应考虑，在方法确证时检验并在试验样品分析时采取特殊措施。包括在可能的高浓度样品后注射空白样品，然后分析下一个试验样品。

应避免样品随机化，因为样品随机化可能干扰残留效应的检测和评估。

(10)质量控制：只有在以上生物样本分析方法确证完成后方可开始测定未知样品。在测定生物样品中的药物浓度时应进行质量控制，以保证所建立的方法在实际应用中的可靠性。推荐由独立的人员配制不同浓度的质控样品对分析方法进行考核。

每个未知样品一般测定一次，必要时可进行复测。生物等效性试验中，来自同一个体的生物样品最好在同一批中测定。每个分析批次的生物样品测定时应建立新的标准曲线，并随行测定高、中、低三个浓度的质控样品。每个浓度多重样本，并应均匀分布在未知样品测试顺序中。当一个分析批中未知样品数目较多时，应增加各浓度质控样品数，使质控样品数不少于未知样品总数的 5%，且不得少于 6 个。质控样品测定结果的偏差一般应小于 15%，低浓度点偏差一般应小于 20%，最多允许1/3 的质控样品结果超过上述限度，但不能出现在同一浓度质控样品中。如质控样品测定结果不符合上述要求，则该分析批样品测试结果作废。

(11)测试结果的取舍：浓度高于定量上限的样品，应采用相应的空白介质稀释后重新测定。对于浓度低于定量下限的样品，在进行药代动力学分析时，达到 C_{max} 以前采集的样品应以零值计算，达到 C_{max} 以后采集的样品应以无法定量（not detectable，ND）计算，以减小零值对 AUC 计算的影响。

（12）复测：存在下列情况，如由于校正标样和（或）QC 样品的准确度和精密度不符合接受标准，导致一个分析批被拒绝；试验样品中内标的响应与校正标样和 QC 样品的内标响应差异显著，且事先在 SOP 中规定了该标准；进样不当或仪器功能异常；测得浓度高于 ULOQ，或低于该分析批的 LLOQ，且该批的最低浓度标样从校正曲线中被拒绝，导致比其他分析批的 LLOQ 高；在给药前样品或安慰剂样品中测得样品分析物；以及色谱图不佳时，可对试验样品进行复测。

通常，由于药动学理由重新分析试验样品是不能接受的，因为这可能使该试验的结果受到影响或产生偏差。但是，可以考虑将重新分析作为实验室考察的一部分，以鉴别导致不正常结果的可能原因，并防止再次发生类似问题。

在仪器故障的情况下，如果已经在方法确证时证明了重新进样的重现性和进样器内分析物稳定性，则可以重新进样。如果仅仅由于校正标样或 QC 样品测定失败，而没有鉴定任何分析上的原因，不能接受整个分析批或个别校正标样或 QC 样品重新进样。

上述分析方法确证主要针对色谱法，很多参数和原则也适用于微生物学或免疫学分析法，但方法确证应考虑到特殊之处。微生物学或免疫学分析的标准曲线本质上是非线性的，应尽可能采用比化学分析更多的浓度点建立标准曲线。结果的准确度是关键的因素，如果重复测定能够改善准确度，则应在方法确证和未知样品测定中采用同样的步骤。

微生物学或免疫学分析方法确证实验应包括在几天内进行的 6 个分析批，每个分析批应包括 4 个浓度（LLOQ，低、中、高浓度）的质控双样品。

（三）数据处理及统计分析

1. *数据表达方式*　生物利用度和生物等效性研究应提供所有受试者各个时间点试验制剂和参比制剂的药物浓度测定数据、每一时间点的平均浓度（mean）及其标准差（*SD*）和相对标准差（*RSD*），提供每个受试者药物浓度-时间曲线（C-T 曲线）和平均 C-T 曲线以及 C-T 曲线各个时间点的标准差。不得随意剔除任何数据。脱落者的数据不可用其他数据替代。

2. *药代动力学参数*

（1）单次给药：提供所有受试者服用受试制剂和参比制剂的 $AUC_{0\text{-}t}$、$AUC_{0\text{-}\infty}$、C_{max}、T_{max}、$t_{1/2}$、CL、Vd、F 等参数及其平均值和标准差。

C_{max} 和 T_{max} 均以实测值表示。$AUC_{0\text{-}t}$ 以梯形法计算；$AUC_{0\text{-}\infty}$ 按公式计算：$AUC_{0\text{-}\infty}=AUC_{0\text{-}t}+C_t/\lambda z$（$t$ 为最后一次可实测血药浓度的采样时间；C_t 为末次可测定样本药物浓度；λz 为对数浓度-时间曲线末端直线部分求得的末端消除速率常数，根据对数浓度-时间曲线末端直线部分的斜率求得；$t_{1/2}$ 用公式 $t_{1/2}=0.693/\lambda z$ 计算）。

以各个受试者试验制剂（T）和参比制剂（R）的 $AUC_{0\text{-}t}$ 按下式分别计算其相对生物利用度（F）值：

试验制剂和参比制剂剂量相同时：

$F=AUC_T/AUC_R\times100\%$

试验制剂和参比制剂剂量不同时，若受试药物具备线性药代动力学特征，可按下式以剂量予以校正：

$F=\dfrac{AUC_T\times D_R}{AUC_R\times D_T}$（$AUC_T$、$AUC_R$ 分别为 T 和 R 的 AUC；D_R、D_T 分别为 T 和 R 的剂量）。

代谢产物数据：对于前体药物，或由于药物在体内代谢极快，无法测定血中原形药物，可采用相应的活性代谢物进行生物利用度和生物等效性研究。

生物利用度计算以 $AUC_{0\text{-}t}$ 为主，参考 $AUC_{0\text{-}\infty}$。

（2）多次给药：经等间隔（τ）给药至稳态后，在某一给药间隔时间内，多次采集样品，分析药物浓度。应提供试验制剂和参比制剂的三次谷浓度数据（C_{min}），达稳态后的 AUC_{ss}、$C_{ss\text{-}max}$、$C_{ss\text{-}min}$、$T_{ss\text{-}max}$、$t_{1/2}$、F、DF 等参数。试验制剂与参比制剂剂量相等时，F 值按下式计算：

$F=\dfrac{AUC_T^{ss}\times D_R}{AUC_R^{ss}\times D_T}\times100\%$（式中 AUC_T^{ss} 和 AUC_R^{ss} 分别为 T 和 R 稳态条件下的 AUC）。

3. *统计分析方法*

（1）对数转换：药代动力学参数 $AUC_{0\text{-}t}$ 和 C_{max} 在进行等效性检验前必须作对数转换。数据有偏倚时对数转换可校正其对称性。此外，统计中数据对比宜用比值法而不用差值法，对数转换可实现将均值之比置信区间转换为对数形式的均值之差的计算。

(2)等效判断标准：主要药代动力学参数经对数转换后以多因素方差分析(ANOVA)进行显著性检验，然后用双单侧 t 检验和计算 90%置信区间的统计分析方法评价和判断制剂间的生物等效性。

(3)方差分析(analysis of variance)：方差检验是显著性检验，设定的无效假设是两药无差异，检验方式为是与否，在 $P<0.05$ 时认为两者差异有统计学意义，但不一定不等效；$P>0.05$ 时认为两药差异无统计学意义，但 $P>0.05$ 并不能认为两者相等或相近。生物等效性试验，采用多因素方差分析(ANOVA)进行统计分析，以判断药物制剂间、个体间、周期间和服药顺序间的差异。生物等效性试验，方差分析可提示误差来源，为双单侧 t 检验计算提供误差值(MSE)。

当方差分析得到显著性周期效应的结果时，应有一个清醒的认识。常规的双处理、双周期交叉设计的主要问题是一些效应可能会模糊不清，如真实的周期效应、不等性残留效应和处理与周期的交互作用。纯粹的周期效应不会使生物等效性的决定发生偏差。但不等效残留效应则可使等效性的估计值发生偏差，处理与周期的交互作用会使两组间药代动力学参数差值的解释产生困难。如果周期效应方差分析存在显著性，则很难仅从数据本身发现导致其产生的真正原因。

双单侧 t 检验及(1-2α)%置信区间法是目前生物等效检验的唯一标准。双向单侧 t 检验是等效性检验，设定的无效假设是两药不等效，试验制剂在参比制剂一定范围之外，在 $P<0.05$ 时说明试验制剂没有超过规定的参比制剂的高限和低限，拒绝无效假设，可认为两药等效。

(1-2α)%置信区间是双单侧 t 检验另一种表达方式。其基本原理是在高、低 2 个方向对试验制剂的参数均值与高低界值之间的差异分别作单侧 t 检验，若试验制剂均数在高方向没有大于等于参比制剂均数的 125%($P<0.05$)，在低方向没有小于等于参比制剂均数的 80%($P<0.05$)，即在两个方向的单侧 t 检验，均能以 95%的置信区间确认没有超出规定范围，则可认为试验制剂与参比制剂生物等效。

等效判断标准，双单侧 t 检验及(1-2α)%置信区间法是目前生物等效检验的唯一标准。一般规定，经对数转换后试验制剂的 $AUC_{0\text{-}t}$ 在参比制剂的 80%～125%，试验制剂的 $C_{\max}$ 在参比制剂的 70%～143%。根据双单侧检验的统计量，同时求得(1-2α)%置信区间，如在规定范围内，即可有 1-2α 的概率判断两制剂生物等效。

如有必要时，应对 T_{max} 进行非参数法检验，如无差异，可以认定试验制剂与参比制剂生物等效。

关于等效范围，目前各国设定的标准不完全相同。FDA、EMEA、日本厚生省和 WHO 都以 AUC 和 C_{max} 90%置信区间落在 80.00%～125.00%范围作为生物等效性判定标准，并且对于 AUC 的等效性判定标准比较严格，通常只能缩小范围，如某些治疗窗窄的药物，EMEA 建议可以缩小范围至 90.00%～111.11%。相对而言，C_{max} 的等效性判定标准具有一定的灵活性，如加拿大药品监管机构只要求 C_{max} 均值的比值落在 80%～125%即可；EMEA 和 WHO 则提出，对于某些特殊药物，如高变异药物，即药动学参数的个体内差异在 30%以上的药物，可根据情况适当扩大等效性判定标准的范围，如 EMEA 建议对于个体内变异为 35%的药物，等效性判定标准可扩大到 77.23%～129.48%，当个体内变异为 40%时，该范围可扩大至 74.62%～134.02%，当个体内变异为 50%或以上则可以扩大至 69.84%～143.19%，但需提供证据证明，C_{max} 差异的增大不会引起不良反应的显著增加，也不会显著影响疗效。此外 C_{max} 等效性判定标准范围的扩大必须在 BE 试验开始前设定，并提供相应的证据。而不能在试验结束后根据试验结果更改。日本厚生省则建议，如果扩大 C_{max} 的等效性判定标准范围，必须满足以下三个条件：①受试者人数不低于 20，或在增加受试者人数之后总人数不低于 30；② C_{max} 均值的对数差值在 log(0.9)～log(1.1)；③任何的试验条件下，体外溶出试验当参比制剂体外溶出为 30%，50%和 80%时，试验制剂和参比制剂溶出度差值均在 10%以内。

4. 不良反应或不良事件的描述　不良事件是受试者在接受一种药物后出现的不良的医学变化，并不一定与药物有因果关系。无论这些不良的变化是否与药物有关，都应视为不良事件。研究人员在设计方案中应对不良事件应作出明确的定义，并说明不良事件严重程度的判断标准，以及判断不良事件与试验药物关系的分类标准。

(1)不良事件的严重程度：不良事件的严重程度可根据下列标准来判断。

轻度：很容易耐受的症状和体征；

中度：症状或体征引起不适，影响日常活动；

重度：致残，不能从事日常生活或工作。

(2)不良事件与药物的相关性：一般在临床试验中，不良事件与药物的相关性分为五种，见表7-10。

表7-10 不良事件与试验药物的关系

	肯定有关	很可能有关	可能有关	可疑	不可能有关
与试验用药有合理的时间顺序	+	+	+	+	−
已知的药物反应类型	+	+	+	−	−
停药后反应减轻或消失	+	+	±	±	−
再次给药后反应反复出现	+	?	?	?	−
无法用受试者疾病解释	+	+	−	±	−

(3)发生不良事件应采取的措施：发生不良事件时，临床研究医生应根据病情及时处理，必要时启动受试者急救预案。对不良事件采取的措施主要包括：未采取治疗措施；调整试验用药剂量/暂时中断研究；由不良事件发生永久性停用试验用药物；服用伴随药物；采用非药物治疗；住院/延长住院时间。研究者必须如实填写不良事件记录表，记录不良事件及所有相关症状的描述；不良事件发生的时间及持续时间；不良事件的严重程度；因不良事件所做的检查和治疗；不良事件的最终结果；并判断不良事件是否与试验用药有关。

试验过程中如发生需住院治疗、延长住院时间、伤残、影响工作能力、危及生命或死亡、导致先天畸形等事件，即为严重不良事件。遇有严重不良事件，临床研究医生必须在第一时间(2h内)向项目负责人和药物临床试验机构办公室报告，药物临床试验机构办公室应在24h内向省食品药品监督管理部门、伦理委员会、申办单位报告。在原始资料中应记录何时、以何种方式(如电话、传真或书面)、向谁报告了严重不良事件。

发生严重不良事件时，需立即查明所服药品的种类。如为盲法由研究单位的负责研究者拆阅，即称为紧急揭盲，一旦揭盲，该患者将被中止试验，并作为脱落病例处理，同时将处理结果通知临床监查员。研究人员还应在病例报告表(case report form，CRF)中详细记录揭盲的理由、日期并签字。

(四)生物等效性评价

生物等效性是指一种药物的不同制剂在相同实验条件下，给予相同剂量，其吸收程度和吸收速度无明显差异。故试验制剂与参比制剂的生物等效性评价，包括药物吸收程度和吸收速度的评价，反映吸收程度和速度的药代动力学参数 AUC_{0-t}、C_{max} 和 T_{max} 是否符合前述等效标准的评价。

目前比较肯定 AUC 对药物吸收程度的衡量作用，而 C_{max}、T_{max} 与取样时间有关，用于衡量吸收速率有时尚欠准确，如不适于具有多峰现象及个体变异大的制剂的评价。因此，若出现不等效情况，需做进一步具体分析。

一般要求 AUC 90%可信区间在80%～125%范围内，但对于治疗窗窄的药物，应适当缩小，而在极少数情况下，如果经临床证实合理，则可适当放宽。C_{max} 也是如此。一般在释放快慢与临床效应和安全性密切相关时才需要对 T_{max} 统计评价，其等效范围可根据临床要求确定。如非参数方法检验显示两处理间 T_{max} 存在显著差异得出两制剂不等效的结论时，可从以下两方面考虑，非参数方法检验效能较 t 检验或 F 检验可能稍低，或一般的等效性检验主要还是对 AUC 和 C_{max} 的检验，对于 T_{max}，则应运用医学专业知识判断其在等效性检验中的权重。

试验制剂生物利用度高于参比制剂，即所谓超生物利用(superbioavailability)，可以考虑参比制剂本身为生物利用度低的产品，因而试验制剂表现出相对较高的生物利用度；或参比制剂质量符合要求，试验制剂确实超生物利用度。可降低剂量做进一步研究，摸索等效的给药剂量。

生物等效性结果的评价应结合研究目的进行，或作为提供两制剂可替换使用的依据或用于确定新剂型的临床使用剂量。但生物利用度和生物等效性研究只是验证制剂质量的手段之一，对仿制药而言，仅仅是其上市前的最后一个研究阶段。是否与原创药生物等效，重要的是从处方筛选、生产工艺条件及质量考察着手，仔细分析原创药的专利文献和其他有关资料，以避免不等效发生。

(五)群体生物等效性和个体生物等效性

目前多采用平均生物等效性(average bioequivalence，ABE）评价方法，药物生物等效性的统计推断以试验制剂和参比制剂生物利用度参数平均值为考察指标，通过样本均数推断总体均数是否等效。由于平均生物等效性只考虑参数平均值，而未考虑变异及分布，不能保证个体间生物利用度相近，低变异和高变异药物设置的生物等效性标准一样。因此有人提出群体生物等效性（population bioequivalence，PBE）和个体生物等效性（individual bioequivalence，IBE）的概念。

PBE 评价的目的是为了获得某仿制药应用于群体的效果，不但对被比较制剂均值的差别进行检验，还要对被比较制剂的群体变异进行比较。IBE 评价除比较均值的差别外，也比较个体内变异、个体和制剂间的交互作用，从而判断患者改用另一制剂后是否可获得相同效应。从等效的程度来讲，IBE 最强，PBE 其次，ABE 最弱。从应用的角度来讲，两个具有个体生物等效性的药物具有可互换性，即某患者在服用某药物一段时间后，如果改用另一个与之具有个体等效性的药物，可以得到同样的效果；而具有群体生物等效性的药物，具有可处方性，即医生在给患者初次处方时可以任意选择，对于该类患者群体效应相同。

目前开展 PBE 和 IBE 评价经验有限，且大多采用 ABE 评价方法即可满足要求，因此暂无要求。建议结合申报品种，参照相关文献选择适宜的生物等效性评价方法。

四、特殊制剂的生物利用度和生物等效性研究

（一）口服缓（控）释制剂

缓（控）释制剂因采用新技术改变了其体内释放吸收过程，因此必须进行生物利用度比较研究以证实其缓（控）释特征，但试验设计和评价与普通制剂不同。一般要求在单次给药和多次给药达稳态两种条件下进行。由于缓（控）释制剂释放时间长，可能受食物影响大，必要时还应考虑食物对吸收的影响。缓（控）释制剂的生物等效性试验应在至少 3 种溶出介质的体外溶出行为同等性研究的基础上进行。

1. *单次给药双周期交叉试验*　旨在比较受试者于空腹状态下服用缓（控）释试验制剂与参比制剂的吸收速度和吸收程度的生物等效性，确认试验制剂的缓（控）释药代动力学特征。试验设计受试者要求与选择标准同普通制剂，给药方式应与临床推荐用法用量一致。

参比制剂：若国内已有相同产品上市，应选用该缓（控）释制剂相同的国内上市的原创药或主导产品；若系创新的缓（控）释制剂，则选择该药物已上市同类普通制剂的原创药或主导产品。

数据处理：各受试者试验制剂与参比制剂的不同时间点生物样品药物浓度，以列表和曲线图表示；计算各受试者的药代动力学参数并计算均值与标准差：$AUC_{0\text{-}t}$、$AUC_{0\text{-}\infty}$、C_{max}、T_{max}、F 值，并尽可能提供如平均滞留时间（MRT）等体现缓（控）释特征的参数；临床报告、副作用和不良反应与普通制剂要求相同。

结果评价：缓（控）释试验制剂单次给药的相对生物利用度估算同普通制剂。如为（控）释试验制剂与缓（控）释参比制剂比较，如果 AUC、C_{max}、T_{max} 均符合生物等效性统计学要求，可认定两制剂于单次给药条件下生物等效。若为缓（控）释试验制剂与普通制剂比较，AUC 符合生物等效性要求，则认为吸收程度生物等效；而 C_{max} 明显降低，T_{max} 明显延迟，统计分析结果至少有一项指标生物不等效时，则表明该试验制剂具缓释或控释动力学特征。

2. *多次给药双周期交叉试验*　旨在比较试验制剂与参比制剂多次连续用药达稳态时药物吸收程度、稳态血浓度和波动情况。

（1）受试者要求与选择标准：同单次给药。可选择单剂量试验的受试者。受试者至少为 18～24 例，必要时可适当增加。

（2）采用随机交叉试验设计方法，多次服用试验制剂和参比制剂。按临床推荐的给药方案连续服药达 7 个消除半衰期后，通过连续测定至少 3 次谷浓度（谷浓度采样时间应安排在不同日的同一时间），以证实受试者血药浓度已达稳态。达稳态后参照单次给药采样时间点设计，完成末次给药完整血药浓度-时间曲线。

以普通制剂为参比制剂时，普通制剂与缓（控）释制剂应分别按推荐临床用药方法给药（如普通制剂每日 2 次，缓（控）释制剂每日 1 次），达到稳态后，缓（控）释制剂选末次给药，参照单次给药采样时间点采集血样本，然后计算各参数，而普通制剂则按临床用法给药，按两次给药的药时曲线确定的时间点采集样本，测得的是实际 2 次给药的总和，稳态峰浓度、达峰时间及谷浓度可用 2 次给药的平均值。如采用剂量调整公式计算 AUC（如以 1 次给药 AUC 的 2 倍计），则测得的 AUC 值不能准确反映实际 AUC 值。

每日1次给药的制剂，受试者应在空腹10h后晨间服药，服药后继续禁食2～4h；每日2次给药的制剂，首次给药应空腹10h后，服药后继续禁食2～4h，第二次给药应在餐前或餐后2h，服药后继续禁食2h。每次用200～250ml温开水送服，一般要求服药1～2h后，方可再饮水。

(3)提供各受试者缓(控)释试验制剂与参比制剂不同时间点的血药浓度数据以及均数和标准差；

各受试者末次给药前至少连续3次测定的谷浓度(C_{min})；

各受试者在血药浓度达稳态后末次给药的血药浓度-时间曲线。稳态峰浓度($C_{ss,max}$)、达峰时间(T_{max})及谷浓度($C_{ss,min}$)的实测值。并计算末次剂量服药前与达 τ 时间点实测 $C_{ss,min}$ 的平均值；

各受试者的稳态药时曲线下面积(AUC_{ss})、平均稳态血药浓度(C_{av})，$C_{av}=AUC_{ss}/\tau$，式中 AUC_{ss} 系稳态条件下用药间隔期 0-τ 时间的 AUC，τ 是用药间隔时间；

各受试者血药浓度波动度(DF)，$DF=(C_{max}-C_{min})/C_{av}\times100\%$

C_{max} 为稳态给药期间最后一个给药剂量的实测药物峰浓度值；C_{min} 为稳态给药期间最后一个给药剂量的实测谷浓度值。参比制剂为相同剂型的缓(控)释制剂时，则试验制剂的 DF/τ 值应不大于参比制剂的 DF/τ 值的143%；参比制剂为普通制剂时，试验制剂的 DF/τ 值应显著小于普通制剂。

稳态时的生物利用度 $F=\frac{AUC_T^{ss}\times D_R}{AUC_R^{ss}\times D_T}\times100\%$（式中 AUC_T^{ss} 和 AUC_R^{ss} 分别为T和R稳态条件下的 AUC）

(4)结果评价同缓(控)释制剂的单次给药试验。

当缓释制剂与普通制剂比较时，波动系数的评价应结合缓释制剂本身的特点。对于不同的缓(控)释剂型，如结肠定位片、延迟释放片等，还应考虑剂型的特殊性，增加相应考察指标以体现剂型特点。

(二)特殊活性成分制剂

如活性成分为蛋白质多肽、激素、维生素、电解质等，由于存在内源性物质干扰及体内降解，生物样本分析方法的建立与验证尤为重要。

(三)复方制剂

复方化学药品制剂生物等效性研究，某一成分的体内行为不能说明其它成分的体内行为，故原则上应证实每一个有效成分的生物等效性。试验设计应尽量兼顾各个成分的特点。

五、影响生物利用度评价的因素

(一)生物利用度影响因素

口服或其他非血管内给药的制剂，其活性成分的吸收受多种因素的影响，可以概括为药物因素和生理因素两方面。

1. 药物因素

(1)药物的溶解度、通透性、溶出速度：如前所述，高溶解性、高通透性药物，为一般情况下可良好吸收的化合物；低溶解性、高通透性药物，溶出速度为吸收限制因素；高溶解性、低通透性药物，渗透速度为吸收限制因素；低溶解性、低通透性药物，口服生物利用度很差。

(2)药物的解离度与脂溶性：消化道上皮细胞膜具有脂膜特性，有利于非离子性的有机弱酸和有机弱碱吸收，而不利于离子型药物的吸收。非离子型与离子型的比例与环境pH有关。同时，吸收速率又与油/水分配系数有关，脂溶性愈强吸收愈好。

(3)晶型：化学结构相同的药物，可因结晶条件不同而得到不同的晶型。不同晶型的同一药物物理性质如密度、熔点、溶解度和溶出速度均有不同，因而可呈现不同的吸收特点，导致生物利用度的不同。

(4)化学稳定性：药物不仅在贮藏期应有足够的稳定性，且应在胃肠液中保持稳定，因为胃肠液中的消化酶或pH的作用可导致某些药物的活性减低或失效。

(5)制剂处方工艺：口服固体制剂(片剂)在体内通常要经过崩解、释放、溶出、生物膜吸收、转运至血液或作用部位等的复杂过程，制剂中的赋形剂、黏合剂、崩解剂、润滑剂、包衣材料、溶剂、助悬剂以及制备工艺等都可能影响这一过程。因此，即使不同厂家生产的相同制剂，也可能因为制剂处方工艺不同而导致不同的溶出速率和生物利用度。因此生物利用度是保证药品内在质量的重要指标，而生物等效性则是保证含同一药物的不同制剂质量一致性的主要依据。

2. 生理因素

(1)消化道环境因素：药物口服后通过胃肠道时，不同表面特性的解剖区域及其内容物可能影响药物的吸收速率，如胃肠道pH、胃排空速率、肠蠕动和肠道菌群等。

(2)肠道代谢酶和肝首关效应：正常小肠上皮存在各种转运系统和代谢酶，因此药物经过小肠吸收后，在进入全身循环之前已经被部分代谢转化。另外，肝首关效应也是影响循环吸收量的因素。

小肠上皮的代谢、载体介导的转运、P-糖蛋白对药物分子的泵出，是一个饱和过程。联合用药时，因为有可能存在药物竞争酶、载体或P-糖蛋白泵的作用，所以可能存在与单独给药时的生物利用度的差异。因此，药物间，或药物与食物间的相互作用也是影响生物利用度的重要因素。

(二)生物利用度评价方法影响因素

1. *采样点设计*　生物利用度试验中，采样点的分布应覆盖药物的吸收相、分布相和消除相，通常血药浓度-时间曲线峰前部至少取4个点，后部至少取6个和6个以上的点，总采样点数不少于12个点。如果早期采样的次数不够多，药物浓度-时间曲线上的第一点有时候就是最高点。为了避免这个问题，可进行预试验，在给药后5～15min采集一个样本，然后在给药后的1h内再多次采样(如2～5次)，以避免较早出现的峰浓度，导致生物利用度评价结果不准确。

2. *试验过程中的饮食控制*　食物可延迟胃排空，刺激胆汁流量，食物的营养成分、热量、食物的体积和温度能改变胃肠道的生理环境，由此影响药物在胃肠道内的滞留时间、溶解度、渗透性和生物利用度。通常情况下，高脂、高热量食物更容易影响胃肠道的生理功能，结果导致药物或制剂的生物利用度发生较大的改变。建议在食物影响生物利用度及饮食条件下生物等效性研究中采用高热量和高脂肪食物。建议食物影响下的BA和饮食条件下的BE研究采用预期能最大影响胃肠道生理功能的食物，达到系统中可利用的药物受到的影响最大化。建议试验餐为高脂(约占总热量的50%)、高热量(3300～4000J)餐。这种试验餐约600J的蛋白质、1000J的碳水化合物和2000～2500J的脂肪组成(如：两个黄油煎蛋、两片熏肉、两片夹黄油的面包、110g马铃薯泥、225g全脂牛奶)。报告中应写明试验餐的热量组成。如果热量组成与上述明显不同，应提供科学的合理的解释。对于FDA补充申请(ANDAs)的探索性或证明性研究，食物影响的BA研究，公认可以采用不同组成的试验餐。但其中应该有一种试验餐属于上述的高热高脂餐。

制剂和食物同服，可以通过影响药物本身或制剂改变制剂的生物利用度。高溶解性和渗透性药物(BCS Ⅰ级)制成的迅速溶解的速释制剂，由于药物吸收不受pH和吸收位置的影响，食物的影响很小，溶解度变化也不敏感。然而，这类药物那在胃肠道中首关效应大、吸收广泛的、发生络合反应、不稳定的药物，食物对药物的生物利用度还是有影响的。在有些情况下，辅料、辅料之间相互作用及食物诱导的消化道生理变化也能促进食物对生物利用度的影响。食物通过延迟胃排空和肠道内滞留时间影响药物C_{max}和T_{max}。然而我们希望在生物等效性研究时，食物的这种影响在试验制剂和参比制剂之间是相似的。速释制剂(BCS Ⅱ、Ⅲ、Ⅳ级)和缓控释制剂，食物的影响可能由更复杂的综合因素引起，从而影响体内药物的溶解和吸收。因此，应在药物研发早期进行食物对生物利用度的影响研究。

3. *药物个体内变异*　当某一药物的个体内变异系数(以AUC和C_{max}计算的个体内变异系数)≥30%时，称之为高变异型药物(highly variable drug)。这类药物，采用通常的18～24例交叉设计和等效性判断标准进行生物等效性评价时，由于个体内差异加大，使得把握度降低，极可能导致发生统计学上的Ⅱ类错误，造成结果是将实际与参比制剂生物等效的受试制剂判断为生物不等效。

以变异度为30%的药物为例，采用两制剂、两周期、双交叉试验设计进行生物等效性检验时，样本含量至少应为40例，其等效性评价结论才可以达到80%的把握度，欲达到90%的把握度，则需要至少54例。增加样本量是解决高变异药物生物等效性评价最直接有效的方法，但同时也使试验成本大大增加，试验的操作难度增大，并且存在伦理学和试验管理等问题。如采用重复双交叉试验设计，选择22～28例健康受试者进行生物等效性评价，可获得满意的把握度，但试验周期的延长同样存在易造成试验成本增加、试验难以管理及数据脱落等问题。另外，不增加样本量的方法一直是大家更为关注的目标，放宽等效性判断的限值就是这样实际有效的方法，FDA有关专家将该方法又分为静态放宽、固定样本量的放宽及比例标化平均生物等效性等几种方式。其中比例标化平均生物等效性，是根据参比制剂的个体内变异，成比例放宽等效性判断的限值，这种方法具有更强的科学性和可操作性。

如阿戈美拉汀口服给药吸收迅速(T_{max}中位数为0.75～1.5h)，肠道吸收良好(大于80%)。但该药在人体内经历较强的首关代谢，其绝对生物利用度很低，为3%～4%，且变异很大。由于首关代谢差异较大，阿戈美拉汀不同试验口服给药后药物暴露AUC变异系数(*CV*)为100%～150%。个体间变异是主要来源，但个体内变异也非常大，其绝对生物利用度的个体间和个体内变异系数分别为157%和104%。这种情况下，可先采用参比制剂进行一个小规模的重复交叉试验(至少12例)，以获得该药物准确可靠的个体内变异系数，然后根据该数据进行受试者例数的估算。按照Chow等人的计算方法，采用交叉试验设计，当药物个体内变异系数为30%时，如果两制剂的差异为5%，至少需要38例受试者才能获得80%的把握度；个体内变异系数为40%时，至少需要68例；个体内变异系数为50%时，至少需要106例。阿戈美拉汀*AUC*和C_{max}的个体内变异系数可能要远高于30%，要获得80%的把握度，需要较大的受试者例数。

4. 药物半衰期　某些药物生物半衰期很长，在实际的临床试验中，需要耗费较长的试验时间、经费、人力、物力，同时，受试者的饮食、活动、身体指标、有无服用其他药物等各种不确定性，也导致试验期间的质量控制难以保证。加拿大、美国等将超过24 h的药物列为长消除半衰期药物，中国、欧盟对此没有明确规定，一般超过24 h或者72 h的药物都被视作长消除半衰期药物。常见的长消除半衰期药物有沙利度胺、顺铂、美沙酮、胺碘酮等，主要为抗癌药以及单克隆抗体。

在大多数等效性检验中，一般均采用交叉设计的方法，即每个病人或研究对象轮流接受每一种处理方法。但长半衰期药物生物等效性研究可采用平行设计，因平行设计较交叉设计增大了个体间变异，给试验带来的偏倚，因此应采用更加严格的受试者入选条件，如年龄、性别、体重、疾病史、体检等，以保证组间有非常良好的可比性。并将样本量加大到交叉设计要求的2倍。采样点设计若延续到大部分的消除相会导致实际操作上的困难，甚至难以执行。而从理论上而言，因为BE研究主要是为了考证两制剂吸收程度和速度是否一致，末端消除相对制剂吸收过程的评价影响不大，故一般认为此类药物尽可能取样持续到足以比较整个吸收过程即可。

某些情况下也可采用交叉设计，如左甲状腺素的血浆半衰期约144～148h，治疗指数较窄，为保证仿制药物与上市药物的可替换性，FDA仍建议采用交叉设计的方法，并提出以下几点要求：①清洗期至少为35d；②选用至少24名健康志愿者；③血药浓度采集时间至少为48h，以保证准确反映制剂体内血药浓度-时间模式，准确计算生物利用度数据。由此例可见，尽管清洗期长达35d导致试验实施难度加大，但为控制风险，仍建议使用交叉设计的方法。

5. 内源性物质　体内内源性物质药物的特殊性，如基线水平的周期性波动和(或)反馈调节等，对于这类物质生物等效性评价具有更大挑战性。放射性核素标记药物在技术上为内源性物质药物的测定提供了可能，但由于存在伦理等诸多问题而无法推广。内源性物质药物在进行生物等效性评价时，应尽可能最大限度地减少非药物因素的影响，如对该物质浓度的监测并稳定其基线水平(体内或体外)，数据处理要求进行个体化及周期特异性基线校正。如钾不仅是内源性物质，而且食物中所含的钾也会干扰试验结果的正确评价。因此除了一些生物等效性试验的常规要求外，特别强调了特定时期(试验前和周期间)对尿钾水平的监测以稳定基线水平；并对试验期间食物中钾、钠等摄入和饮水做了定量要求，以便最大限度地减少非药物因素的影响；数据处理则要求进行基线校正(个体化并且是周期特异的，即每个周期的数值减去周期前的基线水平值)。

(马瑞莲　王跃文)

参考文献

[1] 周宏灏，袁洪. 药物临床试验[M]. 北京：人民卫生出版社，2011.

[2] 刘昌孝. 实用药物动力学[M]. 北京：中国医药科技出版社，2003.

[3] 邓树海，刘兆平. 药物动力学：理论与实践[M]. 北京：人民卫生出版社，1998.

[4] 魏敏吉，赵明. 创新药物药代动力学研究与评价[M]. 北京：北京大学医学出版社，2008.

[5] 魏伟译. 临床药理学原理[M](第2版). 北京：科学出版社，2008.

[6] 王广基. 药物代谢动力学[M]. 北京：化学工业出版社，2005.

[7] 赵香兰. 临床药代动力学基础与应用[M]. 郑州：郑州大学出版社，2003.

[8] 郭瑞臣. 临床药理实验方法学[M]. 北京：人民卫生出版社，2012.

[9] 陈西敬. 药物代谢动力学研究进展[M]. 北京:化学工业出版社,2008.

[10] 李俊. 临床药理学(第 4 版)[M]. 北京:人民卫生出版社,2008.

[11] 刘克辛,韩国柱. 临床药物代谢动力学[M]. 第 2 版. 北京:科学出版社,2009.

[12] 曾苏. 临床药物代谢动力学[M]. 北京:人民卫生出版社,2007.

[13] 曾苏. 药物代谢学[M]. 杭州:浙江大学出版社,2004.

[14] 国家食品药品监督管理局. 化学药物制剂人体生物利用度和生物等效性研究技术指导原则[S]. 2005.

[15] 中国药典 2010 版二部. 药物人体生物利用度和生物等效性试验指导原则[S]. 附录 195-199.

[16] 陈冰,杨婉花. 群体药代动力学在万古霉素治疗药物监测的应用[J]. 中国临床药理学杂志,2011,27(9):713-717.

[17] 张弨,翟所迪,刘芳. 万古霉素治疗药物监测必要性的系统评价[J]. 中国临床药理学杂志,2009,25(4):392-333.

[18] 钟大放,李高,刘昌孝. 生物样品定量分析方法指导原则:草案[J],药物评价研究,2011,34(6):409-415.

[19] Chao Zhang,Suodi Zhai,Long Yang,et al. Population pharmacokinetic study of methotrexate in children with acute lymphoblastic leukemia [J]. Internal Journal of Clinical Pharmacology and Therapeutics,2010,48(1):11-21.

[20] Chao Zhang, Helen McIlleron, Yuan Ren,et al. Population pharmacokinetics of lopinavir and ritonavir in combination with rifampicin-based antitubercular treatment in HIV-infected children[J]. Antiviral Therapy,2012,17(1):25-33.

[21] Chao Zhang, Paolo Denti, Eric Decloedt,et al. Model-based approach to dose optimization of lopinavir/ritonavir when co-administered with rifampicin [J]. British Journal of Clinical Pharmacology,2012,73(5):758-767.

[22] Chao Zhang, Paolo Denti, Jan-Stefan van der Walt, et al. Population pharmacokinetic model for adherence evaluation using lamivudine concentration monitoring[J]. Therapeutic drug monitoring,2012,34(4):481-484.

[23] Spalding, DJM. Harker AJ, Bayliss MK. Combining high-throughput pharmakinetic screens at the hits-to-leads stage of drug discovery [J]. Drug Disc Today,2000,5(12):s70-76.

第 8 章

药物治疗学

第一节　药物治疗学概述

一、概　述

(一)药物治疗学概念、内容与任务

药物治疗学(pharmacotherapeutics)是一门研究药物预防、治疗疾病的理论和方法的学科，在传统的药理学和临床医学之间发挥桥梁纽带作用，其主要内容和任务包括：

1. 综合疾病的病因和发病机制、患者的个体差异、药物的作用特点三方面因素，对患者实施合理用药。

2. 研究影响药物对机体作用的因素。

3. 研究药物相互作用对药效的影响。

药物治疗学在长期临床药物治疗实践中，经历了由简单到复杂、由初级到高级、由经验到科学的发展过程，目前已发展成集药理学、生理学、生物化学、内科学、分子生物学、遗传学、基因组学等多学科交叉的一门综合学科。

(二)药物治疗原则

1. *药物治疗的一般原则*　疾病治疗一贯遵循预防为主、防治结合的原则，即实施未病防病，有病防重和重病防危的策略。在长期的临床药物治疗实践中，药物治疗原则包括。

(1)分线原则：如抗生素类药、抗结核病药、抗精神病药等；

(2)阶梯用药原则：如癌症疼痛的治疗；

(3)风险-效益比最大原则以及个体化治疗原则：使患者获得必要(适度、规范)、有效、安全、经济的药物治疗，药物治疗的原则如下。

①药物治疗的必要性：许多疾病尤其是内科系统的疾病，尽管药物治疗常常具有不可替代性，但是对于具体的患者，面对众多可选择的药物，只有通过利弊权衡，使患者接受药物治疗的预期获益大于药物可能对机体造成的伤害，才能体现药物治疗的必要性，患者才值得承受风险来换取药物治疗的效果。并且在治疗过程中，还须在明确疾病诊断的基础上，从病情的实际需求出发，以循证医学为依据，选择适当的药物治疗方案，即药物治疗的适度性原则，从而达到治疗疾病的目的。

②药物治疗的有效性：只有在患者的实际获益大于药物可能带来损害的前提下，药物治疗的有效性才有意义。在权衡利弊，选择合适药物的前提下，要达到理想的药物治疗效果，还要考虑：药物方面因素，如药物的生物学特性、理化性质、剂型、剂量，给药途径以及药物间的相互作用等；机体方面的因素，如患者年龄、体重、性别、精神因素、病理状态及遗传因素等；药物治疗的依从性，是指患者遵从医嘱或治疗方案的程度，包括遵守医疗约定，采纳健康促进行为的忠告。

③药物治疗的安全性：保证患者用药的安全性是药物治疗的前提。影响药物安全性的原因包括药物本身固有的生物学特性、药物制剂中不符合标准的有毒、有害物质超标准或有效成分含量过高及药物的不合理使用。

④药物治疗的经济性：以最低的药物成本实现最佳的治疗效果，但是成本和效果两者都是相对的，有时成本高并不意味着效果好，出现此问题可用现代经济学研究手段解决。

⑤药物治疗的规范性：药物治疗的规范性是保证合理用药的重要措施。在给患者实施药物治疗时，医师首先要熟悉相关疾病治疗指南或标准，尽

量按公认的指南或标准去选药用药，减少随意性和盲目性。

2. *药物治疗的基本过程* 药物治疗的程序首先需要明确患者的问题(诊断)，随后拟定治疗目标并选择恰当的药物、剂量和疗程(选择治疗方案)，开始治疗(处方＋指导)，经过一定时间后检查治疗结果，进行评估和干预，决定继续、调整或终止治疗方案。

药物治疗方案的制定需要综合考虑患者的病理、生理情况，药物的性质、相互作用以及药物在患者体内的药动学变化，实行个体化给药，实现最大的治疗效益。优化药物治疗的最实用方法是治疗-监测-治疗的反复尝试。

二、药物相互作用和疾病对临床用药的影响

为提高疗效、减轻不良反应而采取两种或两种以上药物同时或先后应用，称为联合用药。药物相互作用(drug interaction)通常是指在体内发生药物代谢动力学和药效学方面的相互影响。由于药物之间或药物与机体之间的相互反应，改变了药物体内过程、理化性质或组织对药物敏感性，使药物的药理效应发生改变，增加或降低药物的不良反应，这种因联合用药使原有的药物效应增强者，称为协同作用(synergism)，使原有的药物效应减弱者称为拮抗作用(antagonism)。

(一)药物相互作用机制和临床对策

1. *药物相互作用* 是指药物与机体的效应器官、特定的组织、细胞受体或某种生理活性物质(如酶、内源物质)相互作用。按照发生原理，药物相互作用可分为药效学相互作用和药物代谢动力学相互作用，或改变药物的毒性效应，掩盖不良反应等表现。结果可导致效应的相加、协同和拮抗。

(1)相加：指两种性质相同的药物联合应用所产生的效应相等或接近分别应用所产生的效应之和。

(2)协同：即两药联合应用所产生的效应明显超过两者之和，又称为增效。

(3)拮抗：即两药联合应用所产生的效应小于单独应用一种药物时的效应。

药物代谢动力学相互作用是指药物的联合应用可使一种药物的吸收、分布、代谢、排泄或生物转化受其他药物的影响而有所改变，导致体内药量或血药浓度的改变，从而影响了药物的效应。根据发生环节不同，表现为：

(1)影响药物吸收的相互作用：主要表现在加速或延缓胃排空、影响药物与吸收部位的接触、改变胃肠道pH。

(2)影响药物分布的相互作用：主要表现在药物与血浆蛋白结合位点的竞争、影响药物分布过程，使药物的组织分布量发生改变，进而改变药物的药动学参数及药物的作用强度。

(3)影响药物代谢的相互作用：药物在体内代谢一般是经酶的催化，该环节相互作用主要是使药物由活性体转化为无活性体的代谢物或少数前体药物在体内转化为有活性的药物而起作用。

(4)影响药物排泄的相互作用：主要发生在肾的肾小管分泌和肾小管重吸收过程。

2. *临床药物治疗对策* 在临床药物治疗的实践中，联合治疗的效果往往优于单一药物，如心力衰竭、严重高血压和心肌梗死等疾病的治疗，常需要2～3种或以上的药物联合应用；肿瘤和严重感染时，联合用药可提高患者的生存率，特别是肿瘤化疗，联合用药组成的一线标准化疗方案，可改善患者生存期和生活质量。

(二)疾病对药物代谢动力学、药效学的影响

疾病可引起机体各种生理、生化过程发生一系列改变，对药物的体内过程、药物与受体的亲和力、组织器官对药物作用的敏感性等产生影响。

1. *疾病对药物代谢动力学影响*

(1)疾病对药物吸收的影响：①消化道疾病可通过改变胃排空时间、改变肠蠕动、改变胃肠道分泌功能等环节影响药物吸收。②肝病变也可影响消化道吸收功能。③肾衰竭如尿毒症患者，因本身钾离子平衡失调，当服用抗酸剂尤其是含铝的抗酸剂时，将进一步减少钾的吸收。④循环衰竭使胃肠道血流量减少而减少药物的吸收。

(2)疾病对药物分布的影响：主要通过改变血浆蛋白含量和结合率、血液pH值等影响药物分布。此外，心、肾衰竭也可改变药物分布，影响药物的疗效。

(3)疾病对药物生物转化的影响：如慢性肝病时，患者肝微粒体酶合成减少，细胞色素P_{450}含量降低，可减慢许多药物的生物转化；肾功能不全时，多种药物的代谢过程都可能受到不同程度的影响，体内氧化代谢有时加快，还原、水解和乙酰化能力降低，导致生物转化障碍，并且还可影响到药物在肝内的转化。

(4)疾病对药物排泄的影响：肾是药物及其代

谢物排出体外的最重要器官，肾功能的改变会极大地影响药物的体内消除过程。

2. 疾病对药效学的影响

(1)疾病引起受体数目改变：如支气管哮喘患者支气管平滑肌的β受体数目减少；糖尿病患者易出现胰岛素抵抗现象，而使胰岛素受体数目下降。

(2)疾病引起受体敏感性改变：严重的肝病患者由于体内氨、甲硫醇及短链脂肪酸等代谢异常会使中枢神经系统对镇静催眠药、镇痛药和麻醉药的敏感性增强，甚至可诱发肝性脑病；肾衰竭时，可引起体液调节紊乱，患者会对抗高血压药变得比较敏感；器质性心脏病也可使心脏对地高辛和一些抗心律失常药等药物的敏感性发生变化。

(3)疾病引起受体及受体后效应机制的改变：药物的初始作用部位是受体，但受体仅仅是信息传导的第一站，受体激活后通过一连串的生化过程最终导致效应器官的功能变化，即受体后效应机制。药物效应是受体后效应机制的一连串生化过程，最终导致效应器官(细胞)的功能变化。

(三)疾病状态下的临床用药原则

1. 肝疾病时临床用药　鉴于肝病患者易诱发肝性脑病，且部分患者已存在胆汁郁积或体液负荷过量及腹水等病理变化，故使用药物应避免加剧这些病症。对肝病患者用药，必须衡量利弊，禁用对肝有损害的药物，并结合用药经验和血药浓度监测来调整用药和用量，尽量不选用经肝清除或肝毒性的药物。

2. 肾疾病时临床用药　肾疾病时可使主要经肾排泄药物的原形或代谢产物蓄积而增强药效，甚至产生毒性反应，临床用药均需注意监护。在严重肾功能不全时，为避免毒性反应发生，应调整剂量甚至避免使用具有直接肾毒性的药物以及易引起肾免疫损伤的药物。肾功能减退时选药应注意：

(1)选用较低浓度即可生效或毒性较低的药物：如强利尿药呋塞米毒性较依他尼酸钠低，尤其在肾衰竭时选用，增加剂量可使效应增强而不良反应较少增加。抗生素则可选用红霉素、青霉素、第三代头孢菌素类。

(2)避免使用毒性较大的药物：必须选用时，尽量选择半衰期短的药物，同时避免选用长效制剂。

(3)选用治疗效果易判断或毒副作用易辨认的药物。

(4)选用经肾外途径代谢和排泄的药物：应根据肾功能损害程度，调整给药方案。

(5)必须使用有效血药浓度范围窄、毒性大、代谢产物在体内蓄积的药物，或对肾有毒性的药物时应进行血药浓度监测，根据血药浓度调整给药剂量。

3. 循环障碍性疾病对药物治疗的影响　循环障碍性疾病能迅速影响全身各个器官，尤其对肝、肾等与药物吸收、代谢直接相关的器官更为明显，所以循环障碍性疾病易引起其他器官功能改变影响药物治疗。循环障碍性疾病临床用药应注意：

(1)在周围循环衰竭时，口服、皮下或肌注给药吸收差，紧急用药时如必须静脉注射，则要减慢静注速度。

(2)严重心力衰竭时由于组织灌流量下降，一般药物表观分布容积 V_d 值减少。

(3)心脏疾病会改变器官对药物的敏感性。

(4)心力衰竭者使用具有负性肌力作用的药物必须非常谨慎，低剂量就可能损害心脏功能。

三、药物治疗与合理用药

(一)循证医学的应用

1. 循证医学的概念　循证医学(evidence based medicine，EBM)是现代临床医学诊治决策的科学方法学，是在继承临床传统医学决策模式基础上的创新。其核心思想是在临床医疗实践中，对患者的诊治决策都应依赖于客观的科学证据，而不是某些个人的主观经验。

2. 循证医学的实施步骤和研究方法

(1)循证医学的实施步骤：提出问题、获取有关证据、评价证据、应用证据、效果评估。实际工作中，上述5个步骤并非泾渭分明或必须面面俱到，通常可通过三种模式把证据整合到医疗实践中，即完全实施、使用模式、复制模式。

(2)循证医学证据的评价方法：系统评价、Meta分析。

3. 循证医学的局限性

(1)是一种归纳总结的思维，其结果和结论有一定的局限；

(2)本身不能提高预防和治疗效果；

(3)分析过程中往往忽视人种差异，忽视个体遗传背景的差异；

(4)缺乏客观指标和证据者无法继续循证实践。

循证医学与药物治疗学关系密切，循证医学为合理药物治疗提供科学的证据，为评价疾病治疗的效果提供了可靠依据，而药物治疗学的研究和实践是循证医学结论的由来。将循证医学应用于药物治疗学中，就是尽可能利用药物疗效和不良反应评价的最佳证据制定患者的最佳用药方案。

（二）特殊人群药物治疗

特殊人群是指妊娠和哺乳期妇女、新生儿、婴幼儿、儿童及老年人，他们的生理、生化功能与一般人群相比存在着明显差异，而这些差异影响着药物代谢动力学和药效学。高度重视特殊人群的特点，做到有针对性地合理用药，对保护特殊人群的健康尤为重要。

1. *妊娠期和哺乳期妇女用药*　妊娠期与哺乳期用药不但要充分考虑妊娠期及哺乳期母体发生的一系列生理变化对药物作用的影响，更要注意药物对胎儿或新生儿的作用。

（1）妊娠期药代动力学特点。由于母体生理生化变化以及激素的影响，药物在孕妇体内的吸收、分布、消除过程，均与非妊娠时有很大不同，表现为①药物的吸收：妊娠期间受孕、雌激素的影响，胃酸分泌减少，使弱酸性药物吸收减少，弱碱性药物吸收增多；肠蠕动减弱，使口服药物的吸收延缓，达峰时间延长，峰浓度降低。②药物的分布：妊娠期血浆容积、脂肪、体液含量均有不同程度的增加，药物的分布容积增大，血药浓度一般低于非妊娠期。同时，因妊娠期血浆容积增大，血浆蛋白的浓度相对较低，药物与蛋白结合减少，游离型药物增多，进入胎盘的药物增多，药效增强，不良反应也可能增加。③药物的消除：妊娠期间孕激素浓度的增高可增强肝药酶活性，提高肝对某些药物的代谢能力；妊娠期心排血量增加，肾血流量及肾小球滤过率均增加，肾排泄药物或其代谢产物加快，使某些药物血药浓度降低。妊娠晚期仰卧位时肾血流量减少，可使肾排泄药物速度减慢。

（2）胎儿药物代谢动力学特点。①药物的吸收：大部分药物经胎盘屏障直接转运到胎儿体内，形成羊水肠道循环。大部分经由胎盘-脐静脉血转运的药物，在未进入胎儿全身循环前须经过肝，因此在胎儿体内也存在首关消除。②药物的分布：血循环量对胎儿体内的药物分布有较大影响，胎儿的血流量多，肝内药物分布较多。胎儿血浆蛋白含量较母体低，因此进入组织中的游离型药物浓度较高，但与胎儿血浆蛋白结合的药物不能通过胎盘向母体转运，可延长药物在胎儿体内停留时间。此外，胎儿体内脂肪组织较少，可影响某些脂溶性药物的分布。③药物的消除：胎儿的肝是药物代谢的主要器官，胎盘和肾上腺也参与某些药物的代谢。由于胎儿肝、肾功能发育尚未完善，对药物的消除能力较成人低。

（3）妊娠期用药的基本原则。根据药物可能对胎儿有不良影响，美国食物药品管理局（FDA）根据动物实验和临床实践经验，将妊娠用药分为A、B、C、D、X五类。

A类：早孕期用药，经临床对照观察未见对胎儿有损害，其危险性相较低，在妊娠期使用较为安全。但仍须坚持没有充分适应证绝不用药的原则。

B类：在动物繁殖实验中未显示致畸作用，但缺少临床对照观察资料或动物繁殖实验显示不良反应，但这些不良反应未在妊娠妇女身上得到证实。

C类：仅在动物实验证实对胎仔有致畸或杀胚胎作用，但在人类中缺乏资料证实，使用前要权衡利弊。

D类：对胎儿危害有确切证据，但治疗孕妇疾病的效益明显超过危害，又无替代的药物。

X类：对动物和人类均有明显的致畸作用，其危害性远远大于使用价值，这类药物在妊娠期禁忌使用。

妊娠期用药应遵循的原则：①妊娠期用药必须有明确的指征，尽量避免妊娠早期（妊娠1～12周）用药。②在医师指导下用药，尽量单一、小剂量用药，避免联合和大剂量用药；尽量选用老药，避免使用新药；参照FDA的药物分类，提倡使用A、B类药物，避免使用C、D类药物。③应用可能对胎儿有害的药物时，要权衡利弊后再决定是否用药，若病情急需应用肯定对胎儿有危害的药物，应先终止妊娠再用药。

（4）哺乳期用药：几乎所有的药物都能进入乳汁被婴儿吸收，故哺乳期用药应慎重，应权衡利弊，遵循：①尽可能减少药物对子代的影响；②由于人乳持续产生，在体内不潴留，因此哺乳期可服用较安全的药物，并应在药物的1个血浆半衰期后再哺乳；③对因乳母大剂量、长时间用药可能对婴儿造成不良影响的，应及时监测婴儿血药浓度；④若乳母所用药物对婴儿影响较大，则应停止哺乳，暂时实行人工喂养。

2. *小儿用药*　小儿时期包括新生儿期、婴儿期、幼儿期、学龄前期、学龄期、少年期等生长发育阶段。

(1)小儿的生理特点及其对药物代谢动力学和药效学的影响：小儿，尤其是婴幼儿，机体组织中水分的比例较成人高，体表面积与体积的比例大，体脂含量较低，血浆蛋白浓度低；中枢神经系统发育不全；消化系统发育不全；肝、肾功能发育不全；小儿调节水和电解质代谢的能力较差；此外，小儿遗传缺陷也可致对某些药物反应异常。

(2)小儿用药的基本原则：①严格把握用药指征；②选择适宜的给药剂量与间隔时间；③选择适宜的给药途径。

3. 老年人用药　老年人一般指年龄超过 60 岁的人。

(1)老年人的生理特点及其对药物代谢动力学和药效学的影响：在用药时应注意老年人机体组成发生变化，包括局部循环差及肌肉萎缩、血流减少，使肌内、皮下注射的药物吸收速率下降；体液和细胞外液与体重比例减小，体内脂肪比例增加，使脂溶性药物分布容积增大；血浆蛋白结合率降低；中枢神经系统功能减退；心血管系统功能减弱；消化系统功能减弱；肝、肾功能减退。老年人的凝血功能减弱，体温调节能力、血糖调节能力降低，同化代谢小于异化代谢等特点。

(2)老年人用药的基本原则：优先治疗原则、用药简单原则、用药个体化原则、注意饮食调节原则。

（张幸国　王临润　楼　燕）

第二节　心血管系统疾病的药物治疗

一、高血压

(一)定义和流行病学

以血压为指征的高血压定义为：在未使用降压药物的情况下，非同日 3 次测量血压，收缩压≥140 mmHg 和(或)舒张压≥90 mmHg。收缩压≥140 mmHg 和舒张压＜90 mmHg 为单纯性收缩期高血压。我国是高血压大国，知晓率、治疗率和控制率均较低，患病率呈增长态势；从南方到北方，高血压患病率递增；不同民族之间高血压患病率存在一些差异。高钠、低钾膳食、超重和肥胖是我国高血压患病率增长的重要危险因素。

(二)病因和发病机制

高血压是遗传因素和环境因素共同作用的结果。比较确证的危险因素主要有体重、食盐摄入量、饮酒和遗传因素，此外也和性别、年龄、民族、职业史和工作紧张度等相关。高血压的发病机制不明，目前认为体内许多系统与血压的调节有关，其中最主要的是交感神经系统及肾素-血管紧张素系统。此外，血管舒缓肽-激肽-前列腺素系统、血管内皮松弛因子系统等都参与血压的调节。

(三)临床表现

高血压通常起病缓慢，早期常无症状，一般于查体时发现血压升高，常并发心、脑、肾和血管等病变。具体分类、分层详见表 8-1、8-2。

表 8-1　根据血压水平分类

分类	收缩压(mmHg)		舒张压(mmHg)
正常血压	＜120	和	＜80
正常高值	120～139	和(或)	80～89
高血压	≥140	和(或)	≥90
1 级高血压(轻度)	140～159	和(或)	90～99
2 级高血压(中度)	160～179	和(或)	100～109
3 级高血压(重度)	≥180	和(或)	≥110
单纯收缩期高血压	≥140	和	＜90

表 8-2　患者心血管风险水平分层

其他危险因素和病史	血压(mmHg)		
	1 级高血压 SBP 140～159 或 DBP 90～99	2 级高血压 SBP 160～179 或 DBP 100～109	3 级高血压 SBP≥180 或 DBP≥110
无	低危	中危	高危
1～2 个其他危险因素	中危	中危	很高危
≥3 个其他危险因素，或靶器官损害	高危	高危	很高危
临床并发症或合并糖尿病	很高危	很高危	很高危

（四）治疗原则

我国高血压治疗以危险分层为基础，根据血压水平启动治疗时间，包括非药物治疗和药物治疗。非药物治疗主要是生活方式干预，包括限盐、适量运动、减肥、戒烟限酒和高纤低脂饮食等，可预防或延迟高血压的发生，降低血压，提高降压药物疗效，从而降低心血管风险。大多数高血压患者尚需药物治疗，药物治疗应遵循小剂量开始、优先选择长效制剂、联合用药和个体化治疗的原则，首选指南所推荐优化的联合治疗方案。联合用药的原则：药物的作用机制互补、降压作用相加、不良反应减少或抵消。

（五）药物治疗

1．*治疗药物分类和联合用药*　见表 8-3 和图 8-1。

表 8-3　各类主要降压药物的临床选用

	代表药物	适应证	限制应用	禁忌证
噻嗪类利尿药	氢氯噻嗪 吲达帕胺	心力衰竭 收缩期高血压 老年高血压	血脂异常 妊娠	痛风
襻利尿药	呋塞米	心力衰竭 肾功能不全		
醛固酮拮抗药	螺内酯	心力衰竭 心肌梗死后		肾衰竭 高血钾
β 受体阻滞药	比索洛尔 噻利洛尔 美托洛尔	劳力性心绞痛 心肌梗死后 快速心律失常 心力衰竭	高三酰甘油血症 糖耐量异常 运动员或体力劳动者 外周血管疾病	哮喘 慢性阻塞性肺病 周围血管病 二至三度房室传导阻滞
血管紧张素转换酶抑制药（ACEI）	卡托普利 依那普利 雷米普利	心力衰竭 左心室肥厚 心肌梗死 糖尿病微量白蛋白尿		双侧肾动脉狭窄 血肌酐＞3 mg/dl 高血钾 妊娠
血管紧张素Ⅱ受体阻滞药（ARB）	氯沙坦 缬沙坦	糖尿病性肾病 蛋白尿 左心室肥厚 ACEI 引起的咳嗽 代谢综合征		双侧肾动脉狭窄 血肌酐＞3 mg/dl 高血钾 妊娠
二氢吡啶类钙通道阻滞药（二氢吡啶类 CCB）	硝苯地平 氨氯地平 尼莫地平 尼群地平	稳定性心绞痛 周围血管病 老年高血压 收缩期高血压 颈动脉粥样硬化 冠状动脉粥样硬化	心力衰竭 快速型心律失常	
非二氢吡啶类钙通道阻滞药（CCB）	地尔硫䓬 维拉帕米 氟桂利嗪	心绞痛 颈动脉粥样硬化 室上性心动过速	心力衰竭	房室传导阻滞
α_1 受体阻滞药	酚妥拉明	前列腺肥大	体位性低血压	

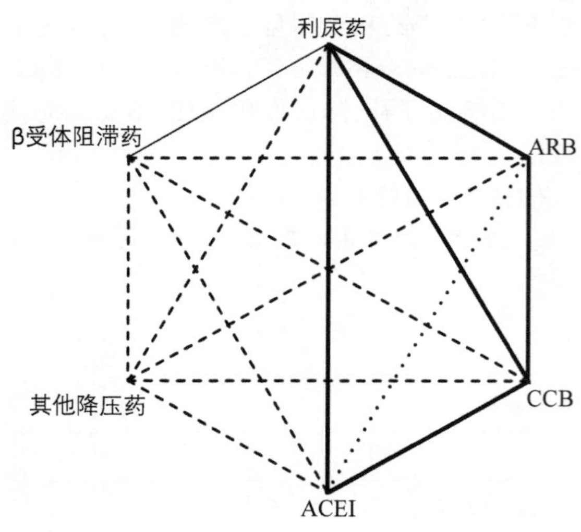

图 8-1　2013 年欧洲心脏学会/欧洲高血压学会高血压指南推荐联合治疗方案

粗实线为推荐联合方案，细实线为有效但有某些限制的联合方案，破折线为可能有效但未很好证实的联合方案，点状线为不推荐的联合方案

为达降压目标，大部分高血压患者需联合用药。优化联合用药方案的选择要求协同降压增加疗效，同时和谐互补，降低不良反应，最终达到早期、平稳、持久达标，减少心血管事件，保护靶器官的目的。2010 年美国高血压协会将各种联合治疗方案归纳为优先选择、一般选择和不推荐常规应用的联合方案。优先选择的联合降压方案包括低剂量噻嗪类利尿药和 ACEI/ARB 联合，长效二氢吡啶类 CCB 联合 ACEI/ARB。一般选择的联合降压方案包括二氢吡啶类 CCB 联合 β 受体阻滞药，CCB 联合利尿药，β 受体阻滞药联合利尿药，噻嗪类利尿药联合保钾利尿药。不推荐的联合降压方案包括 ACEI 联合 ARB，ACEI/ARB 联合 β 受体阻滞药，β 受体阻滞药联合非二氢吡啶类 CCB，中枢降压药联合 β 受体阻滞药。

低剂量噻嗪类利尿药和 ACEI/ARB 联合，利尿药的不良反应是激活肾素-血管紧张素醛固酮系统（RAAS），可造成一些不利于降低血压的负面作用。而与 ACEI 或 ARB 合用则抵消此不利因素。此外，ACEI 和 ARB 由于可使血钾水平略有上升，从而能防止噻嗪类利尿药长期应用所致的低血钾等不良反应。ARB 或 ACEI 加噻嗪类利尿药联合治疗有协同作用，有利于改善降压效果特别适用于重度高血压、单纯收缩期高血压、老年高血压、盐敏感性高血压、合并糖尿病或超重和肥胖的高血压。但双侧肾动脉狭窄禁用，妊娠和痛风等患者慎用。长效二氢吡啶类 CCB 和 ACEI/ARB 的联合应用，提供了两条不同但却互补的降压途径；且 ACEI/ARB 减少心衰发生，保护肾功能，长效二氢吡啶类 CCB 具有抗动脉粥样硬化，减少心肌缺血作用；前者具有直接扩张动脉的作用，后者通过阻断 RAAS，既扩张动脉，又扩张静脉，故两药有协同降压作用，此外 ACEI/ARB 通过舒张静脉减少 CCB 引起的踝部水肿。二氢吡啶类 CCB 联合 β 受体阻滞药对交感神经活性与容量机制进行双重阻断，使降压作用明显增强。CCB 联合利尿药可降低高血压患者脑卒中发生风险，适用于低肾素高血压如老年高血压患者，我国的高血压指南将该联合方案列入优先选择的联合治疗方案。β 受体阻滞药联合利尿药能降低对方不良反应，具有较好的降压效果，但可能增加糖代谢异常和性功能障碍风险，故不推荐用于伴代谢综合征、糖耐量异常或糖尿病的高血压患者。

2. *药物治疗方案*

（1）高血压合并糖代谢异常的药物治疗：ACEI/ARB 是治疗糖尿病高血压的一线药物。ACEI/ARB 能明显减少新发糖尿病，且能明显改善胰岛素抵抗，全面作用于代谢综合征各个方面；此外，在降低微量蛋白尿方面也是所有降压药物中最好的。当单药有效时，可优先选用 ACEI 或 ARB，当需联合用药时，也应以其中一种为基础。ACEI 能延缓 1 型糖尿病肾病并发症的进展，ACEI 和 ARB 均能延缓 2 型糖尿病大量白蛋白尿的发生。合并大量白蛋白尿或肾功能不全的 2 型糖尿病患者，首选 ACEI/ARB。利尿药和 β 受体阻滞药能延缓 1 型糖尿病肾病进展，但不作为单药治疗首选。利尿药、β 受体阻滞药和 CCB 可作为二线药物，或者联合用药。除非血压控制不佳，或有前列腺肥大，一般不使用 α 受体阻滞药。联合治疗方案应包括 ACEI 或 ARB。专家多次讨论认为，一般糖尿病患者的降压目标是＜130/80mmHg；老年或伴严重冠心病的糖尿病患者的降压目标是＜140/90mmHg。

（2）高血压危象的药物治疗：高血压危象是指原发性和继发性高血压在疾病发展过程中，在某些诱因作用下，血压急骤升高伴心脏、脑和肾等靶器官损害的并发症，包括高血压急症和高血压亚急症。高血压危象时应迅速将血压降至足以阻止靶器官的进行性损害，又不导致重要器官灌注不足的水平，对于高血压急症，一般情况下，初始阶段（数分钟到 1h 内）血压控制的目标为平均动脉压的降低幅度不超过治疗前水平的 25%。在随后的 2～6h 内将血压降至较安全水平 160/100mmHg 左右，如果可耐受这样的血压水平，临床情况稳定，在以后 24～48h 逐步降低血压达到正常水平。降压时需充分考虑到患者的年龄、病程、血压升高的程度、靶器官损害和合并的临床状况，因人而异地制定具体方案。对高血压亚急症患者，可在 24～48h 将血压缓慢降至 160/100mmHg。没有证据说明此种情况下紧急降压治疗可以改善预后。许多高血压亚急症患者可通过口服降压药控制，如 CCB、ACEI、ARB、α 受体阻滞药、β 受体阻滞药，还可根据情况应用襻利尿药。初始治疗可以在门诊或急诊室，用药后观察 5～6h。2～3d 后门诊调整剂量，此后可应用长效制剂控制至最终的靶目标血压。到急诊室就诊的高血压亚急症患者在血压初步控制后，应建议其调整口服药物治疗，并定期去高血压门诊调整治疗。许多患者因为不明确这一点而在急诊就诊后仍维持原来未达标的治疗方案，造成高血压亚急症的反复发生，最终导致严重的后果。具有高危因素的高血压亚急症如伴有心血管疾病的患者可住院治疗。急性脑卒中的血压处理缺乏临床试验足够证据，仅供参考，建议为：急性缺血性卒中溶栓前血压应控制在＜185/110mmHg。急性缺血性卒中发病 24h 内血压升高的患者应谨慎处理，除非收缩压≥180mmHg 或舒张压≥100mmHg，或伴有严重心功能不全、主动脉夹层、高血压脑病者，一般不予降压，降压的合理目标是 24h 内血压降低约 15%。有高血压病史且正在服用降压药物者，如神经功能平稳，可于卒中后 24h 开始使用降压药物。急性脑出血患者，如果收缩压＞200 mmHg 或平均动脉压＞150 mmHg，应持续静脉滴注积极降低血压，每 5min 监测一次血压。如果收缩压＞180 mmHg 或平均动脉压＞130 mmHg，并有疑似颅内压升高的证据者，要考虑监测颅内压，间断或持续静脉给药降低血压；如没有疑似颅内压升高的证据，则应间断或持续静脉给药轻度降低血压（如平均动脉压 110 mmHg 或目标血压为 160/90 mmHg），密切观察病情变化。硝酸酯类药物小剂量仅扩张静脉，大剂量可扩张动脉，作用迅速，且血流动力学监护较硝普钠简单，对合并冠心病、心肌供血不足和心功能不全者尤为合适。硝普钠为动静脉扩张药，降压作用发生和消失均较快，适用于高血压伴急性左心衰竭患者，且应严密监测血流动力学，避光使用。α 受体阻滞药以扩张动脉为主，适用于嗜铬细胞瘤高血压危象。拉贝洛尔兼有 α 和 β 受体阻滞作用，适用于高血压伴心率过快者，其 α 受体阻滞作用起效和消失均迅速。CCB 中地尔硫䓬适用于高血压伴心绞痛和心率过快者。

急进型恶性高血压治疗首选卡托普利、尼卡地平、硝普钠或乌拉地尔，也可选用甲基多巴。应在 24h 内将血压逐渐降至 160mmHg/100mmHg 以下。如果已发生靶器官相关病变，降压应更迅速（首选硝普钠或乌拉地尔），目标血压应更低一些。高血压脑病首选尼群地平、尼卡地平、酚妥拉明、卡托普利或乌拉地尔，应急速降压至 160mmHg/100mmHg 左右。肾炎并发高血压脑病时，首选依那普利、卡托普利和肼屈嗪。脑出血首选乌拉地尔、卡托普利和依那普利，降压幅度应不超过用药前血压的 20%，同时应用脱水治疗降低颅内压。蛛网膜下腔出血首选尼群地平、卡托普利和乌拉地尔，应将收缩压急速降至 140～160mmHg 以下或正常水平，尼莫地平、氟桂利嗪等能减轻某些蛛网膜下腔出血后的血管痉挛。缺血性脑卒中降压治疗要慎重，一般当舒张压＞130mmHg 时，方可小心将舒张压降至 110mmHg，一般选用硝普钠、酚妥拉明和尼群地平治疗。主动脉夹层动脉瘤应首选降低心排血量及心肌收缩力药物，如 β 受体阻滞药和乌拉地尔等，也可应用硝普钠。

（3）肾性高血压的药物治疗：肾实质性高血压。ACEI 是肾实质性高血压的首选药物，轻中度肾功能损害的患者可选用，但需监测肌酐和血钾变化，重度肾功能损害患者是否使用 ACEI 有争议。ACEI 应从小剂量开始，选用肾组织内 RAAS 亲合力较强的 ACEI，有肾功能损害的患者宜选用肝、肾双通道排泄的药物。贝那普利对肾组织 RAAS 亲和力强，福辛普利是胆汁排泄比例最大的 ACEI 药物。对慢性肾小球肾炎高血压伴水钠潴留，应将利尿药作为肾实质性高血压治疗的基础。小剂量噻嗪类利尿药对低肾素性高血压最有效，当肌酐清除率低于 30 ml/min 时，须换用袢利尿药。CCB 治疗肾实质性高血压疗效肯定，但二氢吡啶类 CCB 存在争议。

肾血管性高血压：首选手术介入治疗。对于轻度能够控制的高血压，或存在高度手术风险者，应首选药物治疗；长期高血压已引起肾小动脉病变，使血运重建后其高血压还未能治愈者，仍需使用药物降压治疗。二氢吡啶类CCB对缺血肾功能的影响比ACEI小，是一线用药，可与其他药物联合应用。肾功能正常或伴单侧肾动脉狭窄患者，可考虑使用ACEI或ARB，总体上有心血管获益；对于禁用ACEI或ARB的患者，CCB为较安全有效的降压药物。当肾小球滤过率低于20 ml/min时，首选襻利尿药，如呋塞米。其他如β受体阻滞药、α受体阻滞药、非特异性血管扩张药及中枢降压药也可考虑适当合用。

(4)老年高血压的药物治疗：根据2011老年高血压的诊断与治疗中国专家共识，老龄高血压的靶目标值是控制在150 mmHg/80 mmHg以内，首选噻嗪类利尿药和高亲脂性长效CCB。CCB适用于老年高血压，安全有效，但部分CCB有降压过快的不良反应及导致患者出现踝部水肿、便秘等。以二氢吡啶类CCB为基础的降压治疗方案更可显著降低中国老年高血压患者卒中风险。噻嗪类利尿药尤适用于老年高血压，单纯收缩期高血压或伴心力衰竭患者。对抑制肾素的药物如β受体阻滞药、ACEI和ARB、直接肾素抑制药，对老年高血压治疗效果相对欠佳。β受体阻滞药不宜用于卒中或心脏事件的一级预防，但对于心肌梗死和心力衰竭的患者可首选β受体阻滞药。必要时联合用药或选用复方制剂。联合治疗基本药物方案可选择CCB＋ACEI或ARB＋噻嗪类利尿药，降压速度不宜过快，降压幅度不宜过大，可在数周内平稳达标。α受体阻滞药易引起体位性低血压，特别是老年患者发生率更高，不宜作为一线用药，但对于合并前列腺肥大或使用其他降压药而血压控制不理想者，仍可考虑应用。合并脂质代谢障碍，尤其长期卧床的老年单纯收缩性高血压可优先选用此类药物。

(5)儿童与青少年高血压的药物治疗：绝大多数高血压儿童通过非药物治疗即可达到血压控制目标。如果合并下述1种及以上情况，则需要开始药物治疗：出现高血压临床症状，继发性高血压，高血压靶器官的损害，糖尿病，非药物治疗6个月后无效者。儿童高血压药物治疗的原则是从单一用药、小剂量开始。ACEI、ARB和CCB在标准剂量下较少发生不良反应，通常作为首选；利尿药通常作为二线抗高血压药物或与其他类型药物联合使用，解决水钠潴留及用于肾病引起的继发性高血压；其他种类药物如α受体阻滞药和β受体阻滞药，因为不良反应多的限制，多用于严重高血压和联合用药。

(6)妊娠高血压的药物治疗：非药物治疗是妊娠合并高血压最安全有效的治疗方法。在接受非药物治疗措施后，血压仍≥150mmHg/100mmHg时应开始药物治疗，治疗目标是将血压控制在130～140 mmHg /80～90 mmHg。治疗的策略、用药时间的长短及药物的选择取决于血压升高的程度，以及对血压升高所带来危害的评估，具体如下。

镇静治疗：①硫酸镁预防子痫和治疗癫痫疗效明确，血压轻度升高的先兆子痫，由于其子痫的发生率仅0.5%，不建议常规应用硫酸镁，但需要密切观察血压和尿蛋白变化以及胎儿状况。②镇静药常用有冬眠合剂1号和地西泮。

降压治疗：必须选择对胎儿安全的有效药物，积极治疗，以防卒中和子痫发生。常用于紧急降压的药物有硝苯地平、拉贝洛尔和肼屈嗪。而用于缓慢降压的药物有氧烯洛尔、阿替洛尔、甲基多巴、肼屈嗪和伊拉地平。注意长期使用β受体阻滞药，可能会引起胎儿生长迟缓。此外，CCB不能与硫酸镁合用。

(六)治疗管理

1. *疗效监测*　目前，我国临床应用大多以偶测血压(CBP)为主。动态血压监测(ABPM)较CBP更能反映实际血压水平，是高血压的诊断及其危险分层、治疗过程中的疗效监测的有效手段。除重度或3级高血压患者外，都应等待ABPM的结果才能启动降压药物治疗。同时，ABPM可监测降压药物的昼夜药效，对整个24h治疗情况进行评估，制定高血压患者血压波动曲线来调整药物种类、剂型、给药时间及剂量，从而提供更加精细、个体化的降压治疗方案，并减少不良反应与过度降压。因高血压病通常与血脂和血糖异常并存，应定期监测血脂和血糖变化。长期高血压可引起肾功能减退，应定期进行尿常规及肾功能检查。

2. *不良反应管理*

(1)利尿药：应用呋塞米时应注意耳和肾毒性，并纠正水和电解质代谢紊乱。噻嗪类药物可能的不良反应有低钾血症、高脂血症、增加胰岛素抵抗、痛风和高钙血症。此外，利尿药可减少孕妇血容量，使胎儿缺氧加重，先兆子痫妇女血容量减少，除非存在少尿情况，否则不宜使用利尿药。

(2)ACEI：主要不良反应包括低血压、干咳、肝毒性、味觉异常、高钾血症、蛋白尿、肾功能减退、皮疹、血管神经性水肿、中性粒细胞减少，还可引起胎儿生长迟缓、羊水过少、新生儿肾衰竭或胎儿畸形。

(3)ARB:不良反应与ACEI类似,但较轻微。有致畸作用,孕妇禁忌。ARB很少引起咳嗽、血管神经性水肿,引起低血压者也较少见,高血钾发生率也低于ACEI,特别是肾功能不全患者。ARB对出球小动脉和入球小动脉扩张作用相当,故较少引起肾小球滤过率(GFR)下降,导致肾功能恶化者相对少见。

(4)β受体阻滞药:选择性β受体阻滞药及具有内在拟交感活性或α受体阻滞作用的β受体阻滞药多数不良反应较轻微。常见不良反应有疲乏无力、性功能障碍、失眠多梦、抑郁、脂质代谢紊乱、糖代谢异常、心血管不良反应、抑制通气功能和停撤反应等。

(5)CCB:短效作用制剂(如舌下含服硝苯地平)可引起反射性心动过速,血压骤降和窃血现象,并可能损害靶器官。长效作用制剂(如硝苯地平控释片和第二、三代CCB)常见不良反应为面红、头痛和下肢水肿等,可与噻嗪类利尿药、ACEI/ARB合用以消除水肿。维拉帕米和地尔硫䓬可引起心动过缓,加重已有的房室传导阻滞,心功能不全患者可诱发心力衰竭,已有心率减慢、房室传导阻滞和心功能不全者应避免使用,还可引起水肿、便秘,尤其是维拉帕米,可引起顽固性便秘,也应注意。

(6)α受体阻滞药:应注意“首剂反应”,首剂服药后30~40min可出现头晕、恶心、呕吐、体位性低血压等。少数患者可产生快速耐药现象,可通过增加剂量或加用噻嗪类利尿药控制。

3. *用药指导* 为提高患者对治疗的顺应性,尽可能选择口服降压药,逐步降压以防血压骤降而产生心、脑和肾供血不足。降压药物药理作用不同,用药因人而异,应在医师指导下使用。必须坚持长期用药,并了解药物的作用及不良反应。当出现不良反应时应及时报告医师,调整用药。在使用降压药物过程中,从坐位起立或从卧位起立时,动作应尽量缓慢,以免血压突然降低引起晕厥而发生意外。

二、冠状动脉粥样硬化性心脏病

(一)定义和流行病学

冠状动脉粥样硬化性心脏病(简称冠心病)是指由于冠状循环改变,如冠状动脉粥样硬化使血管腔狭窄或堵塞,或(和)因冠状动脉功能性改变,导致心肌缺血缺氧或坏死而引起的心脏病。近年来,我国冠心病发病率和病死率持续攀升,与人口老龄化以及社会经济发展带来的冠心病危险因素的增加密切相关,并且出现发病年龄低龄化等趋势。

(二)病因和发病机制

冠心病与冠状动脉内膜下甚至肌层形成粥样瘤或纤维-脂质斑块,引起动脉管腔狭窄、血栓形成、动脉壁硬化增厚和钙化等病理改变相关。主要危险因素为高血压、血脂异常、吸烟、糖代谢异常、超重、肥胖、缺少运动和心理压力等。冠心病的发病机制至今未完全明确,目前认为有多种机制共同参与,有脂质浸润学说、血栓形成学说和损伤反应学说等。

(三)临床表现

按临床表现,我国将冠心病分为心绞痛、心肌梗死、猝死、缺血性心肌病和无症状心肌缺血。近年冠心病也被分为急性冠状动脉综合征(ACS)和慢性冠状动脉疾病,其中ACS包括ST段抬高的急性心肌梗死(STEAMI)和无ST段抬高的ACS,后者又可分为非ST段抬高的心肌梗死(NSTEAMI)和不稳定型心绞痛(UA)。ACS也可包括猝死。慢性冠状动脉疾病包括稳定性心绞痛、冠状动脉痉挛、无症状心肌缺血和缺血性心力衰竭等。

(四)治疗原则

冠心病的治疗包括非药物治疗、药物治疗、介入治疗及外科手术治疗。主要目的是通过上述措施积极干预来控制危险因素,缓解症状并恢复心肌血供。应首选强化的药物治疗,对于高危患者建议采用血运重建治疗改善症状。如无禁忌证,有冠心病指征,应进行长期抗血小板治疗;根据指征可选择β受体阻滞药、他汀类药物、ARB或ACEI治疗并发症。

(五)药物治疗方案

1. *慢性稳定性心绞痛的药物治疗* 有临床证据支持的可改善稳定型心绞痛预后的药物治疗有三类。

Ⅰ类:没有禁忌证的所有患者服用阿司匹林;接受他汀类药物的治疗;对于有ACEI应用指征的患者接受ACEI类药物治疗,包括合并高血压、心力衰竭、左心室收缩功能不全、心肌梗死后的心功能不全及糖尿病患者;陈旧性心肌梗死患者或有心力衰竭的患者应接受β受体阻滞药治疗。

Ⅱa类:所有心绞痛患者和确定有冠心病的患者接受ACEI治疗;不能耐受阿司匹林的患者可使用氯吡格雷替代;已证明存在冠心病的高危患者,

可考虑使用大剂量他汀类药物。

Ⅱb类：有糖尿病或存在代谢综合征的患者，如同时存在低水平高密度脂蛋白和高三酰甘油血症，可考虑应用非诺贝特。

2. 非ST段抬高型急性冠状动脉综合征的药物治疗 药物治疗包括抗缺血治疗、抗血栓治疗(抗血小板治疗和抗凝血治疗，但不主张溶栓治疗)和调脂治疗。

(1)抗缺血治疗：主要药物有硝酸酯类、β受体阻滞药和CCB等。

硝酸酯类药物可用于控制心绞痛发作，常用的含服药物为硝酸甘油、硝酸异山梨酯和5-单硝酸异山梨酯。心绞痛发作时可舌下含硝酸甘油，若连续含硝酸甘油仍不能控制疼痛症状，需应用强镇痛药以缓解疼痛，并随即采用硝酸甘油或硝酸异山梨酯静脉滴注，一旦患者出现头痛或血压降低，应迅速减少静脉滴注剂量。对于中危和高危组的患者，硝酸甘油持续静脉滴注24～48h即可，以免产生耐药使疗效降低。硝酸异山梨酯作用的持续时间为4～5h，以每日3～4次给药为妥，对劳力型心绞痛患者应集中在白天给药。5-单硝酸异山梨酯可每日2次给药；若白天和夜晚或清晨均有心绞痛发作者，可采用每6h给药一次，但宜短期治疗以避免出现耐药性。对于频繁发作的UA患者，含服硝酸异山梨酯短效药物的疗效优于长效药物。

β受体阻滞药对UA患者控制心绞痛症状以及改善其近、远期预后均有效果，因此除有禁忌证如肺水肿、未稳定的左心衰竭、支气管哮喘、低血压，严重窦性心动过缓或二、三度房室传导阻滞者，应早期开始使用。在β受体阻滞药选择上应首选具有心脏选择性的药物，除少数症状严重者可采用静脉推注β受体阻滞药外，一般主张口服给药。剂量应个体化，根据症状、心率及血压情况调整剂量。不伴有劳力型心绞痛的变异性心绞痛不主张使用。

CCB适用于硝酸酯类和β受体阻滞药使用已达足量、不能耐受上述两种药物及变异型心绞痛的患者。短效的二氢吡啶类药物也可用于UA合并高血压患者，但应与β受体阻滞药合用。地尔硫䓬有减慢心率，降低心肌收缩力的作用，较硝苯地平更常用于控制心绞痛发作，可与硝酸酯类合用。对于一些心绞痛反复发作、静脉滴注硝酸甘油不能控制的患者，也可试用地尔硫䓬短期静脉滴注，需个体化使用，密切观察心率、血压变化，心率低于50min应减少剂量或停用。维拉帕米多用于心绞痛合并支气管哮喘患者。

(2)抗血栓治疗：①抗血小板治疗，首选阿司匹林，应早期、持续和长期使用。对阿司匹林禁忌患者，选用氯吡格雷优于噻氯匹定。此外还有阿昔单抗和替罗非班等血小板GPⅡb/Ⅲa抑制药；②抗凝血治疗，普通肝素和低分子肝素在UA/NSTEMI治疗中作为Ⅰ类建议被推荐，其他直接抗凝血酶抑制药只适用于肝素导致血小板减少患者的抗凝治疗。华法林低强度和中等强度抗凝血治疗不能使UA/NSTEMI获益，因而不宜使用。

(3)调脂治疗：临床常用他汀类和贝特类药物。需从小剂量开始用药，定期检查肝功能和肌酸激酶，按结果逐步递增剂量。一般不主张他汀类和贝特类联合应用。具体见调脂药物部分。

3. ST段抬高型急性冠状动脉综合征的药物治疗

(1)解除疼痛：急性心肌梗死时剧烈胸痛会增加心肌耗氧量，再灌注治疗前可选用以下药物尽快解除疼痛。①吗啡和哌替啶：吗啡既有镇痛作用和减轻患者交感神经过度兴奋和濒死感，还有扩张血管降低左心室前、后负荷和心肌耗氧量的作用。或可使用哌替啶50～100mg肌内注射；②硝酸酯类药物：美国心脏学会和美国心脏病学会推荐对于所有缺血性胸痛患者给予3次硝酸甘油舌下含服，然后评价是否静脉使用。对于反复缺血性胸痛或心力衰竭者，只要不影响改善预后的药物，可长期使用硝酸酯类；③β受体阻滞药：AMI早期应用能缩小梗死范围，降低并发症的发生率、溶栓治疗患者的再梗死率和心室颤动的发生率，并具有镇痛作用。无禁忌证情况下应尽早常规应用，窦性心动过速和高血压患者最适使用β受体阻滞药。

(2)抗栓治疗：①抗血小板治疗：主要有阿司匹林、ADP受体拮抗药和血小板GPⅡb/Ⅲa抑制药；②抗凝血治疗：主要有肝素、低分子肝素、Ⅹ因子抑制药和比伐卢定等。

(3)再灌注治疗：为减少出血并发症的风险，必须先评价禁忌证和潜在获益是否大于潜在风险。如果无禁忌证，应立即给予溶栓药物治疗。溶栓治疗的得益直接与胸痛发作到给药的时间有关。目前常用的溶栓药物有链激酶、阿尼普酶和替奈普酶等。

(4)其他治疗：ACEI是SETMI患者抑制RAAS的首选药。STEMI早期使用ACEI能降低病死率，高危患者应用ACEI临床获益明显，前壁心肌梗死伴有左心室功能不全的患者获益最大。在无禁忌证的情况下，溶栓治疗后血压稳定即可开始使用ACEI。一般来说，ACEI应从低剂量开始，逐渐加量。若心肌梗死（特别是前壁心肌梗死）合并左心功能不全时，则ACEI治疗期应延长。对能耐受ACEI的患者，不推荐ARB替代ACEI；不能耐受ACEI者用ARB替代。醛固酮受体拮抗药通常在ACEI治疗基础上使用。STEMI患者不推荐使用短效二氢吡啶CCB。STEMI合并难以控制的心绞痛时，在使用β受体阻滞药基础上可应用地尔硫䓬。STEMI合并难以控制的高血压时，在使用ACEI和β受体阻滞药基础上，应用长效二氢吡啶CCB。所有无禁忌证的STEMI患者应尽早开始他汀类药物的治疗，且无须考虑胆固醇水平。

4. *缺血性心肌病的药物治疗*　缺血性心肌病（ICM）是指长期心肌供血不足致心肌纤维化或硬化，或心肌梗死后心肌缺血区域由纤维瘢痕所替代，临床以心律失常和（或）心力衰竭为表现的冠心病。其治疗主要是针对冠状动脉粥样硬化基本病变、心力衰竭和（或）心律失常。

（1）冠心病的治疗：包括抗凝血、抗血小板药物、ACEI/ARB、β受体阻滞药和他汀类等，具体可参考前述。

（2）心力衰竭的治疗：β受体阻滞药对ICM治疗具有重要作用。ACEI对难治性心力衰竭有独特疗效，对肾素不高者同样有效。利尿药应间断、小剂量地使用。强心苷对心力衰竭伴心房颤动者具有良好的疗效。对有充血性心力衰竭的患者可使用ACEI和利尿药，并在此基础上加小剂量洋地黄。对心肌缺血、难以控制的窦性心动过速或心房颤动的快速心室率者，在使用ACEI及利尿药或洋地黄基础上，初始先用小剂量β受体阻滞药，以后按其耐受力缓慢加量至最大有效剂量。

（3）心律失常的治疗：用药需慎重，对无症状的频发室性期前收缩，包括非持续性室性心动过速，一般不主张即刻用药。对有明显症状的非持续性室性心动过速及持续性室性心动过速，可首选胺碘酮。快速心房颤动时予以洋地黄制剂，并加适量β受体阻滞药治疗。缓慢型心律失常，在使用增快心律的药物基础上，可酌情给予硝酸异山梨酯。

5. *无症状性心肌缺血的药物治疗*　治疗原则应与有症状的冠心病患者相同对待（详见上）。治疗原发性缺血以改善心肌供氧为主，继发性缺血以减轻需氧为主。其中硝酸酯类是基础治疗药物，β受体阻滞药优于CCB。CCB可用于心率较慢者，对早晨或上午心肌缺血发作较多的患者，选择长效CCB。此外，联合用药效果更好。

（六）治疗管理

1. *疗效监测*　急性ST段抬高型心肌梗死溶栓治疗开始后，应监测临床症状、心电图ST段抬高程度及演变和心律的变化。常用的间接监测指标包括症状、心电图、心肌酶学峰值、再灌注心律失常，其中心电图和心肌损伤标志物峰值最重要。可以预测冠心病患者预后的生物标志物有N末端脑利钠多肽前体、生长素因子15、Cystatin C、心房利钠肽前体碎片和肾上腺髓质前体碎片。

2. *不良反应管理*　抗血小板治疗时应注意经常检查血常规，一旦出现明显的白细胞或血小板降低，应立即停药。阿司匹林主要不良反应为出血或过敏，不能耐受阿司匹林患者，可用氯吡格雷替代。应用他汀类药物时应严密监测转氨酶及肌酸激酶等生化指标，其不良反应主要为肝功能损害。ACEI易引起刺激性干咳，可改用ARB。有严重心动过缓和高度房室传导阻滞、窦房结功能紊乱、有明显支气管痉挛或支气管哮喘患者禁用β受体阻滞药。CCB可导致便秘，胫前、踝部水肿，心动过缓或传导阻滞，头痛，颜面潮红和多尿等。非二氢吡啶类CCB和β受体阻滞药联合用药能使传导阻滞和心肌收缩力减弱更明显，要特别警惕，老年人、已有心动过缓或左心室功能不良患者避免合用。硝酸酯类药物由于其扩血管作用易造成低血压和头晕等。

3. *用药指导*　告知患者用药注意事项，如阿司匹林类药物需饭后服用，以减轻对胃黏膜的刺激，并注意观察出血情况。阿司匹林肠溶片须整片吞服，单硝酸异山梨酯缓释胶囊须整粒吞服。他汀类降脂药物饭后30min服用，并注意是否有皮肤瘙痒和恶心呕吐等现象，可于用药初一个月检测肝功能，后根据病情定期检测。

三、心力衰竭

（一）定义和流行病学

心力衰竭（heart failure，HF）是指心功能异常、心脏泵血功能衰竭导致不能满足组织代谢的需求，或者必须通过提高心脏充盈压才能满足组织代谢需求的病理生理状态。2007年我国慢性心力衰竭诊断治疗指南显示国外普通人群中心衰的患病率为1.5%～2%，65岁以上可达6%～10%，且在过去的40年，心衰导致的死亡率增加了6倍，心力衰竭致死原因依次为：泵衰竭（59%）、心律失常（13%）、猝死（13%）。

（二）病因和发病机制

心力衰竭的病因包括引发心力衰竭的心脏基本病变和心力衰竭的诱发因素。前者指心脏的各种疾病（如缺血性心脏病、心肌病、高血压、心包炎、心脏瓣膜病、室间隔缺损等）所致心脏功能障碍而引起心力衰竭的发生；后者是指各种促进心力衰竭发展、加重的原因如心律失常、感染、贫血、肺栓塞等。

心力衰竭的发病机制较为复杂，迄今尚未完全阐明，但其基本机制是心肌的舒缩功能障碍，包括心肌收缩相关蛋白的破坏、心肌能量代谢紊乱、心肌兴奋-收缩偶联障碍、钙离子复位延缓、肌球蛋白-肌动蛋白复合体解离障碍、心室舒张势能减少和顺应性减低，以及心室重构。近年来，神经内分泌因子和细胞因子在心力衰竭发生发展中的作用研究也逐渐增多。

（三）临床表现

心力衰竭的临床表现主要为：①左心室肥大，左心室收缩末期容量增加及左心室射血分数（LVEF）≤40%；②有基础心脏病的病史、症状及体征；③有或无呼吸困难、乏力和液体潴留（水肿）等症状。

（四）治疗原则

心力衰竭的治疗原则包括：

（1）防治基本病因和诱因；

（2）通过休息、镇静剂及饮食控制，减少水钠潴留以减轻心脏负担；

（3）纠正代谢紊乱，改善心功能；

（4）合理应用强心药、血管扩张药、利尿药、ACEI、ARB、β受体阻滞药、CCB、醛固酮受体拮抗药等药物以改善症状，提高生活质量，延缓心力衰竭的进程；

（5）必要时应用机械辅助循环、心脏移植等非药物治疗方法。

（五）药物治疗

1. *治疗药物分类*　心力衰竭的四联基础药物治疗包括利尿药、地高辛、ACEI和β受体阻滞药，一般均从小剂量开始。

（1）利尿药：常用药物包括氢氯噻嗪、呋塞米、螺内酯和氨苯蝶呤。具体用法通常从小剂量开始，并逐渐增加剂量直至尿量增加，体重每日减轻0.5～1.0 kg。一旦病情得到控制（如肺部啰音消失，水肿消退，体重稳定），即以最小有效剂量长期维持。在长期维持期间，仍应根据液体潴留情况随时调整剂量。

（2）ACEI：主要包括卡托普利、依那普利、福辛普利、赖诺普利、培哚普利和喹那普利。用药时从极小剂量开始，逐渐递增，直至达到目标剂量，一般每隔1～2周剂量倍增一次。有低血压史、糖尿病、氮质血症，以及服用保钾利尿剂者，剂量增加速度宜慢。调整到合适剂量后应终身维持使用，避免突然撤药。

（3）β受体阻滞药：对心力衰竭有效的β受体阻滞药包括美托洛尔、比索洛尔和卡维地洛。β受体阻滞药必须从极低剂量开始，如患者能耐受前一剂量，每隔2～4周将剂量加倍；如前一较低剂量出现不良反应，可延迟加量直至不良反应消失。β受体阻滞药的目标剂量宜个体化，剂量确定应以心率为准：清晨静息心率55～60/min、不低于55/min，即为达到目标剂量或最大耐受量之征。一般勿超过临床试验所用的最大剂量。

（4）地高辛：用于已应用ACEI（或ARB）、β受体阻滞药和利尿药治疗，而仍持续有症状的慢性收缩性心衰患者。目前多采用维持量疗法（0.125～0.25 mg/d），即自开始便使用固定的剂量，并继续维持；对于70岁以上或肾功能受损者，地高辛宜用小剂量（0.125 mg），每日1次或隔日1次。

（5）ARB：ARB可作为ACEI不适合应用时的替代药物，对于轻、中度心衰且LVEF低下者，ARB可代替ACEI作为一线治疗药物，常用的ARB药物包括厄贝沙坦、氯沙坦、缬沙坦和替米沙坦等。ARB的使用应从小剂量开始，在患者能耐受的基础上逐步将剂量增至推荐剂量或可耐受的最大剂量，每隔1～2周可考虑调整用量，如出现肾功能恶化或血钾升高，则应终止剂量调整。

2. *药物治疗方案*

（1）慢性心力衰竭的药物治疗：主要包括：①轻度心衰，可选用ACEI、β受体阻滞药、小剂量利尿药等，具体根据不同个体情况选用；②中至重度心衰，上述药物仍可选用，但β受体阻滞药必须在干体重时方可开始应用，利尿药剂量应加大，如氢氯噻嗪50 mg，每天2次；重度心衰时常需静脉应用呋塞米（每次20～100mg）、静滴硝普钠（10～25μg/min），血压低者加用多巴胺[2～10μg/（kg·min）]、静注毛花苷丙（每次0.2～0.4mg）；③单纯二尖瓣狭窄所致左心房衰竭，若为窦性心律时，首选硝酸酯类、禁用洋地黄类强心药。具体使用时，可选用硝酸甘油 0.5 mg 舌下含服，可反复应用 5 次、每次间隔 5min，或静滴硝酸甘油 10～50μg/min，同时口服或静脉应用利尿药，如呋塞米每次 20～40mg。

(2)急性心力衰竭的药物治疗

一般治疗：患者取坐位，双腿下垂，以减少静脉回流，高流量吸氧 6～8 L/min，静注吗啡 3～5mg，以达镇静和减少静脉回流的作用，老年患者可酌情减量。

药物治疗：根据病情，可采用利尿药、血管扩张药、洋地黄正性肌力药物和支气管解痉药等进行处理，具体药物应用如下：

利尿药适用于急性心衰伴肺循环和(或)体循环明显淤血以及容量负荷过重的患者。首选呋塞米，先静脉注射 20～40 mg，继以静脉滴注 5～40 mg/h，总剂量在起初 6h 不超过 80 mg，24h 内不超过 200 mg。亦可应用托拉塞米 10～20 mg 静脉注射。如呋塞米疗效不佳、加大剂量仍未见良好反应以及容量负荷过重的急性心衰患者，应加用噻嗪类和(或)醛固酮受体拮抗药：氢氯噻嗪 25～50 mg、每日 2 次，或螺内酯 20～40 mg/d。

血管扩张药应用于急性心衰早期阶段：收缩压＞110 mmHg 可安全使用；收缩压在 90～110 mmHg 的患者慎用；收缩压＜90 mmHg 的患者禁用，首选硝普钠静滴 10μg/min 开始，血压低者加用多巴胺 2～10 μg/(kg · min)，使血压维持在 100 mmHg/60 mmHg 为宜。

正性肌力药物适用于低心排血量综合征患者，对血压较低和对血管扩张药物及利尿药不耐受或反应不佳的患者尤其有效，对于 1 周内未使用过洋地黄类强心药的患者，可用毛花苷 C 0.4 mg 缓慢静注，但既往病史不清、心肌梗死 24h 内慎用洋地黄类药物，二尖瓣所致肺水肿者禁用。

支气管解痉药可选用氨茶碱 0.125～0.25 g 或多索茶碱 0.2 g 缓慢静脉推注。需要注意的是此类药物不适于冠心病如急性心肌梗死或不稳定性心绞痛所致的急性心衰患者，亦不可用于伴心动过速或心律失常的患者。

(六)治疗管理

1. 疗效监测

(1)慢性心力衰竭：用药前及用药期间须检测患者肝肾功能、电解质、血糖、血脂、心电图、超声心动图等；监护患者在用药过程中是否出现心衰加重的症状，如体重在 1d 内增加 0.5kg 或 1 周内增加 2.5kg、呼吸困难加重(端坐呼吸)、踝部和下肢出现水肿、新出现的不规律咳嗽以及眩晕等，此外还需要积极监护患者基础疾病的药物控制情况，如血压、血糖、血脂是否达标等。

(2)急性心力衰竭：监护患者气道是否存在哮鸣音、监测血气分析的二氧化碳水平以及用药疗程，根据上述指标判定停药或减量；监护患者的尿量，根据尿量水平是否达标增减利尿药剂量；监护患者血压、心率及用药疗程，根据血压水平及用药疗程调整用药剂量。

2. 不良反应管理

(1)吗啡：监护患者用药时是否存在血压下降、便秘、呼吸抑制以及皮疹等过敏反应。

(2)支气管解痉药：监护患者是否存在心率增快、心律失常、烦躁不安以及恶心、呕吐等茶碱中毒症状。

(3)血管扩张药与正性肌力药物：监护是否存在过量降压，以及血管扩张药与正性肌力药物导致心律失常的现象。

(4)洋地黄类药物：监护洋地黄类药物的血药浓度，观察是否存在恶心、呕吐、室性期前收缩、房室传导阻滞以及黄视、绿视等洋地黄药物中毒症状。

3. 用药指导

(1)慢性心力衰竭：督促并指导患者坚持正确服药并告知患者用药目的、各种药物的主要药理作用、长期服用的注意事项和主要不良反应，以提高患者在服药过程中的自我监测能力。用药指导包括：①审核患者用药是否存在遗漏、剂量、给药频率、药物相互作用、禁忌证以及超适应证的情况；②仔细询问患者的用药情况，是否存在用药时间、同服药物、饮食状态甚至随意停药等未完全按照医嘱执行的情况；③教育患者合理安排生活起居，坚持低盐饮食，轻度心衰患者通常控制每天 4 g 盐，中到重度心衰患者每天不超过 2 g 盐，建议患者使用标准用量的小盐勺，以方便控制盐的用量。

(2)急性心力衰竭：急性心衰的用药指导包括：①氨茶碱或多索茶碱静脉给药时间应短于 10min，并按时进行血药浓度监测；②呋塞米应以生理盐水为溶剂；③应根据患者的血压水平调整血管扩张剂的用量，并在 72h 内停用硝普钠；④硝普钠应以葡萄糖为溶媒，给药时应避光；⑤及时进行地高辛、华法林的血药浓度监测。

四、心律失常

(一)定义及流行病学

心律失常是指心脏电活动的频率、节律、起源部位、传导速度或激动次序的异常，而使整个心脏或其中一部分活动过快、过慢或不规划，或者部分活动的程度发生紊乱，按其发生原理分为冲动形成异常和冲动传导异常。

全球范围内，在2004年经临床证实的心律失常人数已达4000万。近年来，随着心血管系统疾病发病率的快速上升，心律失常的发生率相应增多。发生心律失常的种类及严重程度常与心脏疾病的性质及其病情轻重有关。

(二)病因和发病机制

常见心律失常的病因可分为继发性和原发性，继发性心律失可见于各种器质性心脏病，其中在冠心病、心肌病、心肌炎和风湿性心脏病中较为多见。原发性心律失常多由于正常人过度疲劳、饮浓茶、烟酒刺激或情绪波动较大等身体或精神上的刺激而造成。

心律失常的发生机制包括心脏激动起源异常、传导异常以及起源和传导均异常。激动起源异常主要与心肌细胞膜局部离子流的改变有关，其表现形式有二，即起搏点(包括正常和异位)自律性增高和触发激动。传导异常分为传导障碍和折返激动。起源和传导均异常是指心脏内同时存在两个独立的起搏点，形成两个固定心律，由于异位起搏点周围存在保护性传入阻滞，故其激动不受窦房结激动的影响。

(三)临床表现

心律失常的临床表现主要为窦性心律失常、病态窦房结综合征、期前收缩、阵发性心动过速、心房纤维颤动、心室颤动和房室传导阻滞。

(四)治疗原则

抗心律失常药物的合理应用应注意：

(1)识别并消除各种心律失常的促发因素；

(2)明确诊断，按临床适应证合理选药；

(3)掌握患者情况，实施个体化治疗方案；

(4)注意用药禁忌，减少危险因素。

(五)药物治疗

1. 抗心律失常的药物分类　目前，抗心律失常药物分类广泛使用改良的 VaughanWilams 法，根据药物不同的电生理作用分为四类(表8-4)：

表8-4　抗心律失常药物分类

类别		常用药物
Ⅰ	Ⅰa	奎尼丁、丙吡胺、普鲁卡因胺
	Ⅰb	利多卡因、苯妥英、美西律、妥卡尼
	Ⅰc	氟卡尼、普罗帕酮、莫雷西嗪
Ⅱ		阿替洛尔、美托洛尔、索他洛尔
Ⅲ		多非利特、索他洛尔、胺碘酮
Ⅳ		维拉帕米、地尔硫草

2. 室上性快速心律失常的药物治疗

(1)窦性心动过速：寻找病因(如缺血、心衰、发热、缺氧等)并进行处理，在不违反治疗原则的情况下，可使用β受体阻滞药；不能使用β受体阻滞药时，可选用维拉帕米或地尔硫草。

(2)房性期前收缩：房性期前收缩见于器质性心脏病和无器质性心脏病者。对于无器质性心脏病且单纯房性期前收缩者，去除诱发因素外一般不需治疗。症状十分明显者可考虑使用β受体阻滞药。

(3)房性心动过速：房性心动过速(房速)较少见，药物疗效差，大多患者有器质性心脏病基础。应治疗基础疾病，去除诱因。发作时治疗的目的在于终止心动过速或控制心室率，可选用毛花苷C、β受体阻滞药、胺碘酮、普罗帕酮、维拉帕米或地尔硫草静脉注射。对反复发作的房速，可选用不良反应少的β受体阻滞药、维拉帕米或地尔硫草，也可合用洋地黄。如果心功能正常，且无心肌缺血，可选用Ⅰc类或Ⅰa类药物。对冠心病患者，可选用β受体阻滞药、胺碘酮或索他洛尔。对心衰患者，可考虑首选胺碘酮。对合并病态窦房结综合征或房室传导功能障碍者，若必须长期用药，需安装心脏起搏器。对特发性房速，应首选射频消融治疗，无效者可口服胺碘酮。

(4)加速性交界区心动过速：多见于心肌炎、下壁心肌梗死、心脏手术后、洋地黄过量患者，也可见于正常人。积极治疗基础疾病后心动过速仍反复发作并伴有明显症状者，可选用β受体阻滞药。如因洋地黄过量所致，应停用洋地黄，并给予钾盐、利多卡因、苯妥英或β受体阻滞药。

(5)心房颤动及心房扑动

心房颤动的治疗：①控制心室率：永久性心房颤动一般需用药物控制心室率，常用地高辛和β受体阻滞药，必要时两药合用，剂量根据心率控制情况而定。上述药物控制不满意者可换用地尔硫草或维拉帕米。个别难治者也可选用胺碘酮或行射频消融改良房室结。②心律转复及窦性心律(窦律)维持：房颤心律转复有药物治疗和电复律两种方法。药物转复常用Ⅰa、Ⅰc及Ⅲ类抗心律失常药，包括胺碘酮、普罗帕酮、莫雷西嗪、普鲁卡因胺、奎尼丁、丙吡胺、索他洛尔等，一般分次口服。静脉给予普罗帕酮、依布利特、多非利特、胺碘酮终止房颤也有效。有器质性心脏病、心功能不全的患者首选胺碘酮，无器质性心脏病者可首选Ⅰ类药。

房扑的治疗：房扑相对少见，其药物治疗原则与房颤相同。

3. *室性心律失常的药物治疗* 室性心律失常根据心电图图形、发作时间、有无器质性心脏病和预后等分类，但均不能涵盖室性心律失常的所有特点，但对合并器质性心脏病特别是缺血和心功能不全的患者有预后意义，应作为临床治疗的依据。

(1)室性期前收缩：室性期前收缩从危险效益比的角度不支持常规抗心律失常药物治疗。应去除患者诱发因素，对有精神紧张和焦虑者可使用镇静药或小剂量β受体阻滞药，其治疗终点是缓解症状，而非室性期前收缩数目的明显减少。对某些室性期前收缩、心理压力大且暂时无法解决者，可考虑短时间使用Ⅰb或Ⅰc类抗心律失常药(如美西律或普罗帕酮)。

(2)有器质性心脏病基础的室速

非持续性室速：发生于器质性心脏病患者的非持续性室速很可能是恶性室性心律失常的先兆，应认真评价预后并积极寻找可能存在的诱因。心腔内电生理检查是评价预后的方法之一。如果电生理检查不能诱发持续性室速，治疗主要针对病因和诱因，即治疗器质性心脏病和纠正如心衰、电解质紊乱、洋地黄中毒等诱因，在此基础上，应用β受体阻滞药有助于改善症状和预后。对于上述治疗措施效果不佳且室速发作频繁、症状明显者可以按持续性室速用抗心律失常药预防或减少发作。对于电生理检查能诱发持续性室速者，应按持续性室速处理。如果患者左心功能不全或诱发有血流动力学障碍的持续性室速或室颤，应首选埋藏式心脏复律除颤器(ICD)。无条件置入ICD者按持续性室速进行药物治疗。

持续性室速：对持续性室速的治疗包括终止发作和预防复发。利多卡因较常用，但效果欠佳，剂量大时易出现消化道和神经系统不良反应，而胺碘酮静脉用药安全有效。心功能正常者也可使用普鲁卡因胺或普罗帕酮。

(3)无器质性心脏病基础的室速：无器质性心脏病基础的室速药物治疗可分为以下方面。

发作时的治疗：对起源于右室流出道的特发性室速可选用维拉帕米、普罗帕酮、β受体阻滞药、腺苷或利多卡因；对左心室特发性室速，首选维拉帕米静注。

预防复发的治疗：对右心室流出道室速β受体阻滞药的有效率为25%～50%，维拉帕米和地尔硫䓬的有效率为20%～30%，β受体阻滞药和钙拮抗药合用可增强疗效。如果无效，可换用Ⅰc类(如普罗帕酮、氟卡尼)或Ⅰa类(如普鲁卡因胺、奎尼丁)药物，其有效率为25%～59%，胺碘酮和索他洛尔的有效率为50%左右。对左心室特发性室速，可选用维拉帕米。

(4)其他特殊类型的室速

尖端扭转型室速：尖端扭转型室速发作期的紧急治疗措施如下(包括获得性QT延长综合征)：①首先寻找并处理QT延长的原因，如血钾、镁浓度降低或药物使用不当等，停用一切可能引起或加重QT延长的药物；②采用药物终止心动过速时，首选硫酸镁，首剂2～5 g静注(3～5min)，然后以2～20 mg/min速度静滴。无效时，可试用利多卡因、美西律或苯妥英静注；③异丙肾上腺素能增快心率，缩短心室复极时间，有助于控制扭转型室速，但可能使部分室速恶化为室颤，使用时应谨慎。

Brugada综合征：ICD能有效预防心脏性猝死，在安置ICD后，可试用胺碘酮或(和)β受体阻滞药。

极短联律间期的室速：维拉帕米能有效终止并预防其发作，对反复发作的高危患者应安置ICD。

加速性室性自主心律：在急性心肌梗死，特别是再灌注治疗时，加速性室性自主心律的发生率可达80%以上。由于其频率不快，通常可耐受。除治疗基础疾病外，对心律失常本身一般不需处理。

(六)治疗管理

1. *疗效监测* 对心律失常积极进行药物治疗时，应结合患者的临床表现，对患者的心脏功能、肝肾功能及电解质平衡状况进行监测，必要时可考虑监测心肌损伤标记物，尤其是肌钙蛋白、BNP或NT-proBNP水平的变化，频繁或持续发作的心律失常应行动态心电图检测或行超声心动图检查了解有无潜在的结构性心脏病。

2. *不良反应管理*　抗心律失常药物间的相互作用可能是相互抵消，甚至发生促心律失常的相反结果。因此，应进行不良反应监测。如地高辛与奎尼丁合用可能导致地高辛中毒，使用时应监测地高辛浓度；维拉帕米与利多卡因合用易引发低血压现象，应避免静脉给药；β受体阻滞药与普罗帕酮合用易使患者发生心动过缓、传导阻滞等。

3. *用药指导*　督促患者遵医嘱严格掌握剂量和间隔时间，以维持有效的血药浓度，保证治疗效果。同时告诫患者药物的相互作用及可能产生的不良反应，出现明显药物不良反应时应及时报告医师，调整用药，另外，帮助患者养成良好的饮食习惯，戒烟戒酒，不饮浓茶咖啡，生活规律，避免劳累，不做剧烈运动，并定期复查心电图。

五、血脂异常和高脂蛋白血症

（一）定义和流行病学

高脂血症是指血浆胆固醇（TC）或（和）三酰甘油（TG）水平过高，或血浆高密度脂蛋白胆固醇（HDL）水平过低的血脂异常现象。高脂血症是动脉粥样硬化和冠心病的主要危险因子。降低过高的血脂水平目的在于预防动脉粥样硬化和减少冠心病的发病率和病死率。流行病学资料分析表明，血胆固醇水平和冠心病的发生直接相关。胆固醇水平每升高1%，冠心病的发生率提高1%～2%。

（二）病因和发病机制

1. *临界高胆固醇血症*　除其基础值偏高外，主要是饮食因素即高胆固醇和高饱和脂肪酸摄入以及热量过多引起的超重，其次包括年龄效应和女性的更年期影响。

2. *轻度高胆固醇血症*　一般是由于临界高胆固醇血症的原因所致，同时合并有遗传基因的异常。已知的能引起轻度高胆固醇血症因素包括低密度脂蛋白（LDL）清除率低下、产生过多和LDL富含胆固醇酯。

3. *重度高胆固醇血症*　重度高胆固醇血症是由下列多种因素共同所致：LDL分解代谢减少、产生增加、LDL-APO B代谢缺陷和LDL颗粒富含胆固醇酯。由此可见，大多数重度高胆固醇血症很可能是多基因缺陷与环境因素相互作用的结果。

4. *高三酰甘油血症*　血浆中乳糜微粒（CM）、极低密度脂蛋白（VLDL）为富含三酰甘油最多的脂蛋白。凡引起血浆中CM和（或）VLDL升高的原因均可导致高三酰甘油血症。

（三）临床表现

脂质在真皮内沉积可引起黄色瘤；脂质在血管内皮沉积可引起动脉粥样硬化，产生冠心病和外周血管病等。脂质在全身的沉积表现为黄色瘤、脂性角膜弓和高脂血症眼底改变及动脉粥样硬化病变。

1. *表型分型*　根据各种血浆脂蛋白升高的程度不同，高脂蛋白血症可分为6型（表8-5）。

表8-5　高脂蛋白血症表型分型

表型	血浆4℃过夜外观	TC	TG	CM	VLDL	LDL	备注
Ⅰ	奶油上层，下层清	↑	↑↑	↑↑	→	→	易发胰腺炎
ⅡA	透明	↑↑	→	→	→	↑↑	易发冠心病
ⅡB	透明	↑↑	↑↑	→	↑	↑	易发冠心病
Ⅲ	奶油上层，下层浑浊	↑↑	↑↑	↑	↑	↓	易发冠心病
Ⅳ	浑浊	↑→	↑↑	→	↑↑	→	易发冠心病
Ⅴ	奶油上层，下层浑浊	↑	↑↑	↑↑	↑	↓	易发胰腺炎

2. *临床分型*

①高胆固醇血症：血清TC水平升高。

②高三酰甘油血症：血清TG水平升高。

③混合型高脂血症：血清TC与TG水平均升高。

④低高密度脂蛋白血症：血清高密度脂蛋白胆固醇（HDL-C）水平减低。

3. *基因分型*　部分高脂血症患者存在单一或多个遗传基因缺陷，多具有家族基因聚集性，有明显的遗传倾向，称为家族性高脂血症，包括家族性高胆固醇血症、家族性载脂蛋白$β_{100}$缺陷症、家族性混合型高脂血症和家族性异常β-脂蛋白血症等。

(四)治疗原则

应长期坚持饮食治疗。对于原发性高脂蛋白血症，若为高胆固醇血症者应限制高胆固醇食物的摄入，宜多食植物油等不饱和脂肪酸含量丰富的食品；对内源性高三酰甘油血症者，应限制总热量的摄入，加强体育锻炼，控制体重。经调整饮食及改善生活方式3～6个月后，血脂仍不能控制于理想水平的，尤其并存多种危险因素时，应开始药物治疗。根据高脂蛋白血症的分型、危险因素、血脂水平等选择适宜药物。用药期间应监测血脂水平及其可能的不良反应。对于继发性高脂蛋白血症者，如糖尿病、甲状腺功能减退者，应积极治疗原发病。

(五)药物治疗

1. *治疗药物分类*　常见的调脂药包括他汀类、贝特类、烟酸类、胆酸螯合剂、胆固醇吸收抑制剂及其他类调脂药物。

2. *药物治疗方案*

(1)单纯性高胆固醇血症：是指血浆胆固醇水平高于正常，而血浆三酰甘油正常。可选用胆酸螯合剂、他汀类等，其中以他汀类为最佳选择。

他汀类：一般耐受性较好，服用方便，有时出现胃肠反应，需定期监测肝、肾功能及肌酸磷酸激酶。常用药物有瑞舒伐他汀、阿托伐他汀、洛伐他汀、普伐他汀、辛伐他汀和氟伐他汀，均为睡前一次服用。

胆酸螯合剂：考来替泊和考来烯胺，不良反应主要是便秘，目前已较少选用。

胆固醇吸收抑制药：如依折麦布，与他汀类联用可以使其调脂作用进一步加强。不良反应有头痛和恶心，偶有肌酶和肝酶升高。

其他类调脂药物：如普罗布考，尤其家族性高胆固醇血症患者首选，偶有肝功能损伤，肌酶一过性升高。

(2)单纯性高三酰甘油血症：轻至中度高三酰甘油血症常可通过饮食治疗使血浆三酰甘油水平降至正常，不必进行药物治疗。中度以上高三酰甘油血症可选用鱼油制剂和贝特类调脂药物。

贝特类药物：一般耐受性较好，不良反应为胃肠道反应，一过性转氨酶升高和肾功能改变等。常用药物有非诺贝特、吉非贝齐、苯扎贝特、环丙贝特及特调脂，均为饭后服用。

鱼油制剂：有轻度降低TG和升高HDL-C的作用，如多不饱和脂肪酸制剂多烯康胶丸。

(3)混合型高脂血症：是指既有血浆TC水平升高又有三酰甘油水平升高。若以TC升高为主，首选他汀类；若以三酰甘油升高为主，可先用贝特类。如果单一药物控制效果不好，则需同时选用两种制剂，均从小剂量开始，采用早晨贝特类，晚上他汀类，避免血药浓度升高，同时严密监测肝功能和肌酶。烟酸类制剂对于这种类型血脂异常也较为适合，但由于烟酸会加重糖尿病，不适用于合并有糖尿病的家族性混合型高脂血症患者。胆酸分离剂会加重高三酰甘油血症，不适合用于本类患者的治疗。血液透析方法可加速降低LDL，改善皮肤黄色瘤和心血管病变，但是儿童接受长期LDL分离术有困难。

(4)低高密度脂蛋白血症：首要目标是降低LDL-C并达到目标值。单纯低HDL-C时，以增加体力活动为主，必要时可考虑采用烟酸、他汀类或贝特类等升高HDL-C的药物，但主要是针对合并冠心病或冠心病等危症者。另外应治疗引起HDL-C水平降低的原发病，如肾病综合征，糖尿病等。部分患者需要联合应用调脂药物，其中常用他汀类与其他调脂药物联用。如小剂量他汀类与依折麦布联用，其降脂达标率提高，不良反应不增加，患者耐受性良好。他汀类与小剂量烟酸缓释剂联用，可明显提高HDL-C，但个别患者因面部潮红等不良反应不能耐受，同时有增加肌病和肝毒性可能。他汀类与胆酸螯合剂联用，可增加各自降低LDL-C的作用，但由于后者服用不方便，故此联用仅用于其他治疗无效的患者。他汀类可与多不饱和脂肪酸联合，用于混和型高脂血症的治疗。

(六)高脂蛋白血症的治疗管理

1. *疗效监测*　当前药物治疗主要以冠心病患者和心血管病高危人群为治疗对象，首选他汀类药物，所采用的药物剂量是以LDL-C达标为度(表8-6)。

2. *不良反应管理*　使用降脂药物治疗时必须监测其不良反应，主要是定期检测肝功能和血肌酸磷酸激酶，详见表8-7。

3. *用药指导*　在用药过程中药师除应询问患者有无肌痛、肌无力、乏力和发热症状外，还要提醒患者注意药物的相互作用，还要定期做LFTs，当肝酶，血肌酸磷酸激酶超过上限值时应停药。药师还应经常督促、指导患者坚持饮食调整和改善生活方式，以提高药物的疗效。

表 8-6 血脂异常患者开始治疗的 TC 和 LDL-C 值及其目标值

患者类别		TLC 开始(mmol/L)	药物治疗开始(mmol/L)	目标值(mmol/L)
无冠心病,有两个以下危险因子	TC	≥6.22	≥6.99	<6.22
	LDL-C	≥4.14	≥4.92	<4.14
无冠心病,但有两个或以上危险因子	TC	≥5.18	≥6.22	<5.18
	LDL-C	≥3.37	≥4.14	<3.37
合并冠心病或冠心病等危症	TC	≥4.14	≥4.14	<2.6
	LDL-C	≥2.59	≥2.59	<2.59
急性冠状动脉综合征或缺血性心血管疾病+糖尿病	TC	≥3.11	≥4.14	<3.11
	LDL-C	≥2.07	≥2.07	<2.07

TLC:治疗性生活方式改变

表 8-7 主要降脂药物的监测指标、相互作用及不良反应

药物	不良反应	药物相互作用	检测指标
树脂	消化不良、胃胀气、恶心、便秘、腹痛和肠胀气	胃肠结合并使带有阴离子的药物吸收减少(华法林、地高辛、甲状腺素、噻嗪类利尿药);在服用树脂前 12h 或 4h 后服前述药物	每4~8 周复查血脂情况,直到控制为止;此后长期监测,每 6~12 个月复查。达到稳定用药水平后检查 TG,此后需要时复查
烟酸	颜面潮红、瘙痒、刺麻感、头痛、恶心、胃灼热、乏力、皮疹,更严重的有消化性溃疡、血糖升高和痛风、肝炎及肝转氨酶升高	与降压药如 α 受体阻滞药合用时可能引起低血压;应用胰岛素或口服药的患者可能要调整用药剂量,因为会使血糖水平增加	达到 1000~1500mg/d 剂量后检查血脂情况,此后达到稳定用药剂量后复查。LFTs 基础值,并在第 1 年中每 6~8 周复查,此后有症状时复查。检查尿酸和血糖基础水平,并在达到稳定剂量后复查,糖尿病患者测量坐位和立位血压
他汀类	头痛、消化不良、肌炎(肌肉痛+CPK 大于正常值 10 倍)、肝转氨酶升高	与抑制或影响 P_{450} 3A4 系统的药物(如环孢素、红霉素、钙拮抗药、烟酸、纤维酸衍生物)合用时使肌炎的风险增加;与洛伐他汀和辛伐他汀合用危险更大;与烟酸、纤维酸衍生物合用时应谨慎;洛伐他汀与华法林合用时使凝血时间延长	改变剂量后 4~8 周复查血脂情况,此后长期监测,每 6~12 个月复查。3 个月时 LFTs 基础值,此后定期复查。检查 CPK 基础值,并在患者有肌肉痛的症状时复查

LFTs:肝功能检查

(周 新 梁星光 洪东升 高 哲)

第三节 呼吸系统疾病的药物治疗

一、急性上呼吸道感染

(一)定义和流行病学

急性上呼吸道感染是由病原微生物引起的自鼻腔至喉部之间的急性炎症的总称。以普通感冒和流行性感冒(流感)最为常见。任何年龄、性别均可发病,以春、冬季节为多,其中流感具有传染性。因病毒间无交叉免疫,可反复发病。

(二)病因和发病机制

有 70%~80%的急性上呼吸道感染由病毒引起,细菌感染常继发于病毒感染之后。普通感冒常由鼻病毒、冠状病毒、呼吸道合胞病毒和腺病毒等引起。流感由流感病毒引起,分甲、乙、丙三型。细菌感染以化脓性链球菌最为常见,其次是流感嗜血杆菌、金黄色葡萄球菌、肺炎链球菌、卡他莫拉菌等,肺炎支原体和肺炎衣原体较少见。上呼吸道感

染常通过含有病毒的飞沫、雾滴，或经污染的用具进行传播。常见于机体抵抗力降低时，如受寒、劳累、淋雨等情况，原已存在或由外界侵入的病毒和(或)细菌，迅速生长繁殖，导致感染。老幼体弱及有慢性呼吸道疾病者易患。

(三)临床表现

(1)急性起病。鼻、咽、喉明显充血、水肿，颌下淋巴结肿大、压痛。

(2)普通感冒早期有咽部不适、干燥或咽痛，继之出现喷嚏、流涕、鼻塞、咳嗽。严重者可出现发热、咳嗽、头痛、全身乏力等症状。

(3)流感有畏寒、高热、头痛头晕、全身酸痛、乏力等症状，可伴有咽痛、流涕、流泪、咳嗽等，也可出现呕吐、腹泻等症状。

(4)普通感冒为自限性疾病。流感一般具有自限性，严重者可引发继发性感染，导致死亡。

(四)治疗原则

(1)轻度无并发症急性上呼吸道感染者可自行恢复。

(2)普通感冒以对症治疗为主。

(3)流感的治疗目的是改善病症、缩短病程、减少并发症、给予抗病毒治疗。严重且提示细菌感染者，给予抗菌治疗。

(4)预防流感的有效手段是接种流感疫苗。

(五)药物治疗

1. 治疗药物分类

(1)非甾体消炎药(non-steroid anti-inflammtory drugs, NSAIDs)：抑制环加氧酶(cyclooxygenase, COX)，产生解热、镇痛、消炎作用，缓解头痛、发热等症状。

(2)抗组胺药物：阻断组胺 H_1 受体，减轻鼻痒、流鼻涕、喷嚏、眼鼻刺激等症状。

(3)黏膜减充血药物：收缩局部血管，减轻鼻塞等症状。

(4)止咳祛痰药物：止咳药可抑制咳嗽反射，减轻咳嗽等症状；祛痰药使痰液变稀，便于咳出。

(5)抗病毒药物。

2. 药物治疗方案

(1)对症治疗：含有解热镇痛药、鼻黏膜血管收缩药、止咳药及抗过敏药等的复方制剂可有效缓解上呼吸道感染症状。

(2)抗病毒治疗：M_2 离子通道阻滞药如金刚烷胺、金刚乙胺，可用于甲型流感的预防和治疗。神经氨酸酶抑制药如奥司他韦、扎那米韦，可用于甲型、乙型流感的预防和治疗。

(3)抗菌治疗：若病毒感染后继发细菌感染，应及时使用抗生素。常用青霉素类、头孢菌素类、大环内酯类或喹诺酮类药物。

(六)治疗管理

1. 预防措施　常锻炼身体并保持良好的生活习惯，提高机体抗病能力；对易感人群可注射病毒疫苗或接种卡介苗。注意患者隔离，防止交叉感染。

2. 药学监护　儿童流感禁用阿司匹林或其他水杨酸类制剂。年老体弱者应避免使用大剂量非甾体消炎药。心脏病、高血压、糖尿病及甲亢患者慎用肾上腺素能类药物。幽门十二指肠梗阻、膀胱颈部梗阻、前列腺肥大、青光眼及甲亢患者慎用氯苯那敏等有抗M胆碱受体作用的药物。

二、肺　炎

见抗感染性疾病一章。

三、支气管哮喘

(一)定义和流行病学

哮喘是由多种细胞(如嗜酸粒细胞、肥大细胞、T淋巴细胞、中性粒细胞、气道上皮细胞等)和细胞组分参与的气道慢性炎症性疾病。这种慢性炎症可导致气道高反应性，通常出现广泛多变的可逆性气流受限，并引起反复发作性的喘息、气急、胸闷或咳嗽等症状。儿童患病率高于青壮年，发达国家高于发展中国家，城市高于农村。我国哮喘的患病率为1%～4%。

(二)病因和发病机制

哮喘存在家族聚集现象，亲缘关系越近，发病率越高。哮喘大多在遗传因素的基础上受到体内外多种因素激发而发病，包括吸入花粉等特异性或非特异性物质、呼吸道感染、气候改变、精神因素、剧烈运动以及药物等。阿司匹林、吲哚美辛、普萘洛尔、普罗帕酮、青霉素、磺胺类药物等可引起哮喘发作。据统计，有4%～20%的哮喘发作是因服用阿司匹林而诱发，称为“阿司匹林哮喘”。哮喘的发病机制目前尚不完全清楚，目前认为哮喘的发病可能与Ⅰ型变态反应、气道炎症反应、气道高反应性及气道神经调节失常等相关。

(三)临床表现

根据临床表现，哮喘可分为急性发作期、慢性持续期和临床缓解期。

哮喘急性发作是指喘息、气促、咳嗽、胸闷等症状突然发生，或原有症状急剧加重，常有呼吸困难，以呼气流量降低为特征，常因接触变应原、刺激物或呼吸道感染而发病，其程度轻重不一，可在数小时或数天内出现病情加重，偶尔可在数分钟内即危及生命，故应对病情作出正确评估，以便给予及时有效的紧急治疗。哮喘急性发作时按病情严重程度可分为4级：轻度、中度、重度、危重。慢性持续期是指每周均不同频度和（或）不同程度地出现症状（喘息、气急、胸闷、咳嗽等），根据临床表现和肺功能可将慢性持续期的病情严重程度分为4级：间歇状态、轻度持续、中度持续、严重持续。临床缓解期系指经过治疗或未经治疗症状、体征消失，肺功能恢复到急性发作前水平，并维持3个月以上。

（四）治疗原则

哮喘尚不能根治，但通过有效的哮喘管理，通常可以实现哮喘控制。成功的哮喘管理目标是：①达到并维持症状的控制；②维持正常活动，包括运动能力；③维持肺功能水平尽量接近正常；④预防哮喘急性加重；⑤避免因哮喘药物治疗导致的不良反应；⑥预防哮喘导致的死亡。

哮喘的管理主要包括4部分：①早期、定期评估和监测；②控制诱发加重哮喘的因素；③药物治疗；④在哮喘治疗中以伙伴关系的方式进行教育。

（五）药物治疗

哮喘的药物治疗应坚持对因治疗、对症治疗以及预防复发相结合，最终达到症状消失或减轻，发作次数明显减少，最大呼气流速峰值（PEF）接近正常目标。哮喘的预防和治疗应选择最低有效剂量，并密切注意有关药物不良反应的发生。在给药途径方面吸入疗法优于全身注射或口服治疗，前者的优点是气道内局部药物浓度高，用药量少，无或极少有全身不良反应。在吸入疗法中，有定量型气雾剂、干粉剂和雾化溶液等类型药物。

1. *治疗药物分类*　根据哮喘的病因和发病机制，哮喘的治疗机制主要包括舒张支气管平滑肌、消除支气管黏膜的炎症水肿、避免诱发因素。消炎药物包括糖皮质激素（激素）、色甘酸钠、酮替芬以及某些炎性介质的拮抗药；支气管舒张药包括β_2受体激动药、茶碱类药物和抗胆碱能药物。

（1）糖皮质激素：糖皮质激素是最有效的控制气道炎症的药物，通过多个环节对哮喘产生治疗作用。给药途径包括吸入、口服和静脉应用等，吸入为首选途径。吸入糖皮质激素（inhaled glucocorticosteroid，ICS）是慢性持续期哮喘长期治疗的首选药物，局部抗炎作用强，全身性不良反应较少，在口咽部局部的不良反应包括声音嘶哑、咽部不适和念珠菌感染。临床常用的吸入激素见，表8-8。

表8-8　常用吸入型糖皮质激素的每日剂量与互换关系

药物	低剂量（μg）	中剂量（μg）	高剂量（μg）
二丙酸倍氯米松	200～500	500～1000	>1000～2000
布地奈德	200～400	400～800	>800～1600
丙酸氟替卡松	100～250	250～500	>500～1000
环索奈德	80～160	160～320	>320～1280

口服给药适用于中度哮喘发作、慢性持续哮喘吸入大剂量激素联合治疗无效的患者和作为静脉应用激素治疗后的序贯治疗。一般使用半衰期较短的激素（如泼尼松、泼尼松龙或甲泼尼龙等）。泼尼松的维持剂量最好每日≤10 mg。长期口服激素可以引起骨质疏松症、高血压、糖尿病、下丘脑-垂体-肾上腺轴的抑制、肥胖症、白内障、青光眼、皮肤菲薄导致皮纹和瘀斑、肌无力等。

严重急性哮喘发作时，应经静脉及时给予琥珀酸氢化可的松（400～1000 mg/d）或甲泼尼龙（80～160 mg/d）。无激素依赖倾向者，可在短期（3～5d）内停药；有激素依赖倾向者应延长给药时间，控制哮喘症状后改为口服给药，并逐步减少激素用量。

（2）β_2受体激动药：通过作用于气道平滑肌和肥大细胞等细胞膜表面的β_2受体，舒张气道平滑肌、减少肥大细胞和嗜碱粒细胞脱颗粒和介质的释放、降低微血管的通透性、增加气道上皮纤毛的摆动等，从而缓解哮喘症状。此类药物较多，可分为短效（作用维持4～6h）和长效（维持12h）β_2受体激动药。又可分为速效（数分钟起效）和慢效（30min起效）β_2受体激动药，见表8-9。

表 8-9　β_2受体激动药分类

起效时间	作用维持时间	
	短效	长效
速效	沙丁胺醇吸入剂 特布他林吸入剂 非诺特罗吸入剂	福莫特罗吸入剂
慢效	沙丁胺醇口服剂 特布他林口服剂	沙美特罗吸入剂

短效 β_2 受体激动药(short-acting beta2-agonist,SABA)吸入给药通常在数分钟内起效,疗效可维持数小时,是缓解轻至中度急性哮喘症状的首选药物,也可用于运动性哮喘。哮喘发作时每次吸入沙丁胺醇 100～200 μg,或特布他林 250～500 μg,必要时每 20min 重复 1 次。1h 后疗效不满意者应向医师咨询或去急诊。这类药物长期应用可引起 β_2受体功能下调和气道反应性增加,应按需间歇使用,不宜长期、单一使用,也不宜过量应用,否则可引起心悸、肌肉震颤等症状,甲亢、高血压、心脏病患者慎用。短效 β_2受体激动药溶液(如沙丁胺醇、特布他林)经雾化泵吸入适用于轻至重度哮喘发作。口服给药虽较方便,但心悸、骨骼肌震颤等不良反应比吸入给药时明显增加。缓释剂型和控释剂型的平喘作用维持时间可达 8～12h,如特布他林的前药班布特罗,作用可维持 24h,可减少用药次数,适用于夜间哮喘患者的预防和治疗。

长效 β_2受体激动(long-acting beta2-agonist,LABA)吸入剂适用于哮喘(尤其是夜间哮喘和运动诱发哮喘)的预防和治疗。沙美特罗推荐剂量 50 μg,每日 2 次吸入。福莫特罗推荐剂量 4.5～9 μg,每日 2 次吸入。福莫特罗因起效迅速,可按需用于哮喘急性发作的治疗。近年来推荐联合吸入激素和长效 β_2受体激动药治疗哮喘。这两者具有协同的消炎和平喘作用,尤其适合于中至重度持续哮喘患者的长期治疗。但不推荐长期单独使用长效 β_2受体激动药。

(3)茶碱:适用于轻至中度哮喘发作和维持治疗,具有舒张支气管平滑肌作用,并具有强心、利尿、扩张冠状动脉、兴奋呼吸中枢和呼吸肌等作用。口服药物包括氨茶碱和控(缓)释型茶碱。一般剂量为每日 6～10 mg/kg。口服控(缓)释型茶碱后昼夜血药浓度平稳,平喘作用可维持 12～24h,尤适用于夜间哮喘症状的控制。本品与 β_2受体激动药联合应用时,易出现心率增快和心律失常,应慎用并适当减少剂量。作为症状缓解药,在治疗重症哮喘时静脉使用茶碱可舒张支气管,负荷剂量为 4～6 mg/kg,维持剂量为 0.6～0.8 mg/(kg · h)。由于茶碱的"治疗窗"窄,以及代谢存在较大的个体差异,可引起心律失常、血压下降、甚至死亡,在有条件的情况下应监测其血药浓度,及时调整剂量和滴速,使茶碱的血药浓度保持在 6～15 mg/L 范围内。影响茶碱代谢的因素较多,吸烟、饮酒、服用抗惊厥药、利福平等均具有肝药酶促进作用,可缩短茶碱半衰期;老人、持续发热、心力衰竭和肝功能明显障碍者,同时应用西咪替丁、大环内酯类药物(红霉素等)、氟喹诺酮类药物(环丙沙星等)和口服避孕药等都可能使茶碱血药浓度增加。多索茶碱的作用与氨茶碱相同,但不良反应较轻。

(4)抗胆碱药物:吸入抗 M 胆碱受体药物(如溴化异丙托品、噻托溴铵等)舒张支气管的作用比 β_2受体激动药弱,起效也较慢,但长期应用不易产生耐药,与 β_2受体激动药联合应用具有协同、互补作用。本品对有吸烟史的老年哮喘患者较为适宜,但对妊娠早期妇女和患有青光眼或前列腺肥大的患者应慎用。

(5)白三烯受体拮抗药:本品使用较为安全,尤适用于阿司匹林哮喘、运动性哮喘和伴有过敏性鼻炎哮喘患者的治疗。本品可减轻哮喘症状、改善肺功能、减少哮喘的恶化。作为联合治疗中的一种药物,此类药物可减少中至重度哮喘患者每日吸入激素的剂量,并可提高吸入激素治疗的临床疗效,联用本品与吸入激素的疗效比联用吸入长效 β_2受体激动药与吸入激素的疗效稍差。本品服用方便,常用药物有孟鲁司特钠 10 mg,1/d;扎鲁司特 20 mg,2/d;异丁司特 10 mg,2/d。

(6)抗 IgE 治疗:抗 IgE 单克隆抗体可用于血清 IgE 水平增高的哮喘患者。

2. *药物治疗方案*　治疗哮喘的药物可分为控制药物和缓解药物。控制药物是指需要长期每日使用的药物,主要通过消炎作用使哮喘维持临床控制,包括吸入激素、全身用激素、白三烯调节药、长效 β_2受体激动药(长效 β_2受体激动药须与吸入激素联合应用)、缓释茶碱、抗 IgE 抗体及其他有助于减少全身激素剂量的药物等;缓解药物是指按需使用的药物,可通过迅速解除支气管痉挛从而缓解哮喘症状,包括速效吸入 β_2受体激动药、全身用激素、吸入性抗胆碱能药物、短效茶碱及短效口服 β_2受体激动药等。

(1)哮喘急性发作期的治疗：治疗目的在于通过平喘及抗炎治疗，尽快缓解症状，解除气流受限和低氧血症，同时还需制定长期治疗方案以预防再次急性发作。

对于具有哮喘相关死亡高危因素的患者，需要给予高度重视，这些患者应当尽早到医疗机构就诊。轻度和部分中度急性发作可在家中或社区治疗。治疗措施主要为重复吸入速效 β_2 受体激动药，在第 1h 每 20min 吸入 2～4 喷。随后根据治疗反应，轻度急性发作可调整为每 3～4h 2～4 喷，中度急性发作每 1～2h 6～10 喷。联合使用 β_2 受体激动药和抗胆碱能制剂能够取得更好的支气管舒张作用。茶碱的支气管舒张作用弱于 SABA，不良反应较大，应慎用。部分中度和所有重度急性发作患者均应到急诊室或医院治疗。除氧疗外，应重复使用速效 β_2 受体激动药，推荐在初始治疗时连续雾化给药，随后根据需要间断给药(每 4h 1 次)。中、重度哮喘急性发作应尽早使用全身激素，推荐用法：泼尼松龙 30～50 mg 每日单次给药。严重的急性发作或口服激素不能耐受时，可采用静脉注射或滴注，如甲基泼尼松龙 80～160 mg，或氢化可的松 400～1000 mg 分次给药。静脉给药和口服给药的序贯疗法有可能减少激素用量和不良反应，具体用法为静脉使用激素 2～3d，继之以口服激素 3～5d。

重度和危重哮喘急性发作经过上述药物治疗，临床症状和肺功能无改善甚至继续恶化，应及时给予无创或有创机械通气治疗。严格控制抗菌药物的使用指征，除非有细菌感染证据，或属于重度或危重哮喘急性发作。

(2)长期治疗方案的确定：哮喘长期治疗的目标是预防复发及巩固疗效。应以患者的病情严重程度为基础，根据其控制水平分级(表 8-10)选择适当的治疗方案。哮喘患者长期治疗方案分为 5 级，见图 8-2。对以往未经规范治疗的初诊哮喘患者可选择第 2 级治疗方案，哮喘患者症状明显，应直接选择第 3 级治疗方案。每一级都应按需使用缓解药物，以迅速缓解哮喘症状。如果使用该分级治疗方案不能够使哮喘得到控制，治疗方案应该升级直至达到哮喘控制为止。当哮喘控制并维持至少 3 个月后，治疗方案可考虑谨慎地进行降级治疗，如减少药物种类、剂量等。

表 8-10　控制水平分级

	完全控制(满足以下所有条件)	部分控制(在任何 1 周内出现以下 1～2 项特征)	未控制(在任何 1 周内)
白天症状	无(或≤2 次/周)	超过 2 次/周	出现≥3 项部分控制特征
活动受限	无	有	
夜间症状甚至憋醒	无	有	
需使用缓解药的次数	无(或≤2 次/周)	超过 2 次/周	
肺功能(PEF 或 FEV_1)	正常或≥正常预计值/本人最佳值的 80%	<正常预计值(或本人最佳值)的 80%	
急性发作	无	≥每年 1 次	在任何 1 周内出现 1 次

(六)治疗管理

通过有效的哮喘管理，通常可实现并维持哮喘控制。建立医患之间的合作关系是实现有效哮喘管理的首要措施，其中对患者进行哮喘教育是最基本的环节。此外，还应确定并减少危险因素接触。

哮喘药物的选择既要考虑药物的疗效及其安全性，也要考虑患者的实际状况，如经济收入和当地的医疗资源等。要为每个初诊患者制定哮喘防治计划，定期随访、监测，改善患者的依从性，并根据患者病情变化及时修订治疗方案。

哮喘的药学监护主要为治疗药物的疗效监护、患者依从性监护以及药物不良反应监护三方面。药师需指导患者用药，明确患者是否已知晓不同药物的作用(控制药物还是缓解症状药物)及方法(尤其需要明确各种吸入剂型，如定量气雾剂、干粉吸入器、雾化吸入器等的使用方法是否掌握)以及常见的药物不良反应及防范(如吸入糖皮质激素后应及时漱口等)。

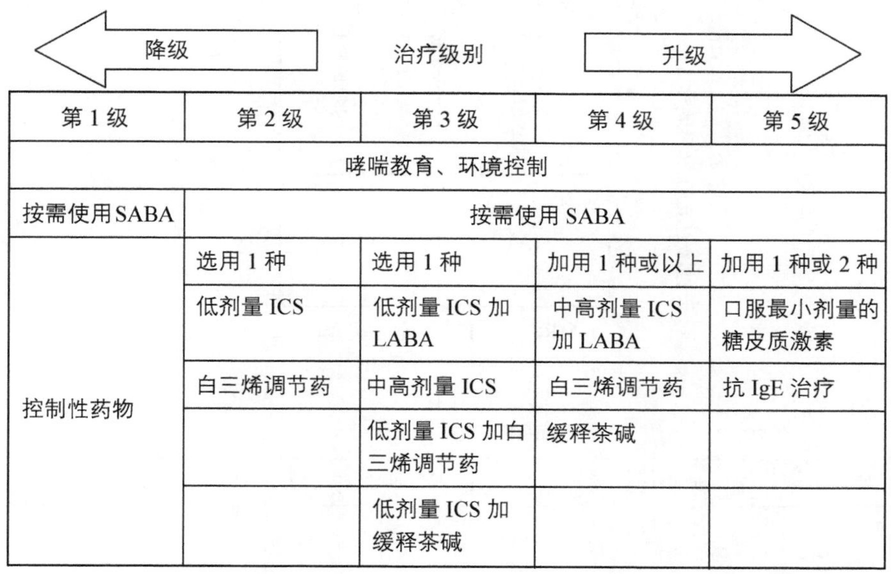

降级　治疗级别　升级

第 1 级	第 2 级	第 3 级	第 4 级	第 5 级
哮喘教育、环境控制				
按需使用SABA	按需使用 SABA			
控制性药物	选用 1 种	选用 1 种	加用 1 种或以上	加用 1 种或 2 种
	低剂量 ICS	低剂量 ICS 加 LABA	中高剂量 ICS 加 LABA	口服最小剂量的糖皮质激素
	白三烯调节药	中高剂量 ICS	白三烯调节药	抗 IgE 治疗
		低剂量 ICS 加白三烯调节药	缓释茶碱	
		低剂量 ICS 加缓释茶碱		

图 8-2　根据哮喘病情控制分级制定治疗方案

注：SABA：短效 β_2受体激动药；ICS：吸入糖皮质激素；LABA：长效 β_2受体激动药

四、慢性阻塞性肺疾病

（一）定义和流行病学

慢性阻塞性肺疾病（chronic obstructive pulmonary disease，COPD）是一种可以预防和治疗的常见疾病，其特征是持续存在的气流受限。气流受限常呈进行性发展，伴有气道和肺对有害颗粒或气体所致慢性炎症反应的增加。急性加重和合并症可影响患者整体疾病的严重程度。临床诊断 COPD 需要进行肺功能检查，吸入支气管舒张剂后 $FEV_1/FVC\%<70\%$表明存在持续性气流受限，即可诊断 COPD。COPD 目前居全球死亡原因的第 4 位，预计至 2020 年 COPD 将位居世界疾病经济负担的第 5 位。

（二）病因和发病机制

COPD 病因尚未完全阐明，一般认为与长期反复理化刺激（如吸烟、职业性粉尘和化学物质、空气污染）或感染有关，少数与过敏及遗传因素有关。呼吸道防御功能下降及免疫力降低，呼吸道易感性增高，是发病的内在因素。

目前普遍认为 COPD 以气道、肺实质和肺血管的慢性炎症为特征。除炎症外，肺部的蛋白酶和抗蛋白酶失衡、氧化与抗氧化失衡以及自主神经系统功能紊乱（如胆碱能神经受体分布异常）等也在 COPD 发病中起重要作用。

（三）临床表现

慢性咳嗽通常为首发症状。咳嗽后通常咳少量黏液性痰。气短或呼吸困难是 COPD 的标志性症状，也是使患者焦虑不安的主要原因。喘息和胸闷不是 COPD 的特异性症状。COPD 早期体征可不明显。在疾病的临床过程中，特别是较重患者，可能会发生全身性症状，如体重下降、食欲减退、外周肌肉萎缩和功能障碍、精神抑郁和（或）焦虑等。合并感染时可咳血痰或咯血，肺底可听到湿啰音。并发肺气肿时可出现桶状胸、肋间隙增宽，叩诊呈过清音，听诊心音遥远，呼吸音普遍减弱。如剑突下出现心脏搏动并且心音较心尖部位明显增强时，提示并发早期肺心病。

COPD 病程可分为急性加重期与稳定期。COPD 急性加重期是指患者短期内咳嗽、咳痰、气短和（或）喘息加重，痰量增多，呈脓性或黏脓性，可伴发热等炎症明显加重的表现。稳定期则指患者咳嗽、咳痰、气短等症状稳定或症状轻微。COPD 稳定期基于症状、气流受限程度（行肺功能检查）、急性加重风险、合并症对疾病综合评估，表 8-11 提供了这些项目的综合评估分组情况。

（四）治疗原则

COPD 治疗应围绕以下几个方面进行。

（1）戒烟，避免或防止粉尘、烟雾和有害气体的吸入。

（2）解除气道阻塞中的可逆因素，减缓肺功能下降的进程。

表 8-11　COPD 综合评估

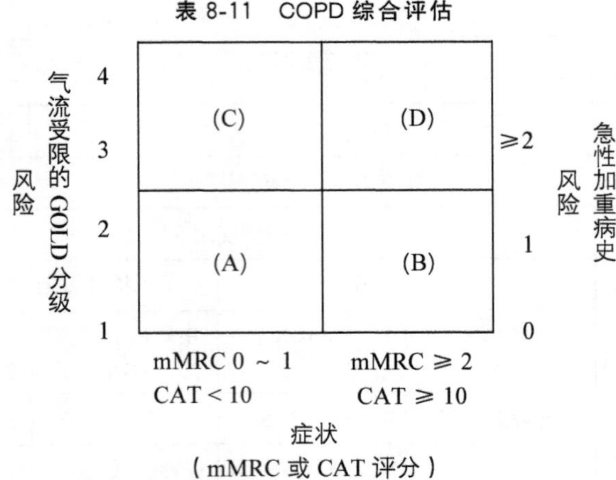

患者	特征	肺功能分级	每年急性加重次数	mMRC	CAT
A 组	低风险 症状少	GOLD 1～2	≤1	0～1	<10
B 组	低风险 症状多	GOLD 1～2	≤1	≥2	≥10
C 组	高风险 症状少	GOLD 3～4	≥2	0～1	<10
D 组	高风险 症状多	GOLD 3～4	≥2	≥2	≥10

注：评估风险时，以 GOLD 肺功能分级或急性加重史评估所得到的风险最高结果为准

mMRC：改良英国 MRC 呼吸困难指数（Modified British Medical Research Council）；CAT：COPD 评估测试（COPD Assessment Test）

（3）控制咳嗽和痰液的生成。

（4）预防和消除呼吸道感染。

（5）控制各种并发症，慢性阻塞性肺疾病急性发作往往出现一些并发症，如呼吸衰竭、右心衰竭、水电解质和酸碱失衡、心律失常、休克、肝肾功能障碍等，应采取措施处理上述并发症。

（五）药物治疗

1. *治疗药物分类* COPD　常用治疗药物按药理学可分为支气管扩张药、糖皮质激素、抗菌药物及其他药物（如祛痰药、抗氧化药、免疫调节药）等。

（1）支气管舒张药：支气管舒张药可松弛支气管平滑肌、扩张支气管、缓解气流受限，是控制 COPD 症状的主要治疗措施。短期按需应用可缓解症状，长期规则应用可预防和减轻症状，增加运动耐力，但不能使所有患者的 FEV1 都得到改善。与口服药物相比，吸入药不良反应小，常作为首选。主要的支气管舒张药有 β_2 受体激动药、茶碱类药物、抗胆碱能药物，可单独或联合应用。

β_2 受体激动药：短效定量雾化吸入剂如沙丁胺醇、特布他林等，主要用于缓解症状，按需使用；福莫特罗为长效定量吸入剂。

茶碱类药物：可解除气道平滑肌痉挛，广泛用于 COPD 的治疗。缓释型或控释型茶碱每日 1 次或 2 次口服可达稳定血药浓度，对 COPD 有一定效果。茶碱血药浓度监测对估计疗效和不良反应有一定意义。

抗胆碱能药物：如异丙托溴铵气雾剂，可阻断 M 胆碱受体，为短效 M 受体阻断药（short-acting muscarinic antagonist，SAMA）。噻托溴铵可选择性作用于 M_3 和 M_1 受体，为长效 M 受体阻断药（long-acting muscarinic antagonist，LAMA），作用长达 24h 以上，吸入剂量为 18 μg，1/d。长期吸入可增加深吸气量，减低呼气末肺容积，进而改善呼吸困难，提高运动耐力和生活质量，也可减少急性加重频率。

（2）糖皮质激素：COPD 稳定期长期应用糖皮质激素吸入治疗并不能阻止其 FEV_1 的降低趋势。长期规律的吸入糖皮质激素较适用于 FEV_1<50% 预计值并且有临床症状以及反复加重的 COPD 患

者。这一治疗可减少急性加重频率，改善生活质量。联合吸入糖皮质激素和 β_2 受体激动药，比各自单用效果好，目前已有布地奈德/福莫特罗、氟替卡松/沙美特罗两种联合制剂。对 COPD 患者不推荐长期口服糖皮质激素治疗。

(3)磷酸二酯酶-4 抑制药：对于伴有急性加重史和慢性支气管炎的 GOLD 3 级和 4 级患者，磷酸二酯酶-4 抑制药（Phosphodiesterase 4 inhibitor，PDE4-I）罗氟司特与口服糖皮质激素联合应用可减少急性加重的发生。长效支气管舒张药治疗时加用罗氟司特也可减少急性加重的发生。

(4)其他药物

祛痰药（黏液溶解药）：COPD 气道内可产生大量黏液分泌物，可促使继发感染，并影响气道通畅，应用祛痰药有利于气道引流通畅，改善通气，但除少数有黏痰患者获益外，总体来说效果并不十分确切。常用药物有盐酸氨溴索、乙酰半胱氨酸等。

抗氧化药：COPD 气道炎症使氧化负荷加重，加重 COPD 的病理、生理变化。应用抗氧化药如乙酰半胱氨酸具有抗氧化作用，可降低疾病反复加重的频率。

免疫调节药：对降低 COPD 急性加重严重程度可能具有一定的作用。但尚未得到确证，不推荐作常规使用。

疫苗：流感疫苗可减少 COPD 患者的严重程度和死亡，可每年给予 1 次（秋季）或 2 次（秋、冬）。它含有灭活或活性、无活性病毒，应每年根据预测的病毒种类制备。

中医治疗：辨证施治是中医治疗的原则，COPD 治疗亦应据此原则进行。

2. 药物治疗方案

(1)COPD 稳定期治疗：稳定期 COPD 的治疗目的是减轻症状、阻止病情发展，缓解或阻止肺功能下降，改善活动能力，提高生活质量及降低病死率。药物治疗可预防和控制症状，减少急性加重的频率和严重程度，提高运动耐力。除药物治疗外，COPD 的治疗还包括氧疗、康复治疗，甚至外科治疗等。根据 COPD 稳定期综合评估，不同分组有不同的推荐治疗方案，见表 8-12。

(2)COPD 急性加重期的治疗：首先应根据症状、血气、胸部 X 线片等评估病情的严重程度，常见治疗措施如下。

控制性氧疗：氧疗是 COPD 加重期住院患者的基础治疗。吸入氧浓度不宜过高，需注意可能发生潜在的 CO_2 潴留及呼吸性酸中毒。氧疗 30min 后复查动脉血气，确认满意的氧合水平（PaO_2＞60mmHg，SaO_2＞90％）。

抗菌药物：引起 COPD 加重的最常见原因是气管-支气管感染，主要是病毒、细菌的感染。当 COPD 加重，有脓性痰者，应给予抗菌药物治疗。抗菌药物选择应依据患者肺功能及常见的致病菌，结合患者所在地区致病菌及耐药流行情况，选择敏感的抗菌药物。具体抗菌药物应用，见表 8-13。抗菌治疗应尽可能将细菌负荷降低到最低水平，以延

表 8-12 稳定期慢性阻塞性肺疾病的推荐治疗方案

患者	首选治疗	次选治疗	其他治疗
A 组	SABA(按需使用) 或 SAMA(按需使用)	LABA 或 LAMA 或 SABA + SAMA	茶碱
B 组	LABA 或 LAMA	LABA+ LAMA	SABA 和(或)SAMA 茶碱
C 组	ICS+ LABA 或 LAMA	LABA+ LAMA 或 LABA + PDE4-I 或 LAMA + PDE4-I	PDE4-I SABA 和(或)SAMA 茶碱
D 组	ICS+ LABA 和(或)LAMA	ICS+ LABA + LAMA， 或 ICS + LABA + PDE4-I， 或 LABA + LAMA，或 LAMA+ PDE4-I	羧甲司坦 SABA 和(或)SAMA 茶碱

注：SABA：短效 β_2 受体激动药；SAMA：短效 M 受体阻断药；ICS：吸入糖皮质激素；LABA：长效 β_2 受体激动药；LAMA：长效 M 受体阻断药；PDE4-I：磷酸二酯酶-4 抑制药

表 8-13　慢性阻塞性肺疾病(COPD)住院患者应用抗生素的参考表

组别	病原微生物	抗生素
Ⅰ级及Ⅱ级 COPD 急性加重	流感嗜血杆菌、肺炎链球菌、卡他莫拉菌等	青霉素、β内酰胺酶/酶抑制药(阿莫西林/克拉维酸)、大环内酯类(阿奇霉素、克拉霉素、罗红霉素等)、第 1 代或第 2 代头孢菌素(头孢呋辛、头孢克洛)、多西环素、左氧氟沙星等,一般可口服
Ⅲ级及Ⅳ级 COPD 急性加重,无铜绿假单胞菌感染危险因素	流感嗜血杆菌、肺炎链球菌、卡他莫拉菌、肺炎克雷伯菌、大肠埃希菌、肠杆菌属等	β内酰胺/酶抑制药、第二代头孢菌素(头孢呋辛)、氟喹诺酮类(左氧氟沙星、莫西沙星、加替沙星)、第三代头孢菌素(头孢曲松、头孢噻肟)等
Ⅲ级及Ⅳ级 COPD 急性加重,有铜绿假单胞菌感染危险因素	以上细菌及铜绿假单胞菌	第三代头孢菌素(头孢他啶)、头孢哌酮/舒巴坦、哌拉西林/他唑巴坦、亚胺培南、美洛培南等,也可联合用氨基糖苷类、氟喹诺酮类(环丙沙星等)

长 COPD 急性加重的间隔时间。长期应用广谱抗生素和糖皮质激素易继发深部真菌感染,应密切观察真菌感染的临床征象并采用防治真菌感染措施。

支气管舒张药:短效 β_2 受体激动药较适用于 COPD 急性加重期的治疗。若效果不显著,建议加用抗胆碱能药物。对于较严重的 COPD 加重者,可考虑静脉滴注茶碱类药物。

糖皮质激素:COPD 加重期住院患者宜在应用支气管舒张药基础上,口服或静脉滴注糖皮质激素,建议口服泼尼松 30～40 mg/d,连续 7～10d 后逐渐减量停药。也可以静脉给予甲泼尼龙 40mg,1/d,3～5d 后改为口服。

机械通气:可通过无创或有创方式给予机械通气,根据病情需要,可首选无创性机械通气。

其他治疗措施:维持液体和电解质平衡,补充营养,注意痰液引流,识别并治疗伴随疾病及合并症等。

(六)治疗管理

通过教育与管理可以提高患者及有关人员对 COPD 的认识和自身处理疾病的能力,更好地配合治疗和加强预防措施。主要内容包括:①教育与督促患者戒烟;②使患者了解 COPD 的病理生理与临床基础知识;③掌握一般和某些特殊的治疗方法;④学会自我控制病情的技巧,如腹式呼吸及缩唇呼吸锻炼等;⑤了解赴医院就诊的时机;⑥社区医师定期随访管理。

COPD 的药学监护要点主要为治疗药物的疗效监护、患者依从性监护及药物不良反应监护三方面。药师需指导患者用药,明确患者是否已知晓不同药物的作用(急性加重期用药还是稳定期用药)及方法(尤其需要明确各种吸入剂型,如定量气雾剂、干粉吸入器、雾化吸入器等的使用方法是否掌握)以及常见的药物不良反应及防范(如吸入糖皮质激素后应及时漱口等)。

五、肺 结 核

(一)定义和流行病学

肺结核是指由结核杆菌引起的慢性肺部感染性疾病,占各器官结核病总数的 80%～90%。其他脏器的结核菌感染均称肺外结核。肺结核在许多国家和地区失控的原因主要是人免疫缺陷病毒(human immunodeficiency virus,HIV)感染的流行、多重耐药结核杆菌感染的增多等。

传染性肺结核患者排菌是传播的主要途径,尤其是痰涂片阳性患者。主要途径是患者与正常人间的飞沫传播。排菌量越多,接触时间越长,危害越大。糖尿病、硅沉着病、免疫抑制药(包括糖皮质激素使用者)、HIV 感染及艾滋病患者均是结核病的易感者。

(二)病因和发病机制

结核杆菌是引起肺结核的病原菌,属于分枝杆菌,人型和牛型(尤以人型标准菌株 H37Rv)是人类结核病的主要致病菌。

病灶中的结核杆菌按生长速度可分为:A 群,代谢旺盛,繁殖能力强,致病力强,传染性大,但易被杀灭;B 群,在吞噬细胞的酸性环境中生长受到抑制,代谢缓慢;C 群,半休眠菌,只对少数药物敏感;D 群,全休眠菌,逐渐被吞噬细胞消灭,一般耐药,可引起久治不愈。B、C 菌群为顽固菌群。

耐药性是结核菌的重要生物学特征,抗多药结核杆菌感染已成为结核疫情回升的主要原因。根据耐药性的获得方式可分为天然耐药和获得耐药。天然耐药指从未接触药物治疗的患者，其野生结核菌株对某药不敏感，通常不引起严重后果；获得性耐药指药物与结核菌接触后出现的结核菌耐药。抗多药耐药结核菌是指体外至少对包括异烟肼和利福平两个或两个以上药物同时耐药的结核菌。耐药性产生的原因主要是结核杆菌细胞膜上的抗多药外转运泵将细胞内的药物转运至细胞外。联合用药可最大限度地减少耐药菌优势生长的机会和耐药性的产生。避免和克服细菌耐药是结核病化学治疗成功的关键。

结核菌入侵宿主体内，从感染、发病到转归均与多数细菌性疾病有显著不同，感染后是否发病，取决于宿主机体反应性和入侵结核杆菌的数量和毒力。结核菌发病引起的宿主反应具有特殊意义，分四个阶段。

第一阶段：吸入的结核菌在肺内沉淀，结核菌繁殖，在局部形成病变的同时，结核菌被非活化的肺泡巨噬细胞吞噬后运送至相应的肺门乃至纵隔淋巴结引起病变，形成早期感染灶；

第二阶段：T细胞反应期，由细胞介导的细胞免疫和迟发型过敏反应形成，对结核病发病、演变和转归起决定性影响；

第三阶段：共生期，大部分感染者结核菌可以持续存活，细胞与宿主处于共生状态；

第四阶段：在机体迟发型超敏反应的影响下，水解酶可使肺及淋巴结干酪样坏死组织液化，形成空洞，引起支气管播散，发展成活动性肺结核，乃至全身血行播散。

（三）临床表现

肺结核临床多表现为慢性过程，呈多样性，可无任何症状，待各种临床表现出现，病变已达较重程度。

发热为肺结核常见的全身毒性症状，表现为长期午后低热，次晨降至正常，伴有乏力、食欲减退、消瘦、盗汗等；若肺部病灶进展播散，则呈不规则高热。呼吸系统症状包括咳嗽、咳痰、咯血、胸痛等。病变范围较大，患侧肺部呼吸运动减弱，叩诊呈浊音，听诊时呼吸音减低，或为支气管肺泡呼吸音。锁骨上下、肩胛间区叩诊略浊，咳嗽后偶可闻及湿啰音。

临床上一般将肺结核分为以下方面。

（1）原发型肺结核：是指初次感染结核菌而发病者，多为儿童、青少年、少数民族及边远地区居民，成年人偶发。

（2）血行播散型肺结核：由于机体免疫功能降低、变态反应增高，肺内原发灶及肺门纵隔淋巴结内的结核菌通过淋巴血行引起血行播散型肺结核乃至全身血行播散型结核病。以儿童、青少年多见。

（3）继发型肺结核：是指发生于原发结核病后任何时期的肺结核，又称初染后结核病，90%发生于成年人。

（4）结核性胸膜炎：常发生于原发感染后阶段，原发感染后机体对结核菌变态反应性增高，结核菌可经原发灶或淋巴结经淋巴、血行散播至肺及胸膜，也可作为全身散播性结核病的一个组成部分，以儿童、青少年为主。

（5）肺外结核：结核病可侵至胸壁、支气管、中枢神经系统、消化系统、泌尿生殖系统、骨关节乃至内分泌系统。

（四）治疗原则

肺结核的治疗以化学治疗（化疗）为主，目的是治愈疾病，达到杀菌灭菌、中断传播、防止复发、防止耐药性产生。其原则为：早期、联合、适量、规律、全程。

1．早期　主要指早期治疗患者，一旦发现和确诊后立即给药治疗。对活动性病灶，早期合理化疗效果满意。

2．联合　指根据病情及抗结核药特点，联合两种以上药物，以增强和确保疗效，同时预防耐药菌的产生。

3．适量　指根据不同病情及不同个体，规定不同给药剂量。避免因剂量过大或不足产生毒副作用或耐药性。

4．规律　患者必须严格按照化疗方案规定的用药方法，有规律地坚持治疗，不可随意更改方案或随意停药。

5．全程　指患者必须按照方案所定的疗程坚持治疗，短程化疗通常为6～9个月。

其他治疗方法如免疫治疗、介入治疗、外科手术和中医、中药等治疗方法，一般只能作为辅助治疗手段。对于严重的耐药性肺结核，宜强调综合治疗，以提高疗效。

（五）药物治疗

1．治疗药物分类

（1）一线药物：异烟肼（isoniazid，INH），链霉素

(streptomycin,SM),利福平(rifampicin,RFP),吡嗪酰胺(pyrazinamide,PZA),乙胺丁醇(ethambutol,EMB)和氨硫脲(thioacetazone,TB1)等。

(2)二线药物:对氨基水杨酸(aminosalicylic acid,PAS),卡那霉素(kanamycin,KM),丁胺卡那霉素(amikacin,AKM),紫霉素(Viomycin,VM),卷曲霉素(capreomycin,CPM),环丝霉素(cycosefinum,CS),乙硫异烟胺(ethionamide,1314Th),丙硫异烟胺(prothionamide,1321Th)等。

2. 化疗方法

(1)标准疗法:常用的治疗方法,使用 INH、SM 和 PAS,每日用药,疗程 12～18 个月。

(2)短程疗法:使用高效抗结核药物,疗程缩短为 6～9 个月,主要药物有 INH、RFP、PZA、SM。治疗 9 个月比 6 个月复发率低,一般为 INH+RFP+PZA。

(3)间歇疗法和两阶段疗法:间歇疗法是指在临床上有规律地每周 2～3 次用药,能够达到与每日用药同样的效果,且具有毒性小、费用低、患者服药方便、耐受性好、易于监督执行等优点。两阶段疗法是指在疗程开始的 2～3 个月为强化治疗阶段,每日用药;此后为巩固治疗阶段,改为每周给药 2～3 次,直至完成全疗程。

(4)督导用药:医护人员按时督促病人用药,做到亲眼看着病人服药入口,加强随访宣教,提高其依从性,能大大提高治疗成功率。

3. 化疗方案

(1)初治病例:未经抗结核药治疗或用药时间少于 1 个月的新发病例,可采用一线药物治疗,容易达到杀菌或抑菌作用。

(2)复治病例:复治病例的结核菌常产生继发耐药,应根据药物敏感试验选择 3 种以上敏感抗结核药物联合使用。初治失败的病例,常保留 INH,加上 2 种以上未用过的药物,如 KM、CPM、1321Th、喹诺酮类等,疗程一般需 1 年。

(六)治疗管理

1. 预防措施 结核病控制的任务是控制传染源、减少发病、死亡和传播。实施国家结核病防治工作规则,坚持预防为主的方针,防治结合,发挥各级防治机构的作用,才能全面有效的预防、控制结核病。

化学药物预防一般采用 INH 300 mg/d 顿服,时间为 1 年;或 INH 300 mg/d 顿服加利福喷汀 600 mg/w 顿服,时间为半年。疫苗接种也是结核病控制的重要手段之一,可通过卡介苗(Bacillus Calmette-Guerin vaccine,BCG)接种等方法。

2. 药学监护 肺结核治疗药物不良反应较多,需注意防范,如异烟肼、利福平、吡嗪酰胺、对氨基水杨酸均可引起肝损害;异烟肼、乙胺丁醇、链霉素、卡那霉素等可见神经系统不良反应;胃肠道反应常见于口服对氨基水杨酸、吡嗪酰胺、利福平等;链霉素、卡那霉素、阿米卡星、卷曲霉素等具有耳毒性及肾毒性。

(周 新 张国兵 张 一)

第四节 消化系统疾病的药物治疗

一、消化性溃疡

(一)疾病定义和流行病学

消化性溃疡(peptic ulcer)主要指发生在胃和十二指肠的慢性溃疡,亦可发生于食管下段、胃空肠吻合口周围及含有异位胃黏膜的梅克尔(Meckel)憩室。因溃疡的形成和发展与胃液中胃酸和胃蛋白酶的消化作用有关,故称消化性溃疡。约 95% 以上的消化溃疡发生在胃或十二指肠,故又分别称为胃溃疡(gastric ulcer,GU)或十二指肠溃疡(duodenal ulcer,DU)。

消化性溃疡是一种常见病,约 10%的人在其一生中患过此病。临床上,十二指肠溃疡较胃溃疡多见,以青壮年多发,男多于女,儿童亦可发病,老年患者所占比例亦逐年有所增加。胃溃疡的平均患病年龄高于十二指肠溃疡约 10 年。

(二)病因和发病机制

消化道黏膜的完整性依赖于侵袭因素和防御因素的平衡。侵袭因素主要包括胃酸及胃蛋白酶的侵袭作用、幽门螺旋杆菌(helicobacter pylori,Hp)感染、长期服用非甾体消炎药(nonsteroidal antiinflammatory drugs,NSAIDs);防御因素主要是指胃和十二指肠黏膜自身的防御能力。此外,胃排空延缓和胆汁反流、胃肠肽的作用、遗传因素、药物因素、环境因素和精神因素等,都和消化性溃疡发生相关。其中,胃溃疡以黏膜防御因素减弱为主,十二指肠溃疡以侵袭因素增强为主。

(三)临床表现

多数消化性溃疡患者具有典型的临床表现,即慢性、周期性、节律性上腹痛。十二指肠溃疡以饥饿痛为主,胃溃疡以餐后痛为主。可伴有上腹饱胀、反酸、嗳气、恶心、呕吐、食欲减退、失眠等症状,疼痛较剧而影响进食者可有消瘦及贫血。部分患者平时缺乏典型临床表现,或以大出血、急性穿孔为其首发症状。特殊类型溃疡如幽门管、球后、胃底贲门区、巨大溃疡及多发性溃疡、复合性溃疡,腹痛可不典型,可有背部放射痛或夜间痛。消化性溃疡可发生上消化道出血、穿孔、幽门梗阻和癌变等并发症。

(四)治疗原则

1. *内科基本治疗* 调整生活方式,工作劳逸结合,避免过劳和精神紧张,改变不良的生活习惯,戒烟酒。注意饮食,避免摄入对胃有刺激的食物,停服 NSAIDs、糖皮质激素等致溃疡药物。

2. *外科治疗* 适用于急性穿孔、大量出血内科治疗无效、疑有癌变、难治性或顽固性溃疡等。

3. *药物治疗* 消化性溃疡药物治疗的近期目标是缓解症状、愈合溃疡,远期目标是消除病因、根除 Hp、防止复发、避免并发症。根据病情可选择抑制胃酸分泌药物、胃黏膜保护药物、根除 Hp 药物、对症治疗药物、并发症防治药物等。

活动期的治疗首选质子泵抑制药(proton pump inhibitor,PPI)或组胺 H_2受体拮抗药(histamine type-2 receptor antagonist,H_2RA);合并出血等并发症以及其他治疗失败的病例应优先使用 PPI 治疗;腹痛明显者,在治疗开始阶段加用抗酸药;胃溃疡患者可考虑抑酸药和胃黏膜保护药联合应用;合并十二指肠胃反流或腹胀症状明显时可联合使用促胃肠动力药;预防溃疡复发,部分患者可采用"维持治疗";伴有 Hp 感染时必须行根除 Hp 治疗。

(五)药物治疗

1. *治疗药物分类*

(1)抑酸药:包括①PPI,即 H^+/K^+-ATP 酶抑制药,直接作用于泌酸的最终环节—质子泵,其抑酸作用强,特异性高,持续时间长久。常用 PPI 包括:奥美拉唑(omeprazole),兰索拉唑(lansoprazole),泮托拉唑(pantoprazole),雷贝拉唑(rabeprazole)及埃索美拉唑(esomeprazole)等。② H_2RA,竞争性拮抗 H_2受体,能明显抑制基础胃酸及食物和其他因素所引起的胃酸分泌。代表药物有:第一代产品西咪替丁(cimetidine),第二代产品雷尼替丁(ranitidine)和第三代产品法莫替丁(famotidine)、尼扎替丁(nizatidine)等。③抗胆碱能药,通过竞争性阻断胃壁细胞上的乙酰胆碱受体,减少胃酸分泌。代表药物有哌仑西平(pirenzepine)。因抗溃疡效果不理想、不良反应大,目前已很少应用。④胃泌素受体阻断药,代表药物为丙谷胺(proglumide)。抗溃疡效果弱于 H_2RA。

(2)抗酸药:主要为一些无机弱碱性物质,可中和胃酸,降低胃蛋白酶活性,减轻对胃黏膜的刺激和腐蚀,代表药物有铝碳酸镁(hydrotalcite)、氧化镁(magnesium oxide)、氢氧化铝(aluminium hydroxide)。

(3)胃黏膜保护药:通过促进胃黏液和碳酸氢钠盐分泌,刺激前列腺素合成,改善黏膜血流或在黏膜表面形成保护层增强黏膜抵抗力。常用药物有前列环素(prostaglandin,PG)衍生物、瑞巴派特(rebamipide)、替普瑞酮(teprenone)、吉法酯(gefarnate)、硫糖铝(sucralfate)、铋剂等。

(4)促胃肠动力药:能促进胃排空和增加胃黏膜血流量,增强幽门括约肌张力,防止胆汁反流,适用于消化性溃疡合并十二指肠胃反流或腹胀症状明显者。常用药物有甲氧氯普胺(metoclopramide)、多潘立酮(domperidone)、莫沙必利(mosapride)等。

(5)抗生素:主要有阿莫西林、克拉霉素、甲硝唑、四环素、呋喃唑酮、左氧氟沙星等,该类抗生素多在酸性环境中较稳定,在抗 Hp 感染联合用药中发挥作用。

2. *药物治疗方案*

(1)消化性溃疡的治疗:首选抑酸药 PPI 或 H_2RA。

使用标准剂量的 PPI(奥美拉唑 20 mg/d、兰索拉唑 30 mg/d、泮托拉唑 40 mg/d、雷贝拉唑 10 mg/d、埃索美拉唑 20 mg/d)治疗 DU 的疗程一般为 2～4 周,GU 一般为 4～8 周。对 H_2RA 无效的消化性溃疡患者,PPI 治疗 8 周后治愈率超过 90%。在消化性溃疡急性出血时,短期大剂量使用奥美拉唑治疗,对胃黏膜的愈合和预防再出血疗效良好。对 NSAIDs 相关消化性溃疡,无论是否继续使用 NSAIDs,采用奥美拉唑 20 mg/d 口服 4～8 周,可实现溃疡愈合。

H_2RA 临床应用的常规剂量为:①西咪替丁,每次 200～400 mg,2～4/d,餐后及临睡前服;或

800 mg,睡前一次服。②雷尼替丁,150 mg,2/d;或 300 mg,睡前一次服。③法莫替丁,20 mg,2/d,早餐和晚餐后服用;或 40 mg,睡前一次服。④尼扎替丁,300 mg,睡前一次服。H_2RA 治疗 DU 的疗程一般为 4～6 周,GU 一般为 6～8 周。

腹痛明显者,在早期联合治疗阶段可加用抗酸药。抗酸药常用给药方案:铝碳酸镁 1g,3/d,疗程 6～8 周。

胃溃疡患者大多胃酸分泌正常,黏膜防御功能受损,故胃溃疡单用抑酸药疗效不如十二指肠溃疡,可考虑抑酸药和胃黏膜保护药联合用药。胃黏膜保护药的常用给药方案:①米索前列醇,每次 200μg,4/d,餐前及临睡前服用,疗程 4～8 周,孕妇及心脑血管疾病者禁用。②硫糖铝,每次 1g,4/d,口嚼成糊状后温开水吞服,餐前 1h 服用。③瑞巴派特,100 mg,3/d,餐前服用。④吉法酯,100 mg,3/d,餐前服用。⑤替普瑞酮,50 mg,3/d,餐后服用。

对于合并 Hp 感染的消化性溃疡患者,可联合使用铋剂。

对于合并十二指肠胃反流或腹胀症状明显的患者,可联合使用促胃肠动力药。

(2)抗 Hp 治疗:Hp 阳性的消化性溃疡患者,无论溃疡初发还是复发、活动与否、有无并发症,均应进行抗 Hp 治疗。根除 Hp 感染可使绝大多数 Hp 相关性消化道溃疡患者完全康复。目前单一用药疗效差,提倡联合用药。

抗 Hp 感染药物主要有抑酸剂、铋剂、抗生素等。抑酸剂通过提高胃内 pH,增加抗生素稳定性,提高抗 Hp 疗效;铋剂通过破坏 Hp 的细胞壁、阻止 Hp 黏附于胃黏膜上皮和抑制 Hp 所产生的蛋白酶、尿激酶和磷脂酶,从而发挥抗 Hp 功效;铋剂与抗生素合用有协同效应,可减少抗生素耐药机会。

抗 Hp 治疗的一线方案可分为 PPI 为基础和铋剂为基础的两大类方案,在 PPI 或铋剂基础上加用两个抗生素组成三联方案。

①以 PPI 为基础的常用三联疗法方案(疗程为 7～14d):

PPI 标准剂量＋克拉霉素 500 mg ＋阿莫西林 1000 mg,2/d;

PPI 标准剂量＋克拉霉素 500 mg ＋甲硝唑 400 mg,2/d;

PPI 标准剂量＋阿莫西林 1000 mg＋甲硝唑 400 mg,2/d;

PPI 标准剂量＋阿莫西林 1000 mg＋呋喃唑酮 100 mg,2/d;

PPI 标准剂量为:奥美拉唑 20 mg/d 或兰索拉唑 30 mg/d 或泮托拉唑 40 mg/d 或雷贝拉唑 10 mg/d 或埃索美拉唑 20 mg/d。出于经济因素考虑,上述方案中的 PPI 可用 H_2RA 替代,如西咪替丁 400 mg 或雷尼替丁 150 mg 或法莫替丁 20 mg,但根除率会有所降低。

②以铋剂为基础的常用三联疗法方案(疗程为 14d):

铋剂标准剂量＋克拉霉素 500 mg ＋甲硝唑 400 mg,2/d;

铋剂标准剂量＋克拉霉素 500 mg ＋呋喃唑酮 100 mg,2/d;

铋剂标准剂量＋四环素 500 mg＋甲硝唑 400 mg,2/d;

铋剂标准剂量为:枸橼酸铋钾 220 mg 或 240 mg、果胶铋 240 mg。

因 Hp 对克拉霉素和甲硝唑的耐药率在我国逐步上升,2012 年第四次全国 Hp 感染共识意见提出,为提高初次根除 Hp 的成功率,建议采用含铋剂的四联 10d 疗法,或采用将抗生素分为前后两个阶段的序贯疗法(表 8-14),根除率均可达到 90%以上。

根除 Hp 后是否继续抗溃疡治疗:若根除 Hp 方案疗效稍低、溃疡面积较大、抗 Hp 治疗结束时患者症状未缓解或近期有出血等,应考虑在抗 Hp 治疗结束后继续用抑酸药 PPI 治疗 2～4 周(十二指肠溃疡)和 4～6 周(胃溃疡)。

复查时间:根除 Hp 治疗结束至少 4 周后进行 ^{13}C 或 ^{14}C 尿素呼气试验。

复发:消化性溃疡复发最常见的原因是未根除 Hp,对复发的患者,应查明可能存在的持续感染,若感染存在,应再次行抗 Hp 治疗。

(3)维持治疗:对于 Hp 阴性或根除 Hp 后仍有严重并发症的消化性溃疡患者、高龄或伴有严重疾病的消化性溃疡患者、需长期服用 NSAIDs 或抗凝药物的消化性溃疡患者,应进行维持治疗。常用药物为 H_2RA 或 PPI,给药方案为:标准剂量的半量睡前服用,治疗时间根据具体病情决定。

表 8-14　推荐的四联方案中抗生素的剂量和用法

方案	PPI 标准剂量	铋剂	抗生素 1	抗生素 2
1	埃索美拉唑 20mg	枸橼酸铋钾 220 mg,bid	阿莫西林 1.0 g,bid	克拉霉素 500 mg,bid
2	雷贝拉唑 10mg		阿莫西林 1.0 g,bid	左氧氟沙星 500 mg,qd
3	奥美拉唑 20mg		阿莫西林 1.0 g,bid	呋喃唑酮 100 mg,bid
4	兰索拉唑 30mg		四环素 750 mg,bid	甲硝唑 400 mg,bid
5	泮托拉唑 40mg		四环素 750 mg,bid	呋喃唑酮 100 mg,bid

· PPI 及铋剂均为 bid,餐前半小时口服;抗生素为餐后即服;疗程 10d 或 14d

· 序贯疗法:前 5 天 PPI＋阿莫西林,后 5 天 PPI＋克拉霉素＋甲硝唑,共 10d

(六)治疗管理

1. 疗效管理

(1)治疗消化性溃疡:要求使胃液 pH＞3 的时间超过 18h/d,以溃疡是否愈合为标准。

PPI 抑制胃酸分泌效果较 H_2RA 更强,且作用持久,能更快地促进溃疡愈合,不易发生耐药,目前为活动期消化性溃疡治疗的首选,尤其适合疼痛严重、合并出血或其他治疗失败的患者。在 PPI 药物中,奥美拉唑、兰索拉唑、泮托拉唑等第一代 PPI 存在起效慢、药动学个体差异大、与其他药物相互作用多等问题。雷贝拉唑可作用于 H^+/K^+-ATP 酶的 4 个位点,抑酸作用更强。因此,以雷贝拉唑和埃索美拉唑为代表的新一代 PPI 在临床上应用日趋广泛,雷贝拉唑的代谢可通过细胞色素 P_{450} 介导的代谢和非酶代谢两条途径,是受 CYP2C19 相关的多态性影响最小的质子泵抑制剂,因而雷贝拉唑与奥美拉唑等其他质子泵抑制剂相比,药物间相互作用更少,服用更为安全,而且无明显个体差异。埃索美拉唑是奥美拉唑的单一光学异构体,其口服吸收比奥美拉唑快,因此可更快地缓解症状。

(2)抗 Hp 治疗:常用的抗生素主要有阿莫西林、克拉霉素、甲硝唑、四环素、呋喃唑酮、左氧氟沙星等。阿莫西林在体内外均有良好的抗 Hp 效果,胃内 pH 值接近中性时,其杀菌活性显著增加,基本无 Hp 耐药性,缺点是可引起过敏反应,因此使用前需要做青霉素皮试。克拉霉素易于吸收,抗 Hp 效果好,但单独使用易耐药,与 PPI 合用,可提高其疗效,减少耐药发生率。甲硝唑有良好的抗 Hp 作用,但易耐药,目前已不推荐使用。四环素抗 Hp 效果好,且耐药菌株少,缺点是其不良反应较多。由于 Hp 耐药菌株的增加,呋喃唑酮和左氧氟沙星等在临床上的应用逐渐增多,两者均有较强的抗 Hp 活性。抑酸剂在根除方案中起重要作用,PPI 的抑酸作用受药物作用强度、宿主参与 PPI 代谢的 CYP2C19 基因多态性等因素影响。选择作用稳定、疗效高、受 CYP2C19 基因多态性影响较小的 PPI,如埃索美拉唑或雷贝拉唑,可提高根除率。

2. 不良反应管理

(1)PPI 对孕妇及儿童的安全性尚未确立,禁用于妊娠、哺乳期妇女和儿童;对严重肝受损者日剂量应予限制;对有药物过敏史、肝功能障碍患者及高龄者慎用。其中奥美拉唑、兰索拉唑、泮托拉唑服后偶见疲乏、嗜睡反应。

(2)H_2RA 对妊娠、哺乳期妇女禁用;对有过敏史、肝肾功能不全者和儿童慎用;对严重心脏及呼吸系统疾病者慎用;对急性胰腺炎、系统性红斑狼疮、器质性脑病者慎用。

(3)长期应用抗酸药最常见的不良反应是腹泻或便秘,所有抗酸药均产生暂时性代偿性盐酸分泌增多,对习惯性便秘者不宜使用。

(4)胃黏膜保护药前列环素衍生物(代表药物为米索前列醇)由于不良反应较多且价格昂贵,临床上作为二线用药,用于防治 NSAIDs 导致的溃疡。

3. 用药指导

(1)掌握最佳服药时间:治疗溃疡病的药物有很多种,因作用机制不同服药的时间也不同。抗酸药主要是中和胃酸,降低胃及十二指肠酸度,其最佳服药时间是餐后 60～90min;抗胆碱药能减少胃酸分泌,解除平滑肌痉挛,延长胃排空,因其作用高峰在口服后 60～90min,故服药时间在餐前 15～30min 最佳;H_2RA 通过阻断组胺 H_2 受体,减少组胺和促胃液素引起的胃酸分泌,现主张临睡前一次服药,不仅疗效好,又能减少药物的不良反应,可长期服用。

(2)注意联合用药方法:在应用一种药物治疗

效果不好时，可根据患者的病情，考虑两种或三种药物联用，如抗酸药与抑制胃肠蠕动的药物联用，或 H_2RA 与抗酸药联用等，既可增加药物疗效，也可减少不良反应。而有些情况下，则应避免合用，如抗酸药可干扰硫糖铝的药理作用，两者不能合用。

由于消化道溃疡病可因 Hp 感染引起，因此尚需与抗菌药物联用，但要注意在治疗期间严禁服用对胃肠道有强烈刺激的药物，如激素类药物和解热镇痛类药物等。此外，为避免 Hp 耐药菌株的产生，严格掌握 Hp 根除的适应证，合理选用抗生素联合用药。

(3)药物相互作用：PPI 的抑酸效果较好，但是近期研究表明，PPI 可以通过竞争性结合细胞色素 P_{450} 来抑制氯吡格雷在体内的代谢，减少其活性产物的产生。流行病学研究进一步确证，PPI 药物可以降低急性冠状动脉综合征（ACS）患者体内氯吡格雷的抗血小板功能，从而增加心血管事件的风险。因此，目前建议在合并心血管疾病的人群中，如已使用抗凝药物氯吡格雷，需要评估其启用或继续服用 PPI 的风险。

我国 2012 版的《抗血小板药物消化道黏膜损伤的预防和治疗中国专家共识》指出，内镜和流行病学研究均发现，PPI 能明显降低服用阿司匹林或氯吡格雷患者所致消化道损伤的发生率。某些 PPI 可抑制 CYP2C19 通路而影响氯吡格雷的活化，其程度取决于 PPI 的代谢途径及其与 CYP 的亲和力。研究发现 5 种 PPI 对 CYP2C19 均具有竞争性抑制作用，其中泮托拉唑和雷贝拉唑的抑制能力最小。对于消化道出血的高危患者仍需联合 PPI，但要充分考虑不同 PPI 对氯吡格雷抗血小板作用的影响，建议避免使用对 CYP2C19 抑制作用强的 PPI，如奥美拉唑和埃索美拉唑。

二、上消化道出血

(一)疾病定义和流行病学

消化道出血是指屈氏韧带以上的消化器官，包括食管、胃、十二指肠、胆道、胰腺或胃空肠吻合术后的上段空肠等部位的出血。短时间内（数小时）出血量超过 1000 ml 为大出血。据统计，每年每 10 万中有 50～150 人发生上消化道出血，且男性患者明显多于女性患者，比例约为 3.25∶1，该病死亡率为 6%～10%。

(二)病因和发病机制

上消化道出血发生原因包括：消化道黏膜发生糜烂、溃疡，侵蚀血管导致出血；门脉高压症引发食管、胃底静脉曲张破裂导致出血；药物刺激或机体急性应激引发急性胃黏膜病变导致出血；胃肿瘤患者的肿瘤组织缺血坏死形成糜烂、溃疡，腐蚀血管导致出血；胃血管性疾病，如血管瘤、动静脉畸形、胃黏膜下恒径动脉破裂（Dieulafoy 病）等导致出血；各种原因引起剧烈呕吐、干呕，使腹内压或胃内压骤然升高，造成贲门、食管远端黏膜和黏膜下层撕裂，即食管贲门黏膜撕裂综合征（Mallory-Weiss 综合征），导致出血；上消化道邻近组织器官的疾病，如胆道结石、蛔虫、肿瘤，肝癌、肝脓肿，胰腺疾病，主动脉瘤，纵隔肿瘤、脓肿等上消化道邻近组织器官的疾病，进一步发展可累及食管、胃、十二指肠等发生病变，导致出血；全身性疾病，如血液病、感染性疾病、尿毒症、遗传性疾病等，引起凝血功能障碍，导致出血。

(三)临床表现

1. 呕血与黑便

(1)病变部位在幽门以上者，常有呕血；病变部位在幽门以下，出血量大、速度快，亦可有呕血。

(2)呕血多为咖啡样或棕褐色，若出血量大、胃内停留时间短，则为暗红色血块或鲜红色。

(3)若出血量较少、速度慢，可仅有黑便。黑便呈柏油样，黏稠发亮。若出血量大、在肠内排泄快、停留时间短，粪便也可呈暗红或鲜红色。

(4)呕吐物及大便隐血试验呈阳性。

2. 失血性周围循环衰竭　急性大量失血，可导致循环血容量迅速减少，出现头昏、心慌、乏力、口渴、心率加快、起立时发生晕厥等。严重者呈休克状态，表现为烦躁不安或神志不清、面色苍白、四肢湿冷、口唇发绀、呼吸困难、血压下降（收缩压＜80 mmHg）、脉压变窄（＜25～30 mmHg），尿量减少，严重者发生急性肾衰竭。

3. 贫血和血象变化　急性大量出血早期，血红蛋白浓度、红细胞计数、血细胞比容可无变化。3～4h 后血液稀释，出现贫血。急性失血性贫血通常为正细胞、正色素性贫血。出血 24h 内网织细胞增高，4～7d 可达到 5%～15%。如大出血 2～5h，白细胞计数可升高，达（10～20）$\times 10^9$/L，血止后 2～3d 恢复正常。慢性失血性贫血一般为小细胞、低色素性贫血。

4. 发热　大量急性出血后 24h 内可出现低

热，一般不超过38.5℃，持续3～5d。

5. *氮质血症*　为肠源性氮质血症、肾前性氮质血症或急性肾衰竭引起，出血后数小时血尿素氮开始上升，24～48h达高峰，3～4d后降至正常。

(四)治疗原则

1. *一般治疗措施*　卧床休息，保持呼吸道通畅，防止窒息。活动性出血期间应禁食，出血停止可进冷、温流质；出血量大时可放置胃管，抽取胃液并观察出血情况。胃管内灌注止血药物，如去甲肾上腺素，严密监测生命体征，如心率、血压、脉搏、呼吸等，注意肢体温度、皮肤和甲床色泽、周围静脉特别是颈静脉充盈情况、尿量等。意识障碍和排尿困难者需留置导尿管，危重大出血者必要时进行中心静脉压、血清乳酸测定。定期复查血红蛋白、红细胞计数、血细胞比容等。

2. *积极补充血容量*　对于上消化道大出血，抗休克、迅速补充血容量的液体复苏措施应放在首位。应立即建立快速静脉通道，并选择较粗静脉以备输血，最好能留置导管。根据失血量在短时间内输入足量液体，以纠正循环血量的不足。对高龄、伴心肺肾疾病患者，应防止输液量过多，以免引起急性肺水肿。对于急性大量出血者，应尽可能施行中心静脉压监测，以指导液体的输入量。下述征象对血容量补充有很好的指导作用：①意识恢复；②四肢末端由湿冷、青紫转为温暖、红润，肛温与皮温差减小(1℃)；③脉搏由快弱转为正常有力，收缩压接近正常，脉压大于30 mmHg；④尿量多于0.5 ml/(kg·h)；⑤中心静脉压改善。

常用液体包括生理盐水、平衡液、全血或其他血浆代用品。失血量较大(如减少20%血容量以上)时，可输入胶体扩容剂。下列情况时可输血，紧急时输液、输血同时进行：①收缩压<90 mmHg，或较基础收缩压降低幅度>30 mmHg；②血红蛋白<70 g/L，血细胞比容< 25%；③心率增快(>120/min)。

3. *上消化道大量出血的止血处理*

(1)急性非静脉曲张破裂出血

胃内降温：通过胃管以0～4℃冰水反复灌洗胃腔使胃降温，从而可使其血管收缩、血流减少并可使胃酸分泌和消化受到抑制，出血部位纤维蛋白溶解酶活力减弱，从而达到止血目的。

药物止血：常用PPI或H_2RA等抑酸药物，目的是使胃内pH维持6以上，防止血痂溶解。该类药物对应激性溃疡和急性胃黏膜病变出血的防治也有良好作用。

(2)急性静脉曲张破裂出血

药物止血：常用药物为垂体后叶素、生长抑素及其类似物。通过收缩内脏血管、减少门静脉血流量，降低门静脉及其侧支循环压力，以达止血效果。

三腔二囊管压迫止血：限于药物不能控制的出血。但该法患者痛苦，并发症多，停用后早期再出血率高，目前仅作为紧急暂时止血方法。

4. *介入治疗*　介入治疗主要是指选择性腹腔动脉造影，并对发现的出血灶行血管栓塞治疗，适用于药物止血、内镜止血无效而又不能耐受手术者。对于门脉高压引起的食管胃底静脉曲张破裂出血，也可采用肝内门体静脉分流术(TIPS)，也有很好的止血效果。

5. *内镜治疗*　起效迅速、疗效确切，应作为治疗急性非静脉性上消化道出血的首选。我国2009版《急性非静脉曲张性上消化道出血诊治指南》推荐对Forrest分级Ⅰa～Ⅱb的出血病变行内镜下止血治疗。常用的内镜止血方法包括药物局部注射、热凝止血和机械止血3种。药物注射可选用1:10 000肾上腺素盐水、高渗钠-肾上腺素溶液(HSE)等，其优点为简便易行；热凝止血包括高频电凝、氩离子凝固术(APC)、热探头、微波等方法，止血效果可靠，但需要一定的设备与技术经验；机械止血主要采用各种止血夹，尤其适用于活动性出血，但对某些部位的病灶难以操作。临床证据表明，在药物注射治疗的基础上，联合一种热凝或机械止血方法，可以进一步提高局部病灶的止血效果。硬化剂注射法或皮圈套扎曲张静脉，适用于食管胃底静脉曲张破裂出血者。

6. *手术治疗*　手术治疗适用于经药物和内镜治疗出血不止者，有呕血或黑便，同时伴低血压的再出血者；输血总量>1600 ml仍不能止血者；出血速度过快，内镜无法看清出血病灶者；原发病灶需予切除者。

(五)药物治疗

1. *治疗药物分类*

(1)止血药

血管加压素及其类似物：血管加压素通过结合血管平滑肌相应受体，收缩内脏动脉，减少内脏血流量，相应减少门静脉系统血流量。此外，血管加压素还能增加食管下端括约肌张力，收缩食管下端静脉丛，减少食管曲张静脉血流量。代表药物为：垂体后叶素、特利加压素等。

生长抑素及其类似物：可选择性地直接收缩内脏血管平滑肌，并抑制其他扩张血管物质（如胰高血糖素、血管活性肠肽、P物质、降钙素其他相关肽等）的分泌，间接阻断内脏血管扩张，减少内脏血流量；还可增加食管下端括约肌张力，收缩食管下端静脉丛，减少食管曲张静脉血流量，适用于静脉曲张性消化道出血的治疗。代表药物为：生长抑素（14肽天然生长抑素）、奥曲肽（8肽生长抑素类似物）。

其他止血药物：①消化道局部止血药物，代表药物为：去甲肾上腺素、孟氏液、凝血酶。②纠正凝血功能障碍和抗纤溶药物，代表药物为：巴曲酶、止血环酸、维生素 K_1、止血敏。

（2）抑酸药

PPI：常用药物有奥美拉唑、兰索拉唑、泮托拉唑、雷贝拉唑和埃索美拉唑等。

H_2RA：常用药物有西咪替丁、雷尼替丁、法莫替丁等。

2. 药物治疗方案

（1）静脉曲张性上消化道出血的治疗：静脉曲张性上消化道出血主要由于肝硬化、胰腺疾患等引起门静脉高压，导致食管和胃底静脉曲张破裂所致，其药物治疗原则以降低门静脉压力为主，主要选用血管加压素类或生长抑素类联合硝酸酯类血管扩张药止血。

血管加压素及其类似物的常用给药方案为：垂体后叶素 0.2 U/min，静脉持续滴注，可逐渐增加剂量至 0.4 U/min。但此剂量不良反应大，常见的有腹痛、血压升高、心律失常、心绞痛、心肌梗死等，有冠心病者禁用。目前主张同时使用硝酸酯类药物（如硝酸甘油），以增加疗效，减少不良反应。特利加压素为垂体后叶素的前体药物，在注射入血液后分子中的甘氨酰基被酶催化水解而产生持续低水平的加压素，对门静脉血压产生降压作用，但对动脉血压变化比使用垂体后叶素小得多，且血液的纤溶性几乎不增加。推注一次其作用可维持约 4～6h。静脉推注 2 mg/次，每 4～6h 重复一次，直到出血获得控制，最多使用 24h。特利加压素被《肝硬化门静脉高压食管胃静脉曲张出血的防治共识》（2008，杭州）推荐为急性食管胃静脉曲张出血的一线用药。

生长抑素及其类似物的常用给药方案为：①生长抑素（14 肽天然生长抑素）首剂 250 μg 缓慢静注，继以 250 μg/h 的速度持续静滴，至症状改善时停药。该制剂半衰期极短，滴注过程中不能中断，若中断超过 5 min，应重新注射首剂。②奥曲肽（8肽生长抑素类似物）首剂 100 μg，缓慢静注，继以 25～50 μg/h 持续静脉滴注，该制剂半衰期较长。

消化道局部止血药物，如口服或通过胃管注入去甲肾上腺素，也可用于急性非静脉曲张性上消化道出血的治疗。去甲肾上腺素可结合 α 肾上腺素能受体，收缩黏膜血管，促进止血。胃出血时以去甲肾上腺素 8 mg 加入冰生理盐水 100 ml，每 30～60 min 1 次。

（2）非静脉曲张性上消化道出血的治疗：非静脉曲张性上消化道出血（nonvariceal upper gastrointestinal bleeding，NVUGIB）主要由消化性溃疡、应激相关性黏膜病变、药物刺激引发的急性胃黏膜病变等导致，多为酸相关性疾病。因此，其药物治疗以抑酸为主。

抑酸药能提高胃内 pH 值，既可促进血小板聚集和纤维蛋白凝块的形成，避免血凝块过早溶解，有利于止血和预防再出血，又可治疗消化性溃疡。临床常用的抑酸药包括 PPI 和 H_2RA，常用的 PPI 针剂有：埃索美拉唑、奥美拉唑、泮妥拉唑、兰索拉唑、雷贝拉唑等，常用的 H_2RA 针剂包括雷尼替丁、法莫替丁等。临床资料表明：①PPI 的止血效果显著优于 H_2RA，它起效快并可显著降低再出血的发生率。②尽可能早期应用 PPI，内镜检查前应用 PPI 可以改善出血病灶的内镜下表现，从而减少内镜下止血的需要。③内镜介入治疗后，应用大剂量 PPI 可以降低患者再出血的发生率，并降低病死率。④静脉注射 PPI 剂量的选择：大剂量 PPI 治疗，如埃索美拉唑 80 mg 静脉推注后，以 8 mg/h 速度持续输注 72h，适用于大量出血患者；常规剂量 PPI 治疗，如埃索美拉唑 40 mg 静脉输注，每 12h 1 次，实用性强，适于基层医院开展。早期的分析结果显示 H_2RA 对出血性胃溃疡有一定疗效，但大样本随机对照临床试验发现，H_2RA 与安慰剂止血效果差异无统计学意义，且药学研究显示 H_2RA 抑酸效果较弱，难以达到并维持胃内较高 pH 水平，在短时间内即可产生耐受性，骤然停用会引起胃酸分泌的反跳，因此目前已不常规推荐用于急性非静脉曲张性上消化道出血的治疗。

（3）补充体液：常用液体包括生理盐水、平衡液、全血或其他血浆代用品。失血量较多（减少20%以上血容量）时，可输入葡萄糖水或右旋糖酐等晶、胶体扩容剂。收缩压低于 90 mmHg 或血红蛋白低于 70 g/L 者，应立即输血，紧急时输液、输血同时进行。同时，应避免输液或输血过快、过多，引起肺水肿，尽可能根据中心静脉压调整补液。

三、胃食管反流病

(一)疾病定义和流行病学

胃食管反流病(gastroesophageal reflux disease，GERD)是指胃内容物，包括从十二指肠流入胃的胆盐和胰酶等，反流入食管，引起以胃灼热、反酸为主的不适症状和(或)并发症的一种疾病。根据内镜检查显示食管黏膜有无糜烂、溃疡等炎症病变，可将 GERD 分为反流性食管炎(reflux esophagitis，RE)和非糜烂性反流病(non-erosive reflux disease，NERD)。胃食管反流病在西方国家十分常见，人群中有 7%～15%有胃食管反流症状，发病随年龄增加而增加，40～60 岁为高峰发病年龄，无性别差异，但有反流性食管炎者，男性多于女性[(2～3)∶1]。与西方国家比较，胃食管反流病在我国发病率较低，病情亦较轻。但近年来，亚洲国家发病率呈现上升趋势。

(二)病因及发病机制

胃食管反流病是由多种因素造成的消化道动力障碍性疾病。正常情况下食管有防御胃酸及十二指肠内容物侵袭的功能，包括抗反流屏障、食管廓清功能及食管黏膜组织的抵抗力。胃食管反流病的发病是抗反流防御机制下降和反流物对食管黏膜攻击作用的结果。

(三)临床表现

1. *食管症状* 胃灼热和反流是本病最常见的症状，而且具有特征性，被称为典型症状。胃灼热和反流常在餐后 1h 出现，卧位、弯腰或腹压增加时可加重，部分患者胃灼热和反流症状可在入睡时发生。其他非典型症状包括胸痛、吞咽困难、吞咽疼痛等症状。

2. *食管外症状* 反流物刺激或损伤食管以外的组织或器官引起的一系列症状，如咽喉炎、慢性咳嗽和哮喘。严重者可发生吸入性肺炎，甚至出现肺间质纤维化。一些患者主诉咽部不适、异物感、棉团感，但无真正吞咽困难，称癔球症。

3. *并发症* 包括上消化道出血、食管狭窄、Barrett 食管等。在食管黏膜修复过程中，鳞状上皮被柱状上皮取代称之为 Barrett 食管。Barrett 食管是食管腺癌的主要癌前病变，其腺癌的发生率较正常人高 30～50 倍。

(四)治疗原则

1. *一般治疗原则* 首先应改变生活方式，摒弃不良生活习惯。睡眠时将床头端的床脚抬高 15～20cm，以患者感觉舒适为度。餐后易致反流，故睡前 3h 不宜进食，白天进餐后亦不宜立即卧床。注意减少一切影响腹压增高的因素，如肥胖、便秘、紧束腰带等。应避免进食使食管下括约肌(lower esophageal sphincter，LES)压降低的食物，如高脂肪、巧克力、咖啡、浓茶、洋葱、大蒜等。应戒烟及禁酒。避免应用降低 LES 压的药物及影响胃排空延迟的药物。合并有心血管疾患而服用硝酸甘油制剂或钙通道阻滞药可加重反流症状。支气管哮喘患者如合并胃食管反流可加重或诱发哮喘症状，尽量避免应用茶碱及多巴胺受体激动药。体重超重是 GERD 的危险因素，减轻体重可减少 GERD 患者反流症状。

2. *药物治疗原则* 药物治疗的目的是缓解疼痛或症状，减少食管反流的次数及持续时间、促进食管炎愈合、防止并发症及预防复发。GERD 的药物治疗过程分为控制发作和维持治疗两个阶段。控制发作阶段，应足量、足疗程使用治疗药物，必要时可多种药物联合使用，并根据病情采用降阶疗法或递增疗法。维持治疗阶段则以按需治疗为主要对策。

3. *外科治疗* 包括内镜治疗和抗反流手术治疗。内镜治疗适合需要大剂量药物维持、药物治疗无效或不能忍受长期服药的患者。GERD 内镜治疗方法有内镜缝合(胃腔内折叠术)、射频治疗、内镜下注射治疗和(或)植入治疗等。目前仅内镜缝合治疗获得我国食品药品监督管理局批准用于临床。抗反流手术主要指胃底折叠术，手术指征为：①严格内科治疗无效；②虽经内科治疗有效，但患者不能忍受长期服药；③经扩张治疗后仍反复发作的食管狭窄，特别是年轻人；④确证由反流引起的严重呼吸道疾病。手术治疗的疗效与药物治疗相当，但术后有一定并发症，且部分患者术后仍需规则用药。Barrett 食管伴高度不典型增生、食管严重狭窄等并发症，可考虑内镜或手术治疗。

(五)药物治疗

1. *治疗药物分类*

(1)抑酸药：GERD 的药物治疗以抑制胃酸分泌、减少胃酸反流为核心，常用抑酸药主要包括 PPI 和 H_2RA。H_2RA 仅适用于轻至中度 GERD 治疗，GERD 的食管炎愈合率为 50%～60%。烧心症状缓解率为50%。PPI抑酸能力强，是GERD治疗中最常用的药物，目前国内有奥美拉唑、兰索拉唑、泮托拉唑、雷贝拉唑和埃索美拉唑等可供选用。PPI推荐采用标准剂量，每日早晚2次，治疗RE的疗程8周，治疗NERD的疗程通常长于8周。

(2)促胃肠动力药：能增加LES压力、改善食管蠕动功能、促进胃排空，从而达到减少胃内容物食管反流及减少其在食管的暴露时间。常用多潘立酮、莫沙必利等。

(3)黏膜保护药：通过覆盖病变表面形成保护膜，减轻症状，促进食管炎愈合。常用药物有硫糖铝、胶体铋剂等。

(4)抗酸药：通过中和胃酸，提高胃及食管下段pH，降低反流物酸性和胃蛋白酶活性，减轻酸性反流物对食管黏膜的损伤，并可轻度增加下食管括约肌张力，从而缓解GERD的轻微症状。

2. *药物治疗方案*

(1)控制发作的治疗：目前控制发作的治疗方法主要分为降阶疗法和递增疗法两类。

降阶疗法：适用于有并发症、有进展性症状的重度胃食管反流病患者。第一步：促胃肠动力药+PPI+黏膜保护剂，以尽快缓解症状，提高愈合率；第二步：溃疡愈合及症状缓解后，改用促胃肠动力药和(或)H_2RA，必要时加用黏膜保护剂。

应用降阶治疗，50%的糜烂性食管炎患者1年内可避免症状复发，尽管小部分患者即使不用治疗也无症状。降阶治疗费用较阶梯上升治疗高，但可节省进一步检查、丧失工作能力的间接费用。该法不适于轻、中度GERD患者，长期使用应考虑复发率、费用及潜在的安全问题。

递增疗法：依据症状的发生频率和严重程度选择药物，是治疗有短暂反流症状GERD的最常用方法。

第一步：采取非药物治疗(基础治疗主要为改变生活方式)或非处方药，如多潘立酮；若无效，则第二步选用低价位、疗效较肯定的药物，如促胃肠动力药和(或)H_2RA；若症状仍存在，则第三步选用价位更高、疗效更肯定的药物，如促胃肠动力药+PPI+黏膜保护剂。约60%无并发症的GERD患者经阶梯上升治疗后，不需侵袭性检查或长期治疗，症状缓解明显，复发率较低，成本-效果比较好。

(2)维持治疗：是巩固疗效、预防复发的重要措施，用最小的剂量达到长期治愈的目的，治疗应个体化。目前维持治疗的方法有三种：维持原剂量或减量间歇用药、按需治疗。采取哪一种维持治疗方法，主要由医师根据患者症状及食管炎分级来选择药物与剂量，通常严重的糜烂性食管炎(LA C～D级)需足量维持治疗，NERD可采用按需治疗。H_2RA长期使用会产生耐受性．一般不适合作为长期维持治疗的药物。我国2007版的《胃食管反流病治疗共识意见》建议，维持原剂量或减量使用PPI，1/d，长期使用以维持症状持久缓解，预防食管炎复发。间歇治疗是指PPI剂量不变，但延长用药周期，最常用的是隔日疗法。3d 1次或周末疗法因间隔太长，不符合PPI的药代动力学，抑酸效果较差，不提倡使用。在维持治疗过程中若症状出现反复，应增至足量PPI维持。按需治疗仅在出现症状时用药，症状缓解后即停药。按需治疗建议在医师指导下，由患者自己控制用药，无固定的治疗时间，治疗费用低于维持治疗。治疗应个体化，一般对于症状频繁发作的患者可考虑予以标准剂量的PPI，症状控制后即可考虑半量或减量维持，如症状复发则需全量维持，而对于症状发作不频繁的患者一开始即可考虑按需治疗，有症状时用药，症状消失时停药。

(3)并发症治疗：食管狭窄除极少数严重纤维狭窄需行手术切除外，绝大部分狭窄可行内镜下食管扩张术治疗。扩张术后予长程PPI维持治疗可防止狭窄复发。Barrett食管必须使用PPI治疗及长程维持治疗，有指征者亦可考虑抗反流手术。

(六)治疗管理

1. *疗效管理*　PPI是目前疗效最好的抑酸药，标准剂量的PPI经4～8周疗程后，可治愈85%～90%的轻症患者及60%～80%的重症患者。对于重症患者或疗效不佳者，可加倍剂量或与促胃肠动力药联合使用，并适当延长疗程。促胃肠动力药通常作为“追加”方案添加在已有抑酸药物治疗方案之后。单独使用该类药物只对轻症GERD有效。黏膜保护药对轻症患者有效，对重症患者疗效较差。抗酸药由于其作用持续时间短，不能治愈食管炎，仅适用于症状轻、间歇发作的患者作为临时缓解症状用。

控制夜间酸突破也是GERD治疗的措施之一，夜间酸突破指在每天早、晚餐前服用PPI治疗的情况下，夜间胃内pH$<$4持续时间$>$1h，治疗方法包括调整PPI用量、睡前加用H_2RA、应用血浆半衰期更长的PPI等。有部分患者经标准剂量

PPI 治疗后．症状不能缓解。可能的原因有①患者依从性差，服药不规律；②与个体基因型差异有关；③存在夜间酸突破；④内脏高敏感；⑤存在非酸反流。

2. *不良反应管理*　尽管 PPI 临床疗效出色，且无明显不良反应，但其长期使用的安全性仍值得商榷。长期使用 PPI 可使胃窦 G 细胞产生胃泌素增加，血清胃泌素浓度升高。目前还未见因使用 PPI 导致胃窦肿瘤的病例，但已有致萎缩性胃炎和十二指肠息肉的报道。因此，应警惕长期抑酸对上消化道肿瘤发生的影响。

四、炎症性肠病

(一)疾病定义和流行病学

炎症性肠病(inflammatory bowel disease, IBD)是一种病因尚未明确的慢性非特异性肠道炎症性疾病，主要包括溃疡性结肠炎(ulcerative colitis, UC)和克罗恩病(Crohn′s disease, CD)。IBD 有慢性、自发性、间歇发作的病程。症状在活动期可表现为轻度到重度不等，缓解期可减轻甚至消失。一般来说，所表现出的症状取决于病变累及的肠管部位。

(二)病因与发病机制

IBD 的病因和发病机制尚未完全明确，已知肠道黏膜免疫系统异常反应导致的炎症反应在 IBD 发病中起重要作用，目前认为这是由多因素相互作用所致，主要包括环境、遗传、感染和免疫因素。环境因素作用于遗传易感者，在肠道菌丛的参与下，启动了肠道免疫及非免疫系统，最终导致免疫反应和炎症过程。由于抗原的持续刺激或(及)免疫调节紊乱，这种免疫炎症反应表现为过度亢进和难于自限。一般认为 UC 和 CD 是同一疾病的不同亚类，组织损伤的基本病理过程相似，但可能由于致病因素不同，发病的具体环节不同，最终导致组织损害的表现不同。

(三)临床表现

1. *溃疡性结肠炎*　临床特点：①病变主要累及结肠黏膜和黏膜下层；②范围多自远段结肠开始，可逆行向近段发展，甚至累及全结肠；③呈连续性分布。临床主要表现为腹泻、腹痛和黏液脓血便。

临床分型：按本病的病程、程度、范围及病期进行综合分型。

根据病情活动分：①初发型，指无既往史的首次发作；②慢性复发型，临床最多见，发作期与缓解期交替；③慢性持续型，症状持续，间以症状加重的急性发作；④急性暴发型，少见，急性起病，病情严重，全身毒血症状明显，可伴中毒性巨结肠、肠穿孔、败血症等并发症。上述各型可相互转化。

根据严重程度分：①轻度，最常见。腹泻 4/d 以下，便血轻或无，无全身症状，血沉正常(<20mm/h)。②中度，介于轻度和重度之间。③重度，腹泻 6/d 以上，明显黏液血便；伴发热、脉搏加快(>90/min)，贫血(Hb<75%正常值)等全身表现；血沉>30 mm/h。

根据病变范围分：可分为直肠炎、直肠乙状结肠炎、左半结肠炎(脾曲以远)、广泛结肠型(脾曲以近)或全结肠型。

根据病情分期：分为活动期和缓解期。

2. *克罗恩病*　临床特点：①可发生于消化道任何部位；②常见于回肠末端和结肠；③多呈节段性、非对称性分布。临床主要表现为腹痛、腹泻、瘘管、肛门病变和不同程度的全身症状。

根据病情严重度分：①轻度：指无全身症状、腹部压痛、包块及梗阻者；②重度：指有明显腹痛、腹泻、全身症状及并发症者；③中度：介于两者之间。

(四)治疗原则

治疗目标为缓解疾病症状、缓解黏膜炎症、维持疾病处于缓解状态、重建肠道黏膜屏障的平衡、减少复发和并发症、提高患者的生存质量。治疗原则分为一般治疗、营养支持治疗和手术治疗。

1. *一般治疗*　急性发作期或病情严重时，均应卧床休息，所有克罗恩病患者必须强调戒烟。食用富含营养、少渣、易消化食物，避免牛奶和乳制品，注意多种维生素、叶酸和矿物质的补充。要纠正低蛋白血症，必要时禁食给予静脉高营养。如出现腹泻，可应用微生态制剂、双八面蒙脱石，一般不用复方苯乙哌啶。腹痛可用阿托品、匹维溴铵等治疗，中毒性巨结肠不宜用阿托品。

2. *营养支持治疗*　IBD 患者营养不良情况普遍存在，营养治疗(包括肠内营养)对 IBD 具有诱导缓解、维持缓解、改善营养状态、利于疾病恢复的作用。

3. *手术治疗*

(1)UC 手术治疗的指征：急性或慢性药物治疗失败；出现了难以控制的药物相关并发症；疾病本身或药物治疗损害生活质量；出现严重并发症，如穿孔、急性肠扩张；阻碍正常生长发育；发生直肠或结肠癌。而且，患 UC10 年以上者或直肠活检证实有癌前病变者，应手术以防结肠癌变。

(2)CD 手术治疗的指征：药物治疗失败；因疾病或其药物治疗而丧失能力、阻碍儿童生长发育、肠梗阻、瘘管形成、脓肿形成、中毒性巨结肠、穿孔、出血或癌变。

(五)药物治疗

1. 常见治疗药物

(1)水杨酸制剂：包括柳氮磺吡啶(SASP)、5-氨基水杨酸(5-ASA)。SASP 适用于轻、中型患者或重型经糖皮质激素治疗已有缓解者。5-ASA 新型制剂(包括美沙拉嗪、奥沙拉嗪、巴柳氮等)疗效与 SASP 相仿，优点是不良反应明显减少，但价格较昂贵。没有证据显示不同类型 5-ASA 制剂疗效上有差别。

(2)肾上腺皮质激素：按泼尼松 0.75～1 mg/(kg·d)剂量服用，其他类型全身作用激素的剂量按相当于上述泼尼松剂量折算给药。达到症状缓解后开始逐渐缓慢减量至停药，注意快速减量会导致早期复发。该类药物作用机制为非特异性抗炎和抑制免疫反应，适用于对氨基水杨酸制剂疗效不佳的轻、中型患者，对重症溃疡性结肠炎和克罗恩病病情活动性最强时应作为首选药物。不良反应为类肾上腺皮质功能亢进症，表现为向心性肥胖、满月脸、痤疮、低血钾、高血压、糖尿病、精神和行为异常、骨质疏松等，并可诱发和加重感染、消化性溃疡。

(3)免疫抑制药：主要用于克罗恩病的治疗，也用于顽固性即用水杨酸制剂和肾上腺皮质激素无效或依赖的溃疡性结肠炎的治疗。常用药物有硫唑嘌呤(AZA)、6-巯基嘌呤(6-MP)、甲氨蝶呤(MTX)和环孢素(CsA)。该类药物最主要的不良反应是骨髓抑制，在治疗过程中，应严密观察血常规、肝功能变化。

(4)抗菌药物：主要用于重症或有中毒性巨结肠的溃疡性结肠炎或克罗恩病有肛周和结肠病变患者的治疗。常用药物为甲硝唑，其他可选用的抗菌药物有氨基糖苷类、第三代头孢菌素类和喹诺酮类。

(5)微生态制剂：改善肠道微环境，恢复机体正常菌群，下调免疫反应。如双歧杆菌活菌制剂、地衣芽孢杆菌活菌制剂等。

(6)生物制剂：如英夫利昔单抗(IFX)，是一种与人肿瘤坏死因子(TNF-α)结合在一起的重组的嵌合体单克隆抗体。用于常规保守治疗无效的慢性活动性克罗恩病和有活动性瘘管形成的中、重度克罗恩病患者。溃疡性结肠炎对激素及免疫抑制剂治疗无效或激素依赖或不能耐受时，可考虑 IFX 治疗，国外研究已肯定其对溃疡性结肠炎的疗效，我国正在进行上市前Ⅲ期临床试验。

2. 溃疡性结肠炎的治疗

(1)诱导缓解(活动期治疗)

轻度溃疡性结肠炎：可选用 SASP，每日 4～6 g，或相当剂量的 5-ASA 制剂。

直肠乙状结肠炎：局部用 5-ASA 栓剂或相同剂量 SASP 保留灌肠作为一线治疗方案，如无效，可改用激素保留灌肠每晚 1 次，15d 为 1 个疗程，间隔 15d 再灌肠 1 个疗程，坚持半年到 1 年复发率明显降低。如无效则口服激素。

左半结肠炎：口服＋局部应用 5-ASA 联合治疗优于单一治疗。

全结肠炎：根据直肠症状，最好选择口服 5-ASA 联合局部使用 5-ASA 或糖皮质激素。

中度溃疡性结肠炎：可用上述剂量水杨酸制剂治疗，不佳者改用激素。

重度溃疡性结肠炎：一开始应使用较大剂量的激素。

未用过口服激素者可口服泼尼松 40～60 mg/d；也可直接静脉给药。已用过口服激素者，静脉滴注甲泼尼松龙 40 mg/d，或氢化可的松 300～400 mg/d，疗程一般 10～14d。病情控制后改为口服泼尼松 40 mg/d，而后逐渐减量至停药，疗程半年。如大剂量激素治疗 7～10d 无效，可考虑使用环孢素(每天 2～4 mg/kg)，持续静脉滴注，用药期间严密监测血药浓度。也可考虑使用 AZA 或 6-MP，欧美推荐的目标剂量为 1.5～2.5 mg/(kg·d)，亚裔人种剂量宜偏低，如 1 mg/(kg·d)。对合并有高热、白细胞增多、腹膜炎体征或中毒性巨结肠的患者，可给予广谱抗生素治疗，多选用第三代头孢菌素和甲硝唑。此外，加强对症支持。抗胆碱能药、止泻药、非甾体类消炎药和阿片类药有促发结肠扩张的危险，应停用。

对于慢性活动性或激素依赖型溃疡性结肠炎患者，免疫抑制剂往往有效。该类药物发挥作用的时间在 3～6 周，最大作用在 3 个月，治疗时间一般不超过 1～2 年。

(2)缓解期的治疗：除初发病例、轻症远段结肠炎患者症状完全缓解后，可停药观察外，所有患者完全缓解后均应继续维持治疗。维持治疗的时间尚无定论，可能是 3～5 年甚至终生用药，诱导缓解后 6 个月内复发者也应维持治疗。目前已公认糖皮质激素无维持治疗的效果，在症状缓解后应逐渐减量，过渡到用氨基水杨酸维持治疗。SASP 的维持治疗剂量一般用于控制发作，多用 2～3 g/d，并同时口服叶酸。亦可用与诱导缓解相同剂量的 5-ASA 类药物。6-MP 或 AZA 等用于上述药物不能维持或对糖皮质激素依赖者。

3. *克罗恩病的治疗*

(1)活动期的治疗：轻度克罗恩病可以用 SASP 4～6g/d 或 5-ASA 制剂 4 g/d，分 3～4 次服用。对 SASP 无效或不能耐受者也可试用甲硝唑或环丙沙星口服。若无反应可口服激素治疗，泼尼松 40～60 mg/d，症状控制后逐渐减量。

中度克罗恩病可用上述剂量水杨酸制剂和(或)抗生素治疗，反应不佳者改用激素；中度小肠病变推荐应用布地奈德/泼尼松和(或)抗生素治疗，不推荐应用 5-ASA。

重度克罗恩病应口服泼尼松(40～60 mg/d)进行治疗，临床症状缓解后逐渐减量直至停药。如无反应改为静脉给药。若大剂量激素治疗无改善，可同时使用 AZA 或 6-MP。生物制剂英夫利昔单抗诱导缓解有效。合并感染或脓肿时，应给予合适的抗生素或必要的引流治疗。

慢性活动性或激素依赖性克罗恩病，如不能立即手术，应考虑免疫调节药治疗。硫唑嘌呤或 6-巯基嘌呤是一线选择药物，特别适用于有瘘管的患者。

(2)维持治疗：单用泼尼松和 SASP 往往无效，主张使用 5-ASA 或免疫抑制药维持治疗。前者不良反应小，但缓解效果有限，后者有效维持缓解，但因毒性而作为二线用药。

(3)特殊类型克罗恩病治疗：如口腔病变，可采用氢化可的松或硫糖铝的凝胶局部用药。如累及胃、十二指肠，可用 PPI、H_2RA、硫糖铝等使症状部分或完全缓解，中至重度患者可用激素或免疫抑制药。如肛周出现急性化脓性感染、肛周或直肠旁脓肿时，应进行外科引流。而非化脓性慢性瘘管以抗生素、免疫抑制药或英夫利昔单抗等内科治疗为主。

(六)治疗管理

选择溃疡性结肠炎治疗方案主要取决于病变的范围及病情的严重程度。

急性期的治疗糖皮质激素优于水杨酸制剂，但对直乙状结肠炎和左半结肠炎者局部应用 5-ASA 制剂和皮质激素有相同的疗效甚至更优。严重的溃疡性结肠炎患者应静脉滴注皮质激素，严重而又难治的患者可静脉滴注环孢素诱导缓解，慢性急性发作的全结肠炎药物治疗短期无效者仍应手术治疗。泼尼松初始剂量为 0.75～1 mg/(kg·d)，再增大剂量对提高疗效不会有多大帮助，反会增加不良反应。达到症状完全缓解开始逐步减量，每周减 5mg，减至 20 mg/d 时每周减 2.5 mg 至停用，快速减量会导致早期复发。注意药物相关不良反应并做相应处理，宜同时补充钙剂和维生素 D。

轻中度溃疡性结肠炎患者选用 SASP 和 5-ASA 治疗，一般选用 SASP，如有磺胺过敏或 SASP 有毒副作用则选用 5-ASA；位于左半结肠患者，多用灌肠治疗；重症患者除积极支持疗法外，常用激素治疗；6-MP 等免疫抑制药由于毒副作用大，国内目前应用甚少；病史超过 10 年者，癌变机会较多，因而倾向于手术治疗，溃疡穿孔、癌变是手术指征。临床上，UC 的治疗时常会将氨基水杨酸制剂与硫唑嘌呤类药物合用，但氨基水杨酸制剂会增加硫唑嘌呤类药物骨髓抑制的不良反应，应特别注意。

治疗过程中需要严密监测 AZA 的不良反应。不良反应以服药 3 个月内常见，又尤以 1 个月内最常见。但是，骨髓抑制可迟发，甚至有发生在 1 年及以上者。用药期间应全程监测定期随诊。最初 1 个月内每周复查 1 次全血细胞，第 2～3 个月内每 2 周复查 1 次全血细胞，之后每月复查全血细胞，半年后全血细胞检查间隔时间可视情况适当延长，但不能停止；最初 3 个月每月复查肝功能，之后视情况复查。欧美的共识意见推荐在使用 AZA 前检查硫嘌呤甲基转移酶基因型，对基因突变者避免使用或减量严密监测下使用。但硫嘌呤甲基转移酶基因型检查预测骨髓抑制的特异度很高，但敏感度低(尤其在汉族人群)，应用时要充分认识此局限性。

缓解期的患者应以 SASP 或 5-ASA 制剂维持治疗为主，维持剂量减半，维持时间为半年到一年。长期服用 5-ASA 制剂维持治疗可减低复发率。

五、酒精性肝病

(一)疾病定义和流行病学

酒精性肝病是因长期大量饮酒所致的肝损害，主要包括酒精性脂肪肝、酒精性肝炎、酒精性肝纤维化和酒精性肝硬化。初期通常表现为脂肪肝，进而可发展成酒精性肝炎、肝纤维化和肝硬化；严重酗酒时可诱发广泛肝细胞坏死甚至肝衰竭。根据流行病学调查资料，酒精所造成的肝损伤有阈值效应，即达到一定饮酒量或饮酒年限，肝损害风险会大大增加。

（二）病因及发病机制

影响酒精性肝损伤进展或加重的因素较多，目前国内外研究已经发现的危险因素主要包括：饮酒量、饮酒年限、酒精饮料品种、饮酒方式、性别、种族、肥胖、肝炎病毒感染、遗传因素、营养状况等。

酒精性肝病主要是乙醇及其衍生物在代谢过程中直接或间接诱导的炎症反应，氧化应激、肠源性内毒素、炎性介质和营养失衡（尤其是蛋白质—热量营养不良）等多种因素相互作用的结果。

"二次打击"学说：酒精因素作为初次打击，通过氧化应激促使反应性氧化物增加，而诱发肝脂肪聚集。在氧化应激相关的脂质过氧化及炎性细胞因子的作用下，使脂肪变的肝细胞发生第二次打击，造成炎症、坏死和纤维化。

（三）临床表现

1. 临床症状　酒精性肝病并无特定的症状和体征，酒精性脂肪肝是短期（数天）持续饮酒后一种反应，没有任何症状。在酒精性肝病的早期症状变化很大，包括恶心、呕吐、上腹部不适、虚弱、消瘦及乏力。严重的酒精性肝炎症状多继发于门脉高压，如消化道出血、腹水和肝性脑病。终末期酒精性肝病的临床表现与其他原因肝脏损伤类似。有些慢性嗜酒者严重的肝脏疾病可伴有肝外表现，包括外周神经病变、痴呆、心肌病和营养不良。

体检可发现肝、脾肿大和门脉高压的征象（如腹水、水肿和黄疸），晚期肝病患者常可见蜘蛛痣（皮肤上分枝状扩张的红色毛细血管，中心的浅表小动脉分支呈放射状排列，形状像蜘蛛腿样），肝掌是晚期肝病患者的另一非特异性表现，表现为小鱼际皮肤明显发红。酒精性肝硬化比其他原因肝硬化更常见。

2. 临床分型

（1）轻症酒精性肝病：肝生物化学指标、影像学和组织病理学检查基本正常或轻微异常。

（2）酒精性脂肪肝：影像学诊断符合脂肪肝标准，血清 ALT、AST 或 GGT 可轻微异常。

（3）酒精性肝炎：是短期内肝细胞大量坏死引起的一组临床病理综合征，可发生于有或无肝硬化的基础上，主要表现为血清 ALT、AST 升高和血清 TBil 明显增高，可伴有发热、外周血中性粒细胞升高。重症酒精性肝炎是指酒精性肝炎患者出现肝功能衰竭的表现，如凝血机制障碍、黄疸、肝性脑病、急性肾功能衰竭、上消化道出血等，常伴有内毒素血症。

（4）酒精性肝硬化：有肝硬化的临床表现和血清生物化学指标的改变。

（四）治疗原则

酒精性肝病的治疗原则包括戒酒和营养支持，减轻酒精性肝病的严重程度，并改善已存在的继发性营养不良，同时对症治疗酒精性肝硬化及其并发症。

1. 戒酒　是治疗酒精性肝病的最重要的措施。戒酒可逆转酒精性脂肪肝和减轻酒精性肝炎的程度。对有黄疸、腹水和胃肠道出血的酒精性肝硬化患者，戒酒可显著延长生存期。戒酒过程中应注意防治戒断综合征。

2. 营养支持　酒精性肝病患者多伴有蛋白质-热量营养不良，且与疾病的严重程度和病死率相关，故需要良好的营养支持，应在戒酒的基础上提供高蛋白、低脂饮食，并注意补充维生素 B、维生素 C、维生素 K 及叶酸。

（五）药物治疗

（1）糖皮质激素可改善重症酒精性肝炎（有脑病者或 Maddrey 指数＞32）患者的生存率。

（2）美他多辛可加速酒精从血清中清除，有助于改善酒精中毒症状和行为异常。

（3）腺苷蛋氨酸治疗可以改善酒精性肝病患者的临床症状和生物化学指标。多烯磷脂酰胆碱对酒精性肝病患者有防止组织学恶化的趋势。甘草酸制剂、水飞蓟素类、多烯磷脂酰胆碱和还原性谷胱甘肽等药物有不同程度的抗氧化、消炎、保护肝细胞膜及细胞器等作用，临床应用可改善肝生物化学指标。双环醇治疗也可改善酒精性肝损伤。但不宜同时应用多种消炎保肝药物，以免加重肝负担及因药物间相互作用而引起不良反应。

（4）酒精性肝病患者肝常伴有肝纤维化的病理改变，故应重视抗肝纤维化治疗。目前有多种抗肝纤维化中成药或方剂，今后应根据循证医学原理，按照药物临床试验管理规范（GCP）进行大样本、随机、双盲临床试验，并重视肝组织学检查结果。以客观评估其疗效和安全性。

（5）积极处理酒精性肝硬化的并发症（如门静

脉高压、食管胃底静脉曲张、自发性细菌性腹膜炎、肝性脑病和肝细胞肝癌等)。

(六)治疗管理

目前,有多种方法可用于评价酒精性肝病的严重程度及近期存活率,主要包括 Child-Pugh 分级(表 8-15)、凝血酶原时间-胆红素判别函数(Maddrey 判别函数)以及终末期肝病模型(MELDF)积分等,其中 Maddrey 判别函数有较高价值,其计算公式为:4.6×凝血酶原时间(PT)差值(秒)+血清胆红素(TBil)(mg/dl)。

表 8-15　Child-Pugh 分级表

积分	胆红素(μmol/L)	白蛋白(g/L)	PT 延长(s)	肝性脑病(级)	腹水
1	≤34	>35	1～4	无	无
2	35～51	28～35	4～6	1～2	轻度
3	>51	<28	>6	3～4	中～重度

注:≤6 分为 A 级;7～9 分为 B 级;≥10 分为 C 级

(杜奕奇　赵青威　缪　静)

第五节　血液和造血系统疾病的药物治疗

一、贫　血

贫血是指外周血单位容积内血红蛋白(Hb)浓度、红细胞(RBC)计数及血细胞比容(HCT)低于正常值的低限。贫血是一个疾病的客观体征,多继发于其他系统疾病。目前通常将贫血分为缺铁性贫血、巨幼细胞性贫血、再生障碍性贫血和溶血性贫血。

(一)缺铁性贫血

1. *疾病定义和流行病学*　缺铁性贫血(iron deficient anemia,IDA)是指各种原因引起的体内储存铁缺乏,不能满足红细胞生成以及血红蛋白合成,而引起的小细胞低色素性贫血。铁缺乏症是常见的营养缺乏症,IDA 也是贫血中最常见的类型,多发于发展中国家及钩虫病流行地区,高危人群为妇女、婴幼儿。全世界约 80%的人缺铁,我国 IDA 的形势更不容乐观。2002 年中国居民营养与健康状况调查表明,我国 IDA 的平均患病率为 20.1%,一些贫困地区育龄妇女和儿童的贫血患病率甚至高达 50%。

2. *病因及发病机制*　包括铁摄入减少,需要量增加,吸收障碍,慢性失血等。最新研究发现,幽门螺杆菌(Hp)感染也是缺铁性贫血的重要因素。

3. *临床表现*　一般症状包括皮肤黏膜苍白、头晕、乏力、心悸等;特殊症状有异常食癖、反甲、吞咽困难,儿童神经系统异常或智力发育迟缓等。

4. *治疗原则*　祛除病因,补充铁剂。

5. *药物治疗*

(1)治疗药物分类:治疗性铁剂包括无机铁和有机铁。无机铁以硫酸亚铁为代表,有机铁则包括右旋糖酐铁、葡萄糖酸亚铁、山梨醇铁、富马酸亚铁和多糖铁复合物等。无机铁剂的不良反应较有机铁剂明显。

(2)药物治疗方案:首选口服铁剂。如:硫酸亚铁 0.3 g,3/d;或右旋糖酐铁 50 mg,2～3/d。餐后服用胃肠道反应小且易耐受。进食谷类、乳类和茶可抑制铁剂吸收,鱼、肉类、维生素 C 可加强铁剂吸收。口服铁剂有效首先表现为外周血网织红细胞增多,高峰在开始服药后 5～10d,2 周后血红蛋白浓度上升,一般 2 个月左右恢复正常。铁剂治疗应在血红蛋白恢复正常后至少持续 4～6 个月,待储铁指标正常后停药。

若口服铁剂不能耐受或胃肠道正常解剖部位发生改变而影响铁的吸收,可用肌内注射。右旋糖酐铁是最常用的注射铁剂,首次给药须用 0.5 ml 作为试验剂量,1h 后无过敏反应,可给足量治疗,第一日给 50 mg,以后每日或隔日给 100 mg,直至总需量。注射用铁的总需量=(需达到的血红蛋白浓度-患者的血红蛋白浓度)×0.33×患者体重(kg)。

6. *治疗管理*

(1)尽量选用铁含量高的片剂,提高患者用药依从性,一般二价铁离子比三价铁离子更易吸收。

(2)当肌内注射受限制时(如肌肉受损、严重出血倾向或需要大剂量时）可采用静脉给药，静脉推注右旋糖酐铁的速度应在每分钟 50 mg 以下。FDA 建议一日最大剂量在 100 mg。按总剂量给药一般会有发热、不适、面红、肌痛等相关不适。

(3)铁剂治疗后，以 Hb 上升 15 g/L 以上，作为有效标准，上升 20 g/L 更为可靠。血清铁、网织红细胞、血红蛋白等都可以作为疗效判定的指标。

(4)口服铁剂后，一般两周后血红蛋白开始上升，1～2 个月恢复，之后再口服 3～6 个月，或者口服至血清铁蛋白(SF)>50μg/L 时停药。

(5)肌内注射铁剂易引起局部疼痛，药液溢出至皮肤下可使局部皮肤呈黑色，故应作深部肌内注射。部分病人有过敏反应，必须在医师的指导下严格掌握适应证和禁忌证。

(6)患者注射铁剂前，必须计算一个疗程应补铁的总剂量。

（二）巨幼细胞性贫血

1. *疾病定义和流行病学*　巨幼细胞性贫血(Megaloblastic anemia，MA)是指由于叶酸和维生素 B_{12}(Vit B_{12})缺乏或利用障碍影响核苷酸代谢导致细胞核脱氧核糖核酸(DNA)合成障碍所致的贫血。

2. *病因及发病机制*　主要由缺乏叶酸或维生素 B_{12}引起。如叶酸和维生素 B_{12}摄入减少、需要量增加、吸收障碍、利用障碍或叶酸排出增加等。

3. *临床表现*　主要有血液系统、消化系统等表现，如面色苍白、乏力、耐力下降、头昏、心悸等贫血症状和口腔黏膜、舌乳头萎缩，舌面呈“牛肉样舌”或“镜面舌”，伴舌痛等症状，亦有神经系统表现及精神症状，如出现对称性远端肢体麻木，深感觉障碍如振动感和运动感消失，共济失调或步态不稳及锥体束征阳性等。

4. *治疗原则*　治疗基础疾病，去除病因。对偏食与吃素者提供饮食改进方法、普及营养知识教育、纠正偏食及不良的烹调习惯。同时补充叶酸或维生素 B_{12}。

5. *药物治疗*

(1)原发病的治疗：有原发病的 MA，如长期血液透析、慢性胰腺炎，应积极治疗原发病；用药后继发的 MA，如秋水仙碱等，应酌情停药。有化学毒物、放射物接触史的脱离接触。

(2)补充缺乏的营养物质

叶酸缺乏：口服叶酸，每次 5～10 mg，2～3/d，至贫血表现完全消失。若无原发病，直至血红蛋白恢复正常，不需维持治疗。如有胃肠道疾病或疾病影响叶酸吸收，肌内注射叶酸 10～20 mg，1/d；若同时服用甲氨蝶呤、乙胺嘧啶或甲氧苄啶等，可肌内注射亚叶酸钙(甲酰四氢叶酸钙)6～12 mg。

维生素 B_{12}缺乏：肌内注射维生素 B_{12}，100 μg，1/d(或 200 μg 隔天 1 次)，直至血红蛋白恢复正常。恶性贫血或胃全部切除者需终生维持治疗，每月 1 次注射 100 μg。维生素 B_{12}缺乏伴有神经症状者对治疗的反应不一，有时需大剂量(每周一次 500～1000 μg)长时间(半年以上)的治疗。如因维生素 B_{12}缺乏引起的贫血，只能用维生素 B_{12}，或维生素 B_{12}和叶酸的联合用药，不能单独用叶酸，否则会加重神经系统症状。

6. *治疗管理*　严重的 MA 患者在补充治疗后，要警惕低血钾症的发生。因为在贫血恢复的过程中，大量血钾进入新生细胞中，会突然出现低血钾，对老年患者和伴心血管疾病、纳差者应特别注意及时补充钾盐。

MA 的预后与原发疾病有关。一般患者在进行适当治疗后可迅速产生反应。网织红细胞一般于治疗后 5d 升高，以后血细胞比容和血红蛋白逐渐增高，可在 1～2 个月内恢复正常。粒细胞和血小板计数及其他实验室异常指标一般在 7～10d 内恢复正常。如果血液学表现不能完全被纠正，应寻找是否同时存在缺铁或其他基础疾病。

（三）再生障碍性贫血

1. *疾病定义和流行病学*　再生障碍性贫血(Aplastic anemia，AA)是指骨髓造血功能衰竭的血液病，是一种罕见的异质性疾病。年发病率低，在欧美为 4.7～13.7/106，日本为 14.7～24.0/106，我国为 7.4/106，总体来说亚洲的发病率高于欧美；发病年龄呈现 10～25 岁及大于 60 岁两个发病高峰，无明显性别差异。

2. *病因及发病机制*　原发性 AA 的确切病因未明。某些病毒感染(如肝炎病毒、微小病毒 B_{19}等)、应用骨髓毒性药物(抗肿瘤药物/氯霉素)、接触有毒化学物质(苯)、长期或过量暴露于射线是继发性 AA 的高危因素。

AA 的发病机制为机体免疫异常如继发性造血干/祖细胞缺陷、T 淋巴细胞功能亢进、造血微环境及免疫异常。

3. *临床表现*　急性 AA 主要表现为起病急，可迅速发展为严重出血及感染、进行性贫血。慢性 AA 起病缓慢，一般皮肤有出血点多见，少数转为慢性重型再障。无淋巴结及肝脾肿大。

4. *治疗原则*　恢复骨髓造血功能。

5. *药物治疗*

(1)急性 AA 的治疗

1)免疫抑制治疗：适用于有抑制性 T 淋巴细胞的病例。

①抗胸腺细胞球蛋白/抗淋巴细胞球蛋白(ATG/ALG)：10～15mg/(kg · d)或 3～5mg/(kg · d)，疗程为 5d，解除骨髓抑制，可恢复造血功能。同时建议给予预防性抗病毒治疗，如阿昔洛韦。

②大剂量甲泼尼龙(HDMP)：为一强有力的免疫抑制药，具有半衰期短、不良作用较轻及肾上腺皮质抑制作用较弱的特点。其免疫抑制效应可能与抑制 Ts 细胞分化增殖及 NK 细胞活性有关。1 g/d，维持 3d 以后逐步减量。AA 患者不宜长期大量使用糖皮质激素。

③环孢素(CsA)联合 ATG 的免疫抑制治疗：CsA 口服 3～5 mg/(kg · d)，可与 ATG 同时开始使用，或在停用糖皮质激素后，即 ATG 后 4 周使用。CsA 一般目标血药浓度(谷浓度)为成人150～250 μg/L、儿童 100～150 μg/L。CsA 治疗再障的有效血药浓度并不明确，需要个体化治疗，兼顾疗效和药物不良反应。

④他克莫司(FK506)：对 T 细胞活化信号通路的抑制作用比 CsA 更强，且 FK506 的肾毒性小于 CsA，无牙龈增生作用，因此可替换 CsA 用于 AA 的治疗。

2)应用促进造血的生长因子

①在化疗药物给药结束后 24～48h 开始使用重组人粒细胞集落刺激因子(G-CSF)。用 G-CSF 皮下注射 G-CSF 5 μg/(kg · d)，刺激骨髓中残留的粒细胞或者粒细胞的功能，但不推荐将 GM-CSF 应用于 AA 患者重症感染的治疗，因其可能导致严重出血及其他严重毒性反应；②重组人粒细胞-巨噬细胞集落刺激因子(rhGM-CSF)；③人类重组红细胞生成素(rh EPO)。单独使用 G-CSF、EPO 等造血生长因子对 AA 患者进行促造血治疗，临床无显著效果；④白介素-2(IL-2)：作用于早期造血祖细胞。

3)骨髓移植后抗感染治疗：骨髓移植后需预防卡氏肺孢子菌感染，如给予复方新诺明(SMZco)。

(2)慢性 AA 的治疗

1)支持治疗

①贫血：对血红蛋白＜60 g/L 的患者输血。心肺功能障碍者输注浓缩红细胞或去白细胞的鲜血，每周 1～2 次。

②出血：中性粒细胞＜0.2×10^9/L 者应输注浓缩血小板。已发生严重出血，颅内出血或内脏(如胃肠道)出血、血尿，或伴有头痛、呕吐、颅压增高的症状时，应即刻输注浓缩血小板。女性在经期可同时口服止血药物、雄激素等控制月经。

③感染：口服庆大霉素、新霉素等抗生素，预防肠道感染。AA 患者有感染征象，需预防性应用强效抗生素及抗真菌药物。中性粒细胞＜0.2×10^9/L 者发生感染，抗生素无效时，需连续输注粒细胞(半衰期 6～8h)，一般为 5～7d。并且注意饮食，避免细菌及真菌污染。

2)病因治疗

①雄激素：刺激肾脏促红细胞生成素的产生，促进红系造血。常用雄激素如丙酸睾酮、十一酸睾丸酮、斯坦唑醇等。口服十一酸睾丸酮 80 mg，2/d；注射十一酸睾丸酮 0.5 g，每周 2 次。

②环孢素治疗：环孢素 3～6 mg/(kg · d)，多数需长期维持治疗，维持剂量 2～5 mg/(kg · d)，须监测血药浓度并维持在 300～500 ng/ml，以防止肾毒性。

6. *治疗管理*

(1)重型 AA 患者应单独隔离，有条件者可使用层流病房。重型 AA 患者抗生素预防性应用，通常联合两种抗生素如新霉素和多黏菌素或喹诺酮类抗生素。但应注意喹诺酮类可诱发耐药。环丙沙星可以引起白细胞减少，不利于感染的治疗。儿童患者没有预防性应用抗生素的标准方案，因喹诺酮类抗生素不能应用于儿童，可以使用头孢菌素。

(2)AA 患者真菌感染的预防应包括曲霉菌在内，如应用伊曲康唑口服液，并保证药物达到足够血药浓度和抗菌活性。持续发热者则早期应用全身性抗真菌治疗。诊断为真菌感染者应使用一线抗真菌药物，怀疑真菌感染、或既往有真菌感染史亦应全身性使用一线抗真菌药物。两性霉素 B 一般不做长期应用，以避免其肾毒性，应该选择脂质体两性霉素，或能够覆盖曲霉菌的三唑类、棘白霉素类抗真菌药物。

(3)ATG 是强效免疫抑制药，有抗血小板活性，AA 者应用 ATG 需要密切监测，积极预防并治疗发热、感染，保证血小板计数在 20×10^9/L 以上。ATG 需应用 5d，一日静脉输注 12～18 h。兔 ATG 应先行静脉试验，观察是否有严重全身反应或过敏反应，发生者不能输注 ATG。每日用 ATG 之前 30min 先静滴糖皮质激素和口服抗组胺药物。每日糖皮质激素应用总量以泼尼松 1mg/kg 换算为甲泼尼松龙、地塞米松或氢化可的松。急性不良反应包括超敏反应、发热、僵直、皮疹、高血压或低血压及液体潴留。患者床旁应备气管切开包、肾上腺素。预防感染应注意饮食及环境卫生，重型 AA 应保护性隔离；避免出血，防止外伤及剧烈活动；杜绝接触对骨髓有损伤作用和抑制血小板功能的药物；给予必要的心理护理。

（四）溶血性贫血

1. *疾病定义和流行病学*　溶血性贫血（hemolytic anemia）是指各种原因造成红细胞破坏加速，骨髓造血代偿能力不足引起的贫血。目前，我国自身免疫性溶血性贫血发病率 10～20/10 万人口；β 地中海贫血在全球许多地区具有很高的发生率，广泛流行于地中海沿岸、中东至东南亚地区，在我国东南沿海和西南地区高发。

2. *病因及发病机制*　包括红细胞自身异常所致的溶血性贫血（如红细胞自身异常所致的溶血性贫血、遗传性红细胞酶缺乏和遗传性珠蛋白生成障碍等）、红细胞外部异常所致的溶血性贫血（如免疫性溶血性贫血）、血管性溶血性贫血等，致病因素包括红细胞破坏、血红蛋白降解、红系代偿性增生和红细胞具有缺陷或寿命缩短。

3. *临床表现*　主要表现为腰背及四肢酸痛，严重者出现周围循环衰竭和急性肾衰竭；慢性溶血性贫血临床表现为贫血、黄疸和脾肿大。

4. *治疗原则*　病因治疗，包括采用糖皮质激素和其他免疫抑制药、脾切除术、输血。

5. *药物治疗*　药物引起的溶血，应立即停药；感染引起的溶血，应予积极抗感染治疗；继发于其他疾病者，要积极治疗原发病。

（1）免疫抑制治疗

①糖皮质激素是治疗温抗体型自身免疫性溶血性贫血（AIHA）的主要药物，如泼尼松 1～1.5 mg/(kg·d)，红细胞计数恢复正常后，每周减 5～10 mg，至 30 mg/d 时减量放缓，1～2 周减 5 mg，最终用 5～10mg/d 或 10mg/d 隔日长期维持。治疗 3 周无效或需要泼尼松 15 mg/d 以上才能维持者，应改换其他疗法。

②达那唑是弱雄酮类促蛋白合成制剂，可减少巨噬细胞的 FcR 数目，起效较慢，应与泼尼松类药物合用，起效后逐渐将激素类药物减量，最后可单用达那唑 50～100 mg/d 维持。

③大剂量静注丙种球蛋白（IVIG），如需迅速缓解病情可应用大剂量 IVIG，0.4～1.0 g/(kg·d)，连用 3～5d。

④其他免疫抑制药：环磷酰胺、硫唑嘌呤、长春新碱等可抑制自身抗体合成，剂量分别为一日 200 mg、100 mg 和每周 2 mg。环孢素 A（CsA）用量为 3～6 mg/k/d，亦或选用吗替麦考酚酯 500 mg，2/d。近年来，发现大环内酯类抗生素雷帕霉素具有增加 $CD4^+/CD25^+/Foxp^{3+}$ 调节性 T 细胞（Treg）而抑制自身免疫的作用，且无肾毒性和骨髓抑制作用，用量为第 1 天给负荷量 1.5 mg 或 3 mg 或 6 mg，第 2 天开始给维持量，一日 0.5 mg 或 1 mg 或 2 mg，连用 3 个月，根据情况逐渐减量至停药，亦可治疗免疫性血小板减少。

（2）其他治疗

溶血性贫血并发叶酸缺乏者，可口服叶酸制剂，若长期血红蛋白尿而有缺铁表现者应补铁，但对阵发性睡眠性血红蛋白尿（PNH）病人补充铁剂时应谨慎，因铁剂可诱使 PNH 病人发生急性溶血。

使用 CD20 单抗 Rituximab（美罗华）、CD52 单抗 Cammpath-1H、补体 C5 单抗 Eculizumab 用于治疗难治/复发 AIHA 亦取得一定疗效。CD20 单抗 375 mg/m^2，1 周 1 次，2～4 次，2/3 病例有效。近来发现组蛋白去乙酰化酶抑制剂亦能增加 $CD4^+/CD25^+/Foxp^{3+}$ 调节性 T 细胞数量和功能。此外，规范化的长期输血和去铁治疗是重型 β 地中海贫血主要的治疗方案。

6. *治疗管理*

（1）去除病因和诱因极为重要。如冷型抗体自体免疫性溶血性贫血应注意防寒保暖；蚕豆病患者应避免食用蚕豆和具氧化性质的药物，对于继发于感染的患者，预防相关病原体（病毒、支原体、梅毒螺旋体）感染非常重要。对于冷凝集素综合征和阵发性寒冷性血红蛋白尿患者，保温、避免受寒即使机体所在环境温度超过冷抗体反应的最高温度是主要的预防措施。

（2）自体免疫溶血性贫血、新生儿同种免疫溶血病、阵发性睡眠性血红蛋白尿等治疗，可每日给予泼尼松龙 1 mg/kg，清晨顿服，或氢化可的松 200～300 mg/d，如自体免疫溶血性贫血每日可用泼尼松龙 1～1.5 mg/kg，直至血红蛋白达 100 g/L 或血细胞比容 30%。如果三周内未达标则要选择二线治疗方案。单克隆抗体、炔睾醇、环磷酰胺、静滴用人免疫球蛋白(IVIG)、免疫抑制药、血浆置换均可用于治疗。

(3)多数温抗体型AIHA原发初治后反应良好,月余至数月血象可恢复正常,但需维持治疗。反复发作者疗效差。继发者预后随原发病而异,继发于感染者感染控制后即愈;继发于系统性结缔组织病或肿瘤者预后相对较差。冷凝集素综合征预后较温抗体型好。大多数患者能耐受轻度贫血,对劳动及体力活动影响较小,多数长期存活。阵发性寒冷性血红蛋白尿尚不至于成为慢性严重贫血或死亡的原因,虽然急性发作时症状严重,但在几天或几周后可自发缓解。

二、凝血异常

(一)疾病定义和流行病学

凝血异常是指血浆中的可溶性纤维蛋白原无法转变为不溶性纤维蛋白。

凝血异常疾病主要有:①血友病和血管性血友病;②先天性链锁(组合)因子缺陷;③先天性单一因子缺陷;④依赖维生素K凝血因子缺乏症;⑤肝疾病的凝血障碍。其中,血友病分为血友病甲、血友病乙和血友病丙,在男性人群中,血友病甲的患病率约为1/5000,血友病乙的发病率为1/25 000,血友病丙较罕见。血友病在女性中发病极为罕见。血管性血友病男女均可发病,患病率为0.82%～1.60%。

(二)病因及发病机制

遗传性凝血因子缺陷包括凝血因子Ⅷ、因子Ⅸ缺陷(血友病甲、乙)、血管性血友病(VW,Von Willebrand因子病)及其他因子缺陷。获得性凝血异常的发病原因一般包括肝病导致维生素K依赖因子缺乏;新生儿维生素K缺乏、吸收障碍和口服抗凝药;弥散性血管内凝血(DIC);肾病时一些因子从肾丢失;凝血抑制因子常与输注因子Ⅷ相关,但亦可在肿瘤或胶原血管病时自发升高;肝素治疗引起的获得性凝血异常。

(三)临床表现

先天性凝血因子缺乏所致的出血主要表现为创伤或手术后出血,皮肤黏膜出血,严重者肌肉关节出血,形成单个的深部血肿。获得性凝血因子缺乏,常是联合因子缺乏,出血以鼻衄,牙龈、皮肤、消化道、泌尿道出血为主,也可为肌肉血肿,关节或颅内出血少见。

(四)治疗原则

1. 消除病因或诱因;
2. 抗凝血治疗;
3. 抗纤溶药物治疗;
4. 补充凝血因子。

(五)药物治疗方案

1. 先天性凝血因子缺乏的药物治疗

(1)血友病甲:外科手术前预防性予以凝血因子Ⅷ,严重病例定期输入。

以凝血因子Ⅷ早期治疗出血为主要的治疗方法。1-脱氨-8-D精氨酸血管加压素(DDAVP)可增加内源性凝血因子Ⅷ水平。口服抗纤维蛋白溶解剂如6-氨基己酸(EACA)对微量出血也有一定作用。如果一旦出现抗凝血因子Ⅷ抗体,可应用大剂量凝血因子Ⅷ,猪凝血因子Ⅷ和血浆去除法。

(2)血友病乙:治疗原则同血友病甲,主要以凝血因子Ⅸ替代治疗。主要药物制剂有新鲜血浆、凝血酶原复合物、高度提纯的凝血因子Ⅸ和重组凝血因子Ⅸ。

(3)Von Willebrand病:出血时间为治疗效果的良好指针。需要时应用DDAVP和EACA。如果需要凝血因子Ⅷ替代治疗,则新鲜血浆即可。

2. 获得性凝血障碍

(1)严重肝病:严重肝病引起获得性凝血障碍在凝血因子明显降低伴有出血的患者可输注新鲜血浆或全血,以补充凝血因子的缺乏。肝病患者肝素样物质增加时可用鱼精蛋白作中和治疗。

(2)获得性维生素K依赖性凝血因子异常:以治疗原发病为主。对于凝血功能明显障碍而有出血症状,或在外科手术作准备时,可输注新鲜血浆或凝血酶原复合因子浓缩制剂,以补充凝血因子的不足,暂时止血。若因双香豆素类抗凝剂过量引起出血倾向时,除停用抗凝血剂外,可用维生素K_1治疗。出血症状较轻者,可口服维生素K_3或K_4,一日最大剂量不超过0.5 mg/kg,以免引起溶血反应。

(3)获得性循环抗凝物质增多症

①输入抗凝因子及凝血酶复合物,可同时应用激素及磷酸胺硫唑嘌呤,或多次输注新鲜血浆或凝血因子Ⅷ浓缩剂。凝血因子Ⅷ有效的凝血水平所需浓度约为25%,其抗体为IgG,在体内分布很广,在血循环内和血管外各占总量的50%,所以输入大量凝血因子Ⅷ,也不能中和体内所有抗体,反而可促进抗体产生,使抗体滴度更高,此时可考虑血浆置换治疗。此外,应用凝血酶原复合物,临床上有

较好止血效果。

②肾上腺皮质激素的应用效果不佳，但对健康而伴有凝血因子Ⅷ抑制物增高患者，有一定疗效。

③凝血因子Ⅸ抑制物临床很少见，仅见于血友病乙患者。治疗为输注凝血因子Ⅸ，可快速中和抑制物，减轻出血。

3. 血栓性疾病的治疗

(1)抗凝血治疗

①肝素：主要用于近期发生的血栓性疾病。使用剂量较大时须逐步减量后再停药。肝素无效时应考虑以下原因并予纠正：病因未去除；大量血栓已形成如DIC晚期；血中AT-Ⅲ、HCⅡ缺乏或耗竭；严重酸中毒、缺氧时肝素灭活大量血小板破坏释出抗肝素的血小板第4因子和凝血酶敏感蛋白；并用四环素、链霉素、新霉素、多黏菌素、庆大霉素、头孢菌素、洋地黄、抗组胺药物等可减弱肝素作用。

长期应用肝素可引起注射部位皮肤坏死和骨质疏松。肝素所致的血小板减少症发生率约为5%。因此使用肝素时必须动态监测血小板数量变化，必要时停用。

②抗凝血酶(antithrombin，AT)：主要用于AT缺乏症及DIC患者，可增强肝素的抗凝效果，减少肝素所致的出血并发症。

③香豆素类：主要用于血栓性疾病的预防，及肝素抗凝血治疗后的维持治疗。通过与维生素K_1竞争，阻断维生素K_1依赖性凝血因子的生物合成。常用药物是华法林，以凝血酶原时间(PT)作为监测指标调节用药量，使PT延长1.5～2.0倍为宜，近年以国际正常化比值(INR)作为监测指标，更具科学性，维持INR值在2～3为最佳治疗剂量。

④水蛭素：特异性抗凝血酶制剂，目前使用的为基因重组水蛭素，其优点为不良反应少。

(2)抗血小板药物治疗

①阿司匹林：属环氧化酶抑制药，普遍用于心脑栓塞性疾病，可降低心肌梗死复发率和病死率，对一过性脑缺血(TIA)患者可降低脑卒中发生率。

②双嘧达莫：临床用于预防血栓栓塞性疾病，主要通过抑制磷酸二酯酶或增加腺苷环化酶活性，提高血小板内cAMP水平而抑制血小板聚集，还可增加血管前列环素(PGI_2)生成并抑制血小板TXA_2生成。

③噻氯匹定：属特异性抗血小板聚集药。临床上多用于慢性血栓闭塞性脉管炎，及闭塞性动脉硬化患者、心肌梗死及脑缺血等。

(3)介入疗法及手术：介入疗法及手术治疗主要针对重要脏器(如心、脑)新近形成的血栓(动脉血栓6h，静脉血栓6d)，可通过导管将溶栓药物注入局部以溶解血栓，恢复正常血供。

(六)治疗管理

1. 疗效管理

①输血浆为轻型血友病的首选有效疗法。新鲜血浆和新鲜冷冻血浆含有所有的凝血因子。冷沉淀物所含凝血因子Ⅷ较新鲜血浆高5～10倍。须冷冻干燥存于-20℃下，室温下放1h活性即丧失50%，故应于1h内输完。

②肾上腺皮质激素可改善毛细血管通透性，对控制血尿、加速急性关节积血的吸收及对有凝血因子Ⅷ抗体的患者有一定疗效，可与输血浆及浓缩剂合用。

③DDAVP可使血管内皮细胞释放ⅧR:Ag，而Ⅷ:C的升高与ⅧR:Ag上升有关，但对严重血友病无效，常用于轻型血友病甲及血管性假血友病。

④在妊娠早期进行基因诊断，对血友病胎儿应终止妊娠。

2. 不良反应管理　血友病患者禁服影响血小板功能的药物，如阿司匹林、保泰松、吲哚美辛、双嘧达莫等，应避免使用具有活血化瘀中草药。左旋门冬酰胺酶用于白血病的治疗，可引起肝细胞合成纤维蛋白原功能障碍，从而引起凝血障碍。使用此类药物，应注意观察血纤维蛋白原含量。此外，有血尿及脑出血者禁用6-氨基己酸。

三、白细胞减少和粒细胞缺乏

(一)疾病定义和流行病学

当外周血白细胞计数持续低于$4.0\times10^9/L$时，称白细胞减少症，若中性粒细胞绝对值低于$2.0\times10^9/L$时，称粒细胞减少症。中性粒细胞绝对值低于$0.5\times10^9/L$，称粒细胞缺乏症。粒细胞缺乏症是粒细胞减少症发展到严重阶段的表现。该病发生率随年龄而急剧上升；发生于青年人和儿童的只有10%；而发生于老年人的在半数以上。粒细胞缺乏症发生率女性为男性的2倍。

(二)病因及发病机制

白细胞减少和粒细胞缺乏的病因和发病机制基本相同，主要为细胞的生成减少、破坏或消耗过多致骨髓功能失代偿。

(三)临床表现

发病前多数患者有某种药物接触史；起病急

骤、高热、寒战、头痛、极度衰弱、全身不适；由于粒细胞极度缺乏，机体抵抗力明显下降，感染成为主要并发症；牙龈、口腔黏膜、软腭、咽峡部发生坏死性溃疡，常覆盖灰黄或淡绿色假膜；皮肤、鼻腔、阴道、子宫、直肠、肛门均可出现炎症；局部感染常引起相应部位淋巴结肿大；肺部的严重感染引起咳嗽、呼吸困难、发绀；发生败血症时可伴肝损害，出现肝大、黄疸；严重者可伴中毒性脑病或中枢神经系统感染，出现头痛、恶心、呕吐、意识障碍，甚至昏迷。

(四)治疗原则

白细胞减少症主要以选用 1～2 种升白药为主。

粒细胞缺乏患者极易发生危及生命的细菌和真菌感染，应根据病原体的培养结果有针对性地用药，并做到早期、广谱、联合和足量给药。药物和剂量应根据微生物学和血药浓度监测而调整，抗菌药物需用至热退、感染症状完全消失后 4～5d，败血症需应用 2 周左右。同时需加强支持治疗，注意营养和各种维生素的补给。

(五)药物治疗方案

(1)促进白细胞生成：白细胞减少症可选用一般升白细胞药物如小檗胺、利血生、鲨肝醇、维生素 B_4、辅酶 A 和碳酸锂。

(2)免疫抑制药治疗：如糖皮质激素、硫唑嘌呤、环磷酰胺、大剂量丙种球蛋白输注对免疫性粒细胞减少者有效。对免疫性粒细胞缺乏症，应用肾上腺皮质激素，但易致感染及掩盖感染现象，应慎用。

(3)集落刺激因子治疗：重组人粒细胞生长因子主要有 rhGM-CSF 和 rhG-CSF。rhG-CSF 能加速化疗引起白细胞减少的恢复，对周期性粒细胞减少和严重的先天性粒细胞缺乏儿童效果较好，亦可用于预防强烈化疗引起的白细胞减少和发热。待白细胞回升后酌情减量或停药。

(4)抗感染治疗：可选择应用如青霉素类、头孢菌素类抗生素、氨基糖苷类抗生素和糖肽类抗生素。

(六)治疗管理

1. *疗效管理*　治疗的关键是积极寻找与去除致病因素，终止可疑药物，脱离有害因素，控制感染，对继发于其他疾病患者应积极治疗原发性疾病。对粒细胞轻度减少且无感染倾向，骨髓检查无明显异常者不必过多依赖药物。

药物治疗过程中应注意：

①急性粒细胞缺乏症病死率高，须按急症进行抢救治疗；

②问诊时注意询问中性粒细胞减少的发生速度、持续时间和周期性；有无药物、毒物或放射性物质接触史；有无急、慢性感染，类风湿关节炎及其他结缔组织病等；有无家族史；

③体检时注意有无淋巴结、肝脾肿大、胸骨压痛及相关疾病的阳性体征和感染病灶；

④在恢复阶段，骨髓粒系比例增高，外周血白细胞数可高达正常值数倍，并且出现早幼粒、中幼粒及晚幼粒细胞，呈“类白血病反应”表现；

⑤外周血单核细胞增多者提示病情有好转可能。

2. *不良反应管理*

①rhGM-CSF 和 rhG-CSF 的常见不良反应为发热、肌肉骨骼酸痛、皮疹等，停药后一般可恢复；

②维生素 B_4 为核酸前体，应考虑是否有促进肿瘤发展的可能性；

③小檗胺服用后可能出现头痛、无力、便秘、口干并伴有阵发性腹痛腹胀等症状，但继续服药均能耐受；

④骨髓恶性肿瘤患者禁用利血生。

四、白血病

(一)疾病定义和流行病学

白血病是造血干细胞或祖细胞突变引起的恶性克隆性肿瘤。造血干、祖细胞在多种致病因素的作用下，发生基因突变而成为具有恶性肿瘤细胞特征的白血病细胞，白血病细胞失去进一步成熟分化的能力，细胞发育阻滞在造血的某个特殊阶段，表现为一系或多系细胞成分克隆性、自发性、无限制地异常增生，广泛浸润骨髓、肝、脾、淋巴结等各组织器官，使骨髓正常造血功能受抑制，从而导致贫血，出血，感染，肝、脾、淋巴结肿大等。

白血病是儿童和青年最常见的一种恶性肿瘤。白血病的发病率在欧洲和北美最高，其死亡率为 3.2～7.4/10 万人口。亚洲和南美洲发病率较低，死亡率为 2.8～4.5/10 万人口。中国的慢性髓性白血病患者较西方更年轻化，国内的流行病学调查显示慢性髓性白血病中位发病年龄为 45～50 岁，而西方国家中位发病年龄为 67 岁。在我国，慢性白血病的发病率远远低于急性白血病。

(二)病因及发病机制

随着分子生物学技术的发展,白血病的病因学已从群体医学、细胞生物学进入分子生物学的研究。尽管许多因素被认为和白血病发生有关,但人类白血病的确切病因至今未明。目前病毒可能是白血病发病的主要因素,此外还与放射、化学毒物、药物接触及遗传因素等有关。

(三)临床表现

急性白血病常以发热、贫血或出血为首发症状,多数患者起病急,进展快。主要症状为贫血、出血、发热、继发感染及白血病细胞浸润。慢性白血病一般起病缓慢,早期多无明显症状,常见疲乏、低热,脾大,约95%的慢性白血病有脾大,可平脐甚或伸入盆腔,质地较硬。患者可有左上腹不适与闷胀感,少数于病程中可发生脾周围炎、脾梗死等。脾大常与白细胞数成正比,并随病情缓解或加重而恢复或增大。约半数患者有肝大。此外,主要表现为外周血白细胞数明显增高,骨髓极度增生,以粒细胞系统的中晚期阶段细胞为主,多伴明显的脾肿大,骨髓中性粒细胞碱性磷酸酶染色(NAP性)率明显降低或阴性。加速期和急变期可出现类似急性白血病的表现。

(四)治疗原则

白血病患者发病时体内有 10^{11}～10^{12} 以上白血病细胞。白血病治疗可分为两个阶段:诱导缓解和缓解后治疗(巩固强化和维持治疗)。诱导缓解阶段是选择数种作用机制不同的药物联合化疗,以达到完全缓解(CR),即白血病症状和体征消失,血象:Hb≥100 g/L(男性)或≥90g/L(女性及儿童),中性粒细胞绝对值≥1.5×10^9g/L,血小板≥100×10^9g/L,外周血白细胞分类中无白血病细胞;骨髓象:原粒细胞+早幼粒细胞(原单核细胞+幼单核细胞或原淋巴细胞+幼淋巴细胞)≤5%,红细胞及巨核细胞系列正常。此时需杀灭2～3个数量级白血病细胞使骨髓中白血病细胞减少至5%以下,造血功能恢复。但此时患者体内仍残存 10^9～10^{10} 个白血病细胞,疾病并未治愈。治疗第二阶段即缓解后治疗,一般于第一次取得完全缓解之后两周开始,包括间歇应用原诱导缓解方案或采用更为强烈的方案以杀灭残余的白血病细胞。化疗治疗急性白血病的原则为:早期、联合、充分、间歇、阶段。

(五)药物治疗方案

1. 治疗药物分类

(1)干扰核酸合成的药物:包括①二氢叶酸还原酶抑制药,如甲氨蝶呤(MTX)等;②胸苷酸合成酶抑制药,如氟尿嘧啶(5-Fu)等;③嘌呤核苷酸互变抑制药,如巯嘌呤(6-MP)等;④核苷酸还原酶抑制药,如羟基脲等;⑤DNA多聚酶抑制药,如阿糖胞苷(Ara-C)等。

(2)影响蛋白质合成的药物:包括①影响微管蛋白装配的药物有长春新碱、长春碱、依托泊苷等;②干扰核糖体功能,阻止蛋白质合成的药物,如高三尖杉酯碱等;③影响氨基酸供应,阻止蛋白质合成的药物,如门冬酰胺酶等。

(3)直接与DNA结合而影响基本结构与功能的药物:包括①烷化剂,如氮芥等;②破坏DNA的金属化合物,如顺铂等;③DNA嵌入剂,如柔红霉素等;④破坏DNA的抗生素,如丝裂霉素等。

(4)影响激素平衡的药物:主要有肾上腺皮质激素、雄激素、雌激素、他莫昔芬等。

(5)诱导细胞分化和凋亡的药物:主要为维A酸及三氧化二砷(arsenic trioxide,As_2O_3)等。

此外,根据白血病治疗药物作用于细胞周期的不同阶段,可分为①细胞周期非特异性药物,作用于细胞作用的各个阶段;②细胞周期特异性药物,仅作用于细胞周期的某一阶段或某几个阶段。

2. 药物治疗方案

(1)急性白血病的治疗:依据细胞的形态及细胞组织化学染色,将急性白血病分为急性淋巴细胞性白血病(Acutelymphoblasticleukemia,ALL)和急性髓细胞白血病(Acutemyelocyticleukemia,AML)两大类、共10个亚型(L1～L,M3～M7)。

1)诱导治疗

急性髓细胞性白血病的诱导治疗

①蒽环类药物联合阿糖胞苷"3+7"方案:是目前国内外公认治疗AML的标准诱导方案。最常用的药物为柔红霉素(daunorubicin,DNR)45～90 mg/(m^2·d)或去甲氧基柔红霉素(idarubicin,IDA)8～12 mg/(m^2·d)静脉滴注3d,阿糖胞苷(cytosine arabinosidc,Ara-C)100～200 mg/(m^2·d)静脉滴注7d CR率可达60%～85%。

②高三尖杉酯碱联合阿糖胞苷方案:是我国经过多年实践,认为可替代蒽环类药物作为一线化疗的方案,其CR率可达80%。具体用法为:高三尖杉酯碱(homoharringtonine,HHT)2～2.5 mg/(m^2·d)静脉滴注7d,或4 mg/(m^2·d),静脉滴注3d,Ara-C 100～200 mg(m^2·d),静脉滴注7d。

③含中、大剂量阿糖胞苷的诱导方案:蒽环类

药物(包括DNR、IDA等)联合中、大剂量阿糖胞苷联合化疗方案近年用于AML的诱导缓解治疗,亦取得较好疗效。蒽环类药物用药和剂量见上述,阿糖胞苷用量为1.0～2.0 g/m^2,q12 h,第1、3、5天,或1～5d。

④HA+蒽环类药物的方案:常用药物组合为HA+DNR,或HA+ACD方案,HA是指高三尖杉酯碱(HHT)和Ara-C。其中HHT和DNR用法同标准诱导方案,阿克拉霉素(aclacinomyoh,ACD)为20 mg/d,静脉滴注7d,阿糖胞苷用量前4d为100 mg/(m^2·d),后3天为1.0～2.0 g/m^2,q12h。

⑤小剂量阿糖胞苷为基础的化疗方案:单用阿糖胞苷10 mg/m^2,q12h,皮下注射14d,或采用预激化疗方案(priming therapy),联用阿柔比星10 mg/d,或高三尖杉酯碱2 mg/d,静脉滴注8d,同时使用粒细胞集落刺激因子300 μg/d(当WBC>10×10^9/L时停用)。适合于全身情况较差,不能耐受标准化疗的患者,有前驱血液病史(如骨髓增生异常综合征,肿瘤放化疗)的患者,以及年龄>60岁的老年患者。

急性早幼粒细胞性白血病的诱导治疗

急性早幼粒细胞性白血病(acute promyelocytic leukemia,APL)是一类具有特殊细胞遗传学和基因异常的AML。针对其致病基因PML-RARα的靶向药物治疗的出现极大地提高了诱导缓解率,减少了APL诱发DIC导致的出血并发症的病死率,长期生存和治愈率已超过70%。

APL的诱导治疗方案主要分为:①全反式维甲酸(All-trans retinoic acid,ATRA)和以蒽环类(包括IDA、DNR等)为主的化疗;②不能耐受以蒽环类为基础化疗者,予ATRA+砷剂(As_2O_3、口服砷剂)治疗。

ATRA针对APL具有t(15:17)易位,形成PML-RARα融合基因的特性,ATRA可以使PML～RARα蛋白降解,同时恢复RAR/视黄醇α受体的结构和功能,导致APL细胞诱导分化成熟。用法:30～60mg/d,分次口服,连续服药至缓解,CR率>90%,所需时间为30～60d。此药的优点是不诱发DIC,亦不发生骨髓抑制。主要不良反应是口唇、皮肤干燥、脱屑,骨、关节疼痛,肝功能损害,严重者可发生分化综合征,表现为高白细胞血症,发热,呼吸困难,胸腔和心包积液,低血压,肾功能不全等,甚至危及患者生命。减少分化综合征的发生和严重程度的处理方法可采用减少ATRA用量,30 mg/d;加用地塞米松,静脉滴注,2/d,加用蒽环类药物化疗,如静滴柔红霉素20 mg/d;仍然严重者应停用ATRA。

三氧化二砷(As_2O_3)通过下调bcl-2基因表达和改变PML-RARα蛋白,诱导APL细胞凋亡,故初治的患者和维甲酸耐药的APL患者均可使用。常用剂量为:10 mg/d,静脉滴注3～4h,4周为1个疗程,通常患者需治疗4～6周达完全缓解。初治患者的完全缓解率为90%,复发和难治患者达50%,且长期生存率高。主要不良反应是肝、肾功能损害,消化道症状、皮疹及手足麻木、皮肤色素沉着以及水肿和浆膜腔积液,停药后多能逆转。部分患者治疗中也可出现"分化综合征",处理主要是减量或停药,加用地塞米松和蒽环类药物。

近年来将全反式维甲酸与As_2O_3联合使用的"双诱导"方案,对提高APL患者诱导缓解率也彰显出有益的作用。APL患者一旦达CR,应采用含蒽环类药物的巩固强化化疗,以及含砷剂药物的序贯维持治疗。

急性淋巴细胞白血病的诱导治疗

ALL的治疗进展主要集中在以细胞遗传学、分子生物学为基础更精确分型和判断预后,综合各种预后因素,以危险度为基础制定个体化分层的治疗策略,为患者制定"量体裁衣"的治疗方案。

①ALL诱导化疗的标准方案:VDLP方案仍然是目前的标准方案,对所有类型的ALL均适用。具体为:长春新碱(vincrisctine,VCR)1.5 mg/m^{2}静脉注射,第1、8、15、22天;DNR 45 mg/(m^2·d)静脉注射第1、8、15、22天,左旋门冬酰胺酶(L-asparaginase,L-Asp),6000U/(m^2·d)静脉滴注,第11、14、17、20、23、26天;泼尼松40～60 mg/(m^2·d),口服1～28d。对儿童ALL患者,CR率可达90%,成年人ALL的CR率为75%～89%。

②增加诱导化疗强度的方案:欧洲多以德国BFM方案为基础,分为A、B两个阶段,连续8周,CR率达86%。北美则多采用Hyper-CVAD方案,将环磷酰胺、长春新碱、阿霉素及地塞米松与大剂量甲氨蝶呤、阿糖胞苷交替应用,92%的患者达到CR,5年DFS达38%。

③Ph染色体阳性急性淋巴细胞白血病的治疗:近年来酪氨酸激酶抑制药用于治疗Ph+ALL具有重大意义。将酪氨酸激酶抑制药纳入化疗明显改善了总体结果,已成为Ph+ALL诱导治疗的

一线方案。常用药物为甲磺酸伊马替尼(imatinib mesylate),400～800 mg/d,口服。而与酪氨酸激酶抑制药联合用药的最佳化疗方案目前尚不确定。

④Ph染色体阴性急性淋巴细胞白血病的治疗:至少应予VCR或长春地辛、蒽环/蒽醌类药物(如DNR、IDA、阿霉素、米托蒽醌等)、糖皮质激素(泼尼松、地塞米松等)为基础的方案(VDP)诱导治疗。推荐采用VDP联合环磷酰胺(CTX)和左旋门冬酰胺酶(L-Asp)组成的VDCLP方案,鼓励开展临床研究。

2)缓解后治疗:缓解后治疗的目的是继续杀灭体内残存的白血病细胞,预防复发,延长生存期,争取治愈。包括巩固、早/晚期强化及维持治疗。

急性髓细胞性白血病的缓解后治疗

①巩固治疗:采用原诱导方案,或选用与原诱导方案无交叉耐药的新方案序贯化疗4～6个疗程,减少耐药性的发生,如以去甲氧柔红霉素、米托蒽醌(mitoxantrone)或安吖啶(amsaconc,AMSA)等替换柔红霉素,巩固治疗每1～2个月一次。

②强化治疗:以中剂量(ID)或大剂量(HD) Ara-C为主要方案:IDAra-C 0.5～2 g/(m^2·d),持续静脉滴注,共5d,可单用或联合其他化疗药物,如DNR、IDA等。大剂量(HD)Ara-C 3.0 g/m^2静脉滴注,每12h一次,共3d。强化治疗一般进行3～4次,可单独或与巩固治疗交替,AML在经过强化治疗后,通常认为无须维持治疗。

③APL缓解后的治疗:无论是经ATRA或As_2O_3诱导缓解的APL患者,若不进行巩固维持治疗,则病情仍会复发。化疗对于清除PML-RAR阳性的APL细胞有肯定的作用。目前主张在完全缓解后,给予DA、HA和IDAra-C(或HD Ara-C)三疗程的巩固强化治疗,然后转入以ATRA、巯嘌呤+MTX的交替序贯维持治疗。

急性淋巴细胞白血病的缓解后治疗

ALL患者获得完全缓解后,应进行多药联合、交替、序贯强化治疗,分为早期强化,晚期强化,以后进入维持治疗。常用的有Hyper-CVAD方案和我国急性淋巴细胞白血病协作组制定的CALLG2008方案。高危患者早期强化治疗完成后,有HLA相合同胞或无关供者,可行异基因造血干细胞移植。无供者的患者继续晚期强化治疗,第Ⅴ疗程强化治疗后,无合适供者的高危险组和一般危险组患者均可以考虑进行自体造血干细胞移植。无移植条件的患者继续完成余下的晚期强化治疗。

3)维持治疗:ALL的维持治疗既可以在完成巩固强化治疗后单独连续使用,也可与晚期强化方案交替序贯进行。每月1个疗程,每6个月予强化治疗1次,直至缓解后3年。维持治疗常用方案为:6-MP 60 mg(m^2·d)口服,MTX 15～20 mg/m^2口服,每周一次。维持治疗时间为三年。

4)中枢神经系统白血病的防治:主张在CR后进行。常用MTX 8～12 mg/m^2,加地塞米松5 mg,作鞘内注射以预防中枢神经系统白血病,每周2次,共2～3周。此后AML一般不需再做鞘内注射。ALL高危险组患者,每次强化治疗的同时鞘内注射一次,共鞘注16次。一般危险组患者鞘注12次。Ara-C作为鞘内注射二线药物可用于AML、ALL高危险组、MTX无效者,常用剂量鞘内注射30 mg/m^2,此外,采用HDMTX和HDAra-C化疗时,高浓度药物可渗透入脑脊液,亦可达治疗目的。若已经发生中枢神经系统白血病,可按以上鞘内注射的药物和剂量,每周2次或隔日一次至脑脊液正常,以后维持的方法同上。

5)造血干细胞移植治疗急性白血病:造血干细胞移植预处理方案中超大剂量的化疗和放疗使白血病细胞最大限度被杀灭,移植物可使造血重建及免疫重建。而且同种异基因移植的移植物抗白血病作用还可持续清除残存的白血病细胞。故复发率大为降低,5年无病生存率较化疗高。

(2)慢性白血病的治疗:常见类型为慢性髓性白血病(Chronic myeloid leukemia,CML)和慢性淋巴细胞性白血病(Chronic lymphocytic leukemia,CLL)。

慢性髓细胞性白血病的治疗:造血干细胞移植(allo-HSCT)曾是唯一有望治愈CML的方法,但甲磺酸伊马替尼以及随后酪氨酸激酶抑制药尼洛替尼的出现,使CML的治疗开启了新篇章。甲磺酸伊马替尼成为CML治疗的首选一线方案,只要规范治疗、定期监测,部分患者可达到临床治愈的效果。此外,α干扰素和羟基脲为基础的方案在CML患者的治疗中也仍然具有一定价值。应该详细评估患者的全面情况后,参考患者治疗的意愿,向其推荐优势的治疗选择。常用的治疗药物有:酪氨酸激酶抑制药(tyrosine-kinase inhabitor,TKI)、羟基脲(hydoxyurea)、α干扰素(interferon α,IFNα)、白消安(busulfan,BU)、靛玉红(inbirubin)等。如果对伊马替尼耐药或者不耐受的患者可改用最新的二代靶向治疗药物尼洛替尼，同样会获得良好的生活质量。

慢性淋巴细胞性白血病的治疗：治疗策略的选择取决于疾病的分期。临床上将 CLL 分为 3 期：A 期，淋巴细胞绝对计数增高，但受累淋巴区域少于 3 组；B 期，淋巴细胞绝对计数增高，受累淋巴区域达 3 组或更多；C 期：除淋巴细胞增高和淋巴结肿大外，伴发贫血和血小板减少。A 期患者不必马上治疗。伴明显的淋巴结肿大或肝脾肿大或骨髓正常造血受累出现贫血和血小板减少的 B、C 期患者应考虑用药。首选苯丁酸氮芥（chlorambucil）6～10 mg/d，1～2 周后减量至 2～6 mg/d。根据血象调整药物剂量，以防骨髓过分抑制。对 C 期患者，苯丁酸氮芥合并泼尼松（10～20 mg）疗效较单用苯丁酸氮芥好。此外，常用化疗药物还有 CTX、泼尼松、腺苷类似物、利妥昔单抗（rituximab）等。目前认为，在化疗以后应用单克隆抗体，将此作为微小残留病灶的清除治疗，是一种比较理想的治疗方案。

（六）治疗管理

化疗方案及剂量必须个体化，根据白血病的类型、病程进度和患者客观条件而订。在化疗同时必须加强各种支持疗法，以防治出血和感染，保证化疗的顺利进行。

（1）防治感染：患者如出现发热，应及时查明感染部位及分离病原菌，并同时应用广谱抗生素。明确病原菌后，根据药敏试验选择有效抗生素。

（2）促进免疫功能和造血功能恢复：为保证患者能耐受化疗，可合理使用人基因重组集落细胞刺激因子、免疫增强剂等，提倡输浓缩红细胞。

（3）防治化疗并发症：化疗时由于白血病细胞被大量破坏，血清和尿中尿酸浓度增高，易产生肿瘤溶解综合征、高尿酸血症等，必要时可使用别嘌醇 100 mg，3/d。

（4）控制出血：加强鼻腔、牙龈的护理，避免干燥和损伤，尽量减少肌内注射和静脉穿刺。血小板计数＜10×10^9/L 可输浓缩血小板，保持血小板计数＞30×10^9/L。化疗期间还须注意预防 DIC。

（5）维持营养：白血病系严重消耗性疾病，常有消化功能紊乱，可发生严重的营养不良，必须补充营养，维持水、电解质平衡。

（6）积极心理治疗：尽可能将病情、治疗方法和预后交代清楚，使患者和家属配合治疗。

（7）治疗“监测”：对白血病的治疗尤为重要，如对于 CML，目前的分子学即基因检测已成为 CML 最敏感、最严格的检测方法，而聚合酶链反应（PCR）是分子学检测常用的实验手段，定期 PCR 疗效监测有助于早期发现可能的缓解或依从性问题，帮助优化治疗方案，还能为与患者讨论和评估病情创造良好条件。此外，在 AML 的整个治疗过程中应特别注意化疗药物的心脏毒性问题，注意监测心功能（包括心电图、心肌酶、超声心动等）。DNR 的最大累积剂量 550 mg/m^2，活动性或隐匿性心血管疾病、目前或既往接受过纵隔/心脏周围区域的放疗、既往采用其他蒽环类或蒽二酮类药物治疗、同时使用其他抑制心肌收缩功能的药物或具有心脏毒性的药物——如曲妥珠单抗等情况，累积剂量一般不超过 400 mg/m^2。IDA 的最大累积剂量为 290 mg/m^2，Mitox 的累积剂量为 160 mg/m^2。计算累积剂量时还应考虑整个治疗周期的持续时间。

（杜奕奇　柳　琳　吴秀华　谢先吉　黄　鑫）

第六节　内分泌及代谢性疾病的药物治疗

一、糖尿病

（一）定义及流行病学

糖尿病是由于胰岛素分泌缺陷以及各种不同程度的外周胰岛素抵抗所致的以高血糖为特征的代谢性疾病。近 30 年来，我国糖尿病患病率显著增加。2007—2008 年糖尿病的流行病学调查结果显示，我国 20 岁以上的成年人糖尿病患病率为 9.7%，其中 2 型糖尿病占 90%以上，1 型糖尿病约占 5%，妊娠期糖尿病的患病率接近 5%，其他类型糖尿病仅占 0.7%。

（二）病因及发病机制

详见表 8-16

表 8-16　糖尿病的分型及发病机制

糖尿病的类型	病因与机制
1 型糖尿病(胰岛素依赖型)	遗传上的易感人群在环境因素作用下发生自身免疫反应引起胰岛 B 细胞破坏，导致绝对的胰岛素缺乏或分泌不足，血液中能检测到自身抗体
2 型糖尿病(非胰岛素依赖型)	易感基因；高热量饮食、精神紧张、缺少运动、肥胖；周围组织胰岛素抵抗；肝糖原增加；胰岛素释放延迟；胰岛素分泌不足
其他特殊类型糖尿病	基因变异引起的胰岛细胞功能缺陷、胰岛素作用缺陷、胰腺疾病(胰腺炎、胰腺创伤、囊性纤维化和血色素沉积症)、内分泌疾病(库欣综合征、肢端肥大症)、营养不良引发的继发性糖尿病
妊娠期糖尿病	易感基因；妊娠导致的一定程度的胰岛素抵抗

(三)临床表现

1. *1 型糖尿病症状特点*

(1)任何年龄均可发病，但常见于 30 岁以前；

(2)起病急，病情重，多有典型的“三多一少”症状，即多饮、多食、多尿和消瘦；

(3)血糖显著增高，常出现酮症酸中毒；

(4)胰岛素水平很低，胰岛功能基本丧失，需要终生应用胰岛素治疗；

(5)成年人晚发自身免疫性糖尿病发病年龄多在 20～48 岁，易出现大血管病变。

2. *2 型糖尿病症状特点*

(1)多见于中老年，一般有家族遗传性；

(2)起病缓慢，病情相对平稳，无症状的时间可达数年至数十年；

(3)多数人肥胖、食欲好、精神体力与常人无异，偶有疲乏无力，个别人可出现低血糖；

(4)多在体检时发现；

(5)随着病程延长，血糖逐渐升高，可出现糖尿病慢性并发症。

3. *糖尿病的主要并发症*

(1)糖尿病慢性并发症：微血管病变是糖尿病视网膜病变、肾病和神经病变的发病基础；大血管病变会导致冠心病、高血压，周围血管病变、糖尿病足病和脑血管疾病。①糖尿病性心脏病：造成心脏代谢紊乱，心功能减退，出现易倦、乏力、心慌气短、心绞痛，严重者发生急性心衰、休克、心律失常甚至猝死。②糖尿病眼病：常见视网膜病变、白内障、视神经损伤、继发性青光眼，眼部并发症往往导致失明，早发现早治疗十分关键。③糖尿病足病：是一种慢性致残性并发症，一旦发生很难得到有效治疗，往往需要截肢，严重时可致死。

(2)糖尿病急性并发症：糖尿病酮症酸中毒、高渗性高血糖状态、低血糖症、乳酸酸中毒。

(3)糖尿病并发感染：糖尿病患者易发生细菌和真菌感染，最常见的是黏膜皮肤的真菌感染以及足部的细菌感染。

(四)治疗原则

糖尿病治疗的近期目标是控制血糖，防止出现急性并发症。远期目标是通过良好的代谢控制达到预防慢性并发症，提高糖尿病患者的生活质量和延长患者寿命。世界权威机构对糖化血红蛋白(HbA1c)有明确的控制目标，国际糖尿病联盟(International Diabetes Federation)IDF、美国糖尿病学会(American Diabetes Association)ADA 及我国指南均建议控制在 7%以下，美国临床内分泌专家协会(American Association of Clinical Endocrinologists)AACE 则建议控制标准为＜6.5%。此外，还应使患者的血压、血脂、血液流变学指标控制在正常水平，没有急性代谢性并发症，体重稳定，能保持较正常的工作生活能力。建立完善的糖尿病教育管理体系，为患者提供生活方式干预和药物治疗的个体化指导。

(五)药物治疗

1. *治疗药物分类*　目前糖尿病的治疗药物包括口服降糖药物(表 8-17)、胰岛素制剂(表 8-18)以及胰高糖素样多肽 1(glucagon-like peptide，GLP-1)受体激动药(表 8-19)等。

表 8-17　口服抗糖尿病药物的种类及特点

药品名称/分类	每日剂量(mg)	分服次数	主要不良反应
磺酰脲类胰岛素促泌药			
甲苯磺丁脲	1000～2000(最大 3000)	2～3	低血糖、消化道反应、过敏、白细胞减少
格列本脲	1.25～10(最大 15)	1～2	低血糖、消化道反应、过敏
格列齐特	80～240(最大 320)	1～3	低血糖、消化道反应、过敏
格列齐特缓释片	30～120(最大 120)	1	低血糖、过敏
格列吡嗪	5～15(最大 30)	2～3	低血糖、消化道反应、过敏
格列吡嗪控释片	5～15(最大 20)	1	低血糖、过敏
格列喹酮	90～120(最大 180)	2～3	低血糖、消化道反应、过敏
格列苯美脲	1～4(最大 6)	1	低血糖、消化道反应、过敏、肝功异常
非磺酰脲类胰岛素促泌药			
瑞格列奈	1.5～12	3	胃肠道反应、过敏、肝功异常、低血糖
那格列奈	180～360	3	肝功异常、低血糖、皮疹瘙痒、腹痛
双胍类			
二甲双胍	1000～1500(最大 2000)	2～3	消化道反应、疲乏、皮疹、体重减轻
α 糖苷酶抑制药			
阿卡波糖	50～300	2～3	腹胀、肠鸣音亢进、腹泻、皮肤反应
伏格列波糖	0.6	3	腹胀、肠鸣音亢进、腹痛、皮肤反应
噻唑烷二酮类胰岛素增敏药			
罗格列酮	2～8	1～2	肝功异常、头痛、上呼吸道感染、水肿
吡格列酮	15～45	1	头痛、肌痛、上呼吸道感染、水肿、贫血
二肽基肽酶Ⅳ(DPP-Ⅳ)抑制药			
西格列汀	100	1	可能出现超敏反应、肝酶升高、上呼吸道感染、鼻咽炎
沙格列汀	5	1	淋巴细胞减少、皮疹、血肌酐及磷酸肌酸激酶升高、上呼吸道及泌尿道感染、头痛
维格列汀	100	2	鼻塞、头痛、上呼吸道感染

表 8-18　胰岛素制剂种类与特点

类别	名称	起效时间(h)	作用峰时(h)	维持时间(h)	给药时间
超短效	门冬或赖脯胰岛素	0.12～0.2	1～2	4～6(皮下)	餐前 10min
短效	正规胰岛素	0.5～1	1.5～4	3～6(皮下、肌肉)	餐前 15～30min
		0.2～0.3	0.25～0.5	0.5～1(静注)	酮症昏迷,即刻
中效	低精蛋白锌胰岛素	1～2	6～12	12～18(皮下)	餐前 30～60min
长效	精蛋白锌胰岛素	4～6	14～20	24～36(皮下)	早餐前 30～60min,1/d
超长效	地特胰岛素	3～6	6～8	6～24(皮下)	睡前 30～60min,1～2/d
	甘精胰岛素	2～5	5～24	18～24(皮下)	睡前 30～60min,1/d
预混	双时相低精蛋白锌胰岛素	0.5	2～8	24(皮下)	早餐前 30min,1～2/d
	双时相低精蛋白锌门冬胰岛素	0.5	2～8	24(皮下)	餐前或餐后即时注射
	双时相低精蛋白锌赖脯胰岛素	0.5	2～8	24(皮下)	餐前或餐后即时注射

表 8-19　目前临床使用的 GLP-1 受体激动药

化学名	每次剂量	给药频率
艾塞那肽	5U～10 U	每日 2 次
利拉鲁肽	0.6～1.8 mg	每日 1 次

2. 药物治疗方案

(1)1 型糖尿病的药物治疗：1 型糖尿病患者需终生使用胰岛素治疗，根据病情和疗效可选择常规治疗(基础胰岛素或预混胰岛素)和强化治疗(餐时＋基础胰岛素)。胰岛素的剂量必须个体化，大多数患者应该接受皮下注射(每天 3 或 4 次)，根据血糖水平每 3～4d 调整一次，每次调整 1～4 IU，直至血糖达标。

(2)2 型糖尿病的药物治疗：2 型糖尿病可分为肥胖和非肥胖两种类型，肥胖的 2 型糖尿病患者在饮食、体育运动、控制体重的基础上，可选用能够增加胰岛素敏感性的药物如二甲双胍、α 糖苷酶抑制药、吡格列酮、DPP-Ⅳ抑制药等。

非肥胖患者可首先选用磺酰脲类药物，逐渐加入二甲双胍或 α 糖苷酶抑制药，口服降糖药物用至较大剂量仍无法控制血糖的患者应加用或改用胰岛素制剂。症状严重者可先使用胰岛素治疗，待血糖控制后根据胰岛功能判断是否改用口服降糖药物。各种磺酰脲类药物不宜联合应用，也不宜与非磺酰脲类促泌药合用，还应注意与其他药物之间的相互作用。

(3)肝肾功能不全时糖尿病的药物治疗：糖尿病伴有肝功能不全患者在选择降糖药时应慎用口服降糖药，以免因药物消除减慢引起药物不良反应，加重肝负担，使肝功能进一步受损。应选择胰岛素治疗，待肝功能恢复后，改用口服降糖药。

肾功能不全时，应选用不经肾脏排泄、而主要在肝代谢经胆道排泄的药物治疗，如格列喹酮。瑞格列奈绝大部分经胆汁排泄，且不易引起低血糖反应，故轻、中度肾功能不全时仍可应用。对胰岛素治疗患者，可因胰岛素在肾脏的降解减少而需减少胰岛素用量，也可因肾功能不全产生胰岛素抵抗而需增加胰岛素用量，需密切监测患者血糖变化调节剂量。双胍类药物和多数磺酰脲类药物主要经肾排泄，应禁用。

(4)老人和儿童糖尿病的药物治疗：老年糖尿病的治疗需在控制血糖的同时防止低血糖反应。因此可设定相对宽松的治疗目标，即将空腹血糖控制在 8 mmol/L 以下，餐后 2h 血糖控制在 12 mmol/L 以下。对较长时间饮食和运动疗法未能达到治疗效果的老年 2 型糖尿病患者，可口服药物治疗。在选择口服降糖药物时应注意：①老年人伴有心肾肝功能不良者，忌用二甲双胍；②有心功能不全者避免使用噻唑烷二酮类药物；③避免选用作用强且持续时间长的磺酰脲类降糖药，防止低血糖；④可选择 α 糖苷酶抑制药，小剂量作用温和或半衰期短的胰岛素促分泌剂及 DPP-Ⅳ抑制药，可根据血糖变化逐渐加量。

儿童 1 型糖尿病一经确诊常需终生依赖外源性胰岛素替代治疗。由于患儿胰岛残余 β 细胞功能有差异，治疗要注意个体化。儿童 2 型糖尿病的治疗原则上可先用饮食和运动治疗，观察 2～3 个月，若血糖仍未达标者，可使用口服降糖药或胰岛素治疗以保证儿童的正常发育。在多数情况下(特别是对于肥胖患者)二甲双胍作为首选药物。与磺酰脲类药物相比，二甲双胍不易发生低血糖，同时可降低三酰甘油和胆固醇水平。

(5)妊娠时糖尿病的药物治疗：糖尿病妇女计划怀孕前，应开始接受强化胰岛素治疗，直至妊娠结束。妊娠期间总体重增加宜在 12 kg 左右。妊娠期发病的糖尿病患者也应采用胰岛素治疗。妊娠时患者应选用人胰岛素短效制剂，必要时加用中效制剂，忌用口服降糖药。保持血糖水平接近正常又不引起低血糖对胎儿的正常发育非常重要。绝大多数患者在分娩后即可停用胰岛素，个别患者需小剂量胰岛素长期治疗。

(6)糖尿病急性并发症的药物治疗：糖尿病酮症酸中毒是糖尿病特别是 1 型糖尿病患者最常见的急性并发症。其治疗常采用短效胰岛素静脉滴注，既能有效地抑制酮体生成，又避免血糖、血钾和血浆渗透压降低过快带来的各种危险。治疗开始时，以 0.1 U/(kg·h)(成人 5～7 U/h)胰岛素加入生理盐水中持续静脉滴注，通常血糖可下降 2.8～4.2 mmol/(L·h)，如在第一小时内下降不明显，且脱水状态已基本纠正，胰岛素剂量可加倍，每 1～2h 测定血糖，根据血糖下降情况进行调整，使血糖下降速率稳定在上述范围内。对于重症患者，补液也十分重要，不仅能纠正失水、恢复肾灌注，还有助于血糖下降和酮体的清除。血糖＞13.9mmol/L 时补给生理盐水，当血糖降至 13.9mmol/L 以下时补 5%葡萄糖或糖盐水。注意应在治疗的同时补钾，避免低钾血症的发生。对于重度酸中毒者，当血 pH 降至 6.9～7.0 时，用 5%碳酸氢钠 0.5～1

ml/kg，稀释成 1.5％等渗溶液静滴，pH 上升至 7.0 时，停止补碱。

非酮症高渗透性高血糖状态多见于老年 2 型糖尿病患者，患者失水严重，积极补液至关重要，对预后起决定性作用。首选生理盐水，当血糖低至 13.9 mmol/L 时，可开始输入 5％葡萄糖液并加入胰岛素（GLU ：RI＝3～4 g：1 U）。同时注意根据酮症酸中毒治疗方案补钾，纠正水、电解质紊乱。

(7)糖尿病合并症及慢性并发症的药物治疗：糖尿病合并高血压时，血压控制目标为 130/80 mmHg 以下，以降低心血管病变及微血管并发症发生的危险性。药物治疗首选 ACEI 和 ARB。为达到降压目标，通常需要多种降压药联合应用，使用 β 受体拮抗药和噻嗪类利尿药时，应注意药物对糖代谢的不良影响。2 型糖尿病合并以总胆固醇或低密度脂蛋白胆固醇增高为主的血脂异常者，宜选用他汀类药物，以三酰甘油升高为主的可选用贝特类药物。烟酸类调血脂药可升高血糖，应禁用。对糖尿病肾病患者，限制蛋白质摄入量、严格控制高血压、预防和治疗尿路感染是治疗的主要措施，降血糖药物的选用同前述肾功能不全时糖尿病的治疗。

(六)治疗管理

1. *疗效监测*　HbA1c 是长期控制血糖最重要的评估指标（正常值 4％～6％），也是指导临床治疗方案调整的重要依据之一。患有血红蛋白异常性疾病的患者，HbA1C 的检测结果不可靠，应以空腹和(或)餐后静脉血浆血糖为准。

自我血糖监测的频率取决于治疗的目标和方式：①血糖控制差或病情危重者应每天监测 4～7 次，直到病情稳定，血糖得到控制。当病情稳定或已达血糖控制目标时可每周监测 1～2d；②使用胰岛素治疗者在治疗开始阶段每日至少监测血糖 5 次，达到治疗目标后每日监测 2～4 次；使用口服药和生活方式干预的患者达标后每周监测血糖 2～4 次。

2. *糖尿病教育和管理*　糖尿病患者一旦确诊就必须接受糖尿病教育，教育和指导应该是长期的、随时随地进行的，特别是当血糖控制较差需要调整治疗方案或因出现并发症需要进行胰岛素治疗时。教育的内容应包括：疾病的自然进程；糖尿病的临床表现；糖尿病的危害，包括急慢性并发症的防治，特别是足部护理；个体化的治疗目标；个体化的生活方式干预措施和饮食计划；规律运动和运动处方；饮食、运动与口服药、胰岛素治疗或其他药物间的相互作用；自我血糖监测、尿糖监测和胰岛素注射等具体操作程序；血糖结果的意义和应采取的相应干预措施；发生紧急情况时如疾病、低血糖、应激和手术时的应对措施；糖尿病妇女受孕必须做到有计划，并全程监护。

3. *医学营养治疗*　营养治疗的目标是达到并维持理想的血糖水平，减少心血管疾病的危险因素，包括控制血脂异常和高血压，提供均衡营养的膳食，减轻胰岛 β 细胞负荷，维持合理体重。

膳食中由脂肪提供的能量不超过饮食总能量的 30％，饱和脂肪酸摄入量＜10％饮食总能量，不宜摄入反式脂肪酸，单不饱和脂肪酸在总脂肪摄入中的供能比宜达到 10％～20％，适当提高多不饱和脂肪酸摄入量（＜10％总能量摄入），食物中胆固醇摄入量＜300 mg/d。

膳食中碳水化合物所提供的能量应占总能量的 50％～60％，低血糖指数食物有利于血糖控制，蔗糖引起的血糖升高幅度与同等数量的淀粉类似，不超过总能量的 10％，适量摄入木糖醇和非营养性甜味剂是安全的，每日定时进三餐，碳水化合物均匀分配。

肾功能正常的糖尿病个体，推荐蛋白质的摄入量占供能比的 10％～15％，有显性蛋白尿的患者蛋白摄入量宜限制在 0.8 g/(kg·d)，从 GFR 下降起，即应实施低蛋白饮食，推荐蛋白摄入量 0.6 g/(kg·d)，并同时补充复方 α-酮酸制剂。

食盐摄入量限制在每天 6 g 以内，高血压病人更应严格限制摄入量。不推荐糖尿病患者饮酒。

二、甲状腺疾病

(一)甲状腺功能亢进症

1. *定义和流行病学*　甲状腺功能亢进症（Hyperthyroidism）简称甲亢，是多种原因引起甲状腺功能增高，甲状腺激素（包括三碘甲状腺原氨酸 T_3 和甲状腺素 T_4）合成、释放入血过多，引起氧化过程加快、代谢率增高的一种常见内分泌疾病。甲亢分为多种类型，其中以 Graves 病（毒性弥漫性甲状腺肿，弥漫性甲状腺肿伴甲亢）最为常见。本病常有明显家族性，多见于女性，男女之比为 1：3～4，以 20～40 岁的中青年为多见。一般临床上所说的甲亢主要是指 Graves 病，本节着重阐述 Graves 病的药物治疗。

2. *病因及发病机制*　Graves 病主要是在遗传基础上因精神刺激等应激因素而诱发自身免疫反

应所致，其甲亢和甲状腺肿大是抗促甲状腺激素(TSH)受体自身抗体作用于甲状腺的结果。Graves病的免疫异常还表现在：甲状腺和眼球后组织有淋巴细胞和浆细胞浸润；甲状腺组织有IgG、IgM、IgA沉着；周围血液循环中淋巴细胞绝对值和百分比增高，常伴有淋巴结、胸腺和脾脏淋巴组织增生；患者或其家属发生其他自身免疫性疾病者较多见；皮质类固醇和免疫抑制剂可缓解Graves病的甲亢和眼征。Graves病眼征的病因仍不清楚，可能与免疫机制有一定关联，因2/3有活动性Graves病眼征的患者血清中可检出突眼性免疫球蛋白(OIgG)。

3. 临床表现　易激动、焦虑烦躁、多言多动、失眠，怕热、多汗、皮肤温暖和潮湿，双手震颤，甲状腺肿大，双眼突出(亦可单侧突出)，睑裂增宽、凝视。多食易饥，体重明显下降，肌肉软弱无力。大便次数增多以及低热、心悸、气促、心动过速，亦可出现心律失常，心脏扩大，严重者可发生心力衰竭。

4. 治疗原则　本病的治疗目的在于控制甲亢症状，使血清中甲状腺激素水平降至正常，促进T淋巴细胞免疫监护的正常化。

(1)内科治疗：①抗甲状腺药物治疗，以硫脲类和咪唑类药物为主；②β受体阻滞药辅助对症治疗，起迅速控制症状的作用；③生活治疗，以适当休息、给予足够的营养和热量、避免精神刺激和过度劳累为主。

(2)放射性核素^{131}碘治疗：中度甲亢，年龄在25岁以上；甲状腺次全切除后又复发的甲亢患者；对抗甲状腺药物过敏者，或患者不能坚持长期服药者；同时患有其他疾病，如肝、心、肾等疾病，不宜手术治疗者。

放射性^{131}碘治疗禁忌证：①妊娠或哺乳妇女；②年龄在25岁以下者(相对禁忌)；③有重度肝、肾功能不全者；④血白细胞数减少；⑤重度甲亢患者及甲亢危象；⑥重度浸润性突眼症。

治疗不良反应：绝大部分病人在10～20年内可发展为永久性甲状腺功能减退症，须终身服用左甲状腺片。

(3)手术治疗：甲状腺次全切除手术，即手术切除部分甲状腺组织。

三种疗法各有利弊，应根据患者的具体情况选择治疗方案。内科治疗可以保留甲状腺产生激素的功能，但是疗程长、治愈率低，复发率高；^{131}I和甲状腺次全切除都是通过破坏甲状腺组织来减少甲状腺激素的合成和分泌，疗程短，治愈率高，复发率低，但是甲减的发生率显著增高。

5. 药物治疗

(1)轻度及中度甲亢的药物治疗：采用丙硫氧嘧啶(PTU)300～400 mg/d或甲巯咪唑30～45 mg/d，分3～4次口服，多数病人4～8周后症状明显减轻，部分病人恢复较慢，需3个月症状方缓解。至症状完全消失，T_3、T_4恢复正常，即可逐渐减量，每4周左右减药一次，每月减少PTU 50～100 mg或甲巯咪唑5～10 mg，直至最小维持量，每日服用PTU 50 mg或甲巯咪唑5 mg左右维持治疗1年半到2年。在减药期开始时，可适当加服小剂量甲状腺制剂，以稳定下丘脑-垂体-甲状腺轴的反馈机制，避免甲状腺肿和突眼加重。

抗甲状腺药物作用缓慢，不能迅速控制甲亢的多种症状，尤其是交感神经兴奋性增高的表现。因此，在治疗初期，可联合应用β受体阻滞药普萘洛尔10～20 mg，每日2～3次，以改善心悸、心动过速、多汗、震颤及精神紧张等症状。普萘洛尔还适用于甲亢危象和甲状腺手术或放射性碘治疗前的准备，对急性甲亢性疾病也有一定效果，对患有支气管哮喘、房室传导阻滞、心功能不全患者禁用，妊娠者慎用或不用。

放射性碘治疗一般建议每克甲状腺组织一次给予^{131}I 3.0 MBq(80 uCi)，治疗后2～4周症状减轻，6～12周甲状腺功能恢复至正常，约80%患者可一次治愈，未治愈者6个月后可进行第二次治疗。

(2)甲亢危象的药物治疗：甲亢危象是甲亢最为凶险的并发症，发展快，病死率较高，一旦诊断成立，应立即抢救。首先应迅速减少甲状腺激素释放、合成和转化。可口服或胃管内注入PTU首剂600 mg，继以200 mg，q6h，或用甲巯咪唑20～40 mg，qd或分次口服，待病情好转后改用一般剂量。服用PTU 1h后用大剂量碘抑制甲状腺激素的释放，静滴碘化钠0.5～1.0 g，或复方碘溶液(含碘5%，碘化钾10%)，首次服30～60滴，以后每6～8h服5～10滴，以后视病情逐渐减量，并在2周内逐渐停用。应注意不能单用碘剂，必须与抗甲状腺药物同时应用，对碘剂过敏者，可试用锂盐。

为降低周围组织对甲状腺激素的反应，可用普萘洛尔30～50 mg，每6～8h口服1次，对有哮喘或心功能不全者，可用利血平或胍乙啶。

为纠正危象时可能存在的相对肾上腺皮质功

能不全的应激反应，可用肾上腺皮质激素，如地塞米松 2 mg，q6h 或氢化可的松 200～300 mg/d 静脉滴注，病情好转即减量或停用。

(3)浸润性突眼的药物治疗：突眼初期 3 个月内使用糖皮质激素疗效较好，如泼尼松 80～100 mg/d 或 1 mg/(kg·d)，症状好转后逐渐减量，一般于 1 个月后见效，逐渐减至维持量 5～10 mg/d。严重病例可选用甲泼尼龙 0.5～1 g 静脉滴注，隔日一次，连用 2 或 3 次后，继以泼尼松口服 4 周左右，症状好转后逐渐减至维持剂量。其他可供选用的免疫抑制药有环磷酰胺、甲氨蝶呤、硫唑嘌呤、环孢素等。稳定甲状腺功能在正常范围，有助于病情的恢复，可用甲状腺片 40～120 mg/d 与抗甲状腺药物合用，以调整下丘脑-垂体-甲状腺轴功能。

(4)妊娠期甲亢的治疗：通常妊娠不会加重甲亢，一般不必终止妊娠。治疗时应注意：①由于自妊娠 12～14 周起，胎儿甲状腺有聚碘功能，故禁忌用放射性^{131}I 治疗，应以药物治疗；②不可将甲状腺功能控制在非妊娠时正常水平，而应维持在稍高于正常水平，以免发生甲状腺功能减退和流产；③抗甲状腺药物可自由通过胎盘，抑制胎儿合成甲状腺激素，促使胎儿 TSH 增高，可引起胎儿甲状腺肿大及甲状腺功能减退，故抗甲状腺药物的剂量不宜过大，应尽可能采用最小的有效维持剂量，PTU 通过胎盘的能力相对较小，故在妊娠早期合并甲亢时应作为首选；④由于抗甲状腺药物可从乳汁分泌，故产后如需继续服药，则不宜哺乳；⑤普萘洛尔可使子宫持续收缩而引起胎盘及胎儿发育不良、心动过缓、早产及新生儿呼吸抑制等，故应慎用或不用；⑥妊娠期一般较少采用手术治疗。如计划手术治疗，宜于妊娠中期(即妊娠 4～6 个月)施行。碘化物能通过胎盘，可引起胎儿甲状腺肿和甲状腺功能减退，出生时可引起新生儿窒息死亡，故妊娠期甲亢手术前，应做碘剂快速准备，一般不超过 10d，以减少对胎儿的影响。手术后患者每日宜补充左甲状腺素($L\text{-}T_4$)以防流产。

6. 治疗管理

(1)抗甲状腺药物应用指导：抗甲状腺药物应按病情轻重决定剂量。一般长疗程治疗分初始期、减量期及维持期。

①初始阶段：PTU 150～450 mg/d，和甲巯咪唑(他巴唑)10～45 mg/d，分 2 或 3 次口服。

②减量阶段：减量时每 2～4 周减药一次，每次 PTU 减 50～100 mg，甲巯咪唑减 5～10 mg，2 或 3/d。

③维持阶段：能够维持甲状腺功能正常的最小剂量维持治疗 1 年半到 2 年。

(2)抗甲状腺药物不良反应管理

①粒细胞减少和粒细胞缺乏：常见于初用药后 1～3 个月或再次用药后 1 个月内。应定期检查白细胞(每 1～2 周 1 次，共 3 个月)，如白细胞低至 3×10^9/L 或中性粒细胞低于 1.5×10^9/L 时应停止治疗。应注意有无发热、咽痛、肌痛、虚弱和感染症状，一旦发现上述表现查白细胞。

②药疹：多为轻型，一般药疹可用抗组胺药治疗，必要时停药或改用其他抗甲状腺药物。若发生剥脱性皮炎，应立即停药并作相应处理。

③肝功能损害：药物可引起胆汁淤积性黄疸或自身免疫性肝细胞损害，严重时须停药。肝、肾功能不良者，剂量应酌减。

④PTU：可诱发机体产生抗中性粒细胞胞质抗体(ANCA)，多数患者无临床表现，部分可呈 ANCA 相关性小血管炎，有多系统受累表现，如发热、肌肉关节痛及肺和肾损害。

⑤一般不良反应：有头痛、关节痛、唾液腺肿大、淋巴结肿大及胃肠道症状。可对症处理或适当减少用量。

(3)药物相互作用

①磺胺类、对氨基水杨酸、保泰松、巴比妥类、酚妥拉明、妥拉唑林、维生素 B_{12}、磺酰脲类等都有抑制甲状腺功能和引起甲状腺肿大的作用，与硫脲类、咪唑类药物合用时须注意。

②用硫脲类、咪唑类药物前不宜使用碘剂。因碘化物尚能抑制甲状腺激素的释放，使甲状腺内激素的储存量增多，如再使用硫脲类、咪唑类药物，就会明显延长疗程、增加药量，降低缓解率。

(二)甲状腺功能减退症

1. 疾病定义和流行病学　甲状腺功能减退症(hypothyroidism)简称甲减症，是指由于不同原因引起的甲状腺激素合成、分泌或生物效应不足所致的一种内分泌疾病。各种年龄均可发生，以女性居多。按起病年龄分为三型，起病于胎儿或新生儿者，称呆小病(cretinism)；起病于儿童者，称幼年型甲减；起病于成年者，称成年型甲减。病情严重时均可出现黏液性水肿(myxedema)，引发昏迷者称黏液水肿昏迷(myxedema coma)。

2. 病因及发病机制

(1)甲状腺不肿大

①甲状腺先天发育异常，多有家族倾向；

②放射性碘或甲状腺手术治疗后；

③颈部放射线外照射治疗后，如淋巴瘤治疗后。

(2)甲状腺肿大

①甲状腺激素合成障碍；

②由于母亲体内的碘化物或抗甲状腺制剂传递给胎儿致病；

③碘缺乏：每日摄碘量<25 μg或由天然致甲状腺肿物质如木薯等所致；

④药物：硫脲类抗甲状腺药、对氨基水杨酸、碘化物、保泰松及锂盐等引起；

⑤慢性淋巴细胞性甲状腺炎。

3. *临床表现*　患者常出现体温偏低、畏寒、少汗、表情呆滞、记忆力减退、反应迟钝、动作缓慢、少言懒语；面色苍白带黄、面容虚肿以眼眶周围明显；头发干稀、眉毛外侧脱落；唇厚舌大、声音低哑、语言欠清晰；皮肤干、粗、厚，呈非凹陷性水肿；心率减慢、心音低钝、脉弱；常有腹膨隆、肠胀气、便秘等。

4. *治疗原则*　应根据引起甲状腺功能减退的病因，进行相应的处理。长期应用甲状腺制剂是主要和有效的治疗方法。

除抗甲状腺药及甲状腺次全切除术后引起的暂时性的甲状腺功能减退，其他原因导致的甲状腺功能减退，应长期服用甲状腺制剂。当有妊娠或遇有应激情况时亦不可停药。气候寒冷时适当增加药量，因为寒冷刺激可以增加TSH的分泌，促使甲状腺分泌甲状腺激素增多以适应环境的改变。甲状腺功能减退病人对安眠镇静药较敏感，应慎用。

5. *药物治疗*

(1)基本治疗：治疗的目标是将血清TSH和甲状腺激素水平恢复到正常范围内，临床症状和体征消失。左甲状腺素片($L\text{-}T_4$)替代治疗，需终生服药，剂量按照体重计算为1.6～1.8 μg/(kg·d)；儿童需要剂量较高，大约2.0 μg/(kg·d)；老年患者则需要较低的剂量，大约1.0 μg/(kg·d)；妊娠时的替代剂量需要增加30%～50%；甲状腺癌术后的患者需要剂量大约2.2 μg/(kg·d)。

根据患者年龄、体重和心脏状态不同，所需的起始剂量及维持剂量不同：①<50岁，既往无心脏病史患者则可尽快达到完全替代剂量；②50岁以上患者为了避免因服用药物而致心脏负荷加重，服用$L\text{-}T_4$前需行常规心脏检查，年老体弱及心功能较差的患者起始剂量应小(25～50 μg/d)，并缓慢增加剂量(每1～2周增加25 μg)，防止诱发和加重心脏病；③补充甲状腺素后4～6周才起效，所以治疗初可每4～6周测定激素指标，调整$L\text{-}T_4$剂量。治疗达标后，则可半年至1年复查相关指标。

(2)黏液性水肿昏迷的治疗：黏液性水肿昏迷最重要的治疗措施是去除诱因、防止其复发。对老年患者应控制甲减，减少并发症等。处理措施：①T_3静脉注射，每4h 10 μg，直至清醒后可改为口服；或$L\text{-}T_4$静脉注射300～400 μg，以后每日50～100 μg，至患者清醒后改为口服；②如无注射液可予片剂鼻饲或经胃管给药，清醒后改为口服；③给予氢化可的松200～400 mg/d持续静脉滴注，待患者清醒且血压稳定后减量；④在治疗期间根据患者需要补液，注意保温、供氧、保持呼吸道通畅，必要时可行气管切开、机械通气等。

6. *亚临床甲减的处理*　亚临床甲减的处理措施：①当血清TSH在4.0～10 mU/L时不主张给予替代治疗，可定期监测血清TSH浓度变化；②当血清TSH>10 mU/L及高胆固醇血症应行激素替代治疗，治疗的方法及目标同临床甲减；③由于$L\text{-}T_4$过量可导致房颤和骨质疏松等不良反应，故在治疗过程中应注意定期监测血清TSH浓度。

三、骨质疏松症

(一)疾病定义和流行病学

骨质疏松症(osteoporosis，OP)是一种以骨量低下，骨微结构损坏，导致骨脆性增加，易发生骨折为特征的全身性骨病。骨质疏松症属骨骼退化性疾病，可发生于不同的年龄和性别，多见于绝经后妇女和老年男性，且伴随年龄增长，患病风险增加。

目前全世界患骨质疏松的人数超过2亿人，其患病率已跃居常见病、多发病的第七位。我国是世界上老年人口绝对数量最多的国家，骨质疏松导致的骨折，特别是髋部骨折严重威胁着老年人的生命安全，而且骨质疏松症及骨质疏松性骨折的治疗和护理，需要投入巨大的人力和物力，费用高昂，造成沉重的家庭、社会和经济负担。

(二)病因及发病机制

骨质疏松症的发病机制尚不明确，目前认为与激素调控、营养状态、物理因素、免疫状况及遗传因素有关。骨质疏松症根据病因不同，可分为原发性、继发性及特发性3大类，详见表8-20。

表 8-20　骨质疏松症的分类及病因

分类	病因
原发性	因年龄增加、器官生理功能退行性改变和性激素分泌减少而引起，分为绝经后骨质疏松症（Ⅰ型）和老年性骨质疏松症（Ⅱ型）
继发性	由任何影响骨代谢的疾病和（或）药物导致的骨质疏松，如甲状旁腺功能亢进症、维生素 D 缺乏、Cushing 综合征等
特发性	主要见于 8～14 岁青少年，病因不明，与遗传关系密切

（三）临床表现

骨质疏松症临床诊断流程，见图 8-3。许多患者早期常无明显的症状，往往在骨折发生后经 X 线或骨密度检查时才发现已有骨质疏松，其经典的临床表现包括：

1. *疼痛*　患者可有腰背疼痛或周身骨骼疼痛，负荷增加时疼痛加重或活动受限，严重时翻身、起坐及行走有困难。

2. *脊柱变形*　骨质疏松严重者可出现身高缩短、驼背、脊柱畸形和伸展受限。胸椎压缩性骨折会导致胸廓畸形，影响心肺功能；腰椎骨折可能会改变腹部解剖结构，导致便秘、腹痛、腹胀、食欲减低和过早饱胀感等。

3. *骨折*　骨质疏松症患者易发生脆性骨折，常见部位为胸、腰椎、髋部、桡、尺骨远端和肱骨近端。发生过一次脆性骨折后，再次发生骨折的风险明显增加。骨折后需长期卧床，不仅会引起废用性骨质疏松和肌肉萎缩，而且容易发生肺炎、压疮及泌尿系统感染。

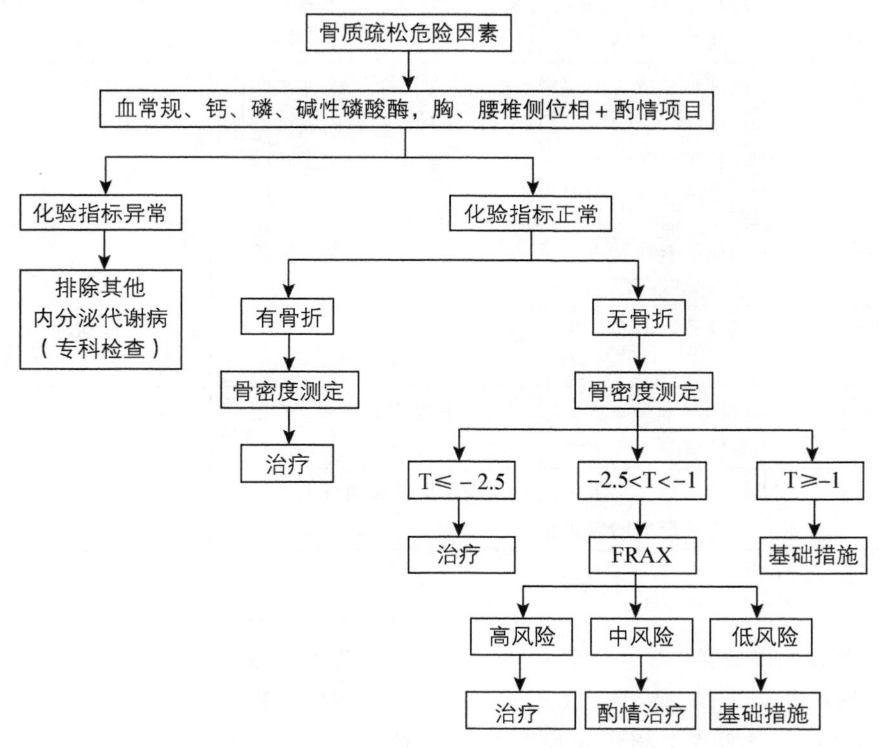

图 8-3　骨质疏松症的临床诊断流程

（四）治疗原则

采取预防措施，阻止骨吸收加速，防止骨组织的穿孔性变化，比发病后再进行治疗的意义更大。提高骨峰值及降低骨丢失率，是预防骨质疏松症的根本途径。除遗传因素外，青春期坚持户外运动、摄入足量的钙，避免大量吸烟、饮酒及浓咖啡等，均有利于提高骨峰值。而补充雌激素，提高钙摄入量，应用骨吸收抑制剂，则可降低骨丢失率。

（五）药物治疗

1. *治疗药物分类*　根据 2011 年版中国指南，具备以下情况之一者，需考虑药物治疗：

（1）确诊骨质疏松症患者（骨密度：T≤－2.5），无论是否有过骨折；

（2）骨量低下患者（骨密度：－2.5＜T 值≤－

1.0)并存在一项以上骨质疏松危险因素，无论是否有过骨折；

(3)无骨密度测定条件时，具备以下情况之一者，也需考虑药物治疗：①已发生过脆性骨折；②OSTA筛查为“高风险”；③FRAX工具计算出髋部骨折概率≥3%或任何重要的骨质疏松性骨折发生概率≥20%（暂借用国外的治疗阈值，目前还没有中国人的治疗阈值）。

常见骨质疏松症的治疗药物一般分为骨吸收抑制剂、骨形成促进剂和促进骨矿化的营养素，常见抗骨质疏松药物见，表8-21。

表8-21　常见骨质疏松症的治疗药物

分类	作用机制	代表药物
双膦酸盐类	与骨骼羟磷灰石有高亲和力的结合，特异性结合到骨转换活跃的骨表面上抑制破骨细胞的功能，从而抑制骨吸收	阿仑膦酸钠、依替膦酸钠、伊班膦酸钠、利噻膦酸钠、唑来膦酸
降钙素类	抑制破骨细胞的生物活性和减少破骨细胞的数量，从而阻止骨量丢失并增加骨量，同时能明显缓解骨痛	鲑鱼降钙素、鳗鱼降钙素
雌激素类	抑制骨转换，阻止骨丢失，是防治绝经后骨质疏松症的首选药物	雌二醇、尼尔雌醇、7-甲异炔诺酮（替勃龙）
甲状旁腺激素	通过刺激成骨细胞增生分化、直接抑制成骨细胞凋亡，延长成骨作用时间，促进衬骨细胞向成骨细胞转化及刺激成骨细胞产生IGF-1和转化生长因子发挥骨合成作用	rhPTH(1-34)
选择性雌激素受体调节药类(SEKMs)	选择性地作用于雌激素的靶器官，表现出类雌激素的活性，抑制骨吸收，但不刺激乳腺和子宫	雷洛昔芬
活性维生素D及其类似物	促进骨形成和矿化，并抑制骨吸收	1,25-双羟维生素D(骨化三醇)、1-羟基维生素D(骨化醇)
维生素K_2(四烯甲萘醌)	可抑制骨吸收，改善钙平衡，促进骨钙分泌，加速骨形成	维生素K
锶盐	作用于成骨细胞和破骨细胞。具有抑制骨吸收和促进骨形成的双重作用	雷奈酸锶

2. *药物治疗方案*

(1)原发性Ⅰ型骨质疏松症：即绝经后骨质疏松症，是由于绝经后雌激素减少，使骨吸收亢进引起骨量丢失，因此，应选用骨吸收抑制药如雌激素、双膦酸盐类、降钙素和钙制剂等。

雌激素制剂：激素补充治疗应遵循的原则包括①明确的适应证和禁忌证（保证利＞弊的基础）；②绝经早期开始用（＜60岁），收益更大风险更小；③应用最低有效剂量；④治疗方案个体化；⑤局部问题局部治疗；⑥坚持定期随访和安全性监测（尤其是乳腺和子宫）；⑦是否继续用药应根据每位妇女的特点每年进行利弊评估。

双膦酸盐类：多数国家的防治指南推荐阿仑膦酸盐和利塞膦酸盐作为绝经后骨质疏松症治疗的一线药物。该类药物不能与食物、牛奶或饮料同服。如果早餐前未服药，则当日停服，不能在餐后补用。低钙血症和维生素D缺乏者不能使用或纠正后再用。阿仑膦酸钠10 mg/d，早餐前至少30min温开水送服，必须连续用药，停止治疗后3～6个月内抑制骨转换的作用消失。依替膦酸二钠400 mg/d，每3个月中连服14d，间歇期服钙剂，以避免对骨矿化的不良影响。治疗期间应补充足量的钙剂和适量的维生素D。

降钙素类：适合有疼痛症状的骨质疏松症患者。①鲑鱼降钙素50～100U肌内注射，1/d，连续7次后改为每周1次；鼻喷剂每喷1次为50U，每日

1或2次，疗程视病情而定。②鳗鱼降钙素则每次10U，肌内注射，每周2次，连续4周后疼痛明显减轻，停药后仍维持一段无痛期，疗程不定。

(2)原发性Ⅱ型骨质疏松症：病因为增龄老化所致调节激素失衡使骨形成低下，应用骨形成促进药，如活性维生素D、蛋白同化激素、钙制剂、氟化剂等。

目前应用最广泛的制剂有骨化三醇，无须经肝、肾羟化，每日口服0.25～0.5 μg；阿法骨化醇在肝迅速代谢为有活性的骨化三醇，0.5～1.0 μg/d，长期服用(3～6个月以上)。长期应用应定期监测血钙和尿钙水平。在治疗骨质疏松症时，可与其他抗骨质疏松药物联合应用。

其他治疗方案还包括：①苯丙酸诺龙25 mg肌注，每周或每3周1次；②口服维生素K_2 15 mg，3/d。

(3)继发性骨质疏松症：去除病因是治疗继发性骨质疏松症的关键。

皮质类固醇性骨质疏松应积极采取手术切除或减少糖皮质激素用量等方式纠正高皮质醇血症。去除病因后，仍需补充钙剂和维生素D，以增加肠钙吸收。

糖尿病性骨质疏松则应及时使用胰岛素或口服降糖药控制糖尿病的发展。在糖尿病长骨治疗的基础上，补充钙剂、维生素D和适当的微量元素可纠正患者的负氮平衡。雌激素可用于绝经期糖尿病患者。双膦酸盐类和氟化物均可改善糖尿病性骨矿代谢紊乱，对于合并尿钙过多者，可加用噻嗪类利尿药。

甲状腺功能亢进性骨质疏松应以治疗甲亢为主，每日补充钙剂4～8g，维生素D2000U。此外，如骨痛明显伴高血钙可加用降钙素，鲑鱼降钙素100U，每晚1次，肌内注射，根据病情逐渐减量至50U隔日1次。鳗鱼降钙素10U/d，肌内注射，疗程3～6个月。

(六)治疗管理

1. *疗效监测* 临床上抗骨质疏松药物的疗效判断应包括是否能提高骨量和骨质量，最终降低骨折风险。一般每6～12个月系统地观察中轴骨骨密度的变化。骨转换生化标志物可以在药物治疗后1～6个月发生明显变化，用于评估骨吸收抑制剂或骨形成促进剂的作用效果。但由于骨转换生化标志物可能存在变异、不同测量方法测得的结果也有差别。因此对于评价患者个体的疗效，需要充分考虑到骨密度最小有意义的变化值(LSC)，同时也要尽可能采用相同的采血时间和测量方法。如何评价和计算ISC，可以参考国际临床骨密度测量协会的网站(www.ISCD.org)。

2. *联合用药指导* 联合使用骨质疏松症治疗药物，应评价潜在的不良反应和治疗获益，此外，还应充分考虑药物经济学的影响。根据药物作用机制和各种药物特点，对联合用药可提出以下建议：①同时联合方案，钙剂及维生素D作为骨质疏松症的基础治疗药物，可以与骨吸收抑制剂或骨形成促进剂联合使用。通常情况下，对于骨吸收抑制剂及骨形成促进剂，不建议同时应用相同作用机制的药物来治疗骨质疏松症。有研究显示，同时应用双膦酸盐及甲状旁腺激素制剂，不能取得加倍的疗效；②序贯联合方案，尚无明确的证据指出各种抗骨质疏松药物序贯应用的禁忌。可根据个体情况酌情选择。有研究表明序贯应用骨形成促进药和骨吸收抑制药，能较好维持疗效，临床可行。

3. *辅助用药指导* 建议摄入适当的骨健康基本补充剂(钙剂和维生素D)。新《指南》推荐绝经后妇女和老年人平均每日应补充的元素钙剂量为500～600 mg。维生素D成年人推荐剂量为200U(5 μg)/d，老年人因缺乏日照以及摄入和吸收障碍常有维生素D缺乏，故推荐剂量为400～800U(10～20μg)/d。

四、痛　风

(一)疾病定义和流行病学

痛风(gout)是由于嘌呤代谢紊乱导致血尿酸增加而引起组织损伤的一种疾病，主要包括急性发作性关节炎、痛风石形成、痛风石性慢性关节炎、尿酸盐肾病和尿酸性尿路结石，重者可出现关节残疾和肾功能不全。

痛风的发病受种族、饮食、饮酒、职业、环境和受教育程度等多因素影响，随着人类生活水平逐渐提高，其患病率不断攀升。目前，痛风已经影响到全球1%以上成人的健康。在我国，近年来痛风的患病率呈上升趋势，我国普通人群患病率约1.14%，其中台湾和青岛地区是痛风高发区。痛风的发生与性别和年龄相关，多见于中老年人，约占90%，发病高峰年龄为40～50岁，患病率随年龄而增加，且男性高于女性。

(二)病因及发病机制

高尿酸血症是痛风最重要的生化基础。按高

尿酸血症形成原因可分为原发性和继发性痛风(表8-22),其中原发性痛风约占90%,且有一定的家族遗传倾向。

痛风的致病机制见,图8-4。

表8-22 痛风的分类及病因

痛风分类	病因
原发性	1. 肾小管分泌尿酸功能障碍,导致尿酸排泄不足,血尿酸增高 2. 嘌呤代谢相关酶活性改变,使尿酸增多
继发性	1. 继发于嘌呤增多的遗传性疾病,存在酶及代谢缺陷,自出生就有高尿酸血症 2. 继发于骨髓或淋巴增生性疾病和肾病变 3. 外源性高尿酸血症,如高嘌呤饮食、大量饮啤酒和使用嘌呤拮抗药 4. 其他:肾功能不全、使用抑制肾小管排泌功能的药物、原发性高血压和糖尿病等

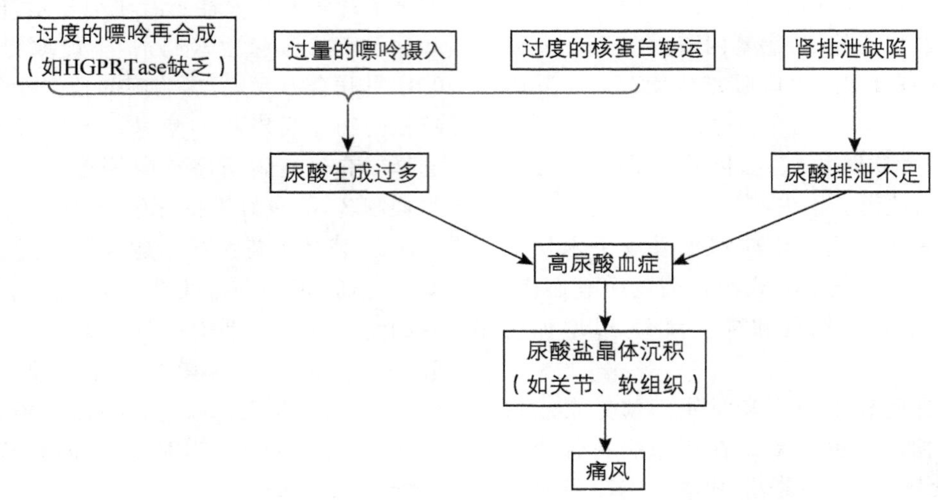

图8-4 痛风的致病机制

(三)临床表现

1. *痛风性关节炎* 痛风性关节炎是痛风最常见的、最初的临床表现。患者一般起病急、发病关节有明显的红、肿、热、痛,夜间尤为显著,最常见于手足小关节,以第一跖趾关节为最常见好发部位,以后涉及踝、膝、腕等关节。易反复发作,如大关节受累则可存在关节积液,最终造成关节畸形。关节周围与身体其他部位皮下均可见到结节状突出之痛风石,并可溃破。

2. *痛风性肾病* 痛风性肾病包括急性高尿酸肾病、慢性高尿酸血症肾病和尿酸性肾结石。急性高尿酸肾病表现为短期内出现血尿酸浓度迅速增高,尿中有结晶、血尿、白细胞尿,最终出现少尿、无尿,诱发急性肾功衰竭,甚至危及生命;慢性高尿酸血症肾病早期表现为蛋白尿和镜下血尿,后逐渐发展为夜尿增多,尿比重下降,最终可由氮质血症发展为尿毒症;尿酸性肾结石有20%~25%并发尿酸性尿路结石,患者可有肾绞痛、血尿及尿路感染症状。

(四)治疗原则

痛风并非不治之症,关键是早预防、早发现、早治疗。早期治疗一般预后良好,到晚期尿酸广泛弥漫性地在组织中沉积,或发生肾功能不全,则预后不佳。

因此,痛风的药物治疗原则一般是尽快终止急性关节炎发作,防止关节炎复发,纠正高尿酸血症,防止因尿酸盐沉积于肾脏、关节等所引起的并发症,防止尿酸结石形成和肾功能损害。坚持长期用药,将血液中尿酸浓度控制在正常水平是治疗成功的关键。此外,还需同时治疗伴发的高脂血症、糖尿病、高血压、冠心病、脑血管病等。

此外痛风的治疗还需要合理的饮食控制，充足的水分摄入，规律的生活节奏，适当的体育活动以及定期的健康检查。

（五）药物治疗

1. *治疗药物分类*　常用抑制尿酸生成、促尿酸排泄和镇痛消炎的药物，详见表 8-23。

表 8-23　痛风的治疗药物

治疗药物	作用机制	代表药物
尿酸合成抑制药	抑制黄嘌呤氧化酶，阻断黄嘌呤转化为尿酸，减少尿酸生成	别嘌醇
促尿酸排泄药物	抑制近端肾小管对尿酸的重吸收，以利尿酸排泄	丙磺舒、磺吡酮、苯溴马隆
抑制白细胞游走进入关节的药物	抑制炎性细胞趋化，对制止炎症、镇痛有特效	秋水仙碱
非甾体消炎药	抑制 PG 合成，起到镇痛、缓解炎症反应作用	阿司匹林、对乙酰氨基酚、塞来昔布

2. *药物治疗方案*　应按临床分期进行，并遵循个体化原则。

(1)急性期的治疗：治疗药物应及早、足量使用，见效后逐渐减停。暂缓使用降尿酸药物，以免引起血尿酸波动，延长发作时间或引起转移性痛风。同时卧床休息、抬高患肢，避免负重。①非甾类消炎药：通常开始使用足量，症状缓解后减量。最常见的副作用是胃肠道症状，也可能加重肾功能不全，影响血小板功能等。活动性消化道溃疡者禁用。②秋水仙碱：及早使用，口服给药 0.5 mg/h 或 1 mg/2h。若消化道对秋水仙碱不能耐受，也可静脉给药，单一剂量不超过 2 mg，24h 总量 4 mg。秋水仙碱治疗剂量与中毒剂量十分接近，除胃肠道反应外，可有白细胞减少、再生障碍性贫血、肝细胞损害、脱发等，肝肾功能不全者慎用。③糖皮质激素：通常用于秋水仙碱和非甾类抗炎药无效或不能耐受者。ACTH 25 单位静脉滴注或 40～80 单位肌内注射，必要时可重复；或口服泼尼松每日 20～30 mg，3～4d 后逐渐减量停服。

(2)间歇期和慢性期的治疗：旨在控制血尿酸在正常水平。使用降尿酸药物，包括促尿酸排泄药和抑制尿酸生成药。为防止用药后血尿酸迅速降低诱发急性关节炎，应从小剂量开始，逐渐加至治疗量，生效后改为维持量，长期服用，使血尿酸维持在 327 μmol/L(5.5mg/dl)以下。此外为防止急性发作，也可在开始使用降尿酸药物的同时，预防性服用秋水仙碱 0.5 mg，每日 1～2 次，或使用非甾体消炎药。单用一类药物效果不好、血尿酸＞535μmol/L(9.0 mg/dl)、痛风石大量形成者可两类降尿酸药物合用。

(3)肾脏病变的治疗：除积极控制血尿酸水平外，碱化尿液，多饮多尿，十分重要。在使用利尿药时应避免使用影响尿酸排泄的噻嗪类利尿药、呋塞米、依他尼酸(利尿酸)等，可选择螺内酯(安体舒通)等。碳酸酐酶抑制药乙酰唑胺兼有利尿和碱化尿液作用，亦可选用。降压可用 ACEI，避免使用减少肾血流量的 β 受体阻滞药和钙拮抗药；其他治疗同各种原因引起的慢性肾损害。对于尿酸性尿路结石，大部分可溶解、自行排出，体积大且固定者可体外碎石或手术治疗。对于急性尿酸性肾病，除使用别嘌醇积极降低血尿酸外，应按急性肾衰竭进行处理。对于慢性肾功能不全可行透析治疗，必要时可做肾移植。

(4)无症状高尿酸血症的治疗：对于血尿酸水平在 535μmol/L(9.0 mg/dl)以下，无痛风家族史者一般无需用药治疗，但应控制饮食，避免诱因，并密切随访。反之应使用降尿酸药物。如果伴发高血压病、糖尿病、高血脂症、心脑血管病等，应在治疗伴发病的同时，适当降低血尿酸。

（六）治疗管理

1. *降尿酸用药指导*　凡确诊有痛风石的痛风患者、频繁发作的痛风(每年发作≥2 次)患者以及痛风合并慢性肾病(2 期或以上)或曾经有尿路结石的患者均建议采用降尿酸治疗。其最低治疗目标是将血清尿酸水平降低到 6 mg/dl 以下，降到 5 mg/dl 以下则更理想。目前推荐别嘌醇或非布索坦为一线降尿酸用药。别嘌醇的起始计量不要超过 100 mg/d，如果合并慢性肾病(4 期或以上)则不超过 50 mg/d。可每 2～5 周增加一次剂量，直到血清尿酸达到目标治疗水平，最大剂量不超过 900 mg/d。如果痛风已经发作则需要考虑联合使用降尿酸药物和抗炎药物。如果尿酸水平顽固性增高，则可以考虑联用黄嘌呤氧化酶抑制药(别嘌醇或非布索坦)和促进尿酸排泄的药物(如丙磺舒)，其中丙磺舒是促进尿酸排泄的最佳选择。

2. 痛风患者饮食管理　目前建议将食物分为三类。

(1)避免食用：富含高嘌呤的动物内脏、果糖含量高的甜食饮料和汽水。痛风发作期间避免饮酒，非发作期间也需严格限酒。

(2)限制食用：牛肉、羊肉、猪肉、嘌呤含量高的海鲜(沙丁鱼和贝壳类)、自然很甜的果汁、食盐和酒(尤其是啤酒)。

(3)鼓励食用：低脂乳制品和蔬菜。

(胥　婕　羊红玉　张相宜　任梓华)

第七节　泌尿系统疾病的药物治疗

一、急性感染后肾小球肾炎

(一)定义

急性感染后肾小球肾炎(急性肾炎)是一种常见的肾脏病，急性起病，以血尿、蛋白尿、高血压、水肿、少尿及氮质血症为常见的一组临床综合征，又称之为急性肾炎综合征。多见于链球菌感染后，偶可见于其他细菌和病原微生物感染之后。其诊断标准：①起病前 1～3 周有感染病史。②有血尿、蛋白尿、水肿、高血压，甚至少尿及氮质血症。③血清 C_3 下降(发病 8 周内可恢复正常)。

(二)病因及发病机制

急性肾炎的常见病因包括 β 溶血性链球菌的 A 组 1、4、12、29 型等“致肾炎菌类”所致的上呼吸道感染(扁桃体炎)或皮肤感染(脓疱疮)。

链球菌致肾炎菌株的某些成分作为抗原，进入机体激发抗体产生，结果是循环中或在原位形成的抗原-抗体复合物沉积于肾小球毛细血管壁上，激活补体，引起肾损害。

(三)临床表现

感染 1～3 周后起病，轻者呈亚临床型(仅尿常规异常及血清 C_3 一过性降低)；重者呈现急性肾功能衰竭。多数有自愈倾向，临床一般在数月内痊愈。

1. 尿异常　几乎全部患者均有肉眼或镜下血尿或红细胞管型尿。可伴有轻、中度蛋白尿，少数患者(<20%患者)可呈肾病综合征范围的大量蛋白尿。

2. 高血压　约 80%病人在病初水、钠潴留时，出现轻、中度高血压，利尿后血压逐渐恢复正常。少数患者出现严重高血压、高血压脑病、急性左心衰竭。

3. 水肿　约 80%病人出现水肿，典型者为晨起眼睑水肿，一般不重。水肿严重者可表现为全身凹陷性水肿。

4. 肾功能　为一过性肾功能异常。极少数呈现急性肾衰竭或肾病综合征为首发症状。

5. 全身表现　患者常有疲乏、厌食、恶心、呕吐(与氮质血症不完全成正比)、嗜睡、头晕、视物模糊(与高血压程度及脑缺血、脑水肿有关)及腰部钝痛(因肾实质肿大，撑胀肾包膜，牵扯感觉神经末梢所致)。

(四)治疗原则

急性肾小球肾炎属自限性疾病，主要采取对症治疗，主要环节为预防和治疗水、钠潴留，控制循环血容量，从而达到减轻症状(水肿、高血压)，预防致死性合并症(心力衰竭、脑病、急性肾功能衰竭)，以及防止各种加重肾脏病变的因素，促进肾脏在组织学及功能上的修复。

1. 休息　必须卧床休息，一般多为 3～6 个月，直至肉眼血尿、水肿消失，血压恢复正常后可逐步增加活动。

2. 饮食　进食富含维生素的低钠饮食(<3 g/d)。肾功能正常者蛋白质摄入量应保持正常，约 1g/(kg·d)。肾功能不全者应限制蛋白质摄入，并给予优质蛋白(富含必需氨基酸的动物蛋白)。水肿重且尿少者，应控制摄入水量。明显少尿者，量出为入，即补液量为前日尿量加不显性失水 500 ml。

(五)药物治疗

1. 对症治疗　主要包括利尿、降压等。

(1)利尿：通常使用噻嗪类利尿药如氢氯噻嗪每次 25 mg，3/d，必要时用髓襻利尿药如呋塞米 20～60 mg/d。

(2)降压：利尿后血压控制仍不理想者，可选用降压药。

(3)纠正心力衰竭：在利尿、降压治疗效果欠佳时可考虑：硝酸甘油 5 mg 加入 5%葡萄糖注射液 100～150 ml 缓慢静滴，以减轻心脏前后负荷，控制心力衰竭，上述药物均需依患者的血压调整滴速。必要时可用洋地黄制剂。

2. *感染灶治疗*　当病灶细菌培养阳性时，应使用青霉素 80 万～120 万 U 肌注，2/d，连用10～14d(过敏者用大环内酯类抗生素)。必要时换用其他抗生素。对扁桃体病灶明显者考虑扁桃体切除。手术时机为肾炎病情稳定(尿蛋白＜＋，尿沉渣红细胞＜10 个/HP)，且扁桃体无急性炎症为宜，后应用青霉素 2 周。

3. *透析*　伴发急性肾衰竭者有透析指征时，应及时给予透析。

(六)治疗管理

急性肾小球肾炎主要监护患者感染是否得到控制，对症治疗(如高血压、水肿等)是否有效，并注意适当休息。

二、慢性肾小球肾炎

(一)疾病定义

慢性肾小球肾炎，简称慢性肾炎，是多种病因、多种病理类型的一组原发性肾小球疾病。临床特点是病程长，可以有一段时间的无症状期，呈缓慢进行性病程，基本表现是水肿、高血压、蛋白尿、血尿和不同程度的肾功能损害。药物治疗个体差异较大，预后较差。一般为青年男性多见，起病缓慢，病情迁延。其诊断标准为：①有蛋白尿、水肿，间或有血尿、高血压和肾功能损害；②病程持续达一年以上；③除外继发性和遗传性肾炎。

(二)病因及发病机制

慢性肾炎的病因大多不明。极少部分为急性链球菌感染后迁延一年以上所致，大部分则与急性肾炎无关，而是由其他病理类型决定病情的迁延发展，起病即属慢性肾炎。

大部分是免疫复合物激活补体，引起组织损伤，也可通过“旁路系统”激活补体，从而引起一系列的炎症反应导致肾小球肾炎。非免疫介导的肾脏损害在慢性肾炎的发生发展中亦起很重要的作用，包括肾内动脉硬化、肾血流动力学代偿性改变、高血压对肾小球结构与功能的影响以及肾小球系膜的超负荷状态引起的系膜区增殖和硬化。

(三)临床表现

1. *水肿*　多为眼睑水肿和(或)下肢凹陷性水肿，一般无体腔积液。

2. *高血压*　多为持续中等血压增高，尤以舒张压增高明显，常伴有眼底视网膜动脉变细、纡曲和动、静脉交叉压迫现象，少数可见絮状渗出物和(或)出血。

3. *蛋白尿*　尿蛋白定量在 1～3 g/24h 之内。

4. *血尿*　为肾单位性血尿，尚可出现肉眼血尿。多见于增生性或局灶硬化性为主要病理改变者。

5. *肾功能损害*　慢性进行性损害，进展速度与病理类型有关，也与治疗情况和有无加速病情发展的许多因素(如感染、劳累、血压升高)存在有关。

(四)治疗原则

慢性肾炎的治疗应以防止和延缓肾功能进行性恶化，改善和缓解临床症状及防治严重合并症为主要目的，争取解除可逆性损害肾脏的因素。

限制蛋白摄入可使肾功能受损的进程延缓。无肾功能减退者，蛋白质摄入量以 0.8 g/(kg・d)为宜。肾功能不全者，一般蛋白质摄入量应限制在 0.5～0.8 g/(kg・d)，其中高生物效价的动物蛋白应占 1/3 或更多，如鸡蛋、牛奶、瘦肉等。低蛋白饮食时，可适当增加碳水化合物，同时适当辅以必需氨基酸，以补充体内必需氨基酸的不足，满足机体基本能量的需要，防止负氮平衡。

(五)药物治疗

1. *积极控制高血压*　慢性肾炎时，剩余和有病变的肾单位处于代偿性高血流动力学状况，全身性高血压无疑会加重病变，导致肾小球进行性损害，故应积极控制高血压。抗高血压药物在慢性肾炎患者中的使用特点及注意事项介绍如下。

(1)血管紧张素转化酶抑制药(ACEI)和血管紧张素Ⅱ受体拮抗药(ARB)：在降低全身性高血压的同时，可降低肾小球内压，减少蛋白尿，抑制系膜细胞增生和细胞外基质的堆积，以减轻肾小球硬化，延缓肾衰竭。应用中应注意防止高钾血症，有肾功能不全者如 Scr＞265μmol/L 应慎用或不用此类药物。

(2)钙离子拮抗药：具有与 ACEI 十分相似的延缓肾衰竭的作用，但无明显减少蛋白尿的作用。此外钙离子拮抗药能减少氧消耗，抗血小板聚集，通过细胞膜效应减少钙离子在间质沉积和细胞膜过度氧化，以达到减轻肾损害及稳定肾功能作用。

适用于肾动脉狭窄、老年人等高危人群。

(3)β受体拮抗药：对肾素依赖性高血压有较好的疗效。某些β受体拮抗药，脂溶性低，自肾排泄，故肾功能不全时应调整剂量和延长用药时间。

(4)α受体拮抗药：对小动脉和小静脉均有扩张作用。因其主要不良反应为直立性低血压和过敏，故应从小剂量开始逐步增至治疗剂量。

(5)利尿药：对有明显水钠潴留或使用ACEI者可加用利尿药，以加强降压效果。但应注意电解质紊乱、高凝状态的出现和加重高脂血症的可能。按其分类和作用特点可进一步分为①噻嗪类利尿药，适用于轻度水肿患者，常用氢氯噻嗪每次25 mg，每日3次，长期服用应防止低钾、低钠血症；②潴钾利尿药，适用于低钾血症，常用螺内酯每次20 mg，1或2次。单独使用利尿作用不显著，可与噻嗪类利尿剂合用。长期使用需防止高钾血症，肾功能不全患者应慎用；③襻利尿药，适用于中、重度水肿患者，常用呋塞米每日20～120 mg，分次口服或静脉注射。应用袢利尿药时需谨防低钠血症及低钾、低氯血症性碱中毒。

(6)右旋糖酐或代血浆：常用不含钠的右旋糖酐40(低分子右旋糖酐)或淀粉代血浆(706代血浆，分子量2.5万～4.5万)，每次250～500 ml静脉滴注，隔日1次。随后加襻利尿药可增强利尿效果。但对少尿(一日尿量<400 ml)患者应慎用或避免使用。

根据患者具体情况，上述各类降压药可单用，也可2种以上联合应用。传统的观点要求将血压降到18.7/12.0kPa(140/90 mmHg)。目前认为对于尿蛋白超过1 g/24h的肾病患者，血压必须严格控制至125/75 mmHg才能有效延缓肾损害进展。尿蛋白量也是影响肾病预后的一个因素。肾实质性高血压且肾功能尚可者应首选ACEI治疗。

2. 抗凝血和血小板解聚药物　抗凝血和血小板解聚药物对某些类型的肾炎(如IgA肾病)有良好的稳定肾功能、减轻肾脏病理损害的作用。对有明确高凝状态和易发生高凝状态的病理类型如膜型肾病、系膜毛细血管增生性肾炎可长期应用。

3. 其他　①避免感染、劳累等加重病情的因素；②慎用或免用肾毒性和诱发肾损伤的药物，如氨基糖苷类抗生素、磺胺药及非甾体消炎药(NSAID)等；③对伴有高脂血症、高血糖、高尿酸血症等应予以相应处理；④一般不主张应用激素和细胞毒药物。

(六)治疗管理

1. 疗效监测　监测患者的血压是否达标，如有需要可根据血压水平加用利尿剂等进行联合降压的治疗方案，以使血压控制在目标值；同时关注血色素水平是否经治疗后逐步提升，否则需要考虑其他如感染、慢性失血、叶酸缺乏等因素。

2. 不良反应管理　采用ACEI/ARB治疗期间应密切监测血肌酐及血清钾水平的变化，在用药后的头两个月内，应每1～2周检测1次；若无异常，以后可适当延长监测时间；若发现血肌酐或血清钾异常增高，需及时处理，血肌酐较基础值升高>30%时应停药。

3. 用药宣教　由于该类患者用药种类较复杂，数量较多，难免存在药物间的相互作用等；因此进行必要的药物知识介绍非常重要。在提高患者对疾病治疗药物认知的同时，提高药物治疗的依从性和安全性。

三、肾病综合征

(一)定义

肾病综合征(nephrotic syndrome，NS)是肾小球疾病的常见表现，但并非单一疾病，而是由很多病因引起的一种临床症候群。诊断标准：①大量蛋白尿(>3.5 g/d)；②血浆白蛋白<30 g/L；③不同程度的水肿；④高脂血症。前两条为肾病综合征诊断的必备条件。

(二)病因及发病机制

肾病综合征根据病因分为原发性和继发性。前者诊断主要依靠排除继发性肾病综合征。

继发性肾病综合征的病因常见为糖尿病肾病、肾淀粉样变、系统性红斑狼疮、新生物、药物及感染引起的肾病综合征。一般小儿应着重除外遗传性、感染性疾病及过敏性紫癜等继发性肾病综合征；中青年应着重除外结缔组织病、感染、药物引起的继发性肾病综合征；老年则应着重考虑排除代谢性、肿瘤有关的肾病综合征。

引起原发性肾病综合征的病理类型以微小病变肾病(MCD)、肾小球局灶节段性硬化(FSGN)、膜型肾病(MN)、系膜毛细血管增生性肾炎(MsCGN)、系膜增生性肾炎(MsPGN)五种临床病理类型最为常见。其中儿童及少年以微小病变肾病较多见；中年以膜型肾病多见。其他较少见的病因有急性及急进性肾炎。

（三）临床表现

常因感染（扁桃体炎、咽炎或一般上呼吸道感染）、受凉、劳累起病。起病过程可急可缓，亦有隐匿性起病者。呈全身性、体位性、可凹性水肿，程度轻重不一，严重者常呈胸、腹腔积液，甚至纵隔水肿，常伴少尿。可有程度不一的高血压或循环血容量不足的表现：体位性低血压、脉压小、脉搏细弱、口渴等。尿蛋白超过 3.5 g/d，血浆蛋白含量显著降低，白蛋白下降尤为明显。血浆胆固醇明显增高伴三酰甘油及低密度脂蛋白浓度升高。临床过程可自然或经治疗而缓解，但易反复发作加重。

（四）治疗原则

NS 的临床治疗首先必须明确其原发病因（乙肝相关性肾炎、系统性红斑狼疮性肾炎、过敏性紫癜性肾炎、高血压肾病、糖尿病肾病及肿瘤等继发性因素都可能表现为 NS），并根据原发病的情况采取针对性的治疗措施。而对于原发性肾病综合征治疗，治疗关键在于减少尿蛋白，改善肾小球滤过膜屏障功能，同时纠正病理生理异常，延缓肾功能恶化进程，保护肾功能。NS 患者水肿时应低盐饮食（<3 g/d），但应注意长期低盐引起的细胞内缺钠情况。NS 伴严重水肿、体腔积液、体位性低血压及晕厥倾向者均应卧床休息。

（五）药物治疗

1. *病因治疗*　肾病综合征除对症治疗外，最主要的是使用糖皮质激素和免疫抑制药对病因的治疗。该类药物在肾病综合征治疗中的使用原则及注意事项介绍如下。

（1）糖皮质激素：激素可以通过抑制炎症反应、抑制免疫反应、抑制醛固酮和抗利尿激素分泌、影响肾小球基底膜通透性等综合作用而发挥其利尿、消除尿蛋白的疗效。使用原则和方案一般是：①起始足量，常用药物为泼尼松 1 mg/(kg·d)，口服 8 周，必要时可延长至 12 周；局灶节段性肾小球硬化患者应延长至 3～4 个月。②缓慢减量，足量治疗后每 2～3 周减原用量的 10%，当减至 20 mg/d 左右时症状易反复，应更加缓慢减量。③长期维持，最后以最小有效剂量（10 mg/d）再维持半年左右。可采取全日量顿服或在维持用药期间两日量隔日一次顿服，以减轻激素的不良反应。水肿严重、有肝功能损害或泼尼松疗效不佳时，可更换为泼尼松龙（等剂量）或甲泼尼龙（4 mg 甲泼尼龙相当于 5 mg 泼尼松）口服或静脉滴注。地塞米松半衰期长，不良反应大，现已少用。

根据患者对糖皮质激素的治疗反应，可将其分为“激素敏感型”（用药 8～12 周内 NS 缓解）、“激素依赖型”（激素减量到一定程度即复发）和“激素抵抗型”（激素治疗无效）三类，其各自的进一步治疗也有所区别。

（2）免疫抑制药：可用于“激素依赖型”或“激素抵抗型”患者，协同激素治疗。若无激素禁忌，一般不作为首选或单独治疗用药。①环磷酰胺，是国内外最常用的细胞毒药物，在体内被肝细胞微粒体羟化，产生有烷化作用的代谢产物而具有较强的免疫抑制作用。应用剂量为 2 mg/(kg·d)，分 1 次或 2 次口服；或一次 200 mg，隔日静脉注射 1 次。累积量达 6～8 g 后停药。主要不良反应为骨髓抑制及中毒性肝损害，并可出现性腺抑制（尤其男性）、脱发、胃肠道反应及出血性膀胱炎。②环孢素，选择性抑制辅助性 T 细胞及细胞毒效应 T 细胞，已作为二线药物用于治疗激素及细胞毒药物无效的难治性 NS。常用量为 3～5 mg/(kg·d)，分 2 次空腹口服，服药期间需监测并维持其血浓度谷值为 100～200 ng/ml。服药 2～3 个月后缓慢减量，疗程半年至一年。不良反应有肝肾毒性、高血压、高尿酸血症、多毛及牙龈增生等。停药后易复发。③麦考酚酸吗乙酯（mycophenolate mofetil，MMF），在体内代谢为霉酚酸，后者为次黄嘌呤单核苷酸脱氢酶抑制药，抑制鸟嘌呤核苷酸的经典合成途径，故选择性抑制 T、B 淋巴细胞增殖及抗体形成达到治疗目的。常用量为 1.5～2 g/d，分 2 次口服，共用 3～6 个月，减量维持半年。近年一些报道表明，该药对部分难治性 NS 有效，相对不良反应较少。尽管尚缺乏大宗病例的前瞻性对照试验的研究结果，但已受到重视。因其价格较高，目前仍作为二线用药。已有偶见严重贫血和个例（多见于肾功能损伤者）应用后导致严重感染的报道，应引起足够重视。④他克莫司（tacrolimus），又称 FK506，为具有大环内酯结构的免疫抑制药物，可与体内 FK506 结合蛋白（FKBPs）结合形成复合物，抑制钙调磷酸酶（calcineurin），从而抑制 T 细胞钙离子依赖型信息传导，抑制细胞毒性淋巴细胞的生成。该药物作为强抗排异药物，用于肝、肾等器官移植患者。国内已试用于难治性 NS，常用诱导剂量为 4～6 mg/d，分 2 次空腹服用，持续半年；常用维持剂量为 2～4 mg/d，分 2 次空腹服用，维持时间为半年。血液浓度应维持在 5～10 ng/ml。至今无大规模病例治疗 NS 的循证医学结果，但初步的治疗结果已显示良好的降尿蛋白疗效。尽管其不良反应相对较轻，但可引起感染、消化道症状（如腹泻、恶心、呕吐）、肝功损害、高血糖和神经毒性（如头痛、失眠、震颤）等不良反应，应予以重视。⑤雷公藤总苷，一次10～20 mg，3/d 口服，有降尿蛋白作用，可配合激素应用。国内研究显示该药具有抑制免疫、抑制肾小球系膜细胞增生的作用，并能改善肾小球滤过膜通透性。主要副作用为性腺抑制、肝功能损害及外周血白细胞减少等，及时停药后可恢复。本药不良反应较大，甚至可引起急性肾衰竭，用时要小心监护。

2. 其他治疗

（1）水肿处理：NS 临床常伴有水肿表现，但利尿药物的使用需要根据患者的血容量情况而定。NS 患者可表现为血容量增多、正常或减少等各种情况，如果患者本身已经存在有效血容量不足的情况，给予利尿剂治疗不仅不能达到利尿消肿的目的，而且还可能由于肾动脉供血不足而造成急性肾损伤的发生。因此这类患者必须在补充血容量、提高血浆渗透压的基础上，才能应用利尿药。常用低分子右旋糖酐，一次 250～500 ml 静脉滴注，随后加襻利尿药可增强利尿效果。

（2）减少尿蛋白：对有肾小球内高压存在的大量蛋白尿者应用 ACEI 制剂，有可能通过降低肾小球内高压而减少尿蛋白。

（3）抗凝血治疗：血液的高凝血状态也是 NS 患者常伴有的一个症状。其机制主要是由于低蛋白血症引起的血浆纤维蛋白原水平的显著升高，以及高脂血症会增加血液黏度。因此对于 NS 患者需要常规使用抗凝药物，尤其是针对血白蛋白≤20g/L，血胆固醇≥12mmol/L 的患者。当然相对于长期大剂量使用抗凝血药预防治疗的效果，给予抗血小板药物可能更为安全和方便，而且其还能增加血小板膜的稳定性，抑制血小板释放血管活性物质及生长因子，可达到抑制肾小球局部炎症反应的目的，延缓肾功能损害的进展。

（4）高脂血症的处理：一般采用食物和药物控制，多推荐 HMC-CoA 还原酶抑制药。

（5）抗感染：感染灶多隐匿，临床症状亦不明显，故当有不适、乏力时，应仔细搜寻感染灶，并及时选用非氨基糖苷类的抗菌药物：如氨苄西林，或第三代头孢类抗菌药物。

（6）伴急性肾衰竭的治疗：血液透析，加强利尿，碳酸氢钠口服碱化尿液以减少管型形成，积极治疗基础疾病。

（六）治疗管理

1. 疗效监测　NS 患者利尿要避免过度和过猛，以免造成血容量不足，加重血液高黏倾向，诱发血栓、栓塞并发症。定期检测尿蛋白和血白蛋白水平，观察激素等的治疗效果，如出现病情反跳需及时调整方案。

2. 不良反应管理　长期应用激素的患者可出现感染、药物性糖尿病、骨质疏松等不良反应，少数病例还可能发生股骨头无菌性缺血性坏死，需加强监测，及时处理。

3. 用药宣教　由于此病使用激素治疗的周期较长，易反复，因此加强患者用药教育，使其了解激素在该疾病治疗中的重要地位，从而提高其服药依从性显得尤为重要。由于 NS 患者口服激素的治疗周期相对较长，因此常见患者由于无法接受激素所导致的不良反应如水牛背、满月脸以及糖脂代谢异常等原因而停止用药或自行调整方案。因此需要特别提醒患者按时、按量的使用激素。必要时可动员家属监督患者是否按时、正确服用药物。需重视由于依从性不足引起疾病复发的可能。

四、肾衰竭

肾衰竭是指肾脏功能部分或全部丧失的病理状态。按其发作之急缓分为急性和慢性两种。

（一）急性肾衰竭

1. 定义　急性肾衰竭（acute renal failure，ARF）是指以肾小球滤过率在短期内（数小时至数周）急剧下降、代谢产物潴留、水电解质及酸碱平衡紊乱为特征的临床综合征。根据病因不同分为肾前性、肾性和肾后性 ARF。狭义的 ARF 是指急性肾小管坏死（acute tubular necrosis，ATN），临床上最常见的原因是肾缺血和（或）肾毒性损伤。根据尿量的多少，ARF 分为少尿型（＜400 ml/d）和非少尿型（＞400 ml/d）。典型的 ATN 病程演变一般经过三个阶段，即少尿期、多尿期和恢复期。根据分解代谢的不同，ARF 又分为高分解代谢型和非高分解代谢型，前者一日血尿素氮上升＞8.9 mmol/L、血肌酐上升＞177 μmol/L。

2. 病因及发病机制　急性肾功能衰竭的原因按其病理位置可分为肾前性、肾后性和肾实质性。肾前性原因主要是指由于各种原因导致的肾血压过低所致的急性肾衰竭，如血容量不足、心排血量不足及全身血管扩张。肾后性原因主要是指包括尿路结石、前列腺疾患、肿瘤及其他致尿路梗阻性疾病。而肾实质性疾病所致急性肾功能衰竭主要指包括急性间质性病变、肾小球和肾小血管疾患,以及急性肾小管坏死等原因所致的肾功能急剧下降。

目前主要认为与肾组织缺血和中毒关系密切,但机制尚未完全明了,还有以下几种学说:①肾小管阻塞学说;②反漏学说;③肾血流动力学改变学说;④弥散性血管内凝血。

3. *临床表现* 根据临床表现和病程的共同规律,一般分为少尿期、多尿期、恢复期三期。

(1)少尿期

1)尿量减少

①少尿(每日尿量少于 400 ml)或无尿(每日尿量少于 100 ml)。

②少尿时间根据致病原因不同、病情轻重而不同,一般为 1~2 周,但可短至数小时或长达 3 个月以上。

③非少尿型患者在氮质血症期内每天尿量持续在 500 ml 以上,甚至超过 1000 ml。

2)进行性高氮质血症

3)水、电解质紊乱和酸碱平衡失调

①水过多:表现为稀释性低钠血症、水肿、高血压急性心力衰竭、脑水肿等。

②高钾血症:是常见的死因之一。

③低钙血症、高磷血症。

④低钠血症和低氯血症。

⑤代谢性酸中毒。

4)心血管系统表现:主要包括有高血压、心力衰竭、心律失常、心包炎等。

(2)多尿期:尿量进行性增多是肾功能开始恢复的一个标志。

①每日尿量成倍增长。

②肾功能并不立即恢复,当肾小球滤过率明显增加时,血氮质逐渐下降。

③易发生低钾血症等电解质紊乱。

④多尿期持续时间为 1~3 周或更长。

(3)恢复期

①一般情况良好。

②血尿素氮和肌酐接近正常。

③肾小球滤过功能多在 3~12 个月内恢复正常;若肾功能不恢复,可能提示肾遗留有永久性损害。

4. *治疗原则* 一般包括去除可逆的病因,纠正水与电解质代谢紊乱,防治并发症,必要时及时进行血液净化治疗。

5. *药物治疗*

(1)少尿期治疗:控制液体入量,以“量出为入”为原则(可按前日尿量加 500 ml 计算);注意代谢性酸中毒及高钾血症的监测与处理,前者可以口服或静脉滴注碳酸氢钠,后者多采取普通胰岛素与葡萄糖溶液静脉滴注,和(或)10%葡萄糖酸钙 10 ml 静脉注射,和(或)钙型或钠型降钾离子交换树脂口服或保留灌肠等。

ARF 开始血液净化治疗的指征为①利尿药(如呋塞米 20~400 mg/d)难以控制的容量负荷过重(肺水肿、脑水肿和高血压等);②药物治疗难以控制的高钾血症;③肾功能严重受损,血肌酐水平迅速升高(48h 升高至基线值的 300%以上)。血液净化治疗,包括血液透析、腹膜透析和连续性血液净化等。对于高分解代谢型的 ARF 患者,应尽早进行血液净化治疗。

蛋白质摄入量宜控制至 0.6~0.8 g/(kg·d),并补充足够的热量 30~35 kcal/(kg·d)。已进行血液净化治疗的患者则应适当增加蛋白质的摄入量。

(2)多尿期治疗:重点是维持水、电解质和酸碱平衡,控制氮质血症和防止各种并发症。

(3)恢复期:无需特殊治疗,需随访肾功能。

6. *治疗管理* 急性肾功能衰竭的疗效管理主要是需要关注患者的肾功能是否在短期内得到显著好转,而患者尿量的改变是评估治疗疗效的一个重要参考指标。

(二)慢性肾衰竭

1. *定义* 慢性肾衰竭(chronic renal failure,CRF)是指慢性肾疾病(chronic kidney disease,CKD)患者肾小球滤过率下降,导致体内代谢产物蓄积,水、电解质和酸碱平衡紊乱及全身各脏器损害的综合征。CRF 分为四期:肾功能代偿期(GFR50~80 ml/min)、肾功能失代偿期(GFR 20~50 ml/min)、肾衰竭期(GFR 10~20 ml/min)和尿毒症期(GFR<10 ml/min)。

2. *病因及发病机制* CRF 的常见病因包括:①原发性肾疾病:如肾小球肾炎、慢性肾盂肾炎、小管间质性疾病、遗传性肾炎、多囊肾等。②继发于全身疾病的肾病变:如系统性红斑狼疮性肾病、糖尿病性肾病、高血压性肾小动脉硬化、多发性骨髓瘤性肾病、高尿酸血症肾病、各种药物及重金属所致肾疾病等。

慢性肾衰进行性恶化的机制尚未完全清楚，目前主要有下述学说：①健存肾单位学说；②矫枉失衡学说；③肾小球高压和代偿性肥大学说；④肾小管高代谢学说；⑤尿毒症毒素学说等。

3. 临床表现

(1)一般情况：尿毒症面容、乏力、食欲减退、体重减轻等。

(2)消化系统：厌食、恶心、呕吐、顽固性呃逆、口有尿臭味等。

(3)血液系统：贫血、出血倾向、血小板减少等。

(4)心血管系统：血压升高、心力衰竭、心律失常；重者发生尿毒症性心包炎甚至心脏压塞。

(5)神经、肌肉系统：头痛、烦躁不安、记忆力减退、四肢烧灼感、麻木等。

(6)呼吸系统：Kussmaul 呼吸、尿毒症性肺炎、胸膜炎、胸腔积液等。

(7)皮肤：皮肤瘙痒、皮疹、色素沉着、皮肤有尿素霜等。

(8)骨骼：主要为肾性骨营养不良，包括纤维性骨炎、尿毒症性骨软化症、骨质疏松症和骨硬化症。

(9)内分泌系统：血浆红细胞生成素降低，血浆 $1,25\text{-}(OH)_2D_3$ 降低，胰岛素、胰高血糖素以及甲状旁腺素等降解减少。

(10)代谢失调：体温过低、糖类代谢异常、高脂血症、高尿酸血症等。

(11)水、电解质、酸碱平衡失调：失水或水过多、失钠或钠过多、高钾血症、高磷血症、高镁血症、低钙血症以及代谢酸中毒等。

4. 治疗原则　主要防治并发症，强调一体化治疗。

营养治疗通常从肾功能失代偿期开始给予患者优质低蛋白饮食治疗，推荐蛋白质摄入量一般为 0.6～0.8 g/(kg·d)；如肾功能严重受损(GFR≤30 ml/min)或蛋白摄入较低[0.4～0.6 g/(kg·d)]，则应补充必需氨基酸制剂(0.1～0.2 g/d)或复方 α-酮酸(一次 4～5 粒，3/d)。患者必须摄入足够热量，一般为 30～35 kcal/(kg·d)。已接受血液透析或腹膜透析治疗的患者应适当增加蛋白质的摄入量。

5. 药物治疗

(1)控制高血压：降压药物宜选用既可有效控制高血压，又有保护靶器官(心、肾、脑等)作用的药物。主张联合用药，如 ACEI(如福辛普利 10mg，1 或2/d)或 ARB(如厄贝沙坦 150 mg，1/d)加利尿药(如氢氯噻嗪 20 mg，1/d；或托拉塞米 10 mg，1/d)、长效 CCB(如苯磺酸氨氯地平 5 mg，1/d)加 ACEI 或 ARB 等，若血压仍未达标，可以加用 β 或(和)α 受体拮抗药(如卡维地洛 20 mg，2/d)及血管扩张药等，也可选用复方制剂如氯沙坦氢氯噻嗪片，或厄贝沙坦氢氯噻嗪片，一次 1 片，1/d；血肌酐＞265 μmol/L 或 GFR＜30ml/min 的患者应谨慎使用 ACEI 或 ARB，务必密切监测肾功能和血钾。已经接受血液净化治疗的患者可以选用 ACEI 或 ARB。

(2)纠正肾性贫血：血红蛋白＜100 g/L 的患者即可开始使用重组人促红素(rhEPO)治疗，一般初始用量为一次 2000～3000 U，每周 2 次，皮下注射或静脉注射。直至血红蛋白上升至 120 g/L 为达标。在维持达标的前提下，其后每月调整用量，适当减少 rhEPO 用量。在应用 rhEPO 时，同时应补充铁剂(口服硫酸亚铁或富马酸亚铁等，或静脉补充铁剂)、叶酸、维生素 B_{12} 类药物。

(3)钙磷代谢紊乱和肾性骨病的治疗：当 GFR＜30 ml/min 时，除限制磷摄入外，可应用磷结合剂口服，以口服碳酸钙较好，每次 0.5～2.0g，3/d，餐中服用。对明显高磷血症(血磷＞2.26 mmol/L)或血清钙磷乘积＞65 mg^2/dl^2 者，则应暂停应用钙剂，以防转移性钙化的加重；此时可短期服用氢氧化铝制剂(每次 10 ml～30ml，3/d)，或使用碳酸镧等磷结合剂，将血磷控制在＜1.75 mmol/L 或钙磷乘积＜65 mg^2/dl^2 时，再服用钙剂。对明显低钙血症患者，可口服骨化三醇，一日 0.25 μg，连服 2～4 周；如血钙和症状无改善，可将用量增加至 0.5 μg/d；对血钙正常的患者，则宜隔日口服 0.25 μg。凡口服钙及活性维生素 D_3 的患者，治疗中均需要监测血钙、磷、甲状旁腺激素浓度，使透析前患者血全段甲状旁腺激素(iPTH)保持在 35～110 pg/ml(正常参考值为 10～65 pg/ml)；使透析患者血钙磷乘积尽量接近目标值的低限(Ca×P＜55 mg^2/dl^2 或 4.52 $mmol^2/L^2$)，血 iPTH 保持在 150～300 pg/ml，以防止生成不良性骨病。对已有不良性骨病的患者，不宜应用骨化三醇或其类似物。

(4)纠正代谢性中毒：主要是补充碳酸氢钠，轻者 1.5～3.0g/d，分三次服用；中、重度患者 3～15g/d，必要时可静脉输入。可将纠正酸中毒所需之碳酸氢钠总量分 3～6 次给予，在 48～72h 或更长时间后基本纠正酸中毒。对有明显心衰的患者，要防止碳酸氢钠输入过多，输入速度宜慢，以免加重心脏负荷。

(5)水钠代谢紊乱的防治：水肿者应限制盐和水的摄入，也可根据需要应用襻利尿药(如呋塞米、托拉塞米等)，呋塞米每次 20～100 mg，2～3d/次，噻嗪类利尿剂及潴钾利尿剂对 CRF 患者(Scr ＞ 220 μmol/L)疗效甚差，不宜应用。对并发急性左心衰竭患者，常需及时给予血液透析或持续性血液滤过治疗。

(6)高钾血症的防治：首先应积极预防高钾血症的发生。当 GFR＜25 ml/min(或 Scr＞309.4～353.6μmol/L)时，即应适当限制钾的摄入。在限制钾摄入的同时，还应注意及时纠正酸中毒。对已有高钾血症的患者，应采取更积极的措施：①积极纠正酸中毒，除口服碳酸氢钠外，必要时(血钾＞6 mmol/L)可静脉给予(静滴或静注)碳酸氢钠 10～25 g，根据病情需要 4～6h 后还可重复给予。②给予襻利尿药：最好静脉注射呋塞米 40～80 mg，必要时可将剂量增至一次 100～200 mg，静脉注射。③应用葡萄糖-胰岛素溶液输入(葡萄糖 4～6 g，加胰岛素 1 单位)。④口服降钾树脂(如聚苯乙烯磺酸钙，每次 5～20 g，3/d)，增加肠道钾排出，还能释放游离钙。⑤对严重高钾血症(血钾＞6.5 mmol/L)，且伴有少尿、利尿效果欠佳者，应及时给予血液透析治疗。

(7)促进尿毒症性毒素的肠道排泄：口服吸附剂，如药用炭、包醛氧化淀粉(每次 5g，3/d)等，也可选用大黄制剂口服或保留灌肠。

尿毒症期的患者应接受血液净化治疗。糖尿病肾病所致 CRF 患者的血肌酐≥530.4 μmol/L、GFR≤15 ml/min 时即可考虑进行血透或腹透治疗。

6. *治疗管理*

(1)疗效监测：对于肾衰竭患者，需要对营养、血压、血色素、钙磷代谢、酸碱平衡以及水钠钾等电解质平衡进行综合评估，以努力改善肾衰竭患者的机体内环境，使其保持相对稳定为最终目标。

(2)不良反应管理：对于肾衰竭患者，由于服药种类较多，应密切观察药物可能引起的不良反应；同时，可动员家属监督患者是否按时、正确服用药物。

(3)用药宣教：由于该类患者用药种类较复杂，数量较多，难免存在药物间的相互作用等；因此进行必要的药物知识介绍非常重要，在提高患者对疾病治疗药物认知的同时，还能提高药物治疗的依从性和安全性。

(赵德伟　李　菌　朱　亮)

第八节　神经系统疾病的药物治疗

一、缺血性脑血管病

(一)短暂性脑缺血发作

1. *疾病定义和流行病学*　短暂性脑缺血发作(transient ischemic attack，TIA)是指由于某种因素造成的脑动脉一过性或短暂性供血障碍，导致相应供血区局灶性神经功能缺损或视网膜功能障碍。症状持续时间为数分钟或数小时，24h 内完全恢复，可反复发作，不遗留神经功能缺损的症状和体征。

传统观点认为 TIA 是良性、可逆性脑缺血综合征，复发风险低于脑梗死。然而，研究表明，TIA 患者早期发生卒中的风险很高，TIA 患者 7d 内的卒中风险为 4%～10%，90d 卒中风险为 10%～20%。此外，TIA 患者不仅易发生脑梗死，也易发生心肌梗死和猝死。90d 内 TIA 复发、心肌梗死和死亡事件总的风险高达 25%。

2. *病因及发病机制*

(1)微栓塞：来源于颈部和颅内大动脉，尤其是动脉分叉处的动脉粥样硬化斑块、附壁血栓或心脏的微栓子脱落，随血液流入脑中，引起颅内供血动脉闭塞，产生临床症状，当微栓子崩解或向血管远端移动，局部血流恢复，症状便消失。

(2)脑血管痉挛、狭窄或受压：脑动脉粥样硬化导致血管腔狭窄，或脑血管受各种刺激出现血管痉挛时，可引起脑缺血发作。

(3)血流动力学改变：在脑血管壁动脉粥样硬化或管腔狭窄的基础上，当出现低血压或血压波动时，引起病变血管的血流减少，发生一过性脑缺血症状，当血压回升后，局部脑血流恢复正常，TIA 的症状消失。血液成分的改变，也可导致 TIA。

3. *临床表现*　由于缺血的部位不同，其表现常为眼前一过性黑矇、雾视、视野中有黑点、眼前有阴影摇晃，光线减少或一侧面部或肢体出现无力、麻木，有时也会表现出眩晕、头晕、偏头痛、跌倒发作、共济失调、复视、偏盲或双侧视力丧失等症状。持续数分钟至数小时，多在1h内恢复，最长不超过24h，不遗留任何后遗症状。常反复发作，每次发作时的症状基本相似。

4. 治疗原则

(1)非药物治疗原则：单次或多次发生TIA的患者，如抗血小板药物治疗效果不佳，且颈动脉狭窄程度超过70%，可进行颈动脉内膜切除术或支架成形术。同时应建立健康的生活方式，合理运动，避免酗酒，适度降低体重等。

(2)药物治疗原则：对于TIA患者要积极查找病因，急性期可根据病因，采取相应的抗血小板或抗凝血等药物治疗。针对可能存在的危险因素，如高血压、糖尿病、血脂异常、心脏疾病等要进行积极有效的治疗。

5. 药物治疗

(1)抗血小板聚集

①对于非心源性栓塞性TIA患者，除少数情况需要抗凝血治疗，大多数情况均建议给予抗血小板药物预防TIA复发。

②对于有主动脉瓣病变的TIA患者，推荐进行抗血小板治疗。

③对于有TIA病史的二尖瓣脱垂患者，可采用抗血小板治疗。

④抗血小板药物的选择以单药治疗为主，阿司匹林(50～325 mg/d)可以作为首选药物；有证据表明氯吡格雷联合阿司匹林优于阿司匹林单药治疗。

⑤不推荐常规应用双重抗血小板药物。但对于有急性冠状动脉疾病(如不稳定型心绞痛，无Q波心肌梗死)或近期行支架成形术的患者，推荐联合应用氯吡格雷和阿司匹林。

(2)抗凝血治疗

①抗凝血治疗不应作为TIA患者的常规治疗，对于心房颤动(包括阵发性)的TIA患者，有风湿性二尖瓣病变的TIA患者(无论是否合并心房颤动)，推荐使用适当剂量的华法林口服抗凝血治疗，以预防再发的血栓栓塞事件。华法林的目标剂量是维持国际标准化比值(INR)在2.0～3.0。

②对于有人工机械瓣膜的TIA患者，采用华法林抗凝血治疗，目标INR控制在2.5～3.5。对于有人工生物瓣膜或风险较低的机械瓣膜的TIA患者，抗凝血治疗的目标INR控制在2.0～3.0。

③不建议在抗凝血的基础上加用抗血小板药物以避免增加出血性并发症的风险。

④急性期可用肝素100 mg加入500 ml 5%葡萄糖液或0.9%生理盐水中，以每分钟10～20滴的速度静脉滴注，同时监测部分凝血活酶时间(APTT)，使其控制在正常范围的1.5倍之内。也可选用低分子肝素4000～5000U，皮下注射，每日2次，连用7～10d，与普通肝素相比，低分子肝素的生物利用度较好，使用安全。

⑤有出血倾向、溃疡病、严重高血压及肝肾疾病患者禁抗凝血治疗。

6. 治疗管理

(1)疗效管理：保持良好的生活习惯，按时作息，避免过度操劳，保持情绪稳定，调整心态，增添生活情趣；控制体重。还要注意定期复查血压、血脂、血糖等。

(2)不良反应管理

1)抗血小板药物

①抗血小板药可致胃肠溃疡和出血。研究表明，阿司匹林可使消化道损伤危险增加2～4倍。氯吡格雷抑制二磷酸腺苷受体，可诱发出血和减缓溃疡的愈合。②用药期间应注意出血监护：服用期间应定期监测血常规和异常出血情况；对肾功能明显障碍者应定期检查肾功能。长期服用抗血小板药前，对有溃疡病史患者，应检测和根除幽门螺杆菌。③氯吡格雷与质子泵抑制药存在药物相互作用，长期合用会增加心脏突发事件及病死率。所以应用氯吡格雷时慎用质子泵抑制药，必要时改用对氯吡格雷代谢影响较小的泮托拉唑、雷尼替丁及胃黏膜保护药米索前列醇、硫糖铝；或应用不经细胞色素P_{450}代谢的抗血小板药普拉格雷。④对阿司匹林单药预防效果良好者无需联合治疗，对阿司匹林有禁忌证或不适宜的患者可用氯吡格雷替代。

2)抗凝血药物

华法林：①起效滞后的时间段须联合应用肝素。②监测INR，出现出血倾向时需要及时救治。③与有相互作用的药物联用时应注意调整剂量，基因检测利于选择适宜的华法林起始剂量。④稳定摄食含维生素K的蔬菜。

肝素：①监护肝素所致的出血，监测活化部分凝血活酶时间。②注意肝素的禁忌证，并规避肝素所致的不良反应。

(3)二级预防管理

1)高血压：对于TIA患者，建议进行抗高血压治疗，以降低脑卒中和其他血管事件复发的风险。

在参考高龄、基础血压、平时用药、可耐受性的情况下，降压目标一般应该达到≤140/90 mmHg，理想应达到≤130/80 mmHg。

2）糖尿病：①糖尿病血糖控制的靶目标为 HbAlC<6.5%，但对于高危 2 型糖尿病患者，血糖过低可能带来危害。②糖尿病合并高血压患者应严格控制血压在 130/80 mmHg 以下，糖尿病合并高血压时，降血压药物以血管紧张素转换酶抑制药、血管紧张素Ⅱ受体拮抗药类在降低心脑血管事件方面获益明显。

3）脂代谢异常：①胆固醇水平升高 TIA 患者，应进行生活方式的干预及药物治疗。建议使用他汀类药物，目标是使 LDL-C 水平降至 2.59 mmol/L 以下或使 LDL-C 下降幅度达到 30%～40%。②伴有多种危险因素（冠心病、糖尿病、吸烟、代谢综合征、脑动脉粥样硬化病变但无确切的易损斑块或动脉源性栓塞证据或外周动脉疾病之一者）TIA 患者，如果 LDL-C>2.07 mmol/L，应将 LDL-C 降至 2.07 mmol/L 以下或使 LDL-C 下降幅度>40%。③对于有颅内外大动脉粥样硬化性易损斑块或动脉源性栓塞证据的缺血性脑卒中和 TIA 患者，推荐尽早启动强化他汀类药物治疗，建议目标 LDL-C<2.07 mmol/L 或使 LDL-C 下降幅度>40%。④长期使用他汀类药物总体上是安全的。他汀类药物治疗前及治疗中，应定期监测肌痛等临床症状及肝酶（谷氨酸和天冬氨酸氨基转移酶）、肌酶（肌酸激酶）变化，如出现监测指标持续异常并排除其他影响因素，应减量或停药观察（供参考：肝酶>3 倍正常上限，肌酶>5 倍正常上限时停药观察）；老年患者如合并重要脏器功能不全或多种药物联合使用时，应注意合理配伍并监测不良反应。⑤对有脑出血病史或脑出血高风险人群应权衡风险和获益，建议谨慎使用他汀类药物。

（二）动脉粥样硬化性脑血栓性脑梗死

1. *定义和流行病学*　动脉粥样硬化性血栓性脑梗死（atherothrombotic cerebral infraction）是脑梗死中最常见的类型。它是在脑动脉粥样硬化等原因引起血管壁病变的基础上，管腔狭窄、闭塞或有血栓形成，造成局部脑组织因血液供应中断而发生缺血、缺氧性坏死，引起相应的神经系统症状和体征。动脉粥样硬化性血栓性脑梗死约占脑卒中的 75%，占脑梗死的 40%～60%，病死率平均为 10%～15%，致残率高达 75%，重度残疾者约占 40%以上，且极易复发，复发性脑梗死的病死率大幅度增加。

2. *病因及发病机制*　最常见的病因是动脉粥样硬化，其次为高血压、糖尿病和血脂异常等。较少见的病因有脑动脉炎、高半胱氨酸血症、颈动脉或椎动脉壁剥离、药物滥用（如可卡因及海洛因等）、烟雾样血管病及偏头痛等。

3. *临床表现*　本病好发于 50～60 岁以上的中、老年人，男性稍多于女性。常合并有动脉硬化、高血压、高脂血症或糖尿病等危险因素或对应的全身性非特异性症状。脑梗死的前驱症状无特殊性，部分患者可能有头昏、一时性肢体麻木、无力等短暂性脑缺血发作的表现。而这些症状往往由于持续时间较短和程度轻微而被患者及家属忽略。脑梗死发病起病急，多在休息或睡眠中发病，其临床症状在发病后数小时或 1～2d 达到高峰。

4. *治疗原则*　要重视超早期（<6h）和急性期的处理，注意对患者进行整体化综合治疗和个体化治疗相结合。针对不同病情、不同发病时间及不同病因，采取有针对性的措施。总的来说，急性期治疗主要是通过两个途径实现的，即溶栓和脑保护治疗。

5. *药物治疗*

（1）一般治疗

1）溶栓：是目前最重要的恢复血流措施，重组组织型纤溶酶原激活药（rtPA）和尿激酶（UK）是我国现行的主要溶栓药，目前普遍接受的溶栓治疗时间窗为 4.5h 内或 6h 内。

①静脉溶栓：适应证包括年龄 18～80 岁；发病 4.5 h 内（rtPA）或 6 h 内（尿激酶）；脑功能损害的体征持续存在超过 1 h，且比较严重；脑 CT 已排除颅内出血，且无早期大面积脑梗死影像学改变；患者或家属签署知情同意书。禁忌证则有既往有颅内出血，包括可疑蛛网膜下腔出血；近 3 个月有头颅外伤史；近 3 周内有胃肠或泌尿系统出血；近 2 周内进行过大的外科手术；近 1 周内有在不易压迫止血部位的动脉穿刺；近 3 个月内有脑梗死或心肌梗死史，但不包括陈旧小腔隙梗死而未遗留神经功能体征；严重心、肝、肾功能不全或严重糖尿病患者；体检发现有活动性出血或外伤（如骨折）的证据；已口服抗凝血药，且 INR>1.5；48 h 内接受过肝素治疗（APTT 超出正常范围）；血小板计数低于 100×10^9/L，血糖<2.7mmol/L；血压：收缩压>180 mm Hg，或舒张压>100 mm Hg；妊娠；不合作。

②监护及处理：尽可能将患者收入重症监护病房或卒中单元进行监护；定期进行神经功能评估，第 1 小时内 30 min 1 次，以后每小时 1 次，直至 24 h；如出现严重头痛、高血压、恶心或呕吐，应立即停用溶栓药物并行脑 CT 检查；定期监测血压，最初 2h 内 15 min 1 次，随后 6h 内 30 min 1 次，以后每小时 1 次，直至 24 h；如收缩压≥180 mmHg 或舒张压≥100 mmHg，应增加血压监测次数，并给予降压药物；鼻饲管、导尿管及动脉内测压管应延迟安置；给予抗凝血药、抗血小板药物前应复查颅脑 CT。

动脉溶栓：动脉溶栓使溶栓药物直接到达血栓局部，理论上血管再通率应高于静脉溶栓，且出血风险降低。然而其益处可能被溶栓启动时间的延迟所抵消。

推荐意见包括：①对缺血性脑卒中发病 3h 内和 3～4.5h 的患者，应根据适应证严格筛选患者，尽快静脉给予 rtPA 溶栓治疗。使用方法：rtPA 0.9 mg/kg(最大剂量为 90 mg)静脉滴注，其中 10%在最初 1 min 内静脉推注，其余持续滴注 1h，用药期间及用药 24h 内应如前述严密监护患者。②发病 6h 内的缺血性脑卒中患者，如不能使用 rtPA 可考虑静脉给予尿激酶，应根据适应证严格选择患者。使用方法：尿激酶 100 万～150 万 U，溶于生理盐水 100～200 ml，持续静脉滴注 30 min，用药期间应如前述严密监护患者。③可对其他溶栓药物进行研究，不推荐在研究以外使用。④发病 6h 内由大脑中动脉闭塞导致的严重脑卒中且不适合静脉溶栓的患者，经过严格选择后可在有条件的医院进行动脉溶栓。⑤发病 24h 内由后循环动脉闭塞导致的严重脑卒中且不适合静脉溶栓的患者，经过严格选择后可在有条件的单位进行动脉溶栓。⑥溶栓患者的抗血小板或特殊情况下溶栓后还需抗凝血治疗者，应推迟到溶栓 24h 后开始。

2)抗血小板：对于不符合溶栓适应证且无禁忌证的缺血性脑卒中患者应在发病后尽早给予口服阿司匹林 150～300 mg/d。急性期后可改为预防剂量(50～150 mg/d)。溶栓治疗者，阿司匹林等抗血小板药物应在溶栓 24h 后开始使用。对不能耐受阿司匹林者，可考虑选用氯吡格雷等抗血小板治疗。

3)抗凝血：对大多数急性缺血性脑卒中患者，不推荐无选择地早期进行抗凝血治疗。关于少数特殊患者的抗凝血治疗，可在谨慎评估风险、效益比后慎重选择。特殊情况下溶栓后还需抗凝血治疗的患者，应在 24h 后使用抗凝血药。

4)降纤：主要药物有降纤酶、巴曲酶、蚓激酶等。对不适合溶栓并经过严格筛选的脑梗死患者，特别是高纤维蛋白原血症者可选用降纤治疗。

5)扩容：对一般缺血性脑卒中患者，不推荐扩容。对于低血压或脑血流低灌注所致的急性脑梗死如分水岭梗死可考虑扩容治疗，但应注意可能加重脑水肿、心功能衰竭等并发症。此类患者不推荐使用扩血管治疗。

6)扩张血管：对一般缺血性脑卒中患者，不推荐扩血管治疗。

7)神经保护：不少神经保护药在动物实验时有效，但缺乏有说服力的大样本临床观察资料。目前常用的有依达拉奉、胞磷胆碱等。

8)降颅压治疗：脑水肿发生在缺血性脑卒中最初的 24～48h 之内，水肿的高峰期为发病后的 3～5d，大面积脑梗死时有明显颅内压升高，应进行脱水降颅压治疗。常用的降颅压药物为甘露醇、呋塞米和甘油果糖。

(2)急性期并发症的处理

1)出血转化：脑梗死出血转化发生率为 8.5%～30%，其中有症状的为 1.5%～5%。心源性脑栓塞、大面积脑梗死、占位效应、早期低密度征、年龄大于 70 岁、应用抗栓药物(尤其是抗凝血药物)或溶栓药物等会增加出血转化的风险。

推荐意见：①症状性出血转化，停用抗栓治疗等致出血药物；②何时开始抗凝和抗血小板治疗，对需要抗栓治疗的患者，可于出血转化病情稳定后 7～10d 开始抗栓治疗；对于再发血栓风险相对较低或全身情况较差者，可用抗血小板药物代替华法林。

2)癫痫：缺血性脑卒中后癫痫的早期发生率为 2%～33%，晚期发生率为 3%～67%。

推荐意见：①不推荐预防性应用抗癫痫药物；②孤立发作 1 次或急性期痫性发作控制后，不建议长期使用抗癫痫药物；③脑卒中后 2～3 个月再发的癫痫，建议按癫痫常规治疗，即进行长期药物治疗；④脑卒中后癫痫持续状态，建议按癫痫持续状态治疗原则处理。

3)肺炎：约 5.6%脑卒中患者合并肺炎，误吸是主要原因。意识障碍、吞咽困难是导致误吸的主要危险因素，其他包括呕吐、不活动等。肺炎是脑卒中患者死亡的主要原因之一，15%～25%脑卒中患者死于细菌性肺炎。

推荐意见：①早期评估和处理吞咽困难和误吸问题，对意识障碍患者应特别注意预防肺炎；②疑有肺炎的发热患者应给予抗生素治疗，但不推荐预防性使用抗生素。

4）深静脉血栓形成和肺栓塞：深静脉血栓（DVT）的危险因素包括静脉血流淤滞、静脉系统内皮损伤和血液高凝血状态。瘫痪重、年老及心房颤动者发生DVT的比例更高，症状性DVT发生率为2%。DVT最重要的并发症为肺栓塞。

推荐意见：①鼓励患者尽早活动、抬高下肢；尽量避免下肢（尤其是瘫痪侧）静脉输液。②对于发生DVT及肺栓塞高风险且无禁忌者，可给予低分子肝素或普通肝素，有抗凝血禁忌者给予阿司匹林治疗。③可联合加压治疗（长筒袜或交替式压迫装置）和药物预防DVT，不推荐常规单独使用加压治疗；但对有抗栓禁忌的缺血性脑卒中患者，推荐单独应用加压治疗预防DVT和肺栓塞。④对于无抗凝血和溶栓禁忌的DVT或肺栓塞患者，首先建议肝素抗凝血治疗，症状无缓解的近端DVT或肺栓塞患者可给予溶栓治疗。

6. *治疗管理* 同TIA的治疗管理。

（三）脑栓塞

1. *定义和流行病学* 脑栓塞是指血液中的各种栓子（如心脏内附壁血栓、动脉粥样硬化斑块、脂肪、肿瘤细胞、纤维软骨或空气等）随血流进入脑动脉而阻塞血管，当侧支循环不能代偿时，引起该动脉供血区脑组织缺血性坏死，出现局灶性神经功能缺损。脑栓塞占脑卒中的15%～20%。

2. *病因及发病机制*

（1）心源性脑栓塞：是脑栓塞中最常见的，约75%的心源性栓子栓塞于脑部。引起脑栓塞的常见心脏疾病有心房颤动、心瓣膜病、感染性心内膜炎、心肌梗死、心肌病、心脏手术、先天性心脏病等。

（2）非心源性脑栓塞：动脉来源包括主动脉弓和颅外动脉（颈动脉和椎动脉）的动脉粥样硬化性病变，斑块破裂及粥样物从裂口溢入血流，形成栓子导致栓塞；同时损伤的动脉壁易形成附壁血栓，血栓脱落亦可致脑栓塞。其他少见的栓子有脂肪滴、空气、肿瘤细胞、寄生虫卵和异物等。

3. *临床表现* 任何年龄均可发病，多有风湿性心脏病、心房颤动及大动脉粥样硬化等病史。一般发病无明显诱因，也很少有前驱症状。脑栓塞是起病速度最快的一类脑卒中。症状常在数秒或数分钟之内达到高峰，多为完全性卒中。偶尔病情在数小时内逐渐进展，症状加重，可能是脑栓塞后有逆行性的血栓形成。

起病后多数患者有意识障碍，但持续时间常较短。当颅内大动脉或椎-基底动脉栓塞时，脑水肿导致颅内压增高。短时间内患者出现昏迷。脑栓塞造成急性脑血液循环障碍，引起癫痫发作，其发生率高于脑血栓形成。

4. *治疗原则* 包括急性期的综合治疗，尽可能恢复脑部血液循环，及时进行物理治疗和康复治疗。因为心源性脑栓塞易再发，急性期应卧床休息数周，避免活动，减少再发的风险。

5. *药物治疗* 脑栓塞的治疗与动脉粥样硬化性血栓性脑梗死的治疗相同，当发生出血性脑梗死时，要立即停用溶栓药、抗凝血药和抗血小板聚集的药物，防止出血加重和血肿扩大；适当应用止血药物，治疗脑水肿，调节血压；若血肿量较大，内科保守治疗无效时，考虑手术治疗。对感染性栓塞应使用抗生素，并禁用溶栓和抗凝血治疗，防止感染扩散。在脂肪栓塞时，可采用肝素、右旋糖酐、5%碳酸氢钠及脂溶剂等，有助于脂肪颗粒的溶解。

对于脑栓塞的预防非常重要。主要是进行抗凝血和抗血小板治疗，防止被栓塞的血管发生逆行性血栓形成或预防复发。同时要治疗原发病，纠正心律失常，针对心脏瓣膜病和引起心内膜病变的相关疾病，进行有效防治，根除栓子的来源，防止复发。

6. *治疗管理* 同TIA的治疗管理。

二、出血性脑血管病

（一）脑出血

1. *定义和流行病学* 脑出血（intracerebral hemorrhage，ICH）是指原发性非外伤性脑实质内出血，也称自发性脑出血，占急性脑血管病的20%～30%。发病率为60～80人/10万人口/年，急性期病死率约为30%～40%，是急性脑血管病中最高的。在脑出血中大脑半球出血约占80%，脑干和小脑出血约占20%。

2. *病因及发病机制* 最常见的病因是高血压病，此类脑出血属于高血压病最严重的并发症之一，可在短时间内出现极为严重的症状，甚至短时间内影响患者呼吸、心搏等基本生理活动，造成患者的死亡。其他病因包括脑动静脉畸形、动脉瘤、血液病、梗死后出血、脑淀粉样血管病、烟雾病、抗凝血或溶栓治疗、原发性或转移性脑肿瘤破坏血管等。

长期的血压增高可以使得全身动脉壁发生透明变性，使得原本较为坚韧的动脉壁变薄、脆性增加，这种变化使得动脉对血压升高的耐受性下降，骤然升高的血压可以使内壁变薄的细小动脉发生突然破裂，出现脑出血。

3. *临床表现*　与出血部位、出血量、出血速度、血肿大小以及患者的一般情况等有关，通常表现为不同程度的突发头痛、恶心、呕吐、言语不清、小便失禁、肢体活动障碍和意识障碍。位于非功能区的小量出血可以仅仅表现为头痛及轻度的神经功能障碍，而大量出血以及大脑深部出血、丘脑出血或者脑干出血等可以出现迅速昏迷，甚至在数小时及数日内出现死亡。

4. *治疗原则*

(1)药物治疗原则：脱水降颅压、减轻脑水肿，调整血压；防止再出血；减轻血肿造成的继发性损害，促进神经功能恢复；防止并发症。

(2)非药物治疗原则：安静休息，一般卧床休息2～4周。保持呼吸道通畅，防止舌根后坠，必要时行气管切开，有意识障碍、血氧饱和度下降的患者应予以吸氧。危重患者应予以心电监测，进行体温、血压、呼吸等生命体征的监测。必要时外科手术以清除血肿，减轻脑组织受压，尽最大努力保证神经功能，减少或防止脑出血后一系列继发性病理变化。

5. *药物治疗*

(1)控制血压：脑出血患者血压会反射性升高，而过高的血压则会更加引起出血增加，而过低的血压又会影响到健康脑组织的血供，所以对于脑出血患者，应该根据患者年龄，病前有无高血压，病后血压情况等确定最适血压水平。一般收缩压＞200 mmHg，舒张压＞110 mmHg时，应降血压治疗，使血压维持在略高于发病前水平。收缩压＜180 mmHg或舒张压＜105 mmHg时，可观察而不用降压药。降压治疗时避免使用强降压药物，注意血压降低幅度不宜过大，防止因血压下降过快而造成脑的低灌注，加重脑损害。如急性期血压骤降则提示病情危重，应及时给予升压治疗。

(2)控制脑水肿，降低颅内压：颅内压升高可引起患者较为明显的症状如恶心、呕吐等，严重的还会引起脑疝导致生命危险。所以降低颅内压控制脑水肿是脑出血治疗的重要措施，发病早期可用甘露醇脱水，使用时间不宜过长，建议使用5～7d。可同时应用呋塞米静脉注射，两者交替使用，同时注意监测患者肾功能和水电解质平衡。症状较轻时可使用甘油果糖，脱水作用温和，没有反跳现象，对肾功能的影响较甘露醇少。

(3)预防并发症：可预防性使用降低胃酸分泌的药物，防止上消化道应激性溃疡发生。早期可行胃肠减压，一可观察是否存在应激性溃疡，二可减轻患者胃肠道麻痹引起的腹胀，避免胃内容物因呕吐而发生吸入性肺炎。

6. *治疗管理*

(1)疗效管理：包括①绝对卧床2周，及时复查头颅CT，观察出血吸收情况；②监测患者血压和颅内压；③防治并发症。

(2)不良反应管理：注意监护脱水药引起的肾功能损害和水电解质紊乱。

(二)蛛网膜下腔出血

1. *定义和流行病学*　蛛网膜下腔出血(subarachnoid hemorrhage，SAH)是指脑底部或脑表面血管破裂后，血液流入蛛网膜下腔引起相应临床症状的一种脑卒中。蛛网膜下腔出血占所有脑卒中的5%～10%，年发病率为5～20/10万。

2. *病因及发病机制*　常见病因为颅内动脉瘤，其次为脑血管畸形，还有高血压性动脉硬化，也可见于动脉炎、脑底异常血管网、结缔组织病、血液病、抗凝血治疗并发症等。

3. *临床表现*　突然发生剧烈头痛，呈胀痛或爆裂样疼痛，难以忍受。持续不能缓解或进行性加重，多伴有恶心、呕吐，可有意识障碍或烦躁、谵妄、幻觉等精神症状，少数出现部分性或全面性癫痫发作，也可以头昏、眩晕等症状起病。

4. *治疗原则*

(1)非药物治疗原则

①保持生命体征稳定：SAH确诊后应争取监护治疗，密切监测生命体征和神经系统体征的变化；保持气道通畅，维持稳定的呼吸、循环系统功能。

②安静休息：绝对卧床4～6周，镇静、镇痛，避免用力和情绪刺激。

③加强护理：意识障碍者可予鼻胃管，小心鼻饲慎防窒息和吸入性肺炎。尿潴留者留置导尿，注意预防尿路感染。采取勤翻身、肢体被动活动、气垫床等措施预防褥疮、肺不张和深静脉血栓形成等并发症。

④外科手术：治疗动脉瘤性SAH，多早期行手术夹闭动脉瘤或介入栓塞。

(2)药物治疗原则：脱水降颅压、减轻脑水肿，调整血压；防治再出血；防治脑动脉痉挛及脑缺血；防治并发症。

5. 药物治疗

(1)一般处理及对症治疗

①降低颅内压：适当限制液体摄入量、防治低钠血症、过度换气等都有助于降低颅内压。临床主要用脱水剂，常用的有甘露醇、呋塞米、甘油果糖，也可以酌情选用白蛋白。若伴发的脑内血肿体积较大时，应尽早手术清除血肿，降低颅内压以抢救生命。

②纠正水、电解质平衡紊乱：注意液体出入量平衡。适当补液补钠、调整饮食和静脉补液中晶体胶体的比例，可以有效预防低钠血症。低钾血症也较常见，及时纠正可以避免引起或加重心律失常。

③对症治疗：烦躁者予镇静药，头痛予镇痛药，注意慎用阿司匹林等可能影响凝血功能的非甾体类消炎镇痛药物或吗啡、哌替啶等可能影响呼吸功能的药物。癫痫发作时可以短期采用抗癫痫药物如地西泮、卡马西平或丙戊酸钠。

(2)防治再出血

①调控血压：去除疼痛等诱因后，如果平均动脉压>125 mmHg或收缩压>180 mmHg，可在血压监测下使用短效降压药物使血压下降，保持血压稳定在正常或起病前水平。可选用钙离子通道阻滞药、β受体阻滞药或ACEI类等。

②抗纤溶药物：为防止动脉瘤周围的血块溶解引起再度出血，可用抗纤维蛋白溶解剂，以抑制纤维蛋白溶解原的形成。常用6-氨基己酸(EACA)，初始剂量4 g～6 g溶于100 ml生理盐水或5%葡萄糖液中静滴(15～30min)后一般维持静滴1 g/h，12～24 g/d，使用2～3min或到手术前，也可用氨甲苯酸(止血芳酸)或氨甲环酸。抗纤溶治疗可以降低再出血的发生率，但同时也增加脑血管痉挛和脑梗死的发生率，建议与钙离子通道阻滞药同时使用。

(3)防治脑动脉痉挛及脑缺血

①维持正常血压和血容量：血压偏高给予降压治疗；在动脉瘤处理后，血压偏低者，首先应去除诱因如减或停脱水和降压药物；予胶体溶液(白蛋白、血浆等)扩容升压；必要时使用升压药物如多巴胺静滴。

②早期使用尼莫地平：常用剂量10～20 mg/d，治疗开始每小时滴注0.5 mg，若耐受良好，2h后剂量可增至1mg/h，共10～14d，注意其低血压的不良反应。

(4)防治脑积水：轻度的急、慢性脑积水都应先行药物治疗，给予醋氮酰胺等药物减少脑脊液的分泌，酌情选用甘露醇、呋塞米等。

6. 治疗管理　治疗管理同脑出血。

三、帕金森病

1. 定义和流行病学　帕金森病(Parkinson's disease，PD)是一种常见的神经系统变性疾病，老年人多见，平均发病年龄为60岁左右，40岁以下起病的青年帕金森病较少见。我国65岁以上人群PD的患病率大约是1.7%。大部分帕金森病患者为散发病例，仅有不到10%的患者有家族史。

2. 病因及发病机制　PD的病因和发病机制十分复杂，主要认为是环境因素、遗传因素和年龄因素等多种内外因相互作用的结果。PD发病时，由于黑质多巴胺能神经元变性，纹状体多巴胺含量显著降低，进而造成乙酰胆碱系统功能相对亢进，导致肌张力增高、运动障碍等临床表现。

3. 临床表现　起病隐袭，进展缓慢，多见于50岁以后发病，男性稍多于女性。临床主要表现为静止性震颤、运动迟缓、肌强直和姿势步态障碍。除运动症状，抑郁、便秘和睡眠障碍等非运动症状也是帕金森病患者常见的主诉，它们对患者生活质量的影响甚至超过运动症状。

4. 治疗原则　主要包括①用药宜从小剂量开始逐渐加量，以较小剂量达到较满意疗效，不求全效；②延缓治疗，尽可能长时间的控制患者的症状和体征；③缓慢停药，避免发生左旋多巴撤药恶性综合征；④用药在遵循一般原则的同时也应强调个体化。

5. 药物治疗

(1)早期治疗：疾病早期若病情未影响患者的生活和工作能力，应鼓励患者坚持工作，参与社会活动，暂缓给予症状性治疗药物。70岁以上老年患者应注重症状的控制，采用多巴胺替代治疗，首选的治疗药物一般是左旋多巴制剂。左旋多巴治疗应从小剂量开始逐渐增量，一般在3～6个月可达到适宜剂量。将外周多巴脱羧酶抑制剂(如苄丝肼和卡比多巴)与左旋多巴一起服用，可减少左旋多巴的剂量，降低外周不良反应。

对年轻患者则可先用多巴胺激动药或单胺氧

化酶抑制药，在其后期辅以小剂量左旋多巴，更有利于预后。目前，大多推崇非麦角类多巴胺激动药为首选药物，尤其用于年轻患者病程初期。因为这类长半衰期制剂能避免对纹状体突触后膜多巴胺受体产生"脉冲样"刺激，从而预防或减少运动并发症的发生。

以震颤为主的早期帕金森患者，年龄在65岁以下可用抗胆碱药，或苯海索并用金刚烷胺。抗胆碱药物对震颤有效，但对肌强直效果较差，对运动迟缓无效，常作为左旋多巴的辅助用药。

以行动困难或僵硬为主的早期帕金森患者应选用金刚烷胺或与抗胆碱药合用。金刚烷胺常用于症状较轻的早期患者，少用作单药治疗，将其与左旋多巴联合应用于症状波动患者，可使左旋多巴的用量及不良反应减少，但该药易产生耐受性，不宜用于长期治疗。

(2)中期治疗：早期阶段首选多巴胺激动药、单胺氧化酶抑制药或金刚烷胺/抗胆碱能药物治疗的患者，发展至中期阶段，其症状改善已不明显，此时应添加复方左旋多巴制剂治疗；早期阶段首选低剂量复方左旋多巴治疗的患者，中期应适当加大剂量或添加多巴胺激动药、单胺氧化酶抑制药、金刚烷胺或儿茶酚-O-甲基转移酶(COMT)抑制药。

(3)晚期治疗：晚期PD的临床表现极其复杂，其中有疾病本身的进展也有药物不良反应或并发症因素的参与。

①运动并发症的治疗：包括症状波动和异动症，是PD晚期的常见症状。当症状波动成为患者的主要问题时，治疗的关键是维持突触间隙的多巴胺浓度的稳定。主要治疗对策为：使用左旋多巴控释片，多次服用小剂量左旋多巴标准片以帮助克服症状波动；加用长半衰期的多巴胺激动药，如普拉克索；加用单胺氧化酶抑制药，如司来吉兰；加用对纹状体产生持续性多巴胺能刺激的COMT抑制药，其中以恩托卡朋和托卡朋为佳。

②运动障碍的治疗：左旋多巴是产生峰剂量运动障碍的主要原因，减少每次左旋多巴的剂量可消除峰剂量舞蹈运动。"关"期肌张力障碍通常提示药物作用消失或剂量不足，应根据患者具体情况提高左旋多巴剂量或增加每日服药次数。如调整给药方法后仍无效，可用抗胆碱能药物作为辅助治疗，改善肌张力障碍。

③非运动症状的治疗：PD的非运动症状包括精神、自主神经功能、睡眠障碍等，对其治疗必须遵循一定的原则。一旦出现精神症状，应减少抗PD药物的剂量、改变治疗方案或加上抗精神病药物，如氯氮平等。自主神经功能障碍一般不需加用其他药物，但如果是异动症引起的，需将睡前服用的抗PD药物减量。

(4)神经保护治疗：目的是延迟疾病的发生，减缓或阻止疾病的自然进程。联合应用多种不同作用机制的药物，其疗效会由于单药治疗，且治疗应在疾病的早期进行。如线粒体代谢增强剂能增加线粒体氧化磷酸化作用，改善黑质区的生物能量代谢，能防止继发性的神经损害。抗兴奋毒性制剂可阻断谷氨酸介导的兴奋毒性，起到神经保护作用。

6. 治疗管理

(1)疗效管理：以减轻患者震颤及运动障碍为主要治疗指标。

(2)不良反应管理：主要关注左旋多巴的不良反应，包括①胃肠道反应：恶心、呕吐、食欲减退等。②心血管反应：体位性低血压，心动过速或心律失常。③不自主异常运动：为长期用药所引起的不随意运动，多见于面部肌群，如张口、咬牙、伸舌、皱眉、头颈部扭动等。也可累及肢体或躯体肌群，偶见喘息样呼吸或过度呼吸。另外还可出现"开-关现象"，患者突然多动不安(开)，而后又出现全身性或肌强直性运动不能(关)，严重妨碍病人的正常活动。疗程延长，发生率也相应增加。此时宜适当减少左旋多巴的用量。④精神障碍：失眠、焦虑、噩梦、狂躁、幻觉、妄想、抑郁等，需减量或停药。

四、癫痫

1. 定义和流行病学　癫痫(epilepsy)是一组以脑部神经元反复突然异常过度放电，导致短暂中枢神经元系统功能失调为特征的脑部疾患。流行病学统计数据显示，我国约有600万活动性癫痫患者，同时每年有40万左右的新发癫痫患者。

2. 病因及发病机制　癫痫主要是由遗传因素和脑损害共同决定，前者是发病的基础或内因。据统计，癫痫发病具有家族聚集性，癫痫亲属患病率为3%～17.8%，高于正常人群的0.15%～1.5%，且原发性者高于继发性者。化学、物理或生物学外来因素导致的脑损伤是癫痫的外因。

癫痫发病的病理生理机制非常复杂，至今尚未完全阐明。目前认为神经兴奋性增高和过度同步化是痫样放电的基础，多种病理生理变化涉及脑神经元异常的过渡性同步放电的产生、传播和终止等，共同导致癫痫的发病。

3. 临床表现

癫痫依据患者发作时的临床表现及脑电图的改变，分为全面性发作和部分性/局灶性发作。

(1)全面性发作：发作开始后，双侧大脑半球有全范围的放电现象，且往往伴有意识障碍和运动型症状。

1)强直阵挛性发作，俗称"癫痫大发作"，临床症状为意识丧失、双侧肌肉强直，且伴有阵发性痉挛。发作多数属于暂时性，一般数分钟至数十分钟即恢复如常人。

2)失神性发作，即"癫痫小发作"，可分为典型性失神和不典型性失神，区别在于意识障碍发生和结束的速度快慢，伴有或不伴有轻微的运动症状，主要多见于儿童和青少年癫痫综合征。

3)其他发作，包括强直发作、阵挛发作、肌阵挛发作、失张力发作。

(2)部分性发作：发作的临床和脑电图改变提示异常电活动起源于一侧大脑皮质的某局部区域。根据发作时有无意识改变，可分为简单部分性发作(无意识障碍)和复杂部分性发作(有意识障碍)，两者均可继发为全面性发作。

1)简单部分性发作：又称为单纯部分性发作，除具有癫痫的共性外，发作时意识始终存在，发作后能复述发作的生动细节。

2)复杂部分性发作：发作时伴有不同程度的意识障碍(但意识未丧失)，对外界刺激没有反应，发作后不能或部分不能复述发作的细节。

3)部分继发全面性发作：先出现上述部分性发作，随之出现全身性发作，最常见为继发全面性强直阵挛性发作。

(3)癫痫持续状态：指癫痫发作频繁，间歇期意识不能恢复，或1次发作持续30 min以上者，包括全身强直-阵挛性发作持续状态、失神发作持续状态、复杂部分性发作持续状态和部分性发作持续状态等。

4. 治疗原则

(1)非药物治疗原则：积极治疗原发疾病，要特别注意对可能存在的具诱发癫痫危险性的颅内外病因的治疗。非药物辅助治疗的方法主要有外科手术治疗、迷走神经电刺激术、激素疗法、小脑电刺激、行为治疗等，可作为综合治疗的辅助手段，根据具体情况选用。

(2)药物治疗原则：包括①早期治疗：一旦癫痫诊断成立，即进行药物治疗，以控制发作；②坚持按时服药和长期用药：治疗之初便向患者及其亲属说明长期服药和用药的注意事项，以取得充分配合；③个体化治疗：癫痫的个体化治疗由癫痫的遗传异质性和复杂性决定，应根据发作的时间特点调整每日给药的时间，有影响发作的因素，如发热、疲劳、缺睡、月经期等，可酌情加量；④尽量单药治疗，必要时联合用药；⑤规律用药：给药量均自剂量下限开始，1～2周无效后再逐渐加量，直至完全控制或产生毒副作用。达到治疗效果后剂量务必恒定，不能漏服，以免发作。换药时应缓慢增减剂量，交替应用时间一般不应少于2～4周，切忌突然停药和换药，同时也不宜频繁换药，以免产生抗药性；⑥坚持随访观察，必要时进行血药浓度监测：随访观察在癫痫的诊断和治疗中均有重要作用，有利于了解药物疗效和不良反应，有助于用药分析和调整给药剂量。同时，由于药物吸收、分布和代谢的个体差异较大，血药浓度监测是指导个体化给药的有力手段。

5. 药物治疗　无明确病因，或虽有明确病因但不能根除病因者，需考虑药物治疗。

(1)治疗药物选用方法：主要根据发作类型和癫痫综合征的诊断，同时也要考虑药物的效果、毒性作用、病人的经济状况等因素，一般情况下可参考表8-24。

(2)癫痫持续状态：应尽快终止发作，一般应在发生的30min内终止发作。常用药物包括①地西泮，是成年人或儿童各型癫痫持续状态的首选药，成人剂量10～20 mg，单次最大剂量不超过20 mg，儿童0.3～0.5 mg/kg以3～5mg/min速度静脉推注，幼儿可直肠给药，剂量为0.5 mg/kg；如15 min后复发可重复给药，或用地西泮100～200mg溶于5%葡萄糖盐水12h内缓慢静脉滴注总量不超过120mg/d为宜。本药起效快，迅速进入脑部使血药浓度达到峰值，一般2～3min生效，但本品代谢快半衰期短，20min后脑血药浓度迅速下降，偶可出现呼吸抑制，应停药。②丙戊酸钠，丙戊酸钠注射剂5～15mg/kg溶于注射用水中，3～5 min内静脉注射，再用10 mg/kg剂量加入5%葡萄糖液或0.9%氯化钠液500 ml中，静脉滴注，最大剂量可达2500 mg/d。可迅速终止某些癫痫持续状态，如部分性运动发作持续状态。③苯巴比妥，主要用于癫痫控制后维持用药，用地西泮等控制发作后可续用苯巴比妥20mg/kg，30 mg/min缓慢静脉滴注；或0.2g肌内注射，1次/12h。本药起效慢，肌注后

表 8-24　按发作类型选药

发作类型	一线药物	二线药物	可以考虑的药物	可能加重发作的药物
强直阵挛发作	丙戊酸钠	左乙拉西坦，托吡酯	苯妥英钠，苯巴比妥	—
失神发作	丙戊酸钠 拉莫三嗪	托吡酯		卡马西平，奥卡西平 苯巴比妥，加巴喷丁
肌阵挛发作	丙戊酸钠 托吡酯	左乙拉西坦，氯硝西泮，拉莫三嗪		卡马西平，奥卡西平 苯妥英钠，加巴喷丁
强直发作	丙戊酸钠	左乙拉西坦，氯硝西泮，拉莫三嗪，托吡酯	苯巴比妥，苯妥英钠	卡马西平，奥卡西平
失张力发作	丙戊酸钠 拉莫三嗪	左乙拉西坦，托吡酯，氯硝西泮	苯巴比妥	卡马西平，奥卡西平
部分性发作(伴有或不伴有继发全身强直阵挛发作)	卡马西平，丙戊酸钠，奥卡西平，拉莫三嗪	左乙拉西坦，加巴喷丁，托吡酯	苯妥英钠，苯巴比妥	

20～30 min 起效，对脑缺氧和脑水肿有保护作用，大剂量可有肝肾损害。④其他药物还有 10%水合氯醛、劳拉西泮、异戊巴比妥、利多卡因、苯妥英钠等。

6. *治疗管理*

(1)用药时机：39%的癫痫患者有自发性缓解倾向，因而并非每个癫痫患者都需用药。一般来说，半年内发作两次以上者，一经诊断明确，就应用药，首次发作或半年以上发作一次者，可在告之抗癫痫药可能的不良反应和不治疗的可能后果情况下，根据患者及家属的意愿，酌情选择用或不用抗癫痫药。

(2)药物剂量：从小剂量开始，逐渐增加，达到既能有效控制发作，又没有明显不良反应为止。

(3)联合用药：70%的患者单药治疗即可获得满意效果，且单药治疗不仅有利于观察疗效，还可减少药物间的相互作用，减轻药物毒副作用。但约有 20%的患者在两次单药治疗后仍然不能很好地控制发作，此时应考虑合理的多药联合治疗。选择不同作用机制的药物联合使用，可产生更好的临床效果，如卡马西平、拉莫三嗪或苯妥英钠与丙戊酸钠、托吡酯、加巴喷丁、左乙拉西坦的联合给药。应避免有相同不良反应、复杂相互作用和肝酶诱导作用的药物合用。加巴喷丁、左乙拉西坦很少与其他药物产生相互作用，适合与其他药物合用。

(4)有效血药浓度范围：丙戊酸钠(40～100 μg/ml)、卡马西平(4～12 μg/ml)、苯妥英钠(10～20 μg/ml)、苯巴比妥(10～40 μg/ml)。

(5)终止治疗的时机：一般说来，全身强直-阵挛性发作、强直性发作、阵挛性发作完全控制 4～5 年后，失神发作停止半年后可考虑停药。但停药前应有一个缓慢减量的过程，一般不少于 1～1.5 年。有自动症的患者可能需要长期服药。

(6)药物不良反应：因大多数抗癫痫药都有不同程度的不良反应，在用药前除查肝肾功能、血尿常规外，用药后还需每月复查，至少持续半年。使用卡马西平注意观察是否有皮疹情况，已报告严重皮肤反应包括中毒性表皮坏死松懈症和 Stevens-Johnson 综合征。目前建议在首次服用卡马西平前，对遗传上属于危险种族的患者可考虑进行 HLA-B＊1502 等位基因的筛查。丙戊酸钠的严重不良反应为肝功能损害。苯妥英钠用药后引起的恶心、呕吐、厌食、牙龈和毛发增生、体重减少、眼震、共济失调等，减量可好转。如出现严重的皮疹或肝肾功能、血液系统损伤，则需停药，换其他药物进行治疗。

(赵德伟　胡云珍　吴佳莹)

第九节　感染性疾病的药物治疗

一、感染性疾病概述

感染性疾病包括所有病原微生物引起的疾病，如细菌、病毒、支原体、衣原体等，其中细菌性感染最为常见。在开始药物治疗之前，要确定感染确实存在，因为其他疾病如肿瘤和自身免疫疾病以及药物引起的临床表现和感染相似。如果证实为感染，还要明确感染部位。症状和体征往往和感染部位相关，可以帮助判断感染来自何处。一些特定的病理环节和特定的感染相关，实验室检查如革兰染色，抗生素的敏感试验通常能够帮助我们确定病原微生物。抗感染治疗应该直接针对这些病原微生物。

(一)病原微生物分类

见表8-25。

表8-25　常见病原微生物的分类

常见病原微生物分类	常见病原微生物分类
1. 细菌	痤疮丙酸杆菌
需氧菌	革兰阴性菌
革兰阳性菌	球菌：韦荣球菌属
球菌	杆菌
链球菌属：肺炎链球菌、草绿色链球菌、A群链球菌、无乳链球菌等	拟杆菌属(脆弱拟杆菌)
肠球菌属：粪肠球菌、屎肠球菌等	梭杆菌属
葡萄球菌属：金黄色葡萄球菌、表皮葡萄球菌等	普雷沃菌属
杆菌	2. 真菌
棒状杆菌属	曲霉菌属、念珠菌属、球孢子菌属、隐球菌属、组织胞质菌属、毛霉菌属、毛癣菌属等
李斯特菌属	3. 病毒
革兰阴性菌	流感病毒、肝炎病毒A、B、C、D、E，人类免疫缺陷病毒、风疹病毒、疱疹病毒、巨细胞病毒、呼吸道合胞病毒、EB病毒、SARS病毒
球菌	4. 衣原体属
莫拉菌属	沙眼衣原体、鹦鹉热衣原体、肺炎衣原体
奈瑟菌属(脑膜炎奈瑟菌、淋病奈瑟菌)	5. 立克次体属
杆菌	普氏立克次体、斑疹伤寒立克次体、恙虫病立克次体等
肠杆菌科(埃希菌属、克雷伯菌属、肠杆菌属、柠檬酸杆菌属、变形菌属、沙雷菌属、沙门菌属、志贺菌属、摩根菌属、普罗威登斯菌属等)	6. 支原体属和脲原体属
假单胞菌属	肺炎支原体、人型支原体、解脲脲原体
不动杆菌属	7. 螺旋体
嗜血杆菌属	钩端螺旋体属、梅毒螺旋体、伯氏疏螺旋体
军团菌属	8. 分枝杆菌
弯曲杆菌属	结核分枝杆菌
螺杆菌属	非结核分枝杆菌
厌氧菌	麻风分枝杆菌
革兰阳性菌	
球菌	
消化球菌属	
消化链球菌属	
杆菌	
梭菌属(产气荚膜梭菌、破伤风梭菌、艰难梭菌)	

(二)微生物学检测

微生物学检测指细菌培养和抗菌药物敏感试验(以下简称药敏),旨在最终确定病原微生物及药物敏感性,为临床用药提供有效的指导。通过药敏试验可以获得定性的结果即感染菌种类,或者是定量的结果,即根据抑菌圈的直径计算得到的最低抑菌浓度 MIC 值。药敏试验的判读应遵循法定标准。在我国,多数实验室都是遵照美国临床和实验室标准协会(Clinical and Laboratory Standards Institute,CLSI)标准。通过这个标准可以把药敏试验最终判定为敏感(S)、中介(I)、或者是耐药(R)。

(1)敏感(S):是指针对感染部位,使用推荐剂量的抗菌药物所达到的浓度能够使细菌被抑制或杀灭。

(2)中介(I):是指需要用高于正常剂量的抗菌药物才会有效,或者是一些抗菌药物在特定情形、于机体特定部位可以浓集,如当尿路感染时喹诺酮类可以在尿液中进行浓集。中介同时也代表了试验的缓冲区,主要是为了防止微小的未能控制的影响因素造成一些重大的结果解释错误。

(3)耐药(R):是指细菌不能被常规剂量抗菌药物达到的浓度所抑制,和(或)药敏结果落在某些特定的耐药机制范围内,所测试的抗菌药物对病人的治疗很可能会失败。

(三)常见耐药菌及临床意义

随着抗菌药物的广泛使用,细菌也发生了变化。细菌在抗菌药物的选择性压力下,首先发生突变,从敏感菌群中被选择出来。在治疗过程中,这些选择出来的耐药细菌表现出耐药,导致抗菌药物的附加损害。也就是说在抗菌药物治疗的同时,病原菌耐药,并在机体定植和感染。耐药菌株的流行给临床对感染性疾病的诊断和治疗增加了难度。临床常见的耐药菌和临床意义,见表 8-26。

根据国内主要的细菌分布及耐药情况,有以下各类耐药细菌的定义标准。

(1)多重耐药细菌(multi-drug resistant bacteria,MDR):多重耐药细菌指细菌对常用抗菌药物主要分类的 3 类或以上耐药。

(2)广泛耐药细菌(extensively drug resistant bacteria,XDR):广泛耐药细菌指细菌对常用抗菌药物几乎全部耐药,革兰阴性杆菌仅对黏菌素和替加环素敏感,革兰阳性球菌仅对糖肽类和利奈唑胺敏感。

(3)泛耐药细菌(pandrug-resistant bacteria,PDR):泛耐药细菌指对所有分类的常用抗菌药物全部耐药,革兰阴性杆菌对包括黏菌素和替加环素在内的全部抗菌药物耐药,革兰阳性球菌对包括糖肽类和利奈唑胺在内的全部抗菌药物耐药。

表 8-26　临床常见的耐药菌、耐药酶和临床意义

常见耐药菌及耐药酶	临床意义
耐甲氧西林金黄色葡萄球菌(MRSA)	对β-内酰胺类耐药,对喹诺酮类、氨基糖苷类、大环内酯类和四环素类通常耐药。可选糖肽类、利奈唑胺
耐万古霉素肠球菌(VRE)	根据 VRE 对万古霉素和替考拉宁的耐药水平及耐药基因簇的差异,可分为 VanA、VanB、VanC 等 6 种基因型。VanA 基因型对万古霉素和替考拉宁高度耐药。VanB 基因型对万古霉素不同水平耐药,对替考拉宁敏感。VanC 基因型对万古霉素低水平耐药,对替考拉宁敏感
超广谱 β-内酰胺酶(ESBLs)	对一、二、三代头孢类抗菌药物耐药,对氨基糖苷类、喹诺酮类、磺胺类等往往也表现为多重耐药。可选 β-内酰胺类+酶抑制药的复合制剂、碳青霉烯类
头孢菌素酶(AmpC)	对三代头孢菌素、单胺类抗菌药物、头霉素、β-内酰胺类+酶抑制药复合物耐药。可选用碳青霉烯类或四代头孢菌素
KPC 酶	对碳青霉烯类耐药,可选用替加环素、多黏菌素

(四)抗菌药物治疗性应用的基本原则

1. 根据临床诊断　根据患者的症状、体征及血、尿常规等实验室检查结果,初步诊断为细菌性感染者以及经病原检查确诊为细菌性感染者方有指征应用抗菌药物;由真菌、结核分枝杆菌、非结核分枝杆菌、支原体、衣原体、螺旋体、立克次体及部分原虫等病原微生物所致的感染亦有指征应用抗菌药物。缺乏细菌及上述病原微生物感染的证据,诊断不能成立者,以及病毒性感染者,均无指征应用抗菌药物。

2. 根据实验室检查 抗菌药物品种的选用原则上应根据病原菌种类及病原菌对抗菌药物敏感或耐药，即细菌药物敏感试验的结果而定。因此住院病人在开始抗菌药物治疗前，先留取相应标本，立即送细菌培养，以尽早明确病原菌和药敏结果；门诊病人可以根据病情需要开展药敏工作。

危重患者在未获知病原菌及药敏结果前，可根据患者的发病情况、发病场所、原发病灶、基础疾病等推断最可能的病原菌，并结合当地细菌耐药状况先给予抗菌药物经验治疗，获知细菌培养及药敏结果后，对疗效不佳的患者调整给药方案。

3. 根据抗菌药物作用特点及其体内过程 各种抗菌药物的药效学(抗菌谱和抗菌活性)和人体药代动力学(吸收、分布、代谢和排出过程)特点不同，因此各有不同的临床适应证。临床医师应根据各种抗菌药物的上述特点，按临床适应证(参见“各类抗菌药物适应证和注意事项”)正确选用抗菌药物。

4. 根据患者病情、病原菌种类 根据病原菌、感染部位、感染严重程度和患者的生理、病理情况制订抗菌药物治疗方案，包括抗菌药物的选用品种、剂量、给药次数、给药途径、疗程及联合用药等。

二、社区获得性肺炎与医院获得性肺炎

(一)社区获得性肺炎

1. 定义和流行病学 社区获得性肺炎(community-acquired pneumonia，CAP)是指在医院外罹患的感染性肺实质(含肺泡壁，即广义上的肺间质)炎症，包括具有明确潜伏期的病原体感染而在入院后潜伏期内发病的肺炎。CAP 是临床常见疾病之一。美国每年有 CAP 患者 300 万～560 万例，超过 100 万人次住院，平均病死率 8.8%～15.8%，直接医疗花费在 84 亿～97 亿美元，而重症监护病房(ICU)的重症 CAP 患者病死率高达 50%，居所有疾病死因的第 6 位。

2. 致病菌及发病机制 CAP 的致病菌与患者的年龄、既往病史、伴随疾病、居住环境等密切相关，病原菌中最常见的为肺炎链球菌，其次为非典型性病原菌包括军团菌、衣原体、支原体，其他还有流感嗜血流杆菌、卡他莫拉菌，但某些特定条件下倾向于某些特定病原菌，诸如吸入因素、酗酒、抽烟流行病学暴露等(表 8-27，表 8-28)。正常的呼吸道防御机制使气管隆凸以下的呼吸道保持无菌，是否发生 CAP 决定于两个因素：如果病原体数量多、毒力强和(或)宿主呼吸道局部和全身免疫防御机制损害，即可发生 CAP。

表 8-27 增加特定细菌感染风险的危险因素

特定细菌	危险因素
耐药肺炎链球菌	年龄＜65 岁，近 3 个月内应用过 β-内酰胺类抗生素治疗，酗酒，多种临床合并症，免疫抑制性疾病(包括应用糖皮质激素治疗)
军团菌属	吸烟，细胞免疫缺陷：如器官移植患者，肾衰竭或肝功能衰竭，糖尿病，恶性肿瘤
肠道革兰阴性杆菌	居住在养老院，心、肺基础病，多种临床合并症，近期应用过抗生素治疗
铜绿假单胞菌	结构性肺疾病(如：支气管扩张、肺囊肿、弥漫性泛细支气管炎等)，应用糖皮质激素(泼尼松＞10 mg/d)；过去 1 个月中广谱抗生素应用＞7 d，营养不良，外周血中性粒细胞计数＜1×10^9/L

表 8-28 某些特定状态下 CAP 患者易感染的病原体

状态或合并症	易感染的特定病原体
酗酒	肺炎链球菌(包括耐药的肺炎链球菌)、厌氧菌、肠道革兰阴性杆菌、军团菌属
COPD/吸烟者	肺炎链球菌、流感嗜血杆菌、卡他莫拉菌
居住在养老院	肺炎链球菌、肠道革兰阴性杆菌、流感嗜血杆菌、金黄色葡萄球菌、厌氧菌、肺炎衣原体
患流感	金黄色葡萄球菌、肺炎链球菌、流感嗜血杆菌
接触鸟类	鹦鹉热衣原体、新型隐球菌
疑有吸入因素	厌氧菌
结构性肺病(支气管扩张、肺囊肿、弥漫性泛细支气管炎等)	铜绿假单胞菌、洋葱伯克霍尔德菌、金黄色葡萄球菌
近期应用抗生素	耐药肺炎链球菌、肠道革兰阴性杆菌、铜绿假单胞菌

3. 临床表现　当患者出现以下1～4项中任何1项加第5项，并排除肺结核、肺部肿瘤、非感染性肺间质性疾病、肺水肿、肺不张、肺栓塞、肺嗜酸性粒细胞浸润症及肺血管炎等后，可诊断为CAP。①新近出现的咳嗽、咳痰或原有呼吸道疾病症状加重，并出现脓性痰，伴或不伴胸痛；②发热；③肺实变体征和(或)闻及湿性啰音；④WBC＞10×10^9/L或＜4×10^9/L，伴或不伴细胞核左移；⑤胸部X线检查显示片状、斑片状浸润性阴影或间质性改变，伴或不伴胸腔积液。如患者合并出现需要有创机械通气或脓毒症/休克时，则需考虑为重症CAP而收入ICU治疗。

4. 治疗原则

(1)尽早开始抗菌药物经验治疗。应选用能覆盖肺炎链球菌、流感嗜血杆菌的药物，需要时加用对肺炎支原体、肺炎衣原体、军团菌属等细胞内病原体有效的药物；有肺部基础疾病患者的病原菌亦可为需氧革兰阴性杆菌、金葡菌等。

(2)住院治疗患者入院后应立即采取痰标本，做涂片革兰染色检查及培养；体温高、全身症状严重者应同时送血培养。

(3)轻症患者可口服用药。重症患者选用静脉给药，待临床表现显著改善并能口服时改用口服药。

5. 药物治疗

(1)药物分类：抗感染治疗是CAP治疗的最主要环节，根据CAP的可能致病菌及严重程度宜选择青霉素类、头孢菌素类、大环内酯类以及呼吸喹诺酮类等抗菌药物(表8-3)，其他的治疗药物也包括如化痰药物，常见的有氨溴索、溴己新、乙酰半胱氨酸等，对于部分免疫低下患者也可使用免疫增强药如胸腺肽α_1等治疗。

(2)药物治疗方案

1)抗感染治疗：表8-29列出CAP的经验性抗感染治疗的建议，需要指出的是，我国幅员辽阔，CAP病原体流行病学分布和抗生素耐药率并不一致，表8-29的治疗建议仅是原则性的，须结合具体情况进行选择。

表8-29　不同人群CAP患者初始经验性抗感染治疗的建议

不同人群	常见病原体	初始经验性治疗的抗菌药物选择
青壮年、无基础疾病患者	肺炎链球菌，肺炎支原体、流感嗜血杆菌、肺炎衣原体等	青霉素类(青霉素、阿莫西林等)；多西环素(强力霉素)；大环内酯类；第一代或第二代头孢菌素；呼吸喹诺酮类(如左旋氧氟沙星、莫西沙星等)
老年人或有基础疾病患者	肺炎链球菌、流感嗜血杆菌、需氧革兰阴性杆菌、金黄色葡萄球菌、卡他莫拉菌等	第二代头孢菌素(头孢呋辛、头孢丙烯、头孢克洛等)单用或联用大环内酯类；β-内酰胺类/β-内酰胺酶抑制药(如阿莫西林/克拉维酸、氨苄西林/舒巴坦)单用或联用大环内酯类；呼吸喹诺酮类
需入院治疗、但不必收住ICU的患者	肺炎链球菌、流感嗜血杆菌、混合感染(包括厌氧菌)、需氧革兰阴性杆菌、金黄色葡萄球菌、肺炎支原体、肺炎衣原体、呼吸道病毒等	静脉注射第二代头孢菌素单用或联用静脉注射大环内酯类；静脉注射呼吸喹诺酮类；静脉注射β-内酰胺类/β-内酰胺酶抑制药(如阿莫西林/克拉维酸、氨苄西林/舒巴坦)单用或联用注射大环内酯类；头孢噻肟、头孢曲松单用或联用注射大环内酯类
需入住ICU的重症患者		
A组：无铜绿假单胞菌感染危险因素	肺炎链球菌、需氧革兰阴性杆菌、嗜肺军团菌、肺炎支原体、流感嗜血杆菌、金黄色葡萄球菌等	头孢曲松或头孢噻肟联合静脉注射大环内酯类；静脉注射呼吸喹诺酮类联合氨基糖苷类；静脉注射β-内酰胺类/β-内酰胺酶抑制药(如阿莫西林/克拉维酸、氨苄西林/舒巴坦联合静脉注射大环内酯类；厄他培南联合静脉注射大环内酯类
B组：有铜绿假单胞菌感染危险因素	A组常见病原体＋铜绿假单胞菌	具有抗假单胞菌活性的β-内酰胺类抗生素(如头孢他啶、头孢吡肟、哌拉西林/他唑巴坦、头孢哌酮/舒巴坦、亚胺培南、美罗培南等)联合静脉注射大环内酯类，必要时还可同时联用氨基糖苷类；具有抗假单胞菌活性的β-内酰胺类抗生素联合静脉注射喹诺酮类；静脉注射环丙沙星或左旋氧氟沙星联合氨基糖苷类

初始抗感染治疗时应注意：①对于轻症且胃肠道功能正常的患者推荐口服抗感染药物治疗。②我国成年人青霉素中介水平耐药肺炎链球菌肺炎仍可选择青霉素，但需提高剂量，如青霉素G 240万U静脉滴注，4～6h 1次。高水平耐药应选择头孢曲松、头孢噻肟、厄他培南、呼吸喹诺酮类或万古霉素。③我国肺炎链球菌对大环内酯类耐药率普遍在60%以上，怀疑为肺炎链球菌所致CAP时不宜单独应用大环内酯类。④支气管扩张症并发肺炎，铜绿假单胞菌是常见病原体，经验性治疗药物选择应兼顾及此。除上述推荐药物外，亦提倡联合喹诺酮类或大环内酯类，据文献报道此类药物易穿透或破坏细菌的生物被膜。⑤疑有吸入因素时应优先选择氨苄西林/舒巴坦钠、阿莫西林/克拉维酸等有抗厌氧菌作用的药物，或联合应用甲硝唑、克林霉素等，也可选用莫西沙星等对厌氧菌有效的呼吸喹诺酮类药物。⑥对怀疑感染流感病毒的患者一般并不推荐联合应用经验性抗病毒治疗，只有对于有典型流感症状(发热、肌痛、全身不适和呼吸道症状)、发病时间<2d的高危患者及处于流感流行期时，才考虑联合应用抗病毒治疗。⑦ 对于危及生命的重症肺炎，建议早期采用广谱强效的抗菌药物治疗。⑧抗感染治疗疗程：对于普通细菌性感染，如肺炎链球菌，用药至患者热退后72h即可；对于金黄色葡萄球菌、铜绿假单胞菌、克雷伯菌属或厌氧菌等容易导致肺组织坏死的致病菌所致的感染，建议抗菌药物疗程≥2周。对于非典型病原体，疗程应略长，如肺炎支原体、肺炎衣原体感染的建议疗程为10～14d，军团菌属感染的疗程建议为10～21d。

2)其他药物治疗。CAP治疗时应使痰液变得稀薄以容易咳出，根据CAP的严重程度，可给予口服或静脉氨溴索、溴己新、乙酰半胱氨酸等进行化痰治疗。

6. 治疗管理

(1)疗效监测：早期正确的抗生素治疗与患者住院生存率直接相关，患者抗感染疗效的评估应包括与感染相关的体征及检查指标改善情况的评估，如体温、咳痰能力、血常规、CRP、微生物培养结果以及影像学结果等，尤其经验性治疗时，一旦获得微生物培养结果，应根据药敏调整抗菌药物治疗方案。

(2)不良反应管理：根据患者具体选择的药物种类常见不良反应进行监测，CAP治疗过程中常用的抗菌药物包括呼吸喹诺酮类和大环内酯类，其不良反应监测应包括：①呼吸喹诺酮类：小于18岁、妊娠期、哺乳期患者避免使用本品，可引起抽搐、癫痫、神志改变等中枢反应，不宜用于有癫痫或其他中枢神经系统疾病的患者，可引起皮肤光敏反应，用药期间避免过度阳光暴露，静脉滴注速度不宜过快；②大环内酯类：可引起恶心、呕吐等胃肠道反应，静脉滴注速度不宜过快，如阿奇霉素针，静脉滴注宜2h以上。

(3)用药教育：包括住院和出院的用药教育，告知患者正确的用药方法、可能的不良反应、相互作用以及饮食的注意事项等。比如患者出院后继续服用喹诺酮类药物，应告知患者：①服药期间多饮水；②减少阳光暴露，避免起光敏反应；③避免与奥美拉唑等制酸剂、以及含钙、铝、镁等金属离子的药物同服；④如果发生神志改变如异常兴奋、抽搐等及时告知医师或药师，并及时停药；⑤应在医师指导下服用药物，切勿擅自改变剂量、服药时间以及疗程等。

(二)医院获得性肺炎

1. 定义和流行病学　医院获得性肺炎(hospital acquired pneumonia，HAP)，是指患者入院时不存在、也不处于感染潜伏期，而于入院48h后发生的，由细菌、真菌、支原体、病毒或原虫等病原体引起的各种类型的肺实质炎症。2005年美国胸科协会(american thoracic society，ATS)指南将HAP的概念进一步扩大并细化，明确提出呼吸机相关肺炎(ventilator-associated pneumoniae，VAP)和医疗机构相关性肺炎(Health Care Associated Pneumonia，HCAP)的概念并将其归于HAP。VAP指经气管插管或切开进行机械通气48～72h后发生的肺炎。HCAP主要包括下列肺炎病人：①最近90d在护理医院住过2～3d；②居住在护理之家或长期护理机构；③在医院或门诊部接受透析治疗；④本次感染前30d内接受过静脉抗生素治疗、化疗或伤口护理者。

根据发生HAP的时间不同，分为早发HAP和晚发HAP。早发HAP指入院后48h后并<5d内发生的肺炎，通常由敏感菌引起，预后好；晚发HAP是指住院5d或5d以后发生的肺炎，致病菌常为多重耐药菌(MDR)，病死率高。HAP是目前医院获得性感染中最常见的种类，在美国占第二位，发病率为5～10例/每1000住院患者，占所有ICU内医院获得性感染的25%，占使用抗生素治

疗患者总数的50%以上。

2. 致病菌及发病机制　HAP病原学与CAP的病原谱差异很大，细菌是HAP最常见的病原体，约占90%，1/3为混合感染。不同发病时间、基础状况、病情严重程度、甚至不同地区、医院和部门，HAP病原谱均存在明显差异：①没有MDR菌危险因素、早发性的HAP、VAP和HCAP的患者：常见病原体为肺炎链球菌、流感嗜血杆菌、甲氧西林敏感的金葡菌和对抗生素敏感的肠杆菌科细菌(如大肠埃希菌、肺炎克雷伯菌、变形杆菌、沙雷菌等)；②迟发性、有MDR菌危险因素的HAP、VAP和HCAP的病人：常见病原体为铜绿假单胞菌、产超广谱β内酰胺酶(ESBL)的肺炎克雷伯菌、不动杆菌属等细菌，或合并甲氧西林耐药的金黄色葡萄球菌(MRSA)及嗜肺军团菌等。

HAP的致病菌来源包括：①口咽部病原菌的定植和繁殖：目前认为口咽部定植细菌的吸入及气管插管球囊上方积聚细菌的吸入是细菌进入下呼吸道造成HAP或VAP的主要途径；②吸入被污染的气溶胶与直接接种：医院内特别是ICU病房，病原微生物分布极为广泛，形成被病原菌污染的气溶胶；③血源性感染播散和胃肠道细菌移位：各种感染如疖肿、心内膜炎、静脉导管感染、肠道感染等造成脓毒败血症可形成继发性肺炎。

3. 临床表现　HAP的临床表现变化较大，情况复杂，多见于年老体弱、免疫功能缺陷、服用大量激素或免疫抑制药、行气管插管、气管切开机械通气，胸腹部手术、昏迷及全麻患者。一般病情重、进展快，会迅速转化为重症肺炎。临床症状不典型，当出现精神萎靡、发热、不能解释的呼吸困难加重、呼吸道脓性分泌物增加时，应考虑到HAP可能，尽早行胸部X线检查。典型的高热、寒战、胸痛等急性感染症状不常见。肺部听诊可以闻及散在的中小水泡音，多见于肺底，也可闻及干性啰音和痰鸣音。一般很难见到肺实变的体征。合并肺不张时表现为持续性呼吸困难、呼吸频率加快、吸气性三凹征及低氧血症，查体时发现气管向患侧移位，患侧呼吸音消失。

4. 治疗原则

(1)应重视病原检查，给予抗菌治疗前先采取痰标本进行涂片革兰染色检查及培养，同时送血培养。有阳性结果时做药敏试验。

(2)尽早开始经验治疗。首先采用针对常见病原菌的抗菌药物。明确病原后，根据药敏试验结果调整用药。

(3)疗程根据不同病原菌、病情严重程度、基础疾病等因素而定。宜采用注射剂，病情显著好转或稳定后并能口服时改用口服药。

5. 药物治疗

(1)治疗药物分类：抗感染治疗是HAP治疗的最主要环节，根据HAP的可能致病菌及严重程度选择青霉素类、头孢菌素类、碳青霉素类、喹诺酮类以及糖肽类等抗菌药物(表8-30)，其他的治疗药物包括化痰药物，常见的有氨溴索、溴已新、乙酰半胱氨酸等，对于部分免疫低下患者也可使用免疫增强药如胸腺肽α_1等治疗。

表8-30　HAP初始经验性抗菌药物的选择

病人	可能的病原体	可选择药物
没有MDR菌危险因素、早发性的HAP、VAP和HCAP的患者	肺炎链球菌、流感嗜血杆菌、甲氧西林敏感的金葡菌和对抗生素敏感的肠杆菌科细菌(如大肠埃希菌、肺炎克雷伯菌、变形杆菌、沙雷菌等)	头孢曲松，或左氧氟沙星、莫西沙星或环丙沙星或氨卞西林/舒巴坦，或厄他培南
迟发性、有MDR菌危险因素的HAP、VAP和HCAP的患者	铜绿假单胞菌、产超广谱β内酰胺酶(ESBL)的肺炎克雷伯菌、不动杆菌属等	抗假单胞菌头孢菌素(头孢吡肟，头孢他啶)、碳青霉烯类(亚胺培南，美罗培南)，或β内酰胺类/β内酰胺酶抑制药(哌拉西林/他唑巴坦)，加用一种抗假单胞菌喹诺酮类(环丙沙星或左氧氟沙星)，或氨基糖苷类(阿米卡星，庆大霉素，或妥布霉素)
	怀疑MRSA	加用利奈唑胺或万古霉素
	疑为嗜肺军团菌	加用大环内酯类，或氟喹诺酮类

(2)药物治疗方案

1)抗感染治疗:HAP初始的抗菌药物选择见表8-30,初始抗菌药物选择的注意事项:不适当的初始经验性治疗可以增加抗生素耐药性、HAP病死率和医疗费用,延长住院时间;对MDR病原菌,初始必须接受联合治疗,以保证广谱覆盖和减少不适当初始经验性抗生素治疗可能性;所有治疗都必须根据当地抗生素的耐药情况来选择药物,建立自己的“最佳经验治疗方案”;如果患者接受了适当的初始抗生素方案,临床反应好,应努力将抗生素的疗程从传统的14～21d缩短为7～8d,以避免导致新的细菌寄殖,但铜绿假单胞菌、不动杆菌等非发酵菌感染例外,后者疗程过短容易复发;如果患者采用的联合治疗方案中包括了氨基糖苷类,只要患者有反应,可以在5～7d停用氨基糖苷类。

特殊病原体感染的抗菌药物治疗方案推荐如下:①铜绿假单胞菌:推荐联合治疗,主要是使用β内酰胺类联合氨基糖苷类,可替代后者的是氟喹诺酮类,主要为环丙沙星或左氧氟沙星;②不动杆菌属:最有效的药物是碳青霉烯类、舒巴坦、多黏菌素E和多黏菌素B以及替加环素;③产ESBLs肠杆菌科细菌:避免使用第三代头孢菌素单药治疗,尤其肠杆菌属细菌应避免使用第三代头孢菌素,最有效的药物是碳青霉烯类;④MRSA可选用万古霉素或去甲万古霉素,有肾功能不全的患者或正在接受其他肾毒性药物,可以优先考虑利奈唑胺。

2)其他药物治疗:HAP治疗时应使痰液变得稀薄以容易咳出,根据HAP的严重程度,可给予口服或静脉氨溴索、溴己新、乙酰半胱氨酸等进行化痰治疗。

6. 治疗管理

(1)疗效监测:对HAP进行初始抗生素治疗后,应密切观察患者对治疗的反应,应包括与感染相关的体征及检查指标改善情况的评估,如体温、咳痰能力、血常规、CRP、微生物培养结果以及影像学结果等,一旦获得血或呼吸道分泌物培养结果,或患者对治疗无反应,应及时对经验性抗生素治疗进行调整。

(2)不良反应管理:根据患者具体选择的药物种类常见不良反应进行监测,HAP治疗过程中常用的抗菌药物包括酶复合制剂和碳青霉烯素类,其不良反应监测应包括:①酶复合制剂,如哌拉西林/他唑巴坦,用前应进行青霉素皮试,可引起皮疹等过敏反应;②碳青霉烯类,如亚胺培南,可引起癫痫等不良反应,原有癫痫患者避免使用,菌群失调引起抗菌药物相关性腹泻等不良反应。

(3)用药教育:包括住院和出院的用药教育,告知患者正确的用药方法、可能的不良反应、相互作用以及饮食的注意事项等。比如患者出院后继续口服喹诺酮类药物,用药教育内容详见“社区获得性肺炎用药教育部分”。

三、感染性心内膜炎

1. 定义和流行病学　感染性心内膜炎(IE)是心脏瓣膜或其他心内组织的细菌感染,通常发生在心脏结构缺欠的基础上。依据感染的部位及是否存在心内异物IE被分为以下四种类型:左心天然瓣膜IE、左心人工瓣膜IE、右心IE和植入装置相关IE(包括发源于起搏器或除颤器电线,可伴或不伴随瓣膜累及)。也可根据感染来源分为社区获得性IE、医疗相关性IE(院内感染和非院内感染),颈静脉药物滥用者IE。

IE的年发病率为3～10例/10万人次。以往多见于年轻心脏瓣膜病(风湿性心脏病为主)患者,目前多见于无明确瓣膜疾病、与医疗活动有关的老年患者及人工心脏瓣膜置换者。随着年龄增长,其发病率逐渐增加,并在70～80岁时达到最高,约为14.5例/10万人次。男女比例为2∶1。女性患者预后差、接受瓣膜置换术的概率相对小。

2. 致病菌及发病机制　自身瓣膜心内膜炎的病原菌入侵,与患者经受拔牙、皮肤损伤、泌尿生殖系手术或操作时发生的暂时性菌血症有关;人工瓣膜心内膜炎早期发病(距心血管手术时间≤2个月)者,与手术时或术后病原菌自患者伤口、留置导管等装置及周围环境入血导致菌血症有关,迟发病者(>12个月)则与自身瓣膜心内膜炎的发病情况相仿,因此病原菌分布亦相似。3～12个月发病者病原菌分布介于早期发病及迟发病者之间,见表8-31。

在正常情况下,自不同途径进入血循环中的致病微生物可被机体的防御机制所清除。当有心血管器质性病变存在时,血流由正常的层流变为涡流和喷射,血小板、红细胞、白细胞和纤维蛋白积聚,从而为病原微生物的侵入创造了条件。反复发生的菌血症可使机体循环中产生抗体如凝集素,有利于病原体在损伤部位黏附而与上述的各种成分一起形成赘生物。赘生物成为细菌的庇护处,其内的细菌受到保护,不受宿主防御机制的作用。感染的

表 8-31　感染性心内膜炎的主要病原菌*

自身瓣膜心内膜炎	人工瓣膜心内膜炎(发病距心血管手术时间)		
	≤2 个月	3～12 个月	>12 个月
草绿色链球菌 金葡菌	表葡菌等凝固酶阴性葡萄球菌 金葡菌	表葡菌等凝固酶阴性葡萄球菌	与自身瓣膜心内膜炎病原菌相仿
其他链球菌	肠杆菌科、铜绿假单胞菌	金葡菌	
肠球菌属	肠球菌	肠球菌属	
肠杆菌科、铜绿假单胞菌	念珠菌属等真菌	链球菌属	
念珠菌属等真菌	棒状杆菌 链球菌	念珠菌属等真菌	
表葡菌等凝固酶阴性葡萄球菌		肠杆菌科细菌 铜绿假单胞菌	

注：* 各列中病原菌由多至少排列

赘生物通过血小板-纤维素聚集而逐渐增大，使瓣膜破坏加重；当赘生物破裂时，碎片脱落导致栓塞，细菌被释放入血流中产生菌血症和转移性播种病灶。

3. *临床表现*

(1)发热：约 90%的病人表现为发热，并经常伴随寒战、食欲差和体重减轻等全身症状。老年人、严重衰弱、充血性心力衰竭、慢性肾衰以及少数凝固酶阳性葡萄球菌所致患者可无发热或仅轻微发热。

(2)心脏杂音：85%病人发现有心脏杂音，表现心脏听诊除了原有基础心脏病的各种杂音外，最具特征性的表现是新出现的病理性杂音或原有杂音的明显改变，如变得粗糙、响亮或呈音乐样。

(3)周围体征：多为非特异性，近已不多见，包括瘀点、指(趾)甲下线状出血、Roth 斑、Osler 结节和 Janeway 损害。

(4)动脉栓塞：30%病人可发生大脑、肺或脾栓塞。

4. *治疗原则*　治疗本病的关键在于杀灭心内膜或心瓣膜赘生物中的病原菌，主要治疗原则包括：

(1)尽早进行病原学检查，在给予抗菌药物前即应送血培养，获病原菌后进行药敏试验，按药敏试验结果调整抗菌治疗。

(2)根据病原选用杀菌剂，应选择具协同作用的两种抗菌药物联合应用。

(3)应采用最大治疗剂量。

(4)静脉给药。

(5)疗程宜充足，一般 4～6 周；人工瓣膜心内膜炎、真菌性心内膜炎疗程需 6～8 周或更长，以降低复发率。

(6)部分患者尚需配合外科手术治疗。

5. *药物治疗*

(1)治疗药物分类：感染性心内膜炎的治疗主要侧重抗菌药物治疗，根据致病菌，常见抗菌药物治疗包括青霉素类如青霉素，糖肽类如万古霉素以及主要用于念珠菌性心内膜炎的抗真菌药物，如卡泊芬净、两性霉素 B 等。

(2)药物治疗方案：感染性心内膜炎应注重足量、足疗程的静脉用抗菌药物治疗，根据具体病原菌进行经验性或目标治疗，常见的病原治疗宜选的抗菌药物，见表 8-32。

6. *治疗管理*

(1)疗效监测：对 IE 进行初始抗生素治疗后，应密切观察患者对治疗的反应，一旦获得血或瓣膜赘生物培养结果，或患者对治疗无反应，应及时对经验性抗生素治疗进行调整。

(2)不良反应管理：根据早期患者选择的药物常见不良反应进行监测，比如早期选用了万古霉素注射液，则应关注患者肾功能肌酐水平、血小板计数以及是否存在静脉炎以及“红人综合征”等万古霉素常见的不良反应。

(3)用药宣教：病人出院后应告知患者 IE 应进行充足的抗菌药物静脉治疗疗程(一般 4～6 周)，应该对 IE 还能复发保持警觉，新发的发热、寒战或其他感染征象要求立即就医告知医师。建议在完成治疗后第一年的第 1 个月、3 个月、6 个月及 12 个月时进行临床评估，包括血样抽取(白细胞计数，C-反应蛋白)及心脏超声检查。

表 8-32　感染性心内膜炎的病原治疗

病原	宜选药物	可选药物	备注
草绿色链球菌	青霉素＋庆大霉素等氨基糖苷类	头孢噻吩或头孢唑啉＋庆大霉素等氨基糖苷类	有青霉素类过敏性休克史者不可选头孢菌素类
金葡菌或表葡菌甲氧西林或苯唑西林敏感	苯唑西林＋庆大霉素等氨基糖苷类	头孢噻吩或头孢唑啉＋庆大霉素等氨基糖苷类或磷霉素钠＋氨基糖苷类	同上
甲氧西林或苯唑西林耐药	万古霉素或去甲万古霉素＋磷霉素钠	万古霉素或去甲万古霉素＋利福平	
肠球菌属	青霉素或氨苄西林＋庆大霉素等氨基糖苷类	万古霉素或去甲万古霉素 万古霉素或去甲万古霉素＋庆大霉素等氨基糖苷类	仅在必要时应用万古霉素或去甲万古霉素＋氨基糖苷类，此时应监测两药的血药浓度，联合用药不宜＞2 周，用药期间应严密随访肾、耳毒性
肠杆菌科或铜绿假单胞菌	哌拉西林＋庆大霉素等氨基糖苷类	第三代头孢菌素或β内酰胺类/β内酰胺酶抑制药＋氨基糖苷类	
念珠菌属等真菌	卡泊芬净，或米卡芬净，或两性霉素 B，或两性霉素 B 脂质体，或两性霉素 B 脂质体＋氟胞嘧啶		

四、脓毒症

1. 定义和流行病学　脓毒症（sepsis）是指由感染引起的全身炎症反应综合征（systemic inflammatory response syndrome，SIRS），临床上证实有细菌存在或有高度可疑感染灶。按脓毒症严重程度可分为脓毒症、严重脓毒症（severe sepsis）和脓毒性休克（septic shock）。严重脓毒症，是指脓毒症伴有器官功能障碍、组织灌注不良或低血压。脓毒性休克，是指严重脓毒症给予足量的液体复苏后仍然伴有无法纠正的持续性低血压，也被认为是严重脓毒症的一种特殊类型。

脓毒症发生率高，全球每年有超过 1800 万严重脓毒症病例，美国每年有 75 万例脓毒症患者，并且这一数字还以每年 1.5%～8.0% 的速度上升。脓毒症的病情凶险，病死率高，全球每天约 14 000 人死于其并发症，美国每年约 21.5 万人死亡。据国外流行病学调查显示，脓毒症的病死率已经超过心肌梗死，成为重症监护病房内非心脏病人死亡的主要原因。近年来，尽管抗感染治疗和器官功能支持技术取得了长足的进步，脓毒症的病死率仍高达 30%～70%。

2. 致病菌及发病机制　脓毒症可以由任何部位的感染引起，临床上常见于肺炎、腹膜炎、胆管炎、泌尿系统感染、蜂窝织炎、脑膜炎、脓肿等。其病原微生物包括细菌、真菌、病毒及寄生虫等（表 8-33），但并非所有的脓毒症患者都有引起感染的病原微生物的阳性血培养结果，仅约 45% 的脓毒性休克患者可获得阳性血培养结果。

脓毒症的根本发病机制尚未明了，涉及复杂的全身炎症网络效应、基因多态性、免疫功能障碍、凝血功能异常、组织损伤以及宿主对不同感染病原微生物及其毒素的异常反应等多个方面，与机体多系统、多器官病理生理改变密切相关，脓毒症的发病机制仍需进一步阐明。

3. 临床表现

（1）SIRS 是指具有 2 项或 2 项以上的下述临床表现：①体温＞38℃或＜36℃；②心率＞90/min；③呼吸频率＞20/min 或 $PaCO_2$＜32 mmHg；④外周血白细胞计数＞12×10^9/L 或＜4×10^9/L 或未成熟细胞＞10%。

表 8-33　脓毒症的主要病原菌及其伴随情况

病原	感染源及可能的入侵途径、诱因	发病场所	备注
表葡菌等凝固酶阴性葡萄球菌	静脉留置导管,体内人工装置	医院	多为甲氧西林耐药株
金葡菌	外科伤口,蜂窝织炎,疖,烧伤创面感染	医院或社区	医院内获得者多为甲氧西林耐药株
肠球菌属	尿路感染,留置导尿管,腹膜透析伴腹膜炎,泌尿生殖系统手术或操作后	医院或社区	
肺炎链球菌	社区获得性肺炎	社区	
大肠埃希菌	尿路感染,腹腔,胆道感染,生殖系统感染	社区多于医院	
肺炎克雷伯菌等克雷伯菌属	下呼吸道感染,腹腔,胆道感染	医院多于社区	医院感染者耐药程度高
肠杆菌属、柠檬酸菌属、沙雷菌属等肠杆菌科细菌	下呼吸道感染,人工呼吸装置,泌尿生殖系统,腹腔,胆道感染	医院多于社区	医院感染者耐药程度高
不动杆菌属、铜绿假单胞菌	医院获得性肺炎,人工呼吸装置,复杂性尿路感染,留置导尿管,烧伤创面感染	医院	
脆弱拟杆菌	腹腔,盆腔感染	社区或医院	
念珠菌属	免疫缺陷(如中性粒细胞减少症),广谱抗菌药物,免疫抑制药应用,静脉留置导管,严重烧伤创面感染	医院	

(2)脓毒症患者一般都会有 SIRS 的一种或多种表现。最常见的有发热、心动过速、呼吸急促和外周血白细胞增加。但 2001 年"国际脓毒症专题讨论会"认为 SIRS 诊断标准过于敏感,特异性不高,将脓毒症的表现总结为 3 类:①原发感染灶的症状和体征;②SIRS 的表现;③脓毒症进展后出现的休克及进行性多器官功能不全表现。

4. *治疗原则*　为了更好地落实脓毒症治疗指南,规范严重脓毒症和脓毒性休克的治疗,目前推荐将脓毒症治疗指南的重要措施进行组合,形成一套措施,即早期目标指导性治疗和集束化治疗。

(1)早期目标指导性治疗(EGDT)是指一旦临床诊断严重脓毒症合并组织灌注不足,应尽快进行积极的液体复苏,并在出现血流动力学不稳定状态的最初 6h 内达到以下目标:中心静脉压(CVP)8～12 mmHg;中心静脉氧饱和度($ScvO_2$)≥70%;平均动脉压(MAP)≥65 mmHg;尿量>0.5 ml/(kg·h)。

(2)早期集束化治疗(sepsis bundle)包括早期血清乳酸水平测定;在应用抗生素前获取病原学标本;急诊在 3h 内、ICU 在 1h 内开始广谱抗生素治疗;执行 EGDT 并进行血流动力学监测,在 1～2h 内放置中心静脉导管,监测 CVP 和 $ScvO_2$;控制过高血糖;小剂量糖皮质激素应用;机械通气平台压<30 mmHg 及小潮气量通气等肺保护策略;有条件可使用重组人类活化蛋白 CrhAPC。

5. *药物治疗*

(1)药物治疗分类:根据脓毒症的集束化治疗策略,其治疗药物种类包括:①抗菌药物,如碳青霉烯类、糖肽类等抗菌药物;②液体复苏药物,包括晶体溶液和胶体溶液,如复方氯化钠溶液(林格液)、白蛋白以及羟乙基淀粉等;③血管活性药物和正性肌力药物包括去甲肾上腺素、多巴胺、肾上腺素和多巴酚丁胺等;④糖皮质激素,如氢化可的松、甲泼尼龙等;⑤其他治疗药物:包括应用 H_2 受体阻滞药或质子泵抑制药预防上消化道出血以及使用重组人类活化蛋白 C(r hAPC)等。

(2)药物治疗方案

1)抗感染治疗 :抗感染治疗为脓毒症的主要环节,其治疗主要事项应包括:①在发生脓毒性休克和尚无休克的重症脓毒症的最初 1h 内,应尽可能早的静脉输注抗生素,使用抗生素前应进行适当的细菌培养,但不能因此延误抗生素治疗;②初始的经验性治疗,应包括一种或多种抗生素,应对可能病原体有效(表 8-34),且在可能的感染部位达到足够的血药浓度;③对已经或可能由假单胞菌感染引起的重症脓毒症患者应该联合使用抗生素；④重症脓毒症患者经验性使用抗生素的时间不宜超过3～5d，一旦获得药敏试验结果，应该尽快降级治疗，改用最有效的单药治疗；⑤抗生素治疗的疗程一般为3～7d。对于临床反应较慢、感染灶无法引流或免疫缺陷（包括中性粒细胞减少症）的患者可能需要延长疗程；⑥如果证实目前的临床症状是由非感染因素引起，应该立即停止使用抗生素，以尽可能减少感染耐药病原体或发生药物相关不良反应的可能性。

表 8-34　脓毒症的病原治疗

病原	宜选药物	可选药物	备注
金葡菌、表葡菌等凝固酶阴性葡萄球菌			
甲氧西林或苯唑西林敏感	苯唑西林或氯唑西林	头孢唑啉等第一代头孢菌素，头孢呋辛等第二代头孢菌素，克林霉素，磷霉素钠	有青霉素类抗生素过敏性休克史者不宜选用头孢菌素类
甲氧西林或苯唑西林耐药	万古霉素或去甲万古霉素联合磷霉素钠或利福平	复方磺胺甲噁唑，异帕米星，阿米卡星	氨基糖苷类不宜单用，需联合用药
肠球菌属	氨苄西林或青霉素 G＋氨基糖苷类	万古霉素或去甲万古霉素	
肺炎链球菌	青霉素 G	阿莫西林，头孢噻吩，头孢唑啉，头孢呋辛，红霉素，克林霉素	肺炎链球菌系青霉素敏感株，该菌对红霉素或克林霉素耐药者多见，需注意药敏试验结果。有青霉素类抗生素过敏性休克史者不宜选用头孢菌
大肠埃希菌	氨苄西林/舒巴坦或阿莫西林/克拉维酸	头孢噻肟，头孢曲松等第三代头孢菌素，氟喹诺酮类，氨基糖苷类	菌株之间对药物敏感性差异大，需根据药敏试验结果选药，并需注意对氟喹诺酮类耐药者多见
肺炎克雷伯菌等克雷伯菌属	第三代头孢菌素	氟喹诺酮类，氨基糖苷类，β内酰胺类/β内酰胺酶抑制药	菌株之间对药物敏感性差异大，需根据药敏试验结果选药
肠杆菌属、柠檬酸菌属，沙雷菌属	头孢吡肟或氟喹诺酮类	氨基糖苷类，碳青霉烯类，β内酰胺类/β内酰胺酶抑制药	同上
不动杆菌属	氨苄西林/舒巴坦	氨基糖苷类，头孢哌酮/舒巴坦，碳青霉烯类，氟喹诺酮类	同上
铜绿假单胞菌	头孢他啶、头孢哌酮、头孢吡肟、哌拉西林等抗假单胞菌β内酰胺类＋氨基糖苷类	头孢哌酮/舒巴坦，哌拉西林/三唑巴坦，环丙沙星等氟喹诺酮类＋氨基糖苷类，碳青霉烯类＋氨基糖苷类	同上，一般均需联合用药
脆弱拟杆菌	甲硝唑	氯霉素，克林霉素，碳青霉烯类	
念珠菌属	两性霉素 B	氟康唑，氟胞嘧啶	氟胞嘧啶宜联合用药

2）其他药物治疗：包括①液体复苏治疗。对可疑低血容量的患者可以先快速补液：30 min 内输入晶体 500～1000 ml 或胶体 300～500 ml，并判断病人对液体复苏的反应（血压增高及尿量增多）及耐受性（有无血管内容量过负荷的证据），从而决定是否继续扩容。②血管活性药物与正性肌力药物治疗。对于感染性休克患者，血管活性药物首选去甲肾上腺素或多巴胺，在去甲肾上腺素或多巴胺效果

不明显时，可选用肾上腺素。③糖皮质激素治疗。只用于液体复苏和血管活性药物治疗不敏感的患者，使用剂量为氢化可的松每日不大于 300 mg，疗程为使用到停用血管活性药物为止，地塞米松不推荐用于感染性休克患者的治疗。④应用 H_2受体阻滞药或质子泵抑制药预防上消化道出血以及使用重组人类活化蛋白 C(r hAPC)等。

6. 治疗管理

(1)疗效监测

①抗菌药物疗效监测：每日监护反映感染的各项指标，如体温、血常规、CRP、微生物培养结果等，以及感染部位的影像及引流处理情况，根据上述指标判断是否需要调整用药。

②液体复苏药物与血管活性药物：监测患者的血压、中心静脉压、平均动脉压、尿量以及静脉血氧饱和度是否达标，根据上述指标调整用药。

(2)不良反应管理

①抗菌药物：如万古霉素注射液，关注患者肾功能肌酐水平、血小板计数以及是否存在静脉炎以及“红人综合征”等万古霉素常见的不良反应。

②液体复苏药物：使用胶体液时，如羟乙基淀粉，应监护羟乙基淀粉是否引起过敏，以及对肾功能、凝血功能的影响。

③血管活性药物：如去甲肾上腺素，监护患者的心率和心律、尤其是大剂量使用时，可引起心律失常。

④糖皮质激素：监护患者消化道分泌物颜色、血糖、血钾水平等，如大便黑色或胃肠引流液咖啡色，则提示消化道出血的可能。

五、脑膜炎与脑膜脑炎

脑膜炎与脑膜脑炎系指由某种病原体(包括病毒、细菌、真菌、寄生虫等)通过各种渠道进入颅内引起脑实质和脑膜病变的感染性疾病。以化脓性脑膜炎、病毒性脑炎、隐球菌脑膜炎和结核杆菌脑膜炎最为常见。因为感染部位防御系统缺乏且抗菌药物穿透性差，临床治疗较为棘手。

(一)化脓性脑膜炎

1. 定义和流行病学　系由各种细菌感染引起的脑膜炎症。常见于小儿尤其是婴幼儿。近几年，因为流感嗜血杆菌疫苗和流脑疫苗的接种，化脓性脑膜炎总发生率有所下降，但其病死率、致残率高。脑膜炎双球菌脑膜炎(流脑)因独特的临床与流行病学特点，在我国属于乙类法定传染病，本节不予介绍。

2. 病因及病原学　化脓性脑膜炎通常是从血行播散发展而来，血行播散通常来自于脑脊膜的周围感染(如中耳炎、鼻窦炎等)。另外一种常见的病因是通过创伤或手术，致病菌直接种植在感染部位。

化脓性脑膜炎的致病菌因不同的年龄、人群与身体状况而有所区别。在我国，社区获得的化脓性脑膜炎，以肺炎链球菌感染居多，其他还有脑膜炎双球菌和流感嗜血杆菌；伴有中枢神经系统术后和开放式脑损伤的脑膜炎患者，主要的病原菌是革兰阴性杆菌(多数为大肠埃希菌和肺炎克雷伯)、金黄色葡萄球菌、铜绿假单胞菌及凝固酶阴性葡萄球菌。学龄前儿童和闭合性脑损伤患者流感嗜血杆菌感染发生率较高，新生儿主要有 B 族溶血性链球菌感染和大肠埃希菌感染。

3. 临床表现　一般有发热等全身中毒症状，头痛呕吐等颅内压增高症状，颈抵抗等脑膜刺激征，细菌感染性的外周血象改变，脑脊液可见化脓性改变。

4. 治疗原则　化脓性脑膜炎的抗菌治疗宜遵循及时、强效、足量、足疗程的原则(疗程一般 10～14d)，选药时需考虑药物的脑脊液浓度及其抗菌谱覆盖可能的致病菌。经验治疗应根据患者的年龄、地区及全身状况加以推测致病菌。细菌学检查对本病的诊治具有重大的临床价值。此外，同时给予降颅内压、抗休克及退热等对症治疗，重症患者可给予亚冬眠疗法。一般认为短期应用地塞米松可减轻神经系统的并发症，尤其是可以降低听力损伤的发生率。

5. 药物治疗

(1)抗菌药物的选择：表 8-35 所列的是化脓性脑膜炎常见致病菌的经验性抗感染建议，需要指出的是我国幅员辽阔，病原菌对抗菌药物的耐药率并不一致，而且各地区化脓性脑膜炎的致病菌流行病学分布也有所不同，表中的治疗建议仅是原则性的，须结合具体情况进行选择。

(2)抗菌药物治疗的注意事项：对于危重患者，经验治疗宜联合用药，如头孢曲松＋万古霉素＋磷霉素或利福平，哌拉西林他唑巴坦＋万古霉素＋磷霉素或利福平。

表 8-35　成年患者化脓性脑膜炎经验性抗感染建议

致病菌	推荐治疗	备选治疗
肺炎链球菌	青霉素(仅对青霉素敏感菌株)、头孢噻肟、头孢曲松	万古霉素＋头孢噻肟、
脑膜炎奈瑟菌	青霉素	头孢噻肟、头孢曲松
李斯特菌	氨苄西林、青霉素＋庆大霉素	美罗培南
金黄色葡萄球菌	万古霉素	替考拉宁±利福平
流感嗜血杆菌	头孢噻肟、头孢曲松	头孢吡肟、美罗培南
大肠埃希菌	头孢噻肟、头孢曲松	美罗培南、头孢吡肟、氨曲南

中枢神经系统 MRSA 感染首选万古霉素，如单用效果不佳，推荐联合利福平，在常规治疗剂量无效的情况下，可以考虑连续、大剂量的静脉持续应用万古霉素。用万古霉素时，血浆谷浓度应维持在 15～20 ng/ml。如果静脉给药效果不好，可考虑使用万古霉素鞘内注射。应用万古霉素时需注意滴注时间应不少于 60min。

碳青霉烯类抗菌药物如亚胺培南可诱发癫痫，因此不宜用于治疗化脓性脑膜炎。美罗培南体外抗菌谱广，并且较少引起癫痫，可应用于青霉素高耐的肺炎链球菌引起的脑膜炎，产超广谱 β 内酰胺酶的革兰阴性杆菌和高产 β 内酰胺酶的其他细菌(如肠杆菌属、枸橼酸杆菌属或沙雷菌属)引起的脑膜炎。

(3)糖皮质激素的应用：一般予地塞米松每次 0.15 mg/kg，每 6h 一次，持续 2～4d。第一次地塞米松在应用抗菌药物前 15min 给药。地塞米松可能的不良反应有消化道出血、神志改变、血糖异常、血压升高等，应予以关注。过长时间应用获益不大。

6. *治疗管理*

(1)疗效管理：化脑的预后与治疗密切相关，故应严格掌握停药指征，即在完成疗程时症状消失、退热一周以上，脑脊液细胞数少于 20×10^6/L，均为单核细胞，蛋白及糖恢复正常(流脑除外)。一般情况下，完全达到这些标准，少则需 8～10d，多则需 1 个月以上，平均 2～3 周。

(2)不良反应管理：万古霉素对肾功能有一定的损害，故应监测肾功能。因有耳毒性，不能与其他具有耳毒性的药物一起使用。其他不良反应有：可逆性的中性粒细胞减少、静脉炎及过敏反应等。

应用美罗培南时易引起菌群失调，应注意口腔白斑及腹泻等。本类药物可使丙戊酸钠的血药浓度下降，应予注意。

(3)用药教育管理：包括住院和出院的用药教育，告知患者可能的不良反应和药物相互作用。如出现任何上述的不良反应，需及时告知医师或药师。

(二)结核性脑膜炎

1. *定义和流行病学*　结核性脑膜炎是结核杆菌引起的脑膜炎症，为常见的颅内感染之一，多发于冬春季，好发于儿童，近年来老年人的感染率有逐渐上升趋势。

2. *病因及病原学*　结核性脑膜炎多由结核分枝杆菌感染所致。当人体感染了结核杆菌而体内的巨噬细胞量不足时，结核杆菌就通过淋巴管、血液循环播散，可在肺、肾和中枢神经系统等多部位形成感染。结核杆菌到达蛛网膜下腔，引起变态反应性炎症，可波及软脑膜、蛛网膜及部分脑实质，引起脑神经损害，若阻塞脑脊液循环可引起脑积水。

3. *临床表现*　起病较缓，常有低热、盗汗、乏力、纳差等一般结核毒血症状。有脑膜刺激征及颅内压增高的表现，部分有脑神经障碍表现，严重者意识障碍、瘫痪或癫痫发作。

4. *治疗原则*　宜早期给药、合理选药、联合用药和系统治疗。异烟肼(isonicotinyl hydrazide，INH)、利福平(rifampicin，RFP)、吡嗪酰胺(pyrazinamide，PZA)、乙胺丁醇(ethambutol，EMB)和链霉素(streptomycin，SM)是最常用的药物，儿童因乙胺丁醇的视神经毒性作用、孕妇因链霉素对听神经的影响而尽量避免使用。WHO 建议应至少选择三种药物联合治疗。一般的治疗方案是：早期病例，初治 H＋Z＋E(异烟肼＋吡嗪酰胺＋乙胺丁醇)，4 个月后改 H＋R＋E(异烟肼＋利福平＋乙胺丁醇)，1 年后巩固期 H＋E(异烟肼＋乙胺丁醇)；病重或耐药患者，H＋Z＋R＋S(异烟肼＋吡嗪酰胺＋利福平＋链霉素)，治疗 18～24 个月。除了及时合理地给予抗结核药外，还要降颅内压，给予一定量的激素和保证充足的营养、水及电解质平衡。要防止呼吸道和皮肤感染。对于脑疝和脑积水患者可予手术治疗。

5. *药物治疗*

(1)抗结核药物

①异烟肼：是细胞内外杀菌药，容易通过血脑脊液屏障。700～900 mg，1/d 口服；危重者 600 mg，1/d 静滴，14～30d 病情控制后改口服；2～3 个月病情好转后，300mg，1/d 口服维持。

②利福平：是细胞内外杀菌药。450～600 mg，1/d 口服；重症者 500～1000 mg，1/d 静滴，14～30d 后改口服。

③吡嗪酰胺：常用量 0.5 g 口服 3/d 或 1.0 g 口服 2/d，总疗程 4 个月。在酸性环境中杀菌作用较强，能杀灭酸性环境中缓慢生长的吞噬细胞内的结核杆菌，对中性和碱性环境中的结核杆菌几乎无作用。

④乙胺丁醇：常用量 750 mg 口服 1/d。对生长繁殖状态的结核杆菌有作用，对静止状态的细菌几乎无影响。

(2)糖皮质激素：一般使用地塞米松 5～10 mg 静滴 1/d，至结核中毒症状消失后改成口服泼尼松，口服量每隔 1 周减量 2.5～5 mg，总疗程 6～8 周，不宜超过 3 个月。

(3)降颅内压药物：20%甘露醇 1～2 g/kg 静滴，根据情况每 6h 一次至每日一次使用，必要时交替使用甘油果糖或呋塞米。

6. *治疗管理*

(1)疗效管理：临床症状缓解后，还需继续服药，直至疗程结束。其治愈的标准是：①临床症状、体征完全消失，无后遗症；②脑脊液检查正常；③疗程停止后随访视察 2 年无复发。

(2)不良反应管理：异烟肼主要不良反应有引起精神症状、周围神经损害及肝损害，如有明显黄疸则应减量或暂停药或改用其他抗结核药。由于中国人为异烟肼快速代谢型，成年患者每日剂量可加至 900～1200 mg，但应注意保肝治疗，防止肝损害并同时服用维生素 B_6 以预防该药导致的周围神经病。利福平单独应用易产生耐药性。主要不良反应有肝毒性、过敏反应、急性肾衰、红色尿等。应用时需应注意药物的相互作用，跟患者解释唾液和尿液变红的原因，以消除患者的恐慌。吡嗪酰胺主要不良反应有肝损害、关节酸痛、肿胀、强直、活动受限、血尿酸增加等。乙胺丁醇主要不良反应有视神经损害、末梢神经炎、过敏反应等。因有视神经的毒性，儿童一般不宜选用。链霉素主要不良反应有耳毒性和肾毒性。

(3)用药教育管理：告知患者正确的用法用量，可能的不良反应和药物相互作用，要求患者必须定期检查肝功能。对于服用利福平的患者，须告知其服用利福平后可导致尿液或唾液会变红，以消除患者的恐慌。提醒患者注意利福平与其他药物的相互作用。鼓励患者多饮水，给予高热量、高蛋白、高维生素及高钙饮食。

(三)隐球菌性脑膜炎

1. *定义和流行病学*　新型隐球菌是真菌中直接侵犯中枢神经系统最常见的一种真菌，一般存在于泥土、鸽粪、水果、牛奶等处，鸽子饲养者患隐球菌感染比一般人群高数倍。本节以新型隐球菌性脑膜炎为代表来介绍真菌性颅内感染的治疗。

2. *病因及病原学*　隐球菌为条件性致病菌，仅在宿主免疫力降低时才会致病，有 30%～50%隐球菌病患者同时患有其他慢性消耗性疾病或全身免疫缺陷性疾病，呼吸道常为其入侵门户。

3. *临床表现*　常有发热、渐进性头痛、精神和神经症状。随着病情进展可能出现脑神经麻痹和视盘水肿，甚至出现运动、感觉障碍，小脑功能障碍，癫痫发作和痴呆等临床表现。多伴有颈项强直。

4. *治疗原则*　抗真菌治疗一般采取分期治疗的方式进行，分为初始诱导治疗阶段和维持阶段。除此之外，降低颅内压、对症治疗、营养支持和防治各类并发症也很重要。

5. *药物治疗*　在初期的诱导治疗中，联合应用两性霉素 B(AmB)和氟胞嘧啶、氟康唑作为后续治疗，不能耐受氟康唑者可选用伊曲康唑注射液或伏立康唑。根据宿主条件为 HIV 感染者、器官移植宿主、非 HIV 感染非移植患者剂量和疗程有所不同(表 8-36、8-37、8-38)。

6. *药物管理*

(1)疗效管理：隐球菌脑膜炎的治疗目标是消除或减轻临床症状，如发热、头痛、精神症状、脑膜刺激征、颅内高压及脑神经异常，清除脑脊液中隐球菌，预防后遗症，如脑神经瘫痪，听力丧失和失明。脑脊液隐球菌菌体计数的逐渐降低是治疗有效的一个重要的指标。

表 8-36　HIV 感染者隐球菌脑膜炎的抗真菌治疗

方案	疗程	证据
诱导治疗		
AmBd 0.7～1.0 mg/(kg·d)联合氟胞嘧啶 100 mg/(kg·d)	2 周	A-Ⅰ
AmB 脂质体 3～4 mg/(kg·d)或 ABLC 5 mg/(kg·d)联合氟胞嘧啶 100 mg/(kg·d)	2 周	B-Ⅱ
AmBd [0.7～1.0 mg/(kg·d)或 AmB 脂质体 3～4 mg/(kg·d)或 ABLC 5 mg/(kg·d),(用于氟胞嘧啶无法耐受)	4～6 周	B-Ⅱ
备选的诱导方案		
AmBd 联合氟康唑		B-Ⅰ
氟康唑联合氟胞嘧啶		B-Ⅱ
氟康唑		B-Ⅱ
伊曲康唑		C-Ⅱ
巩固治疗:氟康唑 400 mg/d	8 周	A-Ⅰ
维持治疗:氟康唑 200 mg/d	≥1 年	A-Ⅰ
备选的维持治疗		
伊曲康唑 400 mg/d	≥1 年	C-Ⅰ
AmBd 每周 1.0 mg/kg	≥1 年	C-Ⅰ

AmBd—两性霉素 B 去氧胆酸盐;ABLC—两性霉素 B 脂类复合物

表 8-37　器官移植受者隐球菌脑炎治疗方案

方案	疗程	证据
诱导治疗		
AmB 脂质体 3～4 mg/(kg·d)或 ABLC 5 mg/(kg·d)联合氟胞嘧啶 100 mg/(kg·d)	2 周	B-Ⅲ
备选诱导治疗		
AmB 脂质体 5 mg/(kg·d)或 ABLC 5 mg/(kg·d)	4～6 周	B-Ⅲ
AmBd 0.7 mg/(kg·d)	4～6 周	B-Ⅱ
巩固治疗:氟康唑 400～800 mg/d	8 周	B-Ⅱ
维持治疗:氟康唑 200～400 mg/d	6 个月～1 年	B-Ⅱ

AmBd—两性霉素 B 去氧胆酸盐;ABLC—两性霉素 B 脂类复合物

表 8-38　非 HIV 感染,非器官移植受者隐球菌脑膜炎治疗方案

方案	疗程	证据
诱导治疗		
AmBd 0.7～1.0 mg/(kg·d)联合氟胞嘧啶 100 mg/(kg·d)	≥4 周	B-Ⅱ
AmBd 0.7～1.0 mg/(kg·d)	≥6 周	B-Ⅱ
AmB 脂质体 3～4 mg/(kg·d)或 ABLC 5 mg/(kg·d)联合氟胞嘧啶	≥4 周	B-Ⅲ
AmBd 0.7～1.0 mg/(kg·d)联合氟胞嘧啶 100 mg/(kg·d)	2 周	B-Ⅱ
巩固治疗:氟康唑 400～800 mg/d	8 周	B-Ⅲ
维持治疗:氟康唑 200/d	6 个月～1 年	B-Ⅲ

AmBd—两性霉素 B 去氧胆酸盐;ABLC—两性霉素 B 脂类复合物

(2)不良反应管理：两性霉素B不良反应大，静滴过程中或静滴后发生寒战、高热、严重头痛、食欲不振、恶心、呕吐，有时可出现血压下降、眩晕等；几乎所有患者在疗程中均可出现不同程度的肾功能损害，由于尿中排出大量钾离子，导致低钾血症；静滴时易发生血栓性静脉炎；除此之外还有血液系统毒性、肝毒性、过敏反应等；静滴过快时可引起心血管系统反应，鞘内注射还有神经系统毒性。

用药时应注意给药前给予解热镇痛药和抗组胺药，同时滴注激素。一般推荐两性霉素B剂量为0.5～0.7 mg/(kg·d)，初始3d剂量分别为1 mg、3 mg、5 mg，加入5%葡萄糖液500 ml内6～8h缓慢静滴(不能选用氯化钠作为溶媒)，若无严重不良反应，第4日起剂量每日增加5 mg，直至每日最高剂量1mg/kg。严密监测血尿常规、肝肾功能、电解质及心电图，并且需及时补钾。本品宜缓慢避光滴注，每剂滴注时间至少6h。脂质体上述不良反应较少，但也应注意滴注一般不少于2h。因本品可致局部刺激，药液静脉滴注时应避免外漏。此外，该药易氧化，故应新鲜配制。

(3)患者用药教育：告知患者正确的用法用量，可能的不良反应和药物相互作用。使用两性霉素B的患者应提醒其定期检查肝肾功能电解质。对于使用氟康唑的患者还需提醒氟康唑与其他药物的相互作用。

(四)病毒性脑炎

1. 定义和流行病学　病毒性脑炎是指由各种病毒引起的急性中枢神经系统感染，病毒种类很多，其中单纯疱疹病毒性脑炎(HSE)最为常见，约占已知病毒性脑炎的20%～68%，占全部脑炎的5%～20%，有很高的病死率，幸存者常有精神神经系统后遗症。

2. 病因及病原学　Ⅰ型单纯疱疹病毒(HSV-1)是大多数疱疹病毒性脑炎的病原体，Ⅱ型单纯疱疹病毒(HSV-2)是新生儿疱疹病毒脑炎的常见病原。Ⅰ型单纯疱疹病毒主要引起非生殖器部位的皮肤、黏膜和器官感染，大多数感染后病毒潜伏于三叉神经半月节内，于机体免疫功能降低时，潜伏的病毒再激活，沿轴突入脑，发生脑炎。Ⅱ型单纯疱疹病毒主要感染性器官，子宫内感染致胎儿畸形，或新生儿于产道内受感染，经血行传播而致脑炎。

3. 临床表现　任何年龄都可发病，急性起病，前驱期可有呼吸道感染、发热、乏力、头痛、呕吐，轻度行为、精神或性格改变，持续数天。伴有神经系统症状及脑膜刺激征，重者有抽搐发作及意识障碍。发热、头痛、嗜睡和定向力障碍是疱疹性脑炎的常见特征。

4. 治疗原则　抗病毒治疗越早越好。一旦确诊，可早期、大量、短程使用激素。同时可根据病情采取降温、抗痉挛、降颅内压等对症处理，预防并发症。

5. 药物治疗

(1)抗病毒药物：阿昔洛韦，每次5～10mg/kg静滴q8h，疗程14～21d。阿糖腺苷，每日15 mg/kg缓慢静滴每日一次，给药10d，浓度不超过700 mg/L，滴注时间不少于12h。

(2)糖皮质激素：地塞米松为首选，一般15～20 mg稀释后静滴每日一次，10～14d后逐渐减量。

6. 药物治疗管理

(1)疗效管理：本病缺乏特异性治疗。但由于病程自限性，急性期正确的支持与对症治疗，是保证病情顺利恢复、降低病死率和致残率的关键。

(2)不良反应管理：肾毒性是阿昔洛韦静滴时较为严重的不良反应，5%～10%的患者可见血尿素氮和血清肌酐值的升高。其他常见的不良反应包括胃肠道反应及神经紊乱症状，包括嗜睡、震颤、意识紊乱幻觉和抽搐等。在肾功能受损的患者中，神经系统毒性的发生更为常见。肾功能损害一般可逆。静脉滴注阿昔洛韦还可引起静脉炎和注射部位的疼痛。皮肤瘙痒和荨麻疹也时有发生。因此，使用阿昔洛韦时需要严密监测肾功能，包括尿素氮、血清肌酐值和尿量；应充分补液，尤其是在静滴后2h；每次静滴的时间不能少于1h，注意输液浓度不高于7mg/ml；成年人一日剂量不宜超过30 mg/kg；伴有急性或慢性肾功能不全者不宜静滴阿昔洛韦。

(3)患者用药教育：告知患者正确的用法用量，可能的不良反应和药物相互作用。提醒患者定期监测肾功能，同时加强营养，注意休息。嘱咐患者在用药期间宜多饮水，有任何不适联系医师。

六、急性胆囊炎与急性胰腺炎

急性胆囊炎及急性胰腺炎是常见的腹腔感染性疾病，故本小节以这两类疾病为代表，阐述腹腔感染的药物治疗。

(一)急性胆囊炎

1. 定义和流行病学　胆囊炎是细菌性感染或

化学性刺激(胆汁成分改变)引起的胆囊炎性病变,为胆囊的常见病,急性发作者通常称为急性胆囊炎。在腹部外科中急性胆囊炎发病率仅次于阑尾炎,多见于35～55岁的中年人,女性发病较男性为多,尤多见于肥胖且多次妊娠的妇女。

2. *病因和病原学*　急性胆囊炎通常为细菌感染。正常情况下,胆汁是无菌的,病理情况下,致病细菌可进入胆道系统引起感染。胆汁排泌受阻是导致胆道感染的重要诱因。胆道感染的致病菌主要为革兰阴性杆菌,最常见者为大肠埃希菌,其次为克雷伯菌属,其他较常见的致病菌还包括肠杆菌属、变形杆菌、铜绿假单胞菌、葡萄球菌、肠球菌等。约15%以上的胆道疾病患者胆汁中可培养出厌氧菌,老年患者厌氧菌的检出率更高,且大多为需氧菌与厌氧菌的混合感染,这可能与老年人胃酸偏低、胃肠功能紊乱、肠道厌氧菌易于逆行感染有关。脆弱类杆菌是胆道感染中最常见的厌氧菌,其他较常见的厌氧菌还包括梭状芽胞杆菌、产气荚膜杆菌等。

3. *临床表现*　急性胆囊炎的临床表现差别较大,有的只有轻度不适感,有的则发展为难以遏制的脓毒血症。患者主要表现为右上腹持续性疼痛、阵发性加剧,可向右肩背放射;常伴发热、恶心呕吐,但寒战少见,黄疸轻。腹部检查发现右上腹饱满,胆囊区腹肌紧张,有明显压痛、反跳痛。

4. *治疗原则*

(1)胆道感染时,胆汁培养的阳性率较高,条件允许时,应尽量获得胆汁的细菌培养和药敏试验结果,以指导抗菌药物的选择。如难以获取胆汁标本进行细菌学检查,应争取通过反复的血培养来明确致病菌,并获得相应的药敏信息。

(2)尽早开始抗菌药物的经验治疗。经验治疗需选用能覆盖肠道革兰阴性杆菌、肠球菌属等需氧菌和脆弱拟杆菌等厌氧菌的药物。控制胆道感染应注意选择在胆汁中浓度较高的药物,如头孢曲松、头孢哌酮和头霉素类药物。对于伴有败血症的患者,还需考虑药物血清浓度。

(3)必须保持病灶部位引流通畅。有手术指征者应进行外科处理,并于手术过程中采集病变部位标本做细菌培养及药敏试验。

(4)初始治疗时需静脉给药;病情好转后可改为口服或肌注。

(5)营养支持治疗。

5. *药物治疗*

(1)胆囊炎的抗菌药物病原菌治疗(表8-39)

表8-39　胆囊炎的病原菌治疗

病原菌	宜选药物	可选药物	备注
大肠埃希菌、变形杆菌属	哌拉西林,氨苄西林/舒巴坦,阿莫西林/克拉维酸	第二代或三代头孢菌素,氟喹诺酮类,氨基糖苷类	菌株之间对抗菌药物敏感性差异大,需根据药敏试验结果选药;大肠埃希菌对氟喹诺酮类耐药者多见
克雷伯菌属	第三代头孢菌素	氟喹诺酮类,氨基糖苷类,β内酰胺类/β内酰胺酶抑制药复合剂	
肠杆菌属	头孢吡肟或氟喹诺酮类	氨基糖苷类,碳青酶烯类,β内酰胺类/β内酰胺酶抑制药复合剂	同上
肠球菌属	氨苄西林或青霉素＋氨基糖苷类	万古霉素或去甲万古霉素	
拟杆菌属等厌氧菌	甲硝唑	氯霉素,克林霉素,头霉素类,β内酰胺类/β内酰胺酶抑制药复合剂,碳青酶烯类	

(2)经验性抗菌药物治疗

①轻中度急性胆道感染:哌拉西林或美洛西林适宜作为轻中度急性胆道感染的一线治疗药物。当存在铜绿假单胞菌或肠杆菌属感染危险时,联合应用氨基糖苷类抗菌药物和酰脲类青霉素是合理的。大肠埃希菌或克雷伯杆菌属对酰脲类青霉素的耐药率较高,可用哌拉西林/三唑巴坦来代替单纯的酰脲类青霉素。国内氟喹诺酮类的对肠杆菌科细菌耐药率高,喹诺酮类药物并不适宜作为胆道感染治疗的一线抗菌药物。此外,就抗菌活性和药物分布特点而言,第三代头孢菌素如头孢哌酮、头孢曲松等也适用于胆道感染的治疗。

②重症胆道感染:常用的抗菌治疗方案为三联方案,即联合使用β内酰胺类抗菌药物、氨基糖苷和硝基咪唑类药物。考虑产酶菌感染(尤其是产ESBLs菌感染)时也可选用的酶抑制药复合物,如哌拉西林/他唑巴坦、头孢哌酮/舒巴坦等,重危病人可考虑选用碳青霉烯类抗菌药物。氨基糖苷类抗菌药物中以阿米卡星和奈替米星较为常用,与其他同类药物相比,肾毒性相对较小。硝基咪唑类药物可选用甲硝唑或替硝唑,对厌氧菌均有很好疗效。

③老年患者胆道感染:老年患者的胆道感染以厌氧菌与其他需氧菌的混合感染较为常见,其经验性的抗菌药物治疗应常规包含抗厌氧菌的药物在内(如甲硝唑、替硝唑等)。β内酰胺类抗菌药物中,酰脲类青霉素及其相应酶抑制剂复合物的肾毒性较小,可优先选用。应尽量避免使用肾毒性较大的氨基糖苷类药物,如果必须使用此类药物,应酌情减量或延长给药间歇时间。

6. *治疗管理*

(1)疗效管理:对胆囊炎进行初始抗菌药物治疗后,应密切观察患者对治疗的反应,一旦获得血或胆汁等标本培养结果,或患者对治疗无反应,应及时对经验性抗菌药物治疗进行调整,选择敏感的和在胆汁中浓度较高的抗菌药物。此外,肝功能障碍及胆道梗阻也会影响胆道感染抗菌药物治疗效果。

(2)不良反应监测:根据早期患者选择的药物常见不良反应进行监测,比如选用了头孢哌酮/舒巴坦,则应关注患者的凝血功能,使用氨基糖苷类药物则应注意患者的肾功能等常见的不良反应。

(3)用药教育管理:包括住院和出院的用药教育,告知患者正确的用药方法、可能的不良反应、相互作用以及饮食的注意事项等。告知患者饮食要节制,禁止暴饮暴食,少吃高脂肪和富含胆固醇的食物,注意饮食卫生等。

(二)胰腺炎

1. *定义和流行病学*　急性胰腺炎是指多种病因引起的胰酶激活,继以胰腺局部炎性反应为主要特征,伴或不伴有其他器官功能改变的疾病。临床上发病率逐年升高,多数患者的病程呈自限性,20%～30%的患者临床经过凶险,总体病死率为5%～10%。

2. *病因*　胆石症(包括胆道微结石)、高三酰甘油血症、乙醇、胆源性胰腺炎是我国急性胰腺炎的主要病因。另还有壶腹乳头括约肌功能不良、药物和毒物、外伤性、高钙血症、血管炎、先天性、肿瘤性(壶腹周围癌、胰腺癌)、病毒感染性、自身免疫性、手术源性等其他病因。

3. *临床表现*　腹痛是急性胰腺炎的主要症状,位于上腹部,常向背部放射,多为急性发作,呈持续性,少数无腹痛,可伴有恶心、呕吐。发热常源于全身性炎症反应、坏死胰腺组织继发细菌或真菌感染。发热、黄疸者多见于胆源性胰腺炎。

临床体征方面,轻症者仅表现为轻压痛,重症者可出现腹膜刺激征、腹水、GreyTurner征、CUllen征。

4. *治疗原则*

(1)手术治疗:在急性胰腺炎早期阶段,一般不建议外科手术治疗。在急性胰腺炎后期阶段,若合并胰腺脓肿和(或)感染,应考虑手术治疗。胆源性急性胰腺炎于住院期间可行ERCP治疗。对于伴感染或具有穿刺引流的指征时可予微创引流治疗。

(2)抗感染治疗:对于非胆源性急性胰腺炎不推荐预防使用抗菌药物,对于胆源性急性胰腺炎或伴有感染的中度、重度急性胰腺炎应常规使用抗菌药物。胰腺感染的致病菌主要为革兰阴性菌和厌氧菌。抗菌药物的应用应遵循"降阶梯"策略,选择抗菌谱为针对革兰阴性菌和厌氧菌为主、脂溶性强、能有效通过血胰屏障的药物。全身合并菌血症或脓毒症者时,应根据药物敏感试验结果调整抗菌药物,要由广谱抗菌药物过渡至使用窄谱抗菌药物,要足量足疗程使用。要注意真菌感染的诊断,临床上无法用细菌感染来解释发热等表现时,应考虑到真菌感染的可能,可经验性应用抗真菌药,同时进行血液或体液真菌培养。

(3)对症治疗及支持治疗:注意营养支持疗法,

纠正水、电解质紊乱，防止局部及全身并发症，维护脏器功能和内环境稳定。

5. 药物治疗

(1)对于胆源性急性胰腺炎或伴有感染的中度、重度急性胰腺炎应常规使用抗菌药物，根据感染的病原菌选药，抗菌药物选择请详见胆囊炎的病原治疗(表8-39)。

(2)经验治疗推荐方案：碳青霉烯类；青霉素＋内酰胺酶抑制药；第三代头孢菌素＋抗厌氧菌；喹诺酮＋抗厌氧菌，疗程为7～14d，特殊情况下可延长应用时间。

(3)对症治疗及支持治疗：①蛋白酶抑制药：如乌司他丁、加贝酯，能够广泛抑制与急性胰腺炎发展有关胰蛋白酶、弹性蛋白酶、磷脂酶A等的释放和活性，还可稳定溶酶体膜，改善胰腺微循环，减少急性胰腺炎并发症，主张早期足量应用。②生长抑素及其类似物：如奥曲肽，可以通过直接抑制胰腺外分泌而发挥作用，对于预防ERCP术后胰腺炎也有积极作用。③H_2受体拮抗药或质子泵抑制药：可通过抑制胃酸分泌而间接抑制胰腺分泌，还可以预防应激性溃疡的发生。发生全身炎症反应综合征时应早期应用乌司他丁或糖皮质激素。④中药制剂：通过降低血管通透性、抑制巨噬细胞和中性粒细胞活化、清除内毒素达到治疗功效。单味中药(如生大黄、芒硝)，复方制剂(如清胰汤、柴芍承气汤等)被临床实践证明有效。⑤疼痛剧烈时考虑镇痛治疗。在严密观察病情下可注射盐酸哌替啶。不推荐应用吗啡或胆碱能受体拮抗药，如阿托品、消旋山莨菪碱(654-2)等，因前者会收缩Oddi括约肌，后者则会诱发或加重肠麻痹。

6. 治疗管理

(1)疗效管理：对于胆源性急性胰腺炎或伴有感染的中度、重度急性胰腺炎进行初始抗菌药物治疗后，应密切观察患者对治疗的反应，一旦获得血或胰液等标本培养结果，或患者对治疗无反应，应及时对经验性抗菌药物治疗进行调整。

(2)不良反应监测：根据早期患者选择的药物常见不良反应进行监测，比如早期选用了碳青霉烯类，应关注二重感染，注意监测口腔白斑和腹泻情况；注意中枢神经系统反应、肝肾功能异常、过敏反应与胃肠道反应等常见的不良反应。

(3)用药教育管理：包括住院和出院的用药教育，告知患者正确的用药方法、可能的不良反应、相互作用以及饮食的注意事项等。

七、尿路感染

1. 定义和流行病学　尿路感染(Urinary Tract Infection，UTI)是肾脏、输尿管、膀胱和尿道等泌尿系统各个部位感染的总称。按感染发生时的尿路状态分类的方法可分为单纯性尿路感染(单纯下尿路感染和单纯上尿路感染)、复杂性尿路感染(包括导管相关的感染等)、尿脓毒血症和男性生殖系统感染(前列腺炎、附睾炎、睾丸炎、精囊炎等)。

限于篇幅，本书仅介绍单纯性和复杂性尿路感染。尿路感染是仅次于呼吸道及消化道的感染性疾病。在我国尿路感染占院内感染的20.8%～31.7%。尿路感染是人类健康所面临的最严重的威胁之一。

2. 致病菌和发病机制　尿路感染病原菌主要为大肠埃希菌(70%～95%)、腐生葡萄球菌(5%～19%)，偶见奇异变形杆菌、肺炎克雷伯菌属、枸橼酸菌属及肠球菌属等。细菌进入膀胱引起膀胱炎后，可影响膀胱输尿管连接处的功能，导致膀胱输尿管反流，促使感染尿液逆流而上。细菌释放的内毒素可作用于输尿管平滑肌，使其蠕动减退，致输尿管尿液淤滞，管腔内压力升高，形成生理性梗阻。最后细菌可逆行而上进入肾盂。细菌在膀胱壁上形成生物膜，导致对抗菌药物敏感性差、常规细菌培养困难及病程延长和容易复发。细菌致病性与宿主的防御机制有关，尿路梗阻、留置尿管等情况下会削弱宿主的防御机制，更容易导致感染的发生或疾病迁延。

由于抗菌药物应用的不规范，细菌的耐药性逐渐增强。国内资料显示大肠埃希菌临床分离株对氟喹诺酮类、庆大霉素和哌拉西林的耐药率近50%或以上，对阿莫西林/克拉维酸和复方磺胺甲噁唑的耐药率分别为31%和71%。国外报道有50.1%和22.1%的革兰阴性杆菌对氨苄西林和复方磺胺甲噁唑耐药，而对左氧氟沙星和环丙沙星的敏感性较高达到91.9%。对氟喹诺酮类药物耐药的革兰阴性杆菌在长期应用抗菌药物的患者中较为普遍存在，革兰阳性球菌对万古霉素和呋喃妥因有很高的敏感性。复杂的尿路感染致病菌更容易产生耐药现象。

3. 临床表现

(1)急性单纯性膀胱炎：发病突然，女性患者发病多与性活动有关。临床表现为尿频、尿急、尿痛、耻骨上膀胱区或会阴部不适、尿道烧灼感。尿频程度不一，严重者数分钟排尿一次或有急迫性尿失禁，但应排除妇科疾病或膀胱激惹的可能。尿混浊、尿液中有白细胞，常见终末血尿，有时为全程血尿，甚至有血块排出。一般无全身症状，体温正常或仅有低热。

(2)急性单纯性肾盂肾炎：①泌尿系统症状：包括尿频、尿急、尿痛、血尿、排尿困难，患侧或双侧腰部胀痛，肋脊角有明显的压痛或叩击痛等；②全身症状：寒战、高热，体温可上升到39℃以上，伴有头痛、恶心呕吐、食欲下降等，常伴血白细胞计数升高和血沉增快。

(3)无症状菌尿(asymptomatic bacteriuria，ASB)：ASB是一种隐匿性尿路感染，多见于老年女性和妊娠期妇女，发病率随年龄增长而增加，患者无任何尿路感染症状。

(4)复杂性尿路感染：伴或不伴有临床症状(如尿急，尿频，尿痛，排尿困难，腰背部疼痛，肋脊角压痛，耻骨上疼痛和发热)。临床表现差异很大，可从严重梗阻性急性肾盂肾炎并发危急的尿脓毒症，到留置导尿管相关的术后尿路感染。复杂性尿路感染的后遗症较多，最严重和致命的情况包括尿脓毒症和肾功能衰竭。肾功能受损可以是急性的，也可以是慢性的，可以是永久的，也可以自行恢复。肾功能不全和尿路梗阻是易患因素，这些患者有可能形成脓肿。

4. 治疗原则

(1)一般治疗：对症治疗、多饮水及生活方式的调整等。

(2)给予抗菌药物前留取清洁中段尿，做细菌培养及药敏试验。初治时按常见病原菌给药；获知药敏试验结果后，必要时调整用药。

(3)急性单纯性下尿路感染初发患者，治疗宜用毒性小、口服方便，价格较低的抗菌药物，疗程通常为3～5d。

(4)急性肾盂肾炎伴发热等全身症状明显的患者宜注射给药，疗程至少14d，一般2～4周；热退后可改为口服给药。反复发作性肾盂肾炎患者疗程需更长，常需4～6周。

(5)对抗菌药物治疗无效的患者应进行全面尿路系统检查，若发现尿路解剖畸形或功能异常者，应予以矫正或相应处理。在适当时机针对感染病灶或引起感染的病因实施相应的手术治疗。

5. 药物治疗

(1)急性单纯性膀胱炎的药物治疗：一般采用短程抗菌药物疗法包括单剂疗法和3日疗法两种方式。药物治疗选择，见表8-40。

表8-40　急性单纯性膀胱炎的药物治疗

疾病	病原	宜选抗菌药物	可选抗菌药物	其他药物治疗
绝经前非妊娠妇女急性单纯性膀胱炎	大肠埃希菌	呋喃妥因，磷霉素氨丁三醇	头孢氨苄，头孢拉定，复方磺胺甲噁唑，氟喹诺酮类*	口服碳酸氢钠或枸橼酸钾碱化尿液，黄酮哌酯盐或抗胆碱能类药物
	腐生葡萄球菌	头孢氨苄，头孢拉定	呋喃妥因、磷霉素	
	肠球菌属	阿莫西林	呋喃妥因	
绝经后女性急性单纯性膀胱炎		同绝经前非妊娠妇女急性单纯性膀胱炎		加用雌激素替代疗法(口服或阴道局部使用雌激素霜剂)

注：*大肠埃希菌对本类药物耐药株在50%以上，必须根据细菌药敏试验结果选用

(2)非妊娠妇女急性单纯性肾盂肾炎的药物治疗：急性肾盂肾炎常累及肾间质，有发生菌血症的危险性，应选用在尿液及血液中均有较高浓度的抗菌药物。对于轻、中度患者可通过口服给药。而对于重度患者则应首先通过注射给药，待病情缓解后，可转为口服敏感抗菌药物治疗1～2周。其治疗原则是：①控制或预防全身脓毒症的发生；②消灭侵入的致病菌；③预防再发。针对肾盂肾炎的药物治疗，见表8-41。

(3)无症状菌尿(ASB)的药物治疗

①不推荐对绝经前非妊娠妇女的ASB进行治疗。

表 8-41　急性单纯性肾盂肾炎的药物治疗

疾病	病原	宜选抗菌药物	可选抗菌药物
急性单纯性肾盂肾炎	大肠埃希菌等肠杆菌科细菌	氨苄西林/舒巴坦，阿莫西林/克拉维酸	氟喹诺酮类*、第二代或第三代头孢菌素
	克雷伯菌属	第二代或第三代头孢菌素	氟喹诺酮类
	腐生葡萄球菌	头孢唑啉，头孢拉定	头孢呋辛
	肠球菌属	氨苄西林	万古霉素或去甲万古霉素
	铜绿假单胞菌	环丙沙星、哌拉西林±氨基糖苷类	头孢他啶或头孢哌酮+氨基糖苷类
	念珠菌属	氟康唑	两性霉素 B

②对老年人 ASB 者应用抗菌药物治疗并不能使复发率或病死率减低，而且 ASB 也不影响老年人的预期寿命，所以不推荐对老年人 ASB 进行治疗。

(4)复杂性尿路感染的药物治疗：为了避免细菌产生耐药性，推荐根据尿培养和药敏试验结果选择敏感抗菌药物。只有患者病情危重，才考虑行经验性的抗菌药物治疗。进行经验性治疗时，需要了解可能病原体抗菌谱和当地细菌耐药性的流行状况，并评估泌尿系解剖功能异常和潜在疾病的严重程度(包括肾功能评价)。需根据临床反应和尿培养结果随时进行修正(表 8-42)。

表 8-42　复杂性尿路感染经验治疗的抗菌药物选择

推荐用于初始经验治疗的抗菌药物
· 氟喹诺酮类
· 氨苄西林/舒巴坦或阿莫西林/克拉维酸
· 第二代或第三代头孢菌素
· 氨基糖苷类
推荐用于初始治疗失败后或严重病例经验治疗的抗菌药物
· 氟喹诺酮类(如果未被用于初始治疗)
· 哌拉西林/他唑巴坦
· 第三代头孢菌素
· 碳青霉烯类
· 联合治疗：
—氨基糖苷类＋ 氨苄西林/舒巴坦或阿莫西林/克拉维酸
—氨基糖苷类＋氟喹诺酮类
不推荐用于经验治疗的抗菌药物
· 氨基青霉素，如阿莫西林，氨苄西林
· 甲氧苄啶－磺胺甲基异噁唑(仅用于病原体的药敏已知时)
· 磷霉素氨丁三醇

6. 治疗管理

(1)治疗效果评估

①急性单纯性膀胱炎疗程短，主要观察泌尿系统症状是否改善。

②急性肾盂肾炎进行初始抗菌药物治疗后，应密切观察患者对治疗的反应，包括复查尿常规、血常规、尿涂片镜检细菌。如果治疗有效，则继续使用。如果用药后 48～72h 仍未见效，则应根据药敏试验选用有效药物治疗。治疗后应追踪复查，如用药 14d 后仍有菌尿，则应根据药敏试验改药，再治疗 6 周。

③复杂性尿路感染因含有耐药细菌的可能性较大，在治疗结束后 5～9d 及 4～6 周必须进行尿培养和药敏试验。

(2)药物不良反应管理：见表 8-43。

(3)患者教育

①包括住院和出院的用药教育，告知患者正确的用药方法，注意观察上述的不良反应的症状，如有应告诉主诊医师或药师。

②增加液体摄入，维持足量尿液。包括饮用酸性水果汁酸化尿液。

③养成良好的排尿习惯。一旦有初始尿意，就不要再等待，立即排尿。在性交前后排尿。避免便秘。

④女性排便后，从前向后擦肛门。

八、手术部位感染

在外科领域，合理应用抗菌药物预防手术切口感染占有重要地位。要掌握好预防用抗菌药物指征，有针对性地选择抗菌药物和适当的用药时机，并坚持短程用药的原则，避免滥用。

1. 手术部位感染的定义和诊断标准　手术部

表 8-43　常见药物不良反应管理

治疗药物	药物不良反应	监护措施
磺胺类药物	溶血性贫血、皮疹和发热、结晶尿	监测血常规；观察或询问患者是否有皮肤瘙痒、皮疹、发热等症状；多饮水，维持足量尿液
TMP	TMP 叶酸缺乏	监测血常规、血生化
硝基呋喃	胃肠道不良反应、局限性肺炎、神经毒性	观察或询问患者是否有恶心、呕吐等消化道不适症状；观察或询问患者是否有呼吸困难、咳嗽、喘息等症状，并常规肺部听诊；询问患者是否有手脚麻木无力症状，定期进行神经反射检查，对严重肾功能损害患者不能应用硝基呋喃类

位感染（surgical sitei infection，SSI）是指围术期（个别情况在围术期以后）发生在切口或手术深部器官或腔隙的感染，如切口感染、脑脓肿、腹膜炎。它包含了手术曾经涉及的器官和腔隙的感染；不包括那些发生在手术后不同时期，但与手术操作没有直接关系的感染，如肺炎、尿路感染等。卫生部 2001 年颁布的《医院感染诊断标准（试行）》中的手术部位感染诊断标准，见表 8-44。

表 8-44　手术部位感染的诊断标准

一、表浅切口感染
仅限于切口涉及的皮肤和皮下组织，感染发生于术后 30d 内，并具有下述两条之一者
1. 表浅切口有红、肿、热、痛，或有脓性分泌物
2. 临床医生诊断的表浅切口感染；病原学诊断在临床诊断基础上细菌培养阳性
二、深部切口感染
无植入物手术后 30d 内、有植入物（如人工关节等）术后 1 年内发生的与手术有关并涉及切口深部软组织（深筋膜和肌肉）的感染，并具有下述四条之一者
1. 从深部切口引流出或穿刺抽到脓液，感染性手术后引流液除外
2. 自然裂开或由外科医师打开的切口，有脓性分泌物或有发热≥38℃，局部有疼痛或压痛
3. 再次手术探查、经组织病理学或影像学检查发现涉及深部切口脓肿或其他感染证据
4. 临床医师诊断的深部切口感染。病原学诊断在临床诊断基础上，分泌物细菌培养阳性
三、器官（腔隙）感染
无植入物手术后 30d、有植入物手术后 1 年内发生的与手术有关（除皮肤、皮下、深筋膜和肌肉以外）的器官或腔隙感染，并具有下述三条之一者
1. 引流或穿刺有脓液
2. 再次手术探查、经组织病理学或影像学检查发现涉及器官（或腔隙）感染的证据
3. 由临床医师诊断的器官（或腔隙）感染。病原学诊断在临床诊断基础上，细菌培养阳性

2. **手术切口的分类**　SSI 的发生与在手术过程中手术野所受污染的程度有关。卫生部《外科手术部位感染预防和控制技术指南（试行）》根据外科手术切口微生物污染情况，将外科手术切口分为：

①清洁切口（Ⅰ类切口）：手术未进入感染炎症区，未进入呼吸道、消化道、泌尿生殖道及口咽部位。

②清洁-污染切口（Ⅱ类切口）：手术进入呼吸道、消化道、泌尿生殖道及口咽部位，但不伴有明显污染。

③污染切口（Ⅲ类切口）：手术进入急性炎症但未化脓区域；开放性创伤手术；胃肠道、尿路、胆道内容物及体液有大量溢出污染；术中有明显污染（如开胸心脏按压）。

④感染切口（Ⅳ类切口）：有失活组织的陈旧创伤手术；已有临床感染或脏器穿孔的手术。

按上述方法分类，不同切口的感染率有显著不同：据 Cruse 统计，清洁切口感染发生率为 1%，清洁-污染切口为 7%，污染切口为 20%，感染切口为 40%。因此，切口分类是决定是否需进行抗菌药物预防的重要依据。

3. 手术切口感染常见病原菌　最常见的病原菌是葡萄球菌(金黄色葡萄球菌和凝固酶阴性葡萄球菌),其次是肠道杆菌科细菌(大肠杆菌、肠杆菌属、克雷伯菌属等)。皮肤携带的致病菌多数是革兰阳性球菌,但在会阴及腹股沟区,皮肤常被粪便污染而带有革兰阴性杆菌及厌氧菌。手术切开胃肠道、胆道、泌尿道、女性生殖道时,典型的 SSI 致病菌是革兰阴性肠道杆菌,在结直肠和阴道还有厌氧菌(主要是脆弱类杆菌)。在任何部位,手术切口感染大多由葡萄球菌引起。

4. 手术部位感染(围术期)抗菌药物预防用药原则

(1)预防性应用抗菌药物的适应证

①清洁大手术,手术时间长,创伤较大,或涉及重要器官、一旦感染后果严重者,如开颅手术、心脏和大血管手术、门体静脉分流术或断流术、脾切除术、眼内手术等。

②Ⅱ类清洁～污染切口及部分Ⅲ类(污染)切口手术,主要是进入胃肠道(从口咽部开始)、呼吸道、女性生殖道的手术。

③使用人工材料或人工装置的手术,如心脏人工瓣膜置换术、人工血管移植术、人工关节置换术、腹壁切口疝大块人工材料修补术。

④病人有感染高危因素如高龄(＞70 岁)、糖尿病、免疫功能低下(尤其是接受器官移植者)、营养不良等。

此外,经监测认定在病区内某种致病菌所致 SSI 发病率异常增高时,除追究原因外应针对性预防用药。

一般的Ⅰ类即清洁切口手术,如头、颈、躯干、四肢的体表手术,无人工植入物的腹股沟疝修补术、甲状腺腺瘤切除术、乳腺纤维腺瘤切除术等,原则上不需预防使用抗菌药物。已有严重污染的多数Ⅲ类切口及Ⅳ类切口手术(如陈旧开放创伤、消化道穿孔等),以及术前已存在细菌性感染,例如化脓性腹膜炎、气性坏疽截肢术等,应根据需要在手术前后应用抗菌药物,不属于预防用药范畴。

(2)预防性应用抗菌药物的方法

①给药时机:应在术前 0.5～2h 内,或麻醉开始时首次给药,以保证在发生细菌污染之前血清及组织中的药物已达到有效浓度(＞MIC 90)。如使用万古霉素、克林霉素等抗菌药物,为减少快速滴注给药可能发生的不良反应,应在术前 2h 给药。

②给药方法:静脉给药,30 min 内滴完,不宜放在大瓶液体内慢慢滴入。血清和组织内抗菌药物有效浓度必须能够覆盖手术全过程,如手术延长到 3h 以上,或失血量超过 1500 ml,应补充一个剂量,必要时还可用第三次。

③用药持续时间:一般应短程使用,择期手术结束后不必再用。若病人有明显感染高危因素,或应用人工植入物,或术前已发生细菌污染(如开放性创伤)时,可再用一次或数次到 24h,特殊情况可以延长到 48h。手术中发现已存在细菌性感染,手术后应继续用药直至感染消除。

5. 常见外科手术围术期抗菌药物预防用药推荐　《卫生部办公厅关于抗菌药物临床应用管理有关问题的通知》(卫办医政发〔2009〕38 号)文件推荐了常见外科手术围术期抗菌药物预防用抗菌药物品种(表 8-45)。

6. 预防手术部位感染的其他措施　控制 SSI 的发生率,须采取综合预防措施。

(1)尽量缩短手术前住院时间,减少医院内固有致病菌定植于病人的机会。

(2)做好手术前准备工作,使病人处于最佳状态,如控制糖尿病、改善营养不良状况、积极治疗原有感染等。

(3)在毛发稀疏部位无须剃毛。在毛发稠密区可以剪毛或用电动剃刀去毛。必须用剃刀剃毛时(如开颅手术),应在手术开始前在手术室即时剃毛。

(4)严格遵守手术中的无菌原则,细致操作,爱护组织,彻底止血。切口的感染与失活组织多、残留有异物、血块、无效腔等关系密切。

(5)可放可不放的引流物尽量不放,能用密闭式引流的不用开放式引流,不起作用的引流物尽早拔除。

(6)局部用生理盐水冲洗创腔或伤口有助于清除血块、异物碎屑和残存细菌,但抗生素溶液冲洗创腔或伤口并无确切预防效果,不予提倡。

7. 手术切口感染的管理

(1)手术切口感染的监控:住院患者可通过手术医师、受过训练的护士巡员或感染控制人员直接肉眼观察手术部位(按照"手术部位感染的诊断标准")或者通过感染控制人员对病人实验室检查结果、病历记录的复习以及与首诊医护人员的讨论来

表 8-45　常见手术预防用抗菌药物表

手术名称	抗菌药物选择
颅脑手术	第一、二代头孢菌素；头孢曲松
颈部外科(含甲状腺)手术	第一代头孢菌素
经口咽部黏膜切口的大手术	第一代头孢菌素，可加用甲硝唑
乳腺手术	第一代头孢菌素
周围血管外科手术	第一、二代头孢菌素
腹外疝手术	第一代头孢菌素
胃十二指肠手术	第一、二代头孢菌素
阑尾手术	第二代头孢菌素或头孢噻肟；可加用甲硝唑
结、直肠手术	第二代头孢菌素或头孢曲松或头孢噻肟；可加用甲硝唑
肝胆系统手术	第二代头孢菌素，有反复感染史者可选头孢曲松或头孢哌酮或头孢哌酮/舒巴坦
胸外科手术(食管、肺)	第一、二代头孢菌素，头孢曲松
心脏大血管手术	第一、二代头孢菌素
泌尿外科手术	第一、二代头孢菌素，环丙沙星
一般骨科手术	第一代头孢菌素
应用人工植入物的骨科手术(骨折内固定术、脊柱融合术、关节置换术)	第一、二代头孢菌素，头孢曲松
妇科手术	第一、二代头孢菌素或头孢曲松或头孢噻肟；涉及阴道时可加用甲硝唑
剖宫产	第一代头孢菌素(结扎脐带后给药)

注：1. Ⅰ类切口手术常用预防抗菌药物为头孢唑啉或头孢拉定；2. Ⅰ类切口手术常用预防抗菌药物单次使用剂量：头孢唑啉 1～2 g；头孢拉定 1～2 g；头孢呋辛 1.5 g；头孢曲松 1～2 g；甲硝唑 0.5 g；3. 对β-内酰胺类抗菌药物过敏者，可选用克林霉素预防葡萄球菌、链球菌感染，可选用氨曲南预防革兰阴性杆菌感染。必要时可联合使用；4. 耐甲氧西林葡萄球菌检出率高的医疗机构，如进行人工材料植入手术，也可选用万古霉素或去甲万古霉素预防感染；5. 氨基糖苷类抗生素具有耳、肾毒性，不是理想的预防药物。喹诺酮类在国内革兰阴性杆菌耐药率高，一般不宜用作预防

确定 SSI。

出院或门诊患者可通过复诊中对病人伤口的直接检查或者通过邮件或电话对病人进行随访来确定 SSI。

(2)手术切口感染监测指标

①手术部位感染率。

②各类手术切口感染率：观察期间各类手术患者中手术切口感染发生的频率。

③不同危险指数手术部位感染率。

④外科手术医生感染率。

(3)围术期预防用抗菌药物监测指标

①Ⅰ类切口手术患者预防使用抗菌药物使用率。

②某类切口手术患者预防使用抗菌药物使用率。

③Ⅰ类切口手术预防用抗菌药物人均用药天数。

④Ⅰ类切口手术 0.5～2.0h 内给药百分率。

九、病毒性肝炎

1. 定义和流行病学　病毒性肝炎是由肝炎病毒引起的以肝损害为主的全身性疾病，可表现为急性或慢性病程。根据病原学的不同，病毒性肝炎分为甲、乙、丙、丁、戊五型。甲型与戊型经消化道传播，有季节性，可引起暴发流行，无慢性与病毒携带者；乙、丙、丁型主要经血传播，无季节性，多为散发，可转变为慢性。

2. 病因及病原学　五种不同病毒引起肝病毒感染，分别为甲型、乙型、丙型、丁型及戊型病毒，以主要侵犯肝并以肝疾病为主要表现。病毒的血清学检测是诊断感染的主要标准标志。

3. 临床表现

(1)急性肝炎：①急性黄疸型肝炎：乏力、消化道症状、黄疸，少数有上呼吸道感染症状。②急性无黄疸型肝炎：无黄疸、症状轻。

(2)慢性肝炎：消化道症状有食欲下降、恶心、呕吐、腹胀、腹泻等；神经症状有乏力、头晕、失眠等；可有肝区痛表现。部分患者有低热或出血现象，甚至有肝外器官损害。查体可有肝掌、蜘蛛痣、毛细血管扩张、肝病面容，肝脾大等。

(3)重型肝炎：出现极度乏力，黄疸急剧加深，

消化道症状明显，迅速出现Ⅱ度以上肝性脑病，凝血酶原活动度低于40%，明显的出血倾向以及水肿、腹水、肝肾综合征等。

(4)淤胆型肝炎：起病类似急性黄疸型肝炎，但自觉症状较轻。表现为轻度消化道症状及肝内胆汁淤积性黄疸，如皮肤瘙痒、灰白便、肝大。

4. *治疗原则*　病毒性肝炎的治疗主要有护肝治疗和抗病毒治疗。抗病毒治疗是慢性乙肝和丙肝治疗的根本措施。减轻肝炎症，促使肝细胞修复和功能恢复，是治疗病毒性肝炎的重要措施。

(1)急性肝炎：以一般措施及护肝支持疗法为主。早期卧床休息，给予清淡、富含营养且易消化吸收的饮食，注意蛋白质及维生素的摄入。进食量过少者可由静脉补充葡萄糖及维生素。可选用1或2种护肝药物。

(2)慢性肝炎：主要采取抗病毒治疗、护肝治疗及其他支持治疗。

(3)重型肝炎：综合治疗为主，促进肝细胞再生，积极防治各种并发症，维持内环境稳定。

(4)淤胆型肝炎：使用退黄药物，如熊去氧胆酸、腺苷蛋氨酸、糖皮质激素等。

5. *药物治疗*

(1)抗病毒治疗

①干扰素-α：我国已批准的有普通干扰素-α(IFN-α)和聚乙二醇干扰素α(2a和2b)[PegIFN-α(2a和2b)]。慢乙肝患者的干扰素治疗，见表8-46。治疗慢性丙肝的抗病毒药物一般为应用Peg IFN联合利巴韦林。

表8-46　慢乙肝患者的干扰素治疗

干扰素	HBeAg(+)慢乙肝患者	HBeAg(-)慢乙肝患者
普通IFN α	3～5MU，皮下注射，每周3次(或qod)×6个月	3～5MU，皮下注射，每周3次(或qod)×1年
Peg IFN α-2a	180μg，皮下注射，每周1次×1年	180μg，皮下注射，每周1次×1年
Peg IFN α-2b	1～1.5μg/kg，皮下注射，每周1次×1年	1～1.5μg/kg，皮下注射，每周1次×1年

②核苷类似物：目前已应用于临床的抗乙肝病毒(HBV)核苷(酸)类药物有5种，我国已上市4种(表8-47)。疗程依据治疗前的HBeAg的状态及治疗效果而定。

表8-47　慢乙肝患者的核苷酸类药物抗病毒治疗

核苷(酸)类药物	剂量	频率	给药方式
拉米夫定	100mg	QD	口服
阿德福韦酯	10mg	QD	口服
恩替卡韦	0.5mg	QD	口服
替比夫定	600mg	QD	口服

(2)护肝退黄治疗

①缓解炎症药物：如甘草酸二铵，每日30ml，静滴。

②护肝药物：如水飞蓟素、还原性谷胱甘肽、多烯磷脂酰胆碱等。

③降酶药物：如联苯双酯、双环醇等，降ALT作用快，需较长期服用，停药需逐渐减量。

④退黄药物：门冬氨酸钾镁、腺苷蛋氨酸、糖皮质激素等。

(3)免疫调节治疗：主要为胸腺肽，进口胸腺素α 1.6mg/支，肌注或皮下注射，2次/周，疗程6个月，本药耐受性好，少见毒副作用，不能耐受干扰素治疗者，仍可使用。

6. *治疗管理*

(1)疗效管理。IFN治疗中需监测①血常规：开始治疗后的第1个月，每1～2周检测1次，以后每个月检测1次，直至治疗结束；②生化指标：包括ALT和AST等，治疗开始后每个月检测1次，连续3次，以后随病情改善可每3个月检测1次；③病毒学标志：治疗开始后每3个月检测1次HBsAg、HBeAg、抗HBe和HBVDNA；④其他：每3个月检测1次甲状腺功能、血糖和尿常规等指标；如治疗前就已存在甲状腺功能异常或已患糖尿病者，应先用药物控制甲状腺功能或血糖，然后再开始IFN治疗，同时应每个月检查甲状腺功能和血糖水平；⑤应定期评估精神状态：对出现明显抑郁症和有自杀倾向的患者，应立即停药并密切监护。

使用核苷类似物抗病毒治疗过程中相关指标应定期监测。①生物化学指标：治疗开始后每个月1次、连续3次，以后随病情改善可每3个月1次；②病毒学标志：主要包括HBVDNA和HBeAg、抗HBe，一般治疗开始后1～3个月检测1次，以后每3～6个月检测1次；③根据病情需要，定期检测血常规、血清肌酐和肌酸激酶等指标。

(2)耐药管理

①严格掌握抗病毒药物治疗适应证:对于肝炎症病变轻微、难以取得持续应答的患者(如 ALT 正常、HBeAg 阳性的免疫耐受期),特别是当这些患者<30 岁时,不宜开始抗病毒治疗,尤其是不宜使用核苷(酸)类药物治疗。

②谨慎选择核苷(酸)类药物:如条件允许,开始治疗时宜选用抗病毒作用强和耐药发生率低的药物。

③关于联合治疗:对合并 HIV 感染、肝硬化及高病毒载量者,宜选用强效低耐药的药物,或尽早采用无交叉耐药位点的核苷(酸)类药物联合治疗。

④治疗中密切监测,定期检测 HBVDNA,以及时发现原发性无应答或病毒学突破。一旦发现耐药,尽早给予救援治疗。

⑤尽量避免单药序贯治疗:因对某一核苷(酸)类药物发生耐药而先后改用其他苷(酸)类药物治疗,可筛选出对多种核苷(酸)类耐药的变异株。

(3)不良反应管理

①干扰素:a. 流感样症候群:表现为发热、寒战、头痛、肌肉酸痛和乏力等,可在睡前注射 IFNα,或在注射 IFN 的同时服用解热镇痛药。b. 外周血细胞减少,或伴血小板减少:当中性粒细胞绝对值≤0.75×10^9/L 和(或)血小板计数<50×10^9/L,应减少 IFN α 剂量;1～2 周后复查,如恢复,则逐渐增加至原量。如中性粒细胞绝对值≤0.5×10^9/L 和(或)血小板计数<30×10^9/L,则应停药。对症治疗可选 G-CSF(粒细胞集落刺激因子)或 GM-CSF(巨噬细胞粒细胞集落刺激因子)治疗。c. 精神异常:可表现为抑郁、妄想、重度焦虑等精神疾病症状。对症状严重者,应及时停用 IFNα,必要时会同神经精神科医师进一步诊治。d. 自身免疫性疾病:一些患者可出现自身抗体,仅少部分患者出现甲状腺疾病(甲状腺功能减退或亢进)、糖尿病、血小板减少、银屑病、白斑、类风湿关节炎和系统性红斑狼疮样综合征等,应请相关科室如内分泌科或风湿病科医师会诊共同诊治,严重者应停药。

②核苷类药物总体安全性和耐受性良好,但在临床应用中确有少见、罕见严重不良反应的发生,如肾功能不全、肌炎、横纹肌溶解、乳酸酸中毒等,应引起关注。对治疗中出现血肌酐、肌酸激酶或乳酸脱氢酶明显升高,并伴相应临床表现如全身情况变差、明显肌痛、肌无力等症状的患者,应密切观察,一旦确诊为尿毒症、肌炎、横纹肌溶解或乳酸酸中毒等,应及时停药或改用其他药物,并给予积极的相应治疗干预。

(4)用药教育管理。包括住院和出院的用药教育,告知患者正确的用药方法、可能的不良反应、相互作用以及注意事项等,提醒患者定期监测,出现任何异常及时告知医师或药师。同时建议足够休息、劳逸结合、合理饮食,预防并发症。对于肝性脑病防治,建议控制饮食蛋白的摄入,保持大便通畅。间断服用诺氟沙星等抑制肠道菌群药物,减少内毒素及氨的生成、吸收。服用培双歧杆菌三联活菌胶囊、地衣芽胞杆菌活菌胶囊等微生态制剂,防止肠道菌群失调。

(胥　婕　卢晓阳　姜赛平　马葵芬)

第十节　恶性肿瘤的药物治疗

一、概　述

恶性肿瘤是严重威胁人类健康的常见病、多发病,每年全世界的新发病例约为 1090 万,死亡病例约为 670 万,已经成为人类死亡的第一或第二位原因。

恶性肿瘤的发病机制是涉及多个因素多个步骤的病理生理过程,是多种因素相互作用导致正常细胞恶变的结果。肿瘤的致病因素分为内源性和外源性两大类。外源性因素来自外界环境,包括化学因素、物理因素、致瘤性病毒、真菌因素等;内源性因素则包括机体免疫状态、遗传因素、激素水平等。

肿瘤的组织学诊断、了解病变的范围或者分期对治疗决策很重要,其中对肿瘤的仔细分期尤为关键。由美国癌症协会(AJCC)与国际抗癌协会(UICC)提出的实体瘤 TNM 分期(T:肿瘤原发灶情况,用 T1～4 表示;N:区域淋巴结受累情况,用 N0～3 表示;M:远处转移情况,用 M0～1 表示)系统被广泛采用。准确的 TNM 分期有助于选择主要和辅助治疗手段,评估疗效和预后。确定 TNM 后即可以得出总分期,即Ⅰ期、Ⅱ期、Ⅲ期、Ⅳ期肿瘤。

目前恶性肿瘤尚无满意的防治措施,其治疗仍以手术切除、放射治疗、化学治疗和免疫治疗等方法结合的综合治疗。手术切除和放射治疗都属于局部治疗措施，目的在于清除肿瘤病灶。但恶性肿瘤还经常发生远处转移，因此还需进行全身治疗（或称系统性治疗）。肿瘤药物治疗是主要的系统治疗方法。

（一）肿瘤药物治疗发展概况

肿瘤的药物治疗有着悠久的历史。几乎是在医学史的开始年代，人类就已经开始应用药物来治疗肿瘤，如古埃及就有记载应用坤化物油膏治疗皮肤癌。我国古代的一些医学书籍如“周礼天官”、“内经”均有记载肿瘤的病状和治疗方法。肿瘤药物治疗作为较为系统的学科是从 20 世纪 40 年代逐步形成的。

抗肿瘤药物治疗经过 50 年的发展，已不仅仅是一种姑息疗法或辅助疗法，而经成为一种根治性的方法手段。目前约有 50 多种药物对不同种类的恶性肿瘤有效，至少有 10 种肿瘤单用药物治疗有治愈的可能，20 种肿瘤可得到缓解。药物治疗已成为当前临床上抗肿瘤不可缺少的重要手段。目前抗肿瘤药物治疗应用主要有以下几方面。

新辅助化疗：指对临床表现为局限性肿瘤，可用局部治疗，在手术或放疗前使用药物治疗。

辅助化疗：指采取有效的局部治疗后，主要针对可能存在的微转移灶，为防止复发转移而进行的药物治疗。

姑息化疗：指对已失去手术和放疗机会的晚期肿瘤，为缓解症状和延长生存所进行的药物治疗。

根治性化疗：指单纯或主要通过细胞毒药物治愈肿瘤的治疗，用于化疗敏感性肿瘤或血液肿瘤。

肿瘤细胞耐药是肿瘤药物治疗的主要障碍。耐药性机制非常复杂，概括有以下几点，药物转运或摄取障碍；药物的活化障碍；靶酶质量的改变；分解酶的增加；修复机制的增加；特殊膜蛋白的增加，使细胞排出药物增多；DNA 链间或链内交联减少；激素受体减少或功能丧失等。

肿瘤耐药分为原发性耐药和获得性耐药。一般来说，对一种抗肿瘤药物产生耐药，可能会对结构和功能相似的药物产生交叉耐药性，但对其他非同类型的药物则仍会敏感。而近年发现对某种抗肿瘤药物产生耐药的肿瘤，对其他结构无关，作用机制不同的药物也会产生耐药，这种现象称为多药耐药性（multi drug resistance，MDR）。多药耐药性的形成机制复杂，肿瘤细胞可以通过不同的途径导致 MDR 产生，甚至单个 MDR 细胞可同时存在多种 MDR 的形成机制。目前研究最多的 MDR 机制有 mdr-1 以及由该基因编码的 P-糖蛋白；谷胱甘肽解毒酶系统；DNA 修复机制与 DNA 拓扑异构酶等。

（二）常用抗肿瘤药物的治疗机制

1. 干扰核酸合成

这类药物分别在不同环节阻止 DNA 的合成，抑制细胞分裂增殖，也叫抗代谢药。根据主要干扰的生化步骤或抑制的靶酶不同，可进一步分类如下：

（1）二氢叶酸还原酶抑制药，又叫抗叶酸制剂，如甲氨蝶呤（MTX）等。

（2）胸苷酸合成酶抑制药，又叫抗嘧啶制剂，如氟尿嘧啶（5-FU）等。

（3）嘌呤核苷酸互变抑制药，又叫抗嘌呤制剂，如巯嘌呤（6-MP）等。

（4）核苷酸还原酶抑制药，如羟基脲（HU）等。

（5）DNA 多聚酶抑制药，如阿糖胞苷（Ara-C）等。

2. 干扰蛋白质合成

（1）影响微管蛋白装配的，干扰有丝分裂中纺锤体的形成，使细胞停止于分裂中期，如紫杉类、长春新碱（VCR）、长春碱（VLB）、足叶乙苷（VP-16）、秋水仙碱等。

（2）干扰核蛋白体功能阻止蛋白质合成，如三尖杉碱。

（3）影响氨基酸供应阻止蛋白质合成，如 L-门冬酰胺酶。

3. 直接与 DNA 结合，影响其结构和功能

（1）与细胞中的亲核基团发生烷化反应，引起密码解释错乱，如氮芥、环磷酰胺、塞替派等。

（2）破坏 DNA 的金属化合物，如顺铂、卡铂、奥沙利铂等。

（3）嵌入 DNA 碱基对，干扰转录过程，阻止 mRNA 形成，多为抗生素，如阿霉素（ADM）、表柔比星（E-ADM）、柔红霉素、米托蒽醌等蒽环类化合物。

（4）通过抑制拓扑异构酶使 DNA 不能修复，如喜树碱类化合物。

4. 改变机体激素平衡　人们早已意识到乳腺癌、前列腺癌、甲状腺癌、宫颈癌、卵巢癌及睾丸癌等均与相应激素失调有关。因此应用某些激素或拮抗药，改变失调状态，可以抑制这些肿瘤的生长，如雌

激素、雄激素、他莫西芬、依西美坦、泼尼松龙等。

5. *抑制肿瘤特异性受体或分子靶点*　单克隆抗体是利用基因技术所产生的，通过对肿瘤特异性受体的高选择亲和性，通过抗体依赖性的细胞毒作用进行治疗的药物，常用的单克隆抗体有曲妥珠单抗、利妥昔单抗、西妥昔单抗、贝伐珠单抗等。

小分子靶向药物是利用肿瘤细胞与正常细胞之间分子生物学上的差异，针对肿瘤细胞所具有的特异性蛋白质分子、核苷酸片段或基因产物作为靶点进行治疗的药物，常用的分子靶向抗肿瘤药物有吉非替尼、索拉非尼、厄洛替尼等。

(三)抗肿瘤药物对细胞增殖的影响

肿瘤组织主要由增殖细胞群和非增殖细胞群组成，绝大多数细胞毒素型的抗肿瘤药对增殖周期中的各期细胞有不同的影响。增长迅速的肿瘤(如急性白血病等)，对药物最敏感，药物疗效较好；增长慢的肿瘤(如多数实体瘤)，对药物敏感性低，疗效较差。即使同一种肿瘤，在进展期细胞增殖较快，药物疗效也较好。根据各期肿瘤细胞对药物敏感性的不同，将抗肿瘤药物分为两大类。

1. *细胞周期特异性药物*　仅对增殖周期中的某一期具有较强的作用，也可能同时对几个时相同时发挥作用。常用的细胞周期特异性药物有以下方面。

(1)G_1 期特异性药物：门冬酰胺酶、肾上腺皮质激素等。

(2)S 期特异性药物：阿糖胞苷、吉西他滨、氟尿嘧啶、甲氨蝶呤、替加氟、巯嘌呤、羟基脲等。

(3)G_2 期特异性药物：博来霉素、平阳霉素等。

(4)M 期特异性药物：长春花生物碱、长春新碱、长春瑞滨、紫衫类、多西紫杉醇等。

周期特异性药物的杀伤作用慢而弱，需要一定的时间发挥作用，在影响疗效的 C(浓度)与 T(时间)的关系中，T 是主要因素。为使药物发挥最大的功效，周期特异性药物宜缓慢静滴、肌内注射或口服。

2. *细胞周期非特异性药物*　主要杀灭增殖细胞群中各期细胞，对非增殖细胞也有较强的杀灭作用。常用的细胞周期非特异性药物有以下方面。

(1)抗肿瘤抗生素：多柔比星、表柔比星、柔红霉素、放线菌素 D、丝裂霉素等。

(2)烷化剂：环磷酰胺、白消安、氮芥、异环磷酰胺等。

(3)亚硝脲类：司莫司汀、卡莫司汀、洛莫司汀等。

(4)其他：顺铂、卡铂、奥沙利铂、达卡巴嗪等。

周期非特异性对癌细胞的杀灭作用强而快，能迅速杀死癌细胞，剂量增加一倍，杀灭效果可能增加数倍至数十倍，在 C 和 T 的关系中，C 是主要因素。为使药物发挥最大功效，周期非特异性药物宜静脉一次注射。

(四)抗肿瘤药物治疗原则

1. *联合用药*　联合化疗可以增强疗效，由于联合用药中单药剂量较低，可以提高机体耐受性，并能减少肿瘤耐药发生。联合用药基本原则为：①药物毒性不重叠；②应包括两类以上作用机制不同的药物；③周期非特异性药物与周期特异性药物配合；④药物合用应协同，不拮抗；⑤各个药物使用按照合理的顺序。

2. *剂量强度*　剂量强度是指单位时间内所给的药物剂量，一般以 $mg\times(m^2)^{-1}\times$周$^{-1}$。相对剂量强度指实际剂量强度与预期标准剂量强度之比，反映预期剂量强度的实施情况。剂量强度的基础是剂量-反应曲线为线性关系，剂量愈大疗效愈高。一般认为在患者可耐受的情况下，为保证疗效，应尽量选用最大剂量强度。

3. *治疗周期*　一个治疗周期一般主张至少应包括几个细胞增殖周期。研究证明在一个增殖周期内反复应用抗肿瘤药物 2～3 次，其疗效明显增强，以此来安排疗程。因此，增殖周期时间短的肿瘤可以大量杀伤肿瘤而对正常细胞毒性不大，但对于增殖周期与正常细胞相近的肿瘤，疗程安排相对比较困难，难以避免毒性。

4. *给药途径*　抗肿瘤药物一般采用静脉、肌内或口服给药。在某些情况下可以改变给药途径增效减毒，具体包括有腔内给药、鞘内给药、动脉插管化疗、局部注射。

对于每一个药的给药方式，以往大多基于经验，或遵从第一位从事Ⅰ期临床研究的学者所指定的方法。目前则大多通过在临床上再探索，从而改进给药方法。以环磷酰胺为例，作为一种细胞周期非特异性药物，瞬时高浓度十分重要，因此最初每日给药一次的方法已被摒弃，取而代之的是间断大量给药，只有在以免疫抑制为主要目的时才给予连续小剂量给药。

5. *个体化用药*　由于患者机体状况不同，肿瘤的异质性，个体化治疗是肿瘤药物治疗的基本原则之一。传统化疗药物的选择及剂量确定主要参考患者的肿瘤负荷、骨髓和肝肾功能以及临床经验。

随着肿瘤药物基因组学及药物代谢动力学的发展，根据关键基因的状态（突变或表达水平）选择敏感药物，根据药物浓度时间曲线下面积具体计算患者合适剂量，已成为临床个体化用药重要手段，从而达到最大疗效和最低的毒性。

（五）抗肿瘤药物治疗评价

1. 疗效评价

（1）肿瘤病灶的种类①可测量病灶：包括临床或影像学可测双径的病灶，如皮肤结节、浅表淋巴结、肺内病灶（X 线胸片至少≥10mm×10mm，CT 检查至少≥20mm×20mm）、肝内病灶（CT 或 B 超测量占位病灶，至少≥20mm×10mm）。②单径可测病灶：如肺内病灶、腹块或软组织肿块，仅可测 1 个径者。③可评价，不可测量病灶：细小病灶无法测径者，如肺内。④不可评价病灶：如成骨性病灶；胸腔、腹腔和心包积液；曾经放射过的病灶且无进展者，为不可评价病灶。但原放射野内如出现新病灶，则可认为是可测量或可评价病灶，然而不得作为唯一可测得病灶。⑤皮肤或肺内的癌性淋巴结炎。

（2）近期疗效指标①完全缓解（complete remission，CR）：所有可测病灶完全消失，而且病灶完全消失至少维持 4 周后复测证实者，评定为 CR。②部分缓解（partial remission，PR）：双径可测病灶，各病灶最大两垂直径之乘积总和减少 50%以上，并在至少 4 周后复测证实。单径可测病灶，各病灶最大径之和减少 50%以上，并在至少 4 周后复测证实者。在多病灶时，PR 的标准以上述“总和”的消退为标准，并不要求所有病灶均缩小 50%。然而任何病灶不得增大，也不得出现新病灶，否则不能评为 PR。③无变化或稳定（stable disease，SD）：双径可测病灶，各病灶最大两垂直直径之总和增大＜25%，或减少＜50%，并在至少 4 周后复测证实。单径可测病灶，各病灶直径的总和增大 25%，或减少＜50%，并在至少 4 周后复测证实。然而必须无新病灶出现，并至少经 2 周期治疗，才能评定为 SD。④进展（progression，PD）：至少有 1 个病灶，双径乘积或在单径可测病灶时单径增大 25%以上，或出现新病灶。新出现胸腔积液、腹水且癌细胞阳性，也评定为 PD。必须经 6 周以上治疗才能评为 PD，如在 6 周内出现病情进展，则称为早期进展。脑转移的出现，如新出现脑转移，即使其他部位病灶有所小时，也应认为肿瘤进展。

（3）远期疗效指标①缓解期：自出现达 PR 疗效之日起至肿瘤复发不足 PR 标准之日为止为缓解期，一般以月计算，也有以周或日计算。②生存期：从药物治疗开始之日起至死亡或末次随诊之日为止的时间为生存期或生存时间，一般以月或年计算。③生存率：如 5 年生存率＝生存 5 年以上的病例数/随诊 5 年以上的总病例数×100%。

2. 不良反应评价　抗肿瘤药物引起的不良反应有 500 多种，包括骨髓抑制、消化系统反应、心脏毒性、口腔炎以及药物外渗引起的静脉炎或严重组织坏死等。抗肿瘤药物的不良反应评价与疗效评价同等重要，其严重程度可从无临床表现的轻微型至危及生命的严重型，在化疗过程中应密切监测药物毒性，给予及时评价。抗肿瘤药物不良反应程度分级一般有 Karnofsky 分级、WHO 分级或 ECOG 分级。其中 WHO 分级较为常用，如表 8-48。

表 8-48　WHO 不良反应分级

项目	0 度	1 度	2 度	3 度	4 度
血液学					
血红蛋白(g/L)	≥110	95～109	80～94	65～79	＜65
白细胞($\times10^9$/L)	≥4.0	3.0～3.9	2.0～2.9	1.0～1.9	＜1.0
粒细胞($\times10^9$/L)	≥2.0	1.5～1.9	1.0～1.4	0.5～0.9	＜0.5
血小板($\times10^9$/L)	≥100	75～99	50～74	25～49	＜25
出血	无	瘀点	轻度失血	明显失血	严重失血
消化系统					
胆红素	≤1.25×N	1.26～2.5×N	2.5～5×N	5.1～10×N	＞10×N
SGOP/SGPT	≤1.25×N	1.26～2.5×N	2.5～5×N	5.1～10×N	＞10×N
AKP	≤1.25×N	1.26～2.5×N	2.5～5×N	5.1～10×N	＞10×N
口腔	正常	疼痛，红斑	红斑、溃疡	溃疡，只进流食	不能进食
恶心呕吐	无	恶心	短暂呕吐	呕吐需治疗	难控制的呕吐
腹泻	无	短暂(＜2d)	能耐受(＞2d)	不能耐受，需治疗	血性腹泻

（续　表）

项目	0度	1度	2度	3度	4度
肾					
尿素氮	≤1.25×N	1.74～2.5×N	2.6～5×N	5.1～10×N	＞10×N
肌酐	≤1.25×N	1.74～2.5×N	2.6～5×N	5.1～10×N	＞10×N
蛋白尿	无	＋	++～+++	++++	肾病综合征
血尿	无	镜下血尿	严重血尿	严重血尿＋血块	泌尿道梗阻
药物热	无	＜38℃	38～40℃	＞40℃	发热伴低血尿
变态反应	无	水肿	支气管痉挛，无需注射治疗	支气管痉挛，需注射治疗	过敏反应
皮肤	正常	红斑	下肢脱皮、瘙痒	慢性皮炎、溃疡	剥脱性皮炎，坏死
头发	正常	少量脱发	中等斑片脱发	完全脱发，但可恢复	不能恢复的脱发
感染	无	轻度感染	中度感染	重度感染	重度感染伴低血压

N：正常值上限

3. 生活质量评价　近年肿瘤药物治疗后病人的生活质量受到了极大重视。对早期病例，治疗目的不仅要提高生存率和治愈率，并要提高生活质量。对晚期病例，在延长生存期的同时，提高生活质量也非常重要。生活质量通常以一般状况评分或体能评分来表达，通常的评分方法和标准，如表8-49、表8-50。

表8-49　卡氏评分（KPS评分）

评分	特征
100分	能进行正常活动，无症状和体征
90分	能进行正常活动，有轻微症状和体征
80分	勉强可以进行正常活动，有一些症状和体征
70分	生活可自理，但不能维持正常生活和工作
60分	有时需人扶助，但大多数时间可自理
50分	常需人照料
40分	生活不能自理，需特殊照顾
30分	生活严重不能自理
20分	病重，需住院积极支持治疗
10分	病危，临近死亡
0分	死亡

表8-50　ZPS评分

评分	特征
0分	能正常活动
1分	有症状，但几乎可完全正常活动
2分	有时卧床，但白天卧床时间不超过50％
3分	需要卧床，白天卧床时间不超过50％
4分	卧床不起
5分	死亡

（六）治疗管理

1. 毒性管理

（1）骨髓抑制的管理：骨髓抑制是抗肿瘤药物最常见的毒性反应，可见白细胞、血小板的减少，甚至全血细胞的减少，严重威胁患者健康。因此，应做好患者用药宣教工作，及时检测血象。一般认为Ⅰ～Ⅱ度毒性反应是可以接受的，必要时处理；Ⅲ～Ⅳ度骨髓抑制则应给予重视，进行积极处理。

首先在心理上，患者要克服焦虑、恐惧心理，支持患者，鼓励患者诉说，耐心倾听。因骨髓抑制患者多存在顾虑，使用升血药物、成分输血治疗费用较高，对血象降低认识不足，对不可预知的情况及危险存在恐惧，因此应每天查房询问，使患者觉得自己受重视，并根据血象降低情况及时做好各方面的健康宣教与指导。

其次，进行升血治疗的同时，应关注药物不良反应，如肌肉、关节酸痛不适等。要求患者多卧床休息，减少不必要的活动。给予营养食物补充造血原料。

做好预防感染非常重要。当发生Ⅳ度骨髓抑制时，就有发生感染的风险。当粒细胞低于0.1×10^9/L时，患者100％在一周内会发生严重感染。因此当发生Ⅳ度骨髓抑制时，应采取保护性隔离，住单间，保持空气新鲜，每天紫外线照射病房2次，限制探视，坚持吃熟食。

血小板减少时要注意。当血小板低于50×10^9/L时，应密切注意有无出血倾向。嘱咐患者避免剧烈活动及碰伤，保护皮肤完整性。用软毛牙刷刷牙，电动剃须刀剃胡须，避免挤压鼻子，观察大小便颜色，若患者出现视物模糊、头晕、头痛、呼吸急促、昏迷等，应警惕有颅内出血的可能性。

(2)神经毒性的管理：作用于微管的药物主要引起外周神经毒性，呈剂量依赖性，通常在停药后就能恢复。顺铂可以引起耳鸣和听力衰减，严重可致耳聋。异环磷酰胺和氟尿嘧啶可出现小脑共济失调，可能与产生大量脱氯乙基化代谢物有关。

奥沙利铂引起的外周感觉神经异常包括急性和累积性。急性症状十分常见，发生率可达85%～95%，通常是非剂量限制性，可因寒冷或接触冷物体而激发或加剧。累积性症状则为剂量相关、可逆转的外周神经毒性，主要表现为肢体感觉迟钝、感觉异常，同样遇冷可诱发或加重。在累积剂量达到850mg/m^{2}以上时尤为明显，停止治疗后数月可以恢复，平均在终止用药后12～13周逐渐恢复，可能与奥沙利铂所致电压门控性钠离子通道的改变有关。因此，使用奥沙利铂期间，应叮嘱患者勿进冷食、冷饮及勿接触冰冷物品，或在给予奥沙利铂前后输注钙镁合剂。其他可预防改善神经毒性症状的药物有维生素B_6、维生素B_1、烟酰胺、苯妥英钠等。

(3)恶心呕吐的管理：一系列因素会影响化疗药物所致的恶心呕吐，包括化疗呕吐史、饮酒史、年龄、性别、焦虑、体力状况、饮食等等。化疗所致呕吐一般分为3种：急性呕吐为化疗后24h内发生的呕吐；延迟性呕吐为化疗后24h以后至5～7d发生的呕吐；先期性呕吐为化疗前24h内发生的呕吐，主要和患者心理因素有关。恶心呕吐以止吐药来治疗，须注意以下几点：①用最低有效剂量的止吐药；②提倡联合用药，如5-HT_3拮抗药联合地塞米松；③所有5-HT_3拮抗药的效果基本相同；④治疗先期宜采用松弛疏导的方法配合，或视不同情况予以抗焦虑和抗抑郁药；⑤治疗延迟性呕吐应在化疗结束后2～3d内继续用地塞米松等，可显著降低延迟性呕吐的发生率。

2. *给药管理* 化疗可有不同的给药方法。通常采用静脉给药，其他还包括口服、肌内注射、腔内注射、腔内注入、椎管内注入、动脉插管、局部外敷等。部分给药方法及相关注意事项如下。

(1)静脉给药：一般刺激性药物使用直接推注法或静脉冲入法，也可以选用小壶冲入给药的方法。

(2)腔内给药：注射后协助病人更换体位，使药液扩散。

(3)肌内注射：注射前须制定计划，轮换注射部位。

3. *患者心理管理* 肿瘤病人通常存在恐癌、怀疑、悲观失望的情绪反应、化疗药物的依赖、抗药心理等等。由于各种心理反应，导致病人情绪低落，意志消沉，丧失与疾病作斗争的信心。因此，应根据不同的心理，及时给予病人心理疏导和行为干涉，努力消除患者的不良心理，分析和发掘患者的正性心理反应，如强烈的生存欲望，对社会亲人的眷念及对事业的追求等，这些正性心理反应是一种积极的心理状态和行为方式，持续和加强这种心理反应，能提高机体的抗病能力，帮助患者度过药物治疗关，对提高治疗效果具有重要意义。

4. *化疗防护* 随着肿瘤药物治疗的发展，特别是新的化学药物和高新技术应用，医务工作者在对患者实施化疗的同时，可能会通过皮肤接触、呼吸道吸入，甚至饮食吞入细胞毒性物质，若不加强化疗防护，容易造成污染和损伤，因此在药物治疗过程中加强化疗防护非常必要，具体如下。

(1)提高医务人员的操作技能：执行化疗的医务人员必须经过相应专业培训，强化化疗药物潜在危险的认识，提高防范意识和针对性，切实将危险系数降到最低限。

(2)做好配制化疗药物的环境准备：设立化疗药物操作室（如静配中心），配备层流细胞毒安全柜，配备一次性口罩、帽子、防护衣裤、手套等，专用污物桶、一次性袋子和防护眼镜。

(3)规范抗癌药物的操作规程：配液操作应符合规范，具体详见后面章节。

(4)加强化疗后医疗垃圾的安全处理。

二、非小细胞肺癌

(一)定义和流行病学

肺癌又称原发性支气管癌，指的是源于支气管上皮的恶性肿瘤。根据生物学特征，肺癌可分为非小细胞肺癌和小细胞肺癌。非小细胞肺癌占所有肺癌病例总数的80%～85%，小细胞肺癌占15%～20%。本节主要介绍非小细胞肺癌的药物治疗。

(二)病因及发病机制

非小细胞肺癌的病因至今尚不完全明确。大量资料表明，肺癌的危险因子包含吸烟（包括二手烟）、石棉、电离辐射、多环芳香化合物等。

(1)吸烟：肺癌的主要危险因素，长期吸烟可引致支气管黏膜上皮细胞增生。在所有的肺癌死亡中，85%可归因于吸烟。除了主动吸烟的危害外，被动吸烟患肺癌的相关危害也在增加。

(2)大气污染：包括室外空气污染和室内空气污染。工业废气和汽车尾气含有致癌物质，尤以苯并芘的致癌作用最明显。室内装饰材料如甲醛和氡气也是肺癌发生的危险因素。

(3)职业因素:长期接触双(氯甲基)乙醚、多环芳香烃、铬、镍、有机砷化合物等其他致癌物均可诱发肺癌。石棉是一种已知的能致癌的无机化合物,暴露于空气中的石棉纤维会增加人们尤其是吸烟人群患肺癌的风险。

(4)肺部慢性疾病:肺支气管慢性炎症以及肺纤维瘢痕病变在愈合过程中可能引起鳞状上皮化生或增生,在此基础上部分病例可发展为癌肿。

(5)基因突变:癌基因、抑癌基因突变被认为同肺癌的发生有关。

(6)其他因素:家族遗传史、免疫功能低下、体内代谢活动异常以及分泌功能失调等。

(三)临床表现和分期

非小细胞肺癌的临床表现与其部位、大小、类型和发展阶段、有无并发症或转移有密切关系,有5%～15%的患者发现肺癌时无症状。主要症状包括以下几方面:

1. *原发肿瘤引起的症状* 包括咳嗽、咯血、喘鸣、胸闷、气急等。

2. *肿瘤局部压迫引起的症状* 包括胸痛、呼吸困难、胸闷、声嘶、上腔静脉阻塞、Horner 综合征、膈肌麻痹等。

3. *肿瘤远处转移引起的症状* 包括锁骨上、颈部淋巴结肿大、偏瘫、癫痫、背痛、下肢无力、膀胱或胃肠功能失调等。

4. *瘤作用于其他系统引起的症状* 包括肥大性肺性骨关节病、分泌促性腺激素分泌异常、神经肌肉综合征、高血钙症等。

非小细胞肺癌的临床分期,见表 8-51。

表 8-51 非小细胞肺癌的临床分期

分期	肿瘤原发灶	区域淋巴结	远处转移
隐性癌	Tx	N_0	M_0
0 期	Tis	N_0	M_0
Ⅰ期	T_1	N_0	M_0
	T_2	N_0	M_0
Ⅱ期	T_1	N_1	M_0
	T_2	N_1	M_0
ⅡA 期	T_1	N_2	M_0
	T_2	N_2	M_0
	T_3	N_0,N_1,N_2	M_0
ⅢB 期	任何 T	N_3	M_0
	T_1	N_0,N_1,N_2	M_0
Ⅳ期	任何 T	任何 N	M_1

(四)治疗原则

尽管多年来人们试图通过综合治疗提高 NSCLC 的治愈率,但成功的经验不多。目前多认为Ⅰ-Ⅲa 期采用以手术为主的综合治疗,Ⅲb 期采用以放疗为主的综合治疗,Ⅳ期则以化疗为主。

(五)药物治疗

1. *晚期(Ⅲb/Ⅳ期)非小细胞肺癌的一线治疗*

晚期 NSCLC 的一线化疗已有了共识:与最佳支持治疗相比,含铂类的化疗方案可以延长生存期,改善症状控制,提高生活质量;在 PS 较好的患者中,长春瑞滨、吉西他滨、紫杉醇、多西紫杉醇等联合铂类化疗的疗效达到较稳定的水平,没有哪种新药联合铂类的化疗方案能优于其他方案。只有 PS≤2 的患者才能从含铂治疗方案中获益,PS 较好的老年患者应给予适当治疗;化疗时限一般为 4～6 个周期。

最新研究表明,EGFR 突变患者对小分子 TKI 药物,如吉非替尼、厄洛替尼治疗更敏感,有效的概率比传统含铂双药方案高出一倍,也可以作为晚期 NSCLC 的一线治疗方案。而东方民族老年、女性、不吸烟的腺癌患者更是 EGFR 突变的优势人群,具有更高的获益概率。

方案Ⅰ:NC 方案

药物	剂量及途径	时间及程序
长春瑞滨(vinorelbine)	25mg/m²,IV	每周 1 次
顺铂(cisplatin)	100mg/(m²),IV	D 1,29 之后,q6w

方案Ⅱ:GP 方案

药物	剂量及途径	时间及程序
吉西他滨(gemcitabine)	1250 mg/m²,IV	D 1,8 q21d×4
顺铂(cisplatin)	100 mg/(m²),IV	D 1,29 之后,q6w

方案Ⅲ:PC 方案

药物	剂量及途径	时间及程序
紫杉醇(paclitaxel)	135mg/m², CIV	D 1 q21d×(4～6)
顺铂(cisplatin)	75mg/(m²),IV	D 1 q21d×(4～6)

方案Ⅳ:DC 方案

药物	剂量及途径	时间及疗程
多西他赛(docetaxel)	75mg/m^2，IV	D 1　q21d×(4～6)
顺铂(cisplatin)	75mg/(m^2),IV	D 1　q21d×(4～6)

方案Ⅴ:吉非替尼单药方案

药物	剂量及途径	时间及疗程
吉非替尼(gefitinib)	250mg/d,PO	Qd 连续服用

2. 晚期Ⅲb/Ⅳ期)非小细胞肺癌的维持治疗

维持治疗是一个新的概念,主要是指在一线治疗后进行序贯治疗或巩固治疗以维持疗效,达到提高生活质量和延长生存期的目的。因为有较好的生活质量而 OS 这一实质性的指标又得到明显延长,FDA 于 2009 年 7 月正式批准培美曲塞可以用于非鳞癌性 NSCLC 一线治疗后的维持治疗。

培美曲塞在非鳞癌维持治疗中大幅度(>50%)提高生存期的事实提示对亚群、个体化或特异性研究的重要性。只有这样才能陆续将具有相同特点的亚群带到更高的治疗境界,最终完成对整个群体的提升。

方案Ⅰ:培美曲塞单药方案

药物	剂量及途径	时间及疗程
培美曲塞(pemetrexed)	500mg/m^2 IV,10min (配合地塞米松口服,－1,1,2d)	Day 1　q21d,直到肿瘤进展或不可耐受为止
叶酸	350～100μg,PO	qd,开始于用 P 前的 1～2 周,结束于 P 后的 3 周
维生素 B_{12}	1000μg　IM	开始于用 P 前的 1～3 周,并每 9 周 1 次贯穿全疗程

3. 晚期(Ⅲb/Ⅳ期)非小细胞肺癌的二线治疗

方案Ⅰ:多西他赛单药方案

药物	剂量及途径	时间及疗程
多西他赛(docetaxel)	75 mg/m^2　IV 地塞米松预处理	Day1　q21d×6

方案Ⅱ:培美曲塞单药方案

药物	剂量及途径	时间及疗程
培美曲塞(pemetrexed)	500 mg/m^2　IV,10 min (配合地塞米松口服,-1,1,2 天)	Day 1　q21d×3
叶酸	350～1000μg,PO	qd,开始于用 PC 前的 1～3 周,并贯穿全疗程
维生素 B_{12}	1000μg　IM	开始于用培美曲塞前的 1～3 周,并每 9 周 1 次培美曲塞贯穿全疗程

方案Ⅲ:吉非替尼单药方案

药物	剂量及途径	时间及疗程
吉非替尼(gefitinib)	250 mg/d,PO	qd,直到肿瘤进展或不可耐受

4. Ⅰ～Ⅲa 期非小细胞肺癌术后的辅助化疗

只有Ⅱ期和Ⅲ期的非小细胞肺癌术后辅助化疗的获益是明确的,而含铂的治疗方案仍是辅助化疗的主要选择,详见如下:

方案Ⅰ:NP 方案

药物	剂量及途径	时间及疗程
顺铂	75 mg/m²,IV	D1,共化疗 4 周期,每 28 天重复
长春瑞滨	25 mg/m²,IV	D1,8

方案Ⅱ:EP 方案

药物	剂量及途径	时间及疗程
顺铂	100 mg/m²,IV	D1,共化疗 4 周期,每 28 天重复
依托泊苷	100 mg/m²,IV	D1,8

方案Ⅲ:GP 方案

药物	剂量及途径	时间及疗程
顺铂	75 mg/m²,IV	D1,共化疗 4～6 周期,每 21 天重复
吉西他滨	1250 mg/m²,IV	D1,8

方案Ⅳ:DP 方案

药物	剂量及途径	时间及疗程
顺铂	75 mg/m²,IV	D1,每 21 天重复
多西他赛	75 mg/m²,IV	D1

方案Ⅴ:PP 方案

药物	剂量及途径	时间及疗程
顺铂	75 mg/m²,IV	D1,共化疗 4 周期,每 21 天重复
培美曲塞	500 mg/m²,IV	D1(用于腺癌、大细胞癌和组织学类型不明确的 NSCLC)

(六)治疗管理

1. *疗效监测*　在正式开始治疗前应做全面的全身评估,建立基线。治疗期间嘱咐患者定期做影像学、肿瘤标志物、血象等疗效评价,监测肿瘤发展情况,若发现进展或疗效不佳应考虑停药,更换治疗方案。治疗全部结束后,应嘱咐患者定期(一般为每月一次,或每 3 个月一次,视临床具体决定)复查,若发现有复发或进展,应积极考虑重新开始下一线的治疗。

2. *不良反应管理*　详见概述“治疗管理-毒性管理”。

3. *用药宣教*　嘱咐患者在化疗期间切勿擅自服用其他药物(包括中药),这可能会对细胞毒性药物产生干扰,影响疗效,增大毒性。任何需要加服其他药物都需告知医师或药师。饮食保证适量,营养分配合理,无特别禁忌。

三、乳腺癌

(一)定义及流行病学

乳腺癌是女性排名第一的主要恶性肿瘤。美国 2011 年预计将有逾 23 万例女性罹患乳腺癌,占女性新发恶性肿瘤的 30%,排名女性恶性肿瘤发病率第一名。我国北京、上海等大城市的统计显示,乳腺癌同样是我国女性最常见的恶性肿瘤之一,且发病率呈逐年上升趋势。目前乳腺癌的治疗手段主要是手术治疗、放射治疗、化学治疗、内分泌治疗等。

(二)病因及发病机制

乳腺癌的发病机制是多因素的,主要包括以下几点。

1. *雌激素*　初潮早、绝经晚及绝经后的雌激素替代治疗,均导致雌激素暴露时间延长。据报道,绝经后雌激素替代治疗患者发生乳腺癌概率为非替代治疗患者的 1.3 倍。

2. 妊娠 妊娠后期，催乳素和人绒毛膜促性腺激素对乳腺导管、小叶和腺泡结构的促生长作用可预防乳腺癌发生。哺乳对乳腺癌也有预防作用。

3. 乳腺良性疾病 乳腺良性疾病可增加罹患乳腺癌风险。乳腺小叶增生或纤维瘤患者发生乳腺癌概率为正常人的 2 倍。

4. 遗传因素 有 1 个乳腺癌一级亲属，乳腺癌发病概率增加 2 倍。更多的乳腺癌一级亲属，将使乳腺癌发病风险进一步增加。既往乳腺癌患者，对侧乳腺癌发病率增加 2～4 倍。

(三)临床表现和分期

1. 临床表现

(1)乳房肿块：一般都为单发，质地较硬，增大较快，可活动。如侵及胸肌或胸壁则活动性差或固定。乳房肿块常为患者首发症状。

(2)皮肤橘皮样改变和乳头内陷：为癌侵及皮肤和乳头的表现。

(3)乳头溢液：可为血性或浆液性，此时可涂片做细胞学检查。

(4)区域淋巴结转移：常见腋窝和锁骨上淋巴结肿大。

(5)血行转移：多见于肺、肝、骨和脑转移。

(6)炎性乳腺癌：表现为乳房皮肤呈炎症性改变。

2. 病理分类

(1)非浸润性：导管原位癌和小叶原位癌。

(2)早期浸润性癌：即非浸润性癌开始突破基底膜。

(3)浸润性癌：非特殊性乳腺癌，包括浸润性导管癌、硬癌、单纯癌等；特殊性乳腺癌，包括乳头状癌、腺样囊性癌和黏液性癌等。

3. 临床分期 根据 TNM 国际分期，可将浸润性乳腺癌分为Ⅰ期、ⅡA 期、ⅡB 期、ⅢA 期、ⅢB 期和Ⅳ期。

(四)治疗原则

Ⅰ期：做根治性手术，多做改良根治术，亦可做保留乳房的保留手术和术后根治性放疗。一般不需做辅助放化疗。

Ⅱ期：做根治性手术，多做改良根治术，术后 4 周内先做辅助化疗，其后再做放疗。

Ⅲ期：先做术前化疗，做根治性手术或做乳腺单纯切除加腋窝淋巴结清扫术。术后行化疗、放疗及内分泌治疗。

Ⅳ期：以化疗和内分泌治疗为主。需要时做局部放疗或姑息性局部切除手术。

(五)药物治疗

1. 术后辅助化疗方案

(1)不含曲妥珠单抗可选择的辅助方案：①TAC(多西他赛/多柔比星/环磷酰胺)；②密集 AC(多柔比星/环磷酰胺)→密集紫杉醇；③AC(多柔比星/环磷酰胺)→紫杉醇；④TC(多西他赛/环磷酰胺)；⑤AC(多柔比星/环磷酰胺)。

(2)含曲妥珠单抗可选择的辅助方案：①AC→T＋曲妥珠单抗(多柔比星/环磷酰胺→紫杉醇加曲妥珠单抗，多种方案)；②TCH(多西他赛、卡铂、曲妥珠单抗)；③新辅助方案为：T＋曲妥珠单抗→CEF＋曲妥珠单抗(紫杉醇加曲妥珠单抗→环磷酰胺/表柔比星/氟尿嘧啶加曲妥珠单抗)

(3)注意事项：Her-2 阳性、腋窝淋巴结阳性的乳腺癌患者应考虑含曲妥珠单抗的辅助化疗；淋巴结阴性、肿瘤≥1cm、Her-2 阳性的患者也应考虑曲妥珠单抗治疗。曲妥珠单抗可以与 AC→T 方案中的紫杉醇同时开始使用，也可以作为化疗结束后的治疗。考虑到心脏毒性，曲妥珠单抗不可与蒽环类药物共用。

2. 复发或转移性乳腺癌首选化疗方案

(1)首选单药，包括：①蒽环类：多柔比星、表柔比星和脂质体多柔比星；②紫杉类：紫杉醇、多西他赛以及白蛋白结合的紫杉醇；③抗代谢类：卡培他滨和吉西他滨；④其他微管抑制药物：长春瑞滨；⑤其他单药包括环磷酰胺、米托蒽醌、顺铂、依托泊苷、长春碱以及氟尿嘧啶持续静滴。

(2)首选联合用药方案：①CMF(环磷酰胺/甲氨蝶呤/氟尿嘧啶)；②CAF/FAC(氟尿嘧啶/多柔比星/环磷酰胺)，FEC/CEF(环磷酰胺/表柔比星/氟尿嘧啶)，AC(多柔比星/环磷酰胺)，EC(表柔比星/环磷酰胺)；③AT(多柔比星/多西他赛，多西他赛/紫杉醇)；④GT(吉西他滨/紫杉醇)；⑤XT(卡陪他滨/多西他赛)。

辅助治疗未用过蒽环类和紫杉类化疗患者，如 CMF 辅助治疗失败患者，首选 AT 方案；部分辅助治疗用过蒽环类或紫杉类化疗患者，但临床未判定耐药或治疗失败患者也可以用 AT 方案。蒽环类辅助治疗失败患者，推荐 XT 和 GT 联合化疗方案。紫杉类辅助治疗失败患者，可考虑卡培他滨、长春瑞滨、吉西他滨和铂类单药或联合治疗。

(3)其他可选的用药方案：与曲妥珠单抗联合

使用的推荐治疗方案为(HER-2阳性的转移性乳腺癌):紫杉醇+卡铂;多西他赛;长春瑞滨;卡培他滨。

使用过曲妥珠单抗的HER-2阳性患者的推荐治疗方案为:拉帕替尼+卡培他滨;曲妥珠单抗+其他一线化疗药物;曲妥珠单抗+卡培他滨;曲妥珠单抗+拉帕替尼(不含细胞毒性药物方案)。

与拉帕替尼联合使用的首选化疗方案(HER-2阳性的转移性乳腺癌)卡培他滨。

与贝伐珠单抗联合使用的化疗药物:紫杉醇。

3. *初始内分泌治疗*

(1)绝经前患者首先采用他莫昔芬治疗2～3年,如仍未绝经,再继续他莫昔芬治疗满5年,此后无论是否绝经,不再进行进一步内分泌治疗,而则采用芳香化酶抑制药持续治疗5年。另一种情况为,当患者在他莫昔芬治疗2～3年后发生绝经,则在继续他莫昔芬治疗满5年后,改用芳香化酶抑制药治疗5年。

(2)患者在治疗时已处于绝经状态,则采用以下三种方案:①芳香化酶抑制药治疗5年;②他莫昔芬治疗2～3年后改服芳香化酶抑制药2～3年,共5年;③患者有芳香化酶抑制药禁忌证或拒绝接受芳香化酶抑制药,或不能耐受芳香化酶抑制药的,可以服用他莫昔芬5年。

4. *复发或转移性乳腺癌的内分泌治疗*

(1)可选择的治疗药物有。①芳香化酶抑制药:阿那曲唑、来曲唑、依西美坦;②氟维司群;③他莫昔芬或托瑞米芬;④孕激素:醋酸甲地孕酮、甲羟孕酮。

(2)选择原则:①尽量不重复使用辅助治疗或一线治疗用过的药物;②他莫昔芬辅助治疗失败的绝经后患者首选芳香化酶抑制药;芳香化酶抑制药治疗失败可选孕激素或氟维司群;③非甾体类芳香化酶抑制药(阿那曲唑或来曲唑)治疗失败可选甾体类芳香化酶抑制药(依西美坦)、孕激素或氟维司群;④既往未用抗雌激素治疗者,仍可使用他莫昔芬或托瑞米芬。

(六)治疗管理

同"肺癌"治疗管理。

四、结直肠癌

(一)定义及流行病学

结直肠癌包括结肠癌和直肠癌,是常见恶性肿瘤之一,发病部位依次为直肠、乙状结肠、盲肠、升结肠、降结肠、横结肠。随着年龄的增长发病率有所增高。近几十年来,由于生活条件和生活习惯的改变,人类寿命延长,老龄患者愈来愈多,结直肠癌的患病率及病死率呈上升趋势,尤其在大中城市。在我国结直肠癌为恶性肿瘤死因的第五位。

(二)病因及发病机制

结直肠癌的病因尚未完全清楚,目前认为发病因素主要与环境因素和遗传因素关系密切,其他因素亦有影响,为多因素共同作用的结果。

1. *环境因素*　世界不同地区结直肠癌发病率差别较大,根据结直肠癌流行病学资料,都说明大肠癌具有明显的地理分布性。结直肠癌的发病和环境、生活习惯,尤其是饮食方式有关。一般认为高脂肪饮食与食物纤维不足,即所谓"西方化饮食"是主要发病原因,特别是左半结肠癌的发病关系较密切。此外,蔬菜能明显降低结直肠癌发病率的危险性,水果、维生素A、C、E及硒、钙对降低结直肠癌发生率也有一定作用。

2. *遗传因素*　有6%～10%的结直肠癌与遗传有关,同一家族中有多个结直肠癌患者的文献报道屡见不鲜。从遗传学观点可将结直肠癌分为遗传性(家族性)和非遗传性(散发性)。前者的典型例子如家族遗传性非息肉病性结直肠癌和家族性结肠息肉综合征。后者主要有环境因素引起基因突变。

3. *其他高危因素*　包括大肠息肉(腺瘤性息肉)、炎症性肠病、血吸虫病、放射性损害等。另外输尿管乙状结肠吻合术后病人结直肠癌发生率比一般人群高100～500倍,胆囊切除后的病人,结直肠癌特别是右半结肠癌发生率明显增加。

(三)临床表现和分期

1. *症状和体征*　结直肠癌起病隐匿,早期无明显症状,常仅见粪便隐血阳性,随后出现下列临床表现。

(1)大便性状改变:包括便血、黏液便和脓血便以及大便形状改变。肿瘤与粪便摩擦容易出血。低位结直肠癌中,粪便较干硬,故便血多见。几乎所有的肛肠肿瘤发生出血时粪便检查都不是单纯的血便,粪便中混有脓细胞和黏液是最常见的表现。肛肠肿瘤在生长到一定大小时常使大便形状改变,表现为大便变细变形。

(2)排便习惯的改变:常是最早出现的症状,肿瘤本身分泌黏液以及继发炎症改变刺激肠蠕动,使排便次数增多,粪便不成形或稀便。

(3)腹痛和腹部不适：是肛肠肿瘤的常见症状。原因有肿瘤局部侵犯、肿瘤所致的肠道刺激及肠梗阻穿孔等。

(4)腹部肿块：结直肠癌腹部肿块的发生率为47%～80%。当肿瘤局限于肠壁，与其他器官或组织无粘连时，肿块可推动或随体位有所变化；当肿瘤向外侵犯并与其他组织粘连时，肿块常较固定。

(5)急慢性肠梗阻：肿瘤生长致肠腔狭窄甚至完全堵塞，可引起完全性或不完全性肠梗阻表现，约 10%的患者可表现为急性肠梗阻而就诊或虽已有慢性肠梗阻症状，但未引起病人重视。特点是常呈进行性加重，非手术方法可以缓解。

(6)慢性消耗性表现：随着疾病的进展，患者可出现消耗性表现，如贫血、消瘦乏力、低蛋白血症等。晚期患者可呈恶病质状态。

(7)肿瘤转移引起的临床表现：肿瘤局部如直肠癌盆腔有广泛浸润时，可引起腰部及骶部的酸痛、坠胀感；当肿瘤浸润或者压迫坐骨神经、闭孔神经根时刻出现坐骨神经和闭孔神经痛。

(8)肿瘤血道播散引起的症状：距肛门 6cm 以下的直肠，其血管浸润的机会比上段直肠及结肠高7 倍，血道转移最常见的部位是肝、肺、骨，临床上可出现相应的症状。

2. 病理和分型　结直肠癌多为单发性，肿瘤发病部位在我国约半数以上位于直肠，1/5 位于乙状结肠，其余依次为盲肠、升结肠、降结肠、横结肠。

(1)大体类型：大肠癌根据肿瘤累及深度可分为早期癌与进展癌。早期结直肠癌：指癌局限于结直肠黏膜或黏膜下层，一般无淋巴结转移。早期癌可分为以下 4 型：扁平型、息肉隆起型(Ⅰ型)、扁平隆起型(Ⅱa 型)、扁平隆起溃疡型(Ⅲ型)。进展期结直肠癌：分为以下 4 型：隆起型、溃疡型、浸润型和胶样型。

(2)组织学类型：结直肠癌最主要的组织学类型为腺癌，占全部结直肠癌的 90%～95%。根据肿瘤细胞的组成及其组织结构特点，结直肠腺癌可分乳头状腺癌、管状腺癌、黏液腺癌、印戒细胞癌、未分化癌、小细胞癌、腺鳞癌(也称腺棘细胞癌)、鳞形细胞癌及类癌。

(3)临床病理分期：结直肠癌 Dukes 分期法。A 期：癌瘤局限于肠壁，浸润深度为穿出肌层，且无淋巴结转移。B 期：癌瘤已侵及肠壁外，穿出深肌层，可侵入浆膜层、浆膜外或结直肠周围组织，但无淋巴结转移。C 期：癌瘤伴有淋巴结转移。根据淋巴结部位不同分为 C_1 和 C_2 期。C_1 期癌瘤有肠旁及系膜淋巴结转移；C_2 期癌瘤有系膜动脉根部淋巴结转移。D 期：癌瘤伴有远处器官转移，或因局部广泛浸润或淋巴结广泛转移而致切除后无法治愈或无法切除者。

(四)治疗原则

结直肠癌的治疗原则是以手术为主，应根据肿瘤不同部位、肿瘤大小及肿瘤生物学特性等选择相应的手术方式，术后总的 5 年生存率均在 50%左右，如病变限于黏膜下层，根治术后 5 年生存率可达 90%，反之如有淋巴结转移，则在 30%以下。对中、晚期病变，术前或术后辅以放射治疗和(或)药物化疗等综合治疗。

结肠癌应尽可能手术切除，病变局限于黏膜、黏膜下层，淋巴结未发现转移，术后定期观察；病变侵及肌层以外，或淋巴结转移者，术后应进行辅助化疗。

直肠癌也应尽可能手术切除，当病变侵犯直肠旁组织可根据情况选择术前放疗；术后若发现病变侵及深肌层或有淋巴结转移，应进行术后放疗，放疗后定期化疗。对晚期不能切除的结直肠癌病人，或切除术后有复发转移的病人，则选择应用化疗、中医中药、生物反应调节剂、介入治疗、局部放疗等手段综合治疗。结直肠癌出现肝转移时，也应尽可能对转移灶进行手术切除，不能手术但病变较局限者，可选择肝动脉栓塞化疗。

(五)药物治疗

1. 结肠癌的辅助化疗　见表 8-52。

2. 局部晚期直肠癌的新辅助化放疗　局部晚期直肠癌(locally advanced rectal cancer，LARC)是指侵及肌层或邻近组织或发生淋巴结转移但尚未发生远处转移者，难以常规切除，需进行多学科综合治疗。该肿瘤占原发直肠癌的 6%～10%。从理论上看，术前同步放化疗能使患者早期接受有效的全身治疗、提高局部控制率，尤其能提高 R0 切除率并争取降期后的保肛机会。LARC 新辅助/辅助治疗可以降低局部复发率，方式包括术前放疗、术前放化疗、术前放疗加术后化疗、术前放化疗加术后化疗或放化疗等。

(1)接受术前放化疗的患者术后辅助化疗：常见方案，见表 8-53。

表 8-52　结肠癌常见辅助化疗方案

方案	药物	剂量及方法	间隔及总周期数
5-FU/LV	LV 5-FU	200 mg/(m^2·d) 静脉滴注,2h 500mg/(m^2·d)或 425 mg/(m^2·d),静脉滴注	q8w×4 周期
卡培他滨	卡培他滨	1250 mg/m^2,口服,每日 2 次,第 1～14 天	q3w×8 周期
FOLX	奥沙利铂 LV 5-FU	85 mg/m^2,静脉滴注,第 1、3、5 周 500 mg/m^2,静脉滴注,每周 1 次×6 周 500 mg/m^2静脉滴注,每周 1 次×6 周	q8w×3 周期
FOLFOX-4	奥沙利铂 LV 5-FU	85 mg/(m^2·d)　静脉滴注,2h,第 1 天 200 mg/(m^2·d)　静脉滴注,2h,第 1,2 天 400 mg/(m^2·d)　静脉推注,第 1 天 600 mg/(m^2·d)　持续静脉滴入 22h,第 2 天	q2w×12 周期
UFT+CF	UFT LV	300 mg/(m^2·d),口服,3/d 90mg/d,口服,3/d	Days 1～28 休息 7d 重复
XELOX	奥沙利铂 卡培他滨	130 mg/m^2,静脉滴注,2h,第 1 天 800～1000 mg/m^2,口服,2/d,第 1～14 天	q3w×8 周期

表 8-53　接受术前放化疗的患者术后辅助化疗常见方案

药物	剂量及方法	间隔及总周期数
LV 5-FU	20 mg/m^2静脉滴注,第 1～5 天 380 mg/m^2静脉滴注,第 1～5 天	q4w×4 周期
LV 5-FU	500 mg/5m^2,静脉滴注,2h 500 mg/m^2,LV 开始 1h,IV,每周 1 次×6 周	q8w×3 周期

(2)未接受术前治疗的患者术后辅助治疗

①5-FU/ LV 1 周期,然后同期放化疗(方案见下述),然后 5-FU/LV 2 周期。LV 500mg/m^2静脉注射 2h,注射一半时静脉推注 5-FU 500mg/m^2,每周 1 次,共 6 周,3 周期(1 周期指 6 周化疗,休息 2 周)。

②5-FU/ LV 2 周期,然后同期放化疗(方案见下述),然后 5-FU/ LV 2 周期。放疗前 5-FU 425mg/(m^2·d)+ LV 20 mg/(m^2·d),d1～5、d29～33;放疗后 5-FU 380 mg/(m^2·d)+ LV20 mg/(m^2·d),d1～5,每 28 天 1 周期,2 周期。

③FOLFDX4 方案或 mFOLFOX6 方案(2B 类)。

④卡培他滨(2B 类):2500mg/(m^2·d),d1～14,每 3 周重复,共 24 周。

(3)同期放化疗方案

①放疗+5-FU 持续输注:每天 225 mg/m^2,放疗期间每天 24h,每周 7d 维持。

②放疗 + 5-FU/LV:放疗第 1、第 5 周予 5-FU400 mg/(m^2·d),静脉推注+LV 20 mg/(m^2·d)静脉推注,第 1～4 天。

③放疗 + 卡培他滨(2B 类)放疗 5 周,期间卡培他滨 825 mg/m^2,每天 2 次,每周 5～7d。

(4)晚期或转移性结直肠癌化疗方案:见表 8-54。

3. 晚期(转移性)结直肠癌的治疗　见表 8-55。

表 8-54　晚期或转移性结直肠癌常见化疗方案

方　案	药　物	剂量及方法	间隔时间
FOLFOX-4	奥沙利铂 LV 5-FU	85 mg/m^2,静脉滴注 2h,第 1 天 200 mg/m^2,静脉滴注 2h,第 1,2 天 400 mg/m^2,静脉推注,第 1 天 600 mg/m^2,持续静脉滴入 22h,第 2 天	q2w

（续　表）

方　案	药　物	剂量及方法	间隔时间
mFOLFOX-6	奥沙利铂 LV 5-FU	85 mg/m^{2}静脉滴注 2h，第 1 天 200 mg/(m^2·d)，静脉滴注 2h，第 1～2 天 400 mg/(m^2·d)，静脉推注，第 1 天 1200 mg/(m^2·d)，持续静脉滴注，46～48h	q2w
XELOX	奥沙利铂 卡培他滨	130 mg/m^2，静脉滴注，第 1 天 825 mg/m^2，口服，2/d，第 1～4 天	q3w
FOLFIRI	伊立替康 LV 5-FU	180 mg/m^2，静脉滴注 30～120min，第 1 天 200 mg/(m^2·d)，静脉滴注，第 1～2 天 400 mg/(m^2·d)，静脉推注，第 1 天 600 mg/(m^2·d)，持续静脉滴注 22h，第 2 天	q2w
	伊立替康 LV 5-FU	180 mg/m^2，静脉推注，30～120min，第 1 天 400 mg/(m^2·d)，静脉推注，第 1 天 400 mg/(m^2·d)，静脉推注，第 1 天 1200 mg/(m^2·d)，持续静脉滴注 46～48h	q2w
贝伐单抗＋含 5-FU 方案	贝伐单抗 5-FU/LV 或 FOLFOX-4 或 FOLFIRI	5 mg/kg，静脉滴注，30～90min 见前	q2w
贝伐单抗＋XELOX	贝伐单抗 XELOX	7.55 mg/kg，静脉滴注，30～90min 见前	q3w
卡培他滨	卡培他滨	1000～1250 mg/m^2，口服，2/d，第 1～14 天	q3w
伊立替康	伊立替康	25 mg/m^2，静脉滴注，30～90min，第 1、8、15、22 天 或 300～500 mg/m^2，静脉滴注，30～90min，第 1 天	q6w q3w
西妥昔单抗＋伊立替康	西妥昔单抗 伊立替康	400 mg/m^2，静脉滴注 2h(首次，化疗前) 250 或 500 mg/m^2，静脉注射 1h(以后每次) 125 mg/m^2，静脉滴注 30～90min，第 1、8、15、22 天 或 300～500 mg/m^2，静脉滴注 30～90min，第 1 天 或 180 mg/m^2，静脉滴注第 1、15 天	q2w q6w q3w q6w
帕尼单抗	帕尼单抗	6 mg/kg，静脉滴注≥60min	q2w

表 8-55　晚期(转移性)结直肠癌常见治疗方案

方　案	药　物	剂量及方法	间隔时间
FOLFIRI	伊立替康 LV 5-FU	150～180 mg/m^2，静脉滴注 30～90min 200 mg/(m^2·d)，静脉滴注 2h 400 mg/(m^2·d)，静脉推注	q2w
FOLFOX-4	奥沙利铂 LV 5-FU	85 mg/(m^2·d)，静脉滴注 2h 200 mg/(m^2·d)，静脉滴注 2h 400 mg/(m^2·d)，静脉推注 600 mg/(m^2·d)持续静脉滴注 22h	q2w

（续　表）

方　案	药　物	剂量及方法	间隔时间
XELOX	奥沙利铂 卡培他滨	130 mg/m^2，静脉滴注 2h 800～1000 mg/m^2，口服，每日 2 次	q3w
FOLFOXIRI	伊立替康 奥沙利铂	150～180 mg/m^2，静脉滴注 30～90min 85 mg/m^2，静脉滴注 2h	q2w
卡培他滨单药	卡培他滨	2500 mg/m^2，口服	q3w
FOLFIRI＋ Bevacizumab	FOLFIRI 贝伐单抗	见前 5 mg/kg，静脉滴注 30～90min	q2w 与 FOLFIRI 配合
FOLFIRI＋ Cetuximab	FOLFIRI＋ 西妥昔单抗	见前 400 mg/m^2，静脉注射 2h（首次，化疗前） 250 mg/m^2，静脉注射 1h（以后每次）	见前 qw，化疗前用抗组胺药预处理

（六）治疗管理

同“肺癌”治疗管理。

五、胰 腺 癌

（一）定义和流行病学

胰腺癌（pancreatic cancer）主要指胰外分泌腺的恶性肿瘤，发病率占恶性肿瘤的 1%～2%，近年来，在世界范围内，发病率和病死率有明显增加趋势。在我国，该肿瘤的发病率原来很低，但近年来也在逐年增多，据上海、天津统计，胰腺癌死亡率在 15 年前占第 10 位，而近年来升到第 5 位。胰腺癌的特点为病程短，进展快，病死率高，中位生存期 6 个月左右。

（二）病因及发病机制

胰腺癌的病因尚不明确，与饮食高脂肪、高动物蛋白、吸烟、饮酒、胰腺炎、糖尿病等有关。

（1）吸烟：是胰腺癌最明确的危险因素，长期给动物烟草特异性亚硝胺或亚硝基化合物，可以诱发动物的胰腺恶变。长期、大量吸烟与胰腺癌危险增加有量效关系，戒烟 10 年以上，患胰腺癌危险较持续吸烟者减少将近 30%。

（2）饮食因素：一般来说，过多摄入脂肪和肉类会增加患胰腺癌的危险，而富含水果和蔬菜的饮食则减少患胰腺癌的危险。

（3）慢性胰腺炎：慢性胰腺炎被认为是胰腺癌的危险因素，国际胰腺炎研究组的研究结果指出胰腺癌和慢性胰腺炎的长期风险可能与乙醇消耗、吸烟及选择偏差相关。

（4）其他：大部分胰腺癌患者血糖升高。职业性暴露于化学药品中，如 β-萘胺和联苯胺与胰腺癌风险增加相关。

（三）临床表现和分期

1．症状和体征　胰腺癌最常见的症状体征包括黄疸、上腹痛和上腹部肿块等。

（1）黄疸：梗阻性黄疸是胰腺癌的常见症状，尤其胰头癌发生更早，黄疸为进行性、无痛性。

（2）上腹胀及疼痛：是胰腺癌的重要症状，初期痛较轻，病期愈晚则疼痛愈重，可向背部放射，疼痛严重可使病人无法入睡。

（3）食欲减退、消瘦和体重减轻。

（4）上腹固定包块、腹水，甚至远处出现转移等。

2．病理和分型

（1）胰腺癌的部位类型：①胰头癌，较常见，约占胰腺癌 2/3 以上；②胰体、胰尾部癌，约占胰腺癌的 1/4；③全胰腺癌，约占胰腺癌的 1/20。

（2）组织学类型：①导管细胞癌，最常见，约占胰腺癌的 90%；②腺泡细胞癌；③其他：如多形性腺癌、纤毛细胞腺癌、黏液表皮样癌、鳞癌、鳞腺癌、乳头状囊腺癌及胰岛细胞癌等均较少见。

（3）临床病理分期：胰腺癌采用 TNM 分期法，Ⅰ期：癌瘤局限于胰腺，或已侵及十二指肠、胆管或胰腺周围组织，且无淋巴结转移；Ⅱ期：癌瘤已侵及胃、脾、结肠或附近大血管，但淋巴结转移；Ⅲ期：癌瘤伴有淋巴结转移；Ⅳ期：癌瘤伴有远处器官转移，或因局部广泛浸润或淋巴结广泛转移而致切除后无法治愈或无法切除者。

(四)治疗原则

胰腺癌的首选治疗方法为手术切除,因多数不能早期发现而切除率低,但近年来由于诊断技术的进步、手术技术的提高,术前术后处理的改进,辅助治疗的开展等,使切除术后5年生存率由3.5%提高到21%,手术死亡率则由20%下降至5%或更低。

胰腺癌属放射不敏感肿瘤。但由于局限晚期病例约占40%,可进行局部放疗,治疗后有30%~50%可缓解疼痛,可一定程度抑制肿瘤发展。胰腺癌对化疗药亦表现抗拒,使化疗的有效率较低。

胰腺癌的治疗原则为以手术切除为主的综合治疗。经检查可以手术者,尽量争取开腹探查,行根治术,必要时术前、术中放疗,术后辅助化疗和(或)放疗。不能切除者,可行姑息手术(如胆管减压引流或胃空肠吻合术等),以缓解黄疸梗阻等症状,术后放疗、化疗等综合治疗。病变虽局限,但已不可能行探查术,则采用放疗及化疗等药物综合治疗。病变广泛,以化疗、中医中药、生物反应调节剂等药物治疗为主,必要时局部放疗。晚期,一般情况差的,则不宜化疗,以支持治疗,对症处理及其他药物治疗,有疼痛则镇痛处理。

(五)药物治疗

1. 晚期胰腺癌的化疗 晚期胰腺癌基本治疗目的是减轻症状和改善生存。NCCN推荐吉西他滨(Gemzar,GEM,健择)单药(吉西他滨1000 mg/m^2,第1、8、15、28天为1周期)为转移性胰腺癌患者一线方案。吉西他滨是30年来首次被美国FDA批准(1996)为治疗晚期胰腺癌的药物,已经取代5-FU成为一线标准抗胰腺癌药物。迄今为止,尚无任何二联方案能够在生存期上超过吉西他滨单药。吉西他滨必须磷酸化才具有抗肿瘤活性,临床研究证实吉西他滨按固定剂量10mg/(m^2·min)给药,可使细胞内磷酸化的吉西他滨浓度达到最高。

NCCN专家组推荐吉西他滨联合顺铂或氟尿嘧啶,是一般状况好的局部晚期或转移性胰腺癌患者合理的选择。

吉西他滨联合靶向药物(贝伐单抗、西妥昔单抗、厄罗替尼)的Ⅱ期临床试验结果令人鼓舞,然而只有吉西他滨联合厄罗替尼的Ⅲ期临床试验生存率提高。美国食品药品管理局批准厄罗替尼联合吉西他滨作为无法手术切除的局部晚期或转移性胰腺癌的一线治疗方案。

2. 晚期胰腺癌的二线化疗 吉西他滨目前是晚期胰腺癌一线治疗的金标准,一旦失败,还没有二线治疗的标准方案。已有一些Ⅱ期研究显示,卡培他滨单药、卡培他滨联合奥沙利铂对吉西他滨治疗失败后的病例可能有效。NCCN胰腺癌实践指南上推荐患者参加新药临床研究,或者应用奥沙利铂联合卡培他滨或5-FU姑息治疗。

3. 可切除性胰腺癌的辅助化疗 可切除性胰腺癌胰十二直肠切除后辅助化疗可延长中位生存时间。NCCN专家组推荐对临床分期为可能切除胰腺癌患者,初始治疗为术前放化疗。东部肿瘤协作组(ECOG)的一项前瞻性Ⅱ期临床试验,评价了可能切除胰腺癌患者,术前吉西他滨/RT术后吉西他滨化疗,与吉西他滨/5-FU/顺铂化疗,随后5-FUI RT术后吉西他滨化疗比较两组切缘阴性的百分率。临床研究结果可见,对可切除性胰腺癌病人,用放疗加化疗综合治疗,能延长生存期。

(六)治疗管理

同"肺癌"治疗管理

六、胃 癌

(一)定义和流行病学

胃癌指发生于胃上皮组织的恶性肿瘤,在我国的发病率和病死率居各种恶性肿瘤的首位。任何年龄均可发生,以50~60岁居多。其主要治疗手段为手术治疗、放射治疗及化学治疗等。

(二)病因及发病机制

胃癌的病因至今仍不十分明确,但普遍认为以下几点为胃癌发生的主要原因。

(1)饮食因素:以往保存食物采用烟熏、腌制等方法,食品中含有相当高的致癌物,如苯并芘、亚硝胺等,而高盐食物也被认为是促癌物质,均可增加胃癌发病率。吸烟和饮酒也可增加罹患胃癌风险。

(2)幽门螺旋杆菌感染:幽门螺旋杆菌感染是胃癌发生的重要因素之一。世界卫生组织已经将幽门螺旋杆菌定为人类胃癌发生的一级致癌物。有学者认为,幽门螺旋杆菌感染可能是胃癌的协同致癌因子。

(3)遗传因素:遗传因素在胃癌病因中的作用比较肯定,有明显家族聚集倾向。一般认为胃癌病人亲属的胃癌发生率比对照组高4倍。

(4)慢性胃炎:胃癌与慢性胃炎,尤其是萎缩性胃炎之间有密切关系。由于萎缩性胃炎,黏膜结构与功能性异常，胃液游离酸减少，胃液内细菌增加使亚硝基化合物的合成增加，而亚硝基化合物已被证明可致胃癌发生。

（三）临床表现和分期

1. 临床表现　胃癌早期多无明显症状，随着病情发展而出现各种症状。

（1）上腹痛：多为钝痛。当病变扩展，穿透浆膜，侵犯胰腺、腹膜后淋巴结转移时，疼痛持续加剧，并向腰背部放散。

（2）上腹包块：肿瘤增大时，腹部可出现包块，质地坚硬，活动或固定。

（3）便血：肿瘤出现溃疡时可出现上消化道出血，但出血并不一定为肿瘤晚期。

（4）食欲减退、乏力、消瘦和贫血：常为晚期表现。

（5）腹水：腹膜转移时出现。

（6）呕吐：为幽门梗阻的表现。

2. 病理分类

（1）早期胃癌：有隆起型、平坦型和溃疡型。

（2）中晚期癌：有息肉样癌溃疡型癌、溃疡浸润型癌和弥漫浸润型癌。

3. 组织学分类　有腺癌、黏液腺癌、低分化腺癌、未分化癌、黏液细胞癌，其他还有腺鳞癌、鳞状细胞癌和类癌等。

4. 临床分期　根据 TNM 国际分期，可将胃癌分为ⅠA 期、ⅡB 期、ⅡA 期、ⅡB 期、ⅢA 期、ⅢB 期、ⅢC 期和Ⅳ期。

（四）治疗原则

Ⅰ期：做根治性手术。Ⅱ期、Ⅲ期：做根治性手术，术后辅助化疗，或做术前、术中化疗。Ⅳ期：主要是化疗，必要时做姑息性手术或放疗。

（五）药物治疗

1. 晚期转移性胃癌的化疗方案

方案Ⅰ　ECF 方案

药物	剂量及途径	时间及程序
表柔比星	50 mg/m^2，静脉滴注	第 1 天，q3w×8
顺铂	60 mg/m^2，静脉滴注	第 1 天，q3w×8
氟尿嘧啶	200 mg/(m^2 · d)持续静脉滴注 24h	第1～21 天，最多 24w

方案Ⅱ　DCF 方案

药物	剂量及途径	时间及程序
多西他赛	75 mg/m^2，静脉滴注	Day 1，q3w
顺铂	75 mg/m^2，静脉滴注	第 1 天，q3w
氟尿嘧啶	750 mg/(m^2 · d)，24h 持续静脉滴注	第 1～5 天，q3w

方案Ⅲ　EOX 方案

药物	剂量及途径	时间及程序
表柔比星	50 mg/(m^2 · d)，静脉滴注	第 1 天，q3w×8
奥沙利铂	130 mg/(m^2 · d)，静脉滴注	第 1 天，q3w×8
卡培他滨	1250 mg/(m^2 · d)，口服，2/d	第 1～5 天，q3w×8

方案Ⅳ　SOX 方案

药物	剂量及途径	时间及程序
替吉奥	40～60 mg/ m^2，口服，2/d	第 1～14 天，q3w
奥沙利铂	100 mg/m^2，静脉滴注	第 1 天

2. Her-2 阳性晚期胃癌的治疗

方案Ⅰ：　TCF 方案

药物	剂量及途径	时间及程序
曲妥珠单抗	首次 8 mg/kg，静脉滴注，以后 6mg/ ,	第 1 天，q3w 至 PD
顺铂	80 mg/m^2，静脉滴注，2h	第 1 天，q3w×6
氟尿嘧啶	800mg/(m^2 · d)，24h 持续静脉滴注	第 1～5 天，q3w×6
卡培他滨	1000 mg/m^2，口服，2/d	第 1～14 天，q3w×6

3. 区域局部性胃癌的辅助治疗

方案Ⅰ LF＋放疗方案

药物	剂量及途径	时间及程序
亚叶酸钙	20 mg/(m^2·d)	第1～5天，第93～97天，第121～125天
氟尿嘧啶	425mg/第1～5天，第93～97天，第121～125天	第1～5天，第93～97天，第121～125天
放疗	180 cGy/d，每周5d，共5周，4500cGy	第29～63天

第29～32天，61～63天加用LV 20 mg/(m^2·d)，5-FU 400/(m^2·d)IV

(六)治疗管理

同“肺癌”治疗管理

(张幸国　陈　建　叶子奇　洪　昀)

第十一节　其他疾病的药物治疗

一、精神障碍

精神活动及精神现象由认知、情感和意志行为三个部分组成，内容包括感觉、知觉、注意、记忆、思维、情感、意志、行为、个性特征和倾向性等方面。精神病学是临床医学的一个分支学科，是研究精神疾病病因、发病机制、临床表现、疾病发展规律以及治疗和预防的一门学科。

(一)定义和流行病学

精神障碍指的是大脑功能活动发生紊乱，导致认知、情感、行为和意志等精神活动不同程度障碍的总称，是一类具有诊断意义的精神方面的问题。常见的有心境障碍、精神分裂症、脑器质性精神障碍、神经症等。致病因素有多方面：先天遗传、个性特征及体质因素、器质因素、社会性环境因素等。许多精神障碍患者有妄想、幻觉、错觉、情感障碍、哭笑无常、自言自语、行为怪异、意志减退，绝大多数重症病人缺乏自知力，不承认自己有病，不主动寻求医师的帮助。

近年来，随着我国经济和社会的迅速发展，社会竞争增强与生活节奏加快，精神障碍的种类、特点、患病率发生了明显的变化。20世纪80、90年代，我国先后开展两次全国精神疾病流行病学调查，结果显示，80年代我国15岁及以上人群中精神障碍患病率约为10.54‰～12.69‰，90年代的相应数据有所上升，为11.18‰～13.47‰。各地区在相同时期或不同时期的患病率结果有差异且差异很大。这主要在于诊断工具、诊断标准、调查方法、调查对象、调查员构成等不同。随着调查方法、诊断标准和诊断工具的改进，更多的调查对象被诊断为精神障碍，这可能是患病率上升的一部分原因。21世纪以来，由于调查方法和调查诊断的不断改进，调查中纳入的病种范围更加广泛，精神疾病的疾病谱发生很大的变化，患病率显著升高。精神疾病流行病学调查显示常见的精神疾病为乙醇使用障碍、重性抑郁障碍、焦虑障碍、精神分裂症。

(二)病因及发病机制

精神障碍的病因目前仍不清楚，通常认为，生物学、心理、社会因素的综合作用是导致精神疾病发生的主要因素。生物学的因素又包括内因(遗传因素)和体因(躯体因素)；心理社会因素指婚姻恋爱、人际关系、生活事件等。这两种因素可以互为影响，也可以单独致病。精神障碍的传统病因已经过大量研究结果证实，对这些危险因素及时加以防范，对于精神障碍的防治和康复均有好处。

在精神疾病发病机制方面，中枢神经递质假说与精神状态的关系是研究最多、成就最显著的领域，目前已被广泛认可。目前一致公认几种递质有多巴胺(DA)、去甲肾上腺素(NE)、5羟色胺(5-HT)、乙酰胆碱(ACh)、γ-氨基丁酸(GABA)、谷氨酸(Glu)等。相信，随着神经科学的发展，尤其是神经影像学、基因组学的发展，精神疾病的发病机制会取得很大的进展。

(三)临床类型

根据中国精神疾病分类方案和诊断标准第三版(CCMD-3)，精神障碍分为10类，主要包括器质性精神障碍(如阿尔茨海默病、脑血管病所致精神障碍、脑部疾病所致精神障碍)、精神分裂症和其他精神病性障碍(如分裂症、偏执性精神障碍、急性短暂性精神病)、心境障碍，又称情感性精神障碍(如躁狂发作、双相障碍)等。

阿尔茨海默病(Alzheimer disease，AD)，又叫老年性痴呆，是一种中枢神经系统变性病，起病隐袭，病程呈慢性进行性，是老年期痴呆最常见的一种类型。主要表现为渐进性记忆障碍、认知功能障碍、人格改变及语言障碍等神经精神症状，严重影响社交、职业与生活功能。AD一般在老年前期和老年期起病，起病隐袭，早期不易被发现，病情逐渐进展。核心症状表现为日常生活能力降低、精神行为异常、认知能力下降等三部分。典型的首发征象为记忆障碍，早期以近记忆力受损为主，远记忆力受损相对较轻，表现为对刚发生的事、刚说过的话不能记忆，忘记熟悉的人名，而对年代久远的事情记忆相对清楚。早期常被忽略，被认为是老年人爱忘事，但逐渐会影响患者日常生活。精神症状和行为障碍，包括抑郁、焦虑不安、幻觉、妄想和失眠等心理症状；踱步、攻击行为、无目的徘徊、坐立不安、行为举止不得体、尖叫等行为症状。日常生活能力的逐渐下降，表现为完成日常生活和工作越来越困难，简单的财务问题也不能处理，日常生活需要他人照顾，最后完全不能自理。

精神分裂症是一种病因未明的常见精神疾病，具有感知、思维、情感、意志和行为等多方面的障碍，以精神活动的不协调或脱离现实为特征。通常意识清晰，智能完好，可出现一些认知功能损害。患病期患者自知力基本丧失（自知力是指患者对自身精神状态的认识能力，即能否判断自己有病和精神状态是否正常，能否正确分析和识辨，并指出自己既往和现在的表现与体验中，哪些属于病态，是精神科用来判断患者是否有精神障碍，精神障碍的严重程度，以及治疗效果的重要指标之一），也就是说，精神分裂症的病人否认自己有精神病，并拒绝治疗。精神分裂症常见临床类型包括单纯型、青春型、偏执型、紧张型及混合型等，其中混合型又称未定型，是难以归类为其他4型的精神分裂症患者，此型目前最多见，约占精神分裂症的一半以上。

（四）治疗原则

一般主张精神障碍患者早期发现，早期治疗，大部分精神障碍需要较长时间的巩固维持治疗。治疗主要包括三个方面：药物治疗、心理治疗和社会康复治疗。

（五）药物治疗

1. *抗阿尔茨海默病药物*　AD是老年人常见的神经系统变性疾病，目前已广泛应用的抗AD药主要有：乙酰胆碱酯酶抑制药，N-甲基-D-天（门）冬氨酸（NMDA）受体拮抗药等。本书简要介绍目前常用的多奈哌齐、卡巴拉汀、石杉碱甲、美金刚等代表药物。

（1）多奈哌齐：适用于轻度或中度阿尔茨海默病痴呆症状。注意事项包括：①轻中度肝功能不全者宜适当调整剂量；②病窦综合征或其他室上性心脏传导阻滞，消化道溃疡者，哮喘、慢性阻塞性肺病者慎用。孕妇及对本品过敏者禁用。不良反应常见感冒症状、厌食、腹泻、呕吐、恶心、皮疹、瘙痒、幻觉、易激惹、攻击行为、昏厥、眩晕、失眠、胃肠功能紊乱、肌肉痉挛、尿失禁、头痛、疲劳、疼痛、意外伤害；少见癫痫、心动过缓、胃肠道出血、胃、十二指肠溃疡、血肌酸激酶浓度的轻微增高；罕见锥体外系症状、窦房传导阻滞、房室传导阻滞、肝功能异常（包括肝炎）、潜在的膀胱流出道梗阻。开始时一日睡前服用5 mg，如需要1个月后可将剂量增加到最大为一日10 mg。

卡巴拉汀适用于治疗轻、中度阿尔茨海默型痴呆的症状。注意事项包括：①轻中度肝功能不全者宜适当调整剂量；②病态窦房结综合征或其他心脏传导阻滞，消化道溃疡、尿路梗阻、癫痫发作、哮喘病史或其他阻塞性肺疾病需慎用。③常见不良反应包括疲劳、虚弱、眩晕、头痛、困倦、恶心、呕吐、腹泻、食欲减退、激动、失眠、精神错乱、出汗增多、体重下降、震颤。开始时一次1.5 mg，1～2/d，一般为3 mg，2/d，最大剂量一日12 mg。

（2）石杉碱甲：适用于良性记忆障碍，对痴呆患者和脑器质性病变引起的记忆障碍也有改善作用。注意事项包括：①心动过缓、支气管哮喘者慎用；②治疗应从小剂量开始，逐渐增量。癫痫、肾功能不全、机械性肠梗阻、心绞痛者禁用。不良反应偶见头晕、恶心、胃肠道不适、乏力、视物模糊。一次0.1～0.2 mg，2/d，最大剂量0.45 mg/d。

（3）美金刚：适用于中到重度阿尔茨海默病。注意事项包括：①肌酐清除率在10～60 ml/min者，应减量至一日10 mg，建议肌酐清除率小于10 ml/min的患者应避免使用本品；②动物研究发现可能出现胎儿宫内发育迟缓，故孕妇慎用；③癫痫患者、惊厥史患者慎用。不良反应常见便秘、高血压、头痛、眩晕、嗜睡；少见呕吐、血栓、意识模糊、疲倦、幻觉、步态异常；罕见癫痫、胰腺炎、精神病、抑郁和自杀倾向。起始剂量为每早5mg，每周增加5 mg，达最大剂量为一次10 mg，2/d；一旦剂量超过5 mg/d，则应分2次服用。

2. *抗精神病药*　抗精神病药主要用于精神分裂症和其他具有精神病性症状的精神障碍。这类药物在通常的治疗剂量并不影响患者的智力和意识，却能有效地控制患者的精神运动兴奋、幻觉、妄想、敌对情绪、思维障碍和异常行为等精神症状。目前常用的第一代抗精神病药主要有氯丙嗪、奋乃静、氟哌啶醇等，第二代抗精神病药有氯氮平、利培酮、齐拉西酮、阿立哌唑等。

(1)氯丙嗪：适用于各类有幻觉、妄想、行为紊乱、兴奋吵闹患者。一般从小剂量25 mg/次开始逐渐加量，2或3次/d，治疗量一般400～600 mg/d。药物不良反应与剂量呈正相关，常见不良反应为锥体外系反应，老年人、儿童使用剂量酌减，应谨慎，长期大剂量使用，对心、肝、肾、血液系统等有一定影响，对孕妇及胎儿有致畸报道。

(2)氯氮平：不作为临床一线药物。对阳性症状幻觉妄想、行为紊乱、阴性症状、难治性精神疾病均有较好的效果，镇静作用最强。因其对血液系统有影响，可导致粒细胞缺乏，故应定期复查血象，出现白细胞下降、粒细胞缺乏等应立即停药，对症处理。长期大剂服用，对心血管系统影响明显可致癫痫、体位性低血压、晕厥、ECG改变、T波低平、ST段下移、猝死等发生。常用剂量300 mg/d左右。剂量与药物不良反应呈正比，有临床研究证明，300 mg/d与600 mg/d临床疗效基本相同，但600 mg/d不良反应尤以心血管不良反应明显上升。老年人、青少年、有心血管疾病者尽量不选用。可导致体重上升，血糖异常等发生。

(3)利培酮：20世纪90年代上市，系第1个在我国上市使用的第二代抗精神病药，可用于精神分裂症、情感障碍、分裂情感性精神病、偏执性精神病、老年性精神病等疾病，对阳性症状、阴性症状均有较好的效果。镇静作用不明显，无明显心血管方面、肝、肾功能方面的不良反应。主要不良反应有催乳素升高、静坐不能等，可导致闭经、月经紊乱等现象。该药有普通片剂、胶囊、口崩片、口服液、以及针剂等多种剂型，可根据患者的不同情况分别选用。一般口服每日3～6 mg，分1～2次口服。对老年患者，躯体疾病所致的精神障碍患者剂量可酌减至每日1～2 mg。国内有儿童精神障碍使用该药疗效满意的临床经验介绍。

(4)齐拉西酮：适应证同上。特点为对阳性、阴性症状均有效，对体重几乎无影响。口服剂量80～160 mg/d，分2～3次服用。餐后立即服药可增加生物利用度。剂量稍大时应定期复查ECG，有服药后导致Q-T间期延长的报道。

3. 抗抑郁药　抗抑郁药主要用于治疗抑郁症和各种抑郁状态。目前抗抑郁药类型主要包括单胺氧化酶抑制药、三环类药物及选择性5-羟色胺再吸收抑制药。常见的有阿米替林、氟西汀、帕罗西汀、舍曲林、氟伏沙明、西酞普兰等。

(1)阿米替林：适用于抑郁症、焦虑症、强迫症、分裂症后抑郁、躯体疾病所导致的情绪低落、焦虑不安等症状。剂量50～250 mg/d，分2～3次服。抑郁症、焦虑症、强迫症治疗剂量稍大，躯体疾病所致的焦虑抑郁状态剂量酌减。常见不良反应为过度镇静、体位性低血压、口干、便秘、视物模糊等抗胆碱能不良反应。

(2)舍曲林：适应证同前，与药物间的相互作用少安全性高，老年患者，有心血管疾病者应谨慎选用。常用剂量50～200 mg/d，早餐后顿服，剂量大可分2次服用。常见不良反应为胃肠道反应、头痛、失眠、焦虑、性功能障碍。镇静作用较强。

(3)西酞普兰：用于治疗抑郁症、惊恐障碍、躯体形式障碍等。与其他药合用时相互作用少，安全性高。常用剂量20～60 mg/d，常见不良反应有恶心、腹泻、勃起障碍、失眠等。

4. 心境稳定剂

(1)碳酸锂：本品具有稳定心境作用，其作用机制尚未阐明。可能系锂影响5-HT摄取、合成、代谢和释放，使脑内5-HT功能明显增强，而发挥抗抑郁和抗攻击作用。开始口服每次0.25 g，每日3次。根据血锂浓度和效应，逐渐增加剂量。治疗剂量每日1.2～1.5g，分2～3次服。症状控制后减为维持量0.75～1.0g/d，分2～3次服用。常见胃肠道反应有恶心、呕吐、腹痛、腹泻、厌食、口渴等，神经系统反应有双手细微震颤、无力、反应迟钝、失眠、头痛、头晕、记忆减退，以及心电图异常等，长期应用可出现甲状腺肿及肾功能降低。如胃肠道症状加剧，震颤加重，出现癫痫样发作，应考虑锂中毒，严重者可出现意识障碍，呈急性脑器质性综合征。服药期间可适当增加盐分摄入，或淡盐水送药。

(2)卡马西平：作用机制可能系由于本品作用于神经元钾、钠离子通道，降低高频重复放电，作用于突触和突触后传导。开始剂量为每天100～300 mg，分2～3次服。逐渐递增剂量，治疗剂量每日1000 mg/d，分次服用。常见不良反应为神经系统眼震、眩晕、视物不清、复视、共济失调、头痛等，并可出现嗜睡、不安、激惹、活动增多，胃肠道症状如恶心、呕吐、口干、便秘、肝功能异常等。心血管系统不良反应有房室传导阻滞、窦性心动过缓、窦房阻滞,低钠血症等。

(六)治疗管理

1. 精神障碍药物使用注意事项　精神障碍是一类病情相对复杂、病程相对较长的疾病,其药物使用注意事项也相应较多,主要包括以下内容:病情一旦确诊,即开始药物治疗,通常以单一用药、小剂量开始,逐渐加至治疗量或最低有效剂量,务必足量、足疗程治疗,长期维持治疗,但注意用药个体化。

特殊人群使用精神障碍药物尤其需谨慎,老年人用药时需要考虑药物代谢慢、排泄慢、易产生不良反应等问题;儿童使用精神药物原则上要低于成人常规剂量;孕妇和哺乳期患者原则上避免使用精神药物,如必需用药物干预,应告知患者和家属药物治疗对胎儿和婴儿的危害,做到知情同意。有严重心血管疾病者应禁用及慎用第一代抗精神病药及三环类药以及齐拉西酮。急性肝炎、严重肾病、肾功能不全者禁用及慎用第一代抗精神病药。血液病、造血功能不良者禁用氯氮平及第一代抗精神病药物,使用氯氮平期间要定期复查血象。对于有各种躯体疾病的患者,在治疗躯体疾病的同时,使用精神药物时需要注意药物之间的相互作用,药物代谢的相互影响。

2. 常见精神药物不良反应及处理

(1)镇静过度:常见于初次用药者、老年人、体质瘦弱、有躯体性疾病、以及脑器质性障碍者。应对处理措施主要为治疗前评估患者,从小剂量开始则可避免,发生后可适当减少剂量或暂时停一次药。

(2)体位性低血压:轻症将病人放平,取平卧或头低位,即可恢复,无需应用升压药,严重或反复低血压反应者,要考虑减药或更换影响血压较小的药物。严重病例,应立即选用有效的升压药,可用去甲肾上腺素 1～2mg,加入 5%葡萄糖溶液 200～500 ml,静脉滴注。可告诫病人,服药后卧床 1h,起床宜缓慢,站立前至少等待 1min。改变体位时,若感觉头晕,应当尽快躺下。体位性低血压者禁用肾上腺素升压。

(3)锥体外系反应:锥体外系症状是典型抗精神病药物在治疗中最常见的不良反应,绝大多数患者在使用抗精神病药物达到一定剂量和时间后会发生,含氟结构的药物更易发生,如氟哌啶醇、三氟拉嗪、五氟利多等,氯丙嗪、舒必利、利培酮的锥外系反应较轻,氯氮平、奥氮平、喹硫平等则较少发生锥外系反应。常见的锥外系反应有急性肌张力障碍、静坐不能、帕金森综合征、迟发性运动障碍等多种表现形式。

此外,还可发生皮疹,主要表现为药疹,接触性皮炎,光敏反应,剥脱性皮炎(属于严重的不良反应),一旦发生过敏,应停用抗精神病药物,同时使用抗过敏药物;肝功能损害,主要是中毒性肝炎,常为无黄疸性肝炎,主要是谷丙转氨酶和乳酸脱氢酶的异常,多发生在用药后的第一个月内。应积极予以护肝药物对症治疗。一些抗胆碱能药物还可产生胃肠道不良反应,常见口干、鼻塞、出汗、恶心、呕吐、胃部不适、便秘、腹泻、尿潴留等。通常这些不良反应可以耐受,严重者可以对症处理,或换其他抗精神病药物。

二、自身免疫性疾病

自身免疫性疾病是指机体对自身抗原发生免疫反应而导致自身组织损害所引起的疾病。许多疾病相继被列为自身免疫性疾病,值得提出的是,自身抗体的存在与自身免疫性疾病并非两个等同的概念,自身抗体可存在于无自身免疫性疾病的正常人,但此抗体并无致病作用,是一种继发性免疫反应。

(一)类风湿关节炎

1. 定义和流行病学　类风湿关节炎是一种以慢性侵蚀性关节炎为特征的全身性自身免疫性疾病。类风湿关节炎的病变特点为滑膜炎,以及由此造成的关节软骨和骨质破坏,最终导致关节畸形。如果不经过正规治疗,约 75%的患者在 3 年内出现残废。类风湿关节炎分布于世界各地,不同人群患病率为 0.18%～1.07%,其发病具有一定的种族差异,印第安人高于白种人,白种人高于亚洲黄种人。我国总患病人数逾 500 万。类风湿关节炎在各年龄中皆可发病,高峰年龄在 30～50 岁,一般女性发病多于男性。

2. 病因及发病机制　类风湿关节炎的发病原因尚不明确,一般认为与遗传、环境、感染等因素密切相关。遗传因素是罹患类风湿关节炎的重要原因。类风湿关节炎患者 1 级亲属中患病的风险较普通人群高 1.5 倍。孪生子研究结果显示,与类风湿关节炎相关的各种因素中,遗传因素占 50%～60%。与类风湿关节炎发病相关的易感基因包括 HLA-DR、PADI4 和 PTPN22 等。某些病毒和细菌感染可能作为始动因子，启动携带易感基因的个体发生免疫反应，进而导致类风湿关节炎的发病。与类风湿关节炎发病相关的病原体包括EB病毒、细小病毒B19、流感病毒及结核分枝杆菌等。类风湿关节炎患病率男女之比为1∶2～4，提示性激素可能参与发病。另外，女性类风湿关节炎患者在怀孕期内病情可减轻，分娩后1～3个月易复发，提示孕激素水平下降或雌-孕激素失调可能与类风湿关节炎的发病有关。

其他与类风湿关节炎发生相关的因素还包括吸烟、寒冷、外伤及精神刺激等。

3. *临床表现* 常根据起病的缓急程度或发病时受累部位分类。根据起病缓急程度可分为隐匿性、亚急性和突发性起病；根据发病时受累关节数可分为多关节、少关节、单关节及关节外表现起病。

类风湿关节炎的主要病理改变为滑膜炎，表现为滑膜增生和炎性细胞浸润。类风湿关节炎的滑膜改变可分为炎症期、血管翳形成期和纤维化期。血管翳形成是类风湿关节炎滑膜的重要病理特征，在类风湿关节炎软骨和骨破坏过程中发挥重要作用。关节外表现的主要病理基础为血管炎。类风湿结节是其特征性表现，结节中心为类纤维素样坏死组织，周围有"栅状"排列的组织细胞，成纤维细胞及巨噬细胞等。

4. *药物治疗* 目前类风湿性关节炎的治疗药物主要为改善症状，如抗风湿药，包括非甾体消炎药、糖皮质激素、慢作用抗风湿药、免疫抑制药等。

(1)非甾体消炎药(NSAIDs)：这类药物主要通过抑制环氧合酶(COX)活性，减少前列腺素合成而具有消炎、止痛、退热及减轻关节肿胀的作用，是临床最常用的类风湿关节炎治疗药物。非甾类消炎药对缓解患者的关节肿痛，改善全身症状有重要作用。其主要不良反应包括胃肠道症状、肝和肾功能损害以及可能增加的心血管不良事件。

根据现有的循证医学证据和专家共识，非甾体消炎药使用中应注意以下几点：注重非甾体抗炎药的种类、剂量和剂型的个体化；尽可能用最低有效量、短疗程；一般先选用一种非甾体消炎药，应用数日至1周无明显疗效时应加到足量，如仍然无效则再换用另一种制剂，避免同时服用2种或2种以上非甾体消炎药；对有消化性溃疡病史者，宜用选择性环氧合酶-2抑制药或其他非甾体消炎药加质子泵抑制药；老年人可选用半衰期短或较小剂量的非甾体消炎药；心血管高危人群应谨慎选用非甾体消炎药，如需使用，可选择非选择性环氧化酶抑制药类非甾体消炎药；⑦ 注意定期监测血常规和肝肾功能。

(2)改善病情抗风湿药(DMARDs)：该类药物较非甾类消炎药发挥作用慢，需1～6个月，故又称慢作用抗风湿药(SAARDs)，这些药物可延缓或控制病情的进展。常用改善病情的抗风湿药包括甲氨蝶呤、来氟米特、柳氮磺吡啶、羟氯喹等。

临床上，类风湿关节炎患者应强调早期应用改善病情抗风湿药。病情较重、有多关节受累、伴有关节外表现或早期出现关节破坏等预后不良因素者应考虑2种或2种以上抗风湿药的联合应用。主要联合用药包括甲氨蝶呤、来氟米特、羟氯喹及柳氮磺吡啶中任意2种或3种联合。应根据患者的病情及个体情况选择不同的联合用药方法。

(3)生物制剂：生物制剂是目前积极有效控制炎症的主要药物，可减少骨破坏，减少激素用量和骨质疏松。治疗类风湿关节炎的生物制剂主要包括肿瘤坏死因子(TNF)-α拮抗药、白细胞介素(IL)-1和IL-6拮抗药、抗CD20单抗以及T细胞共刺激信号抑制药等。

(4)糖皮质激素：糖皮质激素能迅速改善关节肿痛和全身症状。在重症类风湿关节炎伴有心、肺或神经系统等受累的患者，可给予短效激素，其剂量依病情严重程度而定。针对关节病变，如需使用，通常为小剂量激素(泼尼松≤7.5mg/d)仅适用于少数类风湿关节炎患者。

(5)植物药制剂

雷公藤：对缓解关节肿痛有效，是否减缓关节破坏尚缺乏研究。一般给予雷公藤多苷30～60mg/d，分3次饭后服用。主要不良反应是性腺抑制，一般不用于生育期患者。其他不良反应包括皮疹、色素沉着、指甲变软、脱发、头痛、纳差、恶心、呕吐、腹痛、腹泻、骨髓抑制、肝酶升高和血肌酐升高等。

白芍总苷：常用剂量为600 mg，每日2～3次。其不良反应较少，主要有腹痛、腹泻、纳差等。

(6)外科治疗：类风湿关节炎患者经过积极内科正规治疗，如病情仍不能控制，为纠正畸形，改善生活质量可考虑手术治疗。但手术并不能根治类风湿关节炎，故术后仍需药物治疗。常用的手术主要有滑膜切除术、人工关节置换术、关节融合术以及软组织修复术。

对于少数经规范用药疗效欠佳，血清中有高滴度自身抗体、免疫球蛋白明显增高者可考虑免疫净化，如血浆置换或免疫吸附等治疗。但临床上应强调严格掌握适应证以及联用改善病情抗风湿药等治疗原则。

5. *治疗管理*　类风湿关节炎的主要治疗原则包括：控制关节炎症，缓解症状；保持关节功能，防止畸形；促进关节修复，改善关节功能；早期诊断，早期治疗；联合用药；功能锻炼等。

患者的预后与病程长短、病情程度及治疗有关。对具有多关节受累、关节外表现重、血清中有高滴度自身抗体和HLA-DRI/DR4阳性，以及早期出现骨破坏的患者应给予积极的治疗。大多数类风湿关节炎患者经规范内科治疗可以临床缓解。

类风湿关节炎无有效的预防方法，重在早期诊断、早期治疗，以免延误病情。一旦确诊断为类风湿关节炎，应减少或避免加重因素。

类风湿关节炎患者应戒烟，避免受凉，要适当的锻炼，最大程度的改善和保存受累关节的功能，降低残疾的发生。用药过程中要密切监测病情变化，定期复查血常规、肝肾功能。

（二）系统性红斑狼疮

1. *定义和流行病学*　系统性红斑狼疮（SLE）是一种病因未明、自身免疫介导、炎症性结缔组织病。由于病人体内产生多种自身抗体，可损害各个系统、各个脏器和组织。

SLE的流行病学研究显示，世界各地SLE均有发生，不同国家和地区差异明显，我国患病率较高，呈逐年上升趋势。SLE患者多见于育龄期女性，男女之比约为1∶9，幼年和老年性SLE的男女之比为1∶2。全球的患病率为30～50/10万人，我国的患病率约为70/10万人。但各地的患病率报道有明显差异。SLE的发病有一定的家族聚集倾向，SLE患者的同卵双生兄妹患病率为25%～50%，而异卵双生子间发患病率仅为5%。尽管SLE的发病受遗传因素的影响，但大多数为散发病例。

2. *病因及发病机制*　SLE是一种复杂的、多因素的自身免疫性疾病，以出现各种自身抗体为特征，可以侵及全身各个系统，其发病机制至今尚未完全阐明。目前的研究表明，其发病与遗传、免疫、感染、环境、激素及其受体等多种因素有关，是在遗传、环境等多种因素作用下，因机体免疫功能紊乱造成。SLE的发病机制十分复杂，由多种因素参与并且相互作用所引起。虽然目前对其发病机制的研究取得了一定的进展，但至今仍未明确。

3. *临床表现*　SLE的一般临床症状主要表现为全身不适、疲乏、食欲减退、发热等。常见的类型有两种：一种是长期的低热，大多数是作为亚急性发病的表现；另一种是弛张型高热，很少有寒战。发热很可能是SLE活动的表现，但应除外感染因素。疲乏是SLE常见但容易被忽视的症状，也是狼疮活动的先兆。

SLE的皮肤症状是全身症状的一部分，常在早期出现，包括面部皮疹、皮肤血管炎、黏膜损害及盘状红斑等。蝶形红斑是SLE所特有的症状，皮损以鼻梁为中心在两颧部出现红斑，两侧分布如蝶状，境界一般比较清楚，扁平或因局部浸润轻度隆起。严重者可见有局部水肿，甚至出现水疱。

SLE的最常见临床症状还包括心血管系统，如心包炎，发生率可达30%；中枢神经系统方面可表现为轻偏瘫、抽搐、癫痫、复视、视网膜炎精神病及其他人格障碍；血液系统方面贫血最常见。SLE的临床表现复杂多样，自然病程多表现为病情的加重与缓解交替。其多样性体现在轻型病人可以隐匿起病，长期稳定在亚临床状态或轻型狼疮。可以由轻型逐渐加重，也可以由轻型突然变为重症狼疮，甚至以狼疮危象为起病方式。

4. *治疗原则*　由于系统性红斑狼疮的临床表现复杂，治疗上强调早期、个体化方案及联合用药的原则。根据患者有无器官受累及病情活动选择不同的治疗方案。对重症患者应积极用药治疗，病情控制后给予维持治疗。

5. *药物治疗*　系统性红斑狼疮的病因不明，目前尚没有特效药，而且各患者的具体表现不一样，故治疗应个体化。下面介绍几种常用于治疗系统性红斑狼疮的药物。

（1）非甾体消炎药：如布洛芬、吲哚美辛、双氯芬酸钠等都属于此类药，用于发热、关节肿痛、肌肉痛等症状的对症治疗，但有较严重的不良反应，主要引起胃肠道和肾损害，还可导致转氨酶升高和血细胞减少，有消化道溃疡的患者禁用。目前此类药有一些新药，如美洛昔康、塞来昔布等，可减少上述一些不良反应的发生，但肾脏的毒副作用并未减少。

（2）糖皮质激素：此类药物仍是治疗SLE的主要药物，目前口服用的最多的是泼尼松（5 mg/片），静脉常用的有甲基泼尼松龙。激素药适用于急性活动性病例，特别是急性暴发性狼疮、急性狼疮性肾炎、急性中枢神经系统狼疮及合并严重的贫血、白细胞及血小板减少。由于激素有许多不良反应，应强调在控制疾病活动的情况下尽量减少用量，但不能突然停药，以免病情加重。

(3)抗疟药：是 SLE 的基础用药之一，主要有氯喹和羟基氯喹，对于控制皮肤损害(蝶型红斑、盘状红斑)、光过敏、关节炎很有效，但起效慢，需较长时间服药。此类药有导致视网膜病变的不良反应，用药前及用药期间应定期查视野及眼底。

(4)免疫抑制药：对于单纯使用糖皮质激素不能控制病情的患者及有较严重的肾损害、神经系统损害的患者均应考虑应用免疫抑制药。目前最常用的是环磷酰胺，每天口服或每月静脉冲击一次，但有骨髓抑制、降低免疫功能、性腺抑制等不良反应，用药时注意复查肝功和血常规。其他可选择的免疫抑制药有硫唑嘌呤、甲氨蝶呤、来氟米特、沙利度安、吗替麦考酚酯等。

(5)中医药治疗：中西医结合治疗有利于提高疗效，使用较多的中成药有雷公藤多苷，但有较严重的不良反应，特别是性腺抑制，长期可引起女性停经，男性不育。其他中草药可在中医医生的指导下服用，但建议服用中药期间不要擅自停用激素，以免加重病情。

6. *治疗管理*　系统性红斑狼疮的病因复杂、发病机制不清，在疾病的发展过程中，预防疾病的复发及并发症的发生尤为重要，应注意以下因素。

(1)避光及消除疲劳：疲劳是 SLE 最常见的表现，是多因素作用的结果，解除疲劳还需要依赖潜在病因鉴别。光过敏也可导致患者疲劳，常规的遮光伞和防晒乳以及防护服非常重要。

(2)预防感染：由于 SLE 患者体内的免疫功能紊乱以及免疫抑制药的长期应用，合并感染十分常见，对于不能解释的发热应积极就医，而不要立即想到是狼疮复发。合理的应用糖皮质激素和免疫抑制药并及时调整剂量和用药时间可减少感染的风险。

(3)适当休息与锻炼：SLE 患者的另一突出特征是久坐的生活方式、疾病的慢性过程、精神压抑及纤维肌痛等可使 SLE 患者的运动明显减少。有氧运动，如水疗法和散步等锻炼是 SLE 患者非药物治疗方案的一部分。重症活动期患者应卧床休息，缓解期及轻症患者可适当运动或从事非体力性工作。锻炼有助于防止长期类固醇激素治疗造成的肌肉萎缩及骨质疏松。

戒烟、减轻体重、适当的锻炼、血压控制以及血脂监测均可以减低系统性红斑狼疮的心血管疾病的风险。长期应用糖皮质激素的患者常见骨质疏松，应适当补充钙剂、维生素 D 以及双磷酸盐等预防和治疗骨质疏松。

三、急性中毒

(一)定义和流行病学

大量毒物短时间内经皮肤、黏膜、呼吸道、消化道等途径进入人体，使机体受损并发生功能障碍，称之为急性中毒(acute intoxication)。临床上根据毒物种类将急性中毒分为化学性中毒、植物性中毒和动物性中毒。其中，导致化学性中毒的毒物包括药物、农药、有害气体、有毒化合物、重金属等。

随着我国经济的飞速发展，人们接触各种药物、化学品的机会日益增多，引起中毒的物质种类也趋于多样化，中毒现象屡有发生。各类中毒的发生与处理已成为急诊科医师主要的诊治疾病之一。急性中毒病例中，毒物种类分别为药物(26.49%)、乙醇(22.80%)、一氧化碳(14.94%)、食物(10.90%)、农药(10.71%)为主。自杀是常见的中毒原因(占 57.87%)，80.77%为口服中毒。急性中毒病死率为 2.06%，死亡患者的中毒以农药(26.74%)、毒蕈(12.30%)为主。急性中毒也是儿科的常见急症之一，儿童以口服中毒最多，年龄常见于 1～5 岁。年龄小于 5 岁的中毒群体虽发病率较高，但大多属于无意中毒，而青少年患者有相当部分在精神抑郁或心理障碍情况下自伤性服毒，其服毒剂量通常较大，病死率相对较高。

(二)常见药物中毒

1. *阿片类药物中毒*

(1)中毒机制：阿片类药物过量使用可致中毒，主要激动体内阿片受体，对中枢神经系统先兴奋后抑制，以抑制为主。吗啡可抑制大脑皮质的高级中枢，继之影响延脑，抑制呼吸中枢和血管运动中枢，兴奋催吐化学感受区；或兴奋脊髓，提高平滑肌及其括约肌张力，减低肠蠕动。大剂量吗啡可促进组胺释放，使周围血管扩张，导致低血压和心动过缓，使脑血管扩张，颅内压升高。

(2)临床表现：阿片类轻度中毒临床表现为头痛、头晕、恶心、呕吐，兴奋或抑制、幻觉、时间和空间等感知综合障碍。重度中毒时出现昏迷、瞳孔缩小(如针尖大小)和严重呼吸抑制三大体征。患者可有惊厥、牙关紧闭和角弓反张；呼吸变浅变慢，继之出现叹息样呼吸或潮式呼吸，常并发肺水肿。急性中毒12h内多死于呼吸衰竭。

(3)治疗原则：迅速清除中毒药物；维持生命体征；使用特效解毒药及生理拮抗药治疗。

(4)药物治疗：临床常用纳洛酮和烯丙吗啡治疗。但纳洛酮和烯丙吗啡会诱发成瘾者出现戒断症状。

口服中毒患者尽快洗胃及导泻。禁用阿朴吗啡催吐。应用利尿药或高渗葡萄糖注射液促使毒物排出体外。呼吸抑制可用阿托品刺激呼吸中枢，并保持呼吸道通畅，吸氧。尽早使用纳洛酮解毒，0.4～0.8 mg肌注或静注，给药3～4次，必要时可以0.8～1.2 mg静脉滴注维持。如反复注射纳洛酮至20 mg仍无效，则应考虑缺氧、缺血性脑损伤，或合并其他药品、毒品中毒。也可用烯丙吗啡每次5～10mg静注，必要时每隔10～15min重复注射，总量不超过40 mg。严重中毒时每次剂量可酌情增加。

2. 苯二氮䓬类药物中毒　苯二氮䓬类(BDZ)药物具有镇静、催眠、抗焦虑、抗惊厥和中枢性肌肉松弛作用，也称弱安定药物。

(1)中毒机制：苯二氮䓬类药物被吸收后大部分与血浆蛋白结合，主要作用部位可能在脑干网状结构和大脑边缘系统，能增强GABA能神经传递功能和突触抑制效应，促进GABA与GABA受体结合，氯通道开放的频率增加，使神经细胞超极化，产生抑制效应。苯二氮䓬类药物使大脑皮质的兴奋性降低，产生镇静、催眠的作用，也与人的情绪、记忆密切相关。大剂量中毒可抑制中枢神经系统，导致呼吸缓慢，甚至呼吸衰竭；抑制心血管系统，减慢心率，或降低血压。

(2)临床表现：有嗜睡、眩晕、恶心、呕吐、运动失调、乏力、记忆力减退，偶有中枢神经兴奋，锥体外系障碍及一时性精神错乱。严重中毒者可有昏迷、腱反射消失、心动过速或过缓、血压下降、呼吸困难、抽搐，甚至发生休克、呼吸、循环衰竭，甚至心搏骤停。

(3)治疗原则：①迅速清除中毒药物：立即催吐、洗胃、导泻，减少药物吸收。输液、利尿以促进药物排泄。②应用特异性解毒剂。③对症支持治疗。④中枢神经兴奋剂的应用：对于深昏迷和呼吸表浅或不规则者，可适当应用。

(4)药物治疗：氟马西尼是苯二氮䓬类选择性拮抗药，作用于脑BDZ受体，阻滞BDZ受体而并不产生BDZ药物的作用。但是使用氟马西尼作为解药时要注意癫痫发作和心脏节律障碍。对于深昏迷和呼吸表浅或不规则中毒患者，可适当应用中枢神经兴奋药，如贝美格。对于出现呼吸抑制的中毒患者，可给予洛贝林。

3. 酒精中毒

(1)中毒机制：酒精代谢产生大量的自由基O^{2-}、OH^-、H_2O_2、$C_2H_5O^-$，以及乙醛($C_2H_5OH^-$)等，可破坏铜锌超氧化物歧化酶活性中心金属配位场，引起酶受损，清除自由基能力下降，当自由基数量超过机体清除能力时就会造成组织损伤。当酒精量或其毒性产物乙醛超过肝脏清除能力时，大量生成的蛋白质加成物使酶失活，削弱了DNA修复能力，使氧利用发生障碍，谷胱甘肽生成减少，肝细胞膜脂肪过氧化，损伤线粒体。酒精也可直接作用于神经细胞膜，使其发生变性，导致髓鞘形成障碍。

(2)临床表现：急性酒精中毒主要表现为消化系统和神经系统症状，如恶心、呕吐、消化道出血、腹痛、神志异常，兴奋或抑制、共济失调、昏睡、昏迷等。临床表现分为三个阶段：第一阶段兴奋期，眼部充血、语言增多，自控力降低；第二阶段失调期，动作不协调、步态不稳，身体难以平衡；第三阶段昏睡、昏迷期，沉睡不醒，甚至昏迷。

(3)治疗原则：及时给予基础治疗。首先，保持呼吸通畅，避免呕吐物阻塞呼吸道或吸入引起窒息；吸氧。深度昏迷者，确定1h内且无呕吐，洗胃；如有呕吐则不需洗胃。其次，大量补液。补充维生素及电解质，加用利尿药促进分解代谢，维持水电解质、酸碱平衡。之后根据症状对症治疗。

(4)药物治疗：纳洛酮可以拮抗急性酒精中毒时增高的β-内啡肽对中枢神经系统的抑制，可以缓解中毒症状，且有缩短神志异常时间、加快患者恢复、不良反应少等特点。胃黏膜保护剂如质子泵抑制药奥美拉唑，可保护胃黏膜屏障。利尿药和脱水药作用于肾脏，增加电解质和水的排出从而加速乙醇排泄，防止脑水肿。

(三)有害气体和化学物质中毒

1. 一氧化碳中毒　一氧化碳(CO)中毒主要是通过呼吸道吸入所致，如冬季在密室内烧煤、烧木炭取暖，煤气管道或灶具或热水器漏气等。

(1)中毒机制：吸入的一氧化碳可与血液中的血红蛋白(Hb)和血液外的肌红蛋白形成可逆性结合。CO与Hb的亲和力比O_2与Hb的亲和力大300倍，而碳氧血红蛋白(HbCO)的解离却比氧合血红蛋白缓慢3600倍。因此,CO与Hb一旦结合就不易离解,而与O_2争夺血红蛋白,使大部分血红蛋白变成HbCO,导致缺氧。溶解在血液中的CO在浓度较高时,可直接进入细胞线粒体内与还原型细胞色素氧化酶的二价铁结合,直接抑制细胞内呼吸,引起缺氧中毒,其中大脑皮质、苍白球、心肌等重要脏器最容易受损。

(2)临床表现:病情严重程度主要与吸入气中CO的浓度及吸入时间的长短有关。测定血液中HbCO含量,有利于判断中毒的程度及其预后。

轻度中毒:HbCO含量在10%~20%,出现头痛、头晕、颈部搏动感、眼花、恶心、呕吐、胸闷、乏力、行动不便,甚至有短暂意识不清。

中度中毒:HbCO含量在30%~40%,除上述症状外,尚有颜面及口唇呈樱红色,出汗、心率加快、步态蹒跚、表情淡漠、嗜睡、有时躁动不安或出现昏迷,血压开始升高,然后下降。

重度中毒:HbCO含量在50%以上,可出现昏迷。昏迷初期,四肢肌张力增加或伴有阵发性痉挛、呼吸表浅而频速、脉快、体温升高、大小便失禁;深昏迷时面色苍白,口唇发绀,周身大汗,瞳孔缩小、不对称或扩大、对光反射迟钝,肌张力降低,脉细弱,血压下降,有时呈潮式呼吸。此时往往出现严重的并发症,如脑水肿、肺水肿、心肌损害、酸中毒及肾功能不全、休克等,有的并发肺部感染而发生高热、惊厥。

晚发神经中毒:少数重度中毒患者脱离昏迷后可出现遗忘症。少数患者神志恢复后,又出现急性CO中毒的神经系统后发症。

(3)治疗原则

①脱离中毒现场,呼吸新鲜空气或氧气。若患者心肺停止,应立即进行现场心肺复苏。

②及时给予高浓度吸氧或高压氧治疗。

③促进脑细胞功能恢复。

④对症和支持治疗。

(4)药物治疗:药物治疗的目的主要是减轻或消除脑水肿,防治并发症。使用20%甘露醇或呋塞米,并加用肾上腺皮质激素如甲泼尼龙、氢化可的松或地塞米松等。如因脑缺氧、脑水肿导致抽搐,可用地西泮等镇静药。对于昏迷10~20h以上、伴高热中毒患者应给予头部降温为主的冬眠疗法。

2. 氰化物中毒

(1)中毒机制:氰离子可迅速与细胞线粒体内氧化性细胞色素氧化酶的三价铁结合,阻滞三价铁还原为二价铁,阻断细胞氧化呼吸过程的电子传递,使组织细胞不能利用氧,导致细胞窒息。中枢神经系统最先受损,尤其以血管运动中枢为主。

(2)临床表现:吸入高浓度氰化氢气体或吞服大量氰化钠(钾)可引起猝死。氰化物中毒分为四期:前驱期:眼和上呼吸道刺激症状、头痛、头晕、恶心、呕吐、震颤、大便急迫感等;呼吸困难期:胸闷、心悸、呼吸困难、瞳孔先缩小后逐渐扩大、有恐怖感、意识逐渐模糊甚至昏迷;痉挛期:阵发性或强直性痉挛,严重者角弓反张、牙关紧闭、大汗淋漓、大小便失禁、血压下降,晚期可出现肺水肿;麻痹期:意识完全丧失,痉挛停止,瞳孔散大,反射消失,呼吸循环中枢麻痹死亡。

(3)治疗原则

①脱离中毒环境,催吐、洗胃。

②立即应用解毒剂。

③对症治疗。

(4)药物治疗:氰化物中毒患者可采用亚硝酸钠-硫代硫酸钠解毒。亚硝酸盐或亚甲蓝(疗效较差)可促进高铁血红蛋白的形成,高铁血红蛋白可竞争与细胞色素氧化酶三价铁结合的氰离子,形成氰化高铁血红蛋白。然后给予患者硫代硫酸钠,在硫氰酸酶的参与下,氰离子与硫结合成低毒的硫氰酸盐从尿中排出体外。

中毒者应立即脱离中毒环境;呼吸、心搏骤停者立即进行心肺脑复苏术,复苏后立即吸氧;经上述处理后进行催吐、洗胃。

3. 亚硝酸盐中毒

(1)中毒机制

亚硝酸盐使血液中血红蛋白氧化成高铁血红蛋白,失去输送氧能力。亚硝酸盐还对中枢神经系统尤其是血管舒缩中枢和呼吸中枢有麻痹作用,并直接作用于周围血管平滑肌,使血管扩张、血压下降,引起循环衰竭。

(2)临床表现:中毒患者主要表现为缺氧和发绀。轻度中毒时表现为头痛、头晕、乏力、恶心、呕吐、手指麻木、耳鸣、视力模糊,有时可有腹痛、腹泻、心悸、呼吸困难、明显发绀。重度中毒时血压下降,惊厥、昏迷。

(3)治疗原则

①催吐、洗胃、导泻、给氧。

②尽快给予特效解毒药。

③对症治疗。

(4)药物治疗:低浓度亚甲蓝是治疗亚硝酸盐

中毒的特效药。维生素C也有类似作用，但起效缓慢，仅用于轻症患者。中毒较重时，应立即给予亚甲蓝1～2 mg/kg，1h后青紫未退可重复上述剂量，并给予高渗葡萄糖和维生素C。用药期间应严格控制亚甲蓝的剂量和注射速度，否则会使病情加重。

对症治疗过程中，血压下降或剧烈休克患者可使用间羟胺等缩血管药物；呼吸衰竭患者可给予尼可刹米等呼吸兴奋药；惊厥时给予镇静药治疗。

(四)农药中毒

1. 有机磷农药中毒　有机磷农药毒性大，往往因生产、运输、保管、使用中不遵守操作规程或防护不当，或误服而频频发生中毒事件。有机磷杀虫剂可分为磷酸酯类，如敌敌畏、美曲膦酯、久效磷、磷胺等；硫代磷酸酯类，如1605、1509、倍硫磷、氧化乐果等；二硫代磷酸酯类，如3911、乐果、马拉硫磷等；磷酰胺类，如早胺磷、甲基硫环磷等。

(1)中毒机制：有机磷农药可经皮肤、黏膜、呼吸道、消化道吸收而引起中毒。有机磷进入机体后，主要在肝氧化分解，绝大多数以最终产物对硝基酚形式从尿中排出。有机磷农药的磷酸根能与胆碱酯酶活性部分相结合，使酶失去活性，造成组织中乙酰胆碱积聚，先引起胆碱能神经过度兴奋，而后则转入抑制，从而出现一系列毒蕈碱样和烟碱样症状、体征。

(2)临床表现：临床上，急性有机磷中毒，按病情轻重可分为3度：轻度：患者头晕、头痛、恶心、呕吐、出汗、流涎、瞳孔缩小、视力模糊等，全血胆碱酯酶(CHE)活力在70%～50%；中度：除上述症状加重外，尚有肌束震颤、轻度呼吸困难，瞳孔明显缩小，血压可升高，步态不稳，意识轻度障碍，全血CHE活力在50%～30%；重度：除上述症状外，患者有呼吸极度困难、肺水肿、发绀、呼吸麻痹、瞳孔极度缩小、抽搐、昏迷等，全血CHE活力在30%以下。

(3)治疗原则

①脱离毒源，促进毒物排出：彻底清洗污染部位，美曲膦酯中毒时，忌用碱性液冲洗。硫代磷酸酯类中毒时忌用高锰酸钾冲洗。口服中毒者，应立即催吐、洗胃。洗胃后灌入50%硫酸钠和药用炭，吸附肠道内残留农药。忌用油类泻剂和硫酸镁导泻。

②尽早给予特效解毒药。

③积极防治并发症：休克、肺水肿、脑水肿，用抗生素预防合并感染。

④对症治疗。

(4)药物治疗：常用解毒药物是阿托品和胆碱酯酶复活药，如碘解磷定和氯解磷定。

应用阿托品解救有机磷中毒应尽早、足量、反复应用。阿托品首次参考用量为轻度中毒2～4 mg，中度中毒4～10 mg，重度中毒10～20 mg。当患者出现阿托品化的指征后，及时改为0.5 mg。当患者全血CHE活力恢复至正常值的50%～60%以上，或红细胞CHE恢复至正常值的30%以上，可停药观察；使用阿托品的同时，胆碱酯酶复活药也需要早期、足量给药。参考剂量为，轻度中毒0.4～0.8 g，中度0.8～1.6 g，重度1.6～2.8 g。足量的指标是：用药后烟碱样中毒症状如肌颤、呼吸肌麻痹消失，全血CHE或红细胞CHE活性分别恢复至正常值的50%～60%以上。

对症治疗包括输液促排：大剂量维生素C静脉滴注，必要时加用利尿药，同时注意纠正水、电解质和酸碱平衡紊乱。有痉挛时，用10%水合氯醛灌肠或使用地西泮，用药时注意观察呼吸变化。危重患者应及早使用抗生素防治感染。中枢性高热者，可用物理降温，还可使用细胞色素C、辅酶A、ATP、维生素B_1、维生素B_6、维生素C等促进脑细胞功能恢复的药物。

(5)治疗管理：使用阿托品治疗有机磷中毒需要密切关注阿托品停药指征，使用过量可造成阿托品中毒。一旦发生阿托品中毒，立即减量或停用阿托品，并开始对症治疗；早期用安定或巴比妥类，必要时用毛果芸香碱，但禁用新斯的明、毒扁豆碱等胆碱酶抑制药。

2. 杀鼠剂中毒　灭鼠药种类较多，加之从各种途径来的灭鼠药成分不明，给抢救带来很大困难，加之灭鼠药中毒的真正有效解毒药少之又少，因此治疗的关键是生命支持治疗。目前，临床常见发生中毒的杀鼠剂为是敌鼠(双苯杀鼠酮)。

(1)中毒机制：敌鼠通过肝微粒体酶羟基化，在体内通过与维生素K的竞争作用取代生物酶中维生素K，影响凝血酶原和Ⅱ、Ⅶ、Ⅸ等凝血因子合成和Ⅹ前体中谷氨酸转变为γ-羟基谷氨酸，从而降低血液的凝固性，使凝血时间及凝血酶原时间延长。此外，敌鼠可直接损伤毛细血管壁，使其通透性和脆性增加，造成内脏和皮下出血，严重者可致死亡。

(2)临床表现：敌鼠中毒潜伏期较长，一般在中毒后1～3d出现恶心、呕吐、腹痛、食欲减退、精神不振等症状，以后出现鼻出血、齿龈出血、咯血、皮肤紫癜、便血、血尿、关节痛和低热等。严重时导致贫血、血压下降，甚至休克。一次误服小量或数次连续口服，引起亚急性中毒，多在数日乃至半个月发病。蛛网膜下腔出血时，可出现头痛、呕吐、颈项强直，腰椎穿刺可见颅内压增高及血性脑脊液。眼底出血时，视物模糊甚至失明。女性可有阴道出血。上述症状如不及时治疗可持续数月。少数病人有低热及肝脏损害。

（3）治疗原则

①清除毒物：应立即催吐、洗胃、导泻。

②解毒治疗。

③对症及支持治疗。

（4）药物治疗：维生素 K_1 对敌鼠钠盐中毒者有显著疗效。使用肾上腺皮质激素能改善毛细血管通透性及血管张力。轻者口服，重者可用甲基泼尼松龙、氢化可的松，或地塞米松，静滴。应用大剂量维生素C和芦丁，注意保护肝、肾功能。输注新鲜冷冻血浆或凝血酶原复合物，可迅速止血。注意维持水、电解质的平衡。

（五）动植物毒素中毒

1．*蛇毒中毒*　蛇毒毒素由多种酶、非酶蛋白和多肽组成。

（1）中毒机制：蛇毒按性质分为神经毒、血液循环毒和混合毒三类。神经毒主要影响突触后膜上乙酰胆碱受体或抑制突触前乙酰胆碱释放，阻断神经与神经、神经与肌肉间的传导，引起横纹肌麻痹，进而导致呼吸衰竭死亡。血液循环毒包括凝血毒、抗凝血毒、纤维蛋白溶解毒、溶血毒、出血毒、磷脂酶A2和蛋白水解酶等，可引起凝血、出血、溶血、毛细血管损伤、心肌变性坏死等；混合毒包含神经毒和血液循环毒成分。

（2）临床表现

神经毒表现：患者被咬伤1～6h出现全身中毒症状，发展迅速。视力模糊、眼睑下垂、声音嘶哑、言语和吞咽困难、流涎、共济失调和牙关紧闭等，严重者肢体迟缓性瘫痪、昏迷、休克、呼吸麻痹，如不及时抢救有生命危险。

血液循环毒表现：局部红肿、剧痛，迅速向肢体近心端蔓延，常伴有出血、水疱和组织坏死。重症患者可出现全身广泛出血及溶血，血压下降、心律失常、少尿或无尿，最后因循环衰竭、急性肾衰竭死亡。

混合毒表现：均出现上述两类表现，但不同的蛇毒侧重表现不同。混合毒常见于眼镜蛇、眼镜王蛇、蝮蛇的蛇毒。眼镜蛇毒以神经毒为主，蝮蛇以血液循环毒为主。

（3）治疗原则

①防止毒液扩散吸收：伤口近心端，伤口肿胀部位上侧缚扎，切口，冲洗、吸毒，使用胰蛋白酶加普鲁卡因或注射用水稀释，做局部封环。

②尽早应用特效解毒剂、破伤风抗毒素，并给予抗生素防治伤口感染。

③对症支持治疗，防治休克、肾衰竭、呼吸衰竭等。

（4）药物治疗：蛇毒的特效解毒剂是抗蛇毒血清，有单价和多价两种。单价抗蛇毒血清对同类毒蛇咬伤有效，多价抗毒谱广，但疗效相对较差。

受伤初步处理后，及时使用抗蛇毒血清，受伤2h内疗效最佳，一般应该在受伤24h内使用。注射前需做皮肤过敏试验，有过敏反应的患者要脱敏注射。

在对症治疗过程中，凡被神经毒类及混合毒类毒蛇咬伤的患者，忌用中枢神经抑制药（如吗啡、氯丙嗪、苯海拉明等）及横纹肌溶解抑制药（箭毒）。被血液循环毒类咬伤的患者，忌用肾上腺素和抗凝血药（香豆素和枸橼酸钠）。

2．*毒蕈中毒*

（1）中毒机制：毒蕈碱是类似乙酰胆碱的生物碱，毒性极强，作用于胆碱能M受体，兴奋胆碱能节后纤维引起一系列中毒症状。毒蕈溶血素可引起机体溶血。毒蝇碱、蟾毒素等毒素可引起幻觉及精神异常等神经精神症状。毒肽和和毒伞肽可引起肝、肾、心、脑损害，其中肝损坏最严重，可导致中毒性肝炎。

（2）临床表现：一般均出现胃肠道症状，如腹痛、腹泻水样便甚至便血，易发生水和电解质紊乱，严重者休克。毒蕈碱中毒主要表现为副交感神经兴奋症状，可发生多汗、流涎、瞳孔缩小、脉缓等症状。毒蕈溶血素可引起贫血、黄疸、血尿、肝大，严重的有生命危险。神经精神毒素可引起幻觉、谵妄、昏睡、精神错乱、四肢麻木、感觉和运动障碍等周围神经炎症状。出现多脏器损伤以肝、肾为主。肝大、转氨酶升高，可出现肝坏死，严重者死于急性重症肝炎；肾损害出现少尿、无尿、血尿、甚至尿毒症。

（3）治疗原则

①立即清除毒物，洗胃、导泻、补液、利尿等方

法促进毒素排泄。

②对症治疗：兴奋、谵妄、精神错乱患者可给予镇静药治疗。

③纠正水和电解质紊乱。

④使用解毒药。

(4)药物治疗

毒蕈碱样症状治疗：中毒后立即皮下或肌内注射阿托品 0.5～1mg，每 30min 注射一次，必要时加大剂量或静脉注射。病情好转后，阿托品减量或延长给药间隔。若患者表现阿托品样症状，则不宜使用抗胆碱药进行治疗。

内脏损害症状治疗：巯基螯合剂可与造成内脏损害的毒伞肽结合，破坏其分子中的硫巯键，降低其毒性。糖皮质激素具有抗炎、稳定溶酶体及细胞膜、抗毒素等多重作用，对溶血反应、中毒性心肌炎、中毒性脑炎、严重肝损害均有治疗作用。临床上，给予二巯丁二钠静脉注射，或二巯丙磺钠溶液肌注，同时使用氢化可的松或地塞米松静滴。

溶血症状治疗：给予大剂量甲泼尼龙治疗。

对症治疗：中毒引起的胃肠炎应积极纠正水、酸中毒及电解质紊乱。有肝损害的患者进行保肝治疗。出现精神症状或惊厥患者给予镇静或抗惊厥治疗。急性肾衰竭患者进行透析治疗。

四、移植排斥

器官移植经历了半个世纪的发展后，已经成为治疗器官终末期病变的有效方法，各种脏器的移植受者长期生存率和生存质量都有不同程度的提高。但是，器官移植的排斥反应依然是严重影响受者预后的因素，并且目前尚无有效的诱导免疫耐受的方法，因此免疫抑制药的应用仍是器官移植成功的关键措施之一。如何合理应用免疫抑制药也是目前广泛关注的焦点问题。

(一)定义及发病机制

同种异基因器官移植后，由于供、受者之间的组织相容性抗原不同，从而刺激相互的免疫系统，引起排斥反应。排斥反应主要分为宿主抗移植物反应和移植物抗宿主反应两种，其中前者即为我们通常认为的器官移植排斥反应。

1. *宿主抗移植物反应*(HVGR)　宿主抗移植物反应分为超急性排斥反应、急性和加急排斥反应和慢性排斥反应。

超急性排斥反应：是在移植物血液循环恢复后数分钟或数小时内发生的排斥反应，其产生原因是宿主体内存在抗供者同种异型抗原(如 HLA 抗原、ABO 血型抗原和血小板抗原等)的抗体。在移植术后，这些抗体与移植物细胞表面相应抗原结合，激活补体，导致移植的血管内凝血和血栓形成，造成移植器官栓塞、坏死。反复多次输血、多次妊娠、长期血液透析或有同种异基因移植史的个体体内易存在抗供者同种异基因抗原的抗体。

急性和加急排斥反应：出现于器官移植后 7d 左右，主要由 T 细胞介导，被排斥的移植物周围有大量单核细胞与淋巴细胞浸润。术后 1～5d 之内出现 T 细胞介导的加急排斥反应，其原因多是宿主在接受组织或者器官移植之前已被供者细胞致敏(如输血或者妊娠等)，手术后在短时间内发生针对供者 HLA 的排斥反应，避免或者减少急性与加急排斥反应的主要措施之一是 HLA 配型。供者与宿主 HLA 的匹配程度对移植物在宿主体内存活的时间明显相关：吻合度越高，移植物存活时间越长。

慢性排斥反应：慢性排斥反应属于迟发型变态反应，发生于移植后数月甚至数年之后，是器官移植失败的主要原因之一，但其机制尚不清楚。慢性排斥反应表现为进行性移植器官的功能减退直至丧失；病理特点是血管壁细胞浸润、间质纤维化和瘢痕形成，有时伴有血管硬化性改变。

2. *移植物抗宿主反应*(GVHR)　移植物抗宿主反应多发生于同种骨髓移植者，也可见于肝、脾、胸腺和小肠移植中；在宿主免疫功能低下的情况下，来自供者的淋巴细胞将对宿主体内的同种异型抗原(尤其是 HLA 抗原)发生免疫应答，产生移植物抗宿反应甚至移植物抗宿主病。GVHR 分为急性与慢性两型。急性型多见，多发生于移植后 3 个月以内，患者出现肝脾大、高热、皮疹和腹泻等症状；虽是可逆性变化，但死亡率较高；慢性型由急性型转来，患者呈现严重的免疫失调，表现为全身消瘦，多个器官损害，以皮肤和黏膜变化最突出，病人往往因严重感染或恶病质而死亡。

(二)免疫抑制剂

免疫抑制剂是 20 世纪末在器官移植、肿瘤化疗、免疫病理学和临床免疫学等多学科研究基础上发展起来的一种新的药剂类别，是一类可抑制机体异常免疫反应的药物，主要包括了多种化学合成药物和生物制剂，在临床上主要用于防止器官移植时的排斥反应及自身免疫性疾病的治疗。

1. *钙调蛋白抑制药*(CNI)　主要包括环孢素 A(CsA)和他克莫司(TAC)，目前绝大多数移植中心都采用以 CNI 为主的联合免疫抑制方案。

环孢素 A 是从真菌酵解产物里提取的含 11 个氨基酸的环形多肽，通过干扰淋巴细胞活性，阻断参与排斥反应体液和细胞机制，从而防止排斥反应的发生。由于具有良好的免疫抑制作用，成为器官移植抗排斥药发展的里程碑。但它在强力免疫抑制同时，也导致了过度免疫抑制所致的并发症，如机会性感染、肿瘤等，同时 CsA 自身也有一定的肝肾毒性，对心血管系统也有一定影响。

他克莫司(又名 FK506)是 1984 年从土壤放线菌发酵产物中分离出的一种具有强大免疫抑制作用的大环内酯类免疫抑制药，与环孢素有相似的免疫作用机制：通过抑制混合淋巴细胞反应和细胞毒性 T 细胞来发挥强大的免疫抑制作用，但其免疫抑制作用强度为环孢素 A 的 10～100 倍，肝毒性却较 CsA 小。广泛应用于心脏、肾和肝等实体器官移植。

2. *mTOR(哺乳动物雷帕霉素靶蛋白)抑制药* 雷帕霉素(又名西罗莫司，SRL)，1999 年美国 FDA 批准上市，是一种大环内酯类免疫抑制药，与他克莫司结构相似，但作用机制不同，通过抑制 mTOR 的活化，抑制 p70S6 激酶活性，阻止淋巴细胞 G1 期向 S 期转变，可同时抑制 T 细胞和 B 细胞的增殖，雷帕霉素不引起肾小球滤过率减少及肾功能损害，并且具有抗肿瘤增殖作用。目前临床上常把雷帕霉素作为替代 CNIs 的备用方案。SRL 的免疫抑制强度不如 CNIs，但至少与 MMF 相当，与 CsA、FK506 和霉酚酸酯(MMF)等均有良好的协同作用。

依维莫司是一种具有抗肿瘤特性的新型免疫抑制药，为雷帕霉素的衍生物，其体外免疫抑制活性低于雷帕霉素，但体内活性与雷帕霉素相当，生物利用度更好，可口服给药。依维莫司临床上主要用于预防肾、肝、心脏等移植术后的排斥反应。

3. *抗代谢药* 硫唑嘌呤(AZA)是 6-巯基嘌呤(6-MP)的前体药物。通过抑制 DNA、RNA 以及蛋白合成，抑制淋巴细胞增殖反应。AZA 因其非选择性地抑制机体细胞嘌呤核苷酸的合成而被归为第一代免疫抑制药。其主要不良反应以肝功能损害、造血系统损害和感染为主。

霉酚酸酯(MMF)是霉酚酸(MPA)的酯类衍生物，是一种高效、选择性、非竞争性、可逆性的次黄嘌呤核苷磷酸脱氢酶(IMPDH)抑制药，可抑制鸟嘌呤核苷酸的经典合成途径。主要用于对 AZA 禁忌证患者或作为抗代谢药物的首选药。MMF 一般不单独使用，常需与 CNIs 和糖皮质激素联用，可明显降低急性排斥反应的发生率，减少 CNIs 和糖皮质激素的用量和不良反应。此药没有肾毒性和神经毒性，不引起高血糖和高血压。

4. *糖皮质激素* 糖皮质激素是最早应用于免疫抑制治疗的非特异性消炎药，目前仍是基础免疫抑制方案中的一线用药。移植患者常用的糖皮质激素类免疫抑制药主要是甲泼尼龙(MP)和泼尼松(Pred)。MP 一般用于免疫诱导和急性排斥反应的冲击治疗，而 Pred 则主要用于移植术后的联合排异方案。但由于糖皮质激素的不良反应多，且能增加肝癌和病毒性肝炎的复发率，故术后应逐渐减量，甚至尽早停用。

5. *生物免疫抑制药(抗体制剂)* 代表性的有抗胸腺细胞免疫球蛋白、抗淋巴细胞免疫球蛋白、抗 CD3 单克隆抗体和白细胞介素 2 受体抗体。其中白细胞介素 2 受体抗体因不良反应小，临床应用广泛，包括巴利昔单抗和达利珠单抗两种。抗体制剂目前主要用于围手术期的诱导治疗、预防急性排斥反应以及治疗激素抵抗型排斥反应。

6. *其他及新型免疫抑制药* 其他常用免疫抑制药还包括环磷酰胺、来氟米特、雷公藤和雷公藤多苷、贝拉西普等。

(三)治疗原则

联合用药原则是器官移植后免疫抑制剂应用抗排斥反应的共识，事实证明无论采用何种联合方式，均有单一用药无可替代的优势。个体化治疗方案是理想的临床治疗方法，通过分析包括血药浓度在内的检查结果，并结合患者自身状态，决定患者药物治疗方案中联合用药的组合和具体剂量。

联合用药的方法有多种，目前尚没有一致公认的最佳方法。通常以钙神经蛋白抑制药为基础，联合其他药物，包括麦考酚酸酯、糖皮质激素、硫唑嘌呤、单克隆抗体、多克隆抗体等。具体用药方案应根据药物的作用机制、不良反应大小、各地区的用药习惯并结合患者的经济条件来确定。联合用药过程中，有时也可能因为抗排斥效果不佳或药物不良反应大而对方案进行修改。

(四)药物治疗

1. *常用的联合用药方案* 二联疗法：钙神经蛋白抑制药＋糖皮质激素，也可采用钙神经蛋白抑制药＋单克隆抗体或多克隆抗体。

三联疗法：钙神经蛋白抑制药＋麦考酚酸酯(或硫唑嘌呤)＋糖皮质激素。三联用药方案目前最流行，国内器官移植术后多采用该方案。

四联疗法：钙神经蛋白抑制药＋霉酚酸酯（或硫唑嘌呤）＋ 糖皮质激素＋单克隆抗体或多克隆抗体。

2. 诱导期的联合用药治疗　抗体诱导治疗是指在移植术后 7～10d 内应用单克隆抗体或多克隆抗体。钙神经蛋白抑制药暂停使用或仅用最小药量，直至抗体诱导治疗结束前 2～3d，然后接着用以环孢素为主的二联疗法或三联疗法。

3. 维持用药方案　二联用法：国内多采用钙神经蛋白抑制药＋泼尼松方案，国外多采用钙神经蛋白抑制药＋霉酚酸酯或抗体。

三联用法：采用三联维持用药可减少各药物的用量，从而降低其不良反应，通常选用对肾毒性较小的药物，常用钙神经蛋白抑制药＋霉酚酸酯（或硫唑嘌呤）＋泼尼松。

（五）治疗管理

1. 移植术后服药注意事项　移植后药物的应用要非常谨慎，有些药物会增加免疫抑制药的血药浓度，而有些药物则会降低免疫抑制药的血药浓度，另外一些药物本身就有肾或肝毒性，应该避免使用，所以移植后药物的使用一定要在医师的指导下进行。

可增加免疫抑制药的血药浓度的药物有如红霉素、交沙霉素、酮康唑、维拉帕米、甲氧氯普胺、口服避孕药、甲睾酮等。

可降低免疫抑制药的血药浓度的药物有苯巴比妥、苯妥英钠、利福平、异烟肼等。

应该避免使用的药物有庆大霉素、卡那霉素、新霉素、多黏霉素、呋喃妥因、万古霉素等。

2. 按时服药　移植器官作为一个外来物，时刻处于受者免疫系统的监视之下，一旦免疫抑制作用减弱，机体免疫系统就会对移植器官发起攻击，也就是排斥反应发生。有时这种排斥反应很微弱，可能没有临床症状，但器官的损害已经发生。因此，按时、按规定服药，使机体的免疫机制处于一种稳定的免疫移植状态，减少排斥的发生率，延长移植器官的存活期就显得非常重要。

3. 血药浓度检测　在免疫抑制治疗中，患者体内必须达到一个稳定的药物浓度才能获得治疗效果。而各种免疫抑制药物的有效治疗浓度和中毒浓度之间差距很小，而且不同个体对药物的吸收和代谢差异很大，因此，需要定期检测血药浓度，既要达到治疗效果，又要防止药物中毒。

4. 定期、规律的随访　术后短期内，随着器官功能的恢复，机体的各个方面将发生很大的变化，器官功能的改善，食欲和营养状况的好转，体重就会增加。体重变化，免疫抑制药物的剂量就需要作一定调整。器官功能恢复后，高血压、心脏病等也会得到一定的改善，这些都需要医师对患者治疗方案作出调整。器官移植术后的一定时间内，病情逐渐稳定，药物剂量也要作一定的调整，而药物剂量的调整相当复杂，必须由移植医师根据病情结合血药浓度进行。因此，器官移植术后，患者必须进行定时、规律的随访。

五、肠内外营养支持治疗

营养支持是指经口、胃肠道或肠外途径为患者提供较全面的营养素。包括肠内营养（enteral nutrition，EN）和肠外营养（parenteral nutrition，PN）两种营养支持方式。

（一）肠内营养

肠内营养（EN）是指需少量消化过程或不需消化过程就能吸收的营养液，通过消化道置管（或造口）或少量多次口服的方法，为患者提供所需的营养素。EN 是一种相对简便、安全、经济和有效的营养支持方法，国内外专家的共识是“当肠道有功能且能安全使用时就应用它”。根据中华医学会肠外肠内营养学分会的指南推荐：肠内营养是首选的营养支持方法。

1. 肠内营养支持的适应证和禁忌证

(1)适应证

①意识障碍及昏迷患者，如老年痴呆不能经口进食和精神失常或不愿经口进食的患者。

②吞咽困难和失去咀嚼能力的患者。

③严重创伤、大面积烧伤、多发性骨折及各种原因所致的严重感染等患者。

④适宜用肠内营养的胃肠道瘘患者。

⑤适宜用肠内营养的溃疡性结肠炎及克罗恩病患者。

⑥消化吸收不良患者，如慢性胰腺功能不全及短肠综合征的患者。

⑦营养不良（营养不足）的患者，如恶性肿瘤或慢性消耗性疾病。

⑧器官衰竭患者，如心力衰竭、肝衰竭、胃肠衰竭、肾衰竭及多器官衰竭等。对这类患者的肠内营养支持应慎重。

⑨特殊患者营养支持，如有并发症的糖尿病、

急性放射病、器官移植等。

⑩家庭肠内营养支持患者。

(2)禁忌证:麻痹性和机械性肠梗阻、消化道活动性出血及休克均是EN的禁忌证。严重腹泻、顽固性呕吐和严重吸收不良综合征也应当慎用。

2. 肠内营养支持的方法

(1)肠内营养管饲途径:管饲途径的选择原则包括以下几个方面内容:满足肠内营养的需要;置管方式尽量简单、方便;尽量减少对患者损害;患者舒适和有利于长期带管。肠内营养的管饲途径分为两大类:一是无创的置管技术,主要是指经鼻胃途径放置导管,根据病情需要,导管远端可放置在胃、十二指肠或空肠中;二是有创的置管技术,根据创伤大小,再分为微创(内镜协助,如PEG)和外科手术下的各类造口技术。

(2)肠内营养输注泵:肠内营养输注泵是一种由电脑控制输液的装置,以精确控制肠内营养液的输注。肠内营养中,输液速度的过快或过慢,一方面可引起患者血糖水平的明显波动,不利于营养物质的吸收和利用,甚至发生高渗非酮症性昏迷或低血糖反应及其他严重的代谢性并发症;另一方面,可能造成或加重患者的胃肠道不适。而采用持续性肠内营养输注泵喂养,可有效减少胃和食管不适的发生,并且可以为吸收能力受限的患者提供最大程度的营养支持。

3. 肠内营养制剂　肠内营养制剂按氮源分为3大类:氨基酸型、短肽型(前两类也称为要素型)、整蛋白型(也称为非要素型)。上述3类又可各分为平衡型和疾病适用型。此外,还有组件式肠内营养制剂。

(1)氨基酸型肠内营养制剂:氨基酸型肠内营养制剂主要为低脂的粉剂,可减少对胰腺外分泌系统和消化液分泌的刺激,无渣,不需要消化液或极少消化液便可吸收利用。临床上应用的氨基酸型肠内营养制剂含有甘氨酸、丙氨酸、精氨酸等18种氨基酸,其中必需氨基酸含量超过40%,特别是含有谷氨酰胺和精氨酸,有益于维护肠黏膜屏障功能和改善免疫功能。氨基酸型肠内营养制剂主要适用于肠道功能减退的患者,如胰腺炎、消化道瘘、短肠综合征(小肠的长度短于60 cm)、炎性肠病(如克罗恩病、溃疡性结肠炎)等;也可用于诊断和手术前的肠道准备,以及其他需要肠内营养的患者。

(2)短肽型肠内营养制剂:短肽型肠内营养制剂所含的蛋白质为蛋白水解物,人体小肠有运输低聚肽的体系,营养液中的低聚肽可经小肠黏膜刷状缘的肽酶水解后进入血液,容易被机体利用;具有低渣、仅需少量消化液和排粪便量少的特点。主要成分为人体必需的营养要素:水、麦芽糊精、乳清蛋白水解物、植物油、矿物质、维生素和微量元素等。

主要应用于部分胃肠道功能的患者,包括:①代谢性胃肠道功能障碍,如胰腺炎、肠道炎症疾病、放射性肠炎和化疗、肠瘘、短肠综合征;②危重疾病:如大面积烧伤、外科大手术、脓毒血症等;③营养不良患者的手术前后营养支持及术前肠道准备。

(3)整蛋白型肠内营养制剂:该类肠内营养制剂以整蛋白或蛋白质游离物为氮源,渗透压接近等渗,口感较好,适于口服,亦可管饲。适于于胃肠功能较好的患者。这类制剂又进一步分为以下类型。

①平衡型:按照是否含有部分特定营养素成分,可分为含膳食纤维或不含膳食纤维型;含中链脂肪乳(M C T)或不含 M C T 等。按照剂型可分为液体制剂和粉剂。

②疾病特异型:包括糖尿病型营养剂、肿瘤病型营养剂、肺疾病型营养剂、烧伤型营养剂、肝疾病型营养剂和肾疾病型营养剂。

(二)肠外营养

肠外营养(PN)是指通过中心静脉或周围静脉插管的途径,输入包括葡萄糖、氨基酸、脂肪乳、电解质、微量元素、水溶性及脂溶性维生素等静脉营养液的一种方法。肠外营养分为完全肠外营养和部分补充肠外营养。患者在不能或不能完全充分由胃肠道摄取营养的情况下,使蛋白质、热量、电解质、维生素的补充仍能达到较满意的程度。

1. 肠外营养支持的适应证和禁忌证

(1)适应证:肠外营养的基本适应证是胃肠道功能障碍或衰竭者,也包括需家庭肠外营养支持者。

(2)禁忌证:①胃肠功能正常、适应肠内营养或5d内可恢复胃肠功能者。②不可治愈、无存活希望、临终或不可逆昏迷病人。③需急诊手术、术前不可能实施营养支持者。④心血管功能或严重代谢紊乱需要控制者。

2. 肠外营养的输注途径　用于肠外营养输注的静脉置管途径可分为周围静脉导管(PVC)与中心静脉导管(CVC)。中心静脉置管又可分为经外周穿刺置入中心静脉导管(PICC)、直接经皮穿刺中心静脉置管、隧道式中心静脉导管(CVTC)、输液港(Port)。选择何种输注途径,需考虑以下因素：患者以往静脉置管病史，静脉解剖走向，出凝血功能，预计 PN 持续时间，护理环境，潜在疾病等。中心静脉置管(CVC)的应用越来越普遍，包括肠外营养液输注，血制品输注等。应用 CVC 可显著减少周围静脉穿刺次数。但不可避免的，也导致一些并发症发生。因此，必须由经培训的专门人员置管和维护，操作时必须严格遵守无菌操作规则。

3. 肠外营养制剂

(1)糖类制剂：糖类制剂是最简单、有效的 PN 制剂，可提供机体代谢所需能量的 50％～60％，葡萄糖是 PN 最常选用的能量制剂，临床上常配制成 5％、10％、25％、50％等规格的注射液。此外，70％葡萄糖注射液专供肾功能衰竭患者使用。临床常用制剂还有果糖、麦芽糖及糖醇类(如山梨醇和木糖醇)。但这些制剂均不能长期大量应用，否则会引起高乳酸血症、高胆红素血症、高尿酸血症等代谢紊乱。目前已不主张单独应用葡萄糖制剂，而应与脂肪乳剂合用，以减少葡萄糖用量，避免糖代谢紊乱的发生。另外，在大量输注葡萄糖时，需补充适量胰岛素以弥补内源性胰岛素的不足，每日葡萄糖用量不宜超过 400 g。

(2)脂肪乳剂：脂肪乳剂适用于需要高热量的病人(如肿瘤及其他恶性病)、肾损害、禁用蛋白质的病人和由于某种原因不能经胃肠道摄取营养的病人，以补充适当热量和必需脂肪酸。包括结构脂肪乳剂、长链、中链脂肪乳剂及富含 ω-3 脂肪酸的脂肪乳剂等。长期使用，应注意脂肪排泄量及肝功能，每周应做血象、血凝、血沉等检查。若血浆有乳光或乳色出现，应推迟或停止应用。严重急性肝损害及严重代谢紊乱特别是脂肪代谢紊乱脂质肾病、严重高脂血症患者禁用。

(3)氨基酸制剂：根据氨基酸成分和含量的不同，分为平衡氨基酸和专用氨基酸。平衡氨基酸含有人体所需的大多数氨基酸，包括必需氨基酸和非必需氨基酸，生物利用度高，适用于肝肾功能正常的患者。疾病专用氨基酸主要指肝病、肾病、创伤和婴幼儿用的氨基酸。肝病氨基酸富含支链氨基酸，能够调节血浆支链氨基酸/芳香族氨基酸的比例，用于肝硬化、重症肝炎和肝昏迷的治疗。肾病氨基酸由 8 种必需氨基酸和组氨酸构成，用于纠正因肾病引起的必需氨基酸不足。创伤型氨基酸富含支链氨基酸，用于手术前后、严重创伤、烧伤和骨折等。幼儿用氨基酸能提供足量的必需氨基酸(约占氨基酸总量的 40％)，同时富含婴幼儿体内不能合成的酪氨酸、胱氨酸(或半胱氨酸)、精氨酸和组氨酸。

(4)维生素制剂：维生素是 PN 不可缺少的组分之一，有水溶性和脂溶性制剂，主要维持人体正常代谢和生理功能。用于 PN 的维生素多为复方制剂。应用维生素时要注意用量，以防过量蓄积后中毒，

(5)微量元素：微量元素主要参与氧的储存和电子传递，参与遗传和自由基的调节。PN 中常加入的微量元素有铬、铜、铁、锰、钼、硒、锌、碘、氟等。

(6)电解质制剂：电解质是维持人体水、电解质和酸、碱平衡，保持人体内环境的稳定，维护各种酶的活性和神经、肌肉的应激性以及营养代谢正常的一类重要物质。临床多应用单一性制剂，如 0.9％ NaCl 溶液、10％ NaC1 溶液、KCI 溶液、$MgSO_4$ 溶液、$NaHCO_3$ 溶液等，必要时也应用谷氨酸钾、谷氨酸钠等。

(张幸国　饶跃峰　李　茜　陈亚玲)

■参考文献

[1] 姜远英. 临床药物治疗学[M]. 第 3 版. 北京：人民卫生出版社，2011.

[2] 程德云，陈文彬. 临床药物治疗学[M]. 第 4 版. 北京：人民卫生出版社，2012.

[3] Mary Anne Koda-Kimble. 临床药物治疗学[M]. 第 8 版. 王秀兰，张淑文主译. 北京：人民卫生出版社，2007.

[4] 中国高血压防治指南修订委员会. 中国高血压防治指南[S]. 第 2 版. 2011：1-80.

[5] 中华医学会心血管病学分会，中华心血管病杂志编辑委员会. 中国心血管病预防指南[J]. 中华心血管病杂志，2011，39(1)：3-10.

[6] 陈维洲，许玉韵，吕俊升. 心血管病治疗学[M]. 杭州：浙江科学技术出版社，2001.

[7] 闫西艴，陈灏珠. 高血压与相关疾病[M]. 郑州：郑州大学出版社，2003.

[8] European Society of Hypertension (ESH) and of the European Society of Cardiology (ESC), 2013 ESH/ESC Guidelines for the management of arterial hypertension[J]. Journal of Hypertension 2013，31：1281-1357.

[9] 中华医学会心血管病学分会，中华心血管病杂志编辑委员会. 不稳定型心绞痛和非 ST 段抬高心肌梗死诊断与治疗指南[J]. 中华心血管病杂志，2007，35(4)：295-304.

[10] 中华医学会心血管病学分会，中华心血管病杂志编辑委员会. 急性 ST 段抬高心梗死诊断与治疗指南[J]. 中华心血管病杂志，2010，38(8)：675-690.

[11] 姬尚义,沈宗林.缺血性心脏病[M].北京:人民卫生出版社,2002.

[12] 邵耕,胡大一.现代冠心病[M].第2版.北京:北京大学医学出版社,2006.

[13] 杨新春,那开宪,陈瑾.心力衰竭临床与实践[M].北京:人民卫生出版社,2008.

[14] 万峰,王京生.现代心力衰竭外科治疗学[M].北京:中国协和医科大学出版社,2008.

[15] 张建,华琦.心力衰竭的诊断与治疗[M].北京:人民卫生出版社,2006.

[16] 姜远英.临床药物治疗学[M].第3版.北京:人民卫生出版社,2011.

[17] Pleskot M,Babu A,KajzrJ,et al. Characteristics and short-term survival of individuals without-of-hospital cardiac arrests in the East Bohemian region [J]. Resuscitation, 2006, (68): 209-220.

[18] 卢才义.临床心律失常学[M].第2版.北京:科学出版社,2006.

[19] 闫素华.心律失常基础与临床[M].济南.山东大学出版社,2008.

[20] 徐叔云.临床药理学[M].第3版.北京:人民卫生出版社,2005.

[21] 宋文宣,李德爱.实用心血管药物学[M].北京:人民卫生出版社,2010.

[22] 陈东生译.临床药物治疗学病例分析[M].北京:人民卫生出版社,2008.

[23] 王秀兰,贺正一,刘颖.临床药物治疗学[M].北京:人民卫生出版社,2007.

[24] 蔡卫民,吕迁洲.临床药学理论与实践[M].北京:人民卫生出版社,2012.

[25] 中华医学会呼吸病学分会哮喘学组.支气管哮喘防治指南:支气管哮喘的定义、诊断、治疗和管理方案[J].中华结核和呼吸杂志,2008,31(3):177-185.

[26] 中华医学会呼吸病学分会慢性阻塞性肺疾病学组.慢性阻塞性肺疾病诊治指南:2013年修订版[J].中华结核和呼吸杂志,2013,36(3):255-264.

[27] GOLD Executive Commitee. Global Strategy for Diagnos, Management, and Prevention of Chronic Obstructive Pulmonary Disease. [EB/oL]2013, http://www.goldcopd.org.

[28] 李兆申.现代消化病药物治疗学[M].北京:人民军医出版社,2005.

[29] 李大魁,张石革.药学综合知识与技能[M].北京.中国医药科技出版社,2013.

[30] 中华内科杂志编委会.急性非静脉曲张性上消化道出血诊治指南[J].中华消化内镜杂志,2009,26(9):449-452.

[31] 王河,汪安江,朱萱.胃食管反流病药物治疗进展[J].世界华人消化杂志,2011,19(16):1711.

[32] 姜远英.临床药物治疗学[M].第3版.北京:人民卫生出版社,2013.

[33] 程德云,陈文彬.临床药物治疗学[M].第4版.北京:人民卫生出版社,2012:232-244,399-405.

[34] 姜远英.临床药物治疗学[M].第3版.北京:人民卫生出版社,2012:295-320.

[35] 姜远英.临床药物治疗学[M].第2版.北京:人民卫生出版社,2010:253-282.

[36] Mary Anne Koda-Kimble.临床药物治疗学[M].第8版.王秀兰,张淑文译.北京:人民卫生出版社,2007.

[37] 英国血液学标准化委员会.成人、儿童及孕妇特发性血小板减少性紫癜诊治指南[J].国外医学.输血及血液学分册,2004,27(4):289.

[38] 英国血液病学标准化委员会.获得性再生障碍性贫血诊治指南[J].国外医学:输血及血液学分册,2005,28(2):97.

[39] 中华医学会血液学分会.急性早幼粒细胞白血病中国诊疗指南[J].2011年版.中华血液学杂志,2011,32(12):885.

[40] 中华医学会血液学分会.成人急性髓系白血病(非急性早幼粒细胞白血病)中国诊疗指南[J].2011年版.中华血液学杂志,2011,32(11):804.

[41] Aslinia F,Mazza JJ,Yale SH. Megaloblastic anemia and other causes of macrocytosis[J]. Clinical Medicine & Research,2006,4(3):236.

[42] Kaferle J, Strzoda, CE. Evaluation of macrocytosis [J]. American Family Physician,2009,79(3):203.

[43] Mark H Beers.默克诊疗手册[M].第18版.王卫平,译.北京:人民卫生出版社,2009:1630-1654.

[44] 中华医学会糖尿病学分会主编.中国2型糖尿病防治指南[M].2010年版.北京:北京大学医学出版社.2010.

[45] Mary Anne Koda-Kimble.临床药物治疗学[M].第8版.王秀兰,张淑文译.北京:人民卫生出版社,2007.

[46] 孙淑娟,康东红.内分泌疾病药物治疗学[M].北京:化学工业出版社,2010.

[47] 中华医学会风湿病学分会.原发性骨质疏松症诊治指南:2011年[J].中华骨质疏松和骨矿盐疾病杂志,2011,4(1):2-17.

[48] 中华医学会风湿病学分会.原发性痛风诊断和治疗指南.2011年[M].中华风湿病学杂志,2011,15(6):410-413.

[49] Khanna D, Fitzgerald JD, Khanna PP, et al. 2012 American College of Rheumatology Guidelines for Management of Gout. Part 1 Systematic nonpharmacologic and pharmacologic therapeutic approaches to hyperuricemia. Arthritis Care & Research, 2012, 64 (10): 1431-1446.

[50] Khanna D, Fitzgerald JD, Khanna PP, et al. 2012 American College of Rheumatology Guidelines for Management of Gout. Part 2 Therapy and Antiinflammatory Prophylaxis of Acute Gouty Arthritis [J]. Arthritis Care & Research,2012,64(10):1447-1461.

[51] 王吉耀.内科学[M].北京:人民卫生出版社,2005.

[52] 金有豫,主译. Goodman & Gilman's The Pharmacological Basis of Therapeutics. [M].第10版.北京:人民卫生出版社,2004.

[53] Koda-Kimble, Mary Anne.临床药物治疗学:肾脏疾病[M].北京:人民卫生出版社,2007.

[54] 黎磊石,刘志红.中国肾脏病学[M].北京:人民军医出版社,2008.

[55] 袁伟杰.现代肾病药物治疗学[M].北京:人民军医出版社,2001.

[56] 王海燕.肾病学[M].第3版.北京:人民卫生出版社,2008.

[57] 血管紧张素转换酶抑制剂在肾脏病中正确应用的专家协作组.血管紧张素转换酶抑制剂在肾脏病中正确应用的共识[J].中华肾脏病杂志,2006,22(1):57-58.

[58] 姚小丹,王文荣,朱丽晶.肾性贫血的诊治原则:简介K/DOQI及其相关临床实践指南(上)[J].肾脏病与透析

肾移植杂志,2001,10(5):463-467.

[59] 姚小丹,王文荣,朱丽晶.肾性贫血的诊治原则:简介 K/DOQI 及其相关临床实践指南(下)[J].肾脏病与透析肾移植杂志,2001,10(6):554-559.

[60] 中华医学会肾脏病学分会.重组人促红细胞生成素在肾性贫血中合理应用的专家共识[J].中国血液净化,2007,6(8):440-443.

[61] α-酮酸制剂在肾内科应用专家协作组.慢性肾脏病蛋白营养治疗共识[J].中华肾脏病杂志,2005,21(7):421-424.

[62] 吴江.神经病学[M].北京:人民卫生出版社,2005.

[63] 董为伟.神经系统疾病治疗学[M].北京:科学出版社,2007.

[64] 中华医学会.临床诊疗指南:癫痫病分册.北京:人民卫生出版社,2007.

[65] 中华医学会神经病学分会脑血管病学组急性缺血性脑卒中诊治指南撰写组.中国急性缺血性脑卒中诊治指南 2010[J].中华神经科杂志,2010,43(2):1-8.

[66] 中华医学会神经病学分会脑血管病学组缺血性脑卒中二级预防指南撰写组.中国缺血性脑卒中和短暂性脑缺血发作二级预防指南 2010[J].中华神经科杂志,2010,43(2):154-160.

[67] 中华医学会神经病学分会帕金森病及运动障碍学组.中国帕金森病治疗指南.第 2 版[J].中华神经科杂志,2009,42(5):352-355.

[68] 美国心脏协会卒中委员会和心血管护理委员会.自发性脑出血治疗指南/[J].国际脑血管病杂志,2010,18(8):561-580.

[69] 中华人民共和国医政司,卫生部合理用药专家委员会.国家抗微生物治疗指南[M].北京:人民卫生出版社.2012.

[70] 社区获得性肺炎诊断和治疗指南[J].中华结核和呼吸杂志,2006,10:651-655.

[71] American Thoracic Society, Infectious Diseases Society of America. Guidelines for the management of adults with hospital-acquired, ventilator-associated, and healthcare-associated pneumonia[J]. Am J Respir Crit Care, 2005,171(4):388-416.

[72] The European Society of Cardiology 2009. Guidelines on the prevention, diagnosis, and treatment of infective endocarditis (new version 2009) [J/OL], European Heart Journal doi: 10.1093 /eurheart j /ehp285.

[73] 卫生部.抗菌药物临床应用指导原则[S].卫办医政发[2004]285 号.

[74] Dellinger RP, Levy MM, Rhodes A, et al. Surviving Sepsis Campaign: international guidelines for management of severe sepsis and septic shock, 2012 [J]. Intensive Care Med. 2013, 39 (2):165-228.

[75] Clinical practice guidelines for the management of cryptococcal disease: 2010 update by the Infectious Diseases Society of America Clinical Infectious Disease, 2010, 50:291-322.

[76] 孙燕.内科肿瘤学[M].北京:人民卫生出版社,2001.

[77] 储大同.当代肿瘤内科治疗方案评价[M].第 3 版.北京:北京大学医学出版社,2010.

[78] 张鉴,李军.肿瘤药物治疗学[M].北京:化学工业出版社,2010.

[79] The National Comprehensive Cancer Network. NCCN clinical practice guidelines in oncology version 2013 [EB/OL]. Availabe at www.NCCN.com.

[80] Mary Anne Koda-kimble.临床药物治疗学[M].第 8 版.王秀兰,李强,张淑文译.北京:人民卫生出版社,2007.

[81] 任引津,张寿林,倪为民,等.实用急性中毒全书[M].北京:人民卫生出版社,2003.

[82] 廖震华,丁丽君,温程.我国 60 年精神障碍流行病学调查研究现状[J].中国全科医学,2012,15(10):1160.

[83] 龙友明,胡学强.神经系统自身免疫性疾病发病机制与治疗研究进展[J].中国现代神经疾病杂志,2010,(1):49.

[84] 李圣楠,黄慈波.系统性红斑狼疮的诊断治疗进展[J].临床药物治疗杂志,2010,9(1):6.

[85] 何磊英,陆峥.非典型抗精神病药物用于精神分裂症长程治疗的研究进展[J].世界临床药物,2010,31(7):438.

[86] 黄楠,陆峥.精神分裂症急性期的药物治疗进展[J].世界临床药物,2010,31(4):216.

[87] 侯宗银,江永华.精神分裂症治疗指南对抗精神病药物使用的影响[J].精神医学杂志,2010,23(3):217.

[88] 陈兴,侯天文,李玮,等.我国急性中毒流行病学现状分析[J].医学综述,2008,15:2374-2376.

[89] 陈江华,何强.《KDIGO 临床实践指南:肾移植受者的诊治》免疫抑制部分对我们的启示[J].中华移植杂志,2010,4(3):1-4.

[90] 江家骥,陈靖.肝移植免疫抑制的进展[J].中西医结合肝病杂志,2011,21(1):1-3.

[91] 傅志仁,施晓敏.肝移植术后免疫抑制剂的选择与注意事项[J].肝胆外科杂志,2010,18(3):167-170.

[92] 肖序仁,敖建华,卢锦山.不同免疫抑制方案对肾移植受者和移植肾存活的影响[J].中华移植杂志,2009,3(2):7-10.

[93] 高宏君.肾移植术后感染的免疫监测[J].器官移植,2013,4(1):52-54.

[94] Dooley MA, Jayne D, Ginzler EM, et a1. Mycophenolate versus azathioprine as maintenance therapy for lupus nephritis[J]. N Engl J Med, 2011, 365:1886-1895.

[95] 李彦芹.肠内营养制剂的特点和应用选择[J].临床药物治疗杂志,2009,7(6):33-35.

[96] 周旋,于锋.国内外肠内营养最佳组成的研究进展[J].药学与临床研究,2012,20(5):435-438.

[97] 管清海,张长习,陈强谱.免疫营养制剂的临床应用.临床药物治疗杂志[J],2013,02:32-36.

第二篇　专业实践

第 9 章

药品的审方和调配

药房是药学部(药剂科)的重要组成部分,肩负着正确、及时地调剂、发放药品,以及协助医师和指导患者安全、合理、有效地使用药物的责任。随着药学科学技术逐渐向药学领域的渗透,药房药师还肩负着向医师、护师提供药学信息、介绍新药知识、向患者提供药物咨询服务、监察不合理用药、报告不良反应/事件等诸多任务,对药物治疗效果及医疗水平的提高起到积极的推动作用。

药品的审方和调配工作是药房工作的重要组成部分,具有工作环节多、服务对象特殊、质量要求高、执法性强等特点。因此,科学有序的药品调剂工作也要求药学专业人员具有良好的职业道德、扎实的专业基础及规范的工作行为,及时准确地调配处方,以保证临床用药的安全、合理、有效和经济。

第一节　药房的基本结构

现行的医院床位编制体制各医院间存在很大差别,各医院之间药学技术水平也存在较大差距,因此,根据区别对待、分类指导的原则,按医院编制床位和药学人员配置,将医院药学部分成不同级别,实行分级管理。医院的分级管理使医院各项工作开始进入规范化、科学化管理轨道。同一级别的药学部用相同的标准来衡量,这有利于促进和调动同一级别医院药学部对药学技术建设和各项工作管理质量指标考核的积极性。药学部级别的划分,参照《医院分级管理标准》,分为三个级别。每个级别的划分应以床位编制和药学技术人员的数量为依据:100 张床位以下的医院的药学部为丙级,300 张床位以上 500 张床位以下的为乙级,500 张床位以上的为甲级。同级别的医院药学部内部的设置大致相同,技术建设和各项工作管理质量要求可处于同一水平线上,增强了同级别药学部之间的可比性。

医院药房是集管理、技术和服务等于一体的综合性科室。药房不仅要保证提供给患者准确、质量合格的药品,而且要保证患者安全有效地使用药品,确保医疗费用更为经济合理。药房作为调剂、供应药品的主要负责部门,直接关系到患者用药安全、有效,因此,加强医院药房规范化建设至关重要。医院药房的设施和条件会直接影响药品的质量,如药品储存不当会被日光、空气、温湿度和微生物等外界因素影响,使药品污染或发生化学反应,不仅影响药品的质量成为用药的安全隐患,甚至还可能影响医院的声誉。因此,加强药房建设对医院的发展至关重要。

药房可依据其所处的医疗区域、服务对象(患者)及药品类别的不同分成不同的科室。

1. 按医疗区域的不同可设立住院药房、门诊药房和急诊药房等部门。

2. 按服务科室的不同可设立儿科药房、传染科药房、内科药房、外科药房等部门。

3. 按药品类别的不同可设立中药药房、西药药房等部门。

药房的设置以方便临床和患者取药为原则,如门诊药房应尽量集中设置和管理，方便患者取药；但是住院药房过于集中将不利于开展药学服务工作，因此，国外已倾向于设置病区卫星药房以方便临床药品供应及参与临床药物治疗过程。现在国内一些大型三甲医院，由于工作量大，为了便于管理和药师的专业化发展，也可以考虑设置卫星药房，卫星药房的位置可视具体情况而定。

药房的建筑面积取决于医院的性质、等级、床位数、患者流量和处方调配方式等因素。如日门诊量100～500人次，调剂室面积80～110m²；日门诊量501～1500人次，调剂室面积110～160m²；日门诊量1501～2500人次，调剂室面积160～200m²。住院调剂室，病床100～500张，调剂室面积80～180m²。随着医疗条件的改善和调配工作变化的需要，药房工作面积有增大的趋势，在医院条件允许的情况下，应力争更大的面积以适应医院发展的要求。

药房的地理位置应以方便患者或护士取药为原则，同时考虑药品进货的便捷，一般药房设置在低楼层、出入方便的地方，与各科室保持基本相等的距离，宜与收费部门相邻，以便于患者交费取药，也便于及时更正收费差错。为保证药学工作人员的工作效率，保证患者有序取药，减少差错的发生，药房周围环境应有足够的空间、环境安静、空气新鲜，并要远离厕所、污染物、垃圾堆、粉尘等污染源。

一、药房内部的基础设施

1. 墙壁与地坪：室内墙壁应该平整干净，墙角应修成圆弧形，可以避免积尘，便于清洁卫生。地坪可采用水磨石或地砖，保持平整。

2. 色调：可采用白色、乳白色、天蓝色和淡绿等淡雅的色调，给人良好的心理影响。

3. 照明：室内采光照明应符合卫生学要求。按照国际照明委员会对不同工作岗位提出的照明度建议，室内全部照明应保持在200 lx，操作台照明应在500～1000 lx范围内以保证照明灯光配置合理协调。

4. 管线：室内所有上下水管道、电线、电话线、网线等均应暗设，并保证合理的走向和位置。

5. 室内应有良好的水、电、暖气设施，并设空调以保持适宜的室内温度和空气干湿度。

6. 门、窗要加固，以保证安全，并注意清洁。

二、药房药品储存条件的要求

不同药品因为其主药或者辅料等的理化性质不同，或者生产条件的差异，要求有不同的储存条件来保证其质量的稳定性，因此，保证其在有效期内不发生质变的储存条件也不一致。一般药品储存条件的要求指标主要有：温度、湿度、光照和卫生条件等，不同药物对上述指标的要求不同，因此，规范化管理医院药房的储存条件对保证药品质量至关重要。

1. *药房温湿度要求*　常规使用的大多数药品的储存条件都对温湿度有一定的要求。湿度要求一般是针对未能密封包装的药品而言，如胶囊、片剂、颗粒剂和粉末等。原则上其储存的相对湿度不能超过65%。每种药品制剂在入库前均应仔细查看药品说明书，明确其储存条件。对于储存量较小且需冷藏储存（0～10°C）的药品可放在冰箱内储存，方便取用。因天气异常而导致温湿度超限时，应及时采取除湿、降温和通风等措施进行调整。可以通过轮换使用监测点的方法或多设置温湿度计的方法使监测点具有代表性。每次温湿度监测时，应做好监测记录，每月、季度和一年对温湿度监测记录进行分析，总结储存环境的温度变化规律，更好地改善药品的储存条件。

2. *光线要求*　很多药品对光敏感，生产厂家在选用包装材料时，一般选用棕色瓶、黑色瓶或加黑纸避光保存。在取存需要避光遮光药品时，应注意保留原包装，取药后剩余的药品应留存在原包装中，尽量避光。

3. *药房储存环境的卫生要求*　药品在整个流通环节中，质量管理的核心是防止混淆及交叉污染事件的发生。在储存环节中，对于未密闭的药品，其储存环境的卫生状况对于药品质量存在较大的影响。如果储存环境较脏、潮湿且易滋生微生物，易使药品受到微生物的污染而发生霉变、潮解，严重影响药品质量。尤其是对于使用过程中需要破坏内包装拆零使用的药品，环境的卫生状况对其影响更大。因此，药房应每日清洁，保持通风透气、清洁和干燥。

4. *药房储存环境的标示要求*　做好药房药品储存环境的标示，如药品常温储存区、药品冷藏区、药品阴凉储存区等。药房中这些标示可以使药品管理人员在存药或者取药时，随时保持药品储存条件的检查意识。在存取药和巡查时可以提醒操作者按照药品的储存条件来正确放置药品，减少因储存不当所致的差错事件的发生。

综上所述，为保证药品的储存条件，药房要求通风干燥，相对阴凉，并设有空调装置。室温应保持在 20～25℃，相对湿度在 35%～75%，粉尘控制在 5～15mg/m³ 的范围内。

三、药房的内部布局

药房应设有服务窗口、调配发药间、药品储藏室、分装间、资料室（兼做电脑操作室）；住院药房若实行中心摆药室，还应设立针剂调剂室、口服摆药室、摆药核对室、特殊药品管理室、出院带药窗口、消毒用药发放区域、医嘱审核打印区等。各室之间按流程毗邻相连，以方便工作，提高效率和便于管理。药房的室内整体布局应以移动距离最短和方便操作流程为原则，减轻劳动强度，确保配方质量。

药房内部布局设计原则：便于操作，有利于提高工作效率；美观大方，储存量适宜；对药品储存有避光功能；适合操作多样化要求；易于清洁；符合规范化、标准化要求；具有良好的卫生条件，与其他诊疗科室隔离；具有充足的光线、足够的供水和供暖以及适当的空气调节装置。

1. 服务窗口设置　根据各医院的工作量和发药模式来设置发药窗口的数量。在门诊或急诊科可设各科混合发药窗口，也可设专科发药窗口。

取药柜台的设计原则上应以方便药学工作人员和患者之间的交流和药品传递为主。要根据医院实际情况安排适当数量的休息座位，供取药人员等候休息，既可方便患者，也可减轻因排队人员过多对药学工作人员所造成的心理压力；医院如设置的是开放式的柜台，要有适宜的高度和宽度，以利于取药人员和药师的交流；窗外应留出一定的空间，便于大量取药人员来回走动；窗口外取药者所站的地方地面至窗口下沿的高度以成人站立时双手平伸的高度为宜；窗口内侧药房室内地面至窗口下沿的高度，以发药人员端坐窗口时，双手随意平伸的高度为宜；窗口可安装滚动式大显示屏，及时提醒排号取药人员按时取药，加强与患者之间的信息交流，提高服务质量；在各药房设立药学服务咨询窗口可以提高临床用药的安全性，但要注意咨询窗口与发药窗口保持适当的距离，以免咨询人员与取药人员互相干扰；有一些有条件的医院可以设置独立的临床用药咨询室，以保护药师和患者间交流的隐私。

2. 药品储藏区（室）　一般药房的储藏区和调配区多为一个整体，如果单独设置，则药品储藏区主要由药架和整件药箱的周转储备区组成，一般应分类储存、合理堆放，以方便药物收发和周转，提高效率，减少忙乱。调配区的储药货架合理布局，以便药品合理分类储存，可以按剂型如原料药、散剂、冲剂、丸片剂、注射剂和外用制剂、特殊管理药品等分类划区，每个区又可根据其药理作用分为若干货位，并按顺序把货位进行编号，贴上（或挂上）醒目的药品标签对高危药品、音似/形似药品、多规格、多剂型等易混淆药品应加注标识。这种分区分类，货位编号的方法可以固定每种药品的存放地点，便于调配取药、检查和保管，有利于提高工作效率，加速药品的周转，也便于药房工作人员熟悉药品的性能。

调配区应该配有储存毒麻药品的保险箱，有条件的、或调配毒麻药量大的药房（如病房药房）应该独立设置毒麻药储备调剂间，并按要求配有防盗门和电子监视系统。

3. 药品分装室　药品分装是将大包装药品分装成协定处方规定包装量的过程，是药品准备的过程之一，其目的是为了提高窗口配发药品的速度和准确性，方便患者按疗程需要服用药品，避免超疗程服药和药品浪费。为了保证药品的质量，药品生产和包装是在符合药品生产质量管理规范要求的条件进行，而药房药品的分装过程难免使药品包装开启和裸露，为了尽可能保证分装药品的质量，药品分装室宜备有消毒设备及空气层流净化装置。

4. 资料室　供临床医护人员及患者咨询时药师查阅文献资料的场所。室内放置各种药品信息资料，包括与专业相关的各种书籍、工具书、杂志等。并配备电脑，安装药品信息咨询软件及药品管理系统软件、特殊给药装置的示教模具等，提高咨询服务的速度和质量。房屋面积以 15～30m² 为宜。室内应配备相应的档案资料柜和书柜、书架、电脑桌等，室内应保持通风和干燥。

5. 摆药室　摆药室用来为住院患者调配单剂量给药，摆药室应配备药品柜供存放药品，或电子化管理的储存药柜。根据卫生部对医院药房卫生学标准的规定，按照药房的不同功能，划分不同级别的净化区域，实行分区管理。住院药房应设有口服摆药室，口服摆药是指药师依据医师的口服医嘱为住院患者按顿分包口服药剂的过程，便于护士按时按剂量规定分发口服药品，以及患者遵医嘱用药，有利于临床治疗。存在药品包装开启和裸露的过程，要求口服摆药室应达到 10 万级的净化水平。当外界气温较高时，摆药室应将室温控制在药品储存的适宜温度，需低温储存的药品应在摆药时现取现摆。随着药房自动化的进程，药品分装和口服摆药将逐渐由单剂量口服包药机代替人工操作来完成，对环境的要求更严格，这样，也有利于保障药剂人员的健康。其他区域可以配置特制的摆药台方便单剂量摆药和核对。摆药室内还应设立专用效期登记本，根据使用量对于有效期3～6个月内的药品上报药房负责人进行统一动态管理，并在药品旁挂上近效期警示标志。

6. 摆药核对室　无论是手工摆药还是利用单剂量口服包药机摆药，供病区用的药摆好后，应进行核对。可由住院药房的药师完成，也可由病房来取药的护士完成。在药品发出前核对清晰，完成交接。如果实行送药到病房的工作模式，也应在适宜的环节设置核对岗位。

有些医院将摆药室和摆药核对室之间以壁橱相连、两面相通，大壁橱依据病区数隔成若干个小隔层，两面开门，门的一侧通向摆药间，另一侧通向摆药核对间，小门用锁锁上，室内大小以能摆放病区的药盘(双盘)为度。

7. 调剂室　调剂室应配有调剂台、药柜、药架和回转台等。调剂台应根据调剂者平均身高来确定高度，以手臂伸展时的长度来定调剂台的宽度。工作人员的座位，最好采用旋转升降的圆凳，便于调节高低和旋转取药。药品陈列架可用墙壁式药架、十字转动式药架或宝塔式药架。一言以蔽之，以方便药师调配时取药配发为标准。随着药房自动化的进程，全自动发药机将逐渐取代药师实施药品调配，不但提高工作效率，同时将广大药师从简单重复的调配工作中解放出来，开展技术型的药学服务，提升医院药师药学服务的质量和水平。

如果需要，药房还可配备一些常用的调配工具：调匙、研钵、托盘天平、扭力天平、量杯和玻棒等衡量器具等基础设备。目前已有部分三甲医院住院药房配置了药品自动分装机、单剂量口服包药机、医院物品传送系统等，现代设备与设施的应用，有效提高了调剂工作效率。

（侯连兵　李　晓）

第二节　药房工作人员的职业规范

从“药学服务”到“全程化药学服务”，这个概念在我国已经传播了10余年，绝大多数医院药学专业人员已经认识到药学服务对药师职业的重要性，并为此做了很多工作。药房工作人员肩负辅助医师共同为门诊、住院患者安全、有效、合理地使用药品的责任。维护患者的健康，使患者得到最佳药疗是药房工作的最终目的。药房不仅担负着药品的请领、调配、发放、保管以及药物咨询服务，并且随着药学科学技术特别是各边缘学科逐渐向药学领域渗透，大量新药、新技术和新设备在医院药学工作中的广泛应用，使药房工作职能范围不断扩大，专业技术性不断增强，逐渐由药品保障供应型向技术服务型转变，帮助患者解决药物治疗过程中遇到的任何与药物有关的问题、在合理用药中发挥专业作用。

一、药房工作人员的道德规范

医务人员(包括药师)应共同遵守的职业道德为医德，从义务、良心、荣誉、责任、情感、保密等基本范畴加以规范，并在实践中自觉履行和自我约束。在此基础上，对患者应尊重关心、举止端庄、语言文明、真诚和蔼、认真负责；对社会应遵守国家法令、社会规范和执业法规，尽职尽责、钻研业务、精益求精；药师间应有整体观念、团结协作、相互尊重、取长补短等。

1. 药师是在药品制剂、调剂、检验、供应和管理等各个环节上完成特定任务的专业人员，必须保证把符合药典和有关药品质量标准的药品、制剂提供给患者，严禁伪劣药品进入药房并将其发给患者。

2. 药师是广泛掌握药品知识的专业人员，应充分发挥其职能作用，担负起有利于增进人民健康的社会责任和义务。

3. 药师要时刻想到其业务直接关系着患者的生命和健康，终身学习，要不断吸取新知识、新技术和新信息，向医务工作者提供新的药品知识，提高治疗水平，努力为人类的卫生事业作贡献。

4. 严格工作制度，严守操作规程，努力并特别用心调配处方和配制制剂，必须做到万无一失。

5. 对要求重新调配的处方，须及时与医师联系并取得同意。

6. 药师要文明礼貌，热心为患者服务，耐心解答患者的问题；要廉洁奉公，不徇私情，绝不借职务之便谋取私利。

二、药房工作人员的职业规范

1. *审查处方药师及其职业规范* 审查处方的重点是药物剂量、用法、相互作用、用药禁忌等，药房工作人员要综合运用自己掌握的知识、收集整理的信息，结合患者的具体情况，做出合理的分析与判断；配方中如果遇到缺少的药品，应及时与处方医师联系更改；对不符合发药规定或缺药的处方，应请原处方医师更改，签名后方可调配，不得擅自更改。药房应并备有处方权医师的签名样本。

门诊药房收方者要认真审查处方，对处方前记、处方正文、药品配伍等，如有疑问的处方应及时与处方医师联系。

住院药房的药师可根据中心摆药系统了解住院患者全部用药情况，分析患者用药是否有药物相互作用、配伍禁忌和药物剂量是否适宜等。发现问题立即与医师联系，及时处理医嘱，保证患者用药及时、安全。

2. *配方药师及其职业规范* 配方药师根据经审查合格的处方，及时调配出质量优良的药剂，为保证配方准确无误，必须认真核对瓶签、药袋上的姓名和用法用量是否与处方一致；要有秩序地进行调配，防止忙乱；急诊处方，优先配发；装置瓶等用后要及时放回原处，保持药物摆放整齐，防止忙中出错。除了严格审查处方以外配方药师在调剂处方时要特别注意拆零药品的处理。在药师拆零调配药品时，由于药品包装被拆开，在储存、保管、配发和使用方面都有别于原包装，其质量缺乏保障，容易变质失效，如果管理不严格，会给患者用药安全留下隐患。配方人员要规范操作行为，彻底消除由此可能引发的隐患，严格按照规程操作，确保分装药品的用药安全。

要达到配方的快速、准确，确保为患者提供优质服务，确保患者用药安全、有效、合理，必须对配方人员严格要求，配方药师的主要职业要求包括以下方面。

(1)专业知识：从事门诊配方的药师必须接受过中专以上药学专业教育。随着医院药学的发展，要求工作人员具有较高的临床药学知识，为患者及医师提供用药咨询服务。

(2)体质要求：配方药师应身体健康，不得患有传染性疾病，体力可以适应门诊药房的一般工作要求；操作中动作应准确细致，避免差错事故。

(3)心理要求：配方药师应树立以患者为中心的观念，对患者热情服务，配方时所用处方应一视同仁，配方时要沉着冷静。

3. *发药药师及其职业规范* 在发药部门工作的药师不同于临床药师，他们需扮演调配与服务的双重角色，既要准确地调配药品，还要实施药学服务。发药药师的服务是整个药学服务的最初阶段，其主要职责是保证患者对所取药品能正确地使用和储存，其次在条件允许的情况下可为患者提供更深层次的服务。知识的广度和深度始终是一对矛盾体，发药药师把知识的广度限制在本部门的药品上，可以提高窗口服务的质量与药师的信心。

发药时应注意态度和蔼、耐心，并应将使用方法(如药物用量、间隔时间及用法等)和储存方法向患者交代清楚。必要时还要注意提供特殊的用药指导等。

发药药师要树立以患者为中心的思想，强调换位服务意识，规范化服务。对窗口发药药师要求仪表仪容、精神面貌符合上岗要求，按规定着装，必须佩戴工号牌，接受患者监督。作为一名称职的发药药师，应具备以下两方面的基本职业规范。

(1)优良的药学专业素质：发药药师要熟悉药物的药理作用和作用机制，药品的不良反应及注意事项等，药师要把所配发药品的用法用量、用药途径、注意事项以及储存条件等准确清楚地交代给患者。如口服用药应直接说明和写明几粒、几片及用药间隔的具体时间；对特殊剂型的药品如缓释片、肠溶片发药时要交代患者不能嚼碎或掰断后服用，但以缓释微丸制成的缓释片说明书提示可以掰开服用如美托洛尔(倍他乐克)缓释片，需要说明不能研压、嚼碎服用；对储存条件要求高的血液制品、生物制剂等要说明具体的储存条件；可以熟练解释患者取到药物后所提出的一般问题；对不能解答的问题，应该建议患者找咨询药师作进一步的咨询，或留下问题，通过查询资料来解决。向患者交代正确使用药品的方法，是发药药师的主要职责，关系到药学服务整个实施过程的质量，发药药师要在药物治疗过程中发挥自己的专业作用，提高自己的专业地位，树立自己的专业形象。

(2)良好的心理素质和交流技巧：发药药师对待患者的态度要和蔼，做到文明用语；解释要恰当清楚，注意说话方式；要在工作中注意培养自己的心理承受能力，特别对某些苛刻患者，更要体现出良好的职业修养；对不同对象应用不同称呼，忌用"再见"、"欢迎下次再来"等不合场所的用语；要求讲普通话，避免因方言差异引起的误解；此外，要注意医药关系，不要轻易否定医师的意见。

4. 咨询药师及其职业规范　咨询药师服务所涉及的范围比较广，包括用药指导、患者在用药过程中可能出现的问题、药物对患者生理和病理的影响以及药学常识等。

药师与患者进行交流，提供咨询服务，可提高患者用药的依从性，进而提高药物的治疗效果。药物咨询服务质量的高低直接关系临床药物治疗的效果，因此，对药师提供信息的能力要求越来越高，药师对药物治疗的责任也越来越大。咨询药师应为临床药师，由研究生以上学历或资深主管药师以上职称的人员担任，他们的工作职责就是提供用药指导。与发药药师相比，咨询药师在文献检索、问题评估、查询资料、给出答案、临床药物治疗方面具有较高的水平，药学知识的广度和深度都应高于发药药师，并能告知患者获得信息并提高用药依从性。负责药物咨询工作的药师应具备的职业规范：

(1)负责药物咨询工作的药师应掌握的专业技能包括：熟悉药品的药理作用及作用机制；熟悉药品在体内的吸收、分布、代谢和排泄等药物动力学知识；熟悉药品的不良反应及应用中的注意事项；熟悉药品的剂量、规格、用法和各复方制剂中药物成分；掌握儿童、老年及特殊生理、病理患者的用药特点，并具有根据药物动力学参数制订合理给药方案的能力；了解药物间的配伍禁忌；不断更新知识，了解本学科研究与实践的最新进展情况。

(2)掌握心理学知识，咨询时应首先向患者询问病情，以通俗易懂的方式给患者以专业技术指导。在提供咨询服务时，应利用药学专业新进展，为患者提供在其理解能力范围内的详细资料。负责药物咨询的药师，应本着为患者治疗和愈后高度负责的精神，调整自己和服务对象之间的相互关系，做到语气温和、态度和蔼，注意说话方式及用语，服务过程中不应有不文明语言。还要收集医护人员和患者提出的有关药物使用的相关问题，并予以及时的解答。

(3)用良好的职业道德规范自己的行为，在内心深处及行为过程中认真履行义务。负责咨询的药师应实事求是，忠于患者健康，丝毫不做不利于患者健康的事。同时切实做到尊重患者隐私，并配合治疗，严守医疗秘密，避免引起患者心理产生恶性刺激而加重病情。

(4)积极提高药物咨询质量，确保药物治疗效果。

(5)咨询药师除了要服务好患者以外还要肩负起药物情报的收集、整理和保管工作，还要做好药物不良反应收集等药物再评价工作。这些都需要咨询药师同时具有较高的科研能力。

（侯连兵　李　晓）

第三节　药品的领取与摆放技能

药品的领取与摆放是药房工作的重要组成部分，可以保证药房能够及时提供患者所需药品。药品的领取包括药房药品的领取和住院部药品的领取。

一、药房药品的领取

药品的领取是药房部门一个定期的、计划性的工作，该工作不同于库房的计划采购，具有定时性、定向性、稳定性的特点，其目的是及时补充药房的药品二级储备，保证配方用药。

1. 领取范围　应该根据医院基本用药目录及药房的具体分工来确定常规领取品种，保持药房药品品种相对稳定，在正常情况下，一般对列入医院用药目录(或处方集)的药品要备足数量，避免缺药，满足临床医疗的药品需求。

2. 药品请领　根据药品的消耗和满足临床治疗用药的药品存量的安全限编写药品请领单，认真填好药品名称、规格、单位、数量、请领人和请领日期，向药库提出药品请领计划领药单可以是纸质版或者电子版。请领计划要充分考虑各种影响用药的因素，如季节变换和疾病的发生率等，并结合现有库存量、周期消耗量、货位空间和药品有效期等情况进行综合，确定合理的药品请领计划。适量领取药品将有利于减少库存，保障库存药品安全，加快药品和资金的周转。因此，为了保证药品请领科学有序应该由专人负责。

3. 药品领取　通过请领单向药库领取药品，药房一般每周定期1～2次领药。根据请领单核对药库发放药品，并查看药品的效期，按照近效期先用、先进先用的原则，上架归位。

二、住院部药品的领取

由于住院药房的工作模式不同于门、急诊，除出院带药或少数凭处方发药以外，一般不直接面对患者，都是按医嘱实行中心摆药或凭病区请领单、处方进行发药，因此，住院部药品的领取是在药房药品供应充足的情况下，由护师凭相应的医嘱药品统领单或到药房进行药品的领取。随着计算机网络化的普及，国内大部分医院已实现住院系统的联网，住院医嘱通过网络直接传递至药房，药房根据电脑信息直接摆药或打印医嘱实施调配由护士或物流队转送至病房。贵重药品可以采用打印医嘱领药方式，由药房打印医嘱、药师核对发药、护师领药几个环节，药师根据请领内容顺序调配药品，暂时缺货或没有的药品应设法组织或建议其他替代品种以保证临床用药，由护士到病房药房核对领取的，请领单上药师、护师各自签名；如果由物流队转送到病区的统领单有药师签字，物流配送也应有相关记录，以便查询追踪。另外，贵重药品、特殊药品（麻醉药品、精神药品、毒性药品）、患者出院带药及基数药品的补充也可以采取凭处方领药的方式。

另外很多医院住院部药品的领取不是采用即时领药，而是采用摆药和病区小药柜的模式。病区小药柜的药品领取是由护士凭药品请领单每周 1～2 次到住院药房领取病区常用药品的方式，领取的药品存放在病区小药柜中，由护士管理发放。病区小药柜药品的领取要注意不要一次领过多药品，以免引起药品的囤积浪费，要定期检查有效期和有无变质现象等。

随着计算机计算和医院信息系统的发展，全自动药品管理柜已在国内引进，按需求设置于病区，实现智能化的病区护士适时由智能药柜领取药品。此项技术在国内目前处于完善和发展过程中。

三、药品的摆放设计

药房药品的摆放一般采取药品定位存放的原则。药房一般采用移动组合柜、固定货架和保险柜作为药品二级库储存单位，货架布局应按集中有序、就近存取的原则分类存放药品。这样既可以减少工作人员的工作量，又使存储的药品一目了然。药品的分类和摆放总体以剂型为主进行分类。大致分为：口服固体剂、小针剂、大输液、口服液体剂、酊剂、粉针剂、浸膏剂和其他外用药剂等；按照特殊用途分类，如：急救药品、麻醉药品、精神药品、贵重药品、生物制品及其他低温保存药品等。具体摆放可以根据大类摆放，然后再根据药品的用途或药理作用进行分类摆放，具体类别可参照《新编药物学》目录的编排方法，也可以参照 WHO 药品 ATC 分类方法分为：消化道和肝胆系统用药、血液和造血器官用药、心血管系统用药、皮肤科用药、泌尿生殖系统和性激素、全身用激素（性激素除外）药、全身用抗感染药、抗肿瘤药、免疫调节剂、肌肉-骨骼系统用药、神经系统用药、抗寄生虫药、昆虫驱避剂、呼吸系统用药、感觉器官用药和其他类药物等。

药柜内药品应标示清楚、存放定位，除考虑药品的剂型和药理作用外，还应兼顾配方方便、避免易混淆药品的取药差错等；储放零散药片的装置瓶或药瓶应定位放置于药架上，装置瓶瓶签应注明药品的中文名、外文名、规格和有效期等；瓶签应字迹清楚；药品摆放要有序，近效期在前、远效期在后，同种但不同有效期的药品不得混放；常用药在前、非常用药在后，并采用醒目的警示标签；体积大且重的药瓶应放于药架较低的位置，体积小而轻或不常用的药品放在上层，常用药放在中层以方便取药；注射输液类放在专用架上，协定的药品包装放在特制的多抽屉药柜内；麻醉药品、精神药品和毒性药品放在保险柜内。

另外要加强对药品品种、包装和货位易混淆药品的管理。易混淆药品比较常见的情况有：同一药品的不同厂家、不同规格、剂型相混淆，如同为罗氏公司的罗氏芬就有 1.0g 和 0.25g 两个不同规格；不同药品名称或外包装相似而混淆，如辉瑞公司的头孢哌酮舒巴坦（舒普深）和阿奇霉素（希舒美）粉针外包装极其相似；药品通用名相同而生产厂家不同导致的混淆，如人血白蛋白，相同规格就有百特公司和杰特贝林两个厂家的产品。为此，药房要理性地控制药品的品种数量，科学地设置货位，将药品归类并按照剂型上架摆放，尤其要将包装、规格、剂型和生产厂家易混淆的药品分开摆放，并设有明显的标识予以提示。

（侯连兵　李　晓）

第四节　药品调配的工作规程

医院药品调配是医院药师日常主要工作内容之一，处方药品大多是经过医疗机构医师经过疾病诊断后开具处方，由药师负责调配发放，要求药师对药品调配准确无误，用药交代正确详实，从而保障患者用药安全有效。

2007 年 5 月 1 日起施行的《处方管理办法》要求取得药学专业技术职务任职资格的人员方可从事处方调剂工作。药师在执业的医疗机构取得处方调剂资格。药师签名或者专用签章式样应当在本机构留样备查。具有药师以上专业技术职务任职资格的人员负责处方审核、评估、核对、发药以及安全用药指导；药士从事处方调配工作。药师应当凭医师处方调剂处方药品，非经医师处方不得调剂。药师应当按照以下操作规程审核调剂处方药品。

药品调剂人员应按操作规程调剂处方药品，一般包括以下过程：认真审核处方，准确调配药品，正确书写或打印用法用量，向患者交付处方药时，应当对患者进行用药说明与指导。

一、审核处方

依照卫生部《处方管理办法》要求审核处方。对照处方医师药房签字留样，审核开方医师的资质是否符合规定，对通过医师工作站打印出来的处方，视同医务处已授权。对特殊限制要求的如毒麻药品、特殊限制使用的抗菌药物、妊娠期用药等处方需严格按规定审核查对。不同的药品是否使用规定的处方笺书写或打印，药师应当认真逐项检查处方前记、正文和后记书写是否清晰、完整、规范，并确认处方的合法性。还包括以下内容：

1. 对规定必须做皮试的药物，处方医师是否注明过敏试验及结果的判定；

2. 处方药品与临床诊断的相符性和适宜性；

3. 剂量、用法是否正确；

4. 剂型与给药途径是否适宜；

5. 是否有重复给药现象；

6. 是否有潜在临床意义的药物相互作用和配伍禁忌；

7. 药师经处方审核后，认为存在用药不适宜时，应当告知处方医师，请其确认或者重新开具处方；

8. 药师发现严重不合理用药或者用药错误，应当拒绝调剂，及时告知处方医师，并应当记录，按照有关规定报告。

二、调配药品

1. 药师调剂处方时必须做到“四查十对”：查处方，对科别、姓名、年龄；查药品，对药名、剂型、规格、数量；查配伍禁忌，对药品性状、用法用量；查用药合理性，对临床诊断。

2. 药师对于不规范处方或者不能判定其合法性的处方，不得调剂。

3. 按照药品处方顺序逐一调配。

4. 对特殊管理的药品如麻醉药品等可设专门窗口调剂，登记账卡。

5. 药品配齐后，与处方逐条核对药名、规格、数量，准确规范地书写或打印标签。

6. 调配好一张处方的所有药品后再调配下一张处方，以免发生差错。

7. 对需要特殊保存的药品加贴醒目的标签提示患者注意，如“请放在 2～8℃保存”发药时要做特别交代提醒。

8. 对于分包装药品除了标明以上药品信息外，还要注明有效期或失效期。

9. 药师应当对麻醉药品和第一类精神药品处方，按照规定进行审核调配，按年月日逐日编制顺序号进行登记。

三、发　药

1. 核对患者姓名，确认患者身份，正确书写药袋或粘贴标签，注明患者姓名和药品名称、用法、用量等。

2. 逐一核对药品与处方相符性，检查规格、数量，并签字。

3. 发现配方错误时，应将药品退回配方人并及时更正，同时做好差错登记。

4. 向患者交付药品时，按照药品说明书或者处方用法，进行用药交代与指导，包括每种药品的用法、用量、注意事项、禁忌等。向患者说明每种药品的应用方法和特殊注意事项，同一药品有 2 盒以上时要特别说明。

5. 发药时应注意尊重患者隐私。

6. 药师在完成处方调剂后，应当在处方上签名或者加盖专用签章。

7. 专门设咨询药师，解答患者关于药品及用药中的问题，做安全合理用药教育与指导。

8. 医疗机构应当将本机构基本用药供应目录内同类药品相关信息告知患者。

四、处方管理

处方由药学部门妥善保存。普通处方、急诊处方、儿科处方保存期限为1年，医疗用毒性药品、第二类精神药品处方保存期限为2年，麻醉药品和第一类精神药品处方保存期限为3年。

（张淑慧　白万军）

第五节　处方点评

处方点评是根据相关法规、技术规范，对处方书写的规范性及药物临床使用的适宜性（用药适应证、药物选择、给药途径、用法用量、药物相互作用、配伍禁忌等）进行评价，发现存在或潜在的问题，制定并实施干预和改进措施，促进临床药物合理应用的过程。处方点评是医院持续医疗质量改进和药品临床应用管理的重要组成部分，是提高临床药物治疗学水平的重要手段。

为规范医院处方点评工作，提高处方质量，促进合理用药，保障医疗安全，卫生部组织制定了《医院处方点评管理规范（试行）》，于2010年2月发布。使医院处方点评工作有章可循。将处方点评结果以不规范处方、用药不适宜处方、超常处方三项进行规定。通过六项点评指标达到多层次管理：单张处方的药品的数量、药品使用是否符合适应证、国家基本药物的使用比例、抗菌药物的使用比例、注射剂型的使用比例、不合理用药比例。

一、组织领导

医院处方点评工作是在医院“药事管理与药物治疗学委员会”领导下，由医务部、门诊部、药学部共同组织实施。

医院处方点评专家组由临床医疗、药学、微生物检验等专家组成。

处方是指由注册的执业医师和执业助理医师（以下简称医师）在诊疗活动中为患者开具的、由取得药学专业技术职务任职资格的药学专业技术人员（以下简称药师）审核、调配、核对，并作为患者用药凭证的医疗文书。处方包括医院病区用药医嘱单。

医师开具处方和药师调剂处方原则：应当遵循安全、有效、经济的原则。

二、处方点评的实施

每月按已确定的抽样办法抽取处方或病历，门急诊处方的抽样率不少于总处方量的1‰，且每月点评处方绝对数不少于100张；病房（区）医嘱单的抽样率（按出院病历数计）不少于1%，且每月点评出院病历绝对数不少于30份。

（一）点评内容

1. *门、急诊处方*　按照《医院处方点评管理规范（试行）》的要求，对抽查处方的书写规范性与药物临床使用适宜性进行评价。点评结果填写《处方点评工作表》。

2. *病房用药医嘱*　每月随机抽取病房用药医嘱单30份，抽样率（按出院病历数计）不少于1%，对用药医嘱单实施综合点评。

3. *抗菌药物处方抽样率*　充分运用信息化手段，每个月组织对25%的具抗菌药物处方权医师所开具的处方、医嘱进行点评，每名医师不少于50份处方、医嘱，重点抽查感染科、外科、呼吸科、重症医学科等临床科室以及Ⅰ类切口手术和介入诊疗病历。

4. *专项处方点评*　根据医院药事管理和药物临床应用管理的现状和存在的问题，每年进行1～2次特定药物或特定疾病的药物（如国家基本药物、血液制品、中药注射剂、肠外营养制剂、抗菌药物、辅助治疗药物、激素等临床使用及超说明书用药、肿瘤患者和围术期用药）使用情况进行点评。

（二）评价标准

根据卫生部《处方管理办法》、《抗菌药物临床应用指导原则》、《医院处方点评管理规范（试行）》、药品说明书、各治疗指南、临床路径、专家共识、循证医学、省、市及本医疗机构内管理规定等资料进行处方的合理性评价。

（三）点评结果

1. 处方点评结果分为合理处方和不合理处方。

2. 不合理处方包括：不规范处方、用药不适宜处方及超常处方。

（1）不规范处方的范围

①处方的前记、正文、后记内容缺项，书写不规范或者字迹难以辨认的。

②医师签名、签章不规范或者与签名、签章的留样不一致的。

③药师未对处方进行适宜性审核的（处方后记的审核、调配、核对、发药栏目无审核调配药师及核对发药药师签名，或者单人值班调剂未执行双签名规定）。

④新生儿、婴幼儿处方未写明日、月龄的。

⑤西药、中成药与中药饮片未分别开具处方的。

⑥未使用药品规范名称开具处方的。

⑦药品的剂量、规格、数量、单位等书写不规范或不清楚的。

⑧用法、用量使用“遵医嘱”、“自用”等含糊不清字句的。

⑨处方修改未签名并注明修改日期，或药品超剂量使用未注明原因和再次签名的。

⑩开具处方未写临床诊断或临床诊断书写不全的。

⑪单张门急诊处方超过五种药品的。

⑫无特殊情况下，门诊处方超过7d用量，急诊处方超过3d用量，慢性病、老年病或特殊情况下需要适当延长处方用量未注明理由的。

⑬开具麻醉药品、精神药品、医疗用毒性药品、放射性药品等特殊管理药品处方未执行国家有关规定的。

⑭医师未按照抗菌药物临床应用管理规定开具抗菌药物处方的。

⑮中药饮片处方药物未按照“君、臣、佐、使”的顺序排列，或未按要求标注药物调剂、煎煮等特殊要求的。

（2）用药不适宜处方的范围

①适应证不适宜的。

②遴选的药品不适宜的。

③药品剂型或给药途径不适宜的。

④无正当理由不首选国家基本药物的。

⑤用法、用量不适宜的。

⑥联合用药不适宜的。

⑦重复给药的。

⑧有配伍禁忌或者不良相互作用的。

⑨其他用药不适宜情况的。

（3）超常处方的范围

①无适应证用药。

②无正当理由开具高价药的。

③无正当理由超说明书用药的。

④无正当理由为同一患者同时开具2种以上药理作用相同药物的。

（四）处方点评的实施

通过现代化的技术水平，建立起处方点评的自动化模式，不但可以实时对抽样处方点评，还涵盖了医院所有处方点评细节；同时，可以简化处方点评工作，使处方点评标准化，提高处方点评质量。尽可能地安装合理用药软件，借助用循证医学方法分析建立的安全用药信息核心数据库，经过专家委员会整理获得的数据为核心建立数据库，以 世界卫生组织（WHO）药物不良反应（ADR）分级方法为基础按照不同的风险级别总结出安全用药信息，以达到处方点评的目的：合理用药，用药监测、规范管理。

（张淑慧　白万军）

参考文献

[1] 胡晋红.实用医院药学[M].第2版.上海：上海科学技术出版社，2007.

[2] 胡晋红.医院药学[M].第2版.北京：人民军医出版社，2002.

[3] 陈少龙，许静璋，张翠元.应重视药品拆零配售中存在的问题[J].中国药房，2001，12(1)：611.

[4] 王建辉，吴少坤.医院药房的差错与管理[J].中国药业，2010，19(16)：44-45.

[5] 卫生部、二、三级综合医院药学部门基本标准（试行）[EB/OL]. http://www.moh.gov.cn/mohyzs/s3577/201103/50844.shtml.

[6] 张晓乐.现代调剂学[M].北京：北京大学医学出版社，2011.

第 10 章

静脉药物治疗的实践与技能

第一节　静脉药物治疗概述

静脉药物治疗是将有治疗预防和营养支持作用的药物，如电解质液、抗菌药物、细胞毒药物、血液、血液制品、代血浆制剂、中药注射剂、营养物质等通过静脉注射方式或加入于载体输液中静脉滴注，使人体体液容量、成分、渗透压维持或恢复正常，机体需要的营养物质得到补充，疾病得以缓解、好转或痊愈，是临床药物治疗的重要方式之一。静脉药物治疗也称为静脉输液治疗，是治疗学的分支学科。

根据药物动力学原理，静脉输注途径给药，从药物进入人体到发挥治疗作用共分三个阶段。首先，药物进入体内后随血液分布至各脏器组织，到达病灶部位，使病灶部位药物达到有效浓度并维持一定时间直至消除，这是药代动力学时段；其次药物到达相应的脏器组织或病灶部位，通过与组织细胞内受体结合，发挥其药理作用，这是药效动力学时段；最后，药物作用于病灶部位或疾病的病理过程，转变为治疗效应，产生治疗作用，即治疗学阶段。

一、静脉药物治疗发展史

（一）国外发展史

静脉药物治疗是一项高度专业的技术，涵盖肠道外输液、临床营养支持、静脉用药调配、给药与输液治疗技术等。

静脉输液技术的发展经历了近 500 年的曲折历程，在 20 世纪逐渐形成一套完整的体系，成为最常用、最直接有效的临床治疗手段。William Harvey 于 1628 年提出血液循环理论，为后人开展静脉药物治疗奠定了理论基础，被称为静脉药物治疗的鼻祖。1656 年，英国医师 Christopher 和 Robert 将药物以羽毛管为针头注入狗的静脉内，开创了静脉治疗的先河。1665 年，Richard Lower 在动物间进行了输血。1667 年，John Baptiste Denis 将羊血输给病人，但导致病人死亡。1831 年，霍乱肆虐欧洲之际，苏格兰人 Thomas Latta 用煮沸灭菌的 Latta 液注入患者静脉，补充因霍乱呕吐、下泻而丢失的体液获得成功。由此，Thomas Latta 被认为是第一位成功奠定人体静脉药物治疗模式的医师，随后人体静脉输液进入了快速发展时期。1874 年，Fagg 用 0.9%NaCl 液治疗糖尿病昏迷患者，获得成功。1883 年，Stadelmann 用自制的 Stadelmann 液治疗糖尿病昏迷患者，获得良好疗效，开创了输注高张液的新纪元。1892 年，Cantani 将其配制的 Cantani 液救治霍乱病人。1907 年，捷克人 John Jansky 确定 ABO 血型系统，使静脉输血成为安全且有效的急救手段，为人类输血奠定了生理学基础。但静脉药物治疗导致的感染和热原反应一致困扰着人们。1910 年，Sydney Ringer 以 0.9% NaCl 液为基础研制成林格液，即 1L 林格液含 Na^+ 147mmol、K^+ 4mmol、Ca^{2+} 2.25mmol、Cl^- 155.5mmol，渗透浓度 309 mOsm/L。1911 年，Kasch 给患者输入葡萄糖液作为供能物质。1914 年，Hustin 将柠檬酸钠葡萄糖液用作血液抗凝剂获得成功，为临床输血与血液储存奠定了基础。同年，Henriques 和 Anderson 将水解蛋白输给动物。1920 年，Yamakawa 将脂肪作为供能物质输给患者。1923 年，Florence Seibert 在蒸馏水中发现热原，为阐明输液热原反应奠定了病理生理学基础。1930 年前，静脉输液仅用于急症患者，且规定护理人员只能协助准备静脉输液所需要的材料，而真正执行静脉穿刺操作的为医师，所有输液用液体均为医院自行制备。1931 年，美国人 Dr. Baxter 与同事在改造后的汽车库内生产出世界上第一批工业化输液产品-5％葡萄糖注射液，并在第二次世界大战期间被大量应用于伤、病员的抢救，为推广静脉输液治疗创造了条件。1932 年，Alexis Hartmann 改进了林格液，研制成 Hartmann 液，即乳酸钠林格液：1L 乳酸钠林格液含 Na^+ 130mmol、K^+ 4mmol、Ca^{2+} 1.5mmol、Cl^- 109mmol，乳酸盐$^-$ 28mmol，渗透浓度 273mOsm/L。因其电解质成分、含量、渗透浓度近似血浆，又被称为平衡液，是截至目前仍被临床广泛应用的细胞外液补充剂。1940 年，Carl Landsleiner 和 Alexander Weiner 在人红细胞内发现了 Rh 阳性抗原，为推广输血治疗拓宽了道路。1946 年，Darrow 研究制成高钾液，1L 中含 K^+ 35mmol。1950 年，百特公司开发出输血、输液用塑料软袋，为实施密闭式输血、输液创造了条件。1960 年，塑料袋装的静脉输液剂投入市场，使密闭式输液得到广泛应用。同年，Wretlind 研制成脂肪乳剂，为静脉营养治疗提供了高热能输液剂。1967 年，Dudrick 确立了中心静脉营养疗法。至此，静脉药物治疗作为独立的治疗技术已趋于成熟，并发展为治疗学的分支学科。

(二)国内发展史

1. *新中国成立前* 20 世纪 20 年代以后，特效化疗药物、抗菌药物及疫苗相继问世，感染性疾病防治研究日益广泛，注射给药方式逐渐用于临床，中国也开始接触并使用注射药物。但由于当时具备条件的医院及合格诊治资格的医师极少，即使比较发达的大城市也大都将输液作为一种纯盈利的治疗方法，注射一剂盐水即需索洋 10 元，其本质是以追求金钱为目的，输液治疗只是手段。

2. *新中国成立初期* 在中华人民共和国建立初期，由于长期战争的破坏、制药工业落后和国外的封锁，缺医更少药，政府要求医院药学部门和药师千方百计解决、保障预防和治疗药物需求，医院制剂在此背景下应运而生并得到了迅速发展，相继研究、开发并生产了大量的口服、外用制剂和注射剂，为当时的我国医疗卫生事业作出了重要贡献。我国的静脉输液，在 20 世纪 50 年代初中期也首先由医院药剂科和医院药师研究配制。当时条件十分困难，输液瓶为三角烧瓶，瓶盖为油纸加纱布，再用棉线绳包扎，药液过滤用的是精制棉及滤纸加上减压过滤装置，但生产了可供临床使用的静脉输液，极大推动我国临床输液治疗的发展，尤其是治愈和挽救了很多抗美援朝受伤的伤病员和患者。

3. *改革开放后* 医疗机构的管理体制随改革开放开始转型，国家财经拨款逐年减少，医疗机构生存的外部环境有了很大的变化，医疗资源供求矛盾开始显现乃至突变。我国制药工业的快速发展和外企的大量进入，药品供应迅速改善，大多数药品供大于求。药企间出现了无序的恶性竞争，医务人员合理用药知识的不足也越加明显，加之医务人员与患者对医疗观念认识的变化，过度静脉输液问题日益凸显，静脉滴注葡萄糖液成为一般疾患的普遍治疗方式，也导致抗生素、退热镇痛药、维生素以及激素等注射药物的过度使用。

与此同时，由于患者大量增加，医院人流密度也大大增加，静脉药物调配环境条件差的问题也变得突出，基本上都是由护士在治疗室样的开放环境中进行。更值得重视的是，社会和政府管理部门对药学部门的定位和药师的作用普遍缺乏正确认识，使得药师有责但无实质的用药干预权。医院药师成了药品数量、金额的管理者与分发者，促进医院安全、有效使用药物的职能长期缺位。因此在药物尤其是抗菌药物和输液过度使用的背景下，给药不正确、不适宜等用药状况无人干预，静脉药物治疗给患者造成的危害远比其他药物严重得多。同时，医院因用药尤其是应用静脉输液药物而引起的纠纷时有发生，也加剧了医患矛盾。

4. *规范静脉药物治疗* 我国《医疗机构药事管理规定》于 2002 年 1 月颁布实施，其中特别指出，医疗机构要根据临床需要逐步建立全肠外营养和肿瘤化疗药物等静脉液体调配中心，实行集中调配和供应。静脉用药调配中心(室)由省级卫生行政部门按照《静脉用药集中调配质量管理规范》进行审核、批准。为加强医疗机构药事管理，规范医疗机构临床静脉用药调配中心(室)的建设和管理，保障医疗质量和医疗安全，2010 年 4 月 20 日正式出台了《静脉用药集中调配质量管理规范》和《静脉用药集中调配操作规程》，要求医疗机构遵照执行。

我国第一家静脉药物调配中心于 1999 年在上海诞生。十多年来，在上海、北京、山东、江苏、福建、广东、云南、陕西等许多地区的数百家医院陆续建立了静脉用药调配中心(室)。由于没有现成的标准可参照，各医院只能根据自身实际情况建立静脉用药调配质量标准和操作规范，开展静脉用药配伍、相容性、稳定性等研究。规范、权威的国家级《静脉用药集中调配技术标准》尚在制订过程中。

(三)静脉输液系统发展史

输液也被称为静脉药物溶媒或载体溶液，输液容器演变过程与静脉药物治疗技术的发展同步，经历了玻璃瓶、塑料瓶、PVC 软袋、非 PVC 软袋的变革。静脉输液系统随着相关理论和技术的发展经历了三个阶段。

1. *第一代静脉输液系统*　20 世纪 50 年代之前，由广口玻璃瓶和天然橡胶材质制造的输液管路所组成的全开放式静脉输液系统。

2. *第二代静脉输液系统*　为半开放式静脉输液系统，由玻璃或硬塑料容器与带有滤膜的一次性输液管路构成。第二代静脉输液系统改进了输液管路，减少了污染机会，溶液生产更集中，工业化程度更高，质量和安全性得到极大提高。

3. *第三代静脉输液系统*　又名全密封静脉输液系统，将玻璃或硬塑料输液容器改为塑料材质软袋。在重力滴注过程中软袋受外界大气压力逐渐扁瘪，不再用进气针使袋内外气体连接。软袋一次成型，进针和加药阀均为双层结构，可避免溶液与外界或橡胶直接接触，因而具有非常优越的防止污染作用。同时由于为封闭系统，无外界空气进入，避免了玻璃和硬塑料容器输液滴注时必须导入空气而引起的污染。

20 世纪 30 年代前，静脉输液多在药房调配。30 年代至 50～60 年代，随着制药工业的发展，药房调配减少，工业化生产的静脉输液直接用于临床，但仍有一些患者因特殊情形需要单独调配。因此，1969 年，世界上第一个静脉用药调配中心于美国俄亥俄州州立大学医院建立。随后，美国及欧洲各国医院纷纷效仿建立。迄今为止，美国 93% 的营利性医院和 100% 的非营利性医院，以及欧洲、澳大利亚和日本的医院也大多建有相应的静脉药物调配中心(室)，实施规模不等的静脉药物治疗。

二、静脉药物治疗的临床意义

(一)静脉药物治疗的适应证

下列情形，适用于静脉药物治疗。

1. 分子量较大不易经胃肠道吸收，或在胃液中不稳定的药物。

2. 皮下或肌内给药引起疼痛和创伤的药物。

3. 浓度高，或强刺激性，或输入药量大，不宜采用其他注射方法给药的药物。

4. 需使药物持续发挥较强作用情形。

5. 由于静脉给药无“首关效应”，直接入血，起效迅速，常用于危急重患者静脉营养支持，以实现迅速发挥疗效的目的。

6. 静脉注入药物或造影剂，用于诊断、试验、摄片如造影、CT、磁共振等。

7. 快速补充体液和输血。

8. 静脉给药可更好控制给药速率，延长药物作用时间。

9. 静脉给药速率可调可控，如出现异常或过敏反应，可立即终止给药。

(二)静脉药物治疗的局限性

1. 多种药物加入同一载体输液剂可能不相容，即存在配伍禁忌。

2. 有发生过敏性休克的潜在危险。

3. 可能发生血管刺激或注射部位肿痛。

4. 药物一旦进入血液，发生的危害难以逆转。

(三)静脉药物治疗的特点

1. 可快速进入人体达到治疗有效浓度，起效迅速。

2. 可克服肌内或皮下注射引起的局部刺激。

3. 可迅速补充身体所丧失的体液或血液，调节体液或血液酸碱平衡。

正常人的体液保持着一定的 H^+ 浓度，以维持正常的生理和代谢功能。当各种致病因素，如失血、脱水、离子紊乱、酸碱平衡失调等导致人体体液正常的容量、分布和电解质浓度发生改变时，机体可通过泌尿系统及呼吸系统进行调整，保持内环境稳定。当致病因素持续存在，机体无法代偿时，则可导致各种疾病的发生，甚至危及生命。静脉药物输注可及时纠正水、电解质紊乱和酸碱平衡失调，恢复机体的正常生理功能。

4. 可为不能进食患者，补充必需的营养素、电解质、水分和热量。

静脉用营养药物通过静脉途径为患者提供机体必需的糖类(如葡萄糖)、脂肪、氨基酸、维生素以及微量元素等营养素，使不能正常进食或消耗性疾病患者仍能维持良好的营养状态，帮助术后或危重患者度过危机，获得继续治疗的机会。

5. 未按规范操作，导致静脉药物污染则可能产生全身性感染，也可能产生输液反应。

6. 滴注过量或滴速过快，易产生不良反应，甚至危及生命。

7. 持续过量输注，易造成循环负荷过重或电解质失衡。

8. 医源性疾病的增多。

9. 错误的静脉用药易产生严重的医疗后果。

所以在选择静脉用药时，一定要权衡利弊，根据病情选择适宜的药物、适宜的输液溶媒和适宜的用量，设计合适的给药方案。静脉用药调配中心(室)应严格遵守操作规范，确保患者用药安全、有效。需要指出的是，医院药师是静脉药物安全使用中的一个必不可少的重要角色。

(四)我国静脉药物治疗的现状

静脉输液是临床常用的给药方式。西方发达国家医院输液比例约占住院患者50%，而我国医院住院患者静脉输液的比例高达80%，有些医院的比例甚至高达90%。毫无疑问，我国为全球最大的输液国家。专家认为，许多静脉用药并无必要，或可通过口服给药途径代替。

我国静脉输液用量大，与民众的心态有关，有的患者以为输液能使病好得快，医师也愿意使用输液，但往往忽略了静脉输液给药本身的风险。

静脉输液治疗应十分谨慎。凡能口服的尽量口服，除非重病或紧急抢救等确有静脉给药指征。而我国即使是一般感冒、发热、腹泻，患者也要求、医生也给予静脉输液。认识上存在误区，静脉输液治疗的益处被夸大。开展合理用药和安全用药宣传教育，有助于正确选择防治方式。

（张　健　金　岚）

第二节　静脉药物治疗的分类与原则

一、静脉药物治疗分类

按照给药途径静脉药物治疗分为静脉滴注和静脉推注两种主要方式。静脉滴注给药药物不经吸收过程直接从静脉输入人体循环系统，再经血液循环到达机体各器官和组织。静脉滴注给药是一种十分重要的给药途径，是临床药物治疗的重要措施。静脉滴注给药可有效用于重症患者的抢救，预防和纠正内环境紊乱，供给患者必要的营养，促进组织修复。静脉滴注给药速度快，不受消化道吸收影响，直接进入血液循环，迅速达到预期血浓度，快速发挥作用，是胃肠给药的一种可靠的替代治疗手段。静脉滴注，常将一种或数种药物溶解于适当体积载体输液中给予。静脉推注时，药物通过注射器给予。混合在一起的药物品种越多、浓度越高，发生配伍禁忌或相互作用的概率越大。

给药方式不同，药物起效时间和药物作用的持续时间也不同，可跟据患者疾病治疗需要选择。

静脉药物治疗按照药物的种类分为全静脉营养治疗、细胞毒药物治疗、抗菌药物治疗、普通输液药物治疗和中药注射剂静脉输液治疗等。

二、静脉药物治疗原则

静脉输注药物广泛用于脱水、循环血容量的急性丧失和休克、体液中电解质成分浓度异常，如高(低)钠血症、高(低)钾血症及酸碱平衡异常的治疗，热量和营养(如“全合一”营养液)补充，为抗菌药物及化疗药物等静脉给药的载体。静脉药物治疗起效迅速，剂量易控，作用可靠，尤其适合不能口服的患者或不能口服给药的药物，被广泛用于临床急救及危重患者的治疗。

虽然静脉药物治疗有着其他给药途径无可替代的优势，但与此同时，也带来许多问题。如不方便，用药期间患者不能随意行动；有创伤性，如局部疼痛、静脉炎、空气栓塞、漏液伴生的皮下组织红肿和炎症等；输液本身或药物配伍产生的微粒会引起输液反应，甚至产生肉芽肿等；药液灭菌不彻底、配液环境或操作污染可能产生热原反应；静脉输液中往往加入多种治疗药物，这些药物的理化配伍和药效学相互作用较其他给药途径更为复杂、更加难以预料。最后，静脉药物治疗往往要消耗更多的医疗资源，与口服给药途径相比不符合药物经济学原则。因此，进行静脉药物治疗必须掌握下述原则。

1. 严格掌握静脉用药适应证，尽量首先选择口服给药途径，能口服不注射，能肌注不静注。

2. 尽量采用序贯疗法，病情危急时采用静脉给药方法，病情缓解后立即换用口服序贯治疗。

3. 加强无菌观念，规范操作规程，减少由于处置和操作不当引起的药物污染不良事件。

4. 合理控制滴速，防止流速过快或过慢引起的药物不良反应。

5. 加强输液监护，注意观察患者对静脉输液治疗的反应，做好发生输液反应的应急准备。

三、内科系统疾病静脉药物治疗原则

分析讨论胃肠、肝胆、胰腺等消化系统疾病、糖代谢失衡及心肾功能衰竭等内科系统疾病的静脉药物治疗原则。

(一)消化液丢失患者静脉输液治疗原则

胃肠液丢失是水及电解质失衡的常见原因。呕吐、腹泻、胃肠减压、肠瘘、引流管引流等均可引起胃肠液丢失。此外,任何影响液体经胃肠道吸收的因素,都会造成水、电解质失衡。幽门梗阻、急性胃扩张、胃减压吸引以及反复呕吐致使胃肠液大量丢失的患者,应采用复方电解质葡萄糖 M3A 注射液治疗。因严重腹泻、小肠吸引及小肠造口术致肠液丢失的患者,应采用乳酸钠林格液治疗。由于上述两种情况丢失的体液均为等渗的细胞外液,可根据低血容量所产生的临床症状,以及血细胞比容升高情况确定补液量。一般血细胞比容每升高 1%,提示细胞外液欠缺 500ml,其中血管腔欠缺 100ml,组织间隙欠缺 400ml。补液后,如临床症状消失,排尿量及中心静脉压(centrol venous pressure,CVP)恢复正常,提示欠缺的液体量已补足。

(二)急性肠梗阻患者静脉输液治疗原则

急性肠梗阻是指“肠管内容物通路发生急性通过障碍”,导致肠管本身功能损害和全身体液功能紊乱。补充水和电解质以及纠正酸碱平衡是非手术治疗肠梗阻极为重要的措施,即使准备手术的病例,也应有一段时间充分补充水和电解质,纠正酸碱平衡,从而降低手术并发症和病死率。欲维持有效循环血容量,应精确计算患者体液的丢失量,尤其应正确估计腹腔、肠腔内积液量,根据 CVP、平均动脉压(mean artery pressure,MAP)、每小时尿量、皮肤黏膜充盈情况、心率(heart rate,HR)、脉压差和实验室检查(血细胞比容和 BUN)等补充体液欠缺。预防性应用抗菌药物对急性单纯性肠梗阻的预后无特殊影响,但可明显降低绞窄性肠梗阻并发症发生率和病死率。故当疑似绞窄性肠梗阻时,应常规应用预防性抗菌药物。抗菌药物可抑制肠道内细菌繁殖,减轻肠壁破坏,延缓毒素扩散和吸收,推迟全身性中毒症状的发生。常用的抗菌药物有头孢菌素类和喹诺酮类药物,厌氧菌常用甲硝唑和替硝唑等。其他对急性肠梗阻有作用的药物还包括肾上腺皮质激素和生长抑素。因绞窄性肠梗阻导致全身性感染、中毒时,可在足量有效抗菌药物保护下给予肾上腺皮质激素。

(三)急性胆道感染与胆囊炎患者静脉输液治疗原则

胆囊每天持续分泌胆汁 600～1000ml,经胆道流入十二指肠,帮助脂肪消化及脂溶性维生素的吸收。胆汁中的阳离子主要是钠和钾离子,阴离子主要是碳酸氢根和氯离子,胆汁酸、胆固醇和磷脂是胆汁中主要成分。胆道及胆囊疾患时,尤其是重症急性胆管炎时,胆汁大量丢失,可引发致死性的水、电解质和酸碱失衡。扩容治疗和应用血管活性药是急性胆道感染和胆囊炎的治疗原则。重症急性胆管炎、胆囊炎初期治疗为纠正脱水及电解质失衡。液体选择主要为平衡盐液及复方电解质葡萄糖 R4A 注射液,轻度代谢性酸中毒者可选用平衡盐液纠正,较重者应考虑碳酸氢钠液治疗。感染性休克时,需迅速扩充血容量,早期输入部分胶体溶液可更有效地将液体保留在血管内,以迅速改善低血容量及休克表现。然后再以平衡液维持,避免过量输液所致的组织水肿及肺功能不全。

(四)急性胰腺炎患者静脉输液治疗原则

根据病理变化和严重程度,急性胰腺炎可分为轻型急性胰腺炎和重症急性胰腺炎。胰腺坏死程度与全身症状密切相关。重症急性胰腺炎病死率可达 30%以上。静脉药物治疗包括液体复苏,纠正酸中毒和电解质紊乱,防治肾功能不全,应用血管活性药物、肾上腺糖皮质激素、抗菌药物,营养支持治疗及给予其他对急性胰腺炎有作用的药物。急性胰腺炎常因局部和腹腔内大量炎性渗出液及呕吐和肠腔内液体潴留,导致血容量明显减少,严重时可发生休克。故治疗的首要步骤是大量补液,恢复有效循环血量。补液时,可参考心率、血压、液体出入量、CVP 以及四肢末梢循环情况,根据血气和生化结果,纠正水、电解质及酸碱失衡,一般用乳酸钠林格液。凝血功能异常和低蛋白血症患者,可适当补充新鲜冷冻血浆和白蛋白。重症胰腺炎患者患病初期,每天补液量多超过 5～6L,有时甚至可超过 10L。补液应以胶体溶液为主,以提高血浆胶体渗透压,减少毛细血管渗漏。如果液体需要量少,可以补充等渗的电解质溶液,或高晶体、高胶体混合液,使组织间液迅速向血管内转移,产生强心利尿作用。伴有严重蛋白丢失时,应补充血浆与白蛋白。急性胰腺炎患者易发生代谢性酸中毒,监测乳酸盐水平不仅可反应病情严重程度,且可作为判断疗效及预后的指标。目前,常用的纠酸药物为 5%碳酸氢钠,根据监测的血气和乳酸盐数据调整用量。对伴有肾功能不全的急性胰腺炎患者,应及时纠正血容量不足、低血压、组织低灌流等。充分补液后仍有肾功能不全表现时,可适当应用呋塞米利尿。急性胰腺炎休克类似于早期脓毒性休克，充分补液后休克仍无明显改善时，则应给予儿茶酚胺类药物（多巴胺或去甲肾上腺素）治疗，以增加外周血管阻力，提高血压，增加静脉回流，减少血液淤滞，改善心肌供血。急性胰腺炎患者伴严重中毒症状，呼吸困难或已发生急性呼吸窘迫综合征，有肾上腺皮质功能减退、休克加重表现者，应给予大剂量肾上腺糖皮质激素短期冲击治疗，以稳定溶酶体膜，降低毛细血管通透性，减轻组织水肿，有利于胰腺炎症消退。但是，应在足量、有效的抗菌药物保护下应用激素，以免感染扩散。且激素不宜用于有弥散性血管内凝血表现、疑有应激性溃疡或已有消化道出血表现、有严重细菌或真菌感染患者。激素本身也可引起胰腺炎，故无明显指征一般不宜应用。急性胰腺炎患者选择抗菌药物的原则是能通过血-胰屏障、在胰腺组织内达到有效浓度、可有效抑制引起胰腺感染的致病菌。常用的抗菌药物有头孢噻肟、头孢拉定、氧氟沙星、环丙沙星的左旋制剂、甲硝唑等。禁食可减少急性胰腺炎患者胰腺的内分泌和外分泌，使胰腺处于休息状态，是胰腺炎的基础治疗措施。因为食物可以促使胃、十二指肠和胰腺分泌，所以必须禁食期间应给予胃肠外营养，以脂肪和葡萄糖作为基础供能物质，同时补充氨基酸保证正氮平衡。其他对急性胰腺炎有效的药物治疗包括抑制胰腺外分泌、抑制胰酶活性、改善胰腺微循环的药物和血管活化因子拮抗药等。

（五）糖尿病患者静脉输液治疗原则

首先，尽快补充因低血糖所致的细胞外液和相关电解质离子丢失。因为，当血糖水平下降时，水分将从细胞外液转移到细胞内液，使细胞外液量进一步下降；其次，补充从尿中不断丢失的电解质和水。再适当补充细胞内液欠缺的水和电解质离子，因糖原与蛋白质再合成过程需消耗电解质和水，且其过程比较缓慢。静脉药物治疗应因人而异，根据患者血糖异常的病因、体液和电解质欠缺量、合并心血管疾病情况，制定相应的静脉输液治疗方案。

（六）其他疾病患者静脉输液治疗原则

伴有明显贫血症状的慢性贫血患者（Hct＜18%，Hb＜60g/L）可根据治疗需要适当补充全血；低蛋白血症患者，可适当补充白蛋白。扩容治疗如不能迅速恢复血流动力学时，则应给予血管活性药，如多巴胺、多巴酚丁胺、肾上腺素等。多巴酚丁胺有较强的正性肌力作用，与多巴胺合用可改善心功能，升高血压。当患者出现低排高阻和心力衰竭等表现时，则应给予血管扩张药及利尿药。

（张　健　刘海涛　田怀平）

第三节　静脉药物治疗医嘱审核

静脉药物治疗医嘱审核是保证医嘱准确执行的重要环节，涉及《医疗机构药事管理条例》、《处方管理办法》中药品调剂的相关内容，包括人员资质、软件和流程管理等。审方人员应为具有药师以上专业技术职称任职资格的人员，审核结果应由审核药师签名或加盖专用签章，签名或者专用签章式样应当在本医疗机构留样备查。

一、静脉药物治疗医嘱审核

（一）静脉药物治疗医嘱的规范性和合法性

1. 医嘱（包括电子医嘱）中患者识别信息是否清晰完整，包括病区、姓名、性别、年龄、床位等识别信息。患者识别信息都是在住院登记时记录完成的，不可避免地存在多种原因导致的记录错误。如人口流动日益频繁，国外患者或者少数民族地区患者日益增加，加之许多家长给孩子取名喜好标新立异，由此引起的姓名难写难记。

一般住院登记时发生的患者识别信息错误，多在患者入院后由护士更改，临床会出现患者识别信息发生变化的情况。当然，换床位、换病区的情况也常见于临床。所以，要求药师在审核需要集中调配的医嘱时，一定要仔细辨别患者的识别信息。

需要指出的是，患者信息识别的准确性也是我国医疗机构评审标准中有关"患者安全"的首条要求。

2. 药品名称、规格是否完整清晰、易于识别。药品名称应使用通用名，如氯化钾注射液，市售制剂有 2 种规格，10ml∶1g 和 10ml∶1.5g，但临床常见"氯化钾注射液 10ml 1 支"，无法判断 10ml 的规格是指 1g 含量还是 1.5g 含量。

3. 用法用量是否完整清晰。漏写用法或用量，只写数量不写单位。如"注射用头孢西丁钠 0.5g 3"，无法判断是 3g 还是 3 瓶。注射用头孢西丁钠的规格是 0.5 g/瓶，而 3g 与 3 瓶剂量整差 1 倍。

4. 输液成组划定是否清晰，组内药品给药频次是否一致。输液成组不清晰，给药频次前后不一致可见于手写医嘱和电子医嘱。见于手写医嘱的情况，可因医嘱书写不规范引起，如临时医嘱或增加药物，但又未说明。因此，医嘱单上容易出现先开的药成组且用法一致，而增加的药成组模糊、无法调配。见于电子医嘱系统，则由于缺乏静脉配置中心运行经验。以往，这种情况多由在配置输液打输液卡时由护士发现并得到避免。而静脉药物集中调配时，则由药师在审核医嘱时发现并予以纠正。

5. 成组输液中应开具或药品自带溶媒。初次运行静脉药物集中调配的医疗机构，常出现医嘱中不开具溶媒的情况。多与医师习惯有关，如习惯于溶媒与治疗药物分成两个医嘱开出，或口头医嘱护士进行配置。

静脉药物配置中心是集中药物调配，再由中心药房集中发药。药师应及时与医师沟通，并拒绝调配没有溶媒的医嘱。

6. 医嘱应有医师的有效签字。药师应拒绝调配已经被停止执行或废止的医嘱，拒绝调配无行医资质医师包括实习、进修医师开具的医嘱。

7. 附加用药是否易于理解，无歧义，可执行。有些医疗机构出于多种原因，允许患者自行外购自费、价格昂贵或供应紧张的药品，而在医嘱上会以“自备”字样区别于医院内药品。对于静脉配置中心，上述医嘱则是无法执行的医嘱。意味着静脉配置中心将调配不完整的静脉输液交由病区，再由病区加入自备药物。这种操作潜藏着极大的医疗风险，且一旦发生不良事件难以追究责任。

静脉药物集中调配中心的药师应仔细审核医嘱的附加要求，及时发现并拒绝调配无法执行，或如果执行易发生医疗风险的医嘱。

(二)静脉药物治疗医嘱的适宜性与可操作性

1. 必须做皮试的药物，应注明过敏试验及阴性试验结果。

2. 医嘱用药与临床诊断的相符性。我国绝大部分二级以上医院病历首页的临床诊断项均采用 ICD-10 编码，手术使用 ICD-9 编码，静脉配置中心药师应熟悉相应编码，熟悉病区、医师特点和临床诊断，准确及时判断医嘱用药与临床诊断的相符性。

3. 剂量、用法的正确性。超剂量使用，如抗菌药物和支持药物(如氨溴索、维生素 C 粉针)的超剂量使用是静脉配置中心常见不合理医嘱，应及时发现，并予以纠正。

4. 选用剂型与给药途径的合理性。

5. 是否有重复给药现象。

6. 是否有潜在临床意义的药物相互作用、配伍禁忌、溶媒禁忌。药物相互作用、配伍禁忌常见于静脉配置中心运行初期，以后逐步减少，而溶媒禁忌则长期存在，且逐步上升。因为溶媒选择不仅关乎配伍，还关乎药物浓度及滴定速度，而后者与药物的治疗效果和不良反应密切相关。临床上常见以下几种情况。

(1)说明书明确指定可用和不可用溶媒时，仍选择不可用溶媒。如头孢曲松钠不宜选用林格液含钙溶媒；多烯磷脂酰胆碱严禁选用 0.9%氯化钠溶液、林格液等电解质溶液，而只能选用不含电解质的葡萄糖溶液。

(2)说明书明确指定可用溶媒，但未说明其他溶媒是否可使用。如某些中药注射液均要求选择 5%葡萄糖注射液或 0.9%氯化钠注射液 500ml 作为溶媒，输液反应最少，其他溶媒则未置可否。250ml 容量则因浓度过高，常发生输液反应。

(3)说明书推荐了溶媒，但其他溶媒也未发生任何问题。这意味着每个未遵循说明书选择溶媒的病例，实际也在验证其新医嘱组合中溶媒的安全性。

(4)说明书无选择溶媒的特别说明，但患者病理生理状况需要慎重选择合适的溶媒。如糖尿病患者，选择葡萄糖溶媒时应当更加谨慎。

(三)静脉药物治疗医嘱的有效性和安全性

1. 静脉药物治疗禁忌，包括妊娠禁忌、交叉过敏、禁忌证、年龄禁忌。静脉药物集中调配前，须结合患者病史审核医嘱中潜在的交叉过敏。直接过敏物质易被发现，而交叉过敏则易被忽略。妊娠患者或潜在妊娠患者，均应重点审核使用药物的 FDA 安全级别。同时，也应仔细审核来自儿科病房的儿童、新生儿患者的医嘱。

2. 应及时动态掌握国家或地方医药卫生管理部门发布的药物使用警示信息，并按警示要求审核含警示药物的医嘱。国家食品药品监督管理局加强了重点药物事件的及时披露和药企召回药品信息的及时发布，如鱼腥草注射液事件。这就要求药师一定要及时关注国家发布的重要警示信息，及早发现问题药品医嘱，及时干预药物调配。

3. 药师应对临床抗菌药物的使用进行有效跟踪及医嘱审核，及时发现并纠正无指征使用、超剂量超疗程使用、超权限使用、不合理联合使用、频繁换药或其他不符合《抗菌药物使用管理办法》的事项。

4. 药师应结合患者病历，对特殊人群，包括老年人、儿童、新生儿、妊娠的医嘱进行针对性审核。对肝、肾功能障碍或不全患者，或含肝、肾毒性较大的药物的医嘱，动态结合患者肝、肾功能状况，审核药物剂量和安全性。

需要指出的是，药师对肝肾功能的评估和药物使用的评价，不仅仅在患者初始入院阶段，而应贯穿于患者整个住院期间，全程掌握患者肝肾功能变化，并根据变化情况审核医嘱，包括已经执行的医嘱。

5. 应动态审核抗肿瘤药物医嘱执行情况，应结合患者化疗方案及体表面积审核化疗药物剂量和周期，并审核医嘱的适宜性。

6. 对于为保证疗效或输注安全而规定滴速的药物，药师应审核溶媒容量，以及患者每日输液总量的合理性。护理技术操作规范建议，成年人静脉滴速一般为 40～60 滴/min，心肺功能障碍患者应适当减速。有些药物说明书也相应规定滴定速度和配置浓度。半衰期较短的药物(如青霉素)，溶媒量过大势必增加滴定时间，将严重影响药物治疗效果。为达到安全有效的用药目的，应选择适宜的溶媒容量配置成合理药物浓度，在安全的滴速范围内静脉滴注。

药师审核静脉滴注医嘱时，应注意药品说明书规定的安全滴速，审核溶媒容量，如注射用门冬氨酸鸟氨酸说明书要求最终溶液浓度不超过 2%。

(四)处方集与计算机辅助医嘱审核

1. 应建立全处方集，分析医师医嘱习惯，收集总结审方结果，解释并及时对外发布，或与医师进行交流。有条件的医疗机构应开展验证性试验，将试验结果作为药师医嘱审核的临床依据。

2. 药师应加强专业知识的学习，不断补充新药使用、新的临床发现等相关知识，做到知识的常审常新。应鼓励静脉用药集中调配中，使用相关计算机程序辅助医嘱审核。

(1)计算机辅助医嘱审核有助于提高医嘱审核的效率，维持审核标准的一贯性，提高医嘱审核结果的传递速度。有条件的医疗机构应推广使用计算机辅助医嘱审核技术。

(2)但应当注意，计算机辅助医嘱审核技术，不能替代药师审核医嘱的法律地位和法律责任，医嘱审核的结果必须由药师发布并签字备查。

3. 医疗机构应建立、健全组织结构，定期召开会议，审定计算机辅助医嘱审核的项目及数据库标准，并授权指定药师按照静脉药物调配医嘱审核标准及时更新数据库。

二、特殊人群静脉药物治疗医嘱审核

(一)老年人静脉药物治疗医嘱审核

老年人用药医嘱审核首先需要了解老年人的药动学和药效学特点，掌握老年人用药原则，严格控制老年人的用药剂量，以保证老年人的用药安全。

1. *老年人药动学特点*　老年人胃酸分泌少，胃排空时间延长，肠蠕动减弱，血流量减少，血浆蛋白含量随年龄增长逐渐降低。因此，老年人与血浆蛋白结合的药物减少，而游离型药物浓度明显增加。随着年龄的增长，肝质量占全身质量的百分比减少约 30%(80 岁)，肝血流量减少约 40%(65 岁)，微粒体酶活性降低，功能性肝细胞减少，使药物在肝中的代谢减慢。老年人肾体积缩小，肾小球及肾小管细胞数量减少，肾功能随之衰减，80 岁的老年人肾功能下降约 50%。肾血流量减少及肾小球滤过率的降低，使药物清除率减低，血浆浓度增高，消除半衰期延长，从而老年人更易发生与剂量相关的不良反应。

2. *老年人药效学特点*　老年人对大多数药物敏感性增加，作用增强，不良反应发生率增高。老年人对中枢抑制药敏感性的增加，可使影响内环境稳定的药物作用增强。老年人对肝素及口服抗凝药、对肾上腺素及耳毒性药物更敏感，更易引起听力损害，增加药物变态反应发生率。由于多种内分泌受体数目均随增龄增长而减少，老年人对作用于内分泌受体的相关药物如类固醇、胰岛素及 β 肾上腺素受体兴奋药敏感性下降，效应降低。

老年人患有多种疾病，同时应用多种治疗药物时，用药依从性差，从而影响药物疗效。用药依从性是指患者遵照医嘱服药的程度，遵照医嘱服药是治疗成功的关键。老年人用药依从性降低可能与老年人记忆力减退、反应迟钝、对药物不了解、忽视按医嘱服药的重要性、漏服、忘服或错服、多服药物有关。用药依从性降低可影响药物疗效，引起无效治疗和不良反应。

3. *老年人用药的原则*

(1)明确诊断，明确用药指征：老年人不宜盲目对症治疗，对症治疗不利于疾病的进一步检查和诊断。老年人应尽量减少同服药物的种类，避免使用老年人禁忌或慎用的药物，不滥用滋补药及抗衰老药，不随意合用中药和西药，注意饮食对药效的影响，使用新药要慎重，选择药物前应询问并明确用药史。除急症或器质性病变外，老年人一般应尽可能选用最少种类的药物和最低有效量。药物种类应控制在不超过 3～4 种，作用类型相同或不良反应相似的药物合用更容易引起老年人不良反应。抗抑郁药、抗精神病药、抗胆碱药、抗组胺药均有抗胆碱作用，各药作用可相加，极易产生不良反应，出现口干、视物模糊、便秘、尿潴留和各种神经精神症状。镇静药、抗抑郁药、血管扩张药、利尿药均可引起老年人体位性低血压，不宜合用。

(2)《中国药典》规定老年人用药量为成年人量的 3/4；80 岁以上老年人，最好不要超过成年人剂量的 1/2：一般来说，老年人初始用药应从小剂量开始，开始用成年人量的 1/4～1/2，然后根据临床反应调整，逐渐增加到最合适的剂量，每次增加剂量前至少要间隔 3 个血浆半衰期，直至出现满意疗效而无不良反应为止。

(3)合理选择常用药物：老年人体内水分少，肾功能差，给予成年人剂量易引起与血浓度增加所致的有关毒性反应。应尽量不用可导致肾和中枢神经系统毒性的抗菌药物，如链霉素、庆大霉素。对于此类药物，更不可联合应用。

(二)小儿静脉药物治疗医嘱审核

了解小儿的生理特点及药动学特点，掌握小儿用药原则，准确计算小儿用药剂量，是小儿用药医嘱审核的重点，有利于保证小儿合理安全用药。

1. 小儿药动学特点　新生儿胃酸浓度低，胃排空时间长，肠蠕动不规律，肌肉量少，末梢神经不完善。婴幼儿脂肪含量较成年人低，脂溶性药物不能充分与之结合。婴幼儿体液及细胞外液容量大，水溶性药物在细胞外液被稀释，血浆游离药物浓度较成年人低，而细胞内液药物浓度较高。婴幼儿的血浆蛋白结合率低，游离型药物多，且体内存在较多的内源性蛋白结合物，如胆红素等。因此，与血浆蛋白结合力强的药物，如苯妥英钠、磺胺类药物等，可与胆红素竞争结合蛋白，使游离型胆红素浓度升高，出现高胆红素血症甚至核黄疸。此外，新生儿的血-脑屏障尚不完善，多种药物均能通过，可增加药物发生神经毒性的可能性。

新生儿肝酶系统不成熟，出生 8 周后，酶活性方达正常成年人水平。因此，新生儿出生后 8 周内，不宜使用经微粒体代谢酶系统灭活的药物。新生儿还原硝基和偶氮的能力及葡萄糖醛酸、甘氨酸、谷胱甘肽结合反应能力很低，不宜使用经结合反应灭活的药物。另外，新生儿大量注射氯霉素有可能引起中毒反应，导致灰婴综合征。

肾功能随年龄增长而变化。儿童尤其是新生儿肾血流量低，仅为成年人的 20%～40%，出生后 2 年接近成年人水平；肾小球滤过率，按体表面积计算，4 个月时只有成年人的 25%～50%，2 岁时接近成年人水平；肾小管排泄量在出生后 1 个月内很低，1～5 岁接近成年人水平。此外，肾小管泌酸能力低，尿液 pH 高，影响碱性药物的排泄。因此，新生儿及儿童在应用经肾排泄的药物时，可能导致药物消除减慢(如庆大霉素)，易发生蓄积中毒。所以在医嘱审核时，应注意新生儿月龄、药物剂量及给药间隔。

2. 小儿用药的基本原则与审核要点

(1)选择合理药物、合适剂量：许多药物未提供小儿专用剂量，常需根据成年人剂量折算小儿剂量，常用的换算方法如年龄、体重或体表面积折算法。对于毒性较大的药物，应按体重或体表面积法折算。这些方法各有优缺点，可根据具体情况及临床经验进行合理选择。联合用药时，应注意是否存在与单独用药比较的药物浓度改变。

(2)年龄折算法：年龄折算法是较常用的一种方法，适于剂量范围大且不需十分精确的药物，具体计算公式为：

1 岁以内用量＝0.01×(月龄＋3)×成年人剂量

1 岁以上用量＝0.05×(年龄＋2)×成年人剂量

该方法简单，如表 10-1 所示。

表 10-1　小儿剂量及体重的计算

年龄	按年龄折算剂量(折合成年人剂量)	按年龄推算体重(kg)
新生儿	1/10～1/8	2～4
6 个月	1/8～1/6	4～7
1 岁	1/6～1/4	7～10
4 岁	1/3	1 周岁以上体重可按下式计算：实足年龄×2＋8＝体重(kg)
8 岁	1/2	
12 岁	2/3	

(3)体重折算法：该法临床应用最广，但需要记住每种药物的剂量和小儿体重，计算公式为：

小儿的药量(每天或每次)＝每千克体重药量(每天或每次)×小儿体重(kg)

此法算出的药量较准确，但记忆较难，不易掌握。年长的儿童按体重折算药量时，如药量超过成年人量，则以成年人量为上限。每日药量计算后，应按具体要求分次给药。

对于2岁以上的小儿，体重折算法可简化法为：

小儿药量＝成年人剂量×小儿体重(kg)/成年人体重(50kg或60kg)

简化的体重折算法更简便易行，但存在对于年幼儿童求得的剂量偏低、年长儿童求得的剂量偏高的特点。医师应根据临床经验对折算的结果进行适当增减，如所得剂量超过成年人剂量时，可按成年人剂量或略低于成年人剂量应用。

(4)体表面积折算法：此法与基础代谢、肾小球滤过率等生理活动关系更为密切，比按年龄、体重计算更为准确。用每平方米体表面积表达药量，适用于各年龄小儿，也适用于成年人。新生儿体重、体表面积和身高分别为成年人的1/21、1/9和1/3.3，如果按体重折算易致用量偏低，按身高折算易致用量偏高。对于大多数药物而言，采用体表面积计算用量更接近临床实际用量。按体表面积计算小儿用量的公式为：

小儿用量＝成年人剂量×某体重小儿体表面积(m^2)/1.7

其中，1.7为成年人(70kg)的体表面积。

小儿体表面积可根据体重推算，公式如下：

体重＜30kg，小儿体表面积(m^2)＝体重(kg)×0.035＋0.1

体重为30～50kg小儿体表面积(m^2)应按体重每增加5kg，体表面积增加0.1 m^2计算；60kg小儿体表面积(m^2)为1.6m^2，70kg小儿体表面积(m^2)为1.7 m^2。

小儿体表面积也可根据小儿身高、体重计算求得，计算公式为：

表面积(m^2)＝0.0061×身高(cm)＋0.0128×体重(kg)－0.1529

以上4种小儿剂量折算方法在实际应用时，应根据具体情况，灵活掌握。小儿有胖有瘦，所患疾病有轻有重，不能生搬硬套公式。一般主张胖或病重的患儿，可取年龄组药量的高限，反之取低限。有些药物，小儿和成年人用量相似，如维生素类。还有一些药物，如苯巴比妥、异丙嗪和阿司匹林类解热药、泼尼松等激素类药物及利尿药等，小儿的耐受性较好，按每千克体重剂量折算较好，按年龄折算往往偏小。

(三)妊娠期静脉药物治疗医嘱审核

妊娠期是一个特殊时期，妊娠期用药关系胎儿的生长发育和孕妇自身健康，一旦选药不慎重、不恰当、不合理，不仅会给孕妇本人造成伤害，还会危及胚胎、胎儿，引起胎儿生长受限，胎儿体表或脏器、器官畸形，甚至发生流产、死胎、新生儿死亡等不良后果。所以，在对妊娠期用药医嘱审核时，应重点关注孕妇和胎儿的安全性，保证用药的安全有效。

1. 药物对不同孕期胚胎的影响

(1)细胞增殖早期：受精卵着床于子宫内膜前为着床前期(受孕后2周)。此期，胚胎虽然对药物高度敏感，但如受到药物严重损害，其结果往往是导致胚胎死亡，流产或仍能存活而发育成正常个体。药物的致畸作用几乎不见于此期。

(2)器官发生期：受精后3周至3个月，胎儿心脏、神经系统、呼吸系统、四肢、性腺、外阴相继发育。此期，胚胎如接触药物最易发生先天畸形。此期为药物致畸的敏感期。

(3)胎儿形成期：妊娠3个月至足月，是胎儿发育的最后阶段。此时，器官已形成，除中枢神经系统或生殖系统可因有害药物致畸外，一般不引起其他器官畸形，但可能影响胎儿的生理功能和发育成长。

2. 美国FDA药物对胎儿危险性等级标准分类　1979年起，美国FDA根据药物对胎儿产生危害性的等级制定并颁布了药物胎儿危害等级标准，分为A、B、C、D、X共5类。此后，多数药物妊娠期危险性级别均由药厂根据美国FDA标准拟定。随着新药的不断问世，分级药品不断增多。

(1)A类药物：已有妊娠妇女对照研究证实，在妊娠前、中、后期未能证明药物对胎儿具有危险性，且几乎无出现胎儿损害可能性。

(2)B类药物：指动物研究未证明药物对胎儿有危险性，但未曾进行合适的妊娠妇女对照研究；或指动物研究显示药物对胎儿具有某些危险性，但妊娠妇女对照研究未能证明药物对胎儿具有危险性。

(3)C类药物：动物研究显示药物具有致畸性和胚胎毒性效应，但无充分的妊娠妇女对照研究；或无动物与妊娠妇女研究资料可供应用。此类药物仅在权衡对胎儿的利大于弊时给予。

(4)D类药物：已存有该药物对胎儿危险性证据，但在某些情况下(例如威胁生命时或严重疾病状态下且无安全性药物可供使用)，虽有阳性证据存在，但仍可应用于妊娠妇女。

(5)X类药物：该药物的动物实验和人类研究均已证实可造成胎儿异常，或基于人类经验具有胎儿危险性证据，且其危险性明显地超过任何可能的效益，该药物禁用于妊娠或可能妊娠的妇女。

3．妊娠期用药医嘱审核要点

(1)没有一种药物对胎儿的发育是绝对安全的，孕期应尽量避免不必要的用药，特别是孕期的前 3 个月，可推迟的治疗尽量推迟到此期以后。

(2)必须使用药物治疗时，应选用对母体、胎儿无损害，而对孕妇所患疾病有效的药物，尽量选用已经临床验证的 A、B 类药物。孕期前 3 个月不应使用 C、D 类药物。

(3)能用一种药物治疗就避免联合用药，能选择效果确切的老药就避免使用对母体、胎儿影响不明的新药，能用小剂量药物就避免使用大剂量药物。

(4)一般情况下，整个孕期都不应使用 D 类药物。如病重或抢救等特殊情况下，必须使用 C、D 类药物，也应在权衡利弊后，确认利大于弊时方能使用。

(5)在必须使用 C、D 类药物时，应进行血药浓度监测，以减少药物不良反应，如万古霉素、磺胺类、氟胞嘧啶(C 类)、氨基糖苷类(D 类)。

(6)很多中药及中成药在妊娠期是禁用或慎用的，必须予以重视。

(7)整个妊娠期中，如使用各种疫苗，则应十分谨慎，因大部分活病毒疫苗孕妇禁用。

三、全静脉营养液医嘱审核

药师参与医疗机构肠外营养小组活动是有效审核全静脉营养医嘱的重要机制。医疗机构通常采用协定营养处方规划患者的肠外营养支持。肠外营养协定处方或由营养科主导制订，或营养师主导、药师参与制订，或由各科室自行协定。肠外营养医嘱或由营养医师开具、药师审核，也有相当一部分由非营养医师开具。全静脉营养药或有直接采用制药企业预制的“三腔袋”，或由药物静脉配置中心或营养科自行配置。鉴于此，依据中华人民共和国卫生部 2007 年 2 月 14 日颁布施行的《处方管理办法》所定义的药师职责，已建立静脉药物配置中心的医疗机构，药师应参与审核肠外营养医嘱，参与肠外营养方案制定，利用药师的药学专业技能，参与制定、审核、配置对各种适应证、患者人群的个性化全静脉营养液。

(一)正常人体所需的营养物质

正常人体所需的营养物质主要包括可提供能量的糖类、蛋白质、脂肪、水，以及电解质、维生素、微量元素。其中，糖类、蛋白质、脂肪又称为宏量营养素，是维持人体生命存在和机体环境的最重要营养素。

1．能量　机体的能量需求以非蛋白热量计算，主要来源于糖类和脂肪。临床上通常用 Harris-Bendeict 公式计算机体基础能量消耗值(BEE)。

男性：BEE(kcal/d)＝66.4730＋13.7513W＋5.0033H-6.7750A

女性：BEE(kcal/d)＝655.0955＋9.5634W＋1.8496H-4.6756A

(W：体重，kg；H：身高，cm；A：年龄，年)

临床实践表明，根据 Harris-Benedict 公式计算的结果比我国正常成年人实际测量值约高 10%左右，在估算正常人体能量消耗时需要注意。1985 年，WHO 推荐使用 Schofield 公式计算基础代谢值(BMR)，我国人群的结果约为该值的 95%。

正常人体，通过食物摄入糖类，经代谢最终以血液中单糖(主要是葡萄糖)形式提供人体每日 35%～70%的热量，正常成年人，每日葡萄糖最低需要量为 100～150g。最大摄入量不应超过 7g/kg [4.8mg/(kg·min)]。

脂肪的主要生理功能是提供能量，构成身体组织，供给必需脂肪酸，并携带脂溶性维生素等。脂肪所提供能量占总能量的 30%～50%。脂肪每天的适宜摄入量为 1～1.5g/kg，最大不应超过 2g/kg。临床常用的脂肪乳剂除提供脂肪外，尚提供必需脂肪酸，包括必需脂肪亚油酸和亚麻酸，分别为每日能量推荐值的 0.5%～1.0%和 3%～5%。

需要着重指出的是，肠外营养支持应避免过度摄入葡萄糖，给予葡萄糖和脂肪乳双能量来源，即必须由糖和脂肪共同提供能量。

2．蛋白质　蛋白质主要参与各种细胞组织的多种生理功能及氧化供能，维持细胞组织生长、更新和修复。蛋白质在人体内最终水解为人体直接吸收的基本物质氨基酸，是提供机体最直接、最有效的氮源。肠外营养每日蛋白质基础需求量为 0.8～1.0g/(kg·d)，相当于氮量 0.15g/kg。考虑到个体差异，个别患者可达到2.0g/(kg·d)。

疾病状态下，机体对能量及氮的需求增加，但非蛋白质热量(kcal)与氮量比值应保持在100～150∶1。另外，不同疾病对氨基酸的需求不同，如创伤状态下谷氨酰胺的需要量明显增加，肝病时则应增加支链氨基酸，肾功能不良个体则以提供必需氨基酸为主等。

3. *水*　水是器官、组织发挥正常功能和代谢的递质，占体重的50%～70%。美国胃肠外和经肠营养学会(American Society for Parenteral and Enteral Nutrition，ASPEN)推荐的每日水需求量见表10-2。

4. *电解质*　电解质具有重要的生理功能。钠离子参与维持和调节渗透压，有助于增强神经肌肉和心肌的兴奋性。钾离子参与糖、蛋白质和能量代谢，是多种生物酶系的组成部分，维持细胞外液的渗透压和酸碱平衡，以及神经肌肉的兴奋性和心肌功能。镁离子是激活ATP酶和其他多种酶的金属辅酶，参与多种代谢反应。钙离子则是多种酶的辅酶，是形成和维持骨骼、牙齿结构、参与凝血过程的重要阳离子。磷是机体所有细胞核酸的组成成分及构成细胞膜的必需物质，也是物质代谢反应及骨骼体液构成等不可缺少的成分。氯离子参与体内胃酸的合成，可激活唾液淀粉酶，帮助淀粉的消化。

表10-3为2000年中国营养学会和2002年ASPEN在肠内外营养杂志发布的成年人电解质日摄入量参考值。

表10-2　不同人群每日水需求量

人　群	每日水的需求量
小儿(体重)	
<1500g	120～150ml/kg
1500～2000g	110～130ml/kg
2.5～10kg	100ml/kg
10～20kg	1000ml/10kg+50ml/kg(超过10kg部分)
>20kg	1500ml/20kg+20ml(超过20kg部分)
成年人	20～40ml/kg

表10-3　正常成年人电解质日摄入参考值

电解质	中国营养学会RNIs* 或AIs**	ASPEN(肠外)
钠	51mmol(2000mg)	1～2mmol/kg
钾	95.6mmol(2200mg)	1～2mmol/kg
镁	14.6mmol(350mg)	4～10umol/kg
钙	25mmol(1000mg)	5～7.5μmol/kg
磷	23.3mmol(700mg)	20～40μmol/kg
氯	——	满足维持酸碱平衡的量

*RNIs-推荐营养素摄入量；**AIs-适宜摄入量

5. *微量元素*　临床上常提及的必需微量元素有9种，即铁、铬、铜、氟、碘、锰、硒、钼和锌，为人体必需营养素，与机体多种代谢酶和辅助因子密切相关，具有重要的生理作用。人体无法自身合成微量元素，需要每天补充。表10-4分别为2000年中国营养学会颁布和2002年ASPEN在肠内外营养杂志发布的正常成年人每日微量元素需要量参考值。

6. *维生素*　维生素是维持机体正常代谢所必需的营养素，不能于体内合成或合成量不足，必须由外源性补充。维生素分为水溶性维生素和脂溶性维生素。水溶性维生素包括维生素C、维生素B_1、维生素B_2、维生素B_6、维生素B_{12}、烟酸、叶酸、泛酸、生物素，脂溶性维生素包括维生素A、维生素D、维生素E、维生素K。表10-5分别为2000年中国营养学会颁布和2002年ASPEN在肠内外营养杂志发布的正常成年人每日维生素需要量参考值。

表10-4　正常成年人微量元素需要量参考值

微量元素	中国营养学会RNIs* 或AIs**	ASPEN(肠外)
铁	15mg	不需常规添加
碘	150μg	无确切标准
锌	11.5mg	2.5～5mg
硒	50μg	20～60μg
铜	2.0mg	0.3～0.5mg
氟	1.5mg	无确切标准
铬	50μg	10～15μg
锰	3.5mg	60～100μg
钼	60mg	不需常规添加

表 10-5 正常成年人维生素日需要量参考值

维生素	中国营养学会 RNIs* 或 AIs**	ASPEN（肠外）
维生素 A	800μgRE(M)700μgRE(F)	1000μg
维生素 D	10μg	5μg
维生素 E	14mgα-TE*	10mg
维生素 K	——	1mg
维生素 B_1	1.4mg(M)1.3mg(F)	3mg
维生素 B_2	1.4mg(M)1.2mg(F)	3.6mg
维生素 B_6	1.2～1.5mg	4mg
维生素 B_{12}	2.4μg	5μg
维生素 C	100mg	100mg
泛酸	5.0mg	15mg
叶酸	400μg DFE**	400μg
烟酸	14mg NE** (M)13mg NE** (F)	40mg
生物素	30μg	60μg

*-TE 为 α-TE 生育酚当量；** DFE 为膳食叶酸当量；*** NE 为叶酸当量

M:男性;F:女性

（二）肠外营养医嘱审核

肠外营养医嘱审核应包括肠外营养医嘱的规范性、适应证、禁忌证及合理性。

1. 肠外营养医嘱的规范性　由医疗机构具有资质的专业营养医师开具且应遵循相应流程，如图 10-1 所示。

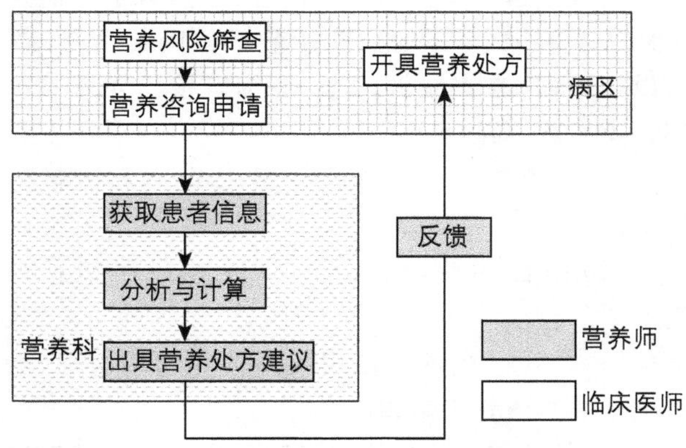

图 10-1　肠外营养医嘱流程（设计肠外营养方案、开具肠外营养医嘱）

2. 肠外营养的适应证

（1）危重疾病、重度营养风险或蛋白质-能量营养不良，经口或经肠道营养素严重摄入不足，且短期内（10～14d）无法恢复正常的进食者。

（2）围手术期或术后患者。

（3）胃肠道功能障碍患者。

（4）肠梗阻、短肠综合征、胃肠道瘘患者。

（5）胰腺炎患者。

（6）活动期肠炎，包括克罗恩病（Crohn′s disease，CD）和溃疡性结肠炎患者。

（7）外伤性脑损伤患者。

（8）恶性肿瘤终末期患者。

（9）其他具有肠内营养禁忌证患者。

3. 肠外营养的禁忌证

（1）胃肠功能正常、适应肠内营养或 5d 内可恢复胃肠功能患者。

（2）严重水、电解质、酸碱平衡失调患者。

（3）休克、器官功能衰竭终末期患者。

（4）心血管疾病不常规推荐使用肠外营养患者。

4. 肠外营养方案的合理性

（1）能量补充应以保持体重而非增加体重为目的，且须糖和脂肪同时使用。

葡萄糖来源的热量，尤其对于糖尿病患者，应遵循“允许性低摄入方案”提供，其余不足的部分通过脂肪乳提供。建议脂肪乳所提供的热量应占非蛋白热量的 25％～50％。

临床上在使用肠外营养液时，还使用其他治疗药物，其中很多药物以葡萄糖注射液作为溶媒。所以，在制定肠外营养方案时，营养医师应掌握患者肠外营养支持每日葡萄糖溶液的摄入量，以便药师向临床医师提出调整溶媒的建议。

每克葡萄糖氧化后可产生 4 kcal 热量，10％脂肪乳注射液（C14-24）提供 1100kcal 热量，10％中/长链脂肪乳注射液（C8～24）每 100ml 含 105.8kcal 热量。药师应掌握脂肪乳制剂的热量参数数据。

此外，选择脂肪乳还应考虑长链脂肪乳所提供的脂肪亚油酸和亚麻酸含量高于长链或短链脂肪乳，如必须补充亚油酸和亚麻酸，须将此差异考虑在内。

（2）葡萄糖依赖胰岛素代谢，所以肠外营养医嘱往往包括适量的胰岛素，两者比例根据血糖或尿糖指标决定，一般为按糖：胰岛素＝（4～20）g：1U 计算，从 10g：1 U 开始，随着机体的适应和内源性胰岛素分泌增加，则可停用外源性胰岛素。PVC 输液袋对胰岛素有吸附作用。胰岛素尽量避免加入 PVC 营养液袋中，无法避免时应加大胰岛素剂量。

（3）补充氨基酸时，应选择含氨基酸种类齐全的平衡氨基酸溶液。相同脂肪乳制剂，不同氨基酸制剂，氨基酸种类和含量不同，药师也应熟悉各种市售复方氨基酸制剂的营养参数。复方氨基酸注射液（18AA）氨基酸种类和含量，如表 10-6 所示。

表 10-6　复方氨基酸注射液(18AA)氨基酸种类和含量

氨基酸种类	每 250ml 含	每 500ml 含
L-脯氨酸	0.250 g	0.500 g
L-丝氨酸	0.250 g	0.500 g
L-丙氨酸	0.500 g	1.000 g
L-异亮氨酸	0.880 g	1.760 g
L-亮氨酸	1.225 g	2.450 g
L-门冬氨酸	0.625 g	1.250 g
L-酪氨酸	0.062 g	0.125 g
L-谷氨酸	0.188 g	0.375 g
L-苯丙氨酸*	1.332 g	2.665 g
L-精氨酸盐酸盐	1.250 g	2.500 g
L-赖氨酸盐酸盐*	1.075 g	2.150 g
L-缬氨酸*	0.900 g	1.800 g
L-苏氨酸*	0.625 g	1.250 g
L-组氨酸盐酸盐	0.625 g	1.250 g
L-色氨酸*	0.225 g	0.450 g
L-甲硫氨酸	0.562 g	1.125 g
L-胱氨酸	0.025 g	0.050 g
甘氨酸	1.900 g	3.800 g
总氨基酸	12.5 g	25 g
含氮量	1.81 g	3.63 g

*必需氨基酸

必需氨基酸为人体自身不能合成或合成量不能满足人体需要，必须从食物中摄取的氨基酸。亮氨酸、异亮氨酸和缬氨酸分子中含有分支侧链，又称为支链氨基酸。

肝功能不全的患者应选用富含支链氨基酸的氨基酸溶液，肝性脑病患者应选用复方氨基酸注射液(3AA)，慢性肾功能不全患者应选用以必需氨基酸为主要成分专用氨基酸制剂，如复方氨基酸注射液(9AA)。

鉴于谷氨酰胺对于免疫、胃肠道功能的重要性，在肠外营养液，尤其外科术后患者，常需外加谷氨酰胺双肽。

(4)补充电解质时须考虑需求量和营养液渗透压。每日人体电解质需求量，可参考中国营养学会颁布的 RNI(推荐量)和 AIs(适宜量)。

溶剂透过半透膜进入溶液的自发过程称为渗透现象。而阻止不同浓度的两种溶液通过半透膜产生渗透现象的最小压力为渗透压，以毫渗透量浓度毫渗量/升、mmol/L 或 mOsm/L 表示，为溶液中能产生渗透作用的溶质的粒子(分子或离子)总浓度。

人血浆含低分子晶体物质，如氯化钠、葡萄糖和碳酸氢钠等和高分子胶体物质，如蛋白质。其渗透压是晶体物质和胶体物质所产生渗透压的总和，由低分子晶体物质产生的渗透压称为晶体渗透压，由高分子胶体物质产生的渗透压称为胶体渗透压。血浆总渗透压绝大部分来自低分子晶体物质。

血浆总渗量浓度正常范围是 280 ～ 320 mOsm/L。毫渗透量浓度处于该范围以内的溶液，为血浆等渗溶液；低于此范围的溶液，为低渗溶液；高于此范围的溶液，为高渗溶液。0.9%氯化钠注射液的毫渗透量浓度为 308mOsm/L，属于等渗溶液。5%葡萄糖(无水葡萄糖)注射液的毫渗透量浓度为 278mOsm/L，也属于等渗溶液。目前，市售葡萄糖注射液葡萄糖含量是含 1 分子水的含水葡萄糖(分子量 $C_6H_{12}O_6 \cdot H_2O$)，计算时应注意。

在肠外营养液中加入电解质时，必须考虑葡萄糖、氨基酸、脂肪乳等物质对总渗透压的贡献。

(5)肠外营养溶液的稳定性：肠外营养液是由多种物质调配而成的复杂载体，多种物质具有发生潜在相互作用的可能性，如肠外营养制剂成分之间、器皿材料与制剂之间、油性制剂与水性制剂配置顺序可能产生的配伍禁忌等，最终可导致 pH 和渗透压的改变。因此，需药师认真计算甚至进行实验论证。

5. *肠外营养医嘱审核内容*　大部分肠外营养医嘱均按照营养预案和规范流程执行，但仍不能避免偶然、意外的不合理、不规范营养医嘱的出现。所以，药师应在集中调配前，仔细审核肠外营养医嘱。审核内容包括：

(1)是否符合营养医嘱的开具资质和流程的规定。

(2)是否存在不符合适应证或存在禁忌证情形。

(3)是否存在重复使用肠外营养物质情形，如以葡萄糖溶液作为溶媒。

(4)是否存在单独使用脂肪乳或复合氨基酸溶液的情形。

临床上，尤其是未明确营养医嘱资质规定的医疗机构，极易出现不规范的肠外营养医嘱，如单独使用复方氨基酸的情况。由于蛋白质也能提供能量，如在使用氨基酸制剂时，不同时补充支持能量的制剂，极易出现蛋白质被作为能量来源消耗，而不能发挥其重要的生理功能的现象。

(5)是否存在禁忌证、交叉过敏相互作用等情况：药师应审核肠外营养液成分和患者病历资料，及时发现营养成分之间的物理的、化学的配伍禁忌，以及患者过敏史等信息。

6. 肠外营养液配制辅助软件管理系统　医嘱审核整理软件的应用可规范肠外营养液医嘱产生、审核的流程，包括营养筛查和肠外营养支持申请，制定营养支持方案，医嘱审核与实施等。

软件系统所构建的肠外营养制剂全营养参数数据库可为营养方案制定、调整和医嘱形成提供快捷的换算和准确的验算，并可及时发现具有潜在临床意义的相互作用、配伍禁忌等。

（张　健　刘海涛　田怀平）

第四节　静脉用药集中调配的操作规程

静脉用药集中调配涉及静脉用药医嘱（处方）的信息传递、接受、审核、标签生成、打印、排药、贴签、核对、无菌配置、核对、包装、分发等多个环节。

一、静脉用药医嘱(处方)接受、审核的操作规程

(一)静脉用药医嘱(处方)接受与审核

1. 医嘱的信息传递流程(图 10-2)

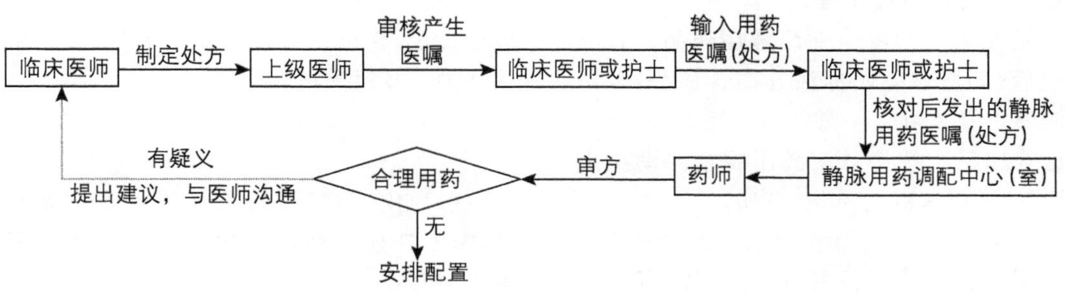

图 10-2　医嘱的信息传递流程

临床医师根据患者病情，开具静脉用药医嘱（处方），上级医师审查后确认，临床医师或护士将医嘱输入计算机系统，每个输入人需登录自己的用户信息以便跟踪、确认，另一临床医师或护士核对输入的医嘱内容并确认无误后发出，并输入确认人信息。

计算机系统将自动对处方进行分类，静脉使用的药物处方直接发送至静脉用药调配中心（室），并自动生成标签；非静脉用的药物处方将发送至相应药房。

静脉用药的配置信息若是长期静脉用药医嘱，则多数医嘱应在用药前一天的中午 13:00 前，通过计算机网络传送至静脉用药调配中心。

2. 医嘱的接受　配药信息通过医院信息系统（HIS）发送至静脉用药调配中心（室），由审核岗位的主管药师以上药学人员接受医嘱。

3. 医嘱的审核　药师主要审核并确认静脉用药医嘱（处方）的正确性、适宜性、合理性与完整性，前节已有详细叙述，主要包括以下内容。

(1)形式审核：静脉用药医嘱（处方）内容应当符合《处方管理办法》、《病例书写基本规范》的有关规定，应书写正确、完整、清晰，无遗漏信息。应包括患者姓名、性别、病区、疾病诊断，所用药品的药名、规格、剂量、数量、给药途径、用药时间及调配批次等。

(2)内容审核：审核临床诊断与所选用药品的相符性，以免治疗错误。

审核药品种类、规格、给药途径、用法、用量的合理性，防止重复给药。

审核单一药品与溶媒或多种静脉药品间或与溶媒间配伍的适宜性、相容性和混合后的稳定性，防止物理的或化学的相互作用发生。

审核注射剂，包括溶液剂、粉针剂、溶媒与直接或间接包装材料，以及静脉输液成品的完整性，防止因运输、转移、配制过程等发生的破损或配伍改变。

审核存在过敏反应药品的敏感性试验结果、药品本身存在的严重或特殊不良反应等重要信息，防

止因疏忽对患者造成伤害。

4. 医嘱的拒绝调配　对于存在疑点，或未确定，或错误的用药医嘱（处方），应与开具用药医嘱（处方）的医师沟通并提出用药建议，进行调整，并签名备查。否则，药师应拒绝调配。

因患者病情等需要的超剂量、超疗程、超说明书等特殊用药医嘱（处方），医师应告知患者，并签署知情同意书后签名确认。否则，药师应拒绝调配。

此外，药师还应拒绝调配不能保证成品药液质量的用药医嘱（处方）。

药师确认静脉用药配置信息无误后，根据静脉用药时间和配置顺序进行定批次。定批次方法和规则由各医疗机构自行确定，安排配置。

（二）标签生成、打印、管理

1. 标签的生成与打印　一静脉用药品一旦混合配制完成后，即应该明确标注其内含成分，以确保其合理使用。静脉用药医嘱（处方）经审核无误，计算机信息管理系统按静脉用药医嘱组自动生成静脉用药标签，并以病区为单位，打印。

2. 标签要求　标签设计应符合《处方管理办法》规定，各岗位人员签名位置齐全，字迹简明、清晰、规范，大小适宜、没有缩写或其他易混淆的术语、数据准确、完整、无误，给药时便于阅读、辨别、以及易粘贴在输液袋或针筒上，但也要考虑成本。

3. 标签内容　标签内容应包含患者静脉用药的必要信息，且易于追溯，包括从医嘱接受、审核、摆药、混合配制、核对、病区分发的各个环节。

（1）患者姓名：可表明该药液是该患者专用，如果无患者姓名，该药液有可能被其他病人使用而出现差错。因同姓、同名的情况时而发生，患者姓名必须为全名。

（2）患者所在的病区、床号：可确保药品准确、无误地运送。

（3）所有所加的药物名称、规格、剂量（溶液以 ml 表示，固体以 g 或 mg 标示）：名称必须完整、准确、易辨识，能够减少潜在错误的商品名也可同时备注使用，而且所用数量、规格必须标准且容易明白。

（4）溶媒或混合溶液的名称和体积：可使标签信息更完整。由于有的药品在某溶媒中不稳定或存在配伍禁忌、有的药品需一定体积的溶媒才能完全溶解、有的药品需一定的浓度才有效等情况，故必须明确标注溶媒或混合溶液的药品名称及体积。

（5）临时或长期标注：可以提醒药师及时安排排药，临时医嘱则应该尽快配置并送到病区，长期医嘱则当天备药、隔日配置使用。

（6）混合液全部体积的估计：如有的含有 500ml 药液的软袋中最多再加 150ml 液体；一定量的药物需与一定体积的混合液配制，才能确保该药物的有效浓度；TPN 中的钙离子测算等。

（7）给药时间：可提示护士有计划地根据药动学特点为患者给药，确保治疗的有效、安全。例如，q12d 抗菌药给药时间确定为两次相隔 12h，避免用药无规律、遗漏或药品失效。

（8）给药途径：可提示并帮助护士进行正确用药。例如，有些药品只能静脉滴注而不能静脉推注。

（9）批次：根据不同病区、不同患者的给药时间规律设定，它可以确保药品被有序地送到各病区，保证护士及时为患者给药。

（10）审核者，排药者，核对者，配制人，执行人等。

（11）皮试情况：青霉素等可致过敏反应的药品，患者在使用前，必须经皮肤敏感性试验且结果为阴性时，才可使用。

（12）共几页第几页：某些肠外营养制剂中需混合配制的药品较多，需多页标签。此时，每一页标签均应标注页码信息。

（13）配制日期和时间、失效时间：确保药品在有效时间范围内使用。

（14）给药速率（以 ml/h 表示）：有些药品的输注速度需要严格控制，不能太快或太慢，则需在标签上明确给药速率。

（15）储存条件：有些药液需储藏在 2～10℃ 的冰箱中或避光，否则可失效或变质。

（16）警示系统：非单剂量、避光药物等标记。可提示配置或给药时需注意事项，减少差错发生。

（17）静脉用药标签还应注明需要特别提示的事项：包括含有过敏性药品或成分或含某些特殊药物时，标签应有明显标识，如青霉素类、细胞毒药物标记等；涉及浓度换算、非整瓶（支）使用药品的实际量等用药标记；特别注意的事项如避光、特殊用药监护等。

将静脉用药标签按静脉用药处方性质和用药时间顺序排序，放置于不同颜色（区分批次）的容器，以方便有序调配操作。

标签不仅是排药的依据，也是成品静脉用药的标识，更是明确责任、溯源复核的文书。

4. 标签使用　标签贴于输液袋（瓶）或注射器上，输液软袋正贴，输液瓶倒置贴，注射器上贴成“插旗”，不能将标签上任何字覆盖，便于配置和使用时阅读。

5. 标签类型　根据各医院情况，标签可在计算机网络中设置不同状态，便于了解该标签静脉药品的配制情况。

（1）接受标签：标签上显示“接受”，则表示该标签已被静脉用药调配中心药师接受，可进行排药。

（2）申请退标签：标签上显示“申请退”，则表示该标签已被病区认作不需要，不能再配制。

（3）作废标签：标签上显示“作废”，则表示该标签经病区申请退，药师统一退，即没有配置。

（4）确认标签：标签上显示“确认”，则表示该标签已配置完成，并收取标签上药品费用，同时减去静脉用药调配中心库存。

6. 标签的管理　标签应符合《静脉用药集中调配质量管理规范》的有关规定，可采用电子处方系统，也可采用同时打印备份静脉用药标签方式。一份静脉用药标签贴于静脉用药袋（瓶），另一份静脉用药标签随调配流程，由各岗位操作人员依据标签执行调配操作，并签名或盖签章，保存 1 年备查。

二、摆药、贴签、审方、核对的操作流程

（一）摆药前的准备

摆药前应仔细阅读、核查静脉用药标签是否准确、完整。如有信息错误或不全，应告知医嘱（处方）审核药师，并及时校对纠正。

按静脉用药标签所列批次顺序药品（按组）摆备药品，注意所取药品与配置单上药品相一致，将静脉用药标签整齐地贴在输液袋（瓶）上，但不得覆盖原有标签。按静脉用药成组（标鉴会有的药品）、不同用药时间，分批次将药品放置于不同颜色的容器内。

摆药时，需检查药品的品名、剂量、规格等是否与标签内容一致，注意药品的完好性及有效期，签名或者盖签章备查。

（二）摆药注意事项

1. 确认同一患者所用同一种药品的批号相同。

2. 遇有药品变质、过期、失效的药品不得使用，如对药品有疑问，需核实无误后再行排药。

3. 摆好的药品擦拭清洁后，方可传递入洁净室，但不应去掉粉针剂西林瓶盖。

4. 对用过的容器进行整理、擦洗、消毒，以备下次使用。

（三）摆药室药品的补充

1. 每日完成摆药后，应及时补充摆药准备室短缺的药品，并应有两人校对。

2. 补充的药品应在专门区域拆除外包装，同时查看药品的生产企业、生产批号、药品质量等，如有尘埃，需擦拭清洁。

3. 补充药品时，应注意药品有效期，遵循先进先用、近期先用的原则，严防错误。

4. 对氯化钾注射液等高危药品，应当有特殊标识和固定摆放位置。

（四）摆药核对的操作规程

1. 排药药师将药品配齐后，需将静脉用药标签贴在输液袋或瓶上并盖章，将备有药品和静脉用药标签的不同颜色容器一起交给复核药师核对。

2. 复核药师根据静脉用药标签仔细校对摆备药名、规格、数量、质量、配置情况等，确信正确无误后盖章。

3. 将摆有药品与贴有标签的输液袋（瓶）按批次、按病区、药品种类通过传递窗送入相应洁净区，待配置。

三、退药的操作流程

静脉用药医嘱（处方），通过医院信息系统传递到静脉用药调配中心（PIVAS）。当天接收，并分批次。临时静脉用药医嘱当天配置，长期静脉用药医嘱隔天配置。由于长期静脉用药医嘱为提前 1d 摆备药品，如医师修改医嘱或调整用药方案，则可能发生退药。频繁的退药不仅耗时，且增加差错的发生，影响静脉用药调配的工作秩序及患者及时安全用药。为了避免退药而引发的用药差错或药品浪费，应根据医院实际情况制定退药的具体规则和操作流程。

（一）静脉用药退药的管理

由于 PIVAS 配置静脉药物流程的特殊性，即按用药医嘱（处方）治疗时间、批次、病区分批配置。退药即应及时、有序，应有符合相关管理、操作流程的规定。

1. 预留充足的退药操作时间　由于退药和重新排药需要一定的操作时间，因此，必须与临床约定退药的提前时间，超过规定时间无法做退药处理。

2. 设定可退药的默认时间　长期静脉用药医嘱常需提前一天摆备药品，退药程序应根据医疗机构实际情况，根据不同的治疗时间或批次设定可退药时间，如长期静脉用药医嘱(处方)在其混合调配前可退药。

3. 预出院的处理　住院患者在约定出院时间的前一日需办理预出院手续，以方便财务结算。实际工作中，往往会发生患者已做预出院处理，但未及时停止长期静脉用药医嘱的情况。为避免发生医患纠纷，可将预出院之后的用药全部作退药处理。

4. 紧急情况可根据临床或患者需要作特殊处理

(二)静脉用药退药的操作流程

1. 退药单的接受

(1)病区按可退药规则在医院 HIS 系统申请退药，或将填写好的申请退药单(一式二份)送达静脉药物调配中心。

(2)每次退药操作应全部病区一次提取完成，以防止遗漏病区。

(3)接受退药单，找出并取回尚未开启内包装冲配的需退药品。

(3)在 HIS 系统中确认接受退药申请。

2. 退药的具体方法　通常 PIVAS 工作人员要进行多次退药操作，且需尽快在已经排好的排药容器内找到需要做退药处理的药物。为提高效率，可采取以下方法。

(1)以不同的颜色区分不同批次，按病区、批次设置顺序号，分组存放。

(2)退药单除包含患者床号、姓名、药品等信息外，还应包含组号和顺序号信息。

(3)在医院 HIS 系统设置退药查询功能，以便查询退药处理的历史记录、补打退药单。

四、成品输液的核对与配送

(一)成品输液的核对

静脉药品配制完成后，配置者、药学或护理人员对其进行再次核对，包括药名、规格、数量等信息，确认无误后盖章，传出配制室。

成品输液复核是对已经配置的成品输液在发往病区前的最后一次核对。成品输液复核药师的工作职责包括以下方面。

1. 从配制者处接收已配制完成的静脉用药品。

2. 检查成品输液的外观(有无裂纹、沉淀、变色、异物等)。

3. 用力挤压成品输液，观察有无渗漏，尤其是加药处。

4. 仔细核对药篮内的空安瓿和或西林瓶与标签上标识的药品名称、剂量、数量是否一致。

5. 核对非整瓶(支)用量患者的用药剂量与标记的标识用量是否相符。

6. 核对各岗位操作人员签名是否齐全，如果一切无误，在静脉用药标签上签字并放行。

7. 交于工勤人员、打包、通知外送。

8. 将任何可多次重复使用的西林瓶，如胰岛素，放回准备区的冷藏柜中，尽可能缩短其放置于室温的时间。

9. 复核完成后空安瓿等废弃物按相关规定集中处理。

(二)成品输液的配送

1. 核对无误的成品输液，用专用塑料袋包装，按病区分别整齐放置于有病区标记的密闭容器内，送药时间及数量应记录在送药登记本。

危害药品和高危药品的外包装上应有醒目标示。

2. 将密闭容器加锁或加封条后由配送工人送至各病区。如加锁送达，则钥匙由静脉药物调配中心和病区分别保存，由病区护士开锁后逐一清点核对。无误后，在送药登记本上签名备查，同时注明交接时间。

3. 交接记录本应整册保存备查。

(杨婉花　郭　菁　张　蓉)

第五节　静脉用药的无菌调配

无菌技术是根据生产或操作要求所采取的一系列控制微生物污染的方法或措施，如空气的生物净化技术、灭菌技术等。无菌技术是一套完整、系统的操作体系，包括无菌环境设施、无菌设备器材及人员的无菌操作等。静脉用药调配的药品将通过静脉给药方式进入人体，因此必须保证药品配置过程中的每一个环节都不会受到微生物的污染，为静脉用药品的安全提供无菌保证。

一、无菌调配前注意事项

1. 无菌操作前准备

(1)操作环境应清洁、宽敞、定期消毒;物品布局合理;无菌操作前半小时应停止清扫操作,减少走动,避免飞尘或漂浮物。

①清洁过程必须从最清洁的区域向门外进行,从无菌区域到前室。

②所有的清洁设备均应专用和每日消毒,使用后应彻底冲洗、消毒。

③用低棉纺抹布和稀释的消毒液,清洁所有的仪器设备、层流台的外表面等,一旦有证据表明细菌已对所用消毒液产生耐药性,则应立即更换消毒液。

(2)工作人员均应经过培训、考核合格。在进入洁净室前,应佩戴帽子、口罩,修剪指甲并洗手,穿着相应洁净服、戴无菌手套。

(3)当药品和物料从非控制室运送到洁净室前进行清洁和消毒,注意防止污染。

2. 无菌操作过程

(1)工作人员应面向无菌区,手臂应保持在腰部或操作台台面以上,不可跨越无菌区,并避免面对无菌区谈笑、咳嗽、打喷嚏。

(2)用无菌持物镊取用物品;无菌物品一经取出,即使未用,也不可放回无菌容器内;一套无菌物品仅供一次操作使用,以避免交叉感染。

(3)无菌操作整个过程中,一旦发现无菌物品疑有污染或已被污染,应予立即更换并重新灭菌。

3. 无菌物品保管

(1)无菌物品必须与非无菌物品分别放置。

(2)无菌物品不可暴露于空气中,应存放于无菌包或无菌容器,无菌包外须标明物品名称、灭菌日期,并按失效期先后按顺序排放。

(3)定期检查无菌物品的灭菌日期及保存情况。无菌包在未被污染的情况下保存期一般为7d,如过期或受潮应重新灭菌。

二、静脉用药无菌调配操作规程

1. 调配操作前准备

(1)在调配操作前 30min,按操作规程启动洁净间和层流工作台净化系统,并确认其处于正常工作状态,操作间室温控制于 20～25℃、湿度在 70%以下、室内外压差应符合规定,操作人员记录并签名。

(2)早班工作人员先阅读交接班记录,对发现问题应及时处理。

(3)按更衣操作规程,进入洁净区操作间,首先用 75%乙醇的无纺布从上到下、从内到外擦拭层流洁净台内部的各个位置。

(4)将摆好药品容器的药车推至层流洁净操作台附近相应的位置。

2. 调配前的校对　调配药师(士)或护师(士)按静脉用药标签核对药品名称、规格、数量、有效期等,确保准确无误和药品完好后,进入加药混合调配操作程序。

3. 静脉用药调配操作流程

(1)选用适宜的一次性注射器,拆除外包装,旋转针头连接注射器,确保针尖斜面与注射器刻度处于同一方向,将注射器垂直放置于层流洁净台的内侧。

(2)用 75%乙醇消毒输液袋(瓶)加药处,放置于层流洁净台的中央区域。

(3)除去西林瓶盖,用 75%乙醇消毒安瓿瓶颈或西林瓶胶塞,并在层流洁净台侧壁打开安瓿,应避免正对高效过滤器打开,以防药液喷溅到高效过滤器上。

(4)抽取药液时,注射器针尖斜面应朝上,紧靠安瓿瓶颈口抽取药液,然后注入输液袋(瓶)中,轻轻摇匀。

(5)溶解粉针剂时,用注射器抽取适量静脉注射用溶媒,注入于粉针剂的西林瓶内,必要时可轻轻摇动(或置震荡器上)助溶。全部溶解混匀后,用同一注射器抽出药液,注入输液袋(瓶)内,轻轻摇匀。

(6)调配结束后,再次核对输液标签与所用药品名称、规格、用量,准确无误后,调配操作人员在输液标签上签名或者盖章,记录调配时间,并将调配好的成品输液和空西林瓶、安瓿与备份输液标签及其他相关信息一并放入筐内,以供检查者核对。

(7)通过传递窗将成品输液送至成品核对区,进入成品核对和包装程序。

(8)每完成一组静脉用药调配操作,应立即清洁配制场所、台面,用清水或 75%乙醇的无纺布擦拭台面,除去残留药液,移走与下批输液调配无关的药物、余液、注射器和其他物品。

每天调配完毕后,按调配操作规程规定的清洁消毒操作程序进行清洁消毒处理。

4. 静脉用药调配操作注意事项

(1)不得进行交叉调配操作。

(2)静脉用药调配所用的药品，如果非整瓶(支)用量，则必须在静脉用药标签上明显标识实际用量，以便校对。

不影响质量、可多次重复使用的剩余药品，如正规胰岛素，应按照药品说明书要求，置于准备区冷藏柜内存放，尽量缩短其室温存放时间。

(3)若两种以上粉针剂或注射液需加入同一输液时，必须严格按药品说明书要求和药品性质顺序加入；肠外营养液、高危药品和某些特殊药品的调配，应遵守相关的加药顺序操作规程。

(4)调配过程中，输液出现异常或对药品配伍、操作程序有疑问时，应停止调配，查明原因，或与处方医师协商调整医嘱；发生调配错误应及时纠正，重新调配并如实记录。

5. *危害药物调配操作要点*　危害药物调配时应拉下生物安全柜防护玻璃，前窗玻璃不可高于安全警戒线，以确保负压。

危害药物调配完成后，必须将留有危害药物的西林瓶、安瓿等单独置于适宜的包装内，与成品及静脉用药标签副联或者审方单(明细单)一并送出，以供核查。

调配危害药物用过的一次性注射器、手套、口罩及检查后的西林瓶、安瓿等废弃物，统一放置于专用塑料袋内，待当日调配工作结束后，封口，按规定统一处理。

危害药物溢出处理按照相关规定执行。

(杨婉花　郭　菁　张　蓉)

参考文献

[1] 李文硕，王国林，于永浩. 临床液体治疗[M]. 北京：化学工业出版社，2007.

[2] 吴永佩，焦亚辉. 临床静脉用药调配与使用指南. 北京：人民卫生出版社，2010.

[3] 刘皈阳，孙艳. 临床静脉用药集中调配技术. 北京：人民军医出版社，2011.

[4] 蔡卫民，袁克俭. 静脉药物配制中心实用手册. 北京：中国医药科技出版社，2005.

[5] 中华医学会. 临床诊疗指南：肠外肠内营养学分册. 北京：人民卫生出版社，2008.

[6] Lubos Sobotka. 临床营养基础. 第3版. 蔡威译，上海：复旦大学出版社，2009.

[7] 吴永佩，焦雅辉. 临床静脉用药调配与使用指南[M]北京：人民卫生出版社，2010.

第 11 章

药物安全事件的防范与管理

第一节　药物治疗的风险

一、概　述

药物是把双刃剑，人类在使用药物治疗疾病的同时，也有被药物伤害的风险。在药品获准上市时，仅在较少的受试者中进行过试验。因此，在药品获准上市时很难发现发生率低、潜伏期长、与其他因素相互作用引起的以及仅在某疾病患者亚群中发生的不良反应。在医疗机构，多种原因均可导致发生药物治疗错误，如：处方错误、发错药物、给错药物等。药物治疗风险指药物治疗过程中患者面临可导致伤害或损失等不测事件的可能性。

药品不良反应（adverse drug reaction，ADR）是指合格药品在正常用法用量下出现的与用药目的无关的有害反应。药品不良事件（adverse drug event，ADE），世界卫生组织将不良事件定义为不良感受，指药物治疗过程中发生的任何不幸的医疗卫生事件，这种事件不一定与药物治疗有因果关系。从药物治疗的角度看，药品不良事件是指与药物相联系的机体损害。药品不良事件包括二要素：一是不良事件的发生是由上市药品引起的；二是产生的结果对人体有害。用药差错（medication error，ME）指医务人员、患者或消费者支配药品时，出现的任何可以防范的可能引起或导致不恰当地应用药物或伤害患者的事件。此类事件可能与专业工作、医疗用品、操作程序和系统相关，包括：处方，处方传递，产品标签、包装和命名，审方、调配、校对、发药交代，流通，执行医嘱，教育，监测和使用等。

公众对药品安全的需求日益增长，发达国家在现代化、城市化和工业化的长期进程中分阶段出现的安全风险，在我国现阶段集中出现，我国正处于药品安全风险高发期。药品风险组成分两部分，分为天然风险和人为风险。天然风险包括药品不良反应（已知的和未知的），人为风险包括不合理用药、药品质量问题、用药差错、社会管理因素、认知局限等。临床药物治疗风险主要源于下列因素：药品不良反应；假劣药品所致的临床意外伤害；药物治疗差错；临床药物滥用；药品与化学品、其他药品及食物的不良相互作用；药品在扩大临床用药适应证条件下的非预期不良反应；无效药品的临床应用等。

二、药物治疗风险管理

（一）风险管理

药品是一种高风险商品，其使用涉及广大人民群众的生命安全。药品质量风险管理是一个长期且艰巨的工作，需要医师、药师、护士、患者之间的沟通与合作，加强宣传教育，以提高公众的认知度，提升综合监管效应。风险管理是研究风险发生规律和风险控制技术的一门管理科学，是人们识别、分析、评估和处理风险的过程，并在此基础上优化组合各种风险管理技术，对风险实施有效地控制和妥善处理风险导致的后果，以期达到以最小的成本获得最大安全保障的目标。药物治疗的风险管理应是在全面、主动地应用科学的方法来发现、评估、交流和最小化药物治疗风险的基础上，建立并维持有利于患者受益/风险比的方案。

对药品使用进行风险管理，要求医疗机构主动发现并干预药物治疗的安全问题，应从平时药物治疗管理中寻找问题，制定风险管理计划，而不是等待不良事件发生后再去补救。药品治疗风险管理体系包括三部分：预先评估和发现风险；风险发生后的处置，防止危害蔓延和重复发生；检视现有的机制和制度，分析存在的漏洞，及时予以弥补。风险管理的目的是使风险最小化，最佳的风险管理是将风险消除于未形成之前。通过对风险的识别、衡量和控制，以最低成本将风险造成的损失降低至最低程度，通过有效利用各种相关技术有效防范并控制风险，妥善处理风险所致损失，确保以最低成本，获得最大安全保障。

（二）风险管理程序

药物治疗的风险管理，不是发生药物不良事件后的补救措施，而是主动从药物治疗管理中发现问题，主动论证并干预医疗机构药物治疗的安全问题。基本程序包括风险识别、风险评估、风险干预、风险信息交流、风险管理活动评价。

风险识别是风险管理的第一步，对已知的风险与潜在的风险，进行判断、归类和鉴别。然后进行风险评估，分析风险的性质、特点、频度和严重程度，明确在一定的社会经济背景下医疗机构可接受的风险水平。再采取一些减轻、防范、回避、转移和接受风险的措施或方法，对产生的风险因素进行风险干预。进一步针对药物治疗风险信息进行交流，在药物治疗的整个过程中，医务人员之间、医务人员与患者以及医务人员与其他社会阶层都应当进行风险信息交流，同时确保交流的风险信息确实为对方所理解。最后对风险管理活动进行评价，评价风险管理活动的有效性，以实施效果来检查和评判风险管理的前四个环节是否符合风险管理目标，这是保证风险管理顺利开展并趋向预定目标的重要环节。

（三）构建药品风险管理指引框架，实施风险最小化计划

药物治疗风险管理是一项系统工程。药品治疗风险涉及药品使用机构、药品监督管理部门及广大民众；风险管理是“反复评价”、“不断完善”的过程；风险管理应有相应的风险管理技术标准与规范。辨别药品风险性质，明确药品风险责任，努力建立我国药品治疗风险管理的新模式。

首先，通过完善我国现行药品管理法规和规范来对药品治疗风险进行宏观管理；其次，对于药品上市后的风险管理，制药企业作为产品责任人，应定期向药品监管部门报告新药监测期内新药生产工艺、质量、稳定性、疗效及不良反应等监测情况；同时，国家实行的ADR报告制度是药品上市后治疗风险管理的基础。药品监管部门以制药企业的监测报告及ADR报告信息为依据，再评价药品上市后的风险/效益比，据此与医药工作者及患者进行药物风险信息交流，形式包括寄发医药工作者信函、发布不良反应信息、改变药品标签、包装及使用注意事项和收集患者用药反馈信息等。风险干预措施包括发布药品警示信息、更改标签说明书、限制使用范围、药品召回或撤市及其他有关药品管制办法。

药品风险管理重点监测安全信号包括：药品说明书未标明的不良反应或已标明不良反应的严重程度明显增加；严重不良事件；药品与药品及食物间的不良相互作用；识别尚未认知的高危人群；药品名称、标签、包装和使用上的混乱。依据药品临床研究或上市后监测的安全信息、已知风险人群用药的风险/效益比、药品ADR性质、可预防程度以及可能获得的药品效益等因素，实施风险最小化计划。建立动态链接系统，对少数有价值的高风险药品，实行使用、检测相关信息链接，保证医药工作者正确处方、正确调剂、合理用药，发挥药品最大效益，实现风险最小化。建立备忘系统，包括对药品调剂、医师处方、患者用药的登记，医师对新药知识的认知，患者对药品说明书认知的确认记录，以减少不合理用药及用药差错风险。开展药品安全普及教育，提高医务人员合理用药水平。

（四）药物治疗风险的管理措施

1. 制定药品相应管理制度，对药品进行分类管理　完善药品分类管理，根据药品使用具体情况，制定药品相应管理制度。药品购进、储存、养护等应有相应的管理制度，严格按照相关制度管理和使用药品。

2. 严格药品的购进、验收储存和养护管理，保证药品质量　药品风险包括药品不良反应、不合理用药及药品变质等，任何药品都可能存在风险。药品作为一种特殊商品，既能治病也能致病，医疗机构是使用药品的场所，购进并使用合格药品是药物治疗安全的前提，也是降低医院药物治疗风险的先决条件。购进合格的药品，若储存不当也会使原本合格的药品变质失效，增加药物治疗风险。有效期内药品的质量与药品的储存条件密切相关。医院药库、各药房及病区小药柜和药品配置间均应设立岗位责任制，专人负责对药品进行养护。

3. 药品信息的管理和维护　药品信息实行数

字化管理，可以提高药学人员的工作效率，减少人为因素造成的药品管理和使用错误，降低用药差错与风险。医疗机构应制定《处方集》，加强对医务人员合理用药知识的培训；进行处方点评以规范临床用药行为；建立临床药师制为医生提供药学帮助，查阅并提供药学相关资料和最新研究进展。

4. *药品调剂管理*　药剂科应将药名书写相似、读音相似及包装相似的药品分开陈列，并有醒目标示；组织药品调剂人员进行业务学习、技能培训和考核；严格制定排班表，合理安排人员，避免因工作疲劳而造成的差错；调剂人员实行一发药一审核，严格执行“四查十对”，做好用药交代，保证药品调剂环节准确无误。

加强高危药品管理，提高用药安全性。首先，确立医院高危药品种类和目录，限定高危药品管理使用责任人，采用色标管理法对高危药品进行统一色标标示管理，专柜存放，制定高危药品使用警示提示；其次，设立高危药品计算机医嘱输入电子屏障，建立从领取、储存、调配到临床使用等一系列安全操作流程，每个环节均需严格核对，确保药物治疗安全。

5. *用药指导与药学监护*　患者用药后，医务工作者需对其进行追踪，加强药学监护。严格执行ADR报告制度，对重点药品进行用药前评估、用药中监护、用药后评价。

6. *强化合理用药意识，减少药品治疗风险*　从处方到药品调剂，从处方执行到用药监护，风险贯穿在药物治疗的整个过程中。医疗机构应建立临床合理用药监测软件，加强合理用药管理。加强药物不良反应监测，开展临床合理用药评价。对医嘱处方的合理性进行连续监控，一旦发现药物配伍禁忌、超剂量用药、超时用药和特殊人群用药禁忌等时，应及时提出警告，发现原因，及时调整。充分利用现代信息化技术，加强医务人员的药品知识培训，提高业务素质，加强合理用药宣传；对患者实施健康教育和安全用药教育，告知患者发现问题后应及时通知医护人员，让患者在整个药物治疗过程中，参与药物治疗风险防范，提高用药安全。

（五）医疗工作者在药物治疗风险中的管理

医院应结合临床路径及药事管理相关法律法规，制定专业的用药规范及合理用药相关管理办法，规范医疗行为，抵制不正当风气，对不合理用药和超说明书用药进行整顿和管理，增强医生责任心，规范处方和医嘱的书写，规避处方风险；实行临床药师制度促进临床合理用药。医生应纠正不良用药习惯，尤其是对待特殊患者或使用特殊药品时，应熟练掌握用药特点，明确用药原则，做到个体化给药。医生应不断学习，熟知并掌握药品说明书，及时更新药品知识；同时，临床药师需配合临床提供用药咨询，积极开展药学服务，通过各种文献书籍及时将最新药学信息、用药规范等传达给医生。医生联合临床药师与护士，密切观察患者的用药情况，进行用药监护。

护士应该加强责任心，严格执行“三查七对”，按时执行医嘱。用药中应严格遵循说明书，按要求存放药品，给药时避免配伍禁忌。对有疑问的医嘱或处方一定要核实清楚，与医生或临床药师及时交流。主动对患者进行健康教育和用药教育，保证患者获得正确的药品信息。同时，发挥临床药师的作用，加强对护士合理用药知识的指导教育，保证临床用药的安全性。

药师应该提高风险防范意识，建立管理制度和岗位技术操作规程，规范药师行为，提高药师工作质量。药师定期对处方进行检查，提高处方质量，促进合理用药。药师应积极参与临床药物治疗，完善沟通交流能力，提高业务技能，真正融入医疗团队；针对临床用药方案或潜在问题，药师应及时向医护人员提出建议和说明，为医护人员和患者提供药学信息和合理用药咨询服务；针对特殊患者，采取个体化药学服务。此外，药师应主动参与业务培训和学习，更新药学知识储备，尤其注意对特殊人群的用药调整及特殊药物的用药原则，做到全面、专业、细致。

医务人员应树立良好的职业风范，避免因自身过失导致的用药风险。通过开展用药咨询、药物知识宣传手册、社区用药指导等活动，为患者讲解用药方案和注意事项，普及安全用药观念；将治疗的预期结果、可能出现的不良反应和采取的措施等准确地传达给患者，与患者建立良好的关系，获得患者的信任和配合，提高用药依从性；保证健康教育贯穿于患者门诊、住院及出院后整个医疗过程。

药物风险管理是一项系统工程，涉及药品研制、生产、经营、使用等诸多环节。因此，药品研制、生产、经营、使用机构及药品监督管理部门应积极承担相应责任。在发现、评估、认识和防范药物治疗风险管理工作中，医务人员承担着对药物有效性和安全性的“评价”和“再评价”及权衡“药品效益与风险比”的责任；在药物使用环节，承担着制定用药指南、规范用药行为的重任。《药品不良反应报告和监测管理办法》的规定，旨在了解药物在临床使用过程中发生的不良反应，研究不良反应发生特征、严重程度、发生率而开展的药物安全监测活动。药品生产企业为落实这一责任，必须依靠医药卫生机构，与医药工作者密切合作。为实行药物治疗风险管理、加强药物警戒，医药工作者责无旁贷。在药品生命周期的不同阶段，药品研制、生产、经营、使用机构及药品监督管理部门都应针对自身责任，制定并实施相应风险管理技术标准与规范。各相关部门更应密切合作，从而实现药物治疗风险管理的共同目标，保障广大民众生命健康。

（刘皋林　于爱平　李　琴）

第二节　药品不良反应

一、概　述

（一）药品不良反应的概念

（1）药品不良反应：广义的药品不良反应是指因用药引起的任何不良情况，其中包括超剂量给药、意外给药、蓄意给药、药物滥用、药物的相互作用所引起的各种不良后果。

我国《药品不良反应报告和监测管理办法》排除了无意或故意的超剂量误用、药物滥用以及不按规定使用药品等情况，规定药品不良反应是指合格药品在正常用法用量下出现的与用药目的无关或意外的有害反应。包括：药物的副作用、毒性作用、继发反应、撤药反应、后遗效应、药物依赖、过敏反应、特异质反应、致癌作用、致畸作用和致突变作用等。

（2）药品不良事件：药品不良反应是指因果关系已经确定的反应，而药品不良事件是指因果关系尚未确定的反应。指治疗期间所发生的任何不利的医疗事件，它不一定与该药有因果关系。

（3）新的药品不良反应：指药品说明书中未载明的不良反应。说明书中已有描述，但不良反应发生的性质、程度、后果或者频率与说明书描述不一致或者更严重的，按照新的药品不良反应处理。

（4）药品严重不良反应：指因使用药品引起以下损害情况之一的：引起死亡；危及生命；致癌、致畸、致出生缺陷；导致显著的或者永久的人体伤残或者器官功能的损伤；导致住院或住院时间延长；导致其他重要医学事件，如不进行治疗可能出现上述所列情况的。

（5）群体不良事件：是指同一药品在使用过程中，在相对集中的时间、区域内，对一定数量人群的身体健康或者生命安全造成损害或者威胁，需要予以紧急处置的事件。

（二）药品不良反应的分类及发生机制

1. 药品不良反应的分类　经典的分类是将药品不良反应与药理作用有无关联作为依据，将药品不良反应分为 A 型和 B 型。

（1）A 型药品不良反应：又称剂量相关的不良反应，为药理作用过强所致，通常呈剂量依赖性，可根据药物的药理学特性预知，发生率高而死亡率低，如苯二氮䓬类引起的嗜睡，抗凝血药所致的出血等。

（2）B 型药品不良反应：又称剂量不相关的不良反应，是一种与正常药理作用无关的异常反应，一般和剂量无关联，难于预测，发生率低而病死率高，如氟烷引起的恶性高热，青霉素引起的过敏性休克等。

2. 药品不良反应的发生机制

（1）A 型不良反应的发生机制

1）药代动力学方面的原因

①药物的吸收：大多数药物口服后，主要在小肠被吸收，药物分子通过巨大的小肠黏膜表面和血液循环，弥散和穿透小肠细胞的脂蛋白膜而进入血液。非脂溶性药物的吸收不完全，个体差异大，如胍乙啶在治疗高血压时的剂量范围，可为 3%～27%。药物到达循环量主要与口服的剂量有关，但也受到许多因素的影响，如药物的制剂、相互作用、胃肠道蠕动、胃肠道黏膜的吸收能力及首过消除等。

②药物的分布：药物在循环中分布的量和范围取决于局部血液量和药物穿透细胞膜的难易。有些情况下，心排血量对药物分布和组织灌注速率也发挥决定性作用。例如，经肝代谢的利多卡因，主要受肝血流的影响。当心力衰竭、出血或静脉滴注去甲肾上腺素时，由于肝血流量减少，利多卡因的消除率也随之降低，易发生不良反应。

③药物血浆蛋白的结合：循环中药物与血浆蛋

白结合的多少，对药效有重要影响。药物如与血浆蛋白的结合减少，则可增加游离的药物浓度，使药效增强，以至发生A型不良反应。

④药物与组织结合：药物与组织结合是引起A型不良反应的原因之一。例如，氯喹对黑色素有高度亲和力，可蓄积在含黑色素的眼组织中，引起视网膜变性。

⑤肾排泄：婴儿、老年人、低血容量性休克及肾病患者，由于肾小球过滤减少，服用主要经肾排泄的药物则易发生A型不良反应。

⑥药物的生物转化：药物在肝脏进行生物转化的速率主要取决于基因遗传，个体间有很大差异。例如，每天给予苯妥英钠300 mg，血药浓度范围可为4～40μg/ml，超过20μg/ml易发生A型不良反应。另外，药物与肝药酶抑制药合用时，也可因药物的生物转化作用减弱，导致药物在体内蓄积，出现严重的A型不良反应。

2）由于靶器官敏感性增强：靶器官敏感性增强可致A型不良反应。例如，乙诺酮能增加华法林与肝受体部位的亲和力而加强后者的抗凝血作用，出现A型不良反应。

(2)B型不良反应的发生机制

①药物的因素：药物的分解产物、药品辅料以及化学合成中产生的杂质等均可引起不良反应，如四环素储存过程中的降解产物可引起范可尼综合征。

②病人的因素：由于病人本身原因而引起的B型不良反应，主要与病人的特异性遗传变异有关，如红细胞葡萄糖-6-磷酸脱氢酶(G-6-PD)缺乏、遗传性高铁血红蛋白血症等。此外，因病人因素而引起的B型不良反应还涉及免疫学（药物过敏性反应）、致癌及致畸等多个方面。

(三)药品不良反应工作的任务

1. *药品不良反应的预防*　只要是药品，就有可能存在不良反应；只要使用药品，就有发生不良反应的可能性。由于药品不良反应可以对人类健康造成极大的危害，因此，如何预防与减少药品不良反应的发生，是药品不良反应工作的首要任务。

2. *药品不良反应的报告与监测*　《中华人民共和国药品管理法》第七十一条及《药品不良反应报告和监测管理办法》第二条均规定：国家实行药品不良反应报告制度。药品生产企业、药品经营企业、医疗卫生机构应按规定报告所发现的药品不良反应。因此，药品不良反应报告与监测制度是一项国家法定的强制性制度。

3. *药源性疾病的防治*　药源性疾病又称药物诱发性疾病，是药物作为致病因子，引起人体功能或组织结构损害，并具有相应临床经过的疾病，是药品不良反应在一定条件下产生的后果。

药源性疾病如果发现早、治疗及时，则绝大多数患者症状可减轻或痊愈；如未能及时发现与治疗，或治疗抢救措施不力，有些药源性疾病可造成不可逆性损害，甚至致残或致死，给患者和社会带来不堪设想的后果。因此，做好药源性疾病的防治工作，是药品不良反应工作的重要任务。

4. *药品不良反应的研究*　药品不良反应的研究主要包括流行病学研究、药品不良反应机制研究、以及药物安全性的临床前研究与药物临床试验。

二、药物不良反应的报告与监测

(一)药品不良反应报告与监测的国内外概况

1. *药品不良反应报告和监测*　药品不良反应报告和监测是指药品不良反应的发现、报告、评价和控制的过程。其主要内容有：

收集药品不良反应信息，对药品不良反应的危害情况做进一步的调查，及时向药品监督管理部门报告，提出对有关药品如何加强管理的意见、建议。及时向药品生产企业、经营企业、医疗卫生机构和社会公众反馈药品不良反应信息，防止药品不良反应的重复发生，保护人民的用药安全。

2. *国外药品不良反应报告与监测概况*　自“反应停事件”发生后，西方发达国家纷纷着手在本国进行针对药品安全性的监测体系建设。至21世纪初，西方发达国家的药品不良反应报告体系已日臻成熟。美国早在“反应停事件”前，就针对个别药品建立了药品不良反应登记报告制度，如美国医学会在20世纪50年代初期建立的氯霉素不良反应登记报告制度。1961年后，将该制度扩大至对所有药品不良反应的收集。1962年，美国国会通过了《联邦食品、药品及化妆品法》的修正案，规定药品不良反应在继续执行自愿报告制度、鼓励卫生专业人员报告的同时，制药企业必须报告与本企业产品有关的药品不良反应。同时，规定所有药品不良反应必须报告美国食品药品管理局(FDA)。1987年，FDA对企业报告进一步作出了规定，即所有严重的、药品使用说明书上未注明的药品不良反应，无论发生在国内或国外，药品生产企业必须在15日内报告给 FDA。对于程度不严重、说明书上已经列入且报告率未呈明显增加的药品不良反应，药品生产企业也必须定期提供汇总报告。新药批准后的前 3 年，应每季度报告 1 次；3 年后，每年报告 1 次。FDA 不仅收集药品在正常使用情况下的药品不良反应，而且收集药品过量使用情况下的药品不良反应。当药品疗效较差时，也被认为是不良事件。

3. 我国药品不良反应报告和监测发展概况　1983 年，我国卫生部专家起草了《药品不良反应监测报告制度》。1984 年，我国第一部《药品管理法》颁布，规定药品管理部门、卫生行政部门、药品生产企业、药品经营企业和医疗单位要经常考察并组织调查药品质量、疗效和不良反应。1988—1990 年，卫生部药政局在北京、上海、湖北等省市组织了药品不良反应报告制度的试点工作，随后在试点工作总结中提出了设立药品不良反应重点监测医院的设想。1992—1995 年，全国首批推荐 104 个医院，作为药品不良反应重点监测医院。试点期间，国家药品不良反应监测中心共收集 6000 多份药品不良反应病例报告，涉及 350 余种药品。通过 20 余年的努力，我国药品不良反应报告和监测工作已由起步阶段逐步迈入快速发展阶段。目前，我国药品不良反应报告和监测体系的构建已初步完成。

(二)我国药品不良反应报告与监测体系

国家食品药品监督管理局主管全国药品不良反应报告和监测工作，各省、自治区、直辖市人民政府食品药品监督管理局主管本行政区域内的药品不良反应报告和监测工作，各级卫生主管部门负责医疗卫生机构中与实施药品不良反应报告制度有关的管理工作。全国的药品不良反应监测专业技术机构由国家药品不良反应监测中心，各省、自治区、直辖市药品不良反应监测中心和基层药品不良反应监测机构组成。

1. 我国药品不良反应的报告制度

(1)药品生产、经营企业和医疗机构应当主动收集药品不良反应，获知或者发现药品不良反应后应当详细记录、分析和处理，填写《药品不良反应/事件报告表》并应当通过国家药品不良反应监测信息网络报告或通过纸质报表上报所在地药品不良反应监测机构。

(2)新药监测期内的国产药品应当报告该药品的所有不良反应；其他国产药品，报告新的和严重的不良反应。进口药品自首次获准进口之日起 5 年内，报告该进口药品的所有不良反应；满 5 年的，报告新的和严重的不良反应。

药品生产、经营企业和医疗机构发现或者获知新的、严重的药品不良反应时，应当在 15 日内报告，其中死亡病例须立即报告；其他药品不良反应应当在 30 日内报告。有随访信息的，应当及时报告。

(3)药品生产企业应当对获知的死亡病例进行调查，详细了解死亡病例的基本信息、药品使用情况、不良反应发生及诊治情况等，并在 15 日内完成调查报告，上报药品生产企业所在地的省级药品不良反应监测机构。

(4)个人发现新的或者严重的药品不良反应，可以向经治医师报告，也可以向药品生产、经营企业或者当地的药品不良反应监测机构报告，必要时提供相关的病历资料。

(5)设区的市级、县级药品不良反应监测机构应当对收到的药品不良反应报告的真实性、完整性和准确性进行审核。严重药品不良反应报告的审核和评价应当自收到报告之日起 3 个工作日内完成，其他报告的审核和评价应当在 15 个工作日内完成。

(6)省级药品不良反应监测机构应当在收到下一级药品不良反应监测机构提交的严重药品不良反应评价意见之日起 7 个工作日内完成评价工作。

(7)药品生产、经营企业和医疗机构获知或者发现药品群体不良事件后，应当立即通过电话或者传真等方式报所在地的县级药品监督管理部门、卫生行政部门和药品不良反应监测机构，必要时可以越级报告；同时填写《药品群体不良事件基本信息表》，对每一病例还应及时填写《药品不良反应/事件报告表》，通过国家药品不良反应监测信息网络报告。

医疗机构发现药品群体不良事件时，应当积极救治患者，迅速开展临床调查，分析事件发生的原因，必要时可采取暂停药品的使用等紧急措施。药品经营企业发现药品群体不良事件时，应当立即告知药品生产企业，同时迅速开展自查，必要时应当暂停药品的销售，并协助药品生产企业采取相关控制措施。药品监督管理部门可以采取暂停生产、销售、使用或者召回药品等控制措施。卫生行政部门应当采取措施积极组织救治患者。

(8)医疗机构有下列情形之一的，由所在地卫生行政部门给予警告，责令限期改正；逾期不改的，处三万元以下的罚款。情节严重并造成严重后果的，由所在地卫生行政部门对相关责任人给予行政处分：①无专职或者兼职人员负责本单位药品不良反应监测工作的；②未按照要求开展药品不良反应或者群体不良事件报告、调查、评价和处理的；③不配合严重药品不良反应和群体不良事件相关调查工作的。

2．医疗卫生机构药品不良反应监测工作模式

(1)结合自身情况，建立药品不良反应监测制度，制定具体实施办法。

(2)成立药品不良反应监测领导小组，由院长或负责医疗工作的副院长任组长，医务科、药剂科、护理部主任任副组长，成员由各临床、医技等科室主任和护士长组成。

(3)建立药品不良反应监测专门机构(如监测站、组等)，配备专(兼)职人员，负责药品不良反应监测具体工作。可根据自身具体情况，将监测机构设在药剂科临床药学部或相应部门。

(4)建设医院药品不良反应监测网络，各监测点的成员由各临床、医技科室负责人或学术带头人、住院总医师、护士长、责任护士等组成，带动全体医护人员参与。

(5)医护人员积极填写药品不良反应报告表并进行初步评价，由专职人员收集监测站(组)对收集的不良反应报告进行整理、完善和初步分析评价后，按《药品不良反应报告和监测管理办法》的要求，及时将向当地药品不良反应监测机构报告。同时向原报告人(单位)反馈有关信息，提醒用药者注意药品不良反应的危害性，向医生和患者提供药品安全性方面的资料及用药注意事项。

(6)大力开展药品不良反应监测宣传、教育、培训，是医疗机构药品不良反应监测的日常性工作可通过印发学习资料、办学习班、办《药讯》(不良反应专刊)等、把药品不良反应监测列入医院再教育计划等方式进行。

(三)药品不良反应的监测方法

药品不良反应监测主要方法有以下几种：自发呈报系统、义务性监测、处方事件监测、集中监测系统、分析流行病学(包括病例对照研究和队列研究)、自动记录数据库(包括记录链接和记录应用)等。

1．自发呈报系统　最为常用，目前大多数国家的药品不良反应监测报告制度均采取自发呈报制。自发呈报系统是一种自愿而有组织的报告系统，医务工作人员在医疗实践中发现药品不良反应后填表报告监测机构、制药厂商或通过医药学文献杂志进行报道，监测机构将报表分析整理后反馈，以提高临床安全、合理用药水平。

2．义务性监测　主要收集严重的、致死的和说明书上尚未列入的药品不良反应为主。并且在自愿报告制度的基础上，要求医师报告所发生的每一例属于上述范围的不良反应，从而发展成为义务性监测报告制度，使药品不良反应报告率大为提高。

3．处方事件监测　处方事件监测最初是在反应停事件后，由英国统计学家 David Finney 于1965年首先提出，强调对药品不良事件而非药品不良反应的报道。所谓处方事件监测，就是利用现在的处方体系，对用某种新药的病人予以分组，并通过专科医师对同属一组病人的事件进行监测的方法。凡确认为不良反应的症状以及怀疑为不良反应的症状或因发现症状而到医院就诊等，都包含在处方事件中。

4．集中监测系统　集中监测系统是指在一定时间(如数月、数年)、一定范围[某一地区、几个医院及(或)几个病房]内根据研究的目的，详细记录药物和药品不良反应的发生情况，以探讨药品不良反应的发生规律。包括两个主要组成部分，分别为重点医院监测与重点药品监测。

5．分析流行病学　分析流行病学又称分析性研究，即对所假设的病因或流行因素进一步在选择的人群中探寻疾病发生的条件和规律，验证所提出的假设。主要包括两种：从疾病(结果)开始去探寻原因(病因)的研究方法叫病例对照研究。从时间角度分析，病例对照研究是回顾性的，所以又称回顾性研究；从有无可疑原因(病因)开始去观察是否发生结果(疾病)的研究方法，称为队列(或群组)研究。从时间角度分析，因队列研究具有前瞻性特点，又称为前瞻性研究。

6．自动记录数据库　随着对药品不良反应研究的进一步深入，对药物与药品不良反应因果关系的判断，已大量引入了流行病学的方法进行评价，从而发展为广义的药物流行病学。新药上市前，一些潜在发生率较低的药品不良反应，难以从小样本人群中观察到。所以，对于药物与药品不良反应因果假设的检验，常需借助于大型的记录数据库。用于药物流行病学研究的数据库分三种：通过记录连接方法建立的大型自动记录数据库；收集潜在药源性疾病信息的数据库，如出生缺陷、恶性肿瘤、毒性

中心的数据库；记载用药史的数据库，如在荷兰由药房储存的病人用药史数据库。

（四）药品不良反应报告的评价

开展药品不良反应因果关系的评价，是药物安全性监测管理中一项十分重要而复杂的工作。药品不良反应因果关系的评价及其评价信号的可靠程度，是药品不良反应监测工作的重要内容，也是药品不良反应监测中最关键和最具挑战性的问题，至今仍无统一的国际性评价标准。药品不良反应因果关系的评价，大体上可分微观评价和宏观评价。所谓微观评价，是指具体对某一不良事件与药物间的因果关系的判断，即个案因果关系判断；所谓宏观评价，是指运用流行病学的研究手段和方法，来验证或驳斥某一不良事件与药物间的因果关系的假说。

1. 因果关系评价准则

(1)时间方面的联系：即报告表不良反应分析栏中"用药与不良反应的出现有无合理的时间关系"。除了先因后果这个先决条件外，原因与结果的间隔时间也应符合已知的规律，如氰化物中毒死亡仅需几秒；青霉素引起的过敏性休克或死亡在用药后几分钟至几小时发生；吩噻嗪类引发肝损害一般为服药3～4周以后出现。另外还应注意，先因后果的先后关系不完全等同于因果关系，而因果关系则必须有先后关系。

(2)生物学上的合理性：与现有资料是否一致，即从其他相关文献中已知的观点看因果关系的合理性，如动物实验的数据、病理生理学的理论、其他有关问题的研究成果等；另外，以往是否已有对该药不良反应的报道和评述（即相当于报表不良反应分析栏中"反应是否符合该药已知的不良反应类型"）。例如，苯丙醇胺是一种合成的拟交感神经药，化学结构与收缩血管的胺类（如肾上腺素、麻黄碱等）及兴奋中枢神经的药物（如安非他明）相似，药理实验也已证明该药可收缩血管、升高血压。这些资料都明确了苯丙醇胺引起出血性中风，具有生物学合理性。

(3)是否具有联系的一贯性：科学研究的特点之一即是可重现。如果某一项发现是真实的，则该项发现应可以依不同的研究方式、不同的时间地点或不同的人群中重复出来，如肺癌与吸烟的联系已在多个不同地点、多种不同研究方式中得到证实。

(4)联系的特异性：有因必有果、有果必有因这一命题，在生命科学领域并不总适用。例如，氯霉素可引发再生障碍性贫血，但不是所有服氯霉素者都会发生再障。该准则对于发生率低的不良反应更难适用，如虽已证明苯丙醇胺与出血性卒中有关联，但在日常生活中却很难见到因使用含苯丙醇胺的制剂而导致出血性卒中的病例。然而当有病例符合时，则说明该联系可能具有极强的因果关系。

(5)联系强度：即发生事件后撤药的结果和再用药的后果（相当于报表不良反应分析栏中"停药或减量后反应是否消失或减轻"及"再次用药是否再次出现同样的反应"）。①联系程度的大小：相互联系程度大，往往说明其间有因果性。因研究设计等原因，程度小的联系也不能完全排除其因果性。一般认为，相对危险度在2.0以下的为弱联系。吸烟与肺癌的相对危险度是10.0～30.0，属于强联系；②剂量-反应的强度：如果有剂量-反应或持续时间-反应的关系存在，则说明联系具有因果性。剂量-反应的关系对流行病学和临床药理学都是极为重要的概念；③研究的类型方式：采用不同的研究方式，得出结果的因果联系强度可不同。

(6)有否其他原因或混杂因素：如合并用药、原患疾病及其他治疗的影响。

2. 因果关系评价方法　目前，国际上对药品不良反应因果关系的评价有多种方法，如Karach和Lasagna方法、计分推算法以及贝叶斯不良反应诊断法等。其中，Karach和Lasagna方法被各种评价方法视为基本准则。各种评价方法根据其采用的逻辑推理的原理，可分别归属于不同的范畴，如推理法、总体评价法、计分推算法、概率法等。目前，我国使用的药品不良反应因果关系的评价方法属于WHO乌普萨拉监测中心建议使用的方法。

(1)五条评定准则：①时间方面的联系，开始用药的时间和不良反应出现的时间有无合理的先后关系；②过往史，所怀疑的不良反应是否符合该药已知的不良反应类型，以往是否已有对该药反应的报道和评述；③混杂因素，所怀疑的药物是否可用合用用药的作用、病人的临床症状或其他疗法的影响来解释；④撤药后的结果，停药或减量后，反应是否消失或减轻；⑤再次用药的结果，不良反应症状消除后再用药是否出现同样的反应。

(2)五条分级标准：该法将因果关系的程度分为肯定、很可能、可能、怀疑和不可能共五级。

①肯定：用药以来的时间顺序是合理的；该反应与已知的药品不良反应相符合；无法用合并用药、病人的疾病进行合理解释；停药后反应停止；重

新用药，反应再现；

②很可能：时间顺序合理；反应与已知的药品不良反应相符合；无法用合并用药、病人的疾病进行合理解释；停药后反应停止；没有重复用药；

③可能：时间顺序合理；与已知药品不良反应符合；患者疾病或其他治疗也可造成相同结果；

④可疑：时间顺序合理；不能合理地以合并用药和患者疾病进行解释；

⑤不可能：仅能以合并用药和病人的疾病进行解释；不符合上述其他各项标准。

3. 评价步骤和内容　药品不良反应因果关系的评价一般分为两步，即个例评价与集中评价。

(1)个例评价：即运用药品不良反应因果关系的评价准则，对每一份报表进行评价。主要内容有：①与药物警戒目的相关性 未知的、严重的、新的、报告次数多的，或有科学价值或教育意义的药品不良反应；②报告的质量 数据是否完整，包括药品不良反应表现过程、重点阳性体征、转归和有关临床检验结果等；③可疑药品的信息 厂家、批号、剂型、用法和用量及用药原因；④不良反应分析与关联性评价 关联性评价由地区和国家药品不良反应监测中心对报表审核后作出。

(2)集中评价：又称数据集中后评价，即收到一批同类报表后经系统研究和分析后的统一评价，可产生信号及采取措施等。集中评价同样需遵循药品不良反应因果关系评价的基本准则。集中评价的方法与个例评价有较大区别，通常采用药物流行病学、医学统计学等研究手段和方法进行。

集中评价的程序包括：①相关资料(个例报告)的选择与信号(假设)的酝酿；②文献检索；③检查已有资料，辨认遗漏数据与存在问题；④收集遗漏数据(随访病例，组织查询)；⑤与药厂联系，研究药品注册资料；⑥向其他药品不良反应监测中心、国家中心乃至 WHO 国际药物监测合作中心咨询；⑦根据信号评价标准，评价或再评价所有获取的资料(包括完整的报告)；⑧ 写报告，内容包括概要、原始数据、附加资料、讨论不同观点、结论及深入研究的建议。

三、药物不良反应的防范与管理

药物不良反应的发生与多种因素相关，其临床表现多种多样，对身体器官的损害程度可轻可重。根据世界卫生组织(WHO)统计，全世界住院患者 ADR 的发生率为 10%～20%，其中有 5%的患者可因严重的 ADR 而死亡。据此推算，我国每年住院患者发生 ADR 的人数约有 250 万～750 万，其中死亡约 19 万人，从而增加医药费 40 亿人民币。药品不良反应的危害已经越来越引起全社会的重视，国家已经建立药品不良反应报告与监测制度，以期尽量避免和减少药品不良反应给人们造成的各种危害。有些药品不良反应是很难避免的，有些是可以通过各种防范措施予以避免，这需要临床医师、药师、护士和患者的共同努力。

(一)临床医师

临床医师是临床药物治疗的主要决策者，对于药品不良反应的防范承担重要责任。对于临床医师而言，不仅需要掌握药物的适应证、禁忌证，而且需要熟悉药物的常见不良反应以及不良反应的防范措施。临床医师在开立处方或医嘱时，把握以下的原则可预防或减少药品不良反应的发生。

1. 变态反应的防范

(1)用药前应询问患者是否有药物过敏史，避免使用既往过敏的药物或其同类药物，以防止出现交叉过敏反应。例如，对于既往有青霉素类药物过敏性休克病史的患者，应避免使用头孢菌素类抗菌药物，因为两者之间存在部分交叉过敏反应；对于既往有磺胺类药物过敏的患者，应避免使用格列齐特等磺脲类降糖药和塞来昔布。

(2)对于规定需做皮试的药品必须按规定操作，结果阴性时方可使用。但应注意，对过敏体质的患者而言，皮试本身即可使机体致敏，因此做皮试时应备有急救药品。

(3)一旦出现过敏现象，应立即停用可疑药品。如发生过敏性休克等严重不良反应时，需及时、积极组织抢救，确保患者的生命安全。

(4)确定致敏药品后，应向患者或家属明确交代以后应避免再次使用同种或类似药品，并将该致敏药品记录于患者的病历或就诊手册的首页。

2. A 型不良反应的防范

(1)药物的剂量：该类不良反应与药物的剂量相关，降低剂量可避免或减轻药品不良反应。因此，用药时应在保证疗效的前提下，尽量选择最小有效剂量。例如，治疗单纯性下尿路感染时，由于多数药物的尿药浓度远高于血药浓度，则可选择较小剂量(治疗剂量范围低限)；心力衰竭的病人对洋地黄、地高辛和毛花苷 C 等强心苷类药物的敏感性以凌晨 4 时最高，如此时给予强心苷类药物，则一定要慎重选择常规剂量，可适当降低剂量，避免发生中毒反应。

(2)药物的给药途径：静脉注射给药一直是临床用药的较高风险因素。国家食品药品监督管理局发布的药品不良反应监测年度报告显示，2012年全国药品不良反应监测网络收到的过敏性休克导致患者死亡病例中，85%以上为静脉给药。因此，在一般情况下，凡是口服可以有效控制病情的就不需注射给药，能够肌内注射的就不应静脉注射，即遵循“能口服不注射，能肌注不静注”的给药原则。

(3)药物的给药时机：机体的昼夜节律可改变药物在体内的药动学和药效学参数，使药物的血药浓度、生物利用度、代谢和排泄等出现昼夜节律性的变化。对于某些药物根据机体自身的节律变化，选择合适的用药时机，可得到用最小剂量达到最佳疗效的效果，并且将药物的毒性降至最小。例如，①糖皮质激素：糖皮质激素长期治疗时，需要选择最佳的给药时间。因为人体内糖皮质激素的分泌呈昼夜节律性变化，分泌的峰值出现在早晨7～8时，将每日剂量于上午7～8时给药，可减轻对下丘脑-垂体-肾上腺皮质系统的负反馈抑制，从而降低肾上腺皮质功能减退，甚至皮质萎缩的风险；②抗肿瘤药物：临床研究表明，与上午给药相比，顺铂在下午16～20点输注，药物毒性更低，耐受性更好。文献报道奥沙利铂、氟尿嘧啶和亚叶酸钙联合治疗结直肠癌时，采用时辰治疗的方案(10点到22点输注奥沙利铂，22点到第二日10点输注氟尿嘧啶和亚叶酸钙)，其严重黏膜毒性约为恒速输注方案的1/5，外周神经损害为后者的一半；③免疫增强剂：若上午用药，易出现发热、寒战和头痛等不良反应；晚上用药，副作用少，且疗效不变；④噻嗪类利尿药：早晨服用时，可排出的钠离子和钾离子的比值增大，从而减少低血钾的发生；⑤其他：特拉唑嗪、多沙唑嗪等α受体阻滞药因易引起体位性低血压，故常需睡前给药；嗜睡是抗组胺药的常见副作用，建议患者尤其是驾驶员、高空作业人员宜在睡前服用该类药物，避免因嗜睡而出现安全事故；对于阿司匹林、二甲双胍等容易导致胃肠道不良反应的药物，可采用餐后给药的方式以减轻该类不良反应。

对于某些药物特定的不良反应，通过恰当安排给药时机，可避免或减少药品不良反应。

(4)药物相互作用：治疗方案中的用药品种应合理，避免不必要的联合用药，还需了解患者自用药品或保健品的情况。确需联合用药时，应尽量减少药品品种，适当调整药物剂量，并加强用药后的监测。因为服用品种越多，毒性反应就越大，药物间发生相互作用的可能性越大。服用2种或以上药物时，发生相互作用的可能性为6%；服用5种以上药物时，发生相互作用的可能性增至50%；服用8种以上药物时，则发生相互作用的可能性高达100%。

药物相互作用可通过药效学和药动学的改变，增加不良反应的发生。例如，红霉素和阿司匹林均有一定的耳毒性，各自单独应用时毒性不明显。联合用药时，则毒性增强，容易导致耳鸣、听力减退等不良反应，临床使用时应尽量避免联合使用，确需联合用药时必须加强监测。应用降糖药时，常因发生低血糖而出现心悸、出汗等症状。如同时使用普萘洛尔，可掩盖低血糖症状，而且β受体阻滞药可抑制肝糖原的代偿性分解而使血糖降至更低，加重低血糖程度。心脏选择性β受体阻滞药(阿替洛尔、美托洛尔等)抑制肝糖原分解的作用虽较轻，但也仍有掩盖低血糖症状的作用。因此，该类药物应慎用于使用降糖药的患者。

两种以上的药物联用时，可相互竞争血浆蛋白的结合部位，结合力强的药物可从蛋白结合部位取代结合力弱的药物，使后者游离型药物浓度增加，导致药效和毒性反应同时增强。竞争血浆蛋白只有发生与蛋白结合率较高的药物分子间时，才有临床意义。例如，华法林的血浆蛋白结合率达99.4%，游离型药物仅为0.6%。当结合率降至97%，游离型即可升至3%，即血中游离型药物浓度增加约4倍。此时，药效可显著增强，出血风险增加。实际工作中，当使用华法林的患者需加用非诺贝特时，需注意非诺贝特可竞争血浆蛋白，将华法林置换出来，增加游离型华法林的浓度，增加出血的危险性。因此，在用非诺贝特治疗期间和停药8d后，需要对INR进行更频繁的检查和监控，及时调节口服华法林的剂量。

某些药物具有抑制药物代谢酶的作用，可使其他药物的代谢受阻，消除减慢，血药浓度增加，增加不良反应的发生风险。例如，环丙沙星和红霉素分别是细胞色素P450CYP1A2和CYP3A4的抑制药，当其与茶碱类药物联合使用时，可导致茶碱类药物的肝清除明显降低，消除半衰期延长，血药浓度升高，发生茶碱中毒症状，如恶心、呕吐、震颤、不安、激动、抽搐、心悸等。所以，环丙沙星和红霉素需与茶碱类药物联合应用时，应测定茶碱血药浓度以便及时、适当地调整茶碱的剂量。对于前体药物，如联合酶促药物可使其加速转化为活性产物而加强作用，增加不良反应风险。例如，苯巴比妥可促进环磷酰胺的代谢，使其加速转化为活性产物磷酰胺氮芥，增加环磷酰胺的急性毒性，两者同时使用时应加强监护。

(5)老年人用药：肾是药物排泄的主要器官，随着年龄的增长，肾组织可出现玻璃样变、动脉硬化及间质纤维化等形态改变，使老年人的肾血流量、肾小球滤过率、肾小管的分泌和排泄功能降低，上述变化可极大影响药物自肾的排泄，使药物的血浆半衰期延长、延缓药物的消除，血浆浓度增高，使得老年人更易发生不良反应。

老年人肝重量减轻，功能性肝细胞数量减少，肝血流量下降，营养不良时肝合成蛋白的能力下降，易出现低蛋白血症，可使血中结合型药物减少，游离型药物增多，导致药效及毒性反应增强。因此，当老年人使用哌替啶、吗啡、地西泮、氯丙嗪、洋地黄毒苷、华法林等血浆蛋白结合率较高的药物时，尤其是需同时使用几种药物时，由于竞争性结合作用，可导致药物消除延缓、血浆浓度增高，而出现更多的不良反应。此外，老年人的对药物代谢的能力也下降。例如，代谢茶碱的功能比青年人低35%，阿普唑仑、利多卡因等的代谢率亦随增龄而明显降低，使药物半衰期延长，药物易在体内蓄积而增加毒副作用。因此，老年人应用经肝代谢或血浆蛋白结合率较高的药物时，应减少剂量。临床医生医嘱上述药物时应慎用，并注意监测药品不良反应。

由于老年人的中枢神经系统和心血管系统等器官功能衰退，且对作用于这些系统药物的耐受性降低，所以对60岁以上的老年人用药，一般需按成年人剂量适当酌减1/4。

总之，老年人用药应按照最大疗效和最小不良反应的原则，选择最佳治疗方案，使用较小的起始剂量；用药种类宜少不宜多，以避免药物相互作用的发生；不得不合并服用的药物，应注意可能的不良反应和相互作用；尽量选择每日只服用1～2次的药物，交代清楚服药方法，提高老年患者的服药依从性；密切观察老年患者的临床表现，定期测定肝、肾功能及血浆电解质等实验室检查；在用药中，一旦出现不良反应，应及时停药、减量或换用其他药物。

(6)小儿用药：小儿正处于全身各器官发育阶段，肝、肾、中枢神经系统发育尚不完全，对许多药物均极为敏感。所以，儿科用药时应按新生儿期、婴幼儿期和儿童期3个阶段正确选择药物，合理使用，以保证用药安全，减少药品不良反应的发生。

新生儿皮肤、黏膜面积相对较成年人大，皮肤角化层薄、黏膜娇嫩，局部用药吸收速率快而作用强，尤其皮肤有炎症或破损时，吸收则更多，引起一些药物（如硼酸、水杨酸、糖皮质激素）发生不良反应甚至中毒。新生儿肾的有效循环血量及肾小球过滤率较成年人低30%～40%，很多药物可因新生儿的肾小球过滤低而影响排泄，导致半衰期延长，血浆药物浓度高。例如，早产儿和新生儿因对氯霉素的生化转化缓慢，而易发生灰婴综合征。

婴幼儿血脑屏障发育尚未完善，患病后常伴有烦躁不安、高热、惊厥等反应，可适当加用镇静药。对于镇静药的用量，年龄愈小，耐受力愈大，剂量可相对偏大。但是，婴儿对吗啡、哌替啶特别敏感而易导致呼吸抑制，使用氨茶碱后易出现过度兴奋等中枢不良反应。

儿童正处于生长发育阶段，新陈代谢旺盛，对一般药物的排泄比较快。但儿童对水及电解质的代谢功能尚较差，如需长期或大量应用酸碱类药物时，应注意预防水、电解质紊乱；儿童对利尿剂特别敏感，应用后可出现水盐代谢障碍或中毒，故应间歇给药，且剂量不宜过大。

(7)妊娠期妇女用药：妊娠期妇女服药率较高，据统计，有90%的妊娠期妇女在妊娠期曾服用过至少一种药物，服用过至少10种的占4%。某些药物可以通过胎盘屏障，胎儿可通过胎盘吸收和排泄药物，其对胎儿的毒性与胎儿所处的发育阶段、药物的数量以及时间的长短有关。一般来说，妊娠期母体的血浆白蛋白，可因血容量的扩大而降低，导致游离型药物浓度增大，其通过胎盘进入胎儿的游离型亦增加。胎儿血浆蛋白含量低，故胎儿血中游离型药物浓度为成年人的1.2～2.4倍。母亲使用药物的时间越长，对胎儿的影响也越大。

胎儿暴露于药物时，胎儿所处的发育阶段十分关键。卵子受精后2周及孕卵着床前后，药物对胎儿的影响表现为“全”或“无”现象。受精后3～8周是“致畸高度敏感期”，这个阶段胎儿各部分开始定向发育，主要器官均在此时期内初步形成。如果母亲在这个时期用药，可能对将发育成特定器官的细胞发生伤害，而使胎儿的发育停滞、畸变。受精后的第9周至足月妊娠，胎儿各个器官继续发育，但神经系统、生殖系统及牙齿仍在不断发育，神经系统的分化持续到胎儿成熟，直至新生儿时期仍在继续。

孕期使用对乙酰氨基酚可导致胎儿肾损伤，使用可待因、吗啡等阿片类药物可使新生儿出现戒断症状、呼吸及中枢抑制，使用普萘洛尔可致胎儿发生心动过缓、低血糖、宫内生长延缓等，使用右美沙芬可使胎儿出现呼吸抑制及戒断症状，使用西咪替丁可使胎儿出现性功能异常。

因此，妊娠期妇女用药需把握以下原则：①妊娠早期(妊娠12周内)尽量不用药；②妊娠期用药应该参考目前美国FDA的分类标准；③在多种药物可供选择的情况下，选用上市时间更长且疗效稳定的药物，以增加用药的安全性；④用药时应尽量选用单一制剂，尽量不用复合制剂，以免增加不良反应。

(8)哺乳期妇女用药：哺乳期妇女因某种疾病治疗需要使用某些药物时，可通过哺乳间接进入婴儿体内。虽然有文献显示，哺乳期妇女用药后仅有1%的药量最终进入母乳进而被婴儿摄入体内，但因婴儿的各器官生理功能发育尚不完善，对药物的解毒及排泄能力较低，易引起中毒，故哺乳期妇女用药应十分谨慎。药物分泌到乳汁的量取决于药动学因素，如药物的血浆蛋白结合率、药物相对分子量、脂溶性、半衰期、乳药血药比及乳汁pH等。此外，乳汁中药物对婴儿的安全性还与药物通过乳汁进入婴儿消化系统后的吸收情况有关。

哺乳期妇女若能在医师指导下正确用药，则可降低药物对婴儿的损害。医师需把握以下原则：①首先应考虑哺乳期妇女用药的必要性。若用药的风险大于获益则应尽量避免使用；能局部给药则应避免全身给药；若用药则应选择相对分子量大、脂溶性低、半衰期短、乳药血药比低、pH低的药物。例如，对于哺乳期妇女感染的治疗，可选择半衰期短的β内酰胺类抗菌药物，避免使用半衰期长的大环内酯类药物；②若为口服药物，服药时间应该在哺乳后30min至下一次哺乳前3～4h，避开血药浓度高峰；③如果哺乳期妇女须长期用药而药物对婴儿有较高风险时，则应考虑暂停哺乳。如果仅为短期用药，则应尽可能缩短用药疗程，一旦病因消除应立即停药；④如果哺乳期妇女用药期间停止哺乳，则可在停药5个半衰期后恢复哺乳。依据药动学理论，在最后一次给药达峰值的5个半衰期后，血药浓度可降至峰值的3%左右，此时乳药浓度已极微量。

(9)肝、肾功能不全的患者用药：绝大部分的药物均在肝脏发生氧化、还原、水解、结合等化学反应，然后不同程度地被代谢，最终以代谢物的形式排出体外。肝功能不全时，药物代谢必然受到影响，药物的生物转化减慢，血中游离型药物增多，从而影响药物的效应并增加毒性。因此，为减少药品不良反应的发生，对肝功能不全患者用药应遵循以下原则：①避免或减少使用肝毒性较大的药物；②注意药物相互作用，特别应避免肝毒性药物合用；③肝功能不全而肾功能正常的病人可选用对肝毒性小，可通过肾脏排泄的药物；④初始用药宜小剂量，必要时进行血药浓度监测，实施个体化给药方案，定期监测肝功能，及时调整治疗方案。

肾功能损害时，主要经肾排泄的药物消除减慢，血浆半衰期延长，药物在体内蓄积而作用加强，甚至产生毒性反应。例如，地高辛、普鲁卡因胺、氨基糖苷类药物主要经肾小球滤过而排出体外，对于急性肾小球肾炎和严重肾缺血患者，其肾小球滤过率下降，上述药物排泄减慢，易出现药物不良反应；普鲁卡因胺的代谢产物N-乙酰卡尼85%经肾排泄，对于肾功能不全患者，其半衰期可从正常人的6h延长至45h。

为减少药物的毒性作用，对于肾功能不全患者用药应遵循以下原则：①避免或减少使用对肾毒性较大的药物；②注意药物相互作用，特别应避免肾毒性药物的联合使用；③肾功能不全而肝功能正常的病人可选用双通道排泄的药物；④必要时进行血药浓度监测，实施个体化给药方案，严密随访肾功能，及时根据肾功能情况调整治疗方案。

(10)特定药物不良反应的预防：对于一些特定药物的不良反应，需要依据循证医学的原则给予相应的预防措施。例如，抗肿瘤药物最常见的不良反应是恶心、呕吐等消化道反应，此类严重的不良反应可对患者的治疗依从性产生不利的影响。因此，对于使用抗肿瘤药物的患者，需要依据患者的呕吐风险分级和其他特征使用相应的止吐药物。

对比剂肾病已成为医院获得性肾病的第三大病因，在使用碘对比剂的人群中，尤其是存在肾功能不全的患者中发生率更高。因此，针对具有高危因素的患者需要采取预防措施：①给患者补充足够的液体，按推荐的方法对患者进行水化治疗。天气炎热或气温较高的环境，根据患者液体额外丢失量的多少，适当增加液体摄入量；②停用肾毒性药物至少 24h 后，再使用对比剂；③尽量选用不需要含碘对比剂的影像检查方法或其他有效的非影像检查方法；④避免使用高渗对比剂及离子型对比剂；⑤如果确实需要使用碘对比剂，建议使用最小有效剂量；⑥避免短时间内重复使用诊断剂量的碘对比剂。如果确有必要重复使用，建议 2 次使用碘对比剂的间隔时间不小于 7d；⑦避免使用甘露醇和利尿药，尤其是襻利尿药。

抗血小板药物阿司匹林广泛用于冠心病、脑血管疾病和外周动脉疾病的治疗，但是长期使用可损伤消化道黏膜，导致溃疡形成和出血，极严重时可致患者死亡；其他抗血小板药物如氯吡格雷也能加重消化道损伤，联合用药时损伤更为严重。因此，为减少抗血小板药物的消化道损伤，临床医生应规范使用药物，按流程对高危患者进行评估和筛查；高危因素包括年龄大于 65 岁、有消化道溃疡或出血病史、合并幽门螺旋杆菌感染、联合抗血小板治疗或抗凝血治疗，联合使用 NSAIDs、糖皮质激素类药物治疗等。建议长期服用抗血小板药物的患者，应筛查并根除幽门螺旋杆菌；对于高危患者，还应同时给予有效的抑酸药物或胃黏膜保护药，首选质子泵抑制药；严格掌握长期联合应用抗血小板药物的适应证，并调整至最低有效剂量。

(二)护士

护理人员身居临床第一线，是医嘱和给药的执行者，是直接接触药品不良反应患者的第一人，加强护士临床操作的规范性，提高护士对药品不良反应的认识及敏感性，注重对药品不良反应的观察与监护，对保障用药安全有效、预防药品不良反应具有十分重要的意义。

1. *给药注意事项*　护士给药对于住院患者而言，是整个用药过程中的最后一个环节。如果护士在药物品种、药物配伍、给药途径、给药速度、给药技术等方面发生失误，就可能对患者的身体产生有害的作用。因此，护士在临床工作中需要应熟悉以下注意事项。

(1)给药前应了解患者有无过敏史和药品不良反应史。核对床号、姓名、药名、规格、用法用量，注意药品的外观。对于有药物过敏史或过敏体质的患者，在给药后需要严密观察，一旦出现过敏反应，应及时上报医师并积极救治患者。

(2)掌握各种药物最佳服用时间及服用方法，指导患者正确服药，减少药品不良反应的发生，使疗效更优。例如，缺铁性贫血患者用铁剂治疗时，空腹服较易吸收。但是，铁剂可对胃肠道产生刺激性，治疗量即可致恶心、呕吐、上腹部疼痛、腹泻等不良反应。因此，宜指导患者在饭后服用。骨质疏松症的患者使用阿仑膦酸钠治疗时，为了降低药物对食道的刺激，需指导患者早晨空腹时用一满杯水吞服药物，并且在至少 30min 内及在当天第一次进食之前不要躺卧，告知患者不应咀嚼或吮吸药片，以防口咽部溃疡。此外，还需特别指导患者在就寝前或清早起床前，不要服用本品。

(3)掌握临床常见的药物配伍禁忌，避免因药物不当配伍后发生效价降低或增加不良反应的发生风险。

(4)静脉给药时，严格控制滴速和药物浓度，减少不良反应的发生。大多数抗菌药物静脉滴注时，如果浓度过高或滴速过快常可导致静脉炎，表现为注射部位的疼痛和静脉变硬。例如，万古霉素浓度过高可导致血栓性静脉炎，滴速过快可发生红斑样或荨麻疹样变态反应皮肤发红(称红人综合征)。

2. *给药后观察*　在及时发现药品不良反应中，护士可发挥重要作用。护士应加强对药品不良反应的认识和职业敏感性，培养观察能力，可对患者用药后出现的反应做出正确的判断，能识别药物的副作用、毒性反应、变态反应、后遗效应、药物依赖性等。一旦发现，应及时上报。

3. *宣教用药知识*　在以患者为中心的整体护理过程中，护士有责任随时指导患者合理用药。在用药前，应向患者讲解药物名称、用药目的、不良反应及处理措施等。例如，硝酸甘油静脉滴注给药时，要控制滴速，需特别关照患者或家属不能随意加快，以免发生血压骤降的严重后果。

(三)药师

医院药师应该提供以病人为中心，以合理用药为核心的药学专业技术服务，确保病人用药有效、安全和经济，在药品不良反应预防工作中，药师承担重要职责。

首先，药师需要严格执行药品调剂的标准操作规程，认真审核处方和医嘱，做到核对准确、无误后发出药品，并交代注意事项和用药后可能出现的不良反应；其次，临床药师需要积极参与临床用药咨询和临床药物治疗方案设计，对老年人、肝肾功能不全的患者、孕妇等特殊人群实施治疗药物监护，避免或减少治疗药物方案不当导致的药品不良反应；第三，药师可针对一些高危药物、易引起不良反应的药物等，对患者开展各种形式的用药教育或用药指导，增加患者对药品不良反应的认识，使其了解相应的应对措施，降低药品不良反应带来的损害；第四，药师应积极收集临床药物安全信息，并进行分析整理，对产生预警信号的药物做进一步的调研，对其利弊作出科学评价并及时反馈临床；第五，药师应主动为临床提供有关药物治疗方案、正确用药、药物性损害防治的信息与建议，积极宣传安全用药知识，从而在医院内形成合理用药的氛围。

(四)患者

为预防药物不良反应，对于患者而言，在就医、药品购买、使用过程中，应注意以下几方面。

1. 消费者自行到药店购买非处方药时，尽量依据医师的处方或由药店药师针对其症状选择有效药物，避免盲目用药。

2. 要牢记自己药物过敏的经历，在就医或药店购药时告知医师或药师过敏史和药品不良反应史。

3. 服药前要仔细阅读药品说明书，了解药品不良反应和禁忌证，避免因不当用药造成损害。

4. 严格按照规定的用法、用量服用药品。不可随意增加或减少药品剂量，也不应随意延长疗程或突然停药。

5. 患者应提高自我保护意识，用药后如出现异常的感觉或症状，应及时就诊，由临床医生诊断治疗。

四、药品不良反应研究的发展趋势

(一)上市前的药物安全性研究

新药上市前，必须完成非临床研究和临床试验，并通过国家食品药品监督管理总局的审批。新药评价包括安全性评价和有效性评价，对于药物的研究、注册和应用来说，药物的安全性评价与有效性评价一样，都具有同样的决定性地位。《中华人民共和国药品管理法》规定："研究新药，必须按照国务院药品监督管理部门的规定如实报送研制方法、质量指标、药理及毒理试验结果等有关资料和样品。"

1. *药物安全性的非临床研究*　药物非临床研究包括药物的安全性研究和有效性研究两个部分。新药非临床安全性研究对决定新药能否通过审评进人体临床研究和预测新药在临床研究中对人体危害的大小具有非常重要的作用，是药物安全性研究与评价的重要组成部分。安全性研究必须执行《药物非临床研究质量管理规范》。通过对药物的安全性研究为临床研究提供科学、真实、准确的实验依据，保证临床用药安全有效，这就是新药非临床安全性研究的目的和意义。药物临床前安全性评价主要包括在实验条件下，对动物进行的各种毒性实验，包括单次给药的毒性实验、反复给药的毒性实验、生殖毒性实验、遗传毒性实验、致癌实验、局部毒性实验、免疫原性实验、依赖性实验、毒代动力学实验及与评价药物安全性有关的其他实验。要保证实验数据的科学性、重复性和可靠性，其难度很大。对动物种属的确定、指标的选择、剂量设计以及检测技术和分析评价等，都有严格要求。在实施新药安全性研究中，必须严格遵循原则，最大限度地减少人为误差。

(1)药物全身毒性试验：药物从用药部位吸收进入人体后，可发挥全身性药理作用，也可产生全身性毒性作用。对于药物全身毒性作用的监测，主要通过急性毒性试验和长期毒性试验完成。其基本要求是选择合格的受试动物，合理的药物剂量，正确的给药途径，适当的实验周期，全面的观测指标，血药浓度检测与停药后恢复期的观察等。

(2)药物特殊毒性实验：包括药物致突变、致畸和致癌三种实验(简称三致实验)。系根据细胞遗传学的原理和方法，对受试药潜在的致癌、致畸、致突变的作用进行研究。自"反应停"事件以来，国际上普遍对新药临床前三致实验的重要性达成了共识，规定所有创新药物都需进行特殊毒性试验，以保证新药的安全性。

(3)药物依赖性实验：部分药物存在中枢神经系统作用，在连续用药的情况下，可导致机体对药物的依赖性。而一旦停药，易出现戒断反应。所以，对于这一类具有中枢神经系统作用的药物，需要进行药物依赖性实验，以发现可能存在的药物依赖性，这对受试新药的临床安全应用至为重要。一个合格的非临床安全性研究报告应能回答下列问题：受试药的安全剂量范围；引起毒性反应的剂量；毒性反应的临床体征和检测指标的变化；毒性反应的起始、持续和达峰时间；毒性反应是否可逆；中毒的靶器官；严重毒性反应的拮抗、救治措施。

临床前研究的局限性：人与实验动物间不可避免地存在对药物反应的种属差异。临床前药理和毒理研究中，应重视合理选择动物模型、周密进行实验设计，旨在提高临床前的安全性评价对预测药物人体反应的实际价值。通过药物临床前的科学评价，可获得药物药理学和毒理学的基本信息，初步形成药物可能用于人体的前提条件。但药物的临床前安全性评价有其固有的局限性：人与实验动物的种属差异，导致药物代谢动力学规律和药物反应性的差异；对药物的主观感觉反应为人类所特有，动物实验难以观察；药物可能导致人体的皮肤反应呈高敏现象以及迟发反应，均难以在动物毒性实验中观察到；人体的特有的疾病因素可影响药物的反应；临床前评价中有限的实验动物数不可能检测出罕见的不良反应。

2. 新药安全性的临床研究　新药临床试验是指新药开发中以人（病人或健康受试者）为试验对象，针对安全性和有效性进行系统性研究，以证实或者揭示试验药物对人体的作用、药品不良反应、药物代谢动力学特点等。

新药临床试验分为Ⅰ、Ⅱ、Ⅲ和Ⅳ期，其中Ⅰ、Ⅱ、Ⅲ期为上市前研究，Ⅳ期为上市后研究，前期小规模研究的信息，可用于支持更大规模、目的性更强的后续研究。经国家食品药品监督管理总局批准的情况下，有些药品可仅进行Ⅱ期和Ⅲ期临床试验或者仅进行Ⅲ期临床试验。各期临床试验的目的和设计是不同的，所以各期临床试验对药品安全性的研究也不同。

(1)Ⅰ期临床试验：是药物初步的临床药理学及人体安全性评价试验。它的内容包括：初始人体安全性和耐受性评估、药物代谢动力学研究、药效学评价、药物活性的早期测定。Ⅰ期临床试验应解决以下几个问题：研究人体对受试药物的最大耐受剂量，并建议Ⅱ期临床试验的剂量；描述所有与药物有关毒性反应的严重性及连续性，包括急性毒性、长期毒性；估算出受试药物的临床药理学特征和药代动力学参数。Ⅰ期试验应得到以下结果：了解人体可耐受的药物剂量范围，为Ⅱ期临床试验的剂量选择提供依据；了解该药物在人体内吸收、分布、消除的动力学规律和特点，为Ⅱ期临床确定给药频率及给药时间提供依据；了解预期药品不良反应的性质及剂量范围。

(2)Ⅱ期临床试验：是药物治疗作用的初步评价阶段。其目的是初步评价药物对目标适应证患者的有效性和安全性，也包括为Ⅲ期临床试验研究设计和给药剂量方案的确定提供依据。Ⅱ期临床试验的研究设计可以根据具体的研究目的，采取多种形式，如随机盲法对照临床试验，其最低病例数（试验组）要求是 100 例。Ⅱ期临床试验的目的是确定药物是否安全有效；与对照组比较有多大的治疗价值；通过试验确定适应证；找出最佳的治疗方案，包括治疗剂量、给药途径与方法、每日给药次数等；评估可能发生的不良反应及危险性，提供防治方法。此期中的探索研究，包括探索药物对特定适应证的疗效、安全性，以及探索新的适应证，如肿瘤的瘤种探索。

(3)Ⅲ期临床试验：为有效性和安全性确证阶段，其目的是进一步验证药物对目标适应证患者的有效性和安全性，评估利益与风险关系，最终为药品注册申请的审核提供充分的依据。对于预计长期使用的药物，药物的长期暴露试验通常在Ⅲ期进行。本期试验一般应为具有足够样本量，设立阳性对照药物的随机盲法对照试验，其最低病例数（试验组）要求为 300 例，试验结果能够回答所提出的问题。

Ⅲ期临床试验的特点是在Ⅱ期临床试验基础上，为进一步验证药效的试验，其适应证相对固定，治疗方案相对确定。为验证药效及评价安全性，需要更广泛、足够的病例数，且预计长期使用药物的长期暴露试验需在Ⅲ期进行。因此，相对于Ⅰ、Ⅱ期试验来说，Ⅲ期临床试验在病例增多及用药时间延长的基础上，能相对更多地发现一些较迟发或发生率较低的药物不良反应，为药物的安全性评价提供更为全面的信息。同时，可为药品使用说明书的最终确定，提供大量必要的信息。

(4)局限性：上市前的临床试验存在其固有的局限性，故其研究结论并不能充分、准确地回答药品上市后可能在临床遇到的大量复杂、多变的实际问题。药品上市后，随着应用范围不断扩大，一些新的药品不良反应才可能被陆续发现和认识。造成药物临床试验安全性评价结论局限性的原因主要包括：上市前药物临床试验的病例数较少；上市前药物临床试验新药疗程一般较短，观察期也相应较短，故一些需要经过长期应用才发生或停药后发生的不良反应不能被发现；进行Ⅰ期临床试验时，一般要求将老年患者、孕妇、婴幼儿及 18 岁以下的少年患者，以及合并严重肝、肾功能损害的患者排除在外，故上市的新药并不具备在这些特殊患者人群中使用的实际经验；对照性临床试验的观测指标只限于实验设计规定的内容，尚未列入观察要求的临床现象则可被疏漏，导致对其观察的疏忽和认识程度不足；上市前临床试验可能因盲法对照设计不严谨等原因，以致可能在结果中引入了药物研制单位或研究人员的偏倚，使药物安全性评价失实。这一现象虽然是非正常现象，但在药物临床试验管理规范实施不完善的情况下，仍有可能出现。

（二）上市后的药品不良反应研究

一种药物被批准上市前，虽然已进行过严格的临床试验或验证，但是由于使用对象和使用时间受到一定客观条件的限制，药品的毒副作用并不可能已完全表现出来。在批准生产上市后，药品在临床使用中仍会遇到各种各样的复杂情况，包括长期用药、合并用药、用药对象广泛（小儿、老年人、孕妇、具有合并症或特殊疾病的患者）的情况，这些都是在新药批准上市前的药物临床试验中所不包含的内容。对于药品的远期疗效观察和一些慢性反应的发现，需要一定的暴露时间。例如，阿司匹林上市应用 39 年后，才最终确认阿司匹林可导致胃出血；同样，氨基比林上市 47 年后，才发现其有严重的骨髓毒害作用。对于上市后药品不良反应的研究，是对上市前研究的补充与扩展。加强上市后药品的管理，可极大促进药品的安全使用。

新药上市后的不良反应研究方法主要包括Ⅳ期临床试验、药物流行病学、数据发掘或信号、药物警戒、不良反应与基因组学研究、不良反应监测方法学研究等方面。

1. *Ⅳ期临床试验*　新药Ⅳ期临床试验的内容主要是药品上市后监测，对药品在更大范围内使用情况的调查和评价，获得该药在大范围人群中有效性（包括药物长期效应，发现新的适应证）和不良反应（包括患病率较低的不良反应和一些迟发的不良反应等）。同时，也可以发现在临床实践中常见的药物间的相互作用等问题。本期试验的目的是考察在广泛应用条件下时，药品的疗效和不良反应；评价药品在普通或者特殊人群中使用的利益与风险关系；调整给药剂量。同时，根据进一步了解的药效、适应证与不良反应情况，指导临床合理用药。Ⅳ期临床试验可包括以下内容。

（1）扩大临床试验：针对主要适应证进行临床试验，积累科学资料，为新药的安全性和有效性提供进一步的评价报告。Ⅳ期临床试验一般可不设对照组，但应在多家医院进行，观察例数通常不少于 2000 例。进行Ⅳ期临床试验时，应注意对不良反应、禁忌证、长期疗效和使用时注意事项等的考察，以便及时发现可能发生的远期不良反应，并对其远期疗效加以评估。

（2）特殊对象的临床试验：新药上市前的临床试验，按相关规定并未将小儿、孕妇、哺乳期妇女、老人及肝肾功能不全的患者作为受试对象。但以上这些对象，也同样需要医疗保健，应该为这部分患者提供合理的治疗方法。新药上市后，在前期安全性和有效性基本确定的条件下，可针对以上特殊对象的不同情况，设计临床试验方案，并用已知有效药物作为阳性对照的随机对照试验，对新药在以上特殊对象中的安全性及有效性做出评价。

（3）补充临床试验：对于上市前临床试验考察不全面的新药，在试生产期应按新药审批时提出的要求，完成补充临床试验、补充临床试验的重点各有不同，有的重点为对补充适应证的安全性和有效性进行观察，有的重点则为对不良反应进行扩大再观察。

（4）不良反应考察：药品不良反应发生率有高有低。对于一些发生率较低的药品不良反应，不易在新药的Ⅱ、Ⅲ期临床试验中被发现，而需要在Ⅳ期临床试验期间继续进行考察，并且在Ⅳ期临床试验结束后，需继续纳入药品不良反应监测计划内，进行长期的监测。换一个角度说，新药Ⅳ期临床试验的内容包括两个方面：首先，在接近实际临床应用的条件下，研究一种新药的药效和不良反应，以及影响其药效和不良反应出现的特殊条件，这些特殊条件包括疾病（适应证、并发症）和其他影响因素（药物制剂、治疗方案、患者年龄和生理状态、食物）；其次，在预定条件下评价一种药品对所有因素（包括潜在、现实的因素）的影响。理想的状态是可分别评价其长期和短期的影响，并可鉴别有利和有害的影响。

事实上，新药Ⅰ、Ⅱ、Ⅲ、Ⅳ期临床试验的研究内容通常难以仅凭临床试验分期进行严格区分。不同分期的药物临床试验，通常是互相穿插、互相渗透的。

2. *药物流行病学研究*　药物流行病学（pharmacoepidemiology）是近年来临床药理学与流行病学两个学科相互渗透、延伸而发展起来的新的医学研究领域，也是流行病学的一个新分支。药物流行病学是在以往沉痛的药害事件经验教训中建立，应用流行病学方法研究药物相关人群效应的一门应用学科。药害事件的严重性与普遍性，使医药界认识到药物上市前临床试验的局限性，必须建立新的、系统的，可在人群中研究药物效应的理论和方法。20 世纪 70 年代早期，波士顿大学药物流行病学研究机构成立。1980 年，英国成立药物监测研究部门，即现在的药物安全性研究权威部门南安普顿大学的前身，成立了药物流行病学研究室。1984年，药物流行病学一词首次正式出现。1989年10月，国际药物流行病学学会成立，标志着药物流行病学已经成为了一个新兴的毒理学学科。

药物流行病学学科成立初期，主要是对药物不良反应时间进行探究、分析和控制。但是，随着对使用医药手段进行疾病防治等认识的不断发展，现已逐渐向指导医生处方行为、指导国家制定宏观医药政策与战略等方向延伸，应用到药物效应对人类寿命和生活质量影响的研究，以及药品生产、药品管理和药物的经济学评价等各个方面。

药物流行病学的研究内容包括：药物的安全性研究，药物利用研究，药物经济学研究，生命质量评价。其中，与药品不良反应主要相关的是药物的安全性研究。

作为流行病学的一个分支，药物流行病学可以根据研究目的使用流行病学的各种研究方法，如描述性研究、分析性研究和实验性研究。当然，所有的研究方法并不是孤立、分割的，尤其是在药品上市后监测和重大药害事件的调查中，往往同时包含了个案调查分析、病例对照和队列研究等，必要时还需进行实验研究。

(1)描述性研究：包括病例报告、生态学研究、纵向研究(ADR 监测)、横断面研究。

①病例报告是指药品上市后引起罕见不良反应的初次报道，多来自临床医生的病例报告。病例报告的优点是能发现可疑的 ADR，缺点是缺乏对照，不能进行因果关系推论。过度报告是指一旦对某种药品的怀疑被公布，常可引起医生和患者的过度报告，导致偏倚性结论。病例报告难以发现少见或迟发的药品不良反应。

②生态学研究是描述某种疾病和具有某些特征者(如服用某种药物者)在不同人群、时间和地区中所占的比例，并利用这两类群体的数据以分析某种疾病是否与某种药物有关，为进一步确定药品不良反应原因提供研究线索。

③纵向研究(ADR 监测)包括自愿报告制度、义务性监测、重点医院监测、重点药物监测、速报制度等。横断面研究，则在药物利用研究领域的应用更普遍。

(2)分析性研究

①病例对照研究是以一组发生 ADR 的患者和一组或几组未发生 ADR 的患者(对照)作为研究对象，比较他们与既往某个或某些因素的暴露是否有关，或暴露程度与 ADR 发生是否有关。该方法的优点是可适用于少见 ADR 的原因研究，所需样本量小；适用于潜伏期较长的疾病，短期内可得到结果；可同时研究一种 ADR 和多种因素的关系；研究周期短，费用低。该法的缺点是容易产生偏倚，不能计算率和率比。本研究的关键在于进行病例对照时，要具有科学、合理的试验设计并能对结果进行正确解释。研究中需注意下列问题：A. 正确选择研究因素。研究是否成功，取决于是否能将真正的原因涵盖进来。所以，应尽可能多选择相关的影响因素。B. 病例选择。医生对疾病的诊断必须准确无误。C. 对照组的选择。要考虑到均衡性，如年龄、性别、职业、习惯等是否一致。D. 资料收集。应注意调查表的设计应简洁而全面，调查员是否能胜任该项工作；可通过直接交谈、电话沟通等通讯手段，直接从研究对象处获得资料，也可利用检索各种记录如病例，死亡登记等。E. 结果分析和解释。利用计算机程序处理数据，进行数据的统计分析，对结果进行合理的分析和解释。

②前瞻性队列研究是按照人群是否暴露于某因素，将人群划分为暴露组和非暴露组。随访观察一段时间后，比较此期间两组人群发生不良反应情况及发生率，研究暴露和不良反应间是否相关和相关程度。该法的优点是可收集到所有的资料；患者随访可持续进行；可估算相对和绝对危险度；假设可产生，亦可得到检验。其缺点是资料可能发生偏倚；易遗漏；当药品不良反应发生率较低时，为获得足够的统计学分析病例数，需增加病例数量或延长试验时间，加大了研究难度；费用较高。

(3)实验性研究：将人群随机分为实验组与对照组，将研究者所控制的措施给予实验人群组后，随访并比较两组人群的结局，以判定控制措施的效果。主要包括临床试验、现场试验、社区干预试验等。

药物流行病学的应用，推进了药物安全信息的公开交流和公共健康政策的发展，为药物警戒、药物利用度研究、效益比较研究、风险管理等方面的管理提供了支持。

3. 药物警戒　药物警戒(pharmacovigilance)是指对药物应用于人体后不良作用及任何涉及用药问题和意外(包括用药差错、调剂差错和药品质量等)的发现，对因果关系的探讨和对应用安全性的全面分析评价，是对发现、评价、认识和预防药品不良作用或其他任何与药物相关问题的科学和活

动。药物警戒不仅对药品不良反应进行监测，还包括了对可能发生的所有不良作用，中毒、药源性疾病等，也包括了对由于医疗、调剂工作等引发问题的调查了解和研究，并在全面分析的基础上做作出药物安全性评价。

药物警戒是药物流行病学的一个分支，药物警戒的研究范围已远远超出了药品不良反应“合格药品在在正常用法、用量下”的概念，它是上市药品在广大人群实际应用条件下的案例分析，在药物流行病学范畴中研究药品不良事件或不良反应。

药物警戒的目的是尽早获取药物安全问题信号，为药品监督管理提供依据，向卫生专业人员及时传递信息，以减少药品不良反应的影响和范围，最终达到安全、合理的使用药物。

药物警戒的目的可通过以下途径实现：早期发现未知不良反应和药物相互作用；检测到已知不良反应发生率的增高；确定风险因素，探索不良反应发生机制；对药品风险/效益进行定量评价和分析，并将相关信息进行反馈，以改进处方、药品发放、完善药品相关法律法规。

（刘皋林　林勀翃　石卫峰　高君伟　文冰亭）

第三节　静脉用药的不良反应及其防范

静脉用药由于没有“首关效应”，一般认为其吸收率为100%，作用快而直接，常用于危急重患者，以求迅速发挥疗效。据统计，80%以上的住院患者需要接受静脉用药治疗，已成为非常重要的治疗途径，但其危险性也较大，不良反应发生率较高。据国家食品药品监督管理局发布的《2012年药品不良反应监测年度报告》统计显示，2012年药品不良反应事件报告中，注射剂占56.7%；严重药品不良反应事件报告中，注射剂占77.6%；按给药途径分布统计，所有药品不良反应/事件中，静脉注射给药占53.5%，其他途径注射给药（如肌内注射）仅占2.7%。

一、静脉用药常见的不良反应

（一）静脉用药不良反应的定义

静脉用药的不良反应是指正常剂量和用法的药物在静脉输注中所出现的有害、与用药目的无关的反应。因该反应系因输液而引起或与输液相关，常称为“输液反应”。

静脉给药可使药品直接进入血液，充分发挥药效。但由于选择静脉用药时，机体缺少消化道及其他防御系统的屏障作用，及静脉用药品可能存在的内毒素、pH、渗透压、微粒等直接诱因，使其引起不良反应的可能性极大增加。因此，对于同一种药物不同的给药途径，口服、肌肉及皮下给药的安全性均大于静脉用药。

（二）静脉用药不良反应的主要临床表现

静脉用药的不良反应包括过敏反应、用药局部反应、运动系统反应、消化道反应、呼吸系统反应、中枢及外周神经系统反应等，多表现为过敏性休克、畏寒发热、局部组织渗漏、发红、水疱、坏死、腹泻、腹痛、恶心呕吐、疼痛、头晕胸闷、听神经损害等症状。

（三）静脉用药的常见不良反应

1. 过敏反应　是指静脉输入含有过敏原的液体（药物）后，引起血管神经性水肿或过敏性休克反应。过敏反应多发生于药品静脉输注10min至1h，患者可出现皮肤过敏反应，如荨麻疹、瘙痒，突然感到胸闷、气短、面色苍白、出冷汗、发绀、头晕、眼花、烦躁不安、抽搐、血压下降、意识丧失、排便和排尿失禁等，重者发生喉头水肿，呈濒死状态。

静脉用药发生过敏反应的原因是由于静脉输液过程中过敏原进入静脉系统所致。进入人体后，过敏原可通过免疫球蛋白作用于肥大细胞和嗜碱性粒细胞，使之释放组胺、5-羟色胺等活性物质，引起血管扩张、通透性增加、血浆渗出等一系列变化，直至引起血管神经性水肿、过敏性休克。

一旦患者出现过敏反应，应立即更换药液及输液管，改用5%葡萄糖注射液维持输液，以便抢救用药。立即注射异丙嗪25mg、地塞米松5mg，严重者同时给予吸氧、肌注肾上腺素1mg，有过敏性休克者需按抗休克处治。密切观察病人的病情变化，直至症状完全消失才可离院。

有些过敏体质的患者，一旦接触过敏原（如青霉素）即可发生过敏反应或过敏性休克；而有些患者，则是在用药一段时间后，才发生过敏反应。过敏反应如及时发现，多数情况是可以救治的。少数过敏性休克患者，因其病情发展迅速，可在数分钟甚至数秒内发作，且非常严重，可因抢救不及时而死于严重的呼吸困难和循环衰竭。所以，临床需皮试的药品，如停药超过3d或改换批号，则必须重新做皮试。

2. 发热反应　是指静脉输入含有致热原、杂质、污染物的液体（药物），或输入温度过低或浓度过高的药物及输液速度过快等因素引起的不良反应。患者可表现为畏寒、寒战、面部和四肢发绀，继而发热，体温可升至41～42℃。同时，患者还可伴恶心、呕吐、头痛、头晕、烦躁不安、谵妄等反应，严重者可有昏迷、血压下降，出现休克和呼吸衰竭等症状而导致死亡。发热反应发生的早晚及严重程度，与致热原等进入机体内的量、性质及患者的个体耐受性有关，多数发热反应经救治后可迅速好转。

发热反应在输液反应中较常见。除少数药品本身即具有致热反应外，静脉用药所致发热反应的主要原因是因输入致热物质（致热原、死菌、游离的菌体蛋白）、输液瓶清洁消毒不合格或再次被污染、输入液体消毒或保管不善变质、输液管表层附着硫化物等所致，也可因静脉用药品不纯或药品间存在配伍禁忌所致。患者因静脉用药而出现发热反应时，对于程度较轻的患者可减慢滴注速度、注意保暖；重者应立即停止输液，对症处理，如物理降温。必要时，应给予抗过敏药物或激素治疗。对伴有胸闷、憋气和呼吸困难的患者，应立即给予氧气。

3. 静脉炎　由于物理、化学、感染因素对血管壁的刺激，可导致血管壁发生炎症反应，主要包括机械性静脉炎、化学性静脉炎、细菌性静脉炎、血栓性静脉炎。患者主诉常为穿刺部位有发热、紧绷及胀痛感，医生可见患者沿穿刺部位的血管产生条索状的红线，触诊有发热、发硬的感觉。轻度静脉炎者，一般无全身症状，仅有局部不适感；严重者，局部针眼处可挤出脓性分泌物，有时尚伴有畏寒、发热等全身症状。

(1)机械性静脉炎：因选择血管靠近活动的关节部位，穿刺针固定不牢靠，随患者活动刺激血管内膜，静脉穿刺技术水平不高，同一部位反复穿刺等原因导致。

(2)化学性静脉炎：因输注pH过高或过低液体、高渗性液体（如TPN）、刺激性药物（如化疗药）刺激血管壁等原因导致。

(3)细菌性静脉炎：因输液操作时，局部消毒不规范，操作中针头被污染或加注药物时污染等原因导致。

(4)血栓性静脉炎：是指发生静脉血管腔内急性非化脓性炎症的同时，尚伴有血栓形成。因长期输注高渗葡萄糖液体和可刺激血管内膜的药物、液体（药物）中不可见的各种微粒（如玻璃屑、橡皮屑及其结晶物质等）、留置针或静脉导管型号与血管粗细不匹配、留置针或静脉导管封管方法不正确等原因导致。

出现静脉炎时，应及时安慰病人消除其紧张情绪，更换注射部位；抬高患肢并制动，局部用95%的乙醇或50%的硫酸镁行湿热敷；外用如意金黄散外敷；进行超短波理疗等。

4. 急性肺水肿　因短期内输入液体过多、过快，使循环血容量急剧增加，心脏负担过重所致。其原因为血管内液体过量，改变了肺内压力，电解质和血浆蛋白得以稀释，使渗透压降低，水分渗透到组织间隙致肺间质水肿，各脏器组织间水肿，致心肺负荷过重。发病时，患者突然感到呼吸困难、心慌气促、口唇发绀、大汗、剧烈咳嗽、咳泡沫血痰、烦躁不安、脉搏细弱无力、四肢厥冷，可诱发心力衰竭而致患者死亡。听诊两肺，可出现干湿性啰音，心音弱速。对于原有心脏疾病者、心功能不全者、肺功能不全者、老年人、体弱者及儿童，输液时应特别注意。

当患者出现肺水肿症状时，应立即停止输液，并通知医生。患者行端坐位，两腿下垂，以减少静脉回流，减轻心脏负担。按医嘱予舒张血管、平喘、强心等对症处理。

5. 空气栓塞　因输液时输液管空气未排尽，连接不紧密、有漏缝，加压输液、连续输液时接瓶不及时又未注意重排空气等情况下，使空气进入静脉所致。如进入静脉的空气量较少时，可被右心室压入肺动脉，并分散至肺小动脉内，最后运行至毛细血管，损害较少；如空气量较大，则进入静脉的空气，首先被带到右心房，再进入右心室，阻塞右心室肺动脉口，妨碍血流进入肺内，反射性引起冠状动脉痉挛，导致急性心衰，患者出现休克样反应，引起严重缺氧，而致病人死亡。发生空气栓塞时，患者可出现眩晕、皮肤苍白、胸闷、呼吸困难、后背痛或严重发绀等反应，听诊心前区可闻及响亮的“水泡声”，心电图可表现为心肌缺血和急性肺心病的改变。

当患者发生空气栓塞时，应立即嘱其行左侧卧、头低足高位以减少空气进入肺动脉口。同时，给予氧气，严密观察患者的全身反应，必要时对症处理。

6. 血管迷走性晕厥　即俗称的“晕针”。主要表现为患者注射后很快出现头昏、眼前发黑、面色苍白、出冷汗、手足冷、恶心、继而晕厥、意失丧识、血压下降、脉搏缓慢。其原因多因患者机体抵抗力低下，情绪紧张、焦虑，静脉穿刺刺激，室内温度过高，体位不适（如坐位）等而致外周血管阻力急骤降低，周围血管扩张且不伴随心搏血量的增加，脑部暂时性供血不足所致。临床工作中，当患者体质虚弱、饥饿、疲劳、高度紧张、痛阈较低时，易发生该反应。

当患者发生晕针反应时，应立即减慢输液速度或暂时停止输液。患者可行平卧位，按压人中穴或太冲穴，一般经数分钟多可好转。当患者的心率缓慢低于 40/min 时，可立即肌注阿托品 0.5mg 并给予吸氧治疗。

7. 胃肠道反应　常表现为反酸、恶心、呕吐等症状。该反应与药物本身的不良反应、药液浓度及输液速度、病人是否空腹输液有关。因药品经血管随血液循环进入胃肠道，刺激胃黏膜，导致胃液分泌过多。此时，若胃肠道中无食物，易引起反酸、恶心、呕吐等反应。当患者出现恶心、呕吐等反应时，应立即减慢输液速度或暂停输液；可嘱患者先适当进食，再酌情能否继续输液。对于症状较严重者，应立即停止输液并按医嘱给予止吐治疗。对于某些易发生胃肠道反应的药物，如喹诺酮类药物，静脉用药时要注意药物的浓度和输液的速度，同时明确告知患者不可自行调节滴速。

8. 疼痛　表现为输液中出现肢体局部的疼痛、肿胀等现象。当刺激性较强、高浓度、大分子药物在短时间内大量快速地进入血管时，可使血管内膜受到刺激，引起局部疼痛或沿静脉走向发生疼痛。护理人员如穿针不当或输液时间过长，也可引起疼痛反应。发生疼痛反应时，应减慢滴速。

(四)抗菌药物常见不良反应

静脉用抗菌药物具有剂量准确、显效快、作用可靠、适宜急症抢救等优点。抗菌药物可发生毒性反应和变态反应，可引起人体菌群失调导致二重感染、病原微生物对药物产生耐药性等。与口服抗菌药物比较，静脉用抗菌药物更易发生不良反应，严重时可致残或致死。因此，临床选择静脉用抗菌药物治疗时，应对其不良反应给予足够的重视。常见的不良反应有：

1. 过敏反应　此反应最严重或最常见，为抗原和抗体相互作用所致。临床常见以下方面。

(1)过敏性休克、支气管哮喘、即刻型荨麻疹和喉头水肿：多见于青霉素类，以青霉素 G 所致的过敏性休克最为多见，发生率为 0.004%～0.015%，死亡率为 5%～10%；链霉素、庆大霉素等氨基糖苷类和头孢菌素类次之；磺胺类、四环素类、林可霉素类、大环内酯类、氯霉素、利福平等也偶可发生过敏性休克。青霉素类与头孢菌素类之间存在交叉过敏现象，虽发生率不高但仍需密切观察。

(2)溶血性贫血、白细胞减少和血小板减少：青霉素类与某些头孢菌素类抗菌药可引起该反应，但较少见。

(3)血清病样反应和药物热：以青霉素类最多见，链霉素、新生霉素、多黏菌素 B、氨苄西林次之，其他青霉素类、头孢菌素类、庆大霉素、四环素类也可引起。

(4)接触性皮炎：主要发生于经常接触青霉素、链霉素等抗菌药物的患者。

(5)光敏反应：四环素类、半合成四环素类及去甲金霉素类最常见，氟喹诺酮类也可发生，青霉素类、头孢菌素类、氨基糖苷类、氯霉素等也偶有所见。

2. 肝损害　通常抗菌药物吸收后经肝代谢，抗菌药物所致的肝损害约占药物不良反应的 24%～26%。临床表现主要有黄疸、上腹痛、肝大、转氨酶升高，重者可有全身出血倾向。引起肝损害的抗菌药物主要包括四环素类、红霉素酯化物、磺胺类、抗结核药（异烟肼、利福平等）、呋喃唑酮等；β-内酰胺类（青霉素类、头孢菌素类等）和两性霉素 B 类抗菌药物也可引起肝损害反应。

3. 肾损害　大多数抗菌药物以原型或代谢物经肾排泄，药物在肾皮质内常可积聚至较高浓度，故肾极易受到损害。肾毒性的最初表现多为蛋白尿和管型尿，继而尿中可出现红细胞，发生尿量改变、pH 改变、氮质血症、肾功能减退等，肾损害常见于氨基糖苷类药物，与剂量和疗程有关；多黏菌素类、抗真菌类、两性霉素 B、万古霉素也有较强的肾毒性。抗菌药物所致的肾毒性大多可逆，停药后可逐渐恢复。

4. 神经精神系统损害　发生于中枢神经系统、神经肌肉接头、周围神经系统，引起神经精神症状。氨基糖苷类对听力的损害已众所周知，青霉素全身用药剂量过大和（或）静脉注射速度过快时可致“青霉素脑病”，多黏菌素 B、两性霉素 B、亚胺培南西司他丁钠（泰能）、林可霉素、四环素和氟喹诺酮类药物也可引起不同程度的神经损害。

5. 血液系统损害　可致贫血、白细胞和血小板减少、凝血机制异常。氯霉素最易引起再生障碍性贫血，两性霉素 B 可引发溶血，青霉素类、头孢菌素类等偶可引起溶血性贫血。

6. 二重感染　是抗菌药物应用过程中由于敏感菌受抑制，使寄生在口腔、呼吸道、肠道、生殖系统等处细菌互相制约的平衡状态被破坏，而发生新的感染。发生率约 2%～3%，一般出现在用药后 3 周内。常见的二重感染致病菌为金黄色葡萄球菌、革兰阴性杆菌及白色念珠菌等，这类感染因对抗菌药物耐药而较难控制，死亡率较高。多发生于长期应用广谱抗菌药物者、婴儿、老年人、有严重原发疾病者及进行腹部大手术者。

(五)中药注射剂常见的不良反应

中药注射剂是以中医理论为指导，采用现代科学技术方法，从天然药物(单方或复方)中经提取、分离、精制等步骤制成的灭菌制剂，它改变了传统的给药方式，临床应用日趋广泛，特别是在抗感染、心脑血管和抗肿瘤领域内应用更获得了广泛的认可。因中药注射剂组成成分复杂，缺乏科学的制备工艺，有效成分提取不纯，质量不稳定、临床使用与配伍不当等因素，导致其不良反应频发且较严重。临床常见的中药注射剂不良反应包括：

1. 过敏反应　发生频率最高，其主要原因是中药材中含有抗原性或半抗原性的植物蛋白或生物大分子物质等。例如，双黄连注射液、清开灵注射液、鱼腥草注射液等品种均含有绿原酸，其具有半抗原性质，与人血清蛋白结合具有高致敏性。

2. 肝肾毒性　肝、肾是机体的主要代谢和排泄器官，易产生药源性损害。中药注射剂滥用、不合理配伍、溶媒选择不当等都可导致肝、肾毒性的产生。常见的可导致肝肾毒性的中药注射剂包括复方丹参注射液、脉络宁、七叶皂苷钠等。

3. 发热　中药注射剂中的不溶性微粒、杂质等，均可作为热原引起发热反应，如丹参注射液可致寒战、发热、头痛、全身发抖。

4. 胃肠道反应　临床表现为恶心、呕吐、腹泻、腹痛等，如鱼腥草注射液、葛根素注射液、清开灵注射液、复方丹参注射液等均可引起此反应。

5. 心血管系统反应　临床表现为胸闷、心绞痛发作并加重、脑栓塞、低血压、心律失常等心血管系统不良反应。常见的可引起心血管系统不良反应的中药注射剂包括双黄连注射液、参麦注射液、生脉注射液、川芎嗪注射液等。

6. 溶血和溶血性贫血　药物进入体内后，由于免疫等因素可引起红细胞大量破坏，出现贫血、黄疸、酱油色尿等溶血现象。中药注射剂如葛根素注射液、黄芪注射液等，可引起该不良反应。

二、静脉用药不良反应发生的特点

(一)静脉用药不良反应具有多发性和高风险性

静脉用药是发生药品不良反应的主要给药途径。它采用静脉注射或静脉输液等方法，将液体药物直接注入体内血液循环，药物发挥作用迅速。在因其在用药过程中存在热原反应、过敏反应、微粒反应及病毒、细菌感染等风险，使得不良反应更易发生，临床表现也较重。2012 年，国家药品不良反应中心监测年度报告显示，静脉用药是临床用药的较高风险因素，尤其是导致严重过敏反应的较高风险因素。2012 年，全国药品不良反应监测网络共收到药品不良反应/事件报告 120 万余份，注射剂占 56.7%；药品不良反应/事件的给药途径分布中，静脉注射给药占 53.5%；严重药品不良反应/事件报告中，注射剂占 77.6%；因过敏性休克导致患者死亡病例中，85%以上为静脉给药。由此可见，静脉用药不良反应具有多发性和高风险性。

(二)静脉用药不良反应临床表现呈多样性和复杂性，且以变态反应多见

由于用药种类的多样性和复杂性，导致静脉用药发生的不良反应的临床表现也呈多样性和复杂性。静脉用药不良反应可造成多系统、多器官功能损害，引起过敏反应、消化道反应、呼吸系统反应、中枢系统反应等，表现为过敏性休克、畏寒发热、局部组织渗漏、发红、腹泻、腹痛、恶心呕吐、疼痛、头晕胸闷、听神经、肝肾功能损害等不良反应。而涉及最多的系统、器官是皮肤及其附件，表现以各类皮疹、瘙痒为主，临床变态反应发生率居首位，常见的有过敏性休克、寒战、发热、心悸。临床常用的抗菌药、中药注射剂、生物制品等均具有较强的抗原性，易引起变态反应。

(三)静脉用药不良反应的不可预知性和不确定性

很多药物(特别是新上市的注射药品、中药注射剂)由于缺乏系统的上市后临床安全性研究，其潜在的不良反应尚有待临床药物流行病学的研发，因而对其所致的不良反应存在不可预知性；对于可

引起过敏反应的物质(尤其中药注射剂)是否能发生过敏反应,存在不确定性,也不能通过预试验加以辨别。因此,静脉用药不良反应均有不可预知性和不确定性的特点。受原料药或中药材质量、制剂工艺技术和质量标准控制水平等多种因素的影响,不同企业生产的相同药品,其不良反应发生率也存在差异;而同一企业生产的不同批次中药注射剂,也可能发生不同类型的不良反应。

(四)静脉用药不良反应与用药时间的相关性

静脉用药不良反应通常在用药后10～30min内,即出现不适症状,尤其是多发于给药后5min内。据统计,给药后24h内发生不良反应的比率为61.69%,且大多数为首次给药4h内发生,以过敏反应为主。因此,医护人员在患者用药初期应注意密切观察,备好抢救药品。抗菌药物及中药注射剂等不良反应的发生,不一定是在首次给药后,也有可能发生于连续给药或间隔给药数天后。

(五)静脉用药不良反应发生人群的特殊性

静脉用药不良反应在不同人群中的发生率存在差异。老年患者、幼儿因免疫功能低下或不健全,对细菌内毒素敏感性增强,输液反应发生比例偏高。研究发现,年龄段位于1个月～1岁的患儿,静脉给药时最易发生不良反应。随着年龄增大,患儿不良反应发生率逐渐降低,可能与患儿的生长发育及免疫力的不断增加有关。此外,静脉用药不良反应也多发生于年龄大于70岁的老年患者,这可能与老年患者体质相对虚弱,心脏功能负荷有限有关。当静脉滴注的药物刺激性较大、滴速控制不当时,老年患者易出现胸闷、气短、心率快等热原样反应,而伴有危重、高敏体质、心肺功能不良的老年患者尤为如此。老年人易同患多种疾病,常需同时接受多种药物的联合治疗,更易发生因药物相互作用所致的不良反应。因此,老人和婴幼儿是静脉用药不良反应高发的特殊人群。

(六)静脉用药不良反应与用药类别的相关性

在因静脉用药导致的不良反应中,抗菌药物所占的比例最高,其次是中药注射剂。2012年,国家药品不良反应监测年度数据显示,所有药品不良反应中,化学药占81.6%、中药占17.1%、生物制品占1.3%。化学药中,抗菌药的例次数居首位,占48.8%。按药品类别统计,报告例次数排名前5位的抗菌药依次是头孢菌素类、喹诺酮类、大环内酯类、青霉素类、硝基咪唑类。按品种统计,严重报告例次数排名前5位的抗菌药品种依次为头孢曲松钠、左氧氟沙星、青霉素G、头孢哌酮舒巴坦、克林霉素。近年来,中药注射剂引起的不良反应也呈现增长趋势。2012年,全国药品不良反应监测网络收到的严重报告中,中成药例次数排名前20位的均为中药注射剂。中药注射剂严重报告例次数排名前5位的品种依次为清开灵注射剂、参麦注射剂、双黄连注射剂、血塞通注射剂、丹参注射剂。

(七)静脉用药不良反应的发生除客观原因外还与人为因素相关

药物浓度、pH、渗透压、内毒素、微粒、过敏物质等是引发静脉用药不良反应的直接诱因,与药物、输液器具、患者体质等因素相关。此外,人为因素也是引发静脉用药不良反应的主要因素,与医务人员和企业生产者的责任心、专业知识、操作技能等相关,如原辅料把关不严、环境污染、无菌操作不规范、不合理用药、用药过程不注意临床观察、应急措施不当等。

三、静脉用药不良反应的预防

静脉用药较口服给药具有高效、速效、可控制的特点。近年来,静脉用药被临床广泛使用且呈泛滥之势,而由此引发的不良反应也频频发生。从药品不良反应的定义可知,完全避免药品不良反应是不可能的,但如果掌握常见不良反应的发生原因,采取积极、有效的防范措施,则某些静脉用药的不良反应是可以避免和减少的。

(一)加强医务人员的学习与培训,提高安全用药意识

医务人员(医生、药师、护士)应定期参加药学专业知识、安全用药相关知识的培训与继续教育,熟悉所用药物的理化性质、药理作用、用法用量、不良反应及注意事项等。对于新药和不常用的药品,给药前一定要详细阅读药品说明书、查阅相关文献资料。药师应积极参与患者的药物治疗,为临床提供满意的药学技术服务。

(二)把好药品和输液器质量关

所有药品均应严格按照操作规程入库、验收,实行专人保管,储存环境要符合要求,先进先出。此外,在搬运、使用大输液时,应轻拿轻放,注意是否出现因玻璃碰撞而产生的细小裂纹或瓶盖松动,如出现上述情况可造成大输液漏气而致微生物污染。

输液器具使用前应进行严格检查,选择有信誉保证、质量可靠的厂家生产的产品,专人保管,存放于清洁干燥的环境中，避免受到污染；如发现过期、破损或其他质量问题，不得使用；使用密闭式、一次性、医用终端带有过滤网的输液器，输液器具不宜储存过久，同一批号尽量在短期内使用。使用非一次输液器具时，应按规定冲洗和灭菌，达到无菌、无热原要求。对于需连续 24h 输液的患者，要及时按规定更换新的输液用具。

消毒剂应存放在干燥，密闭的容器内，可使用小包装消毒剂，一般应在一周内使用完。每天均应更换治疗盘内的消毒剂，使用过程中注意及时盖严瓶口，以保证消毒剂的有效浓度。

（三）合理用药

1. *合理选择药物*　医师应当掌握患者病情、病史、用药史，根据诊疗规范、药品的适应证、药理作用、禁忌、不良反应和注意事项等合理选择药物，特别要重视高危药品、抗菌药物、中药注射剂的临床合理应用。

2. *选择合适的给药途径和方式*　应根据患者病情，选择合适的药物剂型和给药途径。如果患者病情轻微，一般宜采用口服用药；病情紧急或严重时，才宜选择静脉用药；尽量做到能口服治疗、肌内注射给药时，就不用静脉给药治疗，不可把静脉用药作为常规给药方法。例如，对于胃肠功能正常的患者如给予静脉输注葡萄糖或氯化钠等补充营养物质，既是没有必要的。静脉给药方式又分为静脉注射和静脉滴注，应严格遵循药品说明书规定的给药方式，保持药品的稳定性与疗效，如临床常见的不恰当给药方式有静脉滴注前列地尔（脂微球）和甲钴胺。

3. *合理选择药物溶媒*　考虑到药物与附加剂的溶解性、pH 等理化性质，选择溶媒时必须参照药品说明书、输液药物配伍变化表等相关资料。很多药物均明确规定只能选用一种特定的溶媒，如选择不当则会出现药液混浊、沉淀、变色，使药物疗效降低或不良反应发生率增加。例如，青霉素类、肝素钠、苯妥英钠等药品，不宜用选择葡萄糖注射液做溶媒；而红霉素粉针，则不宜直接溶于氯化钠注射液；泮托拉唑的 pH 为 9.0，只能溶于 pH 近中性的氯化钠注射液中，因而不能选用偏酸性的 5% 葡萄糖注射液；水溶性维生素只能加入脂肪乳或无电解质的葡萄糖注射液中；多烯磷脂酰胆碱只能溶于不含电解质的葡萄糖注射液中，否则可形成沉淀。

4. *药物浓度适宜*　一些药物有明确的浓度要求，浓度不能太高，否则会引起不良反应。例如，静脉输液用的氯化钾浓度一般不超过 0.3%，钾离子浓度过高易刺激静脉而引起剧痛，严重者可导致心脏停搏；治疗低钾血症引起的严重快速型异位心律失常时，钾离子浓度可提高值 0.5%，特殊情况可达 1%，但静脉滴注的同时必须加强心功能监测。有些药物由于自身稳定性原因，需要在短时间输注。例如，青霉素及头孢菌素类药物的静脉滴注溶液一般为 1%～2%，输液量以 50～100ml 为宜，输注时间控制在 0.5～1h；如溶液量过大时（500ml），可使溶液浓度过稀、输注时间延长，抗菌效果降低，降解产物及致敏机会增加。

5. *用法用量正确*　用药过程中既要考虑药物的有效性，又要关注安全性。正确、适宜的药物剂量、用法对防范不良反应十分重要。原则上，应严格按药品说明书用药。若需改变药品说明书中的用法、用量等，应有国内外权威机构的循证医学依据，切忌随意。药物应按规定剂量使用，非重症病例不应随意加大给药剂量，甚至用至药品极量，更不应超剂量用药。例如，七叶皂苷钠每日的最大用量为 20 mg，否则易导致急性肾衰竭。同时，还存在将 1d 多次给药的剂量合并为 1 次给药的错误习惯，造成单剂量过大，不能确保体内有效血药浓度，影响疗效，易引起不良反应，对于特殊人群，如老年患者，因其对药物的代谢和排泄功能降低，药物的耐受性较差，用药剂量一般应低于成年人量。输液过程中，控制输液速度也很重要。有研究指出，静脉滴注给药时随滴注速度加快，药品不良反应发生率也增加。临床以滴速为指标，正常情况下，滴速为每分钟 2～3 ml（20 滴/ml）。常用一次输液器的螺丝松紧不稳定，易改变滴速，引发不良反应。某些药物静脉推注或滴注速度过快时，可导致呼吸、循环衰竭，甚至死亡。例如，静脉滴注含 K^+、Ca^{2+}、Mg^{2+} 等离子的药物时，滴速过快可引起患者不适或病情恶化；使用氨基糖苷类、喹诺酮类、林可霉素类、氨茶碱、复合氨基酸、脂肪乳、维生素 K_1、甘露醇等时，也要注意控制输液速度。

6. *注意配伍禁忌*　两种或两种以上药物在输液瓶或注射器内配伍发生相互作用，产生变色、浑浊、沉淀、结晶或效价降低和失效称为配伍禁忌。由于理化反应产生的微粒，易从静脉进入微血管，有可能造成栓塞，产生不良反应，应引起重视。输液中药物的加入、药物与输液、药液与药液之间都有可能发生配伍禁忌。随着药物种类越来越多，很多药物的配伍禁忌并无研究或报道。药物间的相互作用,在药物调配过程中即可发生。因某些药物混合后虽已发生了相互作用,但液体澄清度并未见明显改变,肉眼不能发现。对于这一类的相互作用,常不能及时发现,发现时可能已发现沉淀、浑浊或变色,极具危害性。有些药物间的配伍可致疗效或稳定性明显下降。例如,维生素C与胰岛素配伍使用是临床习惯用法,但其实两者间并不宜配伍使用。维生素C是酸性多羟基化合物,具有强还原性,与胰岛素混合后可发生氧化还原反应,致后者的药效和稳定性降低。在不了解药物理化性质、不能确定两药是否存在配伍禁忌时,应单独使用。例如,氨基酸、右旋糖酐等不得与其他任何药物配伍,应单独应用。使用舒巴坦、氨溴索、溴乙胺等易发生配伍反应的药物时,在静注前后均应以少量生理盐水冲管,避免发生不良反应。

7. 联合用药事宜 两种或两种以上药物同时应用或先后应用,有时会产生一定的相互影响,使药物药效增强或减弱、毒副作用降低或者发生新的毒副作用等。联合用药的结果使药物效应增强时,称为协同作用;若使药物效应减弱或对消,则称为拮抗作用。输液时,应严格控制无依据的多种药物混合,多种药物联用尽量采用小包装溶液分类输入,中成药尽量单独应用。输液时,多种药物联合使用,还会使药液中的内毒素累加,药物配伍禁忌风险增加。

8. 合理使用抗菌药物 抗菌药物临床应用广泛,不良反应发生率高,应遵循《抗菌药物临床应用指导原则》合理使用抗菌药物。

(1)掌握抗菌药物使用的适应证、禁忌证。

(2)尽早查明感染病原,根据病原种类及细菌药敏试验结果、药物作用特点、病人病情综合考虑用药。

(3)掌握抗菌药物预防应用的指征。

(4)掌握抗菌药物联合应用的指征。

(5)密切观察用药不良反应,及时调整用药方案。

(6)严格执行抗菌药物分级管理制度及相关规定。

9. 合理使用中药注射剂 中药注射剂是对传统中药剂型的创新,在某些治疗领域临床疗效好,但不良反应发生率也高。医务人员应按照《中药注射剂临床使用基本原则》、药品说明书等进行合理使用中药注射剂,遵循以下48字的中药注射剂临床合理使用规范:辨证用药,因人而异;溶媒恰当,单独配制;性状检查,规范操作;严格剂量,控制速度;疗程合理,间隔洗脱;提倡皮试,输注监测。

(四)规范操作技术,提高护理质量

1. 认真执行查对制度 认真执行三查七对制度,输液前严格检查药品,包括药品名称、生产日期、有效期,液体瓶身有无裂缝、瓶口是否松动、药液有无浑浊、变色、变质等。

2. 掌握药物常识 对所使用的药物应掌握其适应证、不良反应、配伍禁忌、配制方法、配制顺序;在输液过程中,多与患者交流,告知注意事项。

3. 严格无菌操作 操作前洗手、戴帽子、口罩。穿刺前严格消毒穿刺部位皮肤,做到二次消毒,待消毒液干后再行穿刺。穿刺时注意针头不被污染,避免在炎症或皮损部位穿刺,针头在空气中暴露时间不宜过长,如穿刺失败需重新穿刺时,需更换针头,减少感染机会,避免针头长时间固定在同一部位。为其他患者输液前,须用手消毒液消毒手后进行操作,止血带消毒后方可使用,避免交叉感染。需要长期输液维持治疗的患者,每24h需更换输液器;使用套管针时,应注明穿刺时间,定期更换,一般可5～7d更换一次。在输液过程中,如针头被凝血块阻塞,不可强行将阻塞血块挤入血管内,一定要重新更换针头。

4. 提高护理技能 穿刺前应认真检查输液管内的气体是否排净,选择合适的注射部位,提高一次穿刺成功率。对于血管活性药、刺激性强、渗透压高的药物及末梢循环差的病人,宜选择粗、直的静脉穿刺。发生药物外渗时,应立即停止输液,抬高患者患肢,积极采取相应措施。应用甘露醇时,可局部热敷或先提高药物温度,防止大分子物质沉积于血管壁,以利于减轻静脉刺激症状和损伤血管壁。加药时,避免使用大针头及多次穿刺瓶塞。

5. 注意临床观察、加强巡视 对年老体弱,过敏体质,严重感染,心、肺、脑、肾功能欠佳者,输液前可肌注异丙嗪25mg或静注地塞米松5～10mg,可起预防作用。在输液过程中,要加强巡视。根据患者的病情、年龄、药物的性质、浓度,调整输液速度。由于体质、年龄、病理状态等不同,患者对药物作用的感受性也不一致,应加强对特殊人群(老年人、儿童、肝肾功能异常者等)的观察。

(五)保持环境整洁

输液配制室、治疗室等区域的环境要整齐洁净、保持适宜温度,采用湿式清扫,桌面地面每日消毒擦拭,拖把专用,避免长时间开窗,夏季避免使用电风扇，随手关门，禁止闲杂人员出入，治疗室内应严格区分无菌区及非无菌区，定期对环境和物品进行质量检测。

（六）防止热原污染

1. 热原

(1)概念：又称细菌内毒素，系指能引起恒温动物体温异常升高的致热物质，是微生物的代谢产物或尸体。其主要成分是脂多糖和磷脂、蛋白质组成的复合物，存在于细菌的细胞壁和细胞膜之间。

(2)性质：①耐热性：60℃加热 1h 无影响，100℃加热也不分解；但 180℃ 3～4h，200℃ 60h 或 250℃30～45min，才能彻底被破坏；②滤过性：体积小，直径 1～5nm，故一般滤器均可通过。即使是微孔滤膜，也不能将其截留，但不能通过透析膜；③不挥发性：热原本身不挥发，但在蒸馏时可随蒸汽雾滴（未气化的小水滴）夹带进入蒸馏水，故应设法防止；④水溶性：易溶于水；⑤吸附性及能被强酸、强碱、强氧化剂、超声波等破坏。在生产注射剂时，去除热原是极其重要的一项质量控制要求。

(3)污染途径：①输液生产过程中；②输液原料药；③输液器及各种接触的输液用具；④静脉输液调配过程；⑤输液滴注时操作不当。以上环节都有可能引入热原。

2. 热原反应

(1)概念：指输液中因热原进入人体，作用于体温调节中枢而引起的发热或寒战反应。热原反应作用的强弱，与输入的热原量有关。

(2)发病机制：外源性热原随输液进入人体后，首先激活血液循环内中性粒细胞和大单核细胞使其释放内源性致热原，促使前列腺素 E 分泌增多，进而刺激视丘脑下部的体温调节中枢。首先是交感神经兴奋，导致外周血管收缩，皮肤血流量减少，散热减少，皮温下降，易致寒战、畏寒、面色苍白、四肢厥冷；之后是外周血管舒张，散热增加，体温升高。

(3)临床症状：大致分为三期。①寒战期：表现为畏寒、寒战、口唇发绀、面色苍白、四肢发冷、呼吸急促、脉搏细弱；②发热期：体温迅速上升，严重者体温可超过 40℃，表现为面色潮红、头痛、恶心，甚至出现谵妄、抽搐，严重者可危及患者生命；③恢复期：体温迅速下降，大汗淋漓，疲乏无力。

(4)处置：静脉输液热原反应多数发生在用药 20min 左右，也有发生在 2～4h 内，一般持续约 0.5～1h。一旦发生，要及时进行适宜、正确的处置：①对反应轻者，减慢输液速度，密切观察；反应较重者，应立即停止输液，采取对症治疗措施；②对反应重者应立即停止输液，但不能撤除输液针或导管，要立即更换输液器；③对处于热原反应早期的患者，应选择肌注山莨菪碱 10mg 或静脉用药 20～30mg（小儿每次 0.3mg/kg），可迅速缓解热原反应。青光眼患者禁用山莨菪碱，有消化道出血、胃幽门梗阻和肠梗阻、急腹症诊断未明、颅内出血、前列腺肥大等患者需慎用。上述患者，可静脉滴注地塞米松 5～10mg（小儿 0.25～0.3mg/kg）或肌注异丙嗪、苯海拉明，反应严重者可皮下注射 0.1%肾上腺素 0.2～0.5mg 或用氢化可的松 100～200mg 加入 0.9 氯化钠注射液 150ml 静滴。对呼吸困难者，应给予吸氧；烦躁不安者，肌注镇静剂地西泮或苯巴比妥；④寒战期给予保暖，饮热开水；⑤发热期患者肌注复方氨基比林 2ml 或安乃近 0.25～0.5ml。物理降温与药物降温结合使用；⑥恢复期注意休息，多饮水；⑦注意观察患者体温、脉搏、呼吸、血压、神志及精神状况，根据病情变化采取其他应急措施；⑧发生静脉输液热原反应后，应认真查找原因，对输液器具及所输注的药液尽快进行热原检测及细菌学培养，并向有关部门报告本例不良反应。

3. 预防措施

(1)严把药品及输液器具质量关，确保输液器具及药品质量合格。

(2)对存放药品输液器具的环境应作定期空气消毒，保持环境清洁干燥。严防输液器具及药品污染、变质、发霉，在储运药品途中应特别小心谨慎，轻取轻放，严防碰撞，摔掷而致瓶口松动，瓶底破裂造成细菌污染等隐患。

(3)改善治疗室环境，定时作空气熏蒸或紫外线消毒，减少人员流动，防止空气中杂菌污染，有条件者最好做空气净化。

(4)护理人员须严格执行输液操作规程。输液前认真检查药液的质量，有无沉淀、浑浊、变质，出厂日期，检查瓶口有无松动，瓶身有无裂纹，发现细菌污染时及时更换。检查输液器具上的包装是否完整，有无漏气及灭菌日期。严格执行无菌操作，操作前应洗手、戴口罩、衣帽整洁，未经消毒的手不能直接触碰针头和药液。

(5)合理用药，避免不必要的联合用药。联合用药时，各药的致热物质叠加，进入体内的热原细菌内毒素达到一定量时，就有可能超过阈值而发生热原反应，故应尽量减少配伍的药物品种。

(6)发生热原反应后,需及时处理。如患者在输液中出现热原反应,反应轻者可减慢输液速度或停止输液,通知医生及时处理,注意观察体温变化;反应重者立即停止输液,并保留剩余溶液和输液器进行检测,查找反应原因,对高热者进行物理降温,遵医嘱给予抗过敏药物或激素治疗等相应对症措施。

(七)微粒的预防

1. *微粒的概念*　静脉输液微粒是指存在于液体中的非故意加入的可流动的、不溶性的外源物质及可溶而未溶的药物,主要有橡胶塞屑、炭粒、碳酸钙、氧化锌、黏土、纸屑、纤维素、玻璃屑、细菌、药物微粒等。直径一般为 1～15μm,少数可达 50～300μm 或更大,50μm 以上的微粒肉眼可见。临床上常见的有橡皮微粒、玻璃屑微粒、棉纤维微粒、塑料薄膜微粒、细菌微粒、尘埃微粒、药物晶体微粒等。

2. *微粒的来源*　静脉输液微粒主要来源于输液器具、药物、直接接触药物的包装容器、配液和输液操作、环境污染等。

(1)输液器具:临床上常用的一次性输液器中存在硅胶屑、黏合剂和其他一些不溶性微粒。

(2)药物:药物溶于溶媒时因溶解度、pH、药物配伍等理化性质发生改变,使药物未溶解完全或析出结晶;输液存放时间过长时,也可由瓶身、橡胶塞、薄膜等产生少量脱落物。

(3)包装容器:配液时橡胶塞带有的微粒;穿刺产生的橡胶屑、隔离膜碎片;割据安瓿带入的玻璃屑。

(4)配液和输液操作:操作不当、消毒不严、添加药物带入。

(5)环境污染:调配药液及患者输液过程中,瓶内产生负压,外界空气中的尘埃、细菌、纤维等可进入瓶内。

3. *热原样反应*　微粒输注入人体后,超出患者个体耐受的超量微粒或某些异物可引起抗原作用,诱发炎症反应,患者会出现发热、寒战等输液反应,可称之为热原样反应。

4. *微粒对人体的危害*　研究显示,微粒的粒径分布状态具有一定的规律性,即直径在 2～5μm 范围的微粒占全部微粒的 95.4%～98%。其余直径范围的微粒尽管比例较小,但微粒直径变化范围较大,为 0.54～4504μm。人体最小毛细血管的直径只有 4～7μm,微粒作为一种不溶性异物,一旦经静脉用药带入人体且不能被机体代谢吸收时,将产生潜在、持久、严重的危害。

(1)静脉炎:微粒进入人体血液循环后,可刺激并损伤血管内壁,使血管壁正常状态发生改变,变得不光滑,易引起血小板黏着,导致静脉炎。

(2)肉芽肿:微粒如滞留在机体某一部位组织中,可由巨噬细胞包围和增殖而形成肉芽肿,常见的有肺内肉芽肿。

(3)血栓:微粒较大或聚集时,难以通过血管形成血栓。

(4)出血:微粒碰撞血小板,造成血小板减少,引起出血。

(5)缺血、水肿和炎症:微粒阻塞血管,可引起局部供血不足、组织缺氧。

(6)过敏反应:微粒(药物、聚合物、降解产物及其他异物)在注射部位或静脉血管与组织蛋白发生反应,导致过敏反应。

(7)肿瘤癌症:输液中的微粒已成为致癌因素的怀疑对象。动物实验表明,不同的微粒,可使不同的动物产生各类癌症。

5. *预防措施*

(1)保持环境洁净和严格无菌操作:减少操作场所人员流动,空气消毒。目前,采用空气净化技术,如设置层流罩或使用超净工作台进行静脉输液调配,是减少输液环境污染最有效的办法。

(2)检查药品及包装质量:配液前认真检查药品、输液瓶有无裂痕、瓶盖是否松动,观察药液颜色、澄明度、有无异物。一旦发现异常,应立即停止使用。

(3)针头的使用:配药时尽量选用小号针头,最好不用大号(16 号以上)针头配药。加药的注射器针头应避免反复使用,尽量减少对瓶塞的穿刺次数以减少微粒的引入。提倡使用一次性针头,有报道显示针头产生的微粒污染与针头使用的频率呈正相关。使用新型针头,如圆锥形针头,也可减少微粒的产生。

(4)正确抽吸药液:抽吸药液时安瓿不应倒置,主张抽吸药液时安瓿倾斜 45°左右,将针头置于安瓿中部抽吸药液。

(5)安装输液终端过滤器:一次性输液器安装有终端过滤器,可用于静脉滴注。静脉推注时如不安装过滤器,微粒则会直接进入血液循环。

(6)首选易折型安瓿:易折型安瓿颈端有割痕,不需用砂轮割锯,操作简便,微粒污染较少。

(7)冲洗输液管道:输液器具中的微粒大部分存在于最初流出的 30ml 药液中。

(8)输液过程中尽量减少液体瓶的晃动,这样较大微粒能平稳地沉积于瓶口周边,不易随输液进入人体。

(9)进行静脉输液的场所应尽量减少人员流动。

(10)控制联合用药种类:尽量采用单一用药方法。据报道,输液内多种药物的联合应用可增加微粒数目。另外,与注射液比较,加入粉剂针剂时可产生更多的微粒;同时,直径超过 25μm 的微粒也大大增加。

(黄红谦　张天花)

第四节　用药错误

一、用药错误的分类和原因分析

据报道,美国每年有 44 000～100 000 例住院患者死于医疗差错事件,位居死亡率的前 8 位,而其中包括 7000 人因用药错误死亡。在澳大利亚,每年大约有 1%的患者由于用药错误而造成伤害。目前,世界上还没有任何一个国家和组织可以做到完全避免用药错误。"用药错误"已经成为一个普遍存在,并且影响和威胁到患者安全的重要问题。

(一)用药错误的概念和分类

1. 概念　用药错误(medication errors,ME)或称用药差错,是指在药物治疗过程中,医务人员、患者或消费者不适当地使用药物,造成患者损伤的可预防事件。该事件的发生和专业技术、医疗产品(药品、给药装置等)、操作程序以及管理体系等有关。用药是一个十分复杂的过程,用药差错可能发生在开处方、转抄医嘱、审核处方、调剂、配制、核对、分发、给药、保存、计算剂量、医嘱沟通、药品标签与包装、药品名称、用药指导、监测和使用等过程中。

2. 分类　用药差错可分为处方差错、配方差错、给药差错、患者依从性差错和监测差错。

(1)处方差错:在处方开具、转抄处方或医嘱、药物选择(适应证、禁忌证、过敏反应)、剂量、剂型、数量、频次、给药途径、浓度、滴速等方面发生差错。

(2)配方差错:调配错误的药物、剂量、剂型,配发变质、过期失效、储存不当的药品,不适当的标签、包装,药物溶解和稀释时出错或发生配伍变化。

(3)给药差错:给药差错在用药错误中发生率最高,常见的有:①给错患者,将药物误给其他患者;②剂型差错,给患者药品的剂型与规定剂型不同,包括不经开处方者同意将片剂碾碎等;③剂量差错,给药剂量大于或小于规定剂量,或者对患者重复给药;④途径差错,用药途径不是处方规定的给药途径,或者途径正确但部位错误(如左右眼滴错);⑤速率差错,给药速率与规定速率不符,常见于静脉滴注;⑥时间差错,未按规定的给药时间、间隔时间给药;⑦操作错误,操作程序或技术不当,如输液泵操作失误;⑧误发变质药品,发出储存不当、变质、过期、失效的药品;⑨未授权的用药差错,未经开方医师的授权而给患者用药;⑩遗漏差错,未能将医嘱药物提供给患者。

(4)患者依从性差错:患者不按照开具的医嘱用药。

(5)监测差错:没有检查药物治疗方案是否适宜,未对患者使用药物的反应采用临床或实验室数据做出评价。

(二)用药错误的原因分析

由用药错误的定义可知,用药不是一个环节,而是一个过程。这个过程包括开处方、处方审核、调配、发药、用药等多个环节,同时牵涉到医务人员(医师、药师、护士等)、患者甚至医疗机构的管理系统,每一个环节都有可能出现问题。常见的错误原因可概括为两大类,即直接原因和系统原因。

1. 直接原因　差错可能是开具处方、药品的调配、配送和服药期间发生的事件,通常与个人(如:药师、医师、技术人员、护士)的责任心有关。

(1)沟通失误:从医师开具处方医嘱到传递至患者的过程包含了很多沟通步骤,每一步骤均有可能出现差错,如:①处方或医嘱书写字迹潦草和模糊;②混淆相似药品名称(音似和形似);③药品名称缩写不规范;④剂量或剂量单位写错;⑤小数点位置写错;⑥患者姓名混淆等。

(2)计算差错:计算剂量时,要特别关注儿童用药、静脉用药、化疗药物、激素及麻醉性镇痛药。发生计算差错可能是由于:①计算能力差;②小数点错误;③计算方法错误;④药品标签浓度表示方法不当;⑤同种药物不同规格混淆。

(3)药品和相关药品设备:药品和相关药品设备也会导致一系列用药差错的发生,可能是由于:①药品标签和包装缺陷;②药品包装外观相似;③药品设备(如输液泵、自动包药机等)使用不当或设备缺陷。

(4)给药错误:在医院,给药过程需由多个相关人员合作完成。因此,错误就可能发生,如:①给错病人,这类错误容易发生在药师发药和护士给药的环节中,药师和护士通常在短时间内处理多个病人的发药和给药工作,流程的遗漏和个人疏忽都可能导致用错病人;②给错药物,医生开医嘱时不了解药物特性或患者的相关疾病特点可能导致医生开错药物或禁忌证用药,药师调配时看错药名、发错药品,护士对医嘱理解错误用错药等,都可对病人产生严重危害;③给错剂量,这类错误可发生于医生、药师、护士和病人的所有环节,计算错误、书写差错、转抄医嘱错误、理解错误等都是常见原因;④给错时间,处方医生没有清楚地交代,药师没有给予必要的书面及口头指导,护士不严格按时间给药,患者不了解按疗程治疗的重要性等,均可导致用药时间错误;⑤给错途径,医生、药师、护士及患者可能错误理解给药途径,医务人员不了解新药的剂型特点也是常见原因。

(5)缺乏患者用药教育:医师或药师与患者间缺乏沟通或者患者依从性差等因素,可导致很多用药差错事件的发生。患者可能对用药目的、时间、途径、剂量、疗程、药品储存条件等问题没有充分了解或误解,甚至自行选购或中断用药。

2. 系统原因　从药品生产到患者个人服药的过程中,可能产生系统失误的一系列途径,不单涉及个人,也涉及医疗卫生组织机构、政府审批部门和制药企业等。

(1)人为因素:包括个人的心理因素和生理因素。①心理因素,如厌烦、失意、焦虑、愤怒等情绪状态,过度劳累、人际关系、性格冲动以及其他压力也可以导致差错的产生;②生理因素,如疲劳、睡眠不足、乙醇作用、药物作用、疾病、饥饿都可能使药师注意力不集中导致发生差错。

(2)调剂过程与药品分发:药品调剂过程涉及很多工作环节,如药品保存不当、从药品存放位置拿错药品、计算机输入错误、清点错误等,从而导致差错的产生。

(3)工作时间与工作量:通常认为行事匆忙、过度劳累是造成不良事件发生的原因,而工作时间充裕但懒散也同样可引发差错。

(4)技术设计与技术设备:操作人员未接受培训、设备使用不当或维修不当则可以导致差错事件的发生,如计算机软件程序出错、单剂量摆药机故障等。

(5)环境:很多环境因素可以通过影响个人解决问题的能力和紧张程度而导致注意力分散或者造成人为差错,如工作区域布局不合理、办公场所杂乱、操作空间狭小、噪声、温度、光线、颜色不适,频繁被打扰等。

(6)组织机构:医疗组织管理机构如果对出现的各种问题不重视,不进行风险分析、找出差错来源,或者制度或计划存在缺陷等,也会导致或增加差错的可能性。

(7)药品开发环节:追本溯源,药品开发环节也可导致用药差错:①同一公司生产的不同药品使用同色标签;②商品名命名类似;③药品包装相似;④药品剂量标注不清楚等。

二、用药错误的防范与管理

用药错误在临床实践中是客观存在的,它是威胁当前医疗安全的一个潜在危险因素,涉及临床医师、药师、护士、患者甚至药品供应商,还包括医疗工作流程和管理体系存在的某些缺陷。因此,有必要研究和探讨如何减少用药差错,从而提高患者用药安全。

(一)用药错误的防范

用药错误涉及整个用药流程,而不仅是用药过程的某一个方面。医疗机构的管理人员、医生、药师、护士、患者、制药商等,均应防范用药错误。

(1)针对医疗机构和管理部门的防范:应建立医院政策和程序来预防用药差错,此类政策和程序的制定过程涉及多部门或科室,包括药学、医学、护理学、医疗安全、质量管理、法律顾问和组织行政管理等。建议:①建立医院药事管理组织,可根据医院规模设置医院药事管理与药物治疗学委员会(成员由药学、临床医学、护理、医院感染、医疗行政管理等专业人员等组成),负责制定医院的药物评价、药物筛选和药物使用政策;②建立健全预防用药差错的管理制度,如处方管理制度、药品调配制度、高危药品管理制度、处方转抄查对制度、用药差错报告制度等;③对医务人员(医生、药师、护士)进行用药差错知识培训、指导、评价以及继续教育,同时提供足够的药物使用信息;④配备足够的医务人员,保证其合理的工作量和工作时间，避免超负荷工作；⑤有合适的调配工作环境；⑥明确医院用药医嘱、调配和给药的职责范围和权限系统；⑦医务、药学和护理部共同制定和实施药物使用评价系统，建立持续的、系统的质量改进项目及同步审查制度；⑧药师和其他负责处理用药医嘱的人员能获取所需的患者临床信息；⑨保存所有患者的用药记录（住院患者和非住院患者）；⑩药学部门负责采购及供应医院内使用的所有药品：尽可能避免使用患者自带药品，根据临床需要建立静脉用药调配中心，集中调配供应静脉药品，定期对库存药品进行养护与质量检查以保证药品质量；⑪引入新技术和新设备：计算机医嘱录入、电子处方、条形码技术、无线射频识别、自动化调剂、排队叫号系统、自动分药机等，均可减少用药差错的发生；⑫收集、评估用药错误的报告制度，调查研究包括引起错误的原因，并制定能减少其发生的防范措施。

(2)针对开处方者（医师）的防范措施：开处方是用药差错可能发生的早期阶段。建议：①应当根据医疗、预防、保健的需要，按照诊疗规范、药品说明书中的药品适应证、药理作用、用法、用量、禁忌、不良反应和注意事项等开具处方（医嘱）；②开具处方（医嘱）应规范、完整、清楚和明确；③收集完整的病史，确定适当的药物治疗方案，通过查阅文献、与药师沟通、参加继续教育等方法掌握最新知识动态；④应熟悉医院用药医嘱系统；⑤应尽可能多与患者或其他医务人员交流，解释开具的处方医嘱，说明需特别注意的事项，包括可能发生的不良反应；⑥除紧急情况外应避免口头医嘱；⑦应对患者进行随访，并定期评估是否需要继续进行药物治疗。

(3)针对药师的防范措施：药师在避免用药错误方面发挥着关键作用。建议：①调剂处方时必须做到"四查十对"（查处方，对科别、姓名、年龄；查药品，对药名、剂型、规格、数量；查配伍禁忌，对药品性状、用法用量；查用药合理性，对临床诊断）；②应当按照操作规程调剂处方药品，认真审核处方，准确调配药品，正确书写药袋或粘贴标签，注明患者姓名和药品名称、用法、用量，包装；向患者交付药品时，按照药品说明书或者处方用法，进行用药交代与指导，包括每种药品的用法、用量、注意事项等；③应参与治疗药物监测（包括治疗适用性评估、给药适用性评估；检查可能发生的药物相互作用；评估相关的临床和检验数据等）以及药物使用评价；④应通过查阅文献、与同行或其他医护人员讨论、参与继续教育项目等方式了解本专业领域的最新知识；⑤应向开处方者和护士提供有关药物治疗方案和正确用药的信息和建议；⑥应熟悉医院用药医嘱系统、药品管理制度和操作流程；⑦遇到有问题的处方时，应该在调配前联系开处方的医生；当发现严重不合理用药或者用药错误时，应当拒绝调剂并及时告知处方医师、做好记录、按照有关规定报告；⑧在调配药品时，药师应保持工作区域的整洁，每次只操作一个步骤，并尽可能避免工作被打断；⑨药师应尽可能将药物调配成可立即使用的剂量剂型，应最大限度地减少给药前护士的操作（如称量、重新包装和计算），有条件的医院可使用单剂量药物分包系统；⑩药师应定期检查病区药物的实际使用情况，以确保遵守药物的调配和储存要求，并帮助护士提高患者用药的安全性，尤其是麻醉药品、高危药品、急救药品等应进行重点检查；⑪应保存完整的用药记录。

(4)针对护士的防范措施：由于直接对患者提供看护和给患者用药，所以护士相对于其他医疗人员能更容易发现和报告用药错误。建议：①严格执行查对制度；②护士应熟悉用药医嘱和使用系统；③应该从预期治疗效果、重复治疗和可能的药物相互作用等方面检查患者的用药；④给药前应确认患者的身份，核对所有用药医嘱；⑤所有药品都应该按时给药，用药后，应立即做给药记录；⑥当没有药物的标准浓度或者剂量图表时，剂量计算、点滴速度和其他数学的计算应该由第二人（例如另一位护士或药师）核准；⑦应了解给药设备（如输液泵）的操作方法以及使用过程中的注意事项；⑧应当与患者或其看护人交流，以确定他们明白药物的用法、特殊注意事项或需观察的事项；⑨当患者存有疑问或拒绝服用某一特定药物时，护士在给药前应当倾听患者意见，解答疑问，并重新核查医嘱和调配的药品，确保不发生可预防的错误。如果患者拒绝服用处方上的药物，应做好记录，并告知开处方医生。

(5)针对患者及其看护人的防范措施：患者（或患者的授权看护人或委托人）有权利知道关于治疗的所有信息，包括药物治疗。一般来说，患者医疗知识越丰富，对于治疗结果不确定性的担忧就越低。建议：①应告知医务人员（医师、药师、护士）其所有的已知症状、过敏史、当前的用药情况及影响服药的因素（如怀孕或哺乳期）；②应知道所使用药物的药品名称、剂量和用药方案，需要注意的不良反应、禁忌、药物相互作用等；③可随时对已接受的药物治疗和流程向医务人员（医师、药师、护士）咨询；④应按照医务人员（医师、药师、护士）的指导接受药物治疗；⑤如果发生了用药错误事件，要求合理解释，并寻求保证以彻查错误事件；⑥保留完整的用药记录。

(6)针对制药企业和审批机构的防范措施：药品包装和标签设计不合理、药品命名用语不恰当，都可能误导医务人员从而发生严重的用药错误。建议：①药品说明书和标签的文字表述应当科学、规范、准确；②应当避免使用外观相似或者读音相似的商品名或通用名；③应当避免使用相似的包装和标签；④特殊的用药说明应在标签上醒目显示；⑤标签上的显著位置应写明与用药安全最密切相关的信息（如药品名称和浓度）；⑥除生产大包装产品外，应鼓励制药商生产单剂量产品和预充式剂型，以方便使用；⑦当药品剂型或剂量等发生改变时，制药企业必须通知医务人员等。

(二)用药错误的管理

1. *差错报告*　2012 年，我国建立了国际合理用药网络（INRUD）中国中心组临床安全用药监测网。这是基于我国目前的用药安全现状，构建的一套适用于全国范围内各医院的用药差错报告体系。该用药差错报告体系具有非惩罚性，并承诺对报告人或当事人的信息保密。开展用药差错报告，有利于预防和减少用药错误的发生。

(1)差错分级。根据美国用药差错报告系统的分级方法，用药错误按患者机体受损程度分为 9 级（A～I），其中 A 级无损害；B～H 级有损害；I 级死亡。分别为：①A 级差错：未发生的用药差错，但环境或事件有可能造成差错的发生（如药物外观或标签相似）；②B 级差错：发生用药差错，但未累及患者（如处方或调配错误，但在服药前被发现或纠正）；③C 级差错：用药差错造成患者额外的治疗监测，但未改变其生命体征及造成伤害（如患者已服药，但未导致不良反应）；④D 级差错：用药差错造成患者额外的治疗监测，改变其体征，但未对患者造成伤害或需要增强检验进行监控（患者使用了错发的药物，但暂时未发现毒性症状，需要进行检测）；⑤E 级差错：用药差错导致患者短暂损害，需要进行另外一种治疗或干预；⑥F 级差错：用药差错导致患者短暂损害，需要住院或延长住院时间；⑦G 级差错：用药差错导致患者永久损害；⑧H 级差错：用药差错引起危及生命事件，如过敏性休克、心律不齐；⑨I 级差错：用药差错造成患者死亡。也可简单分为：无害差错（A、B、C）；有害差错（D、E、F、G、H、I）。

(2)差错报告内容。INRUD 中国中心组临床安全用药监测网用药差错报告的主要内容：①差错情况：对差错进行描述，差错发生和发现的时间，事件经过和后果，所涉及人员及工作环境，差错是如何发现或避免的；②问题调查：差错内容、差错药品是否发给患者、患者是否使用了差错药品、差错级别、患者伤害情况、恢复过程、引发差错的因素、发生差错的场所、引起差错的人员及与差错相关的工作人员、发现差错的人员；③药品情况：差错相关药品的通用名与商品名，生产厂家，药品剂型、剂量或浓度，包装类型与容器大小，药品标签和处方；④患者情况：年龄、性别、诊断等。

2. *用药错误的管理*　所有医院都应建立用药错误报告管理制度和程序，以及对应的咨询、教育和干预措施。PDCA 循环法，同样可运用于用药错误的管理。

(1)PDCA 循环：是全面质量管理体系运转的基本方法，全面质量管理活动的全部过程，就是质量计划的制订和组织实现的过程，这个过程就是按照 PDCA 循环，持续、周而复始地运转。PDCA 循环是全面质量管理所应遵循的科学程序，近年来得到了广泛的应用。①P(Plan)，计划。包括方针和目标的确定以及活动计划的制定；②D(DO)，执行。执行就是具体运作，实现计划中的内容；③C(Check)，检查。就是要总结执行计划的结果，分清哪些对了，哪些错了，明确效果，找出问题；④A(Action)，行动（或处理）。对总结检查的结果进行处理，成功的经验加以肯定，并予以标准化，便于以后工作时遵循；对于失败的教训也要总结，以免重现。对于没有解决的问题，应提给下一个 PDCA 循环中去解决。

(2)用药错误管理：用药错误的风险管理包括医疗安全风险管理专家、律师和其他相关人员外，也应包括药师、医生和护士参与。建议：①差错发生后，立即采取应急措施，为患者提供必要的纠正治疗和辅助治疗；②差错发生后，立即记录和报告；③差错涉及的主管和相关员工应研讨差错发生原因以及怎样避免再次发生；④对于临床影响显著的差错，应立即收集证据和展开调查。医院药事管理组织应负责组织检查临床影响显著的差错报告和相关的纠正措施；⑤定期发布用药安全信息，可由相关专业学会组织临床医学和药学专家对差错报告的内容和危险因素进行研讨，评价差错事件与潜在伤害之间的因果关系，然后将信息向医务人员或公众进行专业指导性的宣传和培训；⑥用药错误应向 INRUD 中国中心组临床安全用药监测网报告，以便药师、护士、医生和患者能分享经验，帮助提高用药安全，并作为预防用药差错的教育资料；⑦将涉及用药错误记录的潜在产品和系统风险通知医疗卫生从业人员、监管人员和医药行业。

（黄红谦　符　青）

参考文献

[1] 曹荣桂. 医院管理学：药事管理分册[M]第 2 版. 北京：人民卫生出版社，2012.

[2] 赵喜荣. 我院药品风险管理经验及防范措施[J]. 解放军医药杂志，2011，23(3)：51-53.

[3] 曾繁典. 我国药品风险管理与药物警戒实践[J]. 药物流行病学杂志，2013，22(3)：140-143.

[4] 辛华雯等. 药品使用的风险管理[J]. 药物流行病学杂志，2013，22(4)：205-208.

[5] 杨泽民，邓剑雄. 药品不良反应学[M]. 北京：中国中医药出版社，2011.

[6] 卫生部. 药品不良反应报告和监测管理办法[M]. 第 81 号令. 2011.5.4.

[7] 谢金洲. 药品不良反应与监测[M]. 北京：中国医药科技出版社，2004.

[8] 谢金洲. 药品不良反应与监测[M]. 北京：中国医药科技出版社，2004：90-92.

[9] Lévi F，Zidani R，Misset JL et al. Randomised multicentre trial of chronotherapy with oxaliplatin，fluorouracil，and folinic acid in metastatic colorectal cancer [J]. Lancet，1997，350(9079)：681-686.

[10] 黄巧彩，何伟珍. 时辰药理学与最佳给药时间[J]. 海峡药学，2007，19(5)：104.

[11] 李少波. 心血管药物不良反应与防治[M]. 北京：人民军医出版社，2011. 15.

[12] 陈新谦，金有豫，汤光. 新编药物学[M]. 第 17 版. 北京：人民卫生出版社，2011：26-27.

[13] 中国国家处方集编委会. 中国国家处方集：化学药品与生物制品卷[M]北京：人民军医出版社，2010.

[14] 戴钟英. 妊娠期用药的基本原则[]. 实用妇产科杂志，2007，23(10)：581-582.

[15] 陈力，赵文艳，张伶俐，等. 药物进入乳汁的机制及哺乳期妇女用药安全[J]. 中华妇幼临床医学杂志：电子版，201，8(5)：654-657.

[16] 中华医学会放射学分会，中国医师协会放射医师分会. 对比剂使用指南[J]. 中华放射学杂志，2008，42(3)：320-325.

[17] 抗血小板药物消化道损伤的预防和治疗中国专家共识组. 抗血小板药物消化道损伤的预防和治疗中国专家共识[J]. 中华内科杂志，2009，48(7)：607-611.

[18] 周来温. 重视护士在用药监护中的作用[J]. 医药导报，2005，24(6)：551-552.

[19] 杨泽民，邓剑雄. 药物不良反应学[M]. 北京：中国中医药出版社，2011. 335-391.

[20] 2013 年国家执业药师资格考试应试指南药学综合知识与技能[M]. 北京：中国医药科技出版社，2013：301-321.

[21] 吴永佩，焦雅辉. 临床静脉用药调配与使用指南[M]. 北京：人民卫生出版社，2010.

[22] 孙淑娟，袭艳. 抗菌药物治疗学[M]. 北京：人民卫生出版社，2008.

[23] 刘蓉. 静脉输液中发热反应原因分析及预防[J]. 吉林医学，2012，33(34)：7606.

[24] 罗艳丽，李俊英，刁永书. 静脉输液治疗手册[M]. 北京：科学出版社，2012. 98-107.

[25] 杨新凤. 晕针常见输液不良反应原因分析及护理对策[C]. 全国儿科护理学术交流会议论文汇编. 2012：628-629.

[26] 陈晓娜. 中药注射剂不良反应及原因分析[J]. 临床合理用药，2010，3(21)：84.

[27] 付艳萍. 中药注射剂不良反应特点、原因及临床应用对策[J]. 当代医学. 2011，17(9)：154-155.

[28] 任德权. 中药注射剂临床应用指南[M]. 北京. 人民卫生出版社. 2011.

[29] 张静. 42 例中药制剂不良反应报告分析[J]. 黑龙江医药. 2009，22(2)：197-198.

[30] 黄文英. 127 例输液不良反应的原因分析与安全管理. 中国护理管理[J]，2011，11(10)：40.

[31] 李琦. 中药注射剂常见不良反应及防治[J]. 世界临床药学，2008，28(9)：572.

[32] 孙秀颖. 静脉用药不合理使用情况及原因分析[J]. 中国医院用药评价与分析，2012，12(2)：182-184.

[33] 马艳丽. 静脉输液速度与药物不良反应的关系[J]. 中国现代药物应用，2011，5(17)：119.

[34] 周智. 静脉输液中的不安全因素及对策[J]. 中国现代医生，2010，48(17)：69.

[35] 孙志琴. 静脉用药微粒的来源及防范措施[C]. 全国静脉治疗护理学术交流会议论文汇编，2008，25(4)：413.

[36] 秦锁娣. 静脉输液微粒的来源、危害及防范措施[J]. 哈尔滨医药，2011，31(5)：380.

[37] 林慧珠. 静脉输液中发生不溶性微粒的原因分析及对策[J]. 中华现代护理学杂志，2008，5(17)：58.

[38] 曹双全，刘灵改，邢佳，等. 输液剂中不溶性微粒临床污染分析及控制对策[J]. 临床荟萃，2010，25(14)：1282.

[39] 吴国明. 输液引起的不良反应[J]. 医药导报，2000，19(6)：602.

[40] 张波. 静脉给药的安全性[J]. 医学信息，2010，9：2455.

[41] Ferner RE，Aronson JK. Medication errors，worse than a crime[J]. Lancet，2000，355(9208)：947-948.

[42] Runchiman WB，Roughead EE，Semple SJ，et al. Adverse drug events and medication errors in Australia[J]. Int J

Qual Health Care, 2003, 15(S1): i49-i59.

[43] National coordination council for medication error reporting and prevention. What is a medication error? [EB/OL]. http://www.nccmerp.org/aboutMedErrors.html, 2012.

[44] Mirco A, Campos L, Falcao F, et al. Medication errors in an internal medicine department. Evaluation of a computerized prescription system. Pharm World Sci, 2005, 27(4): 351-352.

[45] 李大魁. 药学综合知识与技能[M]. 北京: 中国医药科技出版社, 2011.

[46] 胡雪梅. 用药差错的原因及防范[J]. 中国现代药物应用, 2008, 21(2): 252.

[47] 冉图希. 临床用药安全指南[M]. 北京: 人民卫生出版社, 2010.

[48] 蔡溱, 胡晋红. 美国医疗机构药师学会对医院预防药物治疗差错的指导原则[J]. 药学服务与研究, 2005, 5(2): 206.

[49] Willian NK. Pharmacy contribution to adversemedication events[J]. AM J Hed Lthsyst Pharm, 1995, 52(4): 385.

[50] 常明. 用药差错防范[J]. 继续医学教育, 2006, 20(28): 44-47.

第12章

药物信息服务与文献检索

第一节　药学信息技术

一、药学信息服务

(一)概念

20世纪90年代Hepler等提出的药学服务(pharmaceutical care)已成为医院药学的崭新工作模式，目前在我国正处于普及推广阶段。该模式中强调的“向包括医生、护士、患者以及普通民众的广大人群提供及时、准确、全面的药物相关信息，即实行药学信息服务(Pharmaceutical information service)”是目前药学服务模式所有工作的中心和基础，而这一切都离不开以计算机网络为标志的现代药学信息技术的拓展和完善。药学信息(pharmaceutical information)：也称为药物信息或药品信息(drug information，DI)，它的内容非常广泛。广义的药学信息包括药学学科的所有方面的信息，甚至还涉及大量医学学科的信息，如药品的研发信息、药品专利信息、药品生产和上市信息、药品价格信息、药品的监督和管理信息、药学教育信息、药学各专业学科的信息、药物使用信息、疾病变化、耐药性、生理病理状态、健康保健信息等，都属于药学信息。狭义的药学信息，是指为实现医院临床合理用药所需要的信息，它涉及的内容仍然十分广泛，只要与用药安全、有效、合理、经济有关的信息均属于药学信息，几乎包括药物的研发、生产、检验、经营、使用等全过程的每一个方面的信息，但集中表现在药品的临床使用信息。

药学信息服务(drug information service)：或称药学信息活动(drug information activity)，是所有涉及药学信息的活动，是指药师进行的药学信息的收集、保管、整理、评价、传递、提供和利用等工作。药学信息服务的目的是指导合理用药，收集药物安全性和疗效等信息，建立药学信息系统，提供用药咨询服务。

(二)药物信息的特点与内容

药学信息服务作为药学服务的基本职能，具有药学专业、信息和服务工作的多重特点。

1. *药学信息服务是以病人合理用药为中心的专业技术工作*　药学信息服务工作的对象包括了医生、护士和病人等，其最终的目的是实现病人的合理用药，受益者是病人。因此，如何确定、评价和实现治疗目的，涉及药学的所有分支学科，如药剂学、药理学、药物化学，以及大量的医学专业知识等。它不仅需要系统地收集药学信息，还需要对药学信息进行评价和有效的管理，药学信息服务工作是一个专业性很强的工作，从事药学信息服务的人员应当是药学专业人员，要求掌握必要的药学信息收集、评价和管理的技能，才能做好信息服务工作。

2. *药学信息服务是需要不断更新、持续的工作*　药学信息是不断涌现和持续更新的。随着新药的不断上市，现有药品新的临床研究文献和报道不断产生，临床用药中要求药学专业人员要不间断地收集、评价、存储最新的药学信息。因此，药学信息服务工作是一种持续性的工作，需要不断积累知识、不断学习。

3. *计算机信息技术是药学信息服务工作的重要手段*　计算机信息技术的应用是开展药学信息服务工作的一个有效手段。计算机信息技术的快速发展，不仅为药学信息的有效管理提供了可靠的工具，提高了获得药学信息的方便性(如通过互联网的获得和传递信息)，同时还能模拟处方审核过程，对医生所开具的处方进行监测，发现其中潜在的不合理用药问题，防止药物不良事件的发生。

药物信息的内容主要包括以下几方面。

1. 药学信息的收集、整理、保管和评价。

2. 向病人、家属、健康工作者和其他人员提供药学信息咨询服务，确保药品得到正确、合理的使用。

3. 以疗效、安全性、费用和病人因素为科学依据，建立和维护处方集，为临床提供科学、全面的用药指导。

4. 参与“药品不良事件”和“药品不良反应”监测，发现问题并及时分析、总结，上报相关部门。

5. 提供用药审查服务，提示用药方案中潜在的问题，以便医生制定更好的用药方案。

6. 编写《药讯》，就药品的使用等对病人或其家属、健康工作者进行教育。

7. 对医师、药师、药学专业学生和其他健康工作者进行药学信息的教育和培训工作。

8. 对药品的使用进行评价，为药品监督管理部门提供药品在临床使用中的再评价数据，确保药品使用的安全可靠。

9. 开展药学信息服务的研究工作，探索更多、更好的药学信息服务方式和技术，促进药学信息服务水平的提高。

10. 进行医疗机构之间药学信息的交流和合作，最大限度地利用不同机构之间的药学信息并进行科学的整合、交流与合作。

（三）药物信息学的发展

随着药学科学的发展，药学人员的信息活动更加高级、广泛和复杂，从而导致人类信息器官的功能越来越难适应实际需求，如人的肉眼看不见药物的分子结构，嗅觉无法区分药物中的多种挥发油，人脑的计算速度和控制精度难以满足大型药学科学的要求等。20 世纪 60 年代，计算机技术的发展极大地促进了信息科学向药学科学的渗透。首先是西方发达国家的计算机科学家开始涉足药学领域，而药学科学家也要求与计算机科学家进行合作。他们的共同目的是将计算机和信息科学的基本原理、基本技术等与药学科学结合起来，使药学科学适应现代化发展。随着结合的广泛深入，人们认识到：药学要实现现代化离不开计算机和信息科学，计算机和信息科学的发展也离不开它的实际应用；药学科学的发展给计算机和信息科学相关领域提出了更高的技术要求，而计算机和信息科学的发展又促进了药学的快速发展。在这种背景下，药学信息技术诞生并伴随着信息科学和药学科学的发展，逐步由从属性技术，上升为主导性技术群之一，领导现代药学技术的新趋势，成为现代医药事业发展的强大动力，奠定了药学学科进入信息时代的技术基础。

目前，药学信息技术的研究和应用越来越受到各国的重视。许多发达国家已经培养了一大批高层次的药学信息技术专业人才。中国国内各专业团体也相继成立了药学信息专业委员会，从组织上为药学信息技术的研究与应用提供了保证。由于药学信息技术是一门新兴技术，药学人员对它仍处于不断研究和认识中，需要国内药学界的大力倡导和支持。药学信息服务被认为是 21 世纪药师应具有的工作模式。我国的卫生行政部门和医疗机构也将药学信息服务逐步提上日程，药房对患者提供的服务由以供应药品和保证药品质量为主的模式逐渐向以患者为中心的模式转换，更体现了医疗机构对患者生命质量的关爱。药学人员通过向患者提供各种药学信息服务，充分体现了医疗机构对患者健康的重视，保证了患者用药的安全、合理、有效、经济。因此，医疗机构开展药学信息服务，不仅符合患者实际利益的需要，同时也给药师的工作赋予了全新的内容，大大提升了医疗机构的竞争能力。药师的职责就是协助临床医生，更好地实现其临床治疗目的，降低不良反应的发生，改善患者的生活质量，药学信息服务工作不仅体现了药师的专业特长，使药师掌握的药物治疗学、生物药剂学等专业知识得到充分的发挥，同时也强化了药师在疾病治疗过程中的作用，帮助临床医生制定更加合理的治疗方案，进一步体现和发挥了药师的专业价值。

二、药学信息的来源

随着药学信息技术的迅猛发展，药物种类大量增加，药物相关的各项研究也日益深入和全面，每年关于药物的论文就高达数十万篇。药学信息数量的剧增，使得人们对药学信息的有效掌握变得十分困难，药学信息的需求已经不能简单地靠自我学习的方式来满足。所以有效地获得并掌握药学信息尤为重要。

药学信息是开展药学信息服务工作的基础。只有获得全面、可靠的信息才能有效地开展药物信息服务工作。信息源即获取信息的来源，药学信息的形式是多样化的，有口头的、书面的或数字化的，其来源主要有国家制定的药事法规与药典，药品标准和批准的药品说明书，药学参考书和期刊文献，专门的药学信息机构发布的数据库及医院内部编制的处方集等。

（一）药学相关药事法规

国家制定了许多关于促进医院合理用药的药事法律、法规。同时，在国家药品监督管理的过程中，会不定期发布关于药品质量和用药方面的通知和公告，如药品生产企业的药品存在质量问题通知，或者是新发现某种药品的不良反应要求停止使用公告。卫生部颁布的关于抗菌药物管理的相关文件《卫生部办公厅关于抗菌药物临床应用管理有关问题的通知》（卫生部38号文件）、《抗菌药物临床应用管理办法》等，这些信息均属于重要的用药信息，需完整地收集和管理。

（二）国家制定的药品标准和批准的药品说明书

国家制定的药品标准包括《中华人民共和国药典》、FDA制定的药品注册标准和局颁标准等，这是国家对药品质量及检验方法的技术规定，是医院对其进行质量检验的依据。国家批准的药品说明书是由国家药品监督管理部门在药品注册管理过程中审批的、成为具有法律效力的文件，是最重要的药学信息，是临床医生、药师制定和执行用药方案的依据。

（三）药学参考书

药学参考书的种类繁多，具有影响的药学专著有《临床药物治疗学》《现代药物治疗学》《药物流行病学》等。药物相关手册有《临床用药须知》《新编药物学》和《药物临床信息参考》等。《临床用药须知》由国家药典委员会组织编写，主要收录了药典的药品品种，在国家审批的药品适应证范围内对药品的临床使用作了进一步的解释，每5年出版一册。《新编药物学》由陈新谦和金有豫主编，是较早定期出版修订的药物手册，在国内有很高的权威性。《药物临床信息参考》是近年来新出版的药物手册，由国家食品药品监督管理局药品审评中心组织编写，主要收载国内外临床使用的药品，包含大量在药物技术审评过程的有临床使用参考价值的信息，不仅有收录药品说明书中的内容，还有未通过审定的内容，每年出版一册。

国外的药物参考书，主要有Goodman and Gilman编写的《治疗学的药理学基础》（The Pharmacological Basis of Therapeutics）、Laurence和Bennett编写的《临床药理学》（Clinical Pharmacology）和Avery编写的《药物治疗》（Drug Treatment）等，这些都是很有影响的药理学专著。

英国皇家药学会组织编写的《马丁代尔药典》（Martindale Extra Pharmacopoeia），提供了大多数活性物质及化学物质的药学信息，每4年出版1册。美国Microeconomics公司组织编写的《医生案头资料》（Physician′s Desk Reference，PDR），以药品的每个商品名为一篇专著，收载了大部分处方药详细的使用信息，具有很高的参考价值，该书每年出版1册。其他药物手册还有《美国药典配方信息》（United States Pharmacopoeia Dispensing Information，USPDI）、《美国医院处方药物信息》（American Hospital Formulary Service Drug Information，AHFSDI）、《英国国家药品处方集》（British National Formulary，BNF）、《医疗药日本医药品集》等。

美国医学会编写的《药物评价》（Drug Evaluaction），主要是针对临床药品使用评价信息进行介绍，每3年更新1版。Hogan主编的《药物相互作用评价》（Evaluaction of Drug Interactions）主要针对药物相互作用信息作了详细的介绍，该书已出版到第5版。Trissel主编的《注射剂药物手册》（Handhook on Injectable Drugs）专门收集注射剂配伍变化的信息，已经出版到了第13版。美国药典会组织编写的《美国药典药物病人信息教育信息》（USPDI Advice for Patient）是专门针对如何对病人进行教育而编写的药物手册。

世界卫生组织编写的《基本药物用途》（The Use of Essential Drugs），包括了基本药物的选择标准、品种目录和使用信息等，每2年更新。《WHO标准处方资料》（WHO Model Prescribing Information），是一套有关药物信息的丛书。

标准治疗指南是近年来较为热门的参考书。权威机构组织制定的标准治疗指南有很高的参考价值，如卫生部制定的《抗菌药物临床应用指导原则》等。

（四）药学期刊杂志

参考书提供的药学信息比较全面、系统，但信息的发布时间比期刊杂志晚。药学期刊杂志是药学信息的主要来源之一，其重要性主要表现在信息发布时间的快速上。有关药学信息的期刊杂志很多，仅国内正式出版的就超过了500多种，其中药学类的就有100多种，国外的更多。较为重要的药学信息期刊杂志有《中国药学杂志》《中国中药杂志》《中国药理与病毒学杂志》《中国临床药理杂志》《中国药事》《药学学报》《国际药学研究杂志》《中国抗生素杂志》《中国医药学报》《中国药理学报》《临床药学通讯》《中国药理通报》《中国医院药学杂志》《中国药物与临床》《中国药房》《中国药学年鉴》《美国卫生系统药学杂志》(American Journal of Healthy-System Pharmacy)、《临床药理学与治疗学》(Clinical Pharmacology and Therapeutics)、《临床药理学杂志》(Journal of Clinical Pharmacology)等。

(五)药物信息机构发布信息

某些政府机构、药物研究机构、大学或医院的药物信息中心和专门从事药学信息开发和服务的机构，如国家药品不良反应中心等都可算作专业的药物信息中心，它们也是药学信息来源部门，可以提供针对性的药物疑难问题和临床应用的信息。

(六)数字化的药学信息

书籍和期刊的容量是有限的，很多有价值的信息可能无法写进书中，而数字化则可以将大量的信息进行处理，通过光盘或者互联网传递和阅读。这样，将每个药品的所有临床信息编写成一篇专著就变成可能，其他介质无法实现这种功能。例如美国Micromedex公司组织编写的《药品利用评价信息》(Drugdex)数据库，针对药品临床使用信息，以药品通用名称为线索，详细介绍了每个药物的使用情况，引用了大量的案例、文献来源和药物治疗的比较信息，信息量极大，数据库常年更新，通过互联网和光盘的方式提供给用户，具有很高的参考价值和权威性。同时Micromedex公司还将一些知名的参考书进行数字化处理后，形成了《药理学资料库》(Healthy Series)等数据库产品，它将《马丁代尔药典》《医生案头资料》《美国药典配方信息》和《药品利用评价信息》等集成在一起，提供给医院使用。又比如由清华大学、清华同方、中国学术期刊电子杂志社和国家工程研究中心等共同建立的全文电子学术期刊系统将国内所有的生物医学、药学的期刊杂志近800种全部作数字化处理，形成了一个庞大的数据库，可以进行全文检索，更新迅速，为医疗机构提供了一个很好的信息库。《药物临床信息参考》也有数字化的产品，包含的药品品种和信息大大超过了其书的数量。

(七)药品生产企业提供的药学信息

药品生产企业作为药品的生产者，同时还可能是开发者，他们掌握着大量原始的、有价值的药物信息，例如药品的外观、性状和鉴别等可以直接从药品生产企业获得。药品生产企业也是重要药学信息源之一。

(八)医疗机构临床用药实践中提供的药学信息

每个医疗机构自身的临床用药实践也是药学信息源之一。临床医生、药师在病人疾病的治疗过程中会发现许多药物使用上的信息，成为医生、药师以后用药实践的依据，这些信息也是值得记录、总结并提供给其他的医疗人员的。

(九)互联网上的药学信息

互联网的出现开创了人类信息传输和通讯的新时代，大量的药学信息可以不断从互联网上获得。现在很多的药学信息都由互联网提供，如大部分期刊都建立网站，读者可通过互联网下载。而很多的大型生物医学、药学的数据库，如前面提到的《药品利用评价信息》就可通过互联网阅读到，有影响的还有《中国知网数据库》等。Pubmed是由美国国立医学图书馆附属国立生物技术信息中心建立的用于检索Medline等数据库的网上检索系统，收录了近4600种期刊，提供医学、药学等领域的文献，并且很多是免费提供。另外还有国际Cochrane协作网建立的循证医学网站Cochrane等。

三、药学信息的应用

在药物治疗过程中，药物使用需要通过不同人员的参与和协作才能完成。临床医生正确地诊断和下医嘱，药师及时审核医嘱并准确地调配药品，护士正确地执行医嘱，病人依从医嘱正确地用药。而在这个过程中，药学信息服务将临床医生、药师、护士和病人联系起来，都以合理用药为目的，成为一个相互协作的整体，为药物治疗决策提供依据，促进各类人员之间互相沟通，推动整体合理用药水平的发展和提高。

药品的供应、调配一直是医院药学部(科)的基础工作，作为药学部(科)主要工作延续至今，在确保临床和患者的用药方面起着关键性的作用。随着信息技术的迅速发展，使得药品的供应和调配的工作内容和内涵也发生了深刻的变化。现代化的物流配送要求药品供应商各自的药品流通管理系统通过药学部药品交互系统平台和医院的药品入库系统及各调剂系统相连，而药库可以将各调剂室的用药计划通过信息平台通知供应商，供应商将药品直接送往所需调剂室，调剂室扫条形码验收，验收记录传入药库，药库确认登记，完成购药任务。现代化物流的优点：有效期管理，减少因库存药品过期而引起的浪费，保证药品的质量；药品库存的上下限管理，既能保证药品供应、又不至于积压。

随着合理用药监测软件，门诊自动发药机快速盒装发药系统、药品智能存取系统组成快速发药系统以及全自动单剂量分包机和药品智能存取系统组成与医院信息系统（Hospital Information System，HIS）的全面对接成功，药师对不合理处方的主动拦截，将大大减少患者用药差错，提高合理用药水平。合理用药监测软件主要在门诊医生工作站、住院医生工作站、护士工作站、静脉输液配置工作站等 HIS 系统平台上运行。除此之外，合理用药监测软件还有独立的临床药师工作站，可以为药师提供一个合理用药监控的工作平台。合理用药监测软件是采用计算机数据库等技术，按照医学、药学的专业审查原理，以医学、药学专业知识为标准，在录入医嘱时能提供相关药品资料信息，对医嘱进行药物过敏史、药物相互作用、禁忌证、副作用、注射剂体外配伍等审查来协助医生正确地筛选药物和确定医嘱，并在发现问题时能及时进行提醒和警示，以减少错误发生的可能。这样，通过合理用药软件能将原来借助查阅书本或者依靠大脑记忆来完成的合理用药检查交给计算机信息系统来完成，可以极大地弥补人工记忆的不足和失误所导致的用药错误，大大提高了审查效率，使审查工作由人工完成变为自动完成，从原来的人工审查少量患者的医嘱，扩大到可以自动审查医院全部的医嘱，让几乎所有的患者从中受益。临床医生和药师还可以通过软件在全面、科学、权威的数据库信息中得到最新医药专业知识的补充和学习，并通过搜索引擎查询所关注的多方面信息，达到熟悉药物特点、使用方法和掌握指导病人用药技巧等再学习的目的；同时临床药师可以准确的指导病人正确用药，告诉其正确的用药方法、时间和注意事项，漏服后应如何做，发生不良反应后该如何处理等，提高病人药物治疗的依从性以便达到最佳的治疗效果。另外医院的药学部（科）和管理者等还可以通过合理用药软件提供的数据对全院所有病人的合理用药情况进行分析和研究，掌握全院所有科室的合理用药状况，及时有效地避免可能出现的用药错误和医疗纠纷，提高医院的医疗质量和用药管理水平。

合理用药软件可以根据医院的需求设置所需的审查项目、最低审查级别、参考文献的来源和优先级别、药品简要信息浮动窗口等，来满足不同医院、不同地区、不同学术观点的用户对合理用药审查和医药信息获取的特殊要求。同时通过合理用药软件，药师可以实现对处方或医嘱中药物相互作用、注射液配伍、剂量、药物过敏史、禁忌证、副作用、重复用药（重复成分、重复治疗）、给药途径、特殊人群用药等进行实时审核，临床如果有此类用药不规范的情况，能够立即予以提示，保证临床合理用药。尤其近年来卫生部对抗菌药物的使用进行了严格的管控，在合理用药软件中即可实现对抗菌药物的实时监控，如在对抗菌药物进行分级管理时，通过 HIS 系统对不同级别的临床医生开具抗菌药物的权限直接进行限制。除住院医师急诊时可越级使用抗菌药物 24h 外，正常情况下医院信息系统将不允许其开具限制级别和特殊级别的抗菌药物；另外在临床医生开具抗菌药物时可以建立抗菌药物使用的提示平台，如在开具抗菌药物时要求临床医生填写抗菌药物开具的目的（“治疗”或“预防”）、微生物送检情况、3d 后抗菌药物疗效的评价以及与病原学符合情况等。

另外，要建立临床药师与医生的沟通平台，及时提醒医生应注意的潜在用药安全性问题；临床药师还要在临床与医生、护士组成治疗团队，对患者用药安全负责，同时负责医、护、患三方的药学方面的咨询服务；对特殊药物进行血药浓度监测，为临床提供个体化用药依据；利用药物基因组学的研究，探讨各种基因突变与药效及安全性的关系，使药物治疗模式由过去的诊断导向治疗，向根据个体的遗传结构实行基因导向治疗的新模式转化，提高用药的安全性和有效性，避免不良反应，减少药物治疗的费用和风险。

同时还可以建立药事管理的信息发布平台，如医院新的抗菌药物动态管理办法、某药在本医院不良反应发生率、应警惕的细菌耐药及抗菌药物使用超量等信息，都可以及时的在这个平台发布，及时为临床提供信息或预警。

药品的物流配送、处方审核、自动化药品调剂、单剂量摆药、用药交代、个体化给药、处方点评、用药分析总结等全过程，药师都发挥了不可替代的中坚力量，不仅规避了医院的用药差错，防范了医疗风险，减少了医患纠纷，而且促进了医务人员的知识更新，提高了医疗质量，实现了有效的技术监管作用。现代信息技术在临床药学与药学信息服务中的应用有力地推动了以合理用药为核心的临床药学与药学信息服务学科的发展，方便了药师和临床医生，提高了病人的用药依从性。

随着药学事业的飞速发展，药品推陈出新的速度不断加快，药品的品种、剂型、用途、用法等名目繁多，为临床提供系统、准确、及时的药学信息服务，这也成为临床药学工作不可推卸的责任。随着科学的发展，信息网络已成为当今世界重要的交流平台，充分利用计算机技术，建立医院药学信息服务平台；利用药学专业人员的专长，不断为临床医生、护士等医务人员以及患者提供专业、有用的药学知识服务平台，对促进药学工作的发展及医疗机构合理用药水平的提高具有重要意义。

（刘景丰　赵　杰　胡盈莹）

第二节　常用数据库检索技术介绍

一、中文数据库

（一）中国知网（http://www.cnki.net/）

中国知网（CNKI）是以实现全社会知识资源传播共享与增值利用为目标的信息化建设项目，由清华大学、清华同方发起，始建于 1999 年 6 月。经过多年努力，建成了世界上全文信息量规模最大的"CNKI 数字图书馆"，主要包括知识创新网和基础教育网。设有：国内通用知识仓库、海外知识仓库、政府知识仓库、企业知识仓库、网上研究院和中国期刊网。中国知网提供跨库检索所有数据库的一站式知识服务，文献总量 10 190 万篇，文献类型包括：学术期刊、博士学位论文、优秀硕士学位论文、工具书、重要会议论文、年鉴、专著、报纸、专利、标准、科技成果、知识元、商业评论数据库、古籍等；还可与德国 Springer 公司期刊库等外文资源统一检索。

CNKI 根据文献加工的层次不同，分为专题全文数据库、题录数据库、题录摘要数据库。主要数据库有：中国期刊全文数据库、中国优秀博硕士学位论文全文数据库、中国重要报纸全文数据库、中国重要会议论文全文数据库、中国基础教育知识仓库、中国医院知识库、中国期刊题录数据库、中国专利数据库等。

CNKI 的全文文献是以 CAJ 和 PDF 两种格式输出，用户可以任意选择格式下载。提供以下检索方式：

1. 学科分类浏览检索，这种检索方式主要使用学科分类导航树。具体是单击所示总目录下的某揖专栏目录并层层单击，就可以得到检索结果。

2. 初级检索。初级检索能快速、方便的检索文献，适用于初学者。下拉菜单提供有篇名、作者、关键词、机构、中文摘要、引文、基金、全文、中文刊名、ISSN、年、期和主题词 13 个检索途径。这种检索方式的特点是方便快捷、效率高，但查询结果有很大冗余。如果在检索结果中进行二次检索会更精确的得到检索结果。

3. 高级检索。利用高级检索系统能进行快速有效的组合查询（支持布尔逻辑 AND，OR 的组合），优点是查询结果冗余少，命中率高。

（二）万方数据资源系统（http://www.wanfangdata.com.cn）

万方数据资源系统是以中国科技信息研究所（万方数据集团）全部信息服务资源为依托建立起来的，以完整的科技信息为主，同时涵盖经济、文化、教育等相关信息。万方数据资源系统包括三个子系统，分别是科技信息子系统、商务信息子系统和数字化期刊子系统，可面向不同用户提供全面的信息服务。

万方数据资源系统采用了通用的菜单式操作方式，提供按期刊浏览、按学科浏览、按行业浏览、按地区浏览等多种途径，用户可以根据需求选择不同方式。

1. 科技信息子系统提供了一般检索和专业检索两种检索方法。一般检索：用户可以按照需要，选择相应的数据库进行检索，点击数据库名称进入该数据库检索页面。专业检索：支持布尔检索、相邻检索、截断检索、字段检索和位置检索等全文检索技术。

2. 数字化期刊子系统检索方式有导航检索、简单检索和复合检索 3 种。导航检索按照学科分类逐级进行刊物查询；简单检索包括期刊途径（刊名、中国刊号、国际刊号）、论文途径（标题、刊名、作者、年度、摘要、关键词、分类号）、引文途径（被引标题、被引作、被引出处）等检索途径；复合检索可按年代、期刊类型、地区 3 种情况预先限定，选择进行逻辑组配精确检索或全部条件检索，且具有二次检索功能，支持模糊查找等检索功能，以进一步提高检索效率。

（三）维普资讯（http://lib.cqvip.com/）

重庆维普资讯有限公司的主要产品《中文科技期刊数据库》收录了中国境内历年出版的中文期刊 12 000 余种，全文 3000 余万篇，引文 4000 余万条，《中文科技期刊数据库》（全文版）收录了从 1989 年至今的 12 000 余种中文期刊的全文，参照《中国图书馆图书分类法》进行分类，分有 7 个专辑自然科学、工程技术、农业科学、医药卫生、经济管理、教育科学和图书信报，然后再分为 27 个专题。

《中文科技期刊数据库》在首页提供 4 种检索方式。

1. 传统检索。

2. 分类检索。分类检索显示了两级分类。用户可点击"分类检索"下的任何一个类别，再点击其中一个子类后，将显示该类包含的全部文献标题、作者等供浏览。

3. 高级检索。高级检索界面，可进行功能更强、灵活度更大的检索。

4. 整刊检索。检索出的结果和"分类检索"检索出的结果相同，点击并选取所需的年限和期数，就可以直接浏览相关文章。

（四）中国科学院科学数据库（http://www.sdb.ac.cn/）

中国科学院科学数据库的内容涵盖了化学、生物、天文、材料、腐蚀、光学机械、等多种学科。科学数据库基于中国科技网对国内外用户提供服务，在中国科技网上已建立了集中与分布的 Web 站点 19 个，上网专业数据库 153 个，数据量约 3250 亿字节。网站提供集成检索服务，数据库免费检索，但需要经过注册、登陆才能使用。网站下的化学专业数据库包括化合物结构数据库、化学反应数据库、红外谱图数据库、质谱谱图数据库、化学物质分析方法数据库、药物与天然产物数据库、中药与有效成分数据库、化学配方数据库、毒性化合物数据库、化工产品数据库、中国化学文献数据库、化学核心期刊（英文）数据库、专业情报数据库、精细化工产品数据库、生物活性数据库、工程塑料数据库、化合物名称翻译、结构处理技术共享和化学网络资源数据库等。

（五）大医医学搜索（http://www.dayi100.com）

"大医医学搜索"是大医公司为网友提供的信息存储空间，是供网友在线分享主要涉及医学类图书资源的开放平台。在这里，用户可以在线阅读和下载涉及医学的期刊、文章、图书等多种类型的资料。

二、外文数据库

（一）美国《化学文摘》（CA）

美国《化学文摘》（Chemical Abstracts，CA），由美国化学文摘服务社（Chemical Abstract Service of American Chemical Society，CAS）编辑出版，是世界上最著名的检索刊物之一。主要收载了化学化工方面的文献，还包括生物学、医学、药学及卫生学等相关文献，目前已收载 200 多个国家和地区的 60 多种文字出版的期刊、专利、科技报告、专题论文、会议录、讨论文集等资料。到目前为止，CA 收载文献量占全世界化学化工总文献量的 98%以上。CA 具有以下特点：

1. 收录范围广。收录的文献所涉及学科范围广泛，并且文献类型多种多样。

2. 索引体系完善，检索方法众多。索引体系包括期索引、卷索引、累计索引和指导性索引等。其中常用的索引有关键词索引、专利索引、作者索引、化学物质索引、普通主题索引、分子式索引等。

3. 出版迅速，报道及时性高。一般文献发表后三个月即可报道，美国期刊及多数书刊可当月报道。

4. 文摘准确度高。CA 文摘包括报道性文摘和指标性文摘，所著录摘要的名词术语皆以作者文中所用为准，所摘内容均为原文缩略。

CA 网上检索由 CAS 创建的网站（http://www.cas.org）提供。CAS 网站提供的检索服务主要通过"CA SELECTS on the web"、STN（the Scientific and Technical Information Network）和 Scifinder 来实现。其中，CA SELECTS on the web 所收载内容与 CA 基本相同，并可直接阅读全文。其检索简便、快捷，缺点是收费较高，不提供免费查询。Scifinder 通过安装客户端程序，提供研究主题、作者姓名、公司或机构姓名、化学物质反应、化学物质结构、化学分子式等 6 种途径检索，是化学和生命科学研究领域的重要参考工具。

（二）美国国家医学图书馆数据库（MEDLINE）

Medline 是美国国立医学图书馆"医学文献分析系统在线"（Medical Literature Analysis And Retrieval System Online）的简称，是当前国际上最

权威的生物医学文献数据库。它收载了自1966年全世界70多个国家和地区出版的4500多种生物医学期刊的文献,包括医学、护理学、药学、卫生管理、社会医学、医疗保健等领域的一千多万条文献题录。它是世界上医药工作和科研人员最常用的主要信息资源。1997年,美国国立图书馆开发了Pubmed (http://www.nlm.hih.gov/entrez/query.fcgi)系统,实现了免费检索,其中部分文献可以网上免费获得全文。Pubmed检索方法包括关键词检索、著者检索、期刊检索和组合检索等。

(三)Elsevier Science Direct

Science Direct(http://www.elsevier.com)是由荷兰Elsevier公司开发的综合性全文数据库,收录了2000多种期刊(其中SCI刊源1000多种,EI刊源500多种)、6000多种书、以及880万篇论文。期刊资源链接了期刊的出版编辑,影响因子等情况。该网站能够设置个人的个性化需求,保存检索历史,并可设置E-mail提示,期刊内容报告等,非常方便个人用户使用。

该数据库为用户提供了浏览及检索界面,这两种界面都设有快速检索窗口及文献类型选择的功能,提供主题浏览和产品类型浏览。注册用户可以通过个性化设置直接连接到个人关注内容,减少了检索的时间。

(四)ISI Web of Knowledge

ISI Web of Knowledge (http://isiwebofknowledge.com/)是由美国科学信息研究所开发的基于Web的数据库,涵盖了包括自然科学、社会科学、艺术和人文科学在内的230多个学科的高品质、多样化的学术信息。ISI Web of Knowledge以三大引文索引(Science Citation Index Expanded, Social Science Citation Index, Arts & Humanities Citation Index)为核心,收录了22 000多种期刊、2300万个专利、5500多个网站、5000多本图书、200多万个化学结构以及通过"Web Citation Index"集成的学术性网络。ISI Web of Knowledge是全世界最权威的检索系统之一。

ISI Web of Science是ISI Web of Knowledge的主要数据库,主要用于检索科学引文索引、社会科学引文索引以及艺术和人文引文索引。而ISI Journal Citation Report主要用于ISI收录期刊及影响因子的检索。

(五)Springer Link

Springer Link由德国施普林格公司开发的全球最大的在线科学、技术和医学领域的学术资源平台。该数据库提供了包括1900多种期刊、30000余种在线电子图书、各类丛书、参考工具书以及在线回溯文档、实验室指南等。Springer Link的内容全部提供参考文献链接、检索结果以及最新语义链接等功能,能够使注册用户在最短的时间内得到精确的搜索结果。Springer Link提供了浏览和检索这两种查看期刊的方法,具有中文界面,方便用户检索。

(六)Beilstein/Gmelin Crossfire

Beilstein/Gmelin Crossfire由德国Beilstein Institude和Gmelin Institude这两个科研机构所开发,是当今世界上最庞大和负有盛名的化学数值和事实数值数据库。该数据库分别是有机化合物以及有机金属和无机化合物数据库。Beilstein/Gmelin Crossfire数据库有超过700万种有机化合物,100万种无机和有机金属化合物,14 000种玻璃和陶瓷,3200种矿物和55 000种合金。其收录的资料包括分子结构、物理化学性质、制备方法、生物活性、化学反应和参考文献来源,最早的文献可以追溯到1777年;收录数值达到3000万条,化学反应超过500万余种。该数据库可以通过下载客户端软件来实现检索。

(七)Wiley Interscience

Wiley Interscience由John Wiley & Sons公司于1997开发的在线学术资源平台。该数据库收录了360多种包括科学、技术、医疗领域在内的相关期刊(其中SCI收录近200种),30多种大型专业参考书,13种实验室手册全文以及部分Wiley学术图书的全文。该数据库可以免费查询题录和文摘,并且具有"Early View"这个独有的服务,即在文章尚未出版印刷前,读者可以在线阅览全文并可引用。注册用户可以通过专用的个人主页来保存和管理常用的检索指令、期刊和论文,并可免费阅读在线样刊和预览资料。

(刘景丰 赵 杰 胡盈莹)

第三节　循证药学

一、循证药学的概念

循证药学是循证医学在药学领域的延伸，意为以证据为基础的药学，是指临床药师通过系统地搜集文献、评价药物研究证据（文献），获得药物疗效、安全性、经济性等方面的研究资料，评估其在制定合理用药方案中的作用，并以此做出临床药物决策的临床实践方法和过程。

循证药学本质在于遵循证据，核心内容与基本思想是寻找证据、分析证据并运用证据，做出科学合理的用药决策。循证药学是贯穿科学研究和实践决策的方法之一，目前在药学领域的很多方面均发挥着指导作用，体现在有利于解决临床药物治疗难题；促进临床药师业务素质的提高；促进临床教学培训水平的提高，培训高素质人才；促进临床药学决策科学化及其发展，同时可靠的科学信息有利于卫生政策决策的科学化。

循证药学的四原则：基于问题的研究；遵循证据的决策；关注实践的结果；后效评价，止于至善。循证药学实践的基本过程五步法。

1. *确立需要解决的问题*　以临床药师解决的实际问题为基础，设计出一个针对性强的提问。包括患者的基本情况；干预措施和暴露因素；对照方法及临床结果等。

2. *检索有关文献*　包括确立主题词或关键词；确立检索策略及设计检索式。

3. *严格的评价证据*　在获得相关文献后，应该对其进行科学客观地评估研究，主要是针对文献的质量和可靠程度进行有效性（validity）和重要性（importance）的评估。

4. *适当的应用证据*　可用于制定治疗策略和给药方案；修正不合理的用药方案；及时发现用药过程中的不良反应及开展药物利用的比较和经济学评价等。

5. *对所用的证据进行合理性的评价*　临床药师在评价所使用的证据时应从结果是否对你的论证有利及收益是否大于花费和潜在风险两方面来评价。

二、循证药学的发展

自“循证医学”概念提出以来，以证据为基础的医学模式在世界范围内迅速发展，范围也逐渐从临床医学扩大到药学各个领域。循证药学在我国的起步略晚，1995 年 4 月出版《药物流行病学杂志》及《药物流行病学》，以流行病学方法研究药物在人群中的效应与规律，是我国循证药学信息起步的象征。循证药学是 90 年代医药学信息领域的重大进展，是临床药学实践的决策方法之一。国际药学联合会（FIP）提倡传统医药和现代医药都要走循证药学的道路，从合理用药的角度出发，用科学用药逐步替代经验用药，以最大限度地减少药品使用的盲目性。

目前循证药学被广泛地应用到各个药学领域。

（一）新药研究开发

循证药学为新药的研发和审评提供了新思路和高质量证据。新药的研究步骤要经过 4 期，而制药商出于经济利益的考虑往往会要求缩短进入临床试验阶段的时间，这使得一个药物在上一阶段的研究未彻底完成就进入了下一步研究阶段，这时循证的系统评价就可以限制药物剂量研究的流程，对于早期药物研究中下一阶段是否使用合适剂量、时间间隔是否为最佳是非常必要的。为新药立项研发提供证据检索与评价，避免重复，同时提供已有同类药物的相关证据，以帮助创新。系统检索和评价临床前研究证据，了解动物实验的安全性与有效性，帮助判断是否启动临床试验。严格评价新药临床试验及相关研究，系统分析和权衡新药的治疗结果，为新药注册和上市审批提供最佳的决策依据。

（二）药物临床试验

目前我国药物临床试验的质量都有待提高，如：诊断标准无来源、未交代或不完整；研究对象无对照组或未随机分组；试验药品和对照药品未用双盲或未交代合并治疗；观察远期指标和经济指标的文献较少；统计方法与统计资料不相称等。循证药学可推动临床试验工作尽可能选择目前论证强度最高的随机双盲试验或论证强度较强的非盲法随机对照试验，来提高药物临床试验的水平和质量。

（三）临床药理学研究

单凭经验所获的证据的临床药学研究已不能满足新的临床实践的需要，正规的统计分析方法是临床药理学研究的重要基础，临床药理学要发展需要更多地应用循证药学的理念，在循证药学理念指导下的临床药理试验，涉及药物对于预后指标、生活质量及经济学指标成本-效益比等，更符合安全、有效、经济的原则。

（四）临床药学实践

临床药学的核心问题是确保病人用药安全、有效、合理。循证药学要求临床药师广泛地搜集大量文献，运用正确的评价手段，筛选最有效的应用文献来指导临床实践。在临床实践中，临床药师面对大量医疗资讯，正确地搜集和利用有效的文献。临床药师应深入临床参与治疗，结合病人个体情况，广泛收集证据，判断文献中可能存在的偏倚，掌握和使用正确的文献评价方法，为临床提供准确的药物信息，设计合理的个体化给药方案，正确指导合理用药。在联合用药和合理用药的研究方面，运用循证药学的方法不仅可以干预不合理用药，判定药物的不良反应，进而为合理用药提供依据，同时也可以分析多种药物联合用药对某种疾病的疗效是否优于单一药物的疗效。应用循证药学的评价方法进行药物应用评价研究，可以为临床提供准确的药物信息和提高合理用药的水平。

（五）药品上市后评价

目前所指的药品再评价是指基于循证药学理论，对已上市的药品进行再认识的一个过程。药品上市后再评价目的在于充分评价药品在广泛人群中使用的安全性、有效性，长期使用的效果，新的适应证以及在临床实践中存在的可影响疗效的各种因素等，以指导临床合理用药。循证药学对药物的评价是通过全面收集、综合分析高质量的药品临床研究证据（包括系统评价、卫生技术评估报告、随机对照试验、非随机临床对照试验、个案报道等），从而评价其临床有效性、安全性、经济学特性和适用性。其中，药物流行病学（pharmacoepidemiology，PEC）、系统评价（systematic review，SR）、卫生技术评估（healthtechnologyassessment，HTA）是循证药物评价的三大技术支柱。PEC是运用流行病学原理和方法研究药物的人群效应及影响因素。Cochrane系统评价（cochranesystematic reviews，CSRs）是在全世界广泛收集临床证据，综合评价药物的临床有效性、安全性，并不断更新，止于尽善，其结果被公认为药物临床有效性和安全性评价的最佳证据，为医生和药师提供了临床用药参考。HTA是对药物自身特性、有效性、安全性、经济学特性（成本一效果、成本一效益、成本一效用）和社会适应性进行系统全面地评价，以达到用最少的药品资源获得最佳治疗效果和减少不良反应的目的，为医院药品管理提供决策依据。大多循证药学的临床药物评价研究是多中心、大规模、前瞻性、随机双盲的，需对成千上万的患者进行长达3～5年甚至更长时间的追踪观察，且多为跨国的、几十甚至上百家医疗机构参加的研究，因此大样本RCT所得的研究结论更具可靠性、可信性。大样本的RCT和RCT的系统评价（systematicsreview，SR或Meta分析）的结论可作为新药准入的直接依据，也是证明某种药物有效性和安全性最可靠的依据（金标准）。

（六）基本药物遴选和新药准入

WHO于2000年开始接受循证药学的理念和方法，2003年起WHO正式运用循证药学方法和系统评价的证据进行基本药物的筛选工作。基本药物是满足人们重点卫生保健需求的药物，是从大量的临床应用药物中，经过科学评价而遴选出的在同类药物中具有代表性的药物。医院新增和淘汰药品是一项比较棘手的工作，涉及面广、人为因素多。在购进和淘汰药品时应用循证药学理论和方法对需购进或淘汰的品种进行系统评价，得出较为科学的证据来供药事管理委员会讨论决定，将大大减少人为因素的影响，从而使新增和淘汰药品制度更为完善。

（七）药物经济学

药物经济学（pharmacoeconomics）是指运用经济学原理评价临床药物治疗的过程，具体地说，药物经济学是运用现代经济学的研究手段，结合流行病学、决策学、生物统计学等多学科的知识，全面地分析药物治疗备选方案（包括非药物治疗方案）的成本、效益或效果，并评价其经济学价值差别的一门科学。其目的是寻找最经济有效的治疗方案，以达到最大限度地利用卫生资源。在药物经济学研究过程中遵循循证药学原则，就是对试验设计、过程、分析和结果解释制定研究指南，以确保试验结果和结论的准确性。

（八）中药现代化

循证药学观念的提出为中药治疗规范化、以及在国内乃至国际上的发展提供了更广阔的空间和令人期待的前景。借鉴循证药学的原理、方法和研究成果，可最大限度地发挥中医药治疗注重终点结果和生存质量的优势和特色。应用循证药学的概念与模式对现有的中医药文献以及目前展开的中医药研究进行科学系统的评价，规范中药临床研究行为、拓展中医药研究方法，可以大大提高中药资源的合理利用和经济效益。

(九)循证药学在其他药学领域的运用

药监部门依据循证药学提供的资料制定切实可行的政策法规；生产企业依据循证药学对某一药品进行全面的评价，从而选择新药的研究方向；制定 OTC 药品目录、医疗保险目录都离不开循证药学信息的支持；循证药学有助于药品信息资源的建立，有助于科学的药学服务系统的建立等；循证药学对现代药学的贡献是显而易见的，它提供了一个较之经验药学更为合理的方法学。

三、Meta 分析在循证药学中的应用

Meta 分析一词最早由教育心理学家 Glass GV 于 1976 年命名的，国内有翻译为“荟萃分析”或“汇总分析”。目前有广义和狭义两种概念。广义的 Meta 分析是：当系统综述(systematic review)用定量合成的方法对资料进行统计学处理时称为 Meta 分析，包括提出问题、检索相关研究文献、制定文献的纳入与排除标准、描述基本信息、定量综合分析等一系列过程。狭义的 Meta 分析是指对资料进行定量合成的统计处理方法。Meta 分析近年来在循证医学和循证药学中发挥越来越重要的作用。Meta 分析相对于传统综述具有其优点：有明确的方法学以限制在纳入和排除研究过程中出现的偏倚；其结论更加可信和精确；大部分信息能够迅速被卫生服务人员、研究者和政策制定者采用；缩短了从研究发现到有效的诊断和治疗策略实施之间的时间；Meta 分析增加了全部结果的精确性等。

Meta 分析的步骤，以 Matthias Egger 等 2001 年出版的第 2 版 Systematic Reviews in Health Care：Meta-analysis in Context 中所提的步骤最为常用，分为八个步骤：①提出要评价的内容；②确定纳入和排除的标准(研究对象、干预及对照措施、结局指标、研究设计和方法学质量)；③查找研究-制定检索策略(应包括 the Cochrane controlled trials register/CCTR，CCTR 未涵盖的电子数据库及试验注册库，检索纳入研究的参考文献，检索关键的期刊，联系本领域的专家)；④选择研究(至少应两位评价员独立选择，制定解决分歧的策略，记录排除的研究及其排除原因)；⑤评估研究的质量(至少应两位评价员独立评价，使用简明的清单而非质量量表，每次均要评价分配隐藏、盲法和失访，评价时应隐藏研究的作者、单位及发表的期刊)；⑥提取数据(设计数据格式并进行预提取，考虑至少两名评价员独立提取)；⑦分析和表达结果(列表描述每个研究的情况，可做森林图，探讨异质性的可能来源，考虑整体研究的 Meta 分析及各组 Meta 分析的结果，进行敏感性分析，提供排除研究的清单等)；⑧解释结果(考虑研究的局限性，发表偏倚等相关的各种偏倚，考虑证据的强度、适用性、经济学意义及对未来研究的启示)。

临床药物评价研究，一般需要采用大规模、前瞻性、随机双盲的研究方法且需要成千上万人参加，进行 3～5 年的长时间观察，不易实施。Meta 分析则可以将小样本的随机对照试验联合起来进行分析，因而在临床药学实践中有着重要的作用。

在新药准入中的应用，引进的新药对某种疾病是否有特殊疗效、疗效是否较现有的药物好，不良反应是否较现有药物减少、药费是否明显降低等，在无法得到相应新药准入直接证据的情况下，可利用循证药学的 Meta 分析方法对现有的研究资料进行分析、评价，以便获得更客观、准确的证据。使新药的引进建立在个人经验和科学依据相结合的基础上，使决策更加科学，为新药的准入做出最佳的选择。

在验证药物疗效方面的应用，可以利用循证药学中的 Meta 分析方法对某种药物的研究资料进行综合分析，判断该药物对特定疾病的疗效，即该药物对特定疾病的疗效较好、该药物治疗特定疾病所产生的副作用大于其疗效、传统治疗特定疾病的药物并不是治疗该疾病的最好的药物或者对该病的治疗产生的作用不明确，有的可能有严重的副作用、它还可以通过 Meta 分析的方法判断针对特定疾病治疗的药物中哪种药物的疗效最好，统一认识，更有利于该疾病的诊疗。

Meta 分析的方法是解决临床药学中用药合理性的强有力的武器，它能够综合所有相关的有效数据，依赖大量小样本随机对照试验的研究结果，获得高效的统计效能。因而，Meta 分析的结果是证明某种药物是否有疗效以及用药合理性方面最可靠的证据，将统计分析方法特别是 Meta 分析的方法引入到临床药物试验是临床药学从经验走向科学迈出的具有里程碑意义的一步。

Meta 分析因为常常是带有决策性分析的性质，因此其分析结果的质量很重要。在选择文献进

行 Meta 分析时应特别注意发表偏倚和查找偏倚，且要遵循一定的程序，采用正确的方法，以尽可能扬长避短。在应用 Meta 分析方法时，应严格按照一定的程序及规则，避免不恰当应用，这样才能保证分析发挥其应有的作用。

（刘景丰　赵　杰　胡盈莹）

第四节　药物咨询

药物咨询是指由药师对医师、护师及患者进行合理用药指导和宣传，针对患者的具体用药进行个体化的用药指导，目的是为了帮助患者从用药中获得最大的益处。

医疗是专业性非常强的特殊领域，药品是专业产品，绝大多数患者是不可能掌握较全面的医学或药学知识的。而药师则是最熟悉每一个药品的专业人员，因此，药师利用自己掌握的专业知识直接为患者指导用药，可以最大程度上提高患者的药物治疗效果，提高用药的依从性、有效性和安全性。同时，药师亦可通过咨询提高自身的专业水平。

一、咨询的内容与注意事项

（一）药师承接咨询的内容

1. 药品名称：包括药品非专利名称、商品名、注册名、别名。

2. 用药目的：包括药物是用于治愈疾病，消除或减少症状，阻止或减慢发病过程，还是预防疾病的发生。阐述与患者病情相对应的适应证，使患者得到希望的治疗结果。如：伪麻黄碱是一种改善鼻黏膜充血的药，可以帮助减轻鼻塞。

3. 服药与用药的方法：包括如何正确的使用外用凝胶剂、软膏剂、乳膏剂、滴眼剂、眼膏剂、滴耳剂、滴鼻剂、喷鼻剂、肛门栓、阴道栓等制剂。特殊剂型的用法解释与演示（缓释制剂、控释制剂、肠溶片、气雾剂、吸入剂、膜剂、贴膜剂、透皮贴剂等）。

4. 用药剂量及服药次数：首次剂量、维持剂量；每日用药的次数、疗程；1d 多次用药的时间间隔。

5. 有时辰药理特点的药品服用时间（晨起、早、中、晚、睡前），（餐前、餐中、餐时、餐后）。

6. 用药前的特殊提示（溶解、稀释、混合、振摇、饮水等）。

7. 如何避免漏服药物；漏服药后怎么补救。

8. 服药后预计药品作用的起效时间、持续时间。

9. 药物之间的相互作用，合并用药或药物与食物、饮料间的相互作用。

10. 用药后可能出现常见的不良反应；出现不良反应后如何处理，哪些不良反应是危险信号，需要立即去看医生；如何避免不良反应的出现；告知患者防止或减少药物不良反应发生的注意事项，用药期间是否需要限制饮食或饮酒，是否影响驾驶车辆等。

11. 服药的注意事项，如孕妇、哺乳妇或饮酒时应如何用药；是否需要定期进行实验室检查（如肝功、肾功的检查）。

12. 药物的正确储存方法，特殊储存条件（如冷处、阴凉处、冷暗处储存，包括储存条件的控制，如遮光、密封、密闭、有效期）。

13. 药品失效期、生产企业、药品货源、价格、报销、是否录入社会医疗保险报销目录等信息。

14. 药师可以为医师提供新药信息、合理用药信息、药物不良反应、药物配伍禁忌、相互作用、禁忌证，参与药物治疗方案的设计。

15. 药师可以为护士提供注射药物的剂量、用法，常用注射药物的适宜溶媒、溶解或稀释的容积、浓度和滴速、配伍变化。

（二）咨询注意事项

1. 咨询环境

（1）紧邻门诊药房：咨询处紧邻门诊药房，目的是方便患者向药师咨询与用药相关的问题，在取药后发现问题，及时、方便地进行咨询，解决用药中的疑惑和用药中的问题。

（2）标志明确：药师咨询的位置应当明确，显而易见，使患者可以清晰地看到咨询药师。咨询药师的岗位应该在比较明显的位置，仪表大方、端庄、诚恳、朴实，给人以受过良好培训的专业人员的形象。

（3）环境舒适：咨询的环境应相对舒适，相对安静，较少受到外界干扰，创造一个患者感觉信任和舒适的咨询环境，如咨询时间较长，面对老年患者或站立不便的患者，应先请患者坐下，药师与患者面对面咨询。

（4）适当隐密：对大多数患者可采用柜台式面对面咨询方式。但对某些患者应单设一个比较隐蔽的咨询环境，以便为特殊患者（如计划生育、妇产科、泌尿科、皮肤性病科的患者）咨询，使患者放心、大胆地提出问题。

（5）必备的设备：药学咨询台应准备药学、医学的参考资料和书籍，数据库，计算机和打印机（可当场打印患者所需的文件），对患者发放的医学科普宣传资料。

2. 咨询人员的选择

（1）专业：咨询药师宜为药学专业的本科毕业生，优选临床药学专业的毕业生。应熟悉医院医疗的特色、用药规律、药学和临床基础知识、一般药物治疗原则，并掌握我国的药品管理的法律、法规的内容。

（2）技术职称：一般具有 3 年以上临床药学工作经验的药师承担，最好具有多年的医院药学工作经验的主管药师以上人员承担。

（3）个性：态度温和、可亲，答疑时有耐心。

3. 咨询人员的仪表适宜　咨询药师的着装可与其他药师相同，也可以为其单独设计服装，但应为医务人员系列。男士可佩戴领带；女士可稍着淡妆，但不宜佩戴耳环、戒指和其他饰品。咨询药师应举止端庄，态度和蔼，有学者风度，给人以信任感、亲切感，以资深药师为主。

4. 具备良好的沟通能力

（1）文明用语：如："您好，这里是药物咨询。""请问，您有需要我们帮助的问题吗？""我说清楚了吗？""您明白怎么用了吗？""对不起，您的问题我再去核对一下，明天电话答复您，好吗？""祝您早日康复！"

（2）认真聆听，善于表达：咨询药师应具备有较强的语言表达能力，善于用通俗的语言解释专业问题，并且表达准确。药师在交流中所表现的自信可以增强患者对药物治疗的信心。

（3）答复有据，科学严谨：对暂时不能回复或尚待查询的问题，宜礼貌地告之，并进行登记。在闲暇时复习和检索文献，或请教上级药师，待问题答案清晰后，尽快地给予答复。

（4）服务热情，专业到位：作为直接为患者服务的咨询药师，既能体现职业化的药师素质，又要让患者感觉到接待的咨询药师有礼貌、热情周到和仁慈，和蔼可亲，让患者感觉到药师对他的人格尊重，对他罹患疾病的同情和理解。

5. 足够的知识储备

（1）药学知识：熟悉药品的药理作用、理化性质、临床用途、用法用量、不良反应、注意事项、相互作用、禁忌证、保存条件及复方制剂的组成等知识。

（2）医学基础知识：药物治疗方案是在临床确诊的基础上进行的，药物咨询的内容包括审查评价药物治疗方案是否得当，该方案是否最适合患者的个体需要。所以咨询药师必须具备一定的医学基础知识，以审查和评价药品治疗方案对患者的适应性、合理性。

（3）其他：社会学、心理学、医学伦理学、保健（饮食、营养、运动、休闲）知识等在疾病治疗中，常常起着重要和综合的作用，患者患病后也经常伴有焦虑、紧张、多疑等不良情绪，药师在咨询的过程中不仅指导合理用药，还要鼓励患者树立战胜疾病的信心。

（4）持续培训，不断提高：鉴于医学技术的飞速发展和新药的大量涌现，咨询药师必须不断更新知识，积极参加各类知识讲座、学术交流活动，不断丰富专业知识，了解前沿学科的进展，同时还要不断学习社会学和心理学知识，以满足患者需求。因此，对咨询药师的持续培训必不可少。

二、用药咨询流程与记录

（一）用药咨询流程

一般情况下，来咨询的往往是患者或患者家属，每个人的情况都是不同的，希望了解问题的深度也各不相同。因此，药师在接待咨询时尽量了解全面的信息，以便快速、准确地为患者解决问题。通常情况下应遵守下列原则。

1. 患者到来时药师应问候患者。

2. 首先问明患者希望咨询的问题，可以用提问方式了解患者日常用药情况，以便从中判断患者既往用药是否正确。

3. 尽量用描述性语言以便患者正确理解。

4. 以口头咨询与书面解释方式同时并用。

5. 应尽量为患者提供书面宣传材料，尤其适合下列情况。

（1）第一次用药的患者。

（2）使用治疗窗窄药物的患者，如地高辛、茶碱。

（3）用药依从性不好的患者，一方面应通过用药教育改善患者的用药依从性；另一方面可以从患者的特点考虑建议患者调整药物治疗方案。

6. 需特别关注的患者群体

（1）老年人且记忆力下降的患者。

（2）儿童及妊娠、哺乳期妇女。

(3)用药后出现药品不良反应的患者。

(4)用药后治疗不明显的患者。

(5)精神疾病患者。

(6)特殊环境的工作人员(如高空作业、机械操作、纺织工、驾车司机、运动员)。

7. 药师叮嘱的关键问题要请对方重复，以确认患者是否正确理解药师给予的解释。

8. 填写咨询记录。

(二)咨询记录

药学信息咨询记录

<table>
<tr><td>咨询者姓名：
性别：
男□
女□
年龄：</td><td>咨询者分类：
医师
护士
患者
家属
学生
其他</td><td>咨询方式：
直接
电话
网络
其他</td><td>问题归类：
药品信息
用法用量
不良反应
相互作用
配伍禁忌
注意事项
其他</td></tr>
<tr><td>电话：</td><td colspan="2">单位或地址：</td><td>咨询时间：
年　月　日　时</td></tr>
<tr><td colspan="4">现病史：</td></tr>
<tr><td colspan="4">用药：</td></tr>
<tr><td colspan="4">问题摘要：</td></tr>
<tr><td colspan="3" rowspan="2">答复摘要：</td><td>回答者签名：</td></tr>
<tr><td>回答时间：
年　月　日　时</td></tr>
<tr><td colspan="3" rowspan="2">随访情况：</td><td>随访时间：
年　月　日　时</td></tr>
<tr><td>随访者：</td></tr>
<tr><td colspan="4">备注：</td></tr>
</table>

(刘景丰　赵　杰　胡盈莹)

参考文献

[1] 张健，陆晓彤，李岚，等. 医院临床药学服务的定位与改进[J]. 中国医院药学杂志，2003，23(8)：498-499.

[2] 易涛，汤韧，张宜. 论医院药学信息服务的理论基础和发展方向[J]. 中国药师杂志，2004，7(6)：473-474.

[3] 杨积顺，胡晋红，刘继勇等. 信息技术在医院药学发展中的应用[J]. 西北药学杂志，2008，23(5)：封3-封4.

[4] 汤韧，张宜，易涛. 药学信息技术[J]. 药学服务与研究，2003，3(4)：210-213.

[5] 赖琪，包旭，牛犇. 药学信息的来源及评价方法[J]. 中国执业药师，2008，5(8)：27-30.

[6] 钱宗玲. 网络药学信息检索[M]. 南京：东南大学出版社，2010：85-158.

[7] 穆丽虹，陈晓毅. 药学信息检索与利用[M]. 北京，海洋出版社，2008：117-167.

[8] Esert A，Gunther J. Evidence—based pharmacology in community and hospital pharmacies-a vision of the future? [J] Z Arztl Fortbild Qualitatssich，2003，97(4)：263-270.

[9] 吴红燕，孙业桓. Meta 分析方法在循证药学中的作用[J]. 安徽医药杂志. 2007，11(2)：102-103.

[10] 李幼平，孙鑫. 循证医学系列讲座—第六讲循证药物评价[J]. 中国医院，2002，6(11)：60-63.

[11] 方积乾. 卫生统计学[M]，第5版，北京：人民卫生出版社，2005：399-416.

[12] Egger M，Smith GD，Altman DG. Systematic reviews in health care：Meta-analysis in context. 2nd edition. London：BMJ Publishing Group，BMA House，Tavistock Square，WC1H9JR，2001.

[13] Ruano R，Fontes RS，Zugaib M. Prevention of preeclampsia with Low-dose aspirin-A systematic review and

meta-analysis of the main randomized controlled trials. Clinics[J]. 2005, 60 (5):407-414.

[14] Ho KM, Lipman J, Dobb GJ, et al. The use of prophylactic fluconazole in immunocompetent high-risk surgical patients: a meta-analysis[J]. Crit Care, 2005, 9(6):R710-717.

[15] Arroll B, Macgillivray S, Ogston S, et al. Efficacy and tolerability of tricyclic antidepressants and SSRIs compared with placebo for treatment of depression in primary care: a meta-analysis [J]. Ann Fam Med, 2005, 3(5):449-456.

[16] Aasbo JD, Lawrence AT, Krishnan K, et al. Amiodarone prophylaxis reduces major cardiovascular morbidity and length of stay after cardiac surgery: a meta-analysis [J]. Ann Intern Med, 2005, 143(5):327-336.

[17] Schmitt R, Gazalle FK, Lima MS, et al. The efficacy of antidepressants for generalized anxiety disorder: a systematic review and meta-analysis[J]. Rev Bras Psiquiatr, 2005, 27(1): 18-24.

[18] Chiurchiu C, Remuzzi G, Ruggenenti P. Angiotensin-converting enzyme inhibition and renal potection in nondiabetic patients: the data of the meta-analyses[J]. J Am Soc Nephrol, 2005, 16 (1):58-63.

[19] Glass J, Lanctot KL, Herrmann N, et al. Sedative hypnotics in older perople with insomnia: meta-analysis of risk and benefits [J]. BMJ, 2005, 331 (7526):1169-1173.

[20] Caldwell B, Aldington S, Weatherall M, et al. Risk of cardiovascular events and celecoxib: a systematic review and meta-analyisi[J]. J R Soc Med. 2006, 99(3):132-140.

[21] Escrig-Sos J. On how to analyze the credibility of a clinical trial or meta-analysis whose main result is exepressed in odds ratio, relative risk or hazard ratio[J]. Cir Esp, 2005, 78(6): 351-356.

[22] 中国药学会科技开发中心、中国药学会继续教育专业委员会. 药学服务咨询[M]. 北京:科学技术出版社, 2011.

[23] 冯端浩等. 药学服务沟通与实践[M]. 北京:人民军医出版社. 2011.

[24] 段京莉等. 药剂师与患者沟通指南, 第 2 版[M]. 北京:人民军医出版社. 2012.

第13章

新药临床研究与医院药学科研

第一节　新药临床研究

药物临床研究是指任何在人体进行的药物系统性研究，目的是证实或揭示试验药物的作用、不良反应及/或试验药物的吸收、分布、代谢和排泄，以确定试验药物的疗效与安全性。新药临床研究是药物注册上市前的最后一个研发阶段，以新药上市注册为目的临床研究又称为药物临床试验（clinical trial），由申办者负责发起。参加药物临床试验的人群称为受试者，包括健康志愿者和目标适应证患者。按国家法律、法规有关规定，发起药物临床试验必须有充分的科学依据，即对药物有效性和安全性评价的临床前研究（preclinical study）中所获得的结果强烈支持新药可以进入临床研究，向国家食品药品监督管理局递交临床试验的申请，获得书面批准后方可组织实施。

一、药物临床试验的分期和质量管理

为确保试验结果科学可靠，充分保障受试者的权益及安全，药物临床试验按照初步的临床药效学及人体安全性评价（人体对于新药的耐受程度和药代动力学）、治疗作用初步评价、治疗作用确证和对上市后应用研究的顺序进行了分期，依次观察和了解药物应用于人体的安全性和有效性。

（一）药物临床试验分期的概念及意义

药物临床试验分为Ⅰ、Ⅱ、Ⅲ、Ⅳ期，其定义如下：

1. Ⅰ期临床试验　初步的临床药理学及人体安全性评价试验。观察人体对于新药的耐受程度和药代动力学，为制定给药方案提供依据。

2. Ⅱ期临床试验　治疗作用初步评价阶段。其目的是初步评价药物对目标适应证患者的治疗作用和安全性，也包括为Ⅲ期临床试验研究设计和给药剂量方案的确定提供依据。此阶段的研究设计可以根据具体的研究目的，采用多种形式，包括随机盲法对照临床试验。

3. Ⅲ期临床试验　治疗作用确证阶段。其目的是进一步验证药物对目标适应证患者的治疗作用和安全性，评价利益与风险关系，最终为药物注册申请的审查提供充分的依据。试验一般应为具有足够样本量的随机盲法对照试验。

4. Ⅳ期临床试验　新药上市后应用研究阶段。其目的是考察在广泛使用条件下药物的疗效和不良反应，评价在普通或者特殊人群中使用的利益与风险关系以及改进给药剂量等。

5. 生物等效性试验　指用生物利用度研究的方法，以药代动力学参数为指标，比较同一种药物的相同或者不同剂型的制剂，在相同的试验条件下，其活性成分吸收程度和速度有无统计学差异的人体试验。

从新药临床试验分期的定义及要求可以看出，Ⅰ、Ⅱ、Ⅲ期临床试验都必须在严格筛选的人群中进行。Ⅰ期临床试验多以健康志愿者为研究对象，但对具有潜在的显著毒性或明确的不良反应的药物，如肿瘤化疗药物，为保证受试者能达到最佳的获益/风险比，试验中也采用目标适应证患者。Ⅱ、Ⅲ期临床试验是评价新药治疗作用的两个阶段，受试者均严格限定为试验药物的目标适应证患者。Ⅱ、Ⅲ期临床试验完成后，新药即可进行生产注册申报，获得批准后即可上市进入临床应用。但该阶段试验的样本量和药物的暴露情况都受到一定限制，所得结果并不能充分说明新药长期使用的安全

性，因此要开展治疗应用性研究，即Ⅳ期临床试验。该阶段研究是对上市后的新药在人群中广泛使用的疗效和安全性加以证实，对药品在特殊人群（例如老年病人）中的疗效和安全性进行评价，观察药品长期应用后的疗效、安全性和特定人体器官的毒性等，了解其药物相互作用、合并用药或者辅助治疗的影响。

（二）药物临床试验的质量管理

我国《药品注册管理办法》规定，新药临床试验（包括生物等效性试验），必须执行《药物临床试验质量管理规范》，即 GCP。GCP 是英文“Good Clinical Practice”的缩写，是国际通行的对临床试验所作的标准化、规范化管理的规定。其宗旨主要包括两方面：其一，保护受试者的安全、健康和权益；其二，保证临床试验结果的准确和可靠。GCP 要求进行临床试验前，必须得到伦理委员会的审核批准，并以合适的方式获得受试者的书面知情同意书，以保证受试者的合法权益和生命安全在试验过程中得到可靠的保护。此外，GCP 对临床试验的方案设计、研究者、申办者和监查员的职责、临床试验的实施、数据的收集、审核、整理、统计分析和保存、试验结果的报告等过程均有严格明确的规定，以保证临床试验的科学性、可靠性和准确性。

《药品注册管理办法》对药物临床试验具体规定的要点如下。

1. *受试者例数*　药物临床试验的受试例数应当符合临床试验的目的和相关统计学的要求，并且不得少于《药品注册管理办法》附件规定的最低临床试验病例数。如对于化学药品，临床试验的最低病例数（试验组）Ⅰ期为 20～30 例，Ⅱ期为 100 例，Ⅲ期为 300 例，Ⅳ期为 2000 例。避孕药的Ⅱ期临床试验应当完成至少 100 对受试者 6 个月经周期的随机对照试验；Ⅲ期临床试验完成至少 1000 例 12 个月经周期的开放试验；Ⅳ期临床试验应当充分考虑该类药品的可变因素，完成足够样本量的研究。罕见病、特殊病种等情况，要求减少临床试验病例数或者免做临床试验的，应当在申请临床试验时提出，并经国家药品食品监督管理部门审查批准。

2. *直接进行临床试验的特殊规定*　在菌毒种选种阶段制备的疫苗或者其他特殊药物，确无合适的动物模型且实验室无法评价其疗效的，在保证受试者安全的前提下，可以向国家药品监督管理部门申请进行临床试验。

3. *承担药物临床试验的机构*　药物临床试验获得国家药品监督管理部门的书面批准件后，申办者应当从具有药物临床试验资格的机构中选择承担药物临床试验的机构。

虽然国际上临床试验的实施主体可以是医疗机构、合同研究组织（Contract Research Organization，CRO）以及独立的研究机构，但我国 GCP 只允许医疗机构实施药物临床试验，并要求必须选择具有资格的临床研究机构及专业开。原国家食品药品监督管理局于 2004 年根据《中华人民共和国药品管理法》《药物临床试验质量管理规范》《药品注册管理办法》《赫尔辛基宣言》及 ICH 等相关法规文件精神，发布了《药物临床试验机构资格认定办法（试行）》，从此“药物临床试验机构”的准入认证工作步入法制化和规范化的轨道。实施资格认定制度可以保证接受和实施药物临床试验的医疗机构减少申办者选择研究机构时的盲目性，督促临床研究机构改善临床研究的软硬件条件，降低受试者参加临床研究的风险。

《药物临床试验机构资格认定办法（试行）》的第六条对药物临床试验机构的必备条件提出了明确的要求。

（1）已取得医疗机构执业许可；

（2）申请资格认定的专业应与医疗机构执业许可诊疗科目一致；

（3）具有与药物临床试验相适应的设备设施；

（4）具有与承担药物临床试验相适应的诊疗技术能力；

（5）具有与承担药物临床试验相适应的床位数和受试者人数；

（6）具有承担药物临床试验的组织管理机构和人员；

（7）具有能够承担药物临床试验的研究人员并经过药物临床试验技术与法规的培训；

（8）具有药物临床试验管理制度和标准操作规程；

（9）具有防范和处理药物临床试验中突发事件的管理机制和措施。

4. *临床试验用药物的制备*　试验用药物应当在符合《药品生产质量管理规范》的车间制备，制备过程应当严格执行《药品生产质量管理规范》的要求。申办者对临床试验用药物的质量负责。

5. *临床试验用药物的检验*　申办者可以按照

其拟定的临床试验用样品标准自行检验，也可以委托省（市）药品检验所进行；疫苗类制品、血液制品、国家食品药品监督管理部门规定的其他生物制品，应当由国家食品药品监督管理部门指定的药品检验所进行检验。

6. 试验实施前文件的准备　申办者在药物临床试验实施前，应当将已确定的临床试验方案和临床试验负责单位的主要研究者姓名、参加研究单位及其研究者名单、伦理委员会审核同意书、知情同意书样本等报送国家药品食品监督管理部门备案，并抄送临床试验单位所在地和受理该申请的省、自治区、直辖市食品药品监督管理部门。

7. 临床试验的暂停或者终止　申办者发现药物临床试验机构违反有关规定或者未按照临床试验方案执行，应当督促其改正；情节严重的，可以要求暂停或者终止临床试验，并将情况报告国家和有关省、自治区、直辖市食品药品监督管理部门。临床试验有下列情形之一的，国家食品药品监督管理部门可以责令申办者修改试验方案、暂停或者终止临床试验：

(1)伦理委员会未履行职责的；

(2)不能有效保证受试者安全的；

(3)未按照规定时限报告严重不良事件的；

(4)有证据证明临床试验用药物无效的；

(5)临床试验用药物出现质量问题的；

(6)临床试验中弄虚作假的；

(7)其他违反《药物临床试验质量管理规范》的情形。

8. 临床试验完成后应提交的资料　申办者完成临床试验后，应当向国家食品药品监督管理部门提交临床试验总结报告、统计分析报告以及数据库。

9. 临床试验批准证明文件的效期　药物临床试验应当在批准后 3 年内实施。逾期未实施的，原批准证明文件自行废止；仍需进行临床试验的，应当重新申请。

10. 试验严重不良事件的报告　临床试验过程中发生严重不良事件的，研究者应当在 24 小时内报告有关省、自治区、直辖市食品药品监督管理部门和国家食品药品监督管理部门，通知申办者，并及时向伦理委员会报告。

临床试验中出现大范围、非预期的不良反应或者严重不良事件，或者有证据证明临床试验用药物存在严重质量问题时，国家食品药品监督管理部门或者省、自治区、直辖市食品药品监督管理部门可以采取紧急控制措施，责令暂停或者终止临床试验，申办者和临床试验单位必须立即停止临床试验。

11. 境外申办者在中国进行国际多中心药物临床试验　应当按照规定向国家食品药品监督管理部门提出申请，并按下列要求办理：

(1)临床试验用药物应当是已在境外注册的药品或者已进入Ⅱ期或者Ⅲ期临床试验的药物；国家食品药品监督管理部门不受理境外申办者提出的尚未在境外注册的预防用疫苗类药物的国际多中心药物临床试验申请；

(2)国家食品药品监督管理部门在批准进行国际多中心药物临床试验的同时，可以要求申办者在中国首先进行Ⅰ期临床试验；

(3)在中国进行国际多中心药物临床试验时，在任何国家发现与该药物有关的严重不良反应和非预期不良反应，申办者应当按照有关规定及时报告国家食品药品监督管理部门；

(4)临床试验结束后，申办者应当将完整的临床试验报告报送国家食品药品监督管理部门；

(5)国际多中心药物临床试验取得的数据用于在中国进行药品注册申请的，应当符合本办法有关临床试验的规定并提交国际多中心临床试验的全部研究资料。

虽然不同药物和不同分期的临床试验在具体的试验环节上会有所差异，但在某一机构内实施和完成的药物临床试验均具有相似的流程，如图 13-1 所示。一般来说，医院药物临床试验机构办公室负责对药物临床试验实施流程监督和管理；负责对药物临床试验项目进行审查、监督；承接药物临床试验；组织、指导相关专业科室临床试验项目的实施和管理，并审定药物临床试验总结报告。医院医学伦理委员会负责药物临床试验的伦理审查、评价、监督和严重不良事件的处理。各专业科室具体负责本专业药物临床试验的设计、实施、管理和总结，并接受机构及上级有关部门和单位的监督和检查。药物临床试验最终质量的好坏和研究水平的高低，依赖于临床试验过程的规范化管理。而为了保障药物临床试验流程的顺利实施，确保试验结果科学可靠，充分保障受试者的权益及安全，参与试验的各级部门和人员必须明确各自的职责，在试验过程中各司其职、各尽其责，才能保证试验质量。

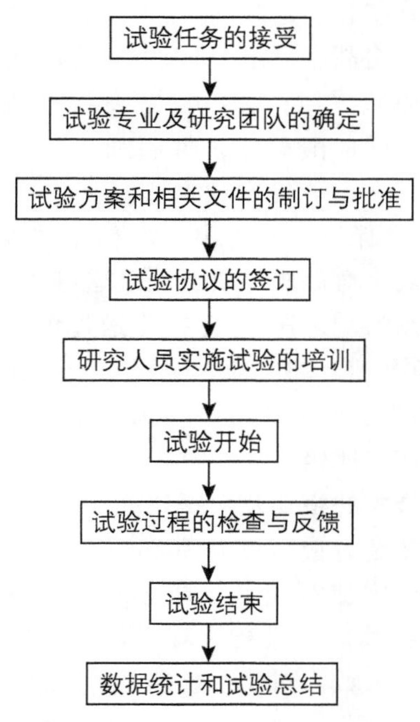

图 13-1　药物临床试验流程

二、Ⅰ期药物临床试验的流程及质控要点

严格的Ⅰ期药物临床试验是新药第一次用于人体，需在严格控制条件的情况下，按剂量从低到高的顺序给予少数经过筛选的健康志愿者（对肿瘤药物而言通常为肿瘤病人），然后仔细监测受试者的反应及药物的药代动力学特征。Ⅰ期临床试验通常要求健康志愿者住院以进行 24h 的密切监护。通过Ⅰ期临床试验，可获得人体对新药的耐受程度和药代动力学参数，为制定Ⅱ期临床试验的给药方案提供依据。

Ⅰ期临床试验包括人体耐受性试验、药物代谢动力学试验和生物等效性试验。其在受试者的募集与管理和体内药物分析方面均存在共性，其组织实施基本相同，实施基本流程如下。

（一）体内药物方法学确证

由于生物样品一般来自全血、血清、血浆、尿液或其他临床生物样品，具有取样量少、药物浓度低、干扰物质多（如激素、维生素、胆汁以及可能同服的其他药物）以及个体差异大等特点，试验能否预期进行，取决于能否建立一套稳定、完整可行的体内药物分析技术方法。

研究者应根据待测物的结构和理化特性、生物介质和预期的浓度范围，通过查阅相关资料，结合试验方案设计的要求选用适当的分析方法，首先组织进行确证性研究。建立灵敏、专一、精确、可靠的生物样品定量分析方法。

（二）受试者的募集与管理

大多数情况下，人体剂量耐受性试验、药物代谢动力学和生物等效性试验均通过招募健康受试者来完成试验。仅在试验药物安全性较小，试验过程中可能对受试者造成损害，在伦理上不允许在健康志愿者中进行试验时，可选用目标适应证的患者作为受试者，如细胞毒性药物和特殊病理生理条件下的药动学试验。

1. 为使试验结果具有代表性，选择受试者的男女数量最好相等（生物等效性试验常选择男性）。若女性受试者参与试验则应排除怀孕、月经期。妇产科药物的Ⅰ期临床试验可选择月经规则的育龄期妇女作为受试者。受试者选择的具体标准可参考有关指导原则的要求。

2. 除非有儿科方面的特殊需要，儿童一般不作为临床试验的受试者。

3. 健康受试者的招募可准备好与试验相关的宣传资料，面向社会及大专院校发布临床试验信息。有意参加试验的志愿者可当面或电话咨询，应仔细询问受试者的既往病史、用药史。意愿纳入的受试者由研究者对其进行详细的宣传讲解，使其充分了解试验药物特性和试验的目的，充分告知在整个试验中可能承担的风险及受益。同意参与试验的受试者应签署书面知情同意书。

4. 签署书面知情同意书的受试者体检合格即可纳入试验。不同的药物试验健康检查项目有不同的要求。

体检项目如下。

（1）一般检查：身高、体重、心肺听诊及血压脉搏，胸、腹部叩、触诊等；

（2）实验室检查：血、尿常规；血液胆红素、转氨酶、血浆蛋白质、血糖、肌酐和尿素氮等生化检查；心电图、胸片检查等。

5. 入选的受试者应在试验日前 12h 进入Ⅰ期临床试验病房，晚餐统一清淡饮食，然后禁食 10h，不禁水过夜。

6. 次日晨空腹口服药物（注射给药时不需空腹），用 200～250ml 水送服。如需收集尿样，则在服药前排空膀胱。按试验方案在服药前、后不同时间采取血样或尿样，如需收集尿样，应记录总尿量后留取所需量。

7. 试验期间受试者均应在Ⅰ期临床试验病房

内，避免剧烈运动，禁服茶、咖啡及其他含咖啡和醇类饮料，并禁止吸烟。如所试验抗菌药物需要用微生物法测定其血药浓度，受试者进餐的菜肴中应避免含有大蒜、洋葱、蒜苗等蔬菜。

8. 整个临床试验过程均应由临床医师进行全程监护，以保证受试者的安全。

（三）预试验

对于Ⅰ期耐受性试验而言，由于临床前试验数据常常不能为初始剂量的确定提供有价值的参考，需先进行预试验，摸索确定一个初始剂量以帮助设计下一步的试验方案。药物代谢动力学研究和生物等效性试验也常常需要进行预试验，其目的：一是通过2～3名受试者的预试验数据，进一步对先前建立的方法学进行系统适应性确证；二是通过预试验的结果，审核并修正原设计的采样点和给药剂量，保证最佳的采样点和检测限。

（四）临床观察及处理

试验期间，研究者应详细观察受试者症状和体征的变化，密切观察是否出现与治疗目的无关的各种反应，并按观察表要求准确记录其发生的时间、表现、程度、处理经过及转归。若出现危及生命等严重不良事件，必须按事先拟订的标准操作规程进行及时抢救和处理，并在24h内上报伦理委员会、申办单位、当地食品药品监督管理部门和国家食品药品监督管理部门。

（五）标本的采集、运输及储存

生物样本的采集应预先编制好采样记录单，准备好真空采样管、样品保存管等。

1. 尽量采用一次性采血针，根据试验要求选择含有不同抗凝剂的真空采血管，按试验方案在服药前、后不同时间点采取血样或尿样，并作好相应的记录。

2. 采血过程严格按记录单所设定的时间采血，误差不超过30s。如果因意外原因造成采血时间点变化，则应如实记录实际采血时间。

3. 样品血浆的制备方法为使用含有抗凝剂（如肝素或EDTA等）的真空采样管采取血液，混合后以3000～4000rpm离心5min，分取上清液即为血浆。

4. 样品血清的制备方法为将采取的血样在10～30℃下至少放置30min到1h，待凝结后，以3000～4000rpm离心分离5～10min，分取上清液即为血清。

5. 采集的尿样一般应立即测定，若收集24h的尿液不能立即测定时，应加入防腐剂置冰箱中保存。常用防腐剂有甲苯（利用甲苯可以在尿液的表面形成薄膜）、二甲苯、氯仿、麝香草酚、醋酸（醋酸可以改变尿液的酸碱性来抑制细菌的生长）、浓盐酸等。

6. 样品保存一般采用EP管或真空采血管。取得血浆或全血后应尽快置低温冰箱或4℃保存至测定。样品如需运送，应保持运送过程中的低温状态，并避免剧烈震动。加入防腐剂的尿液样本置冰箱（4℃）中保存时间为24～36h，长时间保存时，应储存于－70℃冰箱。

（六）样本的检测及数据处理

样本测定时应重新打乱编码，交与测试者，在规定时间内完成测定。数据处理可采用不同的药代动力学相关软件进行计算，拟合房室模型，计算药代动力学参数。对于生物等效性试验，可采用方差分析、双单侧t检验和(1-2α)置信区间法分别对受试制剂和参比制剂的AUC、C_{max}及T_{max}等参数进行统计分析。

三、Ⅱ、Ⅲ、Ⅳ期药物临床试验的流程及质控要点

在Ⅰ期临床试验的基础上，选择符合目标适应证的患者进行Ⅱ期临床试验以对新药的疗效做出初步的评价，为设计Ⅲ期临床试验方案提供依据。Ⅱ期临床试验通常以随机盲法对照试验的方式进行，但也可根据具体目的采取其他设计形式。

在Ⅱ期临床试验的基础上，将试验药物用于更大范围的目标适应证的患者，进行Ⅲ临床试验，以进一步评价药物的有效性和安全性。Ⅲ期临床试验可以说是治疗作用的确证阶段，也是为药品注册申请获得批准提供依据的关键阶段。Ⅲ期临床试验一般为具有足够样本量的随机盲法对照多中心试验，该阶段的数据将作为药品注册获得批准生产上市的最后依据。

在上市前进行的Ⅰ～Ⅲ期临床试验是在较小范围（有严格的纳入和排除标准）针对特殊群体的病人进行的临床评价，病人是经过严格选择和控制的，而上市后新药将在更广泛的病人群体中被使用。因此有必要进一步评价新药对大多数病人的治疗效果和安全性，即开展新药上市后的Ⅳ期临床试验。在Ⅳ期临床试验中，将收集并分析更广泛患者人群的数据。在此阶段那些在上市前的临床研究中因发生率太低而没有被发现的不良反应就可

能被发现，从而更可靠地认识新药对目标人群的治疗风险受益比。

Ⅱ、Ⅲ期和Ⅳ期临床试验均是采用试验药物适应证的患者作为受试者所进行的治疗有效性和安全性研究，组织实施中试验前的准备、试验的启动和试验总结是较关键的环节。

（一）试验前的准备

主要研究者的选择和试验方案等相关文件的制定是试验前主要的准备工作。

1. 选择主要研究者应首先考虑其专业能力和既往良好的研究记录。同时能保证有足够的时间和精力投入到试验工作中。

2. 临床试验方案的制定一般由负责单位的主要研究者会同申办者共同起草。但因国内大部分申办者本身的专业和能力局限，目前由主要研究者独立完成较多见。主要研究者在方案起草过程中应当详细研讨病人纳入和排除标准，以及研究中的具体细节，应广泛听取统计人员、其他研究者的意见并在此基础上进行适当的修改。

3. 试验方案起草后准备，申办者和研究者应制定相适应的病例报告表（CRF）。设计良好的病例报告表应保证研究者填写方便、快捷和准确，同时也能够节省试验结束后处理数据的时间。

（二）召开临床试验启动会

临床试验通常以召开研究者会议作为启动标志，随后即进入试验的实际阶段。

1. 各试验单位派出研究者参加的首次临床试验启动会的主要目的是讨论由主要研究者起草的方案及相关文件。研究者应针对文件的有关问题充分发表意见。经启动会议修改确定的方案即为定稿方案，经各参加单位负责人签字后报伦理委员会批准。

2. 为保证试验质量，各参加单位可在手续齐备的前提下召开中心启动会，对试验流程、数据记录、药品发放和管理等方面进行详细培训和讲解，参与人员应包括研究者和协助研究人员。通过培训，使所有人员对研究的要求有一个统一的认识，从而可以按统一的标准执行方案。某些试验中若要采用特殊的检查方法和技术，则还需进行这一方面的特殊培训。

3. 对历时较长的试验，常在试验期间举行一次或多次研究者会议。目的是交流试验经验，商讨解决遇到的问题。如交流入组受试者的经验，促进入选速度；或讨论是否有方案修改的需要及如何克服执行的困难；或者研究安全性数据资料，考虑是否需要中止试验，或考虑提前完成试验或需扩大试验等。

（三）临床试验的总结

主要研究者根据统计人员完成的统计分析报告所提供的数据，与申办者充分交换意见，撰写总结报告草稿。完成后召开由各中心研究者参加的临床试验总结会议，讨论临床试验总结报告并定稿。

1. 讨论应以试验方案、记录和统计分析报告为依据，对研究方法和结果进行综合性评价，对研究发现及其解释进行分析，确定结论。

2. 双盲临床试验进行现场第二次揭盲，由主要研究者公布最终的分组情况，并对揭盲过程进行记录。

3. 总结经验与教训。

（四）国际多中心临床试验

近年来，随着我国对外交往的深入和临床研究水平的不断提高，再加上我国丰富的患者资源，吸引了越来越多的国外申办机构到国内来进行国际多中心临床试验。国际多中心临床试验是指由不同国家和地区的多个医疗中心参加的大样本临床试验。其中Ⅱ至Ⅲ期新药注册临床试验，是药品生产厂家为新药注册所进行的法规所要求的临床试验，主要目的是评估该药的临床疗效及不良反应。大样本随机临床试验，是医疗科研人员发起的为解决医学领域某些尚待解决的问题进行临床研究，主要目的是评价某种治疗措施对患者生存率及重要临床事件的影响。国际多中心临床试验的主要特点是试验规模大、受试者人数多、试验期限紧；有较多的受试者人群参与，涵盖的面广，可以避免单一研究机构或地区可能存在的局限性，因而所得结论有较广泛的代表性，可信度大。试验有更多的研究者参与，通过相互合作，能集思广益，提高临床试验设计、执行和解释结果的水平。国际多中心临床试验因为研究者多，不同文化背景的研究者对试验的认识、经验和技术水平存在明显差异；且研究机构多，设备条件和工作常规也有差别；不同研究机构所收治的病人的背景，如民族、文化水平、生活方式更是千差万别，这些因素都增加了试验的复杂性和非均一性。与国内的临床试验不同，国际多中心临床试验的研究方案及其附件一般由研究发起者即申办者拟定，通过研究者会议对研究者进行方案的培训后即进行试验。一般不接受中心伦理委员会的同意授权，要求每个参加单位伦理委员会的独立审批。病例的入组多采用统一随机化的竞争入组方式。在临床检验方面，国际多中心临床试验主张采用“中心实验室”检测方式，即对与主要评价指标密切相关的实验室指标进行统一送检。“中心实验室”是专门为多中心试验的特殊需要而建立的一种实验室，其各个检查项目均采用国际上公认的方法，所用的试剂质量可靠，检查有明确的标准操作规程和质量控制，并有权威机构的定期质量认证。中心实验室可以有效地避免不同实验室存在的差异，提高临床试验的质量，但同时也增加了临床试验的经费，样本在传送的过程中有时也可能发生诸如标本损坏（包括机械的、理化环境的）和延误等问题。此外，血液或其他标本在运送中出入国境还可能有海关批准的问题。国际多中心临床试验由于参与试验单位多，且位于不同国度，组织管理难度极大，因此常根据需要设立以下专门的机构或组织。

1. 执行委员会（executive committee） 负责临床试验实施的整体组织和管理，人数一般在10人左右。其成员有主要研究者及学术顾问，总管临床试验的重大决策，包括对内和对外的各种学术的和非学术的事务。

2. 指导委员会（steering committee） 负责对临床试验的学术事务进行管理，人数较多。其成员包括执行委员会的成员，各参加国或地区的负责人。

3. 工作委员会（operations committee） 负责临床试验方案的贯彻执行，人数不超过10人，其成员包括主要研究者和来自申办者的代表。

4. 数据监测委员会（deta monitoring committee） 负责定期监测和分析数据的变化。

5. 安全性监测委员会（safety monitoring committee） 负责对收集到的不良事件进行分析。

6. 终点审定委员会（endpoint committee） 负责对试验病例达到终点的状况进行监测，从而判断试验是否终止、继续或延长。

四、名词释义

试验方案（protocol），叙述试验的背景、理论基础和目的，试验设计、方法和组织，包括统计学考虑、试验执行和完成的条件。方案必须由参加试验的主要研究者、研究机构和申办者签章并注明日期。

研究者手册（investigator's brochure），是有关试验药物在进行人体研究时已有的临床与非临床研究资料。

知情同意（informed consent），指向受试者告知一项试验的各方面情况后，受试者自愿确认其同意参加该项临床试验的过程，须以签名和注明日期的知情同意书作为文件证明。

知情同意书（informed consent form），是每位受试者表示自愿参加某一试验的文件证明。研究者需向受试者说明试验性质、试验目的、可能的受益和风险、可供选用的其他治疗方法以及符合《赫尔辛基宣言》规定的受试者的权利和义务等，使受试者充分了解后表达其同意。

伦理委员会（ethics committee），由医学专业人员、法律专家及非医务人员组成的独立组织，其职责为核查临床试验方案及附件是否合乎道德，并为之提供公众保证，确保受试者的安全、健康和权益受到保护。该委员会的组成和一切活动不应受临床试验组织和实施者的干扰或影响。

研究者（investigator），实施临床试验并对临床试验的质量及受试者安全和权益的负责者。研究者必须经过资格审查，具有临床试验的专业特长、资格和能力。

协调研究者（coordinating investigator），在多中心临床试验中负责协调各中心研究者工作的一名研究者。

申办者（sponsor），发起一项临床试验，并对该试验的启动、管理、财务和监查负责的公司、机构或组织。

监查员（monitor），由申办者任命并对申办者负责的具备相关知识的人员，其任务是监查和报告试验的进行情况和核实数据。

稽查（audit），指由不直接涉及试验的人员所进行的一种系统性检查，以评价试验的实施、数据的记录和分析是否与试验方案、标准操作规程以及药物临床试验相关法规要求相符。

视察（inspection），食品药品监督管理部门对一项临床试验的有关文件、设施、记录和其他方面进行官方审阅，视察可以在试验单位、申办者所在地或合同研究组织所在地进行。

病例报告表（case report form，CRF），指按试验方案所规定设计的一种文件，用于记录每一名受试者在试验过程中的数据。

试验用药品（investigational product），用于临

床试验中的试验药物、对照药品或安慰剂。

不良事件(adverse event),病人或临床试验受试者接受一种药品后出现的不良医学事件,但并不一定与治疗有因果关系。

严重不良事件(serious adverse event),临床试验过程中发生需住院治疗、延长住院时间、伤残、影响工作能力、危及生命或死亡、导致先天畸形等事件。

标准操作规程(standard operating procedure,SOP),为有效地实施和完成某一临床试验中每项工作所拟定的标准和详细的书面规程。

设盲(blinding/masking),临床试验中使一方或多方不知道受试者治疗分配的程序。单盲指受试者不知,双盲指受试者、研究者、监查员或数据分析者均不知治疗分配。

合同研究组织(contract research organization,CRO),一种学术性或商业性的科学机构。申办者可委托其执行临床试验中的某些工作和任务,此种委托必须作出书面规定。

(夏培元　陈勇川)

第二节　医院药学科研

医院药学科学研究是医院药学工作的重要组成部分,也是医院药学学科建设的核心内容之一,可以影响和推动医院药学其他方面工作的开展,提高学科发展水平,开展药学科研和技术革新还是提高药品质量、保障用药安全、提升临床诊疗水平的重要途径之一。医院药学科研范围很广,根据不同医院的条件及方向应有所不同,包括:药物经济学在医院药学中的应用,药物的利用与评价,循证药学研究,临床药学相关的应用基础研究,医院制剂的开发研究,药学基础研究等领域的研究工作。

一、药物经济学在医院药学中的应用

20 世纪中叶,随着世界各国经济的发展和医药科技的进步,大大促进了医药事业的发展,但由于新药替代速度的加快,诊断技术不断更新,不合理用药普遍增加,药品费用的消耗在医疗保险费用的支出中的比例迅速上升。如何遏制住药品费用的不合理增长,使有限的医药卫生资源得到有效的利用,已成为各国政府关注的焦点,也为经济学的原理和方法运用于药品领域提供了用武之地,因而产生了药物经济学。药物经济学(pharmacoeconomics,PE)是描述和分析药物治疗费用对医药卫生系统和社会总开支的影响;对药物产品、药师服务的费用和结果进行鉴定、测量及对比的研究学科。具体地说,药物经济学应用现代经济学的研究手段,结合流行病学、决策学、生物统计学等多学科研究成果,全方位地分析评价药物治疗不同方案所产生的经济效果的相对值,进而从整个人群角度来考虑如何合理分配、使用有限的卫生资源,达到高效、安全、经济用药。

我国药物经济学研究起步较晚,发展还处于初级阶段。现行的药物经济学评价方法主要有四种:成本-效益分析(cost-benefit analysis,CBA)、成本-效果分析(cost-effectiveness analysis,CEA)、最小成本分析(cost-minimization analysis,CMA)和成本-效用分析(cost-utility analysis,CUA)。CBA 主要应用医院支付法,将健康产出货币化,其研究结果可直接支持决策者的相关卫生决策,应用范围主要适用于单个或多个治疗方案的评估;CMA 当有证据显示药物治疗的干预组与对照组的重要临床产出(如疗效和安全性)无统计学意义和临床意义时,仅比较其成本,使问题简单化,主要应用于相似疗效的不同治疗药物和治疗手段之间的比较;CEA 一般应用于具有相同临床产出治疗方案之间的比较,这些指标相对容易获得,具有直观性并容易定性和定量;CUA 主要通过比较项目投入成本量和经质量调整得到的健康效益产出量,来衡量卫生项目或治疗措施效率的一种经济学评价方法,其以效用或效用测量所得的质量调整生命年(quality-adjusted life years,QALYs)为效果指标,旨在评估和比较每 QALYs 所需费用的多少,以此描述在人们身心健康上花费一定费用所获得的最大满意度,它是为顺应健康的定义从单纯没有疾病和虚弱拓宽为身体上、精神上和社会适应方面的完好状态,医学模式从单纯生物医学模式发展成生物-心理-社会模式的转变而产生的。基于这些评价手段,药物经济学评价在医院药学中主要应用于以下四个方面。

(一)新药开发与上市

美国成立“药品研究和制造商协会”,这代表了美国最主要的药品研究和生物制药企业,其中有专门的药物经济学研究工作组和健康结果研究工作组,共同于 1998 年发表了基于美国食品药品管理局发布的食品药品现代化法案的114条款下的促进卫生服务经济学信息的行业指南。更完善的是，澳大利亚、加拿大、英国、芬兰、荷兰、葡萄牙等国都制定了《药物经济学评价指南》，其中对新药申报都提出了具体要求，必须提供药物经济学分析数据，对使用方法也有具体规定。如治疗精神分裂症药物维思通(risperidone)除在上市时提供了PE数据外，长效维思通在加拿大上市后，还继续进行PE分析，但使用的指标与方法不尽相同。

另外，对药物进行药物经济学评价时，已不再只是考虑药物的成本和临床指标的关系，还要考虑患者的生命质量，为药品研发提供了更多新的思维方式，使新药更安全、有效、经济。

(二)新治疗手段

新的治疗手段出现时，各国也将进行PE分析，以此为可持续推广使用的依据。如腹腔镜切除胆囊技术的应用，推广过程中，不断与已有治疗手段进行PE分析，如与碎石术比较、与开腹胆囊切除术比较等。

(三)慢性疾病药学服务模式

在个体化药学服务领域，PE的应用将促进医院药学模式的转变，使其从"以药物为中心"的药学服务模式逐渐转变为药学监护模式，并将使PE在高血压、心脏病、癌症、风湿性关节炎和艾滋病等慢性疾病治疗药物临床研究中得到更广泛的应用。

(四)医疗保险

医疗保险与国民的医疗健康关系紧密，对这方面制定政策慎之又慎，因此各国都在加强该方面的PE研究，如美国、加拿大、德国、荷兰等。如美国通过PE分析后，决定加大联邦基金的投入，将无保险人数控制至最少。荷兰从2002年起要求制药公司提交药物经济学数据，2005年1月起该项数据被法定为药物索赔的标准，这促使各企业加大PE投资，使自己提供的数据更客观可靠。

中国现行医保制度主要是以病分摊的方式来控制卫生费用。应用PE对药品进行评价，为制定基本医疗保险药品目录以及其他相关政策提供依据，不再单纯以是否价格低廉为依据，而将以是否能经济、有效地改善患者的生命质量为评价依据。

另外，在药品定价、补偿机制方面也将应用PE研究方法。

二、药物的利用与评价

药物的利用与评价是指在药物治疗过程中，根据事先制定的标准，对药物选择、给药剂量、给药途径、药物配伍等是否合理、准确而进行的评价。"药物利用评价"是一个有组织的质量保证程序，它通过对药物的使用全过程进行评价，及时发现问题，并通过一定的途径加以解决，以达到减少病人用药不当与错误，防止药物滥用以及控制治疗用药消费的目的，确保用药适宜、安全和有效。

(一)药物利用评价的意义

药物利用评价(drug utilization review，DUR)的主要目的是保证药物使用的安全有效。首先在于从客观上保证合理的处方和治疗质量的提高，其次是使不需要的药物消费支出降到最低，在保证治疗质量的前提下，用不太昂贵的药品，甚至不用药品的治疗来代替原来的治疗方法。或者用较好、较昂贵的药物缩短疗程，从而降低医疗总费用，与治疗药物监测针对个别病人用药不同，药物的利用评价寻求识别和纠正整个医院或医疗体系的不合理的药物使用，它是面向所有病人。药物利用评价把合理用药扩展到一个更广更深的领域，把研究对象从个别病人的合理用药扩展到一个医院、一个地区、甚至全国，从药物使用的宏观角度考察药物利用情况；根据经济学原理，把研究领域扩展到对整个社会药物资源的最佳利用上。不仅考虑个别病人用药是否合理，而且从药物资源的社会分布，处方用药的频度、数量等考察药物是否达到物尽其用，避免药物滥用、用药过度或用药不足等问题。药物利用评价的研究不仅有助于病人的药物治疗，而且有助于与此有关的医疗社会和经济的管理决策。

(二)药物利用评价的产生与进展

药物利用评价的产生虽不是一种新生事物，由于药物利用问题涉及医疗机构、病人及其家属和医疗保险机构的利益，一直受到各方面的密切关注。药物利用评价已成为衡量医疗用药处置是否得当的一种方法。目前的药物利用评价起源于美国1965年通过的《医疗照顾方案》和《医疗补助方案》，这两个法令要求进行药物利用评价和医疗审计，以保证卫生资源的合理利用。药物利用评价可以分为定性评价和定量评价。药物利用评价还可分为前瞻性评价、现时评价和回顾性评价。回顾性评价往往由于数据资料充分，容易进行；前瞻性和现时性评价需要投入较大人力和物力，但对病人合理用药有直接好处。

(三)药物利用评价的方法

药物利用评价在国内医院药房尚未普遍开展。事实证明在医院药房开展药物利用评价研究是十分必要的。药物利用评价是一项长期的连续性工作,涉及到数据的收集、整理、分析和解释、以及对不良使用的纠正,所以应当制定一个利用评价计划,并把它纳入药房的日常工作程序中,基本步骤如下:

1. 确定药物利用评价计划的范围 鉴于药房人力、物力的限制,医院药房开展药物利用评价并不涵盖医院使用的全部药物,而是从药物的药理作用类别考虑,对那些在使用过程易出现问题的药物,如抗生素类药物,心血管类药物和抗肿瘤类药物等进行评价。开展药物利用评价的初始阶段,最好从少数药物着手,逐步展开。评价药物的选择可以根据药物消耗金额大小的顺序排列来确定,这样更适合实际需要。

2. 建立评价质量的度量标准 建立评价质量的度量标准是极其重要的,但较为困难,药物利用评价是一项综合性评价,不可能用某个单一指标来进行判断。在评价药物使用质量时要使用的度量包括适应证、给药途径和给药过程、给药后的结果等指标。有时这些指标随着医学实践的发展而变化,有时一些指标难以操作。但是没有标准就无从衡量好坏,也就无法进行评价,在医学实践中已经积累了一些药物使用的准则,特别是已发表的文献,医院药房应当根据文献资料和本院的实践经验,确定评价药物的使用标准,并以此来衡量药物使用情况。

3. 收集数据 药物的使用数据是利用评价的基础,数据的完整性和准确性尤为重要,在利用评价中,通常收集的数据包括处方医生、处方医生对病人的诊断和处置、病人的人口统计学特点等,如医生的年龄、受训情况和专长;病人的年龄、性别、社会经济状况、具体的疾病及治疗时间、所使用的药物和有效性等。

4. 评价结果 对收集的数据进行整理分析之后,就可进行评价。评价的重点是要揭示一定时期、一定卫生保健环境下的药物使用模式。通常根据数据的特点和分析要点将数据按处方医生分类,按疾病分类,按医生保健方式分类,或者按病人特点分类。在分类的基础上进行分析评价可以得到一些有益的结果,如医生的用药习惯和医院的用药情况,对某些特定疾病治疗用药方案的特点等,将这些结果与预先制定的标准进行比较,便可得出评价结论。

5. 改进用药方式 对评价中发现的问题应立即着手纠正。①习惯性问题应通过教育方法,必要时采取惩罚手段来达到改进用药的目的,同时采取有效措施防止问题反弹。②改进措施应尽可能简单可行,直接针对引起问题的原因。③改进措施应由具有一定权威的机构或人员来组织实施。④对疗效差、毒性大、临床使用率低的药品应予以淘汰。严重者应及时向卫生行政部门报告。

药物的利用评价涉及大量数据资料的收集整理,工作量大,应当尽可能应用电子计算机来进行。应用计算机自动化网络系统管理药品,实行电子处方,不仅把药品管理提高到一个新水平,而且为药品利用研究创造了一个极好的条件。只要编制一些药物利用评价的软件就可直接对药品数据进行处理、分析和评价,工作量大大减少,评价质量显著提高。随着计算机技术应用的进一步普及,药物利用评价肯定能得到深入发展。药物利用评价是一个连续的长期过程,还应当根据卫生事业的发展,修改评价标准,使药物利用评价达到更高水平。

三、药学临床科学研究

药学临床科学研究在医院药学科研领域占有十分重要的地位,从事这部分研究的科研人群大,涵盖的研究方向分布广,包括应用研究、开发研究,科研课题多数来源于临床或旨在解决临床需要的合理用药、新制剂、新剂型、制剂稳定性和质量控制等方面。

(一)临床药学方面的研究

1. 药效学研究 药效学研究一般在动物模型上进行,可结合新制剂、新剂型研究来进行;而临床药理学方面的研究往往需临床配合共同进行。

2. 生物药剂学方面的研究 药物体内过程、生物利用度、释放度、药物与药物、药物与食物之间的相互作用等。

3. 新药的临床研究与评价 这一工作多数与科研单位、药厂或其他医院协作进行。目前市场上同剂型、同规格不同厂家的药品日益增多,但质量却千差万别,因此,从药剂学和临床药学的角度评价药物有着十分重要的意义。

4. 体内药物浓度的监测研究 应用各种分析技术,研究体液药物浓度、疗效及毒性的关系,根据监测结果及时调整给药方案,提高疗效,减少不良反应。这是开展合理用药工作的重要组成部分，个体化给药是体现医院药学工作水平的重要内容之一。

5. 药物不良反应的监察与安全性研究　应用临床药理学、病理生理学、药效学、毒理学、药物治疗学和药物相互作用的理论，研究和收集药物不良反应，指导临床合理用药，避免不良反应，提高临床药物治疗水平。

（二）药剂学方面的研究

1. 研制临床需要的新制剂、新剂型　改变某些药物的给药途径，也可运用药剂学新知识与方法研制缓释制剂、靶向制剂等。将经过临床长期使用的医院制剂提高并开发为新药是药剂学研究的重要课题。由于新药开发和报批涉及药剂学、药物分析、药理学和毒理学等药学各学科领域，因此还可带动上述各领域的科研活动。

2. 稳定性方面的研究　医院制剂的稳定性尚有许多问题需要解决，稳定性的提高也是对制剂质量的提升。同时稳定性提高还可使制剂批量增大，批次减少，从而提高生产效率。静脉药物配置混合液的稳定性考察也有许多文章可做，这也涉及临床合理用药的问题。

3. 新辅料在药剂方面的应用研究　随着医药科学技术的迅速发展，国内研究开发了许多新型药用辅料，同时国外的医药厂商也纷纷介入国内市场，引入了一些高质量、高性能的新型药用辅料，如丙烯酸树脂系列，羟丙基甲基纤维素、卡波姆、泊洛沙姆等。上述辅料在片剂、半固体、缓释制剂和液体制剂中均有广泛而又重要的应用价值。

4. 制剂方法与制剂工具　机械的革新与新方法的研究，如过滤、灭菌、配制、灌封等新方法的运用与改进，均有潜力可挖。

（三）制剂质量标准与检测方法方面的研究

包括对新制剂质量标准及检测的研究，以及对原有检测方法的改进或某些方法的比较研究。随着科学技术的发展和用药水平的提高，许多大、中城市的卫生行政部门逐渐加强了医院制剂的规范化管理，对缺乏可靠质量控制手段的医院制剂提出了许多新的课题。

（四）中草药方面的研究

包括对中药原植物成份的研究，产地、采集季节对中药质量的影响；对中药传统方剂、中成药、中药药理与疗效的研究；中药传统制剂的改革与新剂型的研究；中药配伍方面的研究；中药质量控制标准的研究；中药炮制与储存方法的研究与改进；中药真伪鉴别方法的研究；新药用部位及新的草药品种的开发等。

（五）药事管理学方面的研究

由经验管理上升到科学管理是医院药学发展的基础，科学管理是依据数理统计学、心理学、行为科学、治疗学、药效学以及药事法规、计算机技术等理论研究管理模式并制定管理规范，将医院药学的管理纳入科学化的轨道。

药学临床科研的科研选题，应结合工作实践中存在的问题和临床有关文献资料，进行综合分析，从中筛选课题，对拟选课题的实用性、科学性、可行性及预期成果的学术价值、社会效益、经济效益等需有充分估计。药学临床科研范围相当广泛，随着科学技术的不断发展，药学临床科研还将出现许多新的课题，均有待于我们去开发和研究。

四、药学基础科学研究

药学基础研究是以发现药学领域的自然规律和发展药学科学理论为目的的研究，是技术知识和探索领域的创造性活动，其成果影响深远，常成为普遍的原则、理论和定律。这类研究未知因素多而探索性强，研究周期也长，对研究手段要求高。医院药学工作密切结合临床，有很多来源于临床的研究课题，越来越多的医院药学研究者在完成临床科学研究的同时，为了进一步阐明相关的理论机制，逐步将部分研究方向转向基础科学研究。医院药学界从事这部分研究工作的学者较少，但其影响力往往远大于药学临床科学研究。目前，这部分研究主要集中在以下方面。

（一）重大疾病防治药物作用机制与新靶点的研究

1. 神经精神系统疾病　在研究神经精神系统疾病发病机制的基础上，多种受体、离子通道、递质转运蛋白纷纷被克隆，定点突变技术可以确定蛋白质上某些氨基酸残基是药物的作用位点。同源重组技术剔除特定基因可以研究其表达蛋白的功能。受体克隆的速度已超过药理学能发现受体的速度，孤儿受体的发现，推动了孤儿受体同源性配体的寻找。一氧化氮和乙酰胆碱酯酶等具有信号传递和介导其他非胆碱能神经元的特性，对胆碱酯酶新功能的研究有可能对神经变性、再生及药物的开发有重要意义。这些基础领域的新进展、新发现对阿尔茨海默病、帕金森病等神经退行性疾病的分子机制研究提供了新的思路和途径。

2. *抗肿瘤新靶点*　随着分子生物学技术的进步以及肿瘤基础研究的深入，已证明肿瘤是一个多基因疾病。在揭示恶性肿瘤发生的本质，抗肿瘤药物的研究也进入新阶段。肿瘤细胞分子生物学的进步为肿瘤防治提供了许多新靶点及治疗方向。在恶性肿瘤细胞中，细胞内原有各种基本过程的调节失控、包括细胞周期的调控、信号转导通路的异常、细胞凋亡、端粒的稳定性、血管生成以及胞外基质的相互作用等。利用这些肿瘤基础研究的新发现，研究肿瘤发生与发展过程中起关键作用的特异分子及生物靶点，如细胞凋亡诱导药、信号传导阻滞药、血管生成抑制药，以发现对肿瘤具有特异性作用的药物。

3. *心血管系统疾病、糖尿病等*　分子药理学、基因分子生物学的发展为心血管疾病防治药物研究提供了可靠的手段，取得了实质性进展。血管内皮细胞的研究及内皮素和内皮舒张因子的发现加深了对平滑肌调节过程的认识。内皮舒张因子的本质是一氧化氮，指导人们开发新一代一氧化氮供体药物，并积极寻找可供临床使用的内皮素受体拮抗剂。大多数心血管疾病与多基因变化有关，如高血压、心肌肥厚患者均有多基因过度表达现象，随着人类基因组计划的实施，这些基因及基因产物作为药物作用新靶点的可能性越来越大，届时将会有效地推动心血管药物的研究开发。

非胰岛素依赖的 2 型糖尿病虽有胰岛素分泌，但效应细胞缺乏响应，因此提高效应细胞的敏感性成为治疗目标。过氧化酶体增殖激活受体激动剂具有这方面的作用，且激动剂与受体结合后可使效应细胞对胰岛素敏感，从而为 2 型糖尿病提供了新的治疗途径。

（二）药物研究的新理论、新方法和新技术

1. *合理的药物设计*　新药设计越来越多地依据结构生物学、酶学、分子生物学及遗传学等生命科学的研究成果，针对这些基础研究中所揭示与疾病过程相关的酶、受体、离子通道及核酸等潜在药物作用靶位，或参考药物作用靶位、内源性配体以及天然底物的化学结构特征，借助计算机以及一些新理论、新方法，设计药物分子，以发现选择性作用于靶位的新药。这些药物往往具有活性强、作用专一、副作用较低的特点。基于机制和结构的药物设计已取得广泛成果。

2. *药动学研究*　根据药动学特征对化合物进行高通量筛选，药物转运的细胞机制与分子机制，药物代谢酶的遗传药理学研究，特定类别药物的吸收、转运和靶向性机制，药动学和药效学的相关性，人体药动学、制剂生物利用度和生物等效性预测，手性药物立体选择性体内过程研究等。

3. *药物分析新技术*　药物分析的领域正在延伸。在新药的研究开发和生产管理过程中，从化学结构、提取分离、生产合成和中间体控制、稳定性考察、微量杂质检测以及临床用药的治疗监测、血药浓度及代谢产物的分析等方面，药物分析研究都十分活跃。由于现代分析仪器的迅速发展，药物的分离分析水平得到了提高。目前常用的是各种色谱和光谱技术。以液相色谱、气相色谱、超临界液体色谱和电泳技术为代表的现代色谱分析方法，能对复杂体系进行分析。现代分析化学所发展的简便、快速、高效、微量的新技术，对药物研究中药物分析、代谢、质量控制等环节起着关键作用。可实现高通量复杂化合物的分离和结构分析，与高通量药物筛选结合可进一步加快先导化合物的发现速度。

4. *药物毒理学研究新趋势*　新药安全评价是新药创新体系中不可缺少的重要组成部分。国际上新药安全评价和研究发展迅速，总的趋势是充分利用分子生物学、生物芯片技术、分子遗传学、细胞培养等现代理论和技术建立毒性评价模型，减少实验动物使用数量，提供新的检测终点和更灵敏的检测手段，在分子水平阐明药物毒性机制，提供与传统动物实验相同的或更多的有关受试药物的毒性信息，有些方法还可自动化，有利于对大量先导化合物潜在毒性快速、灵敏、经济地筛选。

（三）药物基因多态性与个体化用药的研究

1. *传统用药模式*　长期以来，人类使用的药物从某种意义上讲是一种统计学意义上的可以治疗疾病的药物，这是因为药物的开发和认证是从统计数据来证明某种药物对某种疾病具有一定的疗效。是根据开发这一药物的国家以当地种族人群为试验对象得出的给药剂量用药，从临床经验来判断个体的用药及剂量，由于用药剂量的个体差异，导致用药量并不适合该国或该地区的人群，从而引起疗效不好，甚至出现严重不良反应。

2. *基因为导向的个体化用药模式*　从临床药理学、药物基因组学和分子生物学分析，药物遗传多态性表现为药物代谢酶、药物转运蛋白以及药物作用靶位的多态性。这些多态性的存在可能导致许多药物治疗中药效和不良反应的个体差异。因

此，以基因为导向的个体化用药研究将为临床更安全、有效和更经济的合理使用药物提供重要的途径。①药物代谢酶的基因多态性。随着人类基因组研究的快速发展，证实患者个体遗传影响了药物的代谢、吸收、排泄的酶的独特变体。这可能决定了药物对患者有利、有害、甚至是致命的反应。药物代谢酶多态性研究主要集中在细胞色素氧化酶P450（CYP）的多态性研究上，人体内40%～50%的药物由CYP代谢，并且CYP遗传基因显示出多态性。人体内有6种CYP亚型参与药物代谢：CYP1A2、CYP2C9、CYP2C19、CYP2D6、CYP2E1和CYP3A4。其中CYP2C9、CYP2C19和CYP2D6的多态性与个体间差异有很大关联性。②药物转运蛋白的基因多态性。多药耐药基因MDR1编码的P-糖蛋白（P-gp）在药物的吸收和消除中具有重要的功能，是目前药物基因多态性研究的新方向。MDR1基因也具有遗传多态性，它与人体的P-gp表达具有相关性。③药物直接作用靶位的基因多态性。多数药物与特殊靶蛋白结合而发挥药理作用，这些靶蛋白包括受体、酶或与信号转导、细胞周期控制等有关的蛋白质。许多编码的药物作用靶位的基因表现为基因多态性，这些基因多态性会影响药物治疗的敏感性。

药学科学的基础研究正朝着多学科交叉的方向发展，特别是针对重大疾病的发病机制，充分运用分子生物学、细胞生物学、遗传学、生物化学等生命科学的重要理论、思路和研究手段，发现了新的药物作用靶点，如酶、受体、细胞因子、离子通道、核酸、糖类、脂肪等；以及可能的干预环节，如细胞信号转导、细胞调控、基因表达等。还利用与药学科学相关的生物信息学、计算机技术、化学等学科的最新研究成果发展药物研究的新方法、新技术。并将研究所建立的新理论、新方法和新技术积极应用于临床，如基因检测技术已逐步用于临床指导抗肿瘤、抗凝血药物的个体化用药。不仅促进了药学基础科学的发展，还为临床实践带来了质的飞跃。

五、名词释义

成本-效益分析（cost-benefit analysis，CBA）：是经济学的基本分析方法之一，它是将单个或多个药物治疗方案或其他干预措施所耗费的全部资源成本的价值和由此产生的结果的价值（效益）均以货币形态进行比较，进而衡量该方案的可行性或优选较佳方案。

成本-效果分析（cost-effectiveness analysis，CEA）：是一种用于对所有有治疗意义的，可供选择的治疗方案或干预措施的成本和效果进行鉴别、衡量和比较的方法，其目的在于通过分析寻找达到某一治疗效果时成本最低的治疗方案。它是分析和评价所有备选治疗方案的安全性、有效性和经济性的重要方法。

最小成本分析（cost-minimization analysis，CMA）：是在结果完全相同的情况下比较两个或多个治疗方案间的成本差异。在证实临床结果相同的情况下，其成本最低的治疗方案就是最理想的方案。

成本-效用分析（cost-utility analysis，CUA）：是成本效果分析的一种发展，与成本-效果分析不同的是，其结果是以社会效益来衡量的，是综合考虑治疗效果、病人的满意度，以及生活质量的提高等多种健康效用指标而进行的一种分析方法。

药物靶点（Target point）：是指药物在体内的作用结合位点，包括基因位点、受体、酶、离子通道、核酸等生物大分子。

孤儿受体（Orphan receptor）：在结构上与受体非常类似，但没有或未发现其特异性配体的受体样分子。常见于核受体家族，可能作为组成性转录因子而参与激素的生物学作用。

基因多态性（Genetic polymorphism）：是指在一个生物群体中，同时和经常存在两种或多种不连续的变异型或基因型（genotype）或等位基因（allele），亦称遗传多态性。

（李焕德　方平飞　彭六保）

第三节　色谱技术的原理和在治疗药物监测中的应用

一、色谱学发展与原理

（一）色谱学概述

色谱法最早是由俄国植物学家茨维特（Tswett）在1906年研究用碳酸钙分离植物色素时发现的，色谱法（chromatography）因之得名。后来在此基础上发展出纸色谱法、薄层色谱法、气相色谱法、液相色谱法。20世纪60年代末，用高压（>10MPa）、微填料（5～30μm）和新的检测器技术发明了近代高效液相色谱，使色谱分离速度、分离效率、检测灵敏度和应用范围等方面得到很大的改善，现在统称为高效液相色谱（HPLC）。近年来，色谱技术有了突飞猛进的发展，广泛地应用于许多领域，如石油化工、有机合成、能源环保、生理、化工、轻工食品、医药卫生乃至空间探索等。

多数的检测技术对生物基质中的药物成分测定往往不理想（比如血浆、血清、尿液中的药物成分），这是由于体内治疗药物浓度以及药物代谢物和降解物的浓度都是低水平的，并且生物基质中的干扰杂质几乎都是高水平的，需要优良的分离技术和具有高灵敏度的仪器设备。色谱法以其优异的分离检测能力，在生物基质中的定性定量检测中发挥巨大作用。

（二）色谱法的分类

依据色谱过程中流动相和固定相的两相物理状态、作用原理和分离系统的特征可以分为气相色谱与液相色谱。

气相色谱是以气体作流动相的色谱过程，包括气-固色谱（气-固吸附色谱）和气-液色谱（气-液分配色谱）。气体作流动相的优点是黏度小，在色谱柱内流动的阻力小，气体的扩散系数大，使被测组分在两相中的传质速度快，有利于高校、快速分离。和气-固色谱相比，气-液色谱由于其可供选择的固定液多，所以应用更广泛。气相色谱可用于沸点500℃以下、热稳定的各种药物的测定。

液相色谱是以液体作流动相的色谱过程，包括平板色谱和柱色谱，柱色谱的种类较多。不同种类的色谱柱可以进行不同类型的液相色谱分离，也产生了不同的液相色谱法，按分离基质主要有以下几种。

反相色谱：用非极性柱填料，水/有机溶剂做流动相，流动相极性＞固定相极性，是最常用的方法。

离子对色谱：类似于反相色谱。不同之处是加一种离子对试剂于流动相中，用于分离酸性和碱性组分。

正相色谱：用极性柱填料和有机流动相，流动相极性＜固定相极性。

尺寸排阻色谱：用带有一定孔径的惰性填料，流动相为水溶性或有机溶剂，用于分离不同分子量的组分，特别是大分子化合物。

离子交换色谱：用带电的官能团柱填料，能滞留住带相反电荷的离子。流动相用缓冲液、无机盐和水混合物。

（三）色谱分析的基本参数

假设样品以一个狭窄的“塞子”进入到流动相的气相或者液相中，在流动相的推动下，“塞子”沿着固定相向前移动，形成一条总谱带。在移动的过程中，总谱带内的组分开始彼此分离形成单个的谱带，同时各个单谱带本身也在不断地伸展。只有各个单谱带彼此之间的分离度大于它们本身的伸展速度时，最后各个单组分才能单独流出色谱柱的末端被检测器检测。通常的色谱理论涉及两个方面，即在色谱系统中谱带的保留和谱带的伸展两种特性，其主要的描述参数如下。

1. 色谱图　组分离开柱形成对称的峰，亦称高斯曲线。

2. 保留时间　每个组分都在其特征时间出现，这个时间就叫保留时间 t_R。

3. 分离度　相邻峰的 t_R 不同，有一个时间差 $\triangle t_R$，$\triangle t_R$ 大表示峰间分离好。

4. 峰宽　每个峰都有一定的宽度，由开始到最后逐步增加；对相邻的峰而言，宽峰比窄峰的分辨率差。

二、高效液相色谱

（一）高效液相色谱概述

现代的液相色谱仪一般都做成一个个单元组件，然后根据分析要求将各所需单元组件组合起来。最基本的组件是高压输液泵、进样器、色谱柱、检测器和数据系统（记录仪、积分仪或色谱工作站）。此外，还可根据需要配置流动相在线脱气装置、梯度洗脱装置、自动进样系统、柱后反应系统和全自动控制系统等。图 13-2 是具有基本配置的液相色谱仪的流程图。液相色谱仪的工作过程：输液泵将流动相以稳定的流速（或压力）输送至分析体系，在色谱柱之前通过进样器将样品导入，流动相将样品带入色谱柱，在色谱柱中各组分因在固定相中的分配系数或吸附力大小的不同而被分离，并依次流动。

目前常见的 HPLC 仪生产厂家国外有 Waters 公司、Agilent（安捷伦）公司、Shimadzu（岛津）公司等，近年国内涌现一些出色的色谱企业，比较代表的有安莱科公司（ANAX）的全自动化色谱分析系统，该系统不仅具备传统意义上的色谱分离功能，还高度集成复杂分离、传递与控制系统，成为药物研究领域强大的色谱分析系统（图 13-3）复杂多维分析系统）。其他的还有大连依利特公司、浙江天普、上海伍峰分析仪器厂、北京分析仪器厂等。

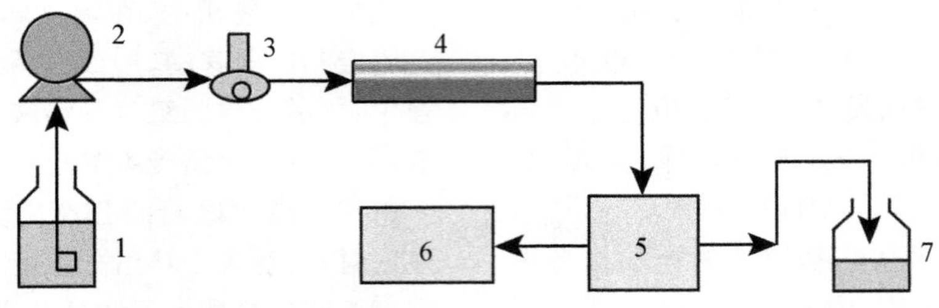

图 13-2　高效液相色谱基本配置

注：1. 洗脱溶剂；2. 色谱泵；3. 进样阀；4. 色谱柱；5. 检测器；6. 色谱外注器；7. 废液瓶

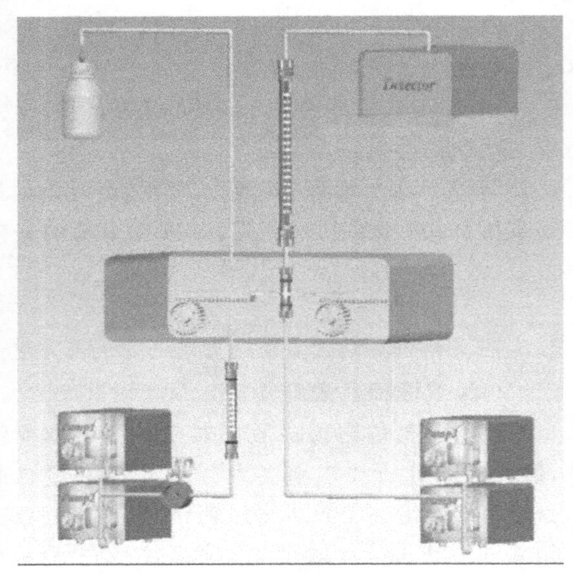

图 13-3　复杂自动化多维色谱分析系统

(二)高效液相色谱柱与填料

色谱是一种分离分析手段，分离是核心，因此担负分离作用的色谱柱是色谱系统的心脏。对色谱柱的要求是柱效高、选择性好，分析速度快等。市售的用于 HPLC 的各种微粒填料如多孔硅胶以及以硅胶为基质的键合相、氧化铝、有机聚合物微球(包括离子交换树脂)、多孔碳等，其粒度一般为 3、5、7、10μm 等，柱效理论值可达 5～16 万/米。对于一般的分析只需 5000 塔板数的柱效；对于同系物分析，只要 500 即可；对于较难分离物质对则可采用高达 2 万的柱子，因此一般 10～30cm 左右的柱长就能满足复杂混合物分析的需要。

柱效受柱内外因素影响，为使色谱柱达到最佳效率，除柱外死体积要小外，还要有合理的柱结构(尽可能减少填充床以外的死体积)及装填技术。即使最好的装填技术，在柱中心部位和沿管壁部位的填充情况总是不一样的，靠近管壁的部位比较疏松，易产生沟流，流速较快，影响冲洗剂的流形，使谱带加宽，这就是管壁效应。这种管壁区大约是从管壁向内算起 30 倍粒径的厚度。在一般的液相色谱系统中，柱外效应对柱效的影响远远大于管壁效应。

色谱柱的选择是色谱方法建立过程中的重要过程，即使同一根色谱柱，如果所用流动相和其他色谱条件不同，也可能成为不同的分离方式。选择分离方式大体上可以参照图 13-4。

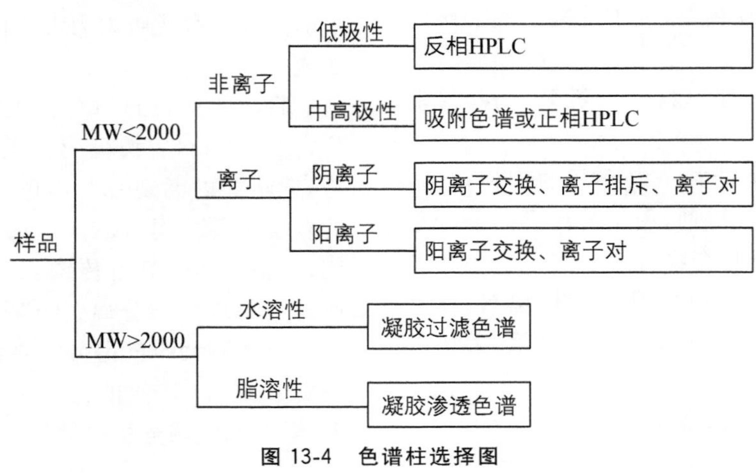

图 13-4　色谱柱选择图

（三）高效液相色谱检测器

检测器是 HPLC 仪中把洗脱液中组分的量转变为电信号的系统。HPLC 的检测器要求灵敏度高、噪声低（即对温度、流量等外界变化不敏感）、线性范围宽、重复性好和适用范围广。

HPLC 检测器按检测原理可分为光学检测器（如紫外、荧光、示差折光、蒸发光散射）、热学检测器（如吸附热）、电化学检测器（如极谱、库仑、安培）、电学检测器（电导、介电常数、压电石英频率）、放射性检测器（闪烁计数、电子捕获、氦离子化）以及氢火焰离子化检测器；按测量性质可分为通用型和专属型（又称选择性）。通用型检测器测量的是一般物质均具有的性质，它对溶剂和溶质组分均有反应，如示差折光、蒸发光散射检测器。通用型的灵敏度一般比专属型的低。专属型检测器只能检测某些组分的某一性质，如紫外、荧光检测器，它们只对有紫外吸收或荧光发射的组分有响应，按检测方式分为浓度型和质量型，浓度型检测器的响应与流动相中组分的浓度有关，质量型检测器的响应与单位时间内通过检测器的组分的量有关，检测器还可分为破坏样品和不破坏样品的两种。

蒸发光散射检测器（ELSD）是一种用于不挥发成分检测的新型检测器。ELSD 特别适用于紫外吸收波长短的，检测比较困难的样品，如人参中人参皂苷、黄芪中黄芪内酯、银杏中银杏苦内酯 A、B、C 等。

（四）高效液相色谱在常用药物研究中的应用

高效液相色谱广泛用于药物含量与血药浓度的测定，比如抗真菌药物、抗癫痫药物、心血管类药物、中药成分分析等。

抗生素品种繁多，临床应用广泛，其中万古霉素是链霉菌产生的的糖肽类抗生素，静脉滴注 0.5g 和 1.0g 时血药峰浓度分别为 10～30mg/L 和 25～50mg/L。浓度过高时耳、肾不良反应明显增加，因此临床需进行血药浓度监测。由 ANAX 公司开发的全自动化色谱分析系统，获得非常良好的色谱峰型、分析灵敏度及可靠性程度，具体条件如下：采用新型的二维高效液相色谱系统，第一维（LC1）由 ANAX 公司（安莱科分析仪器有限公司，中国，长沙）FLC-2420A 色谱泵（Pump1），辅助高压输液泵，FLC-2420B（Pump2）及二位切换阀（Idex，美国）构成；第二维（LC2）由岛津 LC-20ATvp 四元低压色谱泵（Pump3）、SPD-20Avp 检测器（Detector）、LCSOLUION 工作站，SIL-20A 自动进样器（SIL，定量环为 500μl）构成；LC1 色谱柱为 ASTON C18（4.6mm×50mm，5μm，ANAX，中国长沙），流动相为 10mmol/L 醋酸铵：乙腈：＝0.90：0.10（V/V）（醋酸调 pH 为 3.8），流速为 1.0ml/min；陷阱柱采用 ASTON SCX（4.6mm×20mm，5μm），辅助泵溶液为 10ml 磷酸水溶液（醋酸调 pH 为 3.0）；LC2 为 ACR C18 色谱柱（250mm×4.6 mm i.d，5μm，资生堂，日本），流速为 1.2ml/min，流动相为 50mmol/L 醋酸铵：乙腈：＝87：13（V/V）（醋酸调 pH 为 5.2）流速为为 1.2ml/min，检测波长为 282nm。图 13-5 和图 13-6。

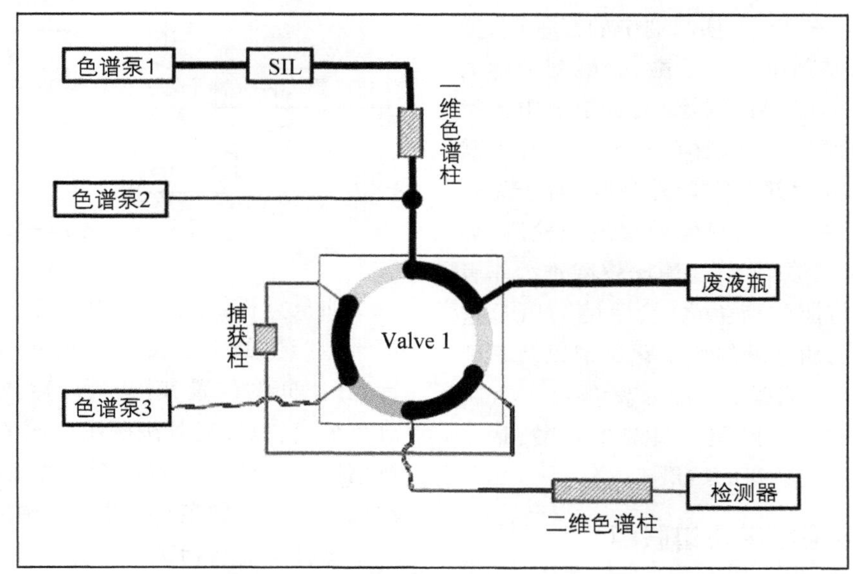

图 13-5 2D-LC-UV 系统工作原理示意图

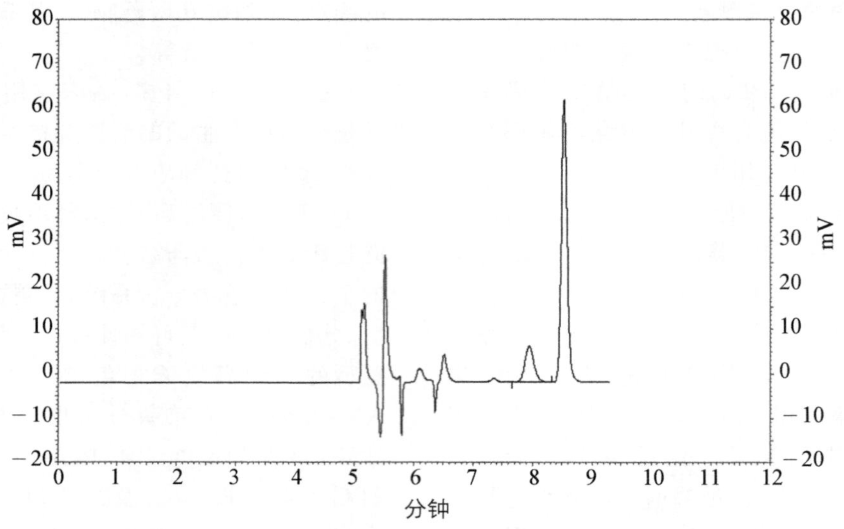

图 13-6　2D-LC-UV 系统工作原理示意图

高效液相色谱法(HPLC)也是中药分析最有发展前途的分析方法之一。在中药分析中目前应用最多的色谱类型是反相色谱,常用十八烷基键合相柱,流动相多为水-甲醇和水-乙腈系统,并可适当调节 pH 或加入少量盐以增加分离选择性。为防止柱污染,纯化步骤需注意,针对杂质性质不同,采用不同小柱是达到纯化目的的好措施,如大孔树脂可除去糖干扰,聚酰胺小柱是达到纯化黄酮类成分,氧化铝和药用炭混合填料小柱可除去样品中少量杂质及色素,也可选用 P-系列色谱预处理小柱。

HPLC 测定中药中各成分的文章很多,如测定黄连、黄柏制剂中的小檗碱、巴马丁、药根碱等含量,芍药制剂中的芍药苷,丹参制剂中的丹参酮、原儿茶醛等,金银花制剂中的绿原酸,蟾酥制剂中的蟾毒内酯,银杏制剂中的黄酮等,大黄制剂中大黄酸,西红花制剂中西红花苷,甘草制剂中的甘草酸等等,上述测定成分大部分有紫外吸收,对于无长紫外吸收特征的一些成分,只能用短波长检测,如麻黄制剂中的麻黄碱等测定,检测比较困难。作者用化学衍生方法,将胆酸衍生化,然后用 HPLC 进行分离,使之与溶剂和过量的衍生化试剂以及其他组分分开,用 254nm 波长检测,分离测定了六神丸、六应丸、牛黄消炎丸、蛇胆川贝液中胆酸、猪去氧胆酸等,获得了比较满意的结果。

三、液相色谱质谱联用

(一)质谱仪器的种类

质谱仪是将被测物质离子化,按离子的质荷比分离,测量各种离子谱峰的强度而实现分析的仪器。1912 年汤姆逊(J. J Thomason)用于发现质量数为^{22}氖核素的阳极射线管就是质谱仪的前身。现代的质谱仪种类非常多,工作原理和应用范围也有很大的不同,其大致结构,如图 13-7。但通用过程包括,进样系统将待测物在不破坏系统真空的情况下导入离子源,离子化后由质量分析器分离检测;计算机系统对仪器进行控制、采集和处理数据,并可将质谱图与数据库中的图谱进行比较,进行定性定量分析。LC-MS 是通过电喷雾电离或大气压化学电离作为离子源,使有机化合物分子电离。

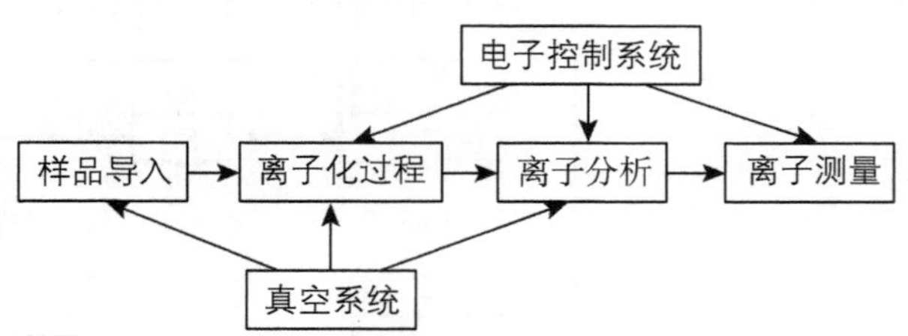

图 13-7　质谱仪的基本构造

质量分析器是质谱的核心。质量分析器是将离子源产生的离子按其质量和电荷比(m/z)的不同、在空间的位置、时间的先后或轨道的稳定性等进行分离,以便得到按照质荷比的大小顺序而成的质谱图。质量分析器的两个主要技术参数是所能测定的质荷比的范围(质量范围)和分辨率。常用的质量分析器包括磁质量分析器、四级杆质量分析器、飞行时间质量分析器、离子阱质量分析器和离子回旋共振质量分析器。本章节将重点介绍 LC-

MS 中应用最多的质量分析器：四极杆质谱仪、离子阱质谱仪和串联质谱。

1. 四极杆质谱仪(single quadrupole LC/MS)　四极杆质谱仪因其由四根平行的棒状电极组成而得名(图 13-8)。粒子束在与棒状电极平行的轴上聚焦，一个支流固定电压(DC)和一个射频电压(RF)作用在棒状电极上，两对电极之间的电位相反。对于给定的直流和射频电压，特定的质荷比的离子在轴上稳定运动，其他质荷比的离子则与电极碰撞湮灭。将 DC 和 RF 以固定的斜率变化，可以实现质谱扫描功能。四极杆分析器对选择离子分析具有较高的灵敏度。四极杆质谱仪应用于 ESI 和 APCI 最为广泛。四极杆质谱仪有悠久的应用历史，性能稳定，可同时提供优质的定性和定量结果。有全扫描(full scan)和选择离子监测(selected ion monitoring，SIM)两种不同扫描模式，扫描速度快，灵敏度高，尤其是选择离子检测方式它以最大的采集效率，有选择性地检测单个或几个质量离子，从而降低信噪比，提高灵敏度几个数量级，特别适合于各种定量分析，满足高通量分析要求。

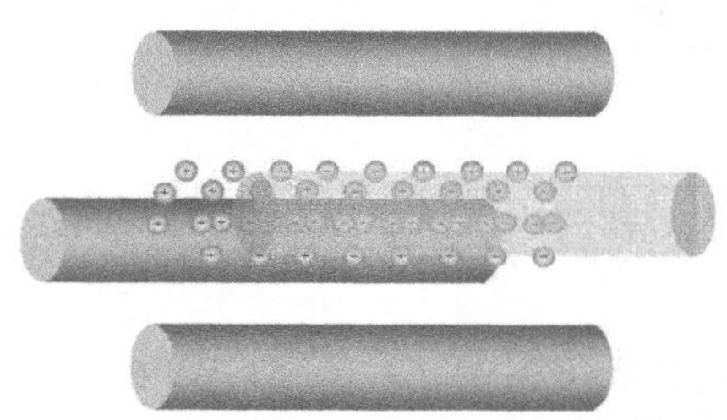

图 13-8　四极杆质谱的结构图

2. 离子阱质谱仪(ion trap LC/MS)　离子阱质谱仪是 20 世纪 80 年代推出的商品仪器。离子阱质谱仪由两个端盖电极和位于它们之间的类似四极杆的环电极构成。端盖电极施加支流电压或接地，环电极施加射频电压(RF)，通过施加适当电压就可以形成一个势能阱(离子阱)。根据 RF 电压的大小，离子阱就可以捕获某一质量范围的离子。离子阱可以储存离子，待离子累积到一定数量后，升高环电极上的 RF 电压，离子按质量从高到低的次序依次离开离子阱，被电子倍增检测器检测。目前离子阱分析器已发展到可以分析质荷比高达数千的离子。

3. 串联质谱(Tandem mass spectrometry)　两个或更多的质谱连接在一起，称为串联质谱。最简单的串联质谱(MS/MS)由两个质谱串联而成，其中第一级质量分析器(MS^1)将离子预分离或加能量修饰，由第二级质量分析器(MS^2)分析结果。常见的形式有串联质谱和采用(多级)四极杆质谱、四极杆离子阱质谱、四极杆和磁质谱混合式(hybride)串联质谱和采用多个扇形磁铁的串联磁质谱。现今，串联质谱已从过去以磁质谱为主的大型化转向小型化、专属性强和多功能的趋势。

(二)液相色谱-质谱联用的接口

液相色谱和质谱仪器联用是通过一个“接口”来实现的，LC-MS 技术的关键在于解决高通量的液相色谱和高真空的质谱仪器之间的矛盾。在接口研制方面、前后发展了有 20 多种，其中主要有直接导入界面、传送带界面、渗透薄膜界面、热喷雾界面和粒子束界面，但这些技术都有不同方面的限制和缺陷，直到强大、灵敏的大气压电离(API)技术成熟后，LC-MS 才得以迅速发展，成为科研和日常分析的有力工具。

大气压电离是指离子化在常压下完成，是 LC-MS 最常用的离子化方式，常见的大气压电离包括电喷雾电离(electrospray ionization，ESI)和大气压化学电离(atmosphere pressure chemical ionization，APCI)。由于大气压电离源独立于高真空状态的质控分析器之外，ESI 和 APCI 可共用同一个接口，所以两个电离源之间的切换非常方便。更重要的，可得到最佳的分析结果，既可满足低流速或高流速不同应用要求，还能保持很高的灵敏度和较好的重现性。以下主要介绍这两种接口技术及其应用。

1. 电喷雾电离　1988 年，美国科学家约翰·芬恩在耶鲁大学化学工程系首先研制出电喷雾电离质谱技术，从而使质谱领域产生了革命性的改变，使得质谱仪既可以分析有机小分子化合物，又可以分析大而复杂的生物分子。这一发明让他获得了 2002 年度的诺贝尔化学奖，并影响到了药物发现到识别的广泛领域。

电喷雾电离是应用范围最广的电离方式，20 世纪 90 年代后，无论是仪器制造还是实际应用都得到了高速增长和全面发展。电喷雾电离既作为液相色谱和质谱仪之间的接口装置，同时又是电离装置。它的主要部件是一个多层套管组成的电喷雾喷嘴，最内层是液相色谱流出物，外层通入氮气作为喷雾气体。某些接口还增加了雾化气设计，其主要作用为改善喷雾条件以提高离子化效率。以一定流速进入喷口的样品溶液及流动相，经喷雾作用被分散成直径为1～3μm的细小液滴。在喷口和毛细管入口之间设置的几千伏特的高电压的作用下，这些液滴由于表面电荷的不均匀分布和静电引力而被破碎成更小的液滴。在加热的干燥氮气的作用下，液滴中的溶剂被快速蒸发，直至表面电荷增大到库伦排斥力大于表面张力而爆裂，产生带电的子液滴。子液滴中的溶剂继续蒸发引起再次爆裂。此过程循环往复直至液滴表面形成很强的电场，而将离子由液滴表面排入气相中，如图13-9所示(Simon J. Gaskell,1997)。进入气相的离子在高电场和真空梯度的作用下进入玻璃毛细管，经聚焦单元聚焦，被送入质谱离子源进行质谱分析。其中值得一提的是电喷雾喷嘴的角度，如果喷嘴正对取样孔，则取样孔易堵塞。因此，有的电喷雾喷嘴设计成喷射方向与取样孔不在一条线上，而错开一定角度。这样溶剂雾滴不会直接喷到取样孔上，使取样孔比较干净，不易堵塞。

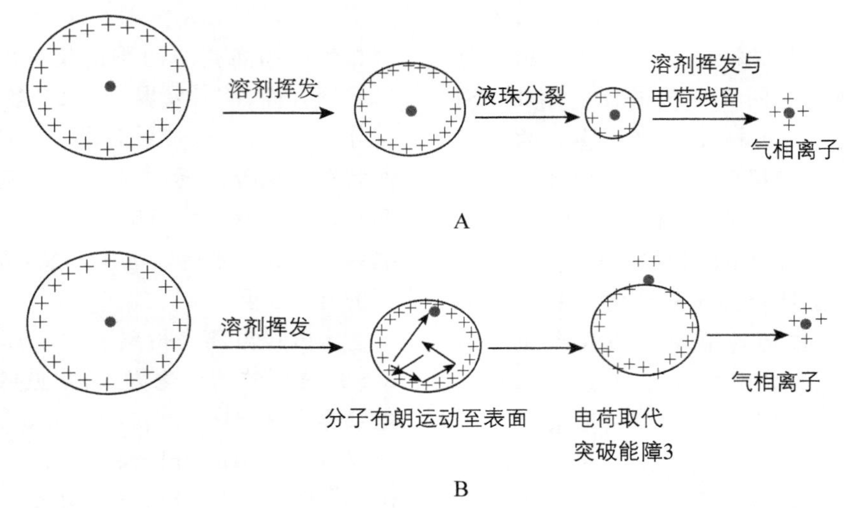

图13-9　ESI电离方式过程理论

A，电荷残留理论；B，1993年芬恩修正的离子挥发理论

电喷雾电离源是一种软电离方式，即便是分子量大，稳定性差的化合物，也不会在电离过程中发生分解，适用于容易在溶液中形成离子的样品和极性化合物。因具有多电荷能力，所以其分析的分子量范围很大，既可用于小分子分析，又可用于多肽、蛋白质和寡聚核苷酸分析。ESI源一般使用的去溶剂温度在200℃左右，与APCI相比，更适合分析对热不稳定的样品。

2. *大气压化学电离*　APCI的结构与电喷雾源大致相同，不同之处在于APCI喷嘴的下游设置一个针状放电电极，通过放电电极的高压放电，使空气中某些中性分子电离，产生H_3O^+，N_2^+，O_2^+和O^+等初级离子，再由这些初级离子与样品分子进行质子或电子交换而使其形成[M＋H]$^+$或[M－H]$^-$，并进入质谱仪。APCI也是很软的电离，是在大气压下利用电晕放电来使气相样品和流动相电离的一种离子化技术，要求样品有一定的挥发性，适用于非极性或低、中等极性的化合物。有些分析物由于结构和极性方面的原因，用ESI不能够产生足够强的离子，可以采用APCI方式增加离子产率，所以APCI是ESI的很好补充。

3. *基质辅助镭射脱附法(MALDI)*　基质辅助镭射脱附法，主要是由传统的镭射脱附法(LD)改良而來。传统的镭射脱附法于1906年已被提出，1987年波萨玛司(M. A. Posthumus)等人就加以应用于核苷酸、氨基酸、糖类等较小的生化分子的研究，其方法是将高能量的镭射光束照射在固体表面上，可从表面脱附出完整的离子，再以质谱仪加以分析。由于镭射的能量很高，易将欲分析的化合物打成许多的离子碎片，而使得质谱图上出現较多的干扰，若将分子量较大的样本加以分析，会因干扰过大而无法进行分析。另外传统的LD离子化的上限不超过1000。

田中耕一在一项学术会议中首度展示了以镭射脱吸附法，成功地分析一完整的蛋白质分子的图谱，对以LD为基础的离子脱附技术，用于分析大分子量的物质，带来重大的突破。1988 年基质辅助镭射脱吸附（MALDI）正式被引进。MALDI 与传统 LD 分析上最大的不同处在于离子化时样本处理的方式，MALDI 在离子化前，会先将分析样本，与小分子量的有机分子（具有高度吸收镭射能量特性）基质加以混合，然将大约 1μl 的样本基质混合物点置于平滑的样品金属表面上，待其干燥形成固体结晶后，放于质谱仪离子源中施以镭射脉冲，基质可将所吸收的能量转移给样本分子，使之游离为气相状态，并转变为离子。由于基质的辅助，可将需要离子化大蛋白的镭射能量降低，可有效避免先前因镭射源太强使得欲分析的样本断为多个片段，而使干扰过大的困扰。

（三）质谱在药物研究中的应用

他汀类药物泛指羟甲基戊二酰辅酶 A（HMG-CoA）还原酶抑制药，此类药物通过竞争性抑制内源性胆固醇合成限速酶（HMG-CoA）还原酶，阻断细胞内羟甲戊酸代谢途径，使细胞内胆固醇合成减少，从而反馈性刺激细胞膜表面（主要为肝细胞）低密度脂蛋白受体数量和活性增加、使血清胆固醇清除增加、水平降低。

他汀类药物由于结构上缺少强的碱性胺基团，只能依靠呋喃环上氧原子进行 ESI 正离子化，基质效应远大于其他类药物，因此常规的样品处理方法难以获得好的结果。ANAX 公司的 FLC 2420 系统采用二维三级模式，最大程度去除基质，与 LC-MS/MS 连接后即使 500 次进样内峰响应值高度稳定（图 13-10）。

四、气相色谱与气相色谱质谱联用系统

气相色谱法具有极强的分离能力，但它对未知化合物定性能力差；质谱对未知化合物具有独特的鉴定能力，但它要求被测组分是纯化合物或 2～3 个组分的混合物。将 GC 与 MS 联用，彼此扬长避短，无疑是复杂混合物分离和检测的有力工具。GC-MS 既可对未知化合物定性，又可对痕量组分定量。它灵敏度高、适用范围广，是应用最早、最多的联用技术。但它也有一些不足之处，主要是对几何异构体辨别能力差，甚至完全无法辨认。

气相色谱法是 1952 年 GS James 等引入分析化学后迅速发展起来的一种分离分析方法，由于气相色谱法具有分离和分析两种功能的测定技术，同时具有选择性好、灵敏度高、用样量少、分析速度快和应用范围广等特点，特别适合组分比较复杂的生物样品中微量药物及其代谢物的分离测定。

气相色谱法的主要缺点是要求被测药物及其代谢物必须具有一定的挥发性和热稳定性。一些遇热不稳定、极性大的药物及其代谢物不宜用该法测定。随着固定相的发展以及各种衍生化试剂的广泛应用，生物样品测定不再受到限制，是该法成为体内药物分析与药物动力学研究中的重要手段之一。

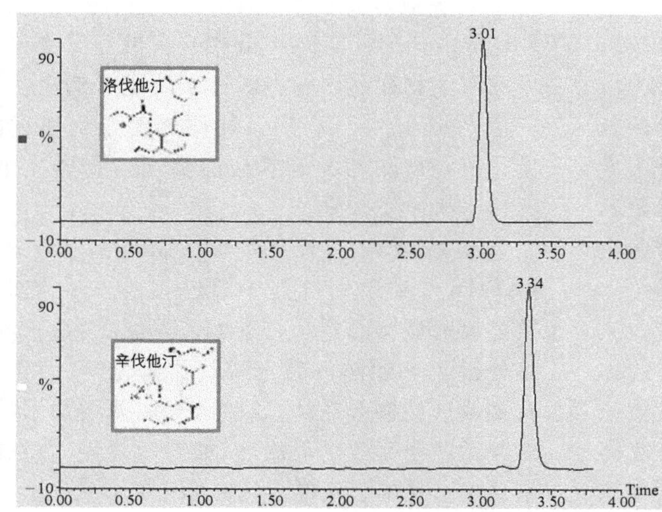

萃取柱：SCX(100mm×2 1,5μm)
中间柱：RP C_{18}（10mm×2 1,5μm)
萃取流动相：水：乙腈＝25：75（*v/v*）
分析柱：Halo C_{18} (100mm×2.1mm，2 7μm)
分析流动相：0 01% 甲酸：乙腈＝24：76（*v/v*）
质谱：WATERS premier 正离子模式
样品：血浆稀释 4 倍

图 13-10　质谱在他汀类药物动力学中的应用

(一)气相色谱的基本原理

气相色谱法是以气体为流动相的色谱法。在气相色谱中被测样品中各组分在固定相与载气间分配，由于各组分的分配系数不同，由于差速迁移而分离。流出色谱柱的各组分，依次被载气带入检测器；检测器将物质的质量变化转变为电压或电流变化，由记录器记录电压或电流随时间的变化，即色谱的峰高或峰面积。而色谱峰高或峰面积与被测物质的含量成正比，可用于被测组分的定量分析。物质的色谱峰出峰时间与物质特性有关，因此可利用色谱峰的出峰时间即保留时间进行定性分析。

(二)气相色谱柱与填料

色谱柱：一般气相色谱法中使用的柱管可用玻璃、不锈钢、铜、铝及特氟隆塑料等制成。在体内药物分析中，以玻璃柱最为常用。具有一定的惰性，可以在较高温度下使用，在对生物样品的分析中，可以减少样品中被测药物的热催化分解和吸附。

体内药物分析中常用的色谱柱分为填充柱和毛细管柱两类。填充柱多用内径 4～6mm 的不锈钢管制成螺旋形管柱，充填固定相而构成，常用柱长为 2～4m，毛细管柱常用内径 0.1～0.5mm 的玻璃或弹性石英毛细管，柱长可达几十米至上百米。可分为空心毛细管柱及填充毛细管柱。

色谱柱中的固定相由固定液和载体组成，现在已有许多不同种类的固定液和载体可供选用。

1. *固定液*　固定液一般都是一些高沸点的液体，在室温时为固态或液态。对固定液的要求：①在操作温度下呈液体状态及蒸气压低；②固定液对样品中各组分有足够的溶解能力，分配系数较大；③选择性能高，对两个沸点或性质相近的组分的分配系数比不相等；④固定液与样品中的各组分不产生化学反应。常用的固定液有聚硅氧烷类和聚乙二醇等。其中聚硅氧烷类是目前应用最广的通用型固定液。

固定液一般可以根据“相似性原则”进行选择，按被分离组分的极性或官能团与固定液相似的原则来选择，这是因为相似相溶的缘故。例如，被分离药物为非极性的，可选非极性固定液；被分离药物为极性的，可选择极性固定液；若分离药物为酯或醇，可选酯、聚酯或醇、聚乙二醇类固定液。在实际工作中，对于一些难分离样品，使用一种固定液达不到分离目的时，还可采用混合固定液，即将两种固定液按一定比例混溶，然后涂在载体上。

2. *载体*　载体又称为担体。大多数载体是硅藻土型，它们具有多孔性和较大的表面积。常用的载体为白色硅藻土，如 Chromosorb G、Chromosorb W 和 GAS Chromosorb Q 等。

色谱柱的制备需经固定液的涂渍、老化及色谱柱的填充等步骤。

首先将固定液溶解于挥发性溶剂中，然后按一定比例与载体混合，在混合过程中缓缓挥去有机溶剂，使固定液均匀涂渍在载体上。

可先将固定相放入烘箱进行静态老化，然后再将固定相装入色谱柱连接在仪器上，用较低的载气流速，在略高于被测组分的测定温度及低于固定液的最高使用温度的条件下进行动态老化。当老化至仪器基线平直，即可供装柱使用。

(三)气相色谱检测器

气相色谱仪的检测器有三十多种，用于生物样品中药物及其代谢物测定的主要有氢焰离子化检测器、碱焰离子化检测器、电子捕获检测器和质谱检测器 4 种。

1. *氢焰离子化检测器*　氢焰离子化检测器(FID)是体内药物分析中应用最广泛的检测器。能在氢-空气火焰中电离的有机药物及其代谢物都能被检测出来，无机物与惰性气体对该检测器均不产生电信号。因此，被测组分经萃取浓集之后，得到的残渣用二硫化碳代替甲醇丙酮等溶解进样，这样可避免溶剂的干扰。火焰离子化检测器的有效检测浓度在 100ng/ml 以上，最低检出量可达 1ng。对于大多数有机药物都能应用，费用不高。由于 FID 能对任何一瞬间流出柱的有机分子作出响应，因此对生物样品中的内源性杂质也有响应，可能会产生电信号。所以，用该检测器测定生物样品时，应尽量将被测药物及其代谢物同生物样品中的内源性有机杂质分开。

2. *碱焰离子化检测器*　碱焰离子化检测器(AFID)是利用有机分子通过氢-空气火焰时产生热电离而进行测定。与 FID 不同之处：该检测器火焰处设置有加热的碱金属盐如卤化钠、卤化铯、卤化铷或硅酸铷等晶体，这些碱金属盐增加了检测器对某种特定元素的灵敏度，如专门对氮、硫、磷等元素敏感。称为氮-磷检测器(NPD)。

新型的 NPD 使用了不挥发性的铷玻璃珠，热稳定性好，使用寿命长。其原理是：处于火焰加热过程中的有机药物，若受热程度不足以达到完全燃烧时，一部分将发生热解，此时含氮的有机药物生成一种稳定的中间产物—氰基(CN)。氰基能从碱盐上获得一电子,形成氰离子和带正电荷的碱盐离子。产生的碱盐离子能被铷玻璃珠重新捕获,而氰离子则移向收集极并释放出电子,产生电信号。因为只有有机含氮药物才能产生氰基,所以测定时使用氮作为载气并不发生干扰。测定含磷有机药物的原理相同,只不过中间产物是 PO 或 PO_2 而已。

由于 NPD 对含氮或含磷的有机物特别敏感,所以常用于测定生物样品中含氮有机药物及其代谢物,因此药物分子结构中的含氮杂环一般比较稳定,这一基本母核在体内代谢过程中一般不会变化,所以原形药物与代谢药都能同时被检出。该检测器不仅可以检出微量的含氮、磷元素的组分,而且对于药物浓度很低的生物样品,将萃取后的残渣用不含氮元素的溶剂溶解进样,则不会产生溶剂峰,这样可避免溶剂峰对被测组分的干扰,有利于组分检测。

3. 电子捕获检测器　电子捕获检测器(ECD)是一种有选择性的高灵敏度的检测器。它对含有电负性原子或官能团(如卤素、硝基、氰基、硫基、多环芳烃以及金属有机化合物等)的有机及无机化合物特别敏感,具有选择性。因此它被广泛用于含卤素和硝基有机药物的检测。它的工作原理是由放射源(一般是 ^3H 或 ^{63}NI)发出的 β 射线使载气分子电离,产生慢速度低能量的电子。色谱柱流出物中含有亲电子基团的组分分子捕获了这些慢速电子而变成负离子,这种负离子能够与载气放射粒子轰击所产生的正离子复合,从而使检测器始电流下降,产生电信号。

(四)气相色谱质谱联用

气相色谱-质谱(gas chromatography-mass spectrometry,GC-MS)联用始于 1957 年,20 世纪 80 年代后已开始普及应用。GC-MS 结合了气相色谱和质谱的优点,弥补了各自的缺陷,因而具有灵敏度高、分析速度快、鉴别能力强等特点,可同时完成待测组分的分离和鉴定,特别适用于多组分混合物中未知组分的定性定量分析、化合物的分子结构判别、化合物分子量测定,是目前能够为 pg 级试样提供结构信息的工具。已广泛应用于尿、血、组织等生物样本中药物或内源性物质的定性定量分析。

GC-MS 的发展可分为两个阶段:

1. 联用　即将 GC 和 MS 通过接口连接起来,GC 将复杂混合物分离成单组分进入 MS 进行检测和鉴定。自 1957 年 Holmes 和 Morrell 首次报道 GC-MS 以来,GC 是 MS 的进样装置,还是 MS 是 GC 的一个检测器一直是一个争议的问题,而且似乎前一个观点还颇占上风。美国 Amal. Chem. 两年一次的气相色谱基础评论中,1994 年以前 GC-MS 是作为联用仪器自成系统的。

2. 常规气相色谱检测器　自 20 世纪 80 年代初出现小型或台式 GC-MS 后,特别是进入 20 世纪 90 年代,由于适于 GC-MS 的应用与日俱增,MS 外形尺寸变小、成本和复杂性下降,以及稳定性和耐用性的提高,已使它成为常规气相色谱检测器之一。为了区别于大型 GC-MS 联用仪,近年称其为质谱检测器(mass spectrometric detectors,MSD)或质量选择性检测器(mass selective detectors),走进了一般的实验室。美 Anal. Chem. 1996 年已将 MSD 与其他常规气相色谱检测器放在一起评论。在近 5 年 MSD 的发展主要是软件更加完善,使用者更易操作。

MSD 系统主要由四部分组成:接口、质谱检测器、计算机系统和真空系统,见图 13-9。毛细管柱出口直接插入离子源内,载气被真空抽走,被测组分被电离成分子离子和各碎片离子,经加速、聚焦后进入四级杆质量分析器,将各离子按质荷比分离后,在离子检测器上变成电流信号输出。该信号经计算机收集、处理和检索后,可打印出各种色谱图、质谱图和鉴定结果。真空系统保证整个 MSD 在真空状态下工作。MSD 由离子源、质量分析器和离子检测器组成。它们安装在一金属密封箱内,真空度达 $10^{-4}\sim10^{-5}$Pa。

(五)气-质联用技术在体内药物分析中的应用示例

王晓英等建立了 GC-MS 法测定人血浆中盐酸地芬尼多药物浓度的方法,并应用于地芬尼多口崩片的临床药代动力学研究,具体条件如下:

DB-17MS 毛细管柱(15m × 0.25mm,0.25μm),程序升温:起始温度 100℃,按 25℃/min 的速度升温至 280℃,保持 1min,再按 50℃/min 升温至 300℃,保持 1.6min;载气为氦气,流速 1.0ml/min;进样口温度 250℃。MS 源温度 230℃;四级杆温度 150℃;电子轰击能量为 70eV。在实验条件下,血浆中内源性杂质不干扰目标物测定。DFND 和 IS 的保留时间分别为 7.80 和 7.97min,它们的分子离子峰分别为 m/z309 和 m/z357。选择 DFND 的碎片基峰 m/z98、IS 的碎片基峰 m/z138 进行定量测定。

五、名词释义

色谱法(chromatography):是一种利用混合物中诸组分在两相间的分配原理以获得分离的方法。

高效液相色谱法(high performance liquid chromatography,HPLC)又称"高压液相色谱"。是色谱法的一个重要分支,以液体为流动相,采用高压输液系统,将具有不同极性的单一溶剂或不同比例的混合溶剂、缓冲液等流动相泵入装有固定相的色谱柱,在柱内各成分被分离后,进入检测器进行检测,从而实现对试样的分析。

质谱检测器(mass spectrometric detectors,MSD):是一种与光谱并列的谱学方法,质谱学方法被认为是一种同时具备高特异性和高灵敏度且得到了广泛应用的普适性方法。质谱仪器一般由样品导入系统、离子源、质量分析器、检测器、数据处理系统等部分组成。

气相色谱(gas chromatography 简称 GC):是利用物质的沸点、极性及吸附性质的差异来实现混合物的色谱分离系统,可分为气固色谱和气液色谱,并用气体作为移动相。它在工业、农业、国防、建设、科学研究中都得到了广泛应用。

色谱质谱联用仪(LC/MS,GC/MS):把液相或气相色谱与质谱联合起来使用,实际上是把质谱仪作为色谱仪的一个通用检测器来使用,通常包括色谱导入系统、离子源、质量分析器、检测器、真空泵等部件。

(李焕德　王　峰)

参考文献

[1] 宿凌,张雷.药事管理学[M].上海:华东理工大学出版社,2010.

[2] 国家食品药品监督管理局.药品注册管理办法[S].局令[2007]第28号.

[3] 国家食品药品监督管理局.药物临床试验质量管理规范[S].局令[2003]第3号.

[4] 夏培元.药物临床试验实施与质量管理[M].北京:人民军医出版社,2010.

[5] 田少雷.药物临床试验与GCP[M].北京:北京大学出版社,2003.

[6] 国家食品药品监督管理局,卫生部.关于印发《药物临床试验机构资格认定办法(试行)》的通知[S].国食药监安[2004]44号.

[7] 李家泰.临床药理学[M].第3版.北京:人民卫生出版社,2007:452-471.

[8] 郑筱萸.《药品临床试验管理规范》培训教材[M].北京:中国医药科技出版社,2000.

[9] Phillip I. Good. A manager's guide to the design and conduct of clinical trials[M]. 2ed. John Wiley & Sons, Inc.,2006.

[10] The Sixth International Conference on Harmonization of Technical Requirements for Registration of Pharmaceuticals for Human Use(ICH-6). New Horizons and Future Challenges. Conference Program, Nov. 12-25, 2003, Osaka, Japan.

[11] WHO. Guidelines for Good Clinical Practice(GCP) for Trials on Pharmaceutical Products. WHO Techn Rep Ser, No 850, Annex 3. Geneva, 1995: 97-131.

[12] John I. Gallin, Frederick P. Ognibene. Principles and Practice of Clinical Research[M], 2ed. Elsevier Inc. 2007.

[13] 屈建.医院药学的科研选题[J].中南药学,2004,2(1):3-5

[14] 单婷婷,董瑞华,秦小清,等.药物基因多态性与个体化用药的研究进展[J].医药导报,2010,29(1):64-67.

[15] Amitava Dasgupta[美]著.药物检测方法治疗性用药与药物滥用[M].陆林、等译.北京:人民卫生出版社,2011.

[16] 于世林.高效液相色谱方法及应用[M].第2版.北京:化学工业出版社,2005.

[17] 吴烈钧.气相色谱检测方法[M].第2版.北京:化学工业出版社,2005.

[18] Lloyd R[美]等,著.现代液相色谱技术导论[M].陈小明,等译.北京:人民卫生出版社,2012.

[19] Gross. J. H[德]编著. Mass Spectrometry.[M].第2版.影印版.北京:科学出版社,2012.

[20] 盛龙生,汤坚等.液相色谱质谱联用技术在食品和药品分析中的应用[M].北京:化学工业出版社,2008.

[21] 向平,沈敏,卓先义.液相色谱-质谱联用技术在药物和毒物分析中的应用[M].上海:上海科学技术出版社,2009.

[22] 李金恒.临床治疗药物监测的方法和应用[M].北京:人民卫生出版社,2003.

[23] 高仲阳,徐彦贵.治疗药物监测技术[M].北京:化学工业出版社,2007.

[24] 姚彤炜.体内药物分析[M].杭州:浙江大学出版社,2012.

[25] 张君仁,臧恒昌.体内药物分析[M].北京:化学工业出版社,2002.

[26] 陈西敬.药物代谢动力学研究进展[M].北京:化学工业出版社,2008.

[27] 洪筱坤,王智华.中药数字化色谱指纹谱[M].上海:上海科学技术出版社,2003.

[28] 刘蜀宝,李晓阳,朱照静.临床药学[M].北京:北京大学医学出版社,2009.

学习培训及学分申请办法

一、《国家级继续医学教育项目教材》经国家卫生和计划生育委员会（现更名为国家卫生健康委员会）科教司、全国继续医学教育委员会批准，由全国继续医学教育委员会、中华医学会联合主办，中华医学电子音像出版社编辑出版，面向全国医学领域不同学科、不同专业的临床医生，专门用于继续医学教育培训。

二、学员学习教材后，在规定时间（自出版日期起1年）内可向本教材编委会申请继续医学教育Ⅱ类学分证书，具体办法如下：

方法一：PC激活

1. 访问“中华医学教育在线”网站 cmeonline. cma-cmc. com. cn，注册、登录。

2. 点击首页右侧“图书答题”按钮，或个人中心“线下图书”按钮。

3. 刮开本书封底防伪标涂层，输入序号激活图书。

4. 在个人中心“我的课程”栏目下，找到本书，按步骤进行考核，成绩必须合格才能申请证书。

5. 在“我的课程”-“已经完成”，或“申请证书”栏目下，申请证书。

方法二：手机激活

1. 微信扫描二维码 关注“中华医学教育在线”官方微信并注册。

2. 点开个人中心“图书激活”，刮开本书封底防伪标涂层，输入序号激活图书。

3. 在个人中心“我的课程”栏目下，找到本书，按步骤进行考核，成绩必须合格才能申请证书。

4. 登录PC端网站，在“我的课程”-“已经完成”，或“申请证书”栏目下，申请证书。

三、证书查询

在PC端首页右上方帮助中心“查询证书”中输入姓名和课程名称进行查询。

《国家级继续医学教育项目教材》编委会